# 環境生理学
## Environmental Physiology

本間研一・彼末一之 編著

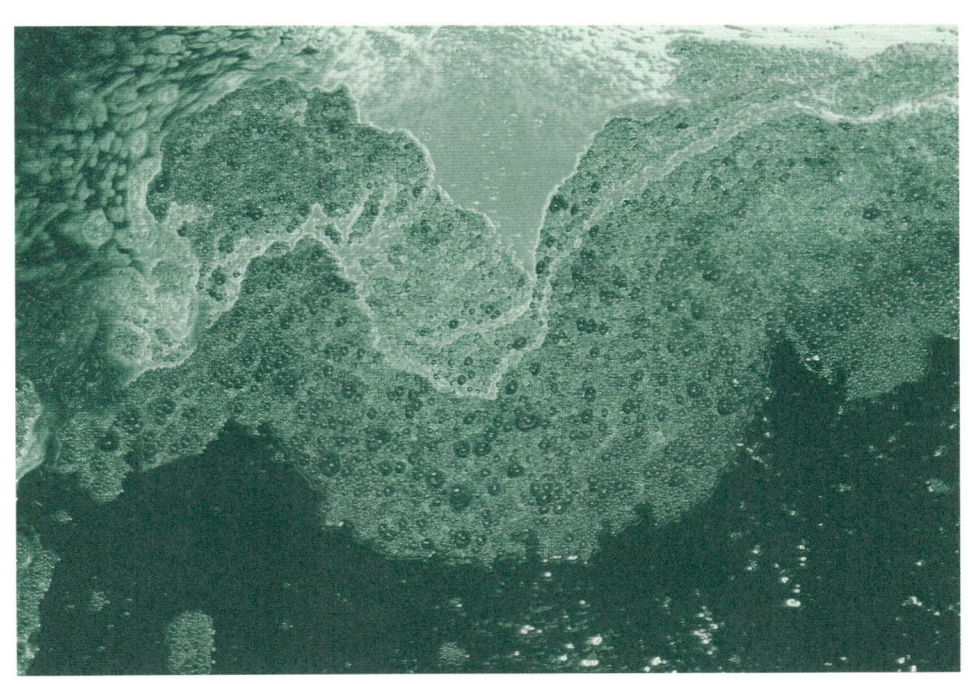

北海道大学出版会

# 序　文

　ここ1, 2年，sustainability（維持可能，持続性）という新しい概念が提出されている。この概念は，現在の社会経済的活動を持続しながら，地球環境を維持しよう，あるいは「したい」という願望に基づいている。地球規模でみた場合，人類が近い将来直面する問題としては，まず地球の温暖化と人口増加（食料問題）があげられるが，その原因はこの100年間に指数関数的に発展した人類の経済活動にある。経済活動を持続しながら，問題の解決を図るのはかなり難しいと思われるが，人類は結局は利便性の誘惑から逃れられないのであろう。一方，個々の環境が人の生活や健康に影響するメカニズムについては，あまり注目されていない。例えば，経済の国際化による24時間社会の出現と，それによる人工的光環境の波及，ヒートアイランドに代表される都市の温熱化，内分泌攪乱物質など新しい化学物質による環境汚染，食品や食生活など栄養環境の欧米化とそれに起因する生活習慣病，ライフスタイルの変化による生活環境の変化などが，われわれの精神身体機能に作用するメカニズムについてである。これらの問題を扱う学問を環境生理学という。

　環境生理学（Environmental Physiology）は，環境と生体機能との関係を解明する自然科学であり，1971年に出版されたG. F. Folkの名著 *Textbook of Environmental Physiology* によれば，物理的環境の変化やその極限状態が生体に及ぼす影響を明らかにし，与えられた侵害的刺激を克服する生理的機序を解明する学問，と定義されている。これまでの環境生理学は，気象変化に伴う生体反応の理解，極限状態における人体の限界，環境因子に起因する疾病の病態生理の解明，予防法や治療法の開発に大きな貢献をしてきた。しかし，すでに述べたように，従来の環境生理学では扱われなかった新しい問題が出現しており，そのどれひとつを取っても人類の将来が懸かっているといっても過言ではない。これからの環境生理学は，環境と生体の関係解明だけでなく，医学・生物学の立場から，いかにして環境問題を克服していくかの方策についても扱わなければならない。

　本書は，環境生理学のこれまでの成果と最先端の研究を体系的にまとめた本邦で初めての成書であり，その内容は日本の学問レベルそのものである。本書は，日本の環境生理学を代表する研究者により執筆されているが，従来の範疇を超えた新しい環境生理学を志向していることから，必ずしも「環境生理学者」だけによるものではない。執筆者の多くは，2001年から，日本生理学会大会の時期に合わせて定期的に開催されている「環境生理シンポジウム」や「環境生理学プレコングレス」の主要参加メンバーであり，本書はそこで交わされた多くの議論も集約している。広い意味で環境問題に取り組んでいる研究者や学生諸君には必読の書であり，是非一読をお薦めしたい。

　本書は大きく総論と各論に分かれている。総論では，まず本書で扱う環境を定義し，地球環境，都市環境，社会環境を区別した。次に，環境に対応する生体側の問題として，生体機能の恒常性維持機構とその破綻からくるストレスと疾病，そして環境克服の過程でみられる環境適応と進化について論じた。各論では，個々の具体的な環境因子に対する生体反応について論じたが，ここでは物理的，化学的，社会的環境の3つを取り上げる。物理的環境としては光，温度，重力と気圧，水を，化学的環

境としてはアレルギー物質，内分泌攪乱物質，フェロモン，森林と草原物質を，社会的環境としてはライフスタイルとコミュニティーを取り上げた．

　光に関しては，地球の昼夜環境と季節変化に適応して進化した生物が，人工照明の発達によって無秩序になった光環境のもとでどのような反応を示すかについて，その最も中心的な機能である生物時計のメカニズムと光環境との関係から論じた．温度に関しては，従来から環境生理学の中心的なテーマの1つであった気温と体温調節について，その適応機能に重点を置いて考察した．重力と気圧に関する領域は，人類の新しいフロンティアとしての宇宙を念頭に置いた新しい学問として登場している．水に関しては，日常あまりにも身近すぎるために，その重要性はあまり認識されていないが，本書では節を独立させた．アレルギーに関しては，近年罹患率が急激に上昇し，環境因子だけでなく，生体側の問題も論じられなければならない．内分泌攪乱物質の問題については，これまでは許容範囲と考えられていた濃度でも長期的には行動などに異常が生じることが判明しつつあり，新たな局面を迎えている．フェロモンや森林・草原物質はこれまで環境生理学ではあまり問題にされなかったが，微量な化学物質の分析法が発達するにつれて，その作用が注目されてきている．本書の特徴は，環境に社会的環境を入れたことである．社会的環境を，個人が主体となるライフスタイルと客体となるコミュニティーに分け，前者に関しては運動と体力，栄養問題，摂食行動をあげ，後者に関しては24時間社会，ジェンダー，少子高齢社会の問題を論じた．

　本書は，従来の環境生理学の枠組みを大きく越えたものであり，伝統的な学問の体系からみれば異質な要素も含む．しかし，生物は環境から独立して存在できず，環境の中で生きているものとして，環境の一部として理解すべきであるとの観点から，新しい学問領域の創造に向けた編者や著者の熱意を汲み取っていただければ幸いである．最後になったが，本書の刊行にあたり，企画の段階から相談にのっていただき，編集作業に数々の貴重な助言をいただいた北海道大学出版会の前田次郎氏に心より感謝したい．前田氏の支援なければ，本書の刊行はありえなかった．また，原稿や図版の整理，校正，文献確認などに多大なるご協力をいただいた円子幸男氏，橋本聡子氏にお礼申し上げる．

　なお，本書は独立行政法人日本学術振興会平成18年度科学研究費補助金(研究成果公開促進費)の交付を受けて刊行されるものである．関係各位に厚くお礼申し上げる．

2007年2月

編者　本間研一
　　　彼末一之

環境生理学

目　　次

序　文

# 第1部　総　論

## 第1章　環　境 ... 3

### 1. 地球環境 ... 吉野正敏 ... 5

(1) 地球のスケール　5
(2) 環境における気候要素・気候因子　5
(3) 生気候表現　9
(4) 日本の生気候による地域区分　11

### 2. 都市環境 ... 堀越哲美 ... 21

はじめに　21
(1) 都市の熱環境　21
(2) 都市の空気環境　26
(3) 都市の光環境　27
(4) 地下街の問題　29

### 3. 社会環境 ... 31

#### 3-1 生活環境 ... 森本兼曩 ... 31

はじめに　31
(1) 環境履歴としてのライフスタイル　31
(2) ライフスタイル環境と健康度変化　32
(3) ライフスタイル(生活習慣)特性の内的相関構造　33
(4) 小中学生の生活習慣と心身の健康　35
(5) ライフスタイル診断：健康年齢評価　35
(6) ライフスタイルによる将来の発症予知　37
(7) ライフスタイルとNK活性(がん免疫力)の関連性　38
(8) ライフスタイルと染色体変異　39
おわりに：自然共生とライフスタイル　43

#### 3-2 食環境 ... 鳥居邦夫・二宮くみ子 ... 46

はじめに　46
(1) 食とは何か　46
(2) おいしさとは　50
(3) 環境と栄養の接点　56

## 第2章　恒常性維持機構 ... 59

### 1. 制御機構 ... 彼末一之・永島　計・依田珠江 ... 61

(1) 内部環境と外部環境　61
(2) 調節の基本：ネガティブフィードバック　62
(3) もう1つの調節：フィードフォワードあるいは予測制御　63
(4) 多重の制御　64

(5)　「セットポイント」　65
　　　(6)　全体の調和こそが多細胞生物の「生」　67
　　　(7)　生物としてのヒトの問題　70

## 2．生体リズム　………………………………………………………本間研一……73
　　　　はじめに　73
　　　(1)　生体リズム　73
　　　(2)　生物時計　76
　　　(3)　生体機能の時間的統合　80
　　　(4)　生体リズムと疾患　83
　　　　おわりに　85

# 第3章　ストレス　………………………………………………………………89

## 1．内分泌系　………………………………………………………上田陽一……91
　　　　はじめに　91
　　　(1)　ストレスと内分泌系の深い関係　91
　　　(2)　ストレスと視床下部-下垂体-副腎皮質系　92
　　　(3)　CRHおよびバゾプレシンの受容体　94
　　　(4)　視床下部への入力系　96
　　　(5)　視床下部からの出力系　96
　　　(6)　視床下部-下垂体-副腎皮質系のストレス反応を修飾する因子群　96
　　　(7)　ストレスによって変化した内分泌系の働き　97
　　　(8)　ストレスにより賦活化される視床下部-下垂体-副腎皮質系以外の内分泌系　97
　　　　おわりに　98

## 2．免　疫　系　……………………………………………………片渕俊彦……101
　　　　はじめに　101
　　　(1)　ホルモンによる免疫機能の修飾　102
　　　(2)　交感神経系による免疫機能の修飾　103
　　　(3)　脳の破壊による免疫機能の修飾　104
　　　(4)　ストレスとNK細胞活性　105
　　　(5)　ストレス-免疫応答と交感神経系　106
　　　(6)　脳内サイトカインによる免疫機能修飾　106
　　　(7)　ストレス時の脳内サイトカイン産生　108
　　　(8)　ストレスとTh1/Th2バランス　109
　　　　おわりに　110

## 3．神　経　系　……………………………………………………尾仲達史……113
　　　　はじめに　113
　　　(1)　ストレス反応を伝達する神経回路　114
　　　(2)　ストレス反応を修飾する物質　125
　　　(3)　慢性ストレス刺激によるストレス反応　127
　　　(4)　ストレス反応の発達：HPA系を中心に　127
　　　(5)　ストレス反応を修飾する因子　129
　　　　おわりに　130

## 第4章　適応と進化

### 1．適　応 ……紫藤　治……137

- はじめに　137
- (1) 適応とは　137
- (2) 適応の種類　138
- (3) 適応のメカニズム　141
- (4) 特殊な適応　142

### 2．遺伝と環境 ……森信　繁……145

- (1) ジェネティクスとエピジェネティクス　145
- (2) 疫学研究からみた幼少期ストレスに伴う成長後の脆弱性　146
- (3) 幼少期の不遇な環境によるストレス脆弱性形成の分子メカニズム　148
- (4) 疫学研究からみた豊かな環境による回復力の形成　151
- (5) 豊かな環境による回復力形成の分子メカニズム　151
- (6) 適応と進化に対する養育環境の役割　153

# 第2部　各　論

## 第5章　物理的環境

### 1．光

#### 1-1　昼夜変化への同調 ……本間さと……161

- はじめに　161
- (1) ノンパラメトリック同調とパラメトリック同調　162
- (2) 位相反応曲線（PRC）　162
- (3) 枠光周期への同調　165
- (4) 日長と光同調　166
- (5) 同調の限界とTサイクル実験　167
- (6) 自然界での光同調　168
- (7) 哺乳類生物時計の光受容体　169
- (8) 哺乳類以外の生物時計の光受容　170
- (9) ヒトサーカディアンリズムの光同調とPRC　170
- (10) ヒトサーカディアンリズムの内的脱同調と2振動体仮説　171

#### 1-2　季節変動 ……本間研一……175

- はじめに　175
- (1) 季節に伴う光環境変化　175
- (2) 生体機能の季節変動　176
- (3) 季節リズムのメカニズム　180
- (4) 極地における生体機能の季節変動　183
- おわりに　184

#### 1-3　人工的昼夜 ……高橋敏治……187

- はじめに　187
- (1) 原因・診断および症状　187

- (2) 時差症候群と交代勤務による睡眠障害への高照度光の応用　*190*
- (3) 光環境調整の問題点　*200*

## 2. 温　　度 …………………………………………………………………… *203*

### 2-1　暑 熱 適 応 ……………………………………………菅 屋 潤 壹 …… *203*
　　は じ め に　*203*
- (1) 対暑反応と暑熱馴化　*203*
- (2) 短期暑熱馴化　*204*
- (3) 長期暑熱馴化　*211*

### 2-2　寒 冷 適 応 ……………………………………………橋 本 眞 明 …… *218*
　　は じ め に　*218*
- (1) 寒冷刺激に対する生理的応答　*218*
- (2) 体温の寒冷適応にかかわる生理機構　*219*
- (3) 寒冷適応の遺伝的固定　*225*
- (4) 冬　　眠　*225*

### 2-3　発　　熱 ……………………………………………………松 村　　潔 …… *233*
　　は じ め に　*233*
- (1) 発熱とは　*233*
- (2) 発熱の意義　*234*
- (3) 発熱の分子機構　*236*
- (4) 発熱の神経機構　*241*

## 3. 重力と気圧 ………………………………………………………………… *245*

### 3-1　宇　　宙 ……………………………大平充宣・関口千春・石井正則・石原昭彦 …… *245*
　　は じ め に　*245*
- (1) 宇宙空間での変化にプラトーがある現象　*245*
- (2) 宇宙空間での変化がどこまでも進む可能性のある現象　*247*
- (3) 宇宙空間での神経・筋系の変化　*248*
　　お わ り に　*257*

### 3-2　高 地 適 応 ……………………………………………酒 井 秋 男 …… *261*
　　は じ め に　*261*
- (1) 高地環境と呼吸機能　*261*
- (2) 高地環境と肺循環　*264*
- (3) 高地適応の種間差および個体差　*267*
- (4) チベット高地に生息するナキウサギの高地適応特性　*270*

### 3-3　気　　圧 ……………………………………………水村和枝・佐藤　純 …… *274*
　　は じ め に　*274*
- (1) 痛覚の種類と特徴　*274*
- (2) 環境圧力の変化と疼痛　*275*
- (3) 気象変化による気圧変動と痛み　*275*
- (4) 気象要因の変化による慢性痛の増強（動物実験による検証）　*276*
　　お わ り に　*279*

## 4. 水 ... 283

### 4-1 水分欠乏 ............................................................ 鷹股　亮 ...... 283
　　　　はじめに　*283*
　　(1) 体液の量と体液の分布・組成　*283*
　　(2) 水　分　出　納　*285*
　　(3) 体液調節系　*287*
　　(4) 脱　　水　*291*
　　　　おわりに　*293*

### 4-2 湿　　度 ............................................................ 都築和代 ...... 296
　　　　はじめに　*296*
　　(1) 湿度とは何か　*296*
　　(2) 湿度の体熱放散への影響　*297*
　　(3) 湿度の人体影響　*299*
　　(4) 健康への間接的な影響　*303*
　　　　おわりに　*303*

# 第6章　化学的環境 ............................................................ 305

## 1. アレルギー ............................................ 牧野荘平・笛木直人・笛木　真 ...... 307
　　　　はじめに　*307*
　　(1) アレルギーないしアレルギー様反応の要因　*307*
　　(2) シックハウス症候群　*308*
　　(3) 大気汚染物質と喘息・アレルギー　*312*
　　(4) 物理的環境ないし刺激によるアレルギー　*315*
　　　　おわりに　*317*

## 2. 内分泌攪乱物質 ................................................... 粟生修司 ...... 321
　　　　はじめに　*321*
　　(1) 内分泌攪乱物質の基礎知識　*321*
　　(2) 内分泌攪乱物質の有害作用　*323*
　　(3) 内分泌攪乱物質の古くて新しい問題　*324*
　　(4) トキシコジェノミクス　*325*
　　(5) 内分泌攪乱物質の中枢影響　*325*
　　(6) 内分泌攪乱物質の今後の問題　*329*

## 3. フェロモン ............................................... 篠原一之・西谷正太 ...... 333
　　　　はじめに　*333*
　　(1) フェロモン情報の受容から中枢への伝達　*333*
　　(2) 哺乳類(ヒトを除く)におけるフェロモンの分泌と効果　*337*
　　(3) ヒトにおけるフェロモン候補物質の作用　*338*
　　　　おわりに　*344*

## 4. 森林と草原の物質 ............................................... 中島敏博 ...... 349
　　　　はじめに　*349*
　　(1) フィトンチッドとアレロパシー　*349*

  (2) 森林の物質　*350*
  (3) 草原の物質　*351*
  (4) ストレス応答　*352*
  (5) 草原の物質のストレス応答に対する生理作用　*354*

## 第7章　社会的環境　*359*

### 1. ライフスタイル　*361*

#### 1-1　運動と体力　　　　　　　　　　　　　　　　　　　能勢　博　*361*
  はじめに　*361*
  (1) ヒトの好気的運動能と血液量　*362*
  (2) 運動時のヒトの体温調節能と血液量および血漿浸透圧　*362*
  (3) 運動トレーニングの効果　*363*
  (4) 高齢者の体力低下とカウンターメジャー：松本市熟年体育大学の試み　*367*
  (5) ポストゲノムシークエンス時代に向けての戦略　*372*
  おわりに　*374*

#### 1-2　栄　　養　　　　　　　　　　　　　　　　鳥居邦夫・二宮くみ子　*378*
  はじめに　*378*
  (1) 蛋白質栄養と食欲　*378*
  (2) 現代社会における必須アミノ酸の利用　*384*

#### 1-3　24時間社会　　　　　　　　　　　　　　　　　　　小山恵美　*390*
  はじめに　*390*
  (1) 自然環境からの逸脱　*390*
  (2) 背景要素の歴史　*392*
  (3) 社会の24時間化が人間生活に及ぼす影響　*397*
  (4) リスク回避の対応策　*401*
  おわりに　*403*

### 2. コミュニティー　*405*

#### 2-1　家族環境と摂食行動　　　　　　　　　　　　　　　香山雪彦　*405*
  はじめに：思春期の危機　*405*
  (1) 地域社会の崩壊と家族　*406*
  (2) 家族の崩壊：個人の時代へ　*407*
  (3) 家族と食事　*408*
  (4) 摂食調節についてのヒトの特殊性　*410*
  (5) 拒食症と過食症　*411*
  (6) 行動への依存というとらえ方　*412*
  (7) 不安という時代の空気　*413*
  (8) 子供時代の不安の蓄積　*414*
  (9) 家族システム　*414*
  (10) アダルトチャイルドと世代連鎖　*415*
  (11) 親の仕事　*416*
  おわりに　*417*

## 2-2 環境としてのジェンダー……………………………………貴邑冨久子……419
  はじめに　419
  (1) ジェンダーのなかった初期人類の暮らし　419
  (2) 1万年前以前，現代人にジェンダーはなかった　420
  (3) 1万年前，現代人にジェンダーができた　421
  (4) ワンセックスモデル時代を経てツーセックスモデル時代へ　422
  (5) ジェンダーの歴史を攻撃性の生態学から解析すると　423
  (6) 1万年前に現代人の脳に起こったことは　424
  (7) ジェンダーを維持する脳機構　425
  (8) 健康・疾患・寿命に影響するジェンダー　427
  おわりに　428

## 2-3 超高齢社会………………………………………………………武藤香織……430
  はじめに：「超高齢社会」という環境を考える　430
  (1) 高齢化の状況　430
  (2) マクロな生活環境：「ユニバーサルデザイン」という思想　431
  (3) ミクロな生活環境：誰と暮らし，分かち合うか　432
  (4) 高齢者自身の就業とシニアビジネス　433
  (5) 老いをとらえる思想と未来への希望　434

索　引　437
編者・執筆者紹介　445

# 第1部
# 総　　論

# 第1章

# 環　　境

# 1. 地球環境

## (1) 地域のスケール

　環境(environment)のうち，自然環境を組み立てているものは，いうまでもなく，気候だけではない。マクロスケール，グローバルスケールでは，地形，地質，河川，海洋，地下水などがある。しかし環境生理学に最も強く，深くかかわる気候をここでは取り上げ，(水は降水量，雪などに含め)述べたい。

　気候とは，地球上のある地域において1年を周期として繰り返される大気の状態をいう。もちろん，最近では宇宙空間や月・惑星上の気候も人間の活動圏に広がって大切になってきたが，いまここでは地球上の問題だけに限っておく。

　地球上の空間は，広くも狭くもとらえられる。アジア，ヨーロッパ，アフリカ……というような地域について論じる場合と，次節の都市環境で論じるような場合，さらには，室内と屋外，地下道と屋上などの狭い空間について論じる場合とでは，環境のとらえ方も，現象の寿命時間(現象が発生してから消滅するまでの時間)もまったく異なる。

　空間的には，大きい方からマクロスケール(大スケール，グローバルスケール)，メソスケール(中スケール，リージョナルスケール，場合によってはローカルスケール)，マイクロスケール(小スケール，場合によってはここにローカルスケールも含む)とする。また，室内・温室内などの空間スケールの気候を微気候ともいう。空間スケールの大きい現象は一般的に寿命時間が長い。典型的なスケールは表1に示す通りである(Yoshino, 1975)。世界の典型的な現象を1枚の図にのせると図1の通りである。X軸・Y軸ともに対数をとれば，ほぼ直線に並ぶ。また，詳しいことは省くが，人間活動，災害などの環境に関連する社会現象も，同じように両対数グラフ上で時間スケールと空間スケールとはほぼ直線関数で表現される(吉野，1992; Clark, 1985)。

## (2) 環境における気候要素・気候因子

　気候(climate)を組み立てているものを気候要素(climatic element)という。空気を組み立てている酸素，水素などに対応するものである。主な気候要素は気温，降水量，気圧，風，日照，日射，霧，紫外線などである。これに対し，このような気候要素の分布に影響を与えているものを気候因子(climatic factor)という。例えば，経度，緯度，海抜高度，大陸度，大地形，地表面の状態，水陸分布，植生などである。

　重要な点は，対象とする現象スケールに応じて，主要な気候要素・気候因子が異なることである。例えば，マクロスケールの現象では，気温，降水量，気圧などが重要な要素であり，経度，緯度，大陸度などが重要な因子である。一方，マイクロスケールの現象では，気圧の空間分布とは関係がなく，気温，風，日射などとの関係が重要である。因子では経度，緯度などはまったく関係がなく，風通し，窓の位置や大きさ，日照・日射を受け入れるための方位，森林・草地などの付近の植生の状態が重要である。

表1 環境の空間スケールと対応する典型的現象の寿命時間

| 空間スケールの名称 | 水平スケール(m) | 鉛直スケール(m) | 対応する現象の寿命時間(秒) | 例* |
|---|---|---|---|---|
| マクロスケール<br>(大スケール, グローバルスケール) | $(2\times10^5) \sim (5\times10^7)$ | $10^0 \sim 10^5$ | $10^5 \sim 10^6$ | 気候帯 |
| メソスケール<br>(中スケール, リージョナルスケール) | $10^3 \sim (2\times10^3)$ | $10^0 \sim (6\times10^3)$ | $10^4 \sim 10^5$ | アルプス山地の気候 |
| ローカルスケール<br>(局地スケール) | $10^2 \sim 10^4$ | $10^{-1} \sim 10^1$ | $10^1 \sim 10^4$ | ヒートアイランド |
| マイクロスケール<br>(小スケール, 局所スケール) | $10^{-2} \sim 10^2$ | $10^{-2} \sim 10^1$ | $10^0 \sim 10^1$ | 寝室の冷暖房 |

*：環境要素のうち, 特に気候・気象環境を中心に考えた. 主として, Yoshino (1975)による.

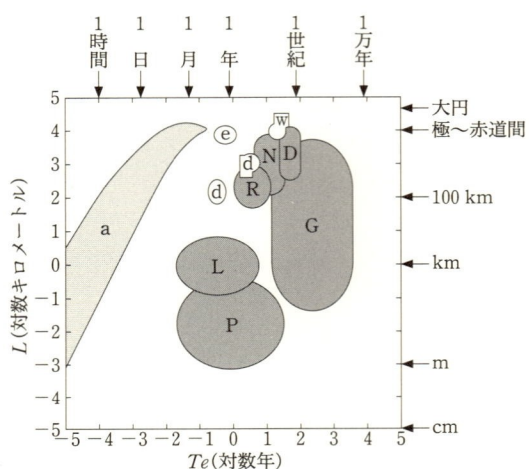

図1 気候, 生態系および社会間の相互作用スケール。薄い網点地域と小文字は気候現象を表している。(a)大気現象, (e)エルニーニョ, (d)干魃, (w)温暖化。濃い網点地域と大文字は社会, 生態現象を表している。(P)個体の生態, (G)地理的な生態, (L)局所的な農場活動, (R)地域的な農業発展, (N)国家の産業近代化, (D)全地球的な政治/人口統計的パターン(Clark, 1985より)

したがって, 環境生理の問題を研究したり議論する場合, 対象となる現象の時空間スケールをまず合わせてから行わないと, 場合によっては, 逆の結論または間違った結論を導く危険があるので注意を要する.

先に気候の定義を述べたが, 類似の言葉に, 「気象」,「天気」,「天候」などがある. これらはいずれも大気現象を指す言葉だが, 厳密にいうと, 対象とする時間が異なる. 気象とはある瞬間の大気の状態, 大気現象をいう. 天気とは広義には気象と同じ, 狭義には空の状態(晴れているか曇っているかなど)をいう. 天候は5～10日間くらいの大気の状態をいう. なお, 英語では天気も天候もweatherだが, ドイツ語では天気はdas Wetter, 天候はdie Witterungと使い分ける. 日本語ではbioclimateを生気候と訳し, bioclimatologyを生気候学, biometeorologyを生気象学と訳す. しかし, 外国においても, 日本においても, 上述の時間の境界は必ずしも厳密ではなく, 生気候と生気象の語は混同して使用される.

## 1) 気温

環境生理学において扱う諸要素のうち, 最も基礎となるのが気温である. それは, 人間を含むすべての生物は, 気温のある範囲内では, 一般的に高温な場合ほど動きが活発だからである. しかも, その気温の上限を超えると, 急激に活動はにぶり, さらに高温な環境下では死に至る. 他方, 低温な方も下限を超えてさらに低温になれば凍死に至る.

地球環境は地域によって, この気温の上限と下限がほぼ決まっている. 平年値とは, ある地点において測定した30年平均値を指す. その平均値の標準偏差の±2倍の値からはずれた値を異常値と定義する.

一方, 過去の記録的な最大(小)観測値を極値と呼ぶ. しかも, 各生物にとって最適の環境を示す範囲がそれぞれあって, これが現実の地球上のある地域における平年値と一致しなければならない. ある人(人種, 性別, 年齢など)にとっては最適な生育範囲であっても他の人にとって同じとは限らない. 気温は最も強い環境条件である.

熱帯・温帯・冷帯(亜寒帯)・寒帯の区分は本質的には気温で行われる. 人間の歴史は, このマク

表2 気温に関連した環境生理学におけるスケール別の現象と因子

| スケール | 典型的な現象 | 重要な因子 |
|---|---|---|
| マクロスケール | 気候帯・大陸度・海岸度・四季変化・気団・最暖月・最寒月・年較差・気候変動・気候変化など | 緯度・経度・(海)水陸分布,大地形・海抜高度など |
| メソスケール | 日較差・日日変化・日変化・前線通過による急変・森林気候・都市気候・山岳気候など | 緯度・水陸分布・中地形・海抜高度・高低気圧・地表面状態・植被など |
| マイクロスケール | 日較差・日日変化・日変化・時間変化・他の要素との相乗効果,例えば風速(ウィンドチル)・湿度(発汗)・冷暖房度日など | 風通し・位置(窓ぎわか,壁ぎわかなど)・方向(南向きか,北向きかなど)・自身の活動(急激な運動や飲食との関係)・人種・性別・年齢・生活パターンなど |

ロスケールの条件を,マイクロスケールの方策によって緩和させようとしてきた歴史である。すなわち,衣服や住居というマイクロスケールの現象で補ってきた歴史である。

また,気温は,このような対策が可能であったという特徴がある。他の気候要素,例えば降水量,風,霧などは厳しい場合,和らげること(マント,傘,防風ずきん,防風林,防霧林などで)は可能であるが,作り出すことは不可能である。

気温は,上述のようにその絶対値が重要なばかりでなく,その変化や変動の大きさも重要である。マクロスケールでは地球温暖化,ローカルスケールでは都市のヒートアイランド,室内では冷暖房のデグリーデーなど,時代的な変化,年による高低の差が問題である。さらには,熱中症のように,その日の最高気温ばかりでなく,前日からの上昇の度合いなど,履歴効果も考慮に入れねばならない。

また,気温が重要な点は,人間の馴化,適応,順応(acclimatization, adaptation, acclimation)の問題の中核をなす要素だからである。その内容の詳細は省くが,これらの現象が今後の地球環境問題の中心課題となることは間違いない。

表2には以上に述べてきたことをスケール別にまとめて,気温に関する現象とその因子を示した。大陸度,年較差……などの専門用語の個々についてては,気候学の教科書(吉野,1978)や,事典類(Oliver, 2005)を参考にしていただきたい。

2) 降水量：雨と雪

環境生理学における降水量は,気候の乾湿に関係する要素として重要である。わが国の中で,例えば瀬戸内海地方,長野県の一部,北海道などは年降水量1000 mm以下で,比較的乾いた地域ではあるが,世界的にみれば日本は湿潤地域に分類される。年降水量が数十ミリメートル以下の沙漠,100～200 mmの半沙漠地域では,人間の生活環境は厳しい。

人類は洞窟で生活していた時代から,雨や雪を避けて生活する重要さを知っていた。最近の衣服の素材は,汗は外に出るが,雨は中に通さないなどのマイクロスケールの環境変化に大きな進展がみられる。

降水量のうち,液体として,すなわち雨として降る量を降雨量(rainfall amount)と呼び,固体すなわち雪,霰,雹などで降る量は水に溶かして測定して加え,降水量(precipitation amount)と呼ぶ。雪だけを測った場合は降雪量(snowfall amount)という。しかし,日本語でも外国語でも,厳密に区別されない場合も多い。

地球が温暖化した場合,降水量は増加するのか,減少するのか,数値実験による予測には不確定性が大きい。しかし,降雪量は少なくなって,降雨量が多くなることは確かのようである。人間の環境として,これは重要である。積雪の中は極端な低温にならないので,高緯度地方の冬は,積雪が少なくなることは環境が厳しくなることに連なる。例えば,冬山登山では雪洞の中で夜を過ごして,極端な低温から逃れるが,積雪が少なくなれば,このチャンスが小さくなる。豪雪地帯の住居内が比較的暖かいのは,積雪によって低温と風とから守られるためである。

わが国の本州の日本海側は,北アメリカの海岸山脈の西側などとともに世界有数の豪雪地域で,

しかも人口密度が高い。家屋構造，交通通信施設，スポーツなどのほか，さらに医療問題で課題を抱えている。

### 3) 日照・日射

日照時間は昼間の長さで，天文学的に決定される。しかし，実際には雲や霧に遮られ，太陽光が地上に達しない時間がある。地球上で中緯度高圧帯や冬の大陸上の高気圧に覆われた晴天の地域以外は，雲が厚く発達していることがほとんどである。日照率とは，実際に観測した日照時間を分子に，天文学的に決定される日照時間（もし，観測地点の周囲に山があった場合は山が遮る時間は省かれる）を分母にとった値をいう。

日照時間は緯度による差と，季節による差が大きい。1日中，太陽が現れない極夜と，1日中，太陽が沈まない白夜の日数・時間は高緯度ほど大きく，赤道に近くなるほど小さい。したがって，生物環境としての季節変化は，気温の月から月への変化のほかに，日照時間の月から月への変化によって影響を大きく受ける。シベリアでは「光の春」という言葉があるように，日中の長さが長くなってくることが，気温の上昇より先に春の到来を告げる。

日射（太陽放射）とは太陽から地球上にそそがれる放射エネルギーのすべてをいう。もし，このエネルギーがなかったならば，地球は冷たい暗黒の生命のない惑星になる。地球の自転に伴う海洋や大気の循環系が，地表面で吸収された太陽放射と，わずかな量ではあるが，地表面を取り巻く大気層に吸収された太陽放射のエネルギーを高緯度地方に運ぶ。

熱収支方程式でエネルギーの出入を考えると，

$$R = LE + P + A$$

となる。ここで，$R$ は熱の放射フラックス量で，地表面へ供給されるとき正，地表面から放出されるとき負である。純放射量とも呼ぶ。$L$ は蒸発の潜熱，$E$ は蒸発または凝結の速度，したがって $LE$ は蒸発による熱の放出（凝結の場合は熱の供給）を表す。$P$ は地表面と大気との間の乱流によ

表3　北半球における完全晴天時の可能放射量
(kcal/cm²・月)

|  | 2月 | 4月 | 6月 | 8月 | 10月 | 12月 |
|---|---|---|---|---|---|---|
| 80°N | 0.0 | 9.6 | 20.3 | 10.8 | 0.4 | 0.0 |
| 60 | 3.9 | 15.4 | 22.3 | 16.4 | 6.1 | 1.2 |
| 40 | 11.5 | 20.0 | 23.5 | 21.1 | 13.4 | 7.7 |
| 20 | 17.5 | 21.8 | 22.9 | 22.2 | 18.5 | 14.5 |
| 0 | 19.8 | 20.2 | 18.0 | 19.6 | 20.0 | 18.0 |

る熱のフラックス，$A$ は地表面とより深い層との熱のフラックスである。

完全晴天時の可能放射量の計算値を表3に示す。この表から次のことが明らかである。①極夜では，もちろん0.0であるが，冬の赤道地方と高緯度地方の差は大きい。②春の4月にはすでに20°Nで赤道地方より大きい。③6月には40°Nで最大となり，20〜60°Nの中緯度地方が大きく，日射量（熱エネルギー）からみた中緯度の優位性がわかる。④6月には極地方（80°N）が赤道（0°N）地方より大きい値を示す（Budyko, 1956; 吉野，1986）。

すでに述べたように，実際には雲，霧，さらには小地形（谷底，尾根，南向斜面，北向斜面など）の影響で表3のポテンシャルの値からは偏る。しかし，人間の環境（特に，建築物，住居，衣服など）によって，表3に示したような緯度による月ごとの変化が非常に異なる。また受け取る側としての人間の状況（病気，健康など）が基本条件として重要である。

### 4) 雲量・霧

環境生理において雲量，霧などはあまり重要でないと考えられがちだが，特にメソスケール，マイクロスケールの問題を考える場合は重要である。

まず，雲であるが，晴天か曇天かは紫外線量などに直接の影響があるが，雲の量が気温や湿度，降水量などの指標となる場合が多い。例えば，梅雨期を降雨量で定義するよりも，雲量に着目して行う方がよいといわれている。また，冬の日本海側や冬の北西ヨーロッパ海岸の陰鬱な天気は雲量で表現するのが適当である。曇りの天気から晴天に変わることは心理的に好まれている。日本では「五月晴（さつきばれ）」，「天高く馬肥ゆる秋」，中国では「秋の北京の晴天」，南欧地中海沿岸の「春の太陽」，北

西ヨーロッパの「わが五月の太陽」など，人々に親しまれている言葉は多い。

また曇天は低気圧が接近している指標でもある。生理現象を統計処理する場合，気圧の絶対値をとると，低気圧中心からの距離，低気圧の大小・強弱などの直接的な影響が出てくるので，低気圧内外，低気圧接近または通過後の時間的な変化より，雲量でとらえた方がより高い相関が得られる場合がある。

霧もマイクロスケール，ローカルスケールでは影響は小さくない。日本では，夏の北海道太平洋沿岸や三陸沿岸の海霧，朝鮮半島の日本海沿岸の海霧，3〜4月の華南からインドシナ半島にかけた沿岸の乾いた霧，その他，世界中には例がたくさんある。

また，盆地では晴れたおだやかな朝には霧が厚く発生する。東南アジアの少数民族のうちのある山岳民族は，この霧の層の上限より高い尾根の部分(海抜1100〜1300 m以上)に集落や耕地をもつ。そこは霧の層の上だから早朝から日照条件に恵まれている。

### 5) 雷

雷が来る前に体の変調を訴える人は多い。しかし，雷が来る前の比較的急な気温，湿度，気圧，雲量，風などの気象変化が原因なのか，放電現象の原因である雲粒のプラスイオンとマイナスイオンの増加が原因なのか，必ずしも明らかでない。

天気俚諺に「雷三日」というのがある。「雷が来るような夏の天気は3日は続く」という意味である。雷が発生する気圧配置の持続性は3日くらいだから，この俚諺は気象学的にも正しいが，雷の嫌いな人にとっては，この持続性が，「また今日もか」というストレスになることもありうる。

シベリア，カナダ，アラスカなどの北方森林では，地球温暖化のため，夏の高温・乾燥傾向が強くなり，落雷による自然発火が原因で起こる大きな森林火災が近年多くなっている。これが人間の住居を脅かし，煙による被害が発生することもまれではない。

## (3) 生気候表現

### 1) 表現法と世界の分布

生気候をどのように把握し，どのように表現するか，すなわち，「どのような気候要素を取り上げ，どのような階級区分で表すか」，極めてたくさんの研究がある(矢澤1989, 1990)が，いくつかの代表的なものを次に紹介する。

人間の皮膚の表面を通じて失われる熱量に着目して冷却力算定式を気温と風速との関係でとらえる方法はこの分野の草分け的研究で，世界分布(Lauscher, 1951)が示されている。次いで，西洋人の住居に対する快適気候環境として，相対湿度と湿球温度を取り上げたクライモグラフがある。これは，白人がオーストラリアに居住するための環境調査の目的で開発された。その後，月平均気温と月降水量をXY軸にプロットし，月々を結び1年間の形状で気候を分類するハイサーグラフに発展した。これは日本の中学校，高等学校などの教科書によく出ている最も単純な気候分類の1つである。

20世紀初頭以来，相対湿度，風による冷却効果，蒸暑限界値などが取り上げられ，世界各地に適用された。特に蒸暑限界については，気温・相対湿度によるもの，露点湿度19°C，相対温度15°C，快適帯限界，実効温度24°Cをとるなど種々の場合が検討された。Lancaster (1898)は蒸暑状態を蒸暑期間で求め，それに基づいて生気候特性を①通年蒸暑，②7〜11月蒸暑，③7〜11月が快適(非蒸暑)，④通年非蒸暑，の4種類の型を求めた。また，等蒸暑度線(Iso-Hygrothermen)については，蒸暑の強度，作用期間の長さのほかに，夜間の蒸暑の有無，人間にとって体力保持に重要と考えた研究(Scharlau, 1950)があり，世界の分布図もある。アフリカ諸国(Schulze, 1956)やスリランカにも適応された(Domrös, 1981)。人体からみると，人間の熱収支は代謝機能および

衣服断熱量の2つと密接にかかわる(Auliciens and Kalma, 1981)。

　生気候でよく取り上げられるものに気候量(指数)がある。すなわち,乾球温度,湿球温度,相当温度に加えて,大気のエンタルピーをも含めて気候感覚スケールを求めた(Brazol, 1954; Gregrorezuk, 1968)ものがある。ただし,大気のエンタルピー(大気中の総熱量) i (kcal/kg)は,

$$i=0.24(Tw+1.555/p \cdot Er)$$

である。ここでTwは湿球温度(℃),pは気圧(mmHg),Erは気温(℃)のもとでの飽和水蒸気圧(mmHg)である。しかし,この大気エンタルピーは人間の生理ストレスや人間の行動パターンとは関係がないという批判もある(Auliciens and Kalma, 1981)。

　生気候システムはTerjungによって,快適指数と風効果指数の組み合わせで表現された(1966a, 1966b)。また,全世界(Terjung, 1968),およびアメリカを例にして(Terjung, 1967),彼は年間累積ストレス,年間比例累積ストレス,生理的年気候特性要因を導入した。

　人体に関係する気候特性に基づいて区分したドイツの生気候地域区分(Becker, 1972)は1つの到達点で,保養地の立地に関する議論に役立つ(加賀美, 2003)。また,日陰で休憩中でかつ衣類をまとわない人体は冷却力が6 mcal/cm²・sec以下の場合は温暖,23 mcal/cm²・sec以上の場合は寒冷を感じるとして,熱帯・温帯・寒帯・極気候帯を区分し,個々の気候要素の月・日などの平均値よりも,ある期間の極値または「閾値」を重視した研究がある(Landsberg, 1945, 1972)。そこでは,生理的状態,衣服のデザイン・素材,住居のデザイン・建設,暖房や空調などについて,それぞれの分類基準を求めた。

　各種の衣服の気候適応限界をアジアの民族服の顕熱・蒸発熱抵抗値を測定した結果により,それぞれの民族服がその地の気候に適したものであることを田村・益田(2001)は実証した。今後の生気候分類に役立つ。

　日本の生気候による地域区分は,建築関係の分野では早くから考察された(木村, 1948)。その後,建築の防暑防寒,冷暖房の重要性や快適性の観点から,日最低気温の月平均値などによる建築気候区を設定し,それに見合う断熱性能が研究された。最近では,住居の省エネルギーに関する判断基準によって,それぞれ地域区分に適合した熱損失係数が示されている。その地域区分は暖房度日により市町村ごとに行われている。また,体感気候の分布および変動に基づく日本の建築体感気候による地域区分が発表されている(後藤・堀越, 1990; 堀越, 2003)。

　Buettner (1954)は太陽高度,降水量の局地条件などは微生物の成長や人間の快適感とは関係ないと考えた。そして気温と湿度に対する生理的相当量としての実効温度を次のように決めた。すなわち,アメリカ暖房技術協会(American Society for Heat Ventilation Engineering)が決定した実効温度の等温線に沿って,被実験者は同様に等しい快適(不快適)を感じるとした。①快適環境の上限は79°F(26.1℃)でこの点を境にして生理的因子は急変し,これ以上では不快,②この限界値を長期間超すと,重大な障害が起きる。③乾燥・高温気候では実効温度は大きな変化を示す。夜間に家屋を冷却するとよい。例えば,沙漠などがその実例である。

### 2) 生気候地域の特徴・問題点

　以上に紹介した生気候の種々の表現方法とそれを世界に適応したこれまでの研究成果をまとめると,生気候による地域区分の特徴または問題点は以下の通りである。

1) 生気候による地域区分では,単独の気候要素,および複数の気候要素の結合では生気候現象の本質を表現できないので,何らかの考慮が必要である。

2) また各要素の時間的区切りを,例えば月・日としてその間の平均値をとることが適当でない場合が多い。生気候は頻度高く発生する状態に対応するとは限らない。

3) 比較的まれに発生する複合要素の限界値が重要な場合が多い。

4）これまでの研究のほとんどは世界（グローバルスケール，またはマイクロスケール）の生気候地域区分である。大陸間の民族の移動や移住，軍服（ほとんどが世界戦略下の作戦）の素材，20世紀前半においては植民地経営などに関連していた。したがって，21世紀のいわゆるグローバル化の問題において参照する場合には注意を要する。

5）小地域においては，ダンマンによる医学気候的視点によるドイツの気候地域区分の研究例があるのみである。

6）衣服と建築にかかわる生気候による日本の地域区分についてはこれまでの研究がある。しかし医学や食生活，健康問題を中心にした生気候区分についての研究は少ない。

## （4）日本の生気候による地域区分

### 1）日本の気候区分

気候分類は経験的・帰納的分類法と，成因的・発生的・演繹的分類法との2つの立場がある。現在の気候学では，日本くらいの空間スケールの地域を対象として，ローカルスケールで成因的に分類することはできないので，経験的方法をとる。なお，気候区分とは「気候による地域区分」のことである。一方，気候分類とは「気候を質的・量的に分類する」ことである。あたかも，「植物分布や植生による地域区分」と「植物分類」とは，方法も意義も目的も異なるのと似ている。よく，混同されるので注意したい。

日本の気候区分または気候地域区分の研究は19世紀末から研究され，明治・大正にかけて進展し，『大日本地史学気界講話』（矢津，1912）に日本の気候帯が記述された。気温年較差，四季の循環などを参考にして，日本熱帯（年平均気温は21～25℃）で，26.5°N以南の沖縄本島南部・小笠原諸島など；日本暖帯（13～25℃）；日本温帯（6～13℃）；日本寒帯（0～6℃）とした。

昭和時代になって，福井（1928，1933）による研究では，奄美大島以南と，九州・四国・本州と北海道の渡島半島までの中部日本と，北海道主部の北日本との3部分に大分類された。これの小区分では，降水量の季節的配分，霧，雪，結氷回数と期間，局地風などを考慮した。また，海岸地方では海霧，流氷，凍結期間，山間地方では霧を考慮した。

ケッペンの気候分類法を日本に適応する試みは，福井によって行われた（福井，1938）。山地を除く本州，四国，九州のほとんどはCfa，山地はDwa，北海道はほとんどDwaであることを示した。

関口（1959）の日本の気候区分は，①気候の熱的状態を表す指標としての気温，②大気中の水の状態を示すものとして降水，③天気状態の指標として日照率，④気候の乾湿の指標として水過剰量の4指標を取り上げた。そして，それぞれの年変化型に考慮をはらい，12ヶ月の値の相関係数を計算して地点間の気候の類似性（非類似性）を求めた。いいかえれば，気候区の境界はこの非類似性の地点間とした。図2(A)，(B)，(C)，(D)がその結果である。この4枚を集約して，図3を作った。各気候地域の各要素の年変化型を主とし，絶対量の差を副として分類を行ったものである。

以上のほか，成因的に大分類した研究，自然季節に注目して分類した研究，ソーンスウェイトの新しい気候分類法を日本に適応した研究，農学に役立つことを目的とした研究などがある。

### 2）日本の生気候による地域区分

これまでの日本の気候区分は，日本を3～5地域に区分したマクロスケール（第1次区分）と，それを細分した場合でもマクロスケールとメソスケールの中間スケール（第2次区分，第3次区分）までである。生気候のメソスケールまたはローカルスケールに着目して行った第4次区分，ローカルまたはマイクロスケールまでを考慮して行った第5次区分（Yoshino, 1980; 吉野，1981）があるが，ここでは紙面の都合で第3次区分までの結果を図4に示す。

12　第1部　総　論

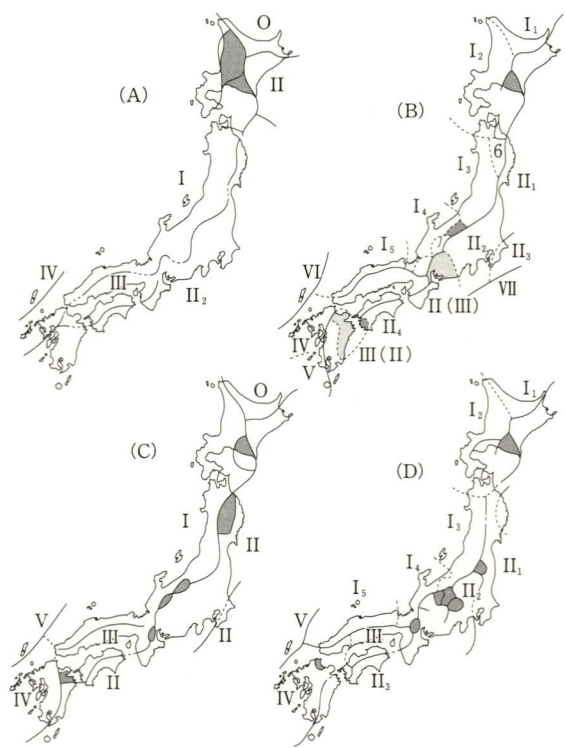

**図2** 関口による諸種の気候要素の年変化型による地域区分。(A)：気温の日較差の年変化型，(B)：降水日数の年変化型，(C)：日照率の年変化型，(D)：水過剰量の年変化型（網点部分は中間の性格を示す地域）(関口，1959より)

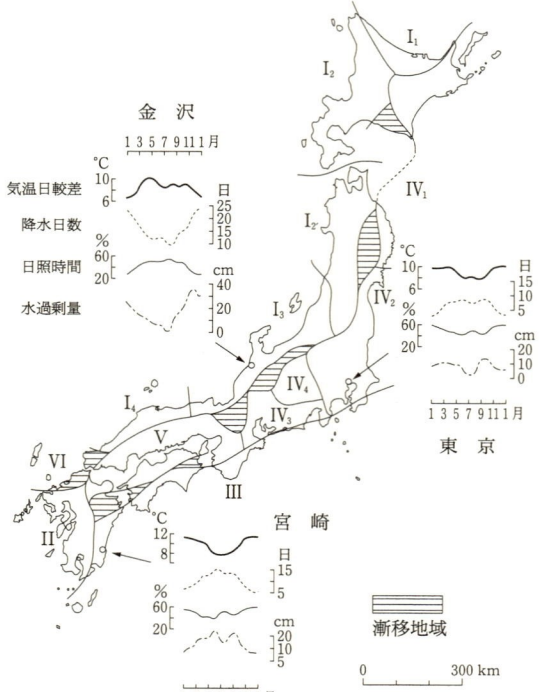

**図3** 関口による日本の気候地域区分(関口，1959より)

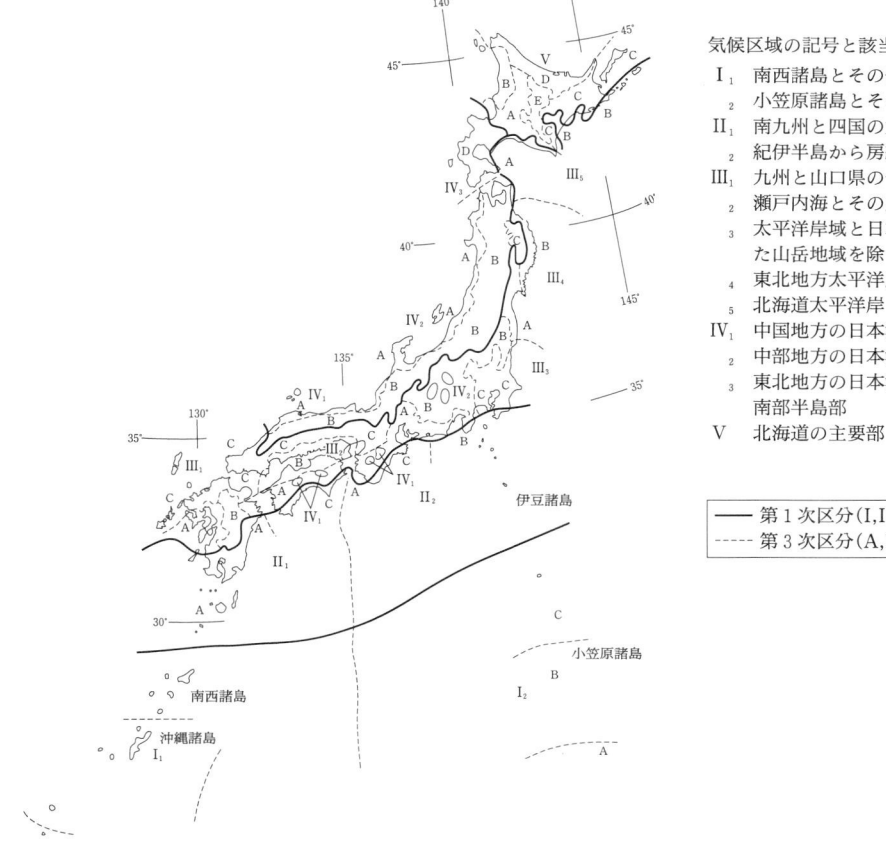

**図4** 日本の生気候地域。吉野(2003)による第1～3次の地域スケール。Ⅰ，Ⅱ，Ⅲ…：第1次区分界，I₁，I₂…：第2次区分界，A，B，C…：第3次区分界(地域の記号は表4，表5の記号に一致する)

第1次区分における地域Ⅰと地域Ⅱの境は吉良竜夫の温量指数180℃の線である。年平均気温ではおおよそ20℃に相当する。地域Ⅱと地域Ⅲの境は1月の月平均最低気温0℃の線にほぼ一致している。この線は霜が非常にまれか否かの指標であり，本州と四国と九州の太平洋岸では年平均気温が16℃の線におおよそ一致している。地域Ⅲと地域Ⅳの境は，いわゆる太平洋側気候と日本海側気候の境で，日本における最も顕著な気候境界である。この境は年最深積雪が50 cmの線を取り上げている。自然現象，特に植物の分布，あるいは人間の行動や活動にこの値が1つの限界条件になっている場合が多いのでこの値を取り上げた。地域Ⅳと地域Ⅴの境は，月平均気温0℃以下の月が4ヶ月以上の線を拠りどころとしている。

第2次区分は，第1次区分の補助的な意味が強く，水平距離で300～600 kmに区切られているように区分したものである。この第2次区分の地域は多くの場合，細長い。結果としては，長辺の部分が従来の地方と呼ばれている地域の1つまたは2つに相当する。例えば，地域Ⅳ₁は山陰，地域Ⅳ₂は北陸に相当し，地域Ⅲ₃は中部と関東にそれぞれ長辺がほぼ一致している。

第3次区分は，さらにローカルスケールの現象を留意して区分を行った結果である。日本は南北に細長く，海岸部と山地の地形的な影響が強いので，海岸に沿う細長い部分と中央の脊梁山脈の日本海側と太平洋側に区分される部分が多い。特に，いわゆる日本海側気候の飛地状のところが，四国や紀伊半島の山地，中央アルプス・南アルプスの山岳部にあることなどが注目されよう。

生気候の脆弱性について生物圏システム，気候，社会経済を基盤にして，感受性，適応性を考慮した評価方法を提示することにする。そこで気候要素の特色，植生や動物相の生物学的特徴，植生自然度(かつて環境庁がまとめた「植生の自然度」で，人為の影響の程度を表す)，生気候の脆弱性の指標としての人口密度，死因別の死亡率を取り上げた。ただし，ここでの脆弱性による危険度の階級と記号は表4の通りである。年降水量，年最深積雪，生物学的特徴，自然度，死因別の死亡率からみた健康状態，脆弱性の指標としての人口密度の記述を表5に示す。

### 3) 今後の研究課題

表4におけるそれぞれの生気候を判定する基準は，ここでは主観的な判断によるが，気候要素(年降水量，最深積雪深)についてはメッシュデータがあるので，このデータを利用して階級区分を客観的に行うことが可能である。次いで，ここで取り上げる生気候による脆弱性危険度の判定だが，植生帯の境界に近い地域を人間の健康に対する危険度が高いと判定した。また，1980年代初期の「死因から見た日本人の健康状態の県別統計」(寺尾ら，1983)を参考にして，健康に対する脆弱性の危険度を判定した。この原資料は県統計であるから，ここの生気候地域区分とは一致しないので，判定はそれぞれの地域内で強い傾向を強調しているかもしれない。また，おおよそ20年前の状況と理解しなければならない。

日本の場合，一般的にみて，高緯度の高山・亜高山帯ほど低温の影響が強くなる。しかし，その判定にはより客観的な基準を確立する必要がある。また，地球温暖化の影響も考慮する必要がある。

動物相では，固有性が高いほど危険度が低いと考えたが，これも今後の課題であろう。自然度，すなわち，人為的な改変のない植生域が広がっている面積は，メッシュデータがあるので気候要素の場合と同じく，客観的な算定が第5次区分など狭い気候地域については可能である。

表4の最右列に示すように，危険度は両極端の1と4はないので，日本の生気候地域は4〜3，3，2，2〜1の4種類にまとめられる。これはすでに述べたように第1次から第3次の区分であって，もし，第5次区分までのスケールを入れて区分すれば地域は細分される。

ここに示した生気候区分は個々の要素の地域区分と一致することはありえないが，非常によく対応するところがある。例えば図4におけるIIIの地域とIVの地域の境界は，日射利用住宅における省エネルギーの地域区分(堀越，2003)の「ろ地域」や「は地域」の境界とほぼ一致する。あるいは，ソメイヨシノの平均開花日の推移(増田，2003)や，花粉症の原因となるスギ花粉前線(吉田，2003)と部分的に，すなわち第2次と最3次区分の境界とよく対応している。

生気候では，単独または複数の気候要素のある期間(年，月，日)についての平均値との相関ばかりでなく，比較的まれに発生する限界値，極値，閾値などが重要である。また，人間の熱収支は代謝機能および衣服断熱量に密接にかかわるので，これらを生気候による地域区分に導入する必要性がある。

よく取り上げられる気候量(指数)，すなわち，乾球温度，湿球温度，黒球温度，相当温度などに加えて，大気中の総熱量を取り上げる必要もあろう。しかし，一方では，この総熱量は人間の生理ストレスや行動パターンとは関連がないという研究もあり，今後の検討課題であろう。

図4に区分した39の地域のそれぞれについて，今後，建築，服装，体感などについての対応も考慮する必要があるばかりでなく，人間生活，医学，人間の健康，快適度などのより詳細な議論，検討が必要である。

表4 日本の生気候地域の脆弱性による危険度(吉野, 2003より改変)

| 気候地域 | | 気候 | 生理学的・医学的特徴 | 植生自然度 | 死因別死亡率 | 人口密度 | 生気候の脆弱性による危険度 |
|---|---|---|---|---|---|---|---|
| $I_1$ | A | 4 | 3 | 4 | 4 | 3 | 4〜3 |
| | B | 4 | 3 | 3 | 4 | 3 | 3 |
| | C | 4 | 3 | 4 | 4 | 3 | 4〜3 |
| | D | 4 | 3 | 4 | 4 | 3 | 4〜3 |
| $I_2$ | A | 4 | 3 | 3 | 4 | 4 | 4〜3 |
| | B | 4 | 3 | 3 | 4 | 4 | 4〜3 |
| | C | 4 | 3 | 3 | 4 | 4 | 4〜3 |
| $II_1$ | A | 4 | 3 | 3 | 3 | 3 | 3 |
| | B | 4 | 3 | 3 | 2 | 3 | 3 |
| $II_2$ | A | 3 | 3 | 3 | 3 | 3 | 23 |
| | B | 3 | 3 | 3 | 3 | 2 | 3 |
| $III_1$ | A | 3 | 2 | 2 | 2 | 1 | 2 |
| | B | 3 | 2 | 2 | 3 | 2 | 2 |
| | C | 3 | 2 | 2 | 2 | 2 | 2 |
| $III_2$ | A | 3 | 2 | 1 | 3 | 2 | 2 |
| | B | 3 | 1 | 1 | 4 | 1 | 2 |
| | C | 3 | 2 | 1 | 3 | 2 | 2 |
| $III_3$ | A | 2 | 2 | 2 | 3 | 2 | 2 |
| | B | 2 | 1 | 2 | 3 | 2 | 2 |
| | C | 2 | 1 | 2 | 3 | 1 | 2 |
| $III_4$ | A | 1 | 2 | 3 | 2 | 2 | 2 |
| | B | 1 | 2 | 3 | 2 | 3 | 2 |
| $III_5$ | A | 2 | 2 | 2 | 2 | 2 | 2 |
| | B | 2 | 2 | 2 | 2 | 3 | 2 |
| $IV_1$ | A | 2 | 2 | 1 | 2 | 2 | 2 |
| | B | 2 | 1 | 1 | 2 | 2 | 2〜1 |
| | C | 2 | 1 | 1 | 2 | 2 | 2〜1 |
| $IV_2$ | A | 2 | 2 | 3 | 2 | 3 | 2 |
| | B | 1 | 1 | 2 | 2 | 2 | 2〜1 |
| | C | 1 | 1 | 2 | 2 | 2 | 2〜1 |
| $IV_3$ | A | 2 | 2 | 2 | 1 | 2 | 2 |
| | B | 1 | 1 | 2 | 1 | 2 | 2〜1 |
| | C | 1 | 1 | 2 | 1 | 2 | 2 |
| | D | 2 | 1 | 2 | 2 | 2 | 2 |
| V | A | 1 | 2 | 2 | 1 | 2 | 2 |
| | B | 1 | 1 | 2 | 2 | 2 | 2 |
| | C | 1 | 1 | 1 | 2 | 2 | 2〜1 |
| | D | 1 | 1 | 1 | 2 | 2 | 2〜1 |
| | E | 1 | 1 | 1 | 2 | 2 | 2〜1 |

生気候の脆弱性危険度とその記号

| 脆弱性危険度 | 表4に用いる記号 |
|---|---|
| 非常にあり | 1 |
| あり | 2 |
| ややあり | 3 |
| なし | 4 |

表 5　各生気候地域の気候特性・生物学的特徴・植

| 第1次区分 | 第2次区分 | 第3次区分 | 年降水量* | 年最深積雪深* | 生物学 植生と特徴ある植物 |
|---|---|---|---|---|---|
| I | I₁ 南西諸島ほか | A：西表・石垣島 | 2,000 mm 以上 | 0 | 常緑樹林。特徴として、マングローブ、ガジュマル、イジュなど南方要素の強い植物。 |
| | | B：宮古・沖縄・与輪島 | 2,000 mm 以上 | 0 | |
| | | C：沖永良部・奄美大島・喜界島 | 2,000 mm 以上 | 0 | |
| | | D：沖大東島・南大東島・北大東島 | 2,000 mm 以上 | 0 | |
| I | I₂ 小笠原諸島ほか | A：硫黄島 | 2,000 mm 以上 | 0 | 常緑広葉樹林。特徴的な植物は、ヒメツバキ、オガサワラグワ。 |
| | | B：小笠原諸島 | 所によって 3,000 mm 以上 | 0 | |
| | | C：鳥島 | 2,000 mm 以上 | 0 | |
| II | II₁ 九州南部と四国の太平洋岸 | A：屋久島・種子島・九州南部の太平洋岸 | 所によって 3,000 mm 以上 | 0 | 太平洋型夏緑広葉樹林。照葉樹林。イスノキ、ウバメガシ、イチイガシなど。 |
| | | B：四国の太平洋岸 | 2,000 mm 以上 | 1 cm 以下 | |
| II | II₂ 紀伊半島〜房総半島の太平洋岸 | A：紀伊・渥美半島の太平洋岸 | 2,000〜3,000 mm | 10 cm 以下 | 常緑広葉樹林(照葉樹林)。イスノキ、ウバメガシ、イチイガシ、シイ、タブなど。 |
| | | B：伊豆・房総半島の太平洋岸 | 約 2,000 mm | 10 cm 以下 | |
| III | III₁ 九州・山口県南西部 | A：九州西部平野地域 | 2,000〜3,000 mm | 10 cm 以下 | 常緑広葉樹林(照葉樹林)。スダジイ、アカガシ、ウラジロガシ、タブノキなど。日本海側の要素の強い地域では、ヒメアオキ、ユキツバキなど。アカマツ2次林。 |
| | | B：九州山地中央地域 | 2,000〜3,000 mm | ほとんど 20 cm 以下 | |
| | | C：九州北部・五島列島・対馬など | 1,000〜2,000 mm | ほとんど 10 cm 以下 | |
| III | III₂ 瀬戸内海地域 | A：九州東部〜四国山地〜紀伊山地の南半 | 1,000〜2,000 mm | ほとんど 20 cm 以下 | 常緑広葉樹林(照葉樹林)。スダジイ、アカガシ、ウラジロガシ、タブノキなど。アカマツ2次林。 |
| | | B：四国・中国・瀬戸内地域の平野部 | 1,000〜2,000 mm | ほとんど 20 cm 以下 | |
| | | C：九州北東部〜中国山地〜紀伊山地の北半 | 1,000〜2,000 mm | 30〜50 cm、地域によって 50 cm 以上 | |
| III | III₃ 中部・関東地域 (太平洋沿岸と、日本海側気候地域を除く中部・関東地域) | A：伊勢湾周辺・東海地域 | 2,000〜3,000 mm | 30 cm 以下 | 常緑広葉樹林(照葉樹林)。スダジイ、アカガシ、ウラジロガシ、タブノキなど。スギの植林。ススキ、アズマザサ草原。 |
| | | B：中部山地域・北関東・東北南部地域 | 1,000〜2,000 mm | 30〜50 cm、地域によって 50 cm 以上 | |
| | | C：関東地方大部分 | 1,000〜2,000 mm | 30 cm 以下 | |
| III | III₄ 東北地方太平洋沿岸 | A：太平洋沿岸・仙台平野・北上川低地部 | 1,000〜2,000 mm | 30 cm 以下、地域によって 30〜50 cm | 太平洋型夏緑広葉樹林。イヌブナ。 |
| | | B：三陸海岸地域 | 1,000〜2,000 mm | 30〜50 cm、地域によって 30 cm 以下 | |
| III | III₅ 北海道太平洋沿岸 | A：渡島半島東縁・室蘭〜襟裳岬太平洋岸 | 1,000〜1,500 mm | 30〜50 cm、地域によって 50 cm 以上 | |
| | | B：十勝、釧路川平野部・根室半島・歯舞諸島・色丹島 | 約 1,000 mm | 50 cm 以上、地域によって 30〜50 cm | |

\*：メッシュデータあり。すなわち第5区分に対応する値を得ることができる。
\*\*：自然度 9, 10 とは、人為的改変のない植生が約 10 km² 以上連続している地域をいう。
+：原資料ではそれぞれ「悪性新生物訂正死亡率」と記述されている。

生自然度・死因別死亡率・人口密度(吉野, 2003 より)

| 的特徴 動物相 | 自然度 9, 10**, 国立・国定公園 | 死因別の死亡率からみた健康状態 | 脆弱性の指標としての人口密度（人/m²）* |
|---|---|---|---|
| 固有性が極めて高く，ケナガネズミ，トゲネズミ，リュウキュウイノシシ。 | なし。 | データなし。 | 沖縄本島のみ 100 以上。他は，50〜100。 |
| 固有性が極めて高く，オガサワラオオコウモリなどの特徴的な哺乳類がみられる。 | なし。 | データなし。 | 10 以下。 |
| 固有性が高く，ニホンイノシシ，ホンシュウジカ，ニホンザル。 | この自然度の地域なし。森林国有地がかなり多い。 | 九州南部で食道+。 | 都市部を除いて 50〜100 または 30 以下。 |
| | | 脳血管疾患，自殺。 | |
| | この自然度の地域なし。一部に国立・国定公園などあり。 | | 50〜100 または 100〜500。 |
| | なし。 | | |
| ニホンイノシシ，ホンシュウジカ，ニホンザルなど。 | この自然度の地域なし。一部に国立・国定公園など広い。 | 気管・気管支・肺+，高血圧疾患。 | ほとんどが 100〜500，都市部は 500 以上。 |
| | | 都市域で食道+，肝硬変。 | |
| 固有性が高く，ニホンイノシシ，ホンシュウジカ，ニホンザルなど。 | この自然度の地域なし。森林国有地が極めてわずかに点在するのみ。わが国では最も自然が残っていない。 | 一部で自殺やや多し。平均寿命短い。 | 100〜500，都市部は 500 以上。 |
| | | 東部で気管・気管支・肺・乳房・子宮+。平均寿命長い。 | |
| | | 都市で食道+。近畿の都市域で糖尿病，肝硬変。 | 50〜100 または 50 以下。 |
| 固有性が高く，ニホンイノシシ，ホンシュウジカ，ニホンザルなど。 | この自然度の地域なし。 | | ほとんど 500 以上。狭いが 50 以下の丘陵地あり。 |
| | | 脳血管疾患，脳出血。西部は平均寿命長く，東部は短い。 | 谷，盆地は 100〜500，山岳地域は 10〜50 で差が大。 |
| | | 都市域で食道+。南部で気管・気管支・肺・乳房・子宮+。平均寿命長い。 | 500 以上が広い。周辺は 100〜500。 |
| 固有性が高く，多種の哺乳類が生息する。ニホンイノシシ，ホンシュウジカ。 | この自然度の地域なし。 | 都市域で食道+。脳血管疾患・脳出血。肺炎，気管支炎。一部で自殺。 | 100〜500，または 500 以上。 |
| | | | 10〜30，都市周辺は 50〜100。 |
| | この自然度の地域なし。森林国有地が残っている。 | | 都市部でわずかに 50〜100 で，10〜30 がほとんど。 |

表5の続き

| 第1次区分 | 第2次区分 | 第3次区分 | 年降水量* | 年最深積雪深* | 生物学 植生と特徴ある植物 |
|---|---|---|---|---|---|
| IV | IV₁ 中国地方日本海側大部分 | A：沿岸地域・隠岐諸島 | 1,500～2,000 mm 山地は2,000～3,000 mm | 30～50 cm | 積雪の影響が大きい。日本海型の夏緑広葉樹林(照葉樹林)。スギの植林、スダジイ、アカガシ、ウラジロガシ、タブノキ。日本海側の要素の強いヒメアオキ、ユキツバキ。 |
| | | B：中国山地 | 1,000～2,000 mm | 50 cm 以上 | |
| | | C：四国・紀伊半島の高山・亜高山地域 | 2,000～3,000 mm | 50 cm 以上 | |
| IV | IV₂ 中部地方日本海側沿岸 | A：北陸沿岸地域・佐渡・粟島 | 2,000～3,000 mm | 30～50 cm、山地は50 cm以上 | 日本海型の夏緑広葉樹林(照葉樹林)。スダジイ、アカガシ、ウラジロガシ。スギの植林。 |
| | | B：北陸中部地方と北関東の山岳地域・福島県 | 2,000～3,000 mm、地域によって3,000 mm以上 | 50 cm 以上、所により3 m以上 | 冬の積雪の影響を受ける地域にブナ。スギの植林。 |
| | | C：中部地方高山・亜高山帯 | 2,000～3,000 mm | 1 m以上、所により4 m以上 | 高山ハイデ、風衝草原、低木群落。亜高山性針葉樹。 |
| IV | IV₃ 東北地方日本海側・北海道南部半島部 | A：東北地方日本海沿岸 | 2,000～3,000 mm | 50 cm以上。ごく海岸よりは30～50 cm | 日本海型の夏緑広葉樹林。水田。雑草群落。 |
| | | B：東北地方中央山脈地域 | 3,000 mm以上 | 50 cm以上、所により3 m以上 | 積雪の影響を受ける地域にブナ。 |
| | | C：北上山地中央・北部 | 約2,000 mm | 50 cm以上 | |
| | | D：渡島半島・奥尻島・積丹半島 | 1,000～2,000 mm | 50 cm以上、ごく海岸よりは30～50 cm | |
| V | V 北海道大部分 | A：石狩川地域・夕張山地南部・日高地域 | 1,000～2,000 mm、地域によって1,000 mm以下 | 50 cm以上 | 北方針葉樹林と亜高山性針葉樹林。エゾマツ、トドマツ。 |
| | | B：天塩山地・増毛山地・利尻・礼文島 | 1,000～2,000 mm | 50 cm以上 | 夏緑広葉樹林および針広混交林。ウダイカンバ、エゾイタヤなど。 |
| | | C：十勝地方・釧路・国後・択捉島 | 1,000 mm以下、地域によって1,000～1,500 mm | 50 cm以上 | 北海道型夏緑広葉樹林。北方針葉樹林。エゾマツ、トドマツが特徴的な植物。 |
| | | D：宗谷・網走オホーツク海沿岸地域 | 1,000 mm以下 | 50 cm以上 | |
| | | E：石狩・日高・夕張地域・中央高山地域 | 1,000～2,000 mm | 50 cm以上 | 北方針葉樹林、亜高山性針葉樹林、高山ハイデ、風衝草原、低木群落。 |

| 的特徴　　動物相 | 自然度 9, 10**, 国立・国定公園 | 死因別の死亡率からみた健康状態 | 脆弱性の指標としての人口密度 (人/m²)* |
|---|---|---|---|
| 海岸地帯を除き，固有性が高い。ツキノワグマ(特に中国山地)，ニホンザル。 | この自然度の地域なし。森林国有地が点在し，国立・国定公園などがわずかにある。 | 自殺。 | わずかの都市部が 500 以上。ほとんどは 30～50，または 50～100。 |
| | | | 30～50，または 50～100。局地差が大きい。 |
| | | | 30～50，または 50～100。 |
| | この自然度の地域なし。 | | 都市部は 500 以上，100～500 と 10～30 がまじる。 |
| | この自然度の地域が広い。国立・国定公園，森林国有地の面積が広い。 | 直腸⁺。 | 10～30，30～50，50～100 がまじる。 |
| | ほとんどがこの自然度の地域。国立・国定公園，森林国有地の面積が広い。 | | ほとんどが 10～30，ごく一部が 30～50。本州では最も小さい値の地域。 |
| 固有性が高いが，イノシシ，シカがほとんど生息しない。ツキノワグマ，カモシカ。また，ニホンザルの分布の北限地を含む。 | この自然度の地域はなし。ごくわずかに森林国有地あり。 | 全悪性(食道・胃⁺)。 | わずかの都市部が 500 以上。ほとんどは 100～500 かそれ以下。 |
| | この自然度の地域がある。森林国有地の面積が広い。 | 気管・気管支炎および肺炎，南部で直腸⁺，北部で平均寿命短い。 | 盆地のみ 500 以上。ほとんどが 10～30，または 30～50。地形の影響による局地性が大きい。 |
| | この自然度の地域がある。国立・国定公園，森林国有地が広い。 | 心疾患，肺・気管支炎，自殺。平均寿命短い。 | ほとんどが 30～50，10～30。 |
| | この自然度の地域が広い。森林国有地も広い。 | | 10～30。ごく一部にそれ以上の所がある。 |
| 北方要素が強く，ヒグマ。 | この自然度の地域なし。森林国有地が広い。 | 気管・気管支および肺⁺，気管・気管支および肺炎，糖尿病，心疾患。 | ほとんどが 100～500。札幌周辺のみ 500 以上。他は 10～30。 |
| | この自然度の地域が広い。森林国有地も広い。 | | 10～30，または 30～50。 |
| 北方要素が強い。大型哺乳類の個体数が多い。エゾシカ，ナキウサギ，ヒグマ。 | | | 10～30，または 10 以下。わが国では最小の地域。 |
| | 沿岸の低地を除いて，この自然度の地域である。 | | 10～30，または 30～50。都市のみ 100～500。 |
| | この自然度の地域が広い。国立・国定公園の面積が広い。森林国有地の面積はわが国最大。 | | 10～30，または 10 以下。わが国では最小の地域。 |

## 参考文献

Auliciens, A. and Kalma, J. D. (1981) Human thermal climates of Australia. Austral. Geogr. Stud. 19: 3-24.

Becker, F. (1972) Die Bedeutung der Orographie in der medizinisthen Klimatologie. Geographisthes Tashenbuch 1970/72, Franz Steiner Verlag, Wiesbaden, pp. 342-356.

Brazol, D. (1954) Bosquejo biochlimatico de la República Argentina. Meteoros 4: 381-394.

Budyko, M. I. (1956) Teplovoi balans zemnoi poverkhnosti. (エム・イ・ブドウィコ著/内嶋善兵衛訳, 1959：地表面の熱収支, 河川水温調査会, 181 p.)

Buettner, K. J. K. (1954) Thermal comfort as a criterion for the classification of climates. Met. Monogr. 2: 99-103.

Clark, W. C. (1985) Scales of climatic change. Climatic Change 7(1): 5-27.

Dammann, W. (1958) Klimatologische Gliederund des Bundesgebietes nach medizin-meteorologischen Gesichtspunkten. Medizin-Meteorol. Ht. 13: 3-11.

Domrös, M. (1981) Der Jahres- und Tagesgang der Schwüle im Tropenklima von Sri Lanka. Aachen. Geogr. Arb. 14: 123-137.

福井英一郎 (1928) 我邦における気候分類について. 地理学評論 4：841-853.

福井英一郎 (1933) 日本の気候区 (第2報). 地理学評論 9(1)：1-19；(2)：109-127；(3)：195-219；(4)：271-300.

福井英一郎 (1938) 気候学. 古今書院, 556 p.

後藤裕幸・堀越哲美 (1990) 体感気候の分布及び変動に基づく日本の体感気候区分に関する研究. 日本建築学会大会学術講演梗概集 D：865-866.

Gregorczuk, M. (1968) Bioclimates of the world related to air enthalpy. Intern. Jour. Biomet. 12: 35-39.

堀越哲美 (2003) 建築と気候. 吉野正敏・福岡義隆編, 環境気候学, 東京大学出版会, pp. 159-181.

加賀美雅弘 (2003) リクリエーション, 観光と気候. 吉野正敏・福岡義隆編, 環境気候学, 東京大学出版会, pp. 291-297.

木村幸一郎 (1948) 日本の気候と住居の形式. 天気と気候 14：322-325.

Lancaster, A. (1898) De la manièra d'utiliser les observations hygrométriques. V. Congrés Inrern. d'Hydrologie et Climatologie. Liège (Hann, 1908, S. 48).

Landsberg, H. E. (1945) Climatology. In: Handbook of meteology, (eds.) F. A. Berry, E. Bollay and N. R. Beers, New York, pp. 927-997.

Landsberg, H. E. (1972) The assessment of human bioclimate. A limited review of physical parameters. WMO Tech. Note 123: 36.

Lauscher, F. (1951) Über die Verteilung der Hillschen Abkührungsgröße auf der Erde. Arch. Met. Geoph. Biokl. B3: 275-285.

増田啓子 (2003) 生物季節. 吉野正敏・福岡義隆編, 環境気候学, 東京大学出版会, pp. 353-360.

Oliver, J. E. (2005) Encyclopedia of World Climatology. Springer, Dordrecht, 854 p.

Scharlau, K. (1950) Zur Einführung eines Schwülemasstabes und Abgrenzung von Schwülezonen durch Isohygrothermen. Erdkunde 4: 188-201.

Schulze, A. (1956) Jahresgang der Schwüle in Afrika. Geogr. Taschenb. 1956/57: 270-273.

関口武 (1959) 日本の気候区分. 東京教育大学地理学研究報告 (3)：65-78.

Siple, P. A. and Pasel, C. E. (1945) Measurements of dry atmospheric cooling in sub-freezing temperatures. Pros. Amer. Philos. Soc. 89: 177-199.

田村照子・益田顕子 (2001) 民族服の気候適応性に関する実験的研究. 文化学園服飾博物館編, 世界の伝統服飾, 文化出版局, pp. 138-141.

寺尾浩明・久保幸夫・山岡和枝 (1983) 日本人の健康――死因からみた健康状態. 朝倉書店, pp. 1-202.

Terjung, W. H. (1966a) Physiological climates of California. Yeaerb. Ass. Pacific. Coast Geogr. 28: 55-73.

Terjung, W. H. (1966b) Physiological climates of the conterminous United States: A bioclimatic classification based on man. Ann. Amer. Geogr. 56: 141-179.

Terjung, W. H. (1967) Annual physioclimatic stresses and regimes in the United States. Geogr. Rev. 57: 225-240.

Terjung, W. H. (1968) World patterns of the distribution of the monthly comfort index. Intern. Jour. Biomet. 12: 119-151.

矢津昌永 (1912) 大日本地史学気界講話. 丸善, 353 p.

矢澤大二 (1989) 気候地域論考, その思潮と展開. 古今書院, 738 p.

矢澤大二 (1990) 地理学における生気候地域研究. 地学雑誌 99(5)：421-457.

吉田博一 (2003) 花粉症について. 日本生気象学会誌 40(1)：61-67.

Yoshino, M. (1975) Climate in a small area. University of Tokyo Press, Tokyo.

Yoshino, M. (1980) The climatic regions of Japan. Erdkunde 34(2): 81-87.

吉野正敏 (1978) 気候学. 大明堂, 350 p.

吉野正敏 (1981) 日本の気候地域区分. 災害の研究 (12)：39-59.

吉野正敏 (1986) 新版小気候. 地人書館, 298 p.

吉野正敏 (2003) 生気候による日本の地域区分. 地球環境 8(2)：121-135.

## 2. 都市環境

### はじめに

　都市は，近年大きな変貌を遂げている。これは都市の歴史の中でも大きな変化ではないかと思う。その中で大きい点が，環境の変化であり，環境を考えたまちづくりが一層求められているのではないかということである。それはすなわち，ものやソフトではなく，そこに住む人間と生物にとって健全な環境であることが必要であり，自然環境への影響を抑制することではないかと考えられる。ということは，とりもなおさず人間の健康や生態系の維持などが対象となり，環境と人間との関係を取り扱う環境生理学がまちづくりに果たす役割も求められ，その知見が有効な基礎データになると考えられる。

　都市が形づくられてきた歴史の中で，人間にとっての利便性と行政的管理のしやすさに主眼があったことは否めない。その１つの現象が道路を中心とした社会基盤の都市計画である。これさえクリアできれば都市は十分であった時代も長く続いた。その後に，集合住宅やオフィス建築などや市庁舎・図書館やホールなど社会的設備，公共施設などの充実が図られた。さらに，人間の生活圏の確保や生産の分離，商業の集積などを推進する，いわゆる線引き（都市計画における用途地域制）などのソフト的対応が行われた。しかし，目に見えないが人間自身に与える影響，特に健康的・身体的な視点からのアプローチはほとんど行われてこなかった。また，地球環境問題の顕在化とともに，都市における環境問題についても明らかになってきた。特に都市のヒートアイランドは都市の夏季における暑熱化を体現し（図１の熱帯夜の増加を参照），地球の温暖化の先導事例ととらえることで，新たな知見と対策を提示することが求められてきた。それは人間自身と人間の生活環境に直接の影響を与える問題であり，環境要素と人間の機能的側面を扱う環境生理学とも密接に関係をもつものである。これらの視点をもって，都市環境の問題そして今後の課題について概観する。

### (1) 都市の熱環境

　都市は人間が集合して生活や生業を営む有機体である。ここでは，①人々が集まり日常生活し，②社会的営みを行い，③それに伴って生産活動，消費活動を行う。これらによって，橋や道路，住宅・建築といった構築物が作られ，物資やエネルギーが消費される。

　これを温熱生理およびエネルギー的観点からまとめると，次のようになる。

1) 人間の個体における体温調節機序による代謝熱の産生とその体外への放熱が起こっている。人間が都市に密度高く住まうことで，この放熱が増加し都市の単位面積あたりに対する放熱量も高密度化する。人間自身の存在とその高密人口が都市への加熱エネルギー源となる。

2) 人間はその生命を維持するために食物の摂取を行い，行動性体温調節を行う。その前者のためには加工調理のための熱源が必要である。後者では，採暖のための火を得るための薪・石炭・石油

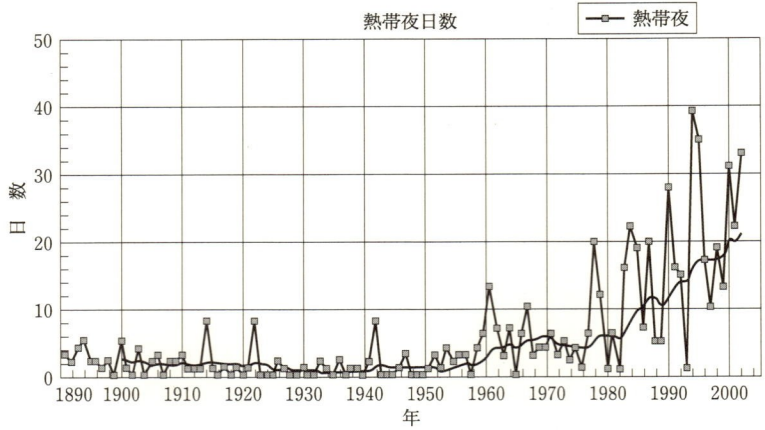

図1　熱帯夜の増加（名古屋の場合）（中部ニュービジネス協議会・名古屋工業大学, 2004より）

などの直接的エネルギー源，衣服の製作のための材料とエネルギーなどが求められる。

3）これらは最低限の必要エネルギーであり，多くの人口集積に対してそれを維持するための食料や生活必需品の生産，さらに暮らしの快適性や経済的利潤を考えていくならば，それに応じたエネルギーと資源が消費されることになる。これらは，暮らしの場である住宅や建築，都市を機能的に維持する社会基盤の整備にあたっても同様である。

これによって都市にはエネルギーが消費された後の最終形態である熱が排出されることになる。エネルギーと資源の利用は燃焼と加工を伴うものであり，その結果として，都市には熱のみではなく排ガスや廃棄物が排出されることになる。これが，結果としてヒートアイランドや大気汚染といった都市独特の大気の状態である都市気候を生み出している。そしてそれらによって形成された都市自身が周囲をも含む気候改変を生み出す。それは以下の通りである。

4）都市が建物・構築物やアスファルト舗装などの不透水層によって覆われることで，雨水の地中への浸透がなく，また保水されることもない。裸地や緑に覆われた地表面は地中に保水されていれば，晴天時にそれが地表面から蒸発する。その際，周囲から蒸発潜熱を奪い冷却する。植物があればそれ自身がもつ蒸散作用によりさらに大きな蒸発冷却が期待される。不透水層による都市の被覆は，

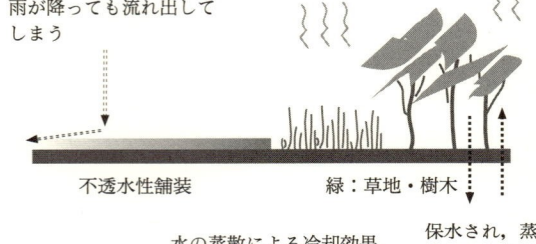

図2　地表面被覆が不透水性の場合と樹木の場合の違い。樹木からの蒸散が期待できる

これらの蒸発散作用を奪うことになり，大きな冷却作用を失い，都市気温の上昇が促進される。この様子を図2に示す。実例として都市内の大規模緑地の冷却効果を掲げる。図3において，夏季の日中には周囲が気温36℃に達しているが，緑地内は気温32℃であり，4℃の差があり，緑地の冷却効果が示されている。

5）都市に造られた構築物・建築は，都市の地表面を凹凸に構成する。田畑や草原，裸地であれば物理的に表面は滑らかであるのに対して，ざらざら感のある表面，すなわち粗度が増すことになる。このことは空気の流れに対して，草原などよりも摩擦抵抗が大きくなり，風速を弱める結果となる。その弱められた風速のエネルギーは摩擦熱として発する。

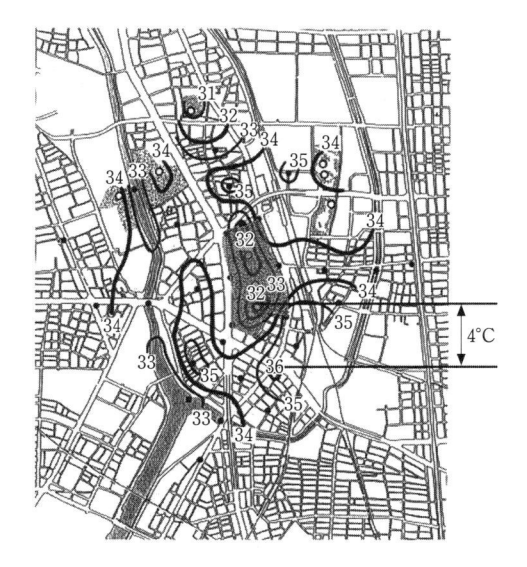

**図3** 都市内の大規模緑地の気温緩和効果（名古屋市の熱田神宮の例）。数字は気温（℃）。緑地内外で4℃の差がある

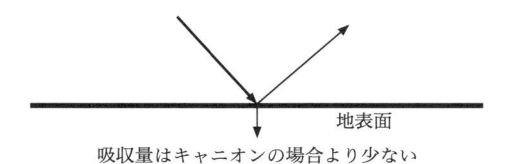

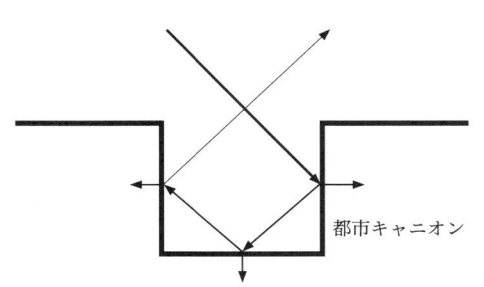

**図4** 都市キャニオン（都市に中のビルなどで谷のようになっている場所）と地表面での日射の反射と吸収。キャニオンの場合は何回も反射を繰り返し、反射するたびに吸収される

6）上述の都市の凹凸は別の影響ももたらす。太陽からの日射は地表面に到達することで、大地を加熱し、一部は蓄熱し、一部は空気を暖め、一部は再び大気・大気圏外へ反射する。これが凹凸のない面であれば、この通りであるが、ビルに囲まれた道路の断面にみられる谷間のような空間（これを都市キャニオンといい、屋外の人工的な空間である）では、違った様相を示す。すなわち図4に示すように、キャニオンに入射した日射は、多くの場合ビルや道路面に何回か反射を繰り返す。そのときに、一部のエネルギーが吸収され最終的に大気へ反射する量は平面に比べて少なくなる。すなわち、地表面の単位面積当たりに吸収される日射量が大きくなる。

7）夜間には日中に暖められた地表面から熱が天空（大気圏外）に向かって放射される。これを夜間放射という。これが深夜や明け方に放射霧を発生させることもある。しかし、都市キャニオンでは谷間のような形態で、天空が見える割合（天空率）が小さく、放射冷却も弱まってしまう（図5参照）。

8）さらに、近代以降、建築や構築物などの材料が人工的に作られたコンクリートを用いることが多く、熱容量が大きいために蓄熱量が増大する。

以上によって都市は暑くなる傾向を示す。近年、特に夏季におけるヒートアイランドが問題になってきている。従来、都市のヒートアイランドは冬季の夜間に出現することが多く、夏季には顕著ではなかった。これは暖房によるエネルギー消費が相対的に大きい割合を占めていたからと考えられ

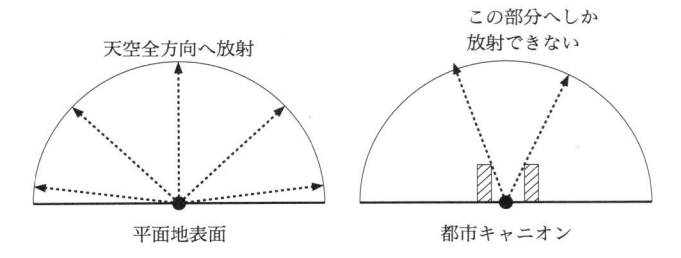

**図5** 夜間における天空への放射の比較（水平面とキャニオン）。キャニオンでは天空率が小さく放射量も少ない

る。しかし，現在では都市への人口集中やエネルギー消費の増大が起こり，あらゆる面での最終的な熱排出が増大したと考えられる。

　そこで，夏季には熱帯夜の増加による安眠への影響や生活環境の暑熱化，そして熱中症の増加へと障害は広がりをみせている。しかし，冬季の温暖化は暖房エネルギーの削減となるが，その分を夏季の暑熱を避ける冷房に回しても追いつかない。これは，冷房すること，すなわち低温の熱を高温へくみ上げることと，加熱するだけの暖房と熱力学的に大きく異なる仕組みであるからである。

　気温だけの影響ではない。温熱4要素(気温，湿度，気流，熱放射)にわたる影響がある。湿度は，気温上昇に伴い相対湿度としては低下するとともに，上述のように蒸発散が促進されないような環境が不透水層の増加と緑や水面の減少によってさらに加速され，大気中の水蒸気すなわち絶対湿度の減少が懸念されている。これは，都市の乾燥化を招きアレルギーへの影響も報告されている(青木ら，2001)。

　ヒートアイランドの実態を図6に示す。これは名古屋の例であるが，冬季の夜間である。都心部が高温となり，周辺部が低温であり，最大でおおむね5℃の差が認められる。都心部と郊外の気温差をヒートアイランド強度と呼び，ヒートアイラ

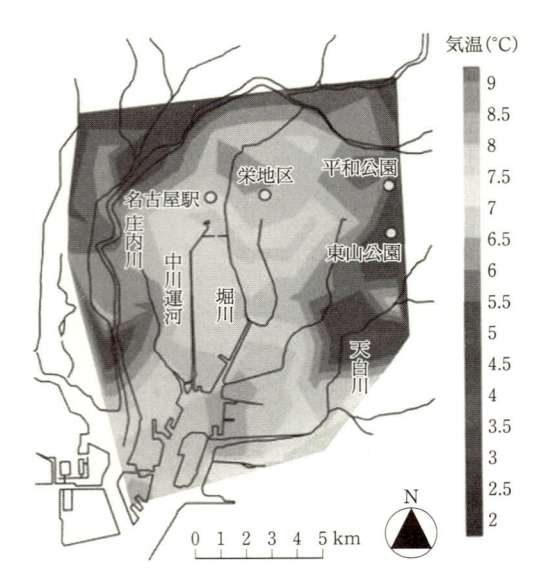

図6　名古屋のヒートアイランド例(冬季の夜間の場合)(菊池・堀越，2005より)

ンドの大きさを表している。図7には構成物の各表面の温度の夏季晴天日1日の変化を示している。アスファルト舗装表面は最高50℃以上にも達する。これに反して水面はせいぜい30℃程度で推移する。このように構成物によって表面温度に大きな違いが現れ，これが人間への放射熱となって影響を与える。

　風速については，都市の凹凸面が全体的には風

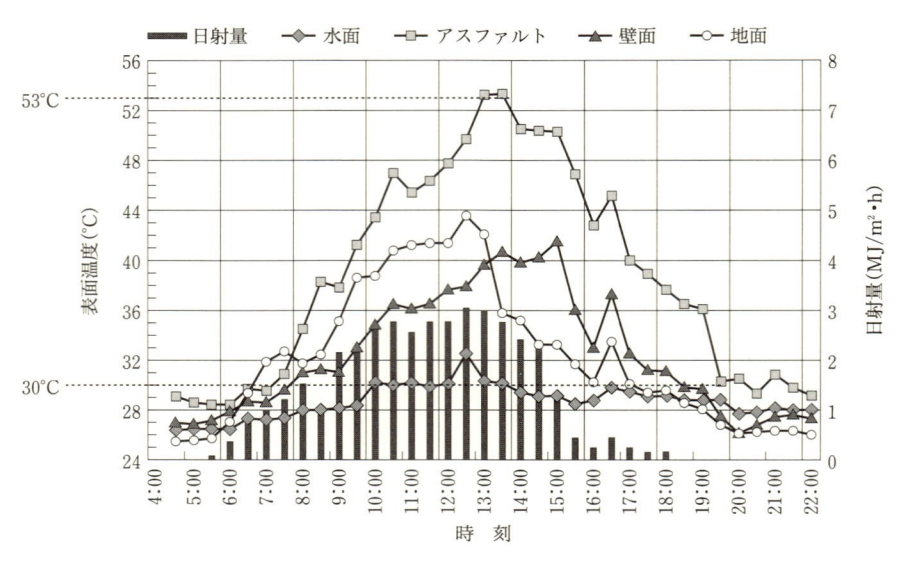

図7　水面とアスファルトなど地物面の表面温度の比較(中川運河上流における表面温度。1997年8月4日)

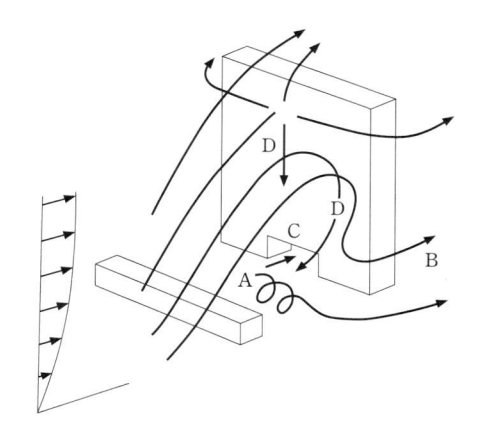

A：下降流が地上に到達してできる小さな回転流
B：剝離流による強風
C：隙間により収束した強風
D：下降流

**図8** 建物周辺の気流の乱れの模式図（日本建築学会，1978より）

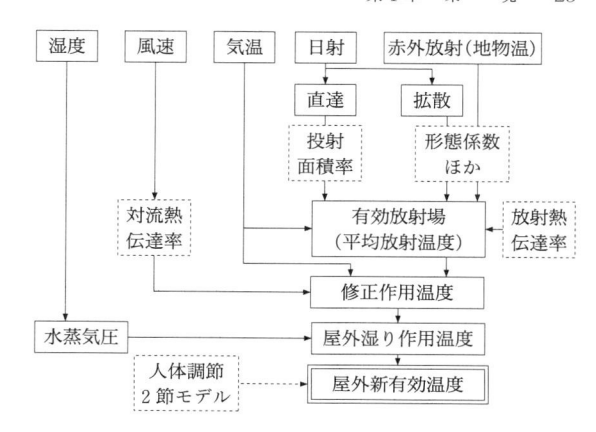

**図9** 屋外用体感温度（屋外新有効温度・修正作用温度）算定のためのフローチャート

速の低下を招く。これは風通しを悪くするものであり，暑熱化した都市には影響も大きい。建築物の高層化は，一方で局所的な風速の増大すなわちビル風を引き起こす。図8にみられるように高層ビルの周辺では風系が乱れ，建物周辺には強風域が形成される。この強風は都市生活を営む人間への影響として体感温度の上昇とともに危険度を増加させるものである。

熱放射の影響については，都市キャニオンではその街路の方向性により受ける日射の影響が異なる。東西街路と南北街路とでは，日照時間も異なり，積雪地域では融雪と凍結の発生状況が異なり道路交通や体感温度の相違など様々な影響がある。さらに，地表面や構築物表面の温度によって，発せられる温度放射（日射の短波長放射に対して赤外放射または長波長放射と呼ぶ）が人間の体感へ影響を及ぼす。暑い50℃以上に熱せられたアスファルト面（図7参照）と冷たい日陰の壁面では人体が受ける熱量が異なる。

以上を評価するには，室内で用いられる温熱4要素（気温，湿度，気流，熱放射）と人間側2要素（代謝量，着衣量）を考慮した温熱環境指標（体感温度）が有効である。しかし，室内用の体感温度をそのまま屋外環境に直接あてはめて用いることはできない。屋外用に修正することが必要である。一般には，風速を高風速域でも利用可能な人体の対流熱伝達率式を用い，日射や周囲構築物からの温度放射の影響を取り入れた平均放射温度の算定法を用いて，体感温度を計算する。図9にそのフローチャートを示す。ここでは，湿度の影響があまり問題にならない場合には，作用温度（Winslow et al., 1937）を修正した修正作用温度を，温熱4要素を考える場合には新有効温度（ET*）（Gagge et al., 1971）を修正した屋外新有効温度を用いる。これを用いて，屋外向けに修正された修正作用温度（OTn）を計算し，人体の経路別熱授受量を計算した例を図10に示す。屋外に立つ人体の実測より求めたものである。

暑熱に対処する二酸化炭素排出を抑制し，自然を利用して，人工的エネルギー消費の増加を伴わない方法として，次のものがある。

・緑地の保全と緑の創生（屋上緑化，壁面緑化を含む）
・水面の保全と増加
・海風や山風等の相対的に冷涼な空気の導入とその風の道の確保
・都市街路等の日よけや日陰の確保
・エネルギー消費の抑制とパッシブデザイン（自然の潜在力を利用したデザイン）の導入

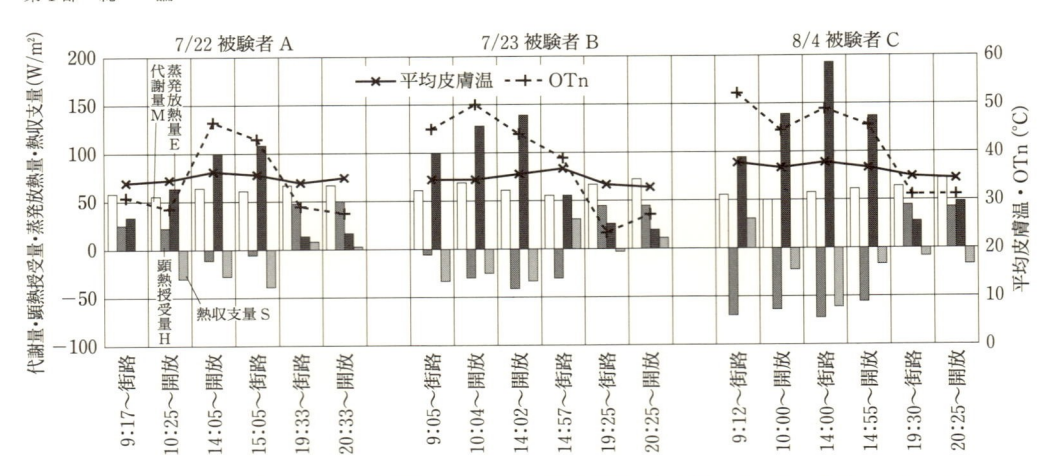

**図10** 屋外にいる人体の熱収支と修正作用温度 OTn の実測計算例。環境条件は作用温度を日射と赤外放射により補正した屋外用の作用温度 OTn を用いている（古田・堀越，2000 より）

## (2) 都市の空気環境

都市において化石燃料に基づくエネルギーが消費されることは，何らかの形で燃焼や反応が起こっていることを表す。そのことが，あるガスの組成量を多くしたり通常の空気組成以外の燃焼ガスの排出につながったりする。都市的な規模での大気汚染である。すなわち，これらは都市気温の上昇とも関連をもつ。これらの中で近年最も問題となっているのは，二酸化炭素である。これは地球温暖化につながる温室効果ガスであり，上昇を続けており，特に都市域での増加は目覚ましいものがある。室内そして地下街などの人工的閉鎖空間においては，二酸化炭素は全体的な空気汚染の目安にもなり，空気調和設備があるところでは1000 ppm 以下に抑える必要がある。大気汚染物質としては，従来から浮遊粉塵，硫黄酸化物，窒素酸化物が人間生活への影響が大きいものとして取り上げられてきた。大気汚染の様相としては，大きく2つのパターンがある。1つはロンドン型大気汚染と呼ばれ，もう一方はロサンゼルス型大気汚染と呼ばれる。前者は，冬に暖房を行うため，化石燃料を燃焼させて硫黄酸化物が排出され，それが無風で低温多湿な気候条件と重なって起こるものである。冬季の早朝・夜間に発生する。スモッグに覆われ視程が極端に落ち，二酸化硫黄と水分が反応し硫酸ミストが浮遊し，呼吸器系の疾患につながる。その様相から黒い大気汚染ともいわれる。1952年のロンドンでの被害から由来している。現在では，脱硫装置の発達などにより硫黄酸化物の排出が抑えられ，深刻な事件には至っていないが，酸性雨などの被害の地域的広がりや発生が続いている。ここでは発生源は特定できず都市のすべてにわたっており，暖房を行っている市民自身が被害者にもなっている。後者は，1960年代のロサンゼルス周辺で起きたことに由来している。ここでの原因は自動車の排出ガスや石油精製プラントといわれている。夏季の日中に起こり，比較的視程はよく，うっすらと白っぽい汚染の様相が現れる。被害としては，粘膜への刺激，植物の枯渇などである。燃焼排出ガスの中の窒素酸化物（$NO_x$）が原因であり，強い日射によって光化学反応を起こし，いわゆる光化学スモッグの発生に至る。

現在，特に日本では硫黄酸化物は環境基準を満たすことが多いが，浮遊粒子状物質は地域によっては環境基準を超えることもあり，窒素酸化物も自動車よりも，家庭や様々な場面での燃焼により，増加していることも指摘されている。

大気汚染は，都市気候の現象の1つであり，

ヒートアイランドや風系との関係が密接である。ヒートアイランドが形成されると都心部が高温になる。高温の空気は周囲よりも相対的に軽いので浮力が生じる。都心の高温部では上昇気流が生じる。その部分へ周辺部から空気が流れ込んでくる。そして上昇した空気は冷やされて周囲へ下降してくる。このように都市部で閉鎖的な空気の循環流が形成される。それを全体的に俯瞰するとドームのような形の循環流となり，これを都市ドームという。特に上述のように周辺部（郊外方向）から都心部に空気が流れるが，これを郊外風という。ただし，郊外は周辺で広く都心部高温部面積は狭いことから，移動空気量は一定なので郊外風は極めて低速である。これは，大喜多（1982）により旭川の市街に霧氷が形成される方向によって初めて実体的に観測された。都市ドームは，上空風が弱いときに形成されやすく，これが形成されると，都市内で発生した大気汚染がドーム内に閉じ込められて一層亢進する。ところが台風一過のような澄みわたった青空は，強風時にドームが上空風によって壊され，大気汚染が拡散することで出現する。このように，都市内のヒートアイランドの状況と風系によって，さらに大気汚染の発生源の位置で都市内の空気の清浄度は大きく変化する。東京都では環八雲が話題になっているが，これも以上のような現象の中で現れたものである。近年は都市の局地的強雨が観測されるが，都市気温による上昇流の発現とその冷却による雲の発生による。

このように，大気の状態は汚染物質による人体や植物などへの直接的身体影響だけでなく，生活域の気象変化としても現れ，人体生理への間接的影響としても見過ごせない。まちづくりの面からは，大気汚染物質の発生源の考慮や発生量の抑制のための施設配置，地域計画や大気汚染の浄化作

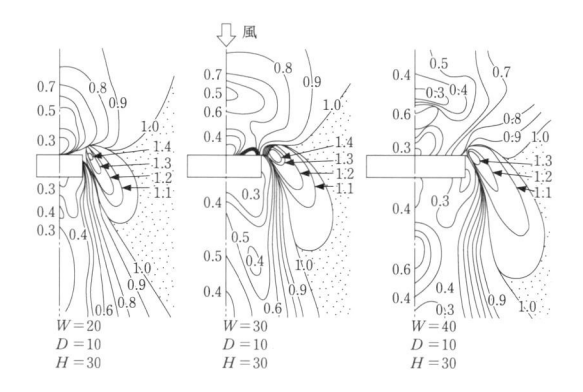

**図11** 建物周辺気流による強風域の分布例（日本建築学会，1978より）

用を期待できる森林や緑地の設置，道路交通の抑制と公共交通への転換，不特定の発生源ともなる市民生活の配慮などを行う必要がある。その際に人体の生理的悪影響を回避するための知見や疫学的展望の提示，健康的側面からの施策の提案が今後必要になると考えられる。

もう1つの大気の問題として，都市内の風の問題がある。ビル風と呼ばれる障害である。風は，時としてそよ風として心地よさを人間に与える反面，強風は身体への影響以上に，生命への危険が迫る場合もある。風は上空では速いものの，地上に近づくにつれ，大地や都市表面との摩擦で風速が低下する。しかし，地上付近でも，高い建物があると，平面的には建物の横を風がすり抜けるとき風速が増加する場合がある（図11参照）。これがビル風である。さらに立体的にみると（図8参照），風がビル正面に当たるとき，ビルを越えてビル背面では風が巻き込まれることがある。これをダウンドラフトという。そのとき，煙突などがあったりすると，汚染空気が背後に流れ込む。ダウンウオッシュという。この場合，大気汚染の局所的な濃度増加などの影響もある。

## (3) 都市の光環境

都市生活において，近年大都市での活動の24時間化が当たり前のようになってきている。町中の至るところにある自動販売機やコンビニエンスストアはその象徴であろう。これらは，夜間でも照明がなされ不夜城の感を呈している。そして，その光が周囲に対して不快さや障害を与えるとして，光害等ともいわれている。特に，利便性の向上や営業上の経済的問題で都心部の繁華街でも商

店の営業時間が長くなり，夜間の屋外照明が増加したり，ライトアップも盛んになってきている。昼間の光についても，室内の高照度化をはじめ，屋外でもビルの高層化や複雑化で，日ざしや天空を遮り，大きな変化がもたらされてきている。これらは人間の睡眠や生体リズムの問題とも大きく関連する事柄であると考えられる。その意味でも，人間生活と生理にかかわる問題である。都市の光環境を考える側面として，以下のものがある。日照と建物の日影，明るさと視環境，日射と赤外線。最後の項目は都市の熱環境で述べてあるので，ここではふれない。前2者について述べる。

### 1) 日照と建物の日影

日照とそれによって生じる建物の日影はある意味で同質性の問題である。ある物体に対して日が当たるとそれを遮断したところに陰影ができる。これらの関係を図12に示す。日照は1日や季節の変化を感じさせ，精神的にも生理的にも基本的に人間に必要なものであるが，都市生活の中では得られない場合も多い。特に問題になるのが，建物が他の建物の日照を阻害することである。すなわち建物がもう一方の建物の日陰に入ってしまうことである。この場合，日陰にある建物は，もう一方の建物の日影を映していることになる。そこで，建物の日影がどのようにできるかを考えることが必要になる。従来は建物を造るときに日照を確保するために建物間に空間を空けた。団地計画などでは，東西に長く南面した建物を造り，隣棟間隔を十分とり，冬至においても4時間の日照が

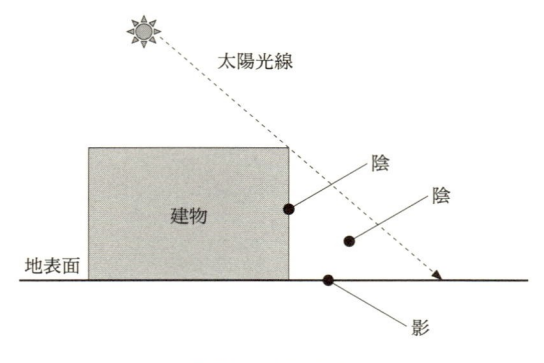

**図12** 日影と日陰

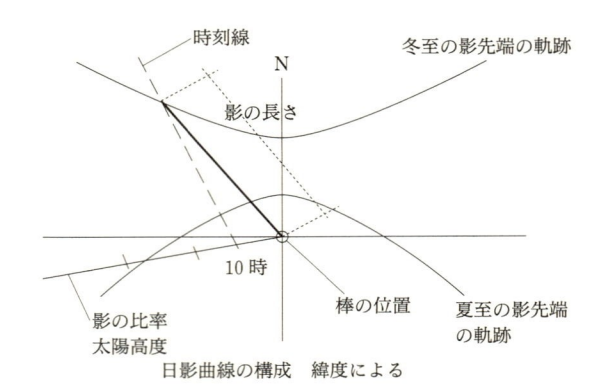

**図13** 日影曲線の使い方。中央の東西と南北の方位線の交点上に長さ1の棒がありその影の長さ（倍率）とできる影の方位を求められる。①場所（緯度）を決めそれに応じた曲線を選択する。②月日により日影線を選ぶ。③時刻線を選ぶ。④日影線と時刻線の交点が，棒の影の先端である。⑤先端部の影の倍率や方位を図上から読む

確保できるようにする。しかし，都心部の商業地域では日照を得ることさえ難しい場合もある。これらの状況をとらえるには，建物がどのような日影を作るかを知る必要がある。そのために日影曲線を用いると簡便に予測できる。図13が日影曲線の骨格を示すものである。この図は東西と南北の方位を示す線の交点に長さ1の棒を地面に鉛直にたてたときにできる影の長さと方位を示すものである。いくつかの曲線は，1年のある月日における棒の影の先端の軌跡である。使用法は図13の通りである。これを用い，建物を構成する鉛直の直線による日影を求め，これをつなげることで建物の日影が作図できる。この日影図によって他の建物への影響を検討する。

### 2) 明るさと視環境

明るさをもたらす自然のものは太陽である。しかし，屋外の明るさの点からみると，太陽からの直射日光とともに天空からの光（天空光という）がある。天空光は直射日光の一部が大気中で拡散されたものがあたかも天空から降り注ぐように見える光である。日中の明るさは，季節による太陽の位置や大気の透過度による直射日光と天空光の量，そのときの天候状況によって変わる。そして夜間は人工照明であり，日時や比較的天候の影響は受

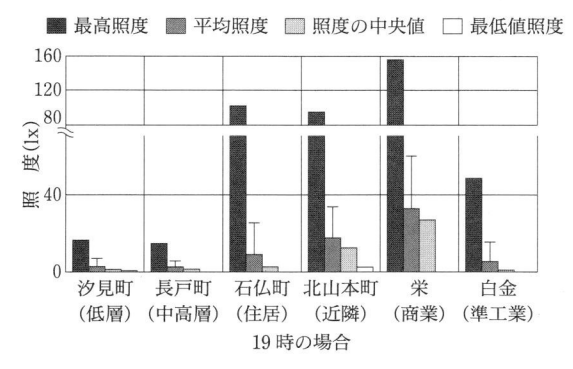

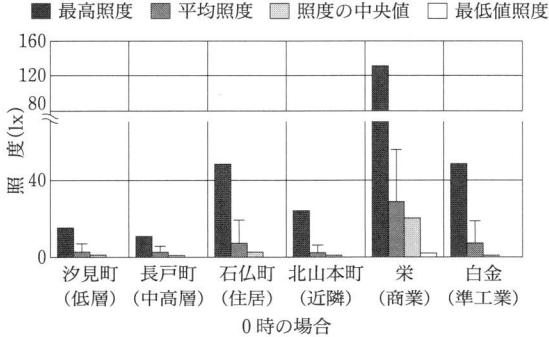

図14 名古屋における各用途地域ごとの照度分布の測定例。上段：19時の場合，下段：0時の場合（相沢・堀越，2002より）

けにくい。実際の市街地の地上付近では，建物の形態や密集度によって大きく影響を受ける。例えば，晴天時の名古屋の都心での実測例をみると図14に示すようになる。

大きく人間の生活や生体リズムに影響を与えるのが，本来は暗いはずの夜間であるので，夜間の状況を示す。都市内であってもその土地の用途によって状況が異なるので，用途地域を目安として光環境の現状を分析する。人の活動の違いを考え，19時と0時の場合を示す。住宅系の地域である低層と中高層の住居専用地域では，やはり全体的には暗く，照度1 lx以下の場合も多く，住宅の玄関灯や街路灯のある地点で明るい様相を呈している。19時から0時への時間的変化は大きくないと考えられる。一方，商業地域では，その性格にもよるが，照度30 lx程度となり概ね明るい様相を呈している。さらに，光の分布が大きく，最大で160 lx近くの値にもなっている。商業地域では照度や輝度といった明るさだけでなく光の色の違いもみられるので，これらも評価の項目として考慮すべきであろう。住居および近隣商業地域では時間帯の照度差が大きく，商店の営業時間帯に大きく依存しているのがわかる。一方，最近多くなった24時間営業の店舗では周囲に対して夜間を通して明るい存在であることも考えるべき課題である。

これと比較の意味で，瀬戸内海の離島の集落の光環境について述べる（澁谷ら，2005）。集落沿いの海岸部では，中央値が0.5 lx以下であり，照度は極めて低く防犯灯の周囲がある程度の照度がたもたれている。都心部とはかなり大きな差があり，生活環境として考えた場合に大きな違いであると考えられる。両者の光にさらされた人間への影響の違いも検討される必要があろう。

## （4） 地下街の問題

都市の中の空間として多くの場合，地下鉄の空間も含めて地下街が存在する。ここは，外界との視覚的遮断ばかりでなく，空気・熱・光・音などの環境要素の流れも遮断あるいは半密閉されている公共的都市空間であることが特徴である。温湿度や空気質，換気，明るさはすべて，一部の施設を除いてエネルギーを用いた機械的人工調節である。したがって，必要な環境の設定条件が定められ，制御されるが，外界のような変化はなく，1日そして季節によっても一定条件下にあるといっても過言ではない。さらに災害やエネルギー供給の停止時等の緊急時の対処についても問題になる。地下街等の地下人工空間では，訪問者はその滞在は比較的短時間であるが，そこで働く人は1日中そして1年中いることになり，自然との接触の機会も減少する。自然のリズムと隔離されることとなってしまう。そこでの，精神的側面をも含んだ健康に対する影響を考慮する必要がある。屋外に接することができる休憩スペースの確保や他職場との交代勤務や特別な健康管理が望まれる。

## 参考文献

相沢夕季・堀越哲美（2002）用途地域別の夜間街路空間の明るさに関する研究. 日本建築学会東海支部研究報告集 40：397-400.

青木哲ら(2001) 室内気候の実態および居住空間の温熱性評価. 日本生気象学会雑誌 38(3)：71-88.

中部ニュービジネス協議会・名古屋工業大学（2004）なごやのヒートアイランド対策への提言―「風の道」を利用した広小路通のまちづくり. 中部ニュービジネス協議会.

古田隆司・堀越哲美（2000）都市空間における人体熱収支と生理心理反応に基づいた体感気候評価の試み. 日本建築学会計画系論文集 533：45-49.

Gagge, A. P., et al. (1971) An effective temperature scale based on a simple model of human physiological regulatory response. ASHRAE Transactions 77-I: 247-262.

菊池信・堀越哲美（2005）夏季と冬季における名古屋の都市気候観測調査. 日本建築学会環境系論文集 595：83-89.

日本建築学会（1978）建築設計資料集成, 環境. 丸善.

大喜多敏一（1982）大気保全学. 産業図書.

澁谷紘子ら（2005）街路空間における照明・光環境の実態に関する調査研究―村落部と都市部における昼夜の光環境. 日本建築学会東海支部研究報告集 43：497-500.

Winslow, C.-E. A., et al. (1937) Physiological reactions of the human body to varying environmental temperatures. American Journal of Physiology 120(1): 1-22.

# 3. 社 会 環 境

## 3-1 生 活 環 境

### はじめに

　われわれ人間は，環境に積極的に働きかける一方で環境からも多大の影響を受けてきた。戦後のわが国にあっては公害に代表される環境汚染が進行し，それによる健康被害は多大なものがあったが，環境科学技術ならびに環境法制度の整備により，特定の有害環境物質による疾患の発症は制御可能となった。一方で，健康にかかわる新たな環境要因としてライフスタイルが重要視されてきた（森本，1991）。

　ここ半世紀，日本を含む先進国では，その疾病・死亡構造は感染症から生活習慣病へと大きく変貌した。がん，脳卒中・心臓病等の循環器疾患，糖尿病等の代謝疾患，アレルギー疾患などの生活習慣病は，個々人の誕生から現在に至る数十年間にわたる環境履歴により形成されたライフスタイルと遺伝素因が複雑に交絡し，加齢による効果と相俟って発症する。しかも，その発症率は40～50歳代から大きく増加することから，わが国のように少子高齢化が急激に進行する社会では大きな健康脅威となっている。

### (1) 環境履歴としてのライフスタイル

　生活習慣病の原因である不健康な生活習慣，それを深い意識レベルで支えるライフスタイルは，環境とどのようにかかわり形成されていくのであろうか。人間のコミュニティーには伝統的な文化感性に支えられた独特の行動思考様式が存在する。この総体をマックス・ウェーバーはライフスタイルと概念づけた。われわれ人間は，親，教師，あるいは書物などから学習した思考方法，社会習慣あるいは健康関連行動などをいったん個人の意識下に抽象化した上で改めて時に応じ個性あるライフスタイルとして表現していく。

　リチャード・ドーキンスは，この学習による世代間伝達を染色体遺伝子(GENE)による生物学的な遺伝に対応させて，模伝子(MEME)による社会遺伝と規定している。いまやライフスタイルという用語は，個々人の具体的な日常生活習慣を表すとともに，より抽象化された個人の生きざまや健康観，人生観ともいうべき抽象概念を表現する用語として用いられている。このような意味でライフスタイルとは，個々人，あるいは，コミュニティーのもつ環境履歴の総体として把握すべき質をもっている。

　米国疾病対策センター(CDC)は，がん，心筋梗塞，脳卒中，肝疾患，糖尿病等代表的な生活習慣病の原因として，ライフスタイルが約50％，有害環境因子と遺伝素因がそれぞれ25％寄与し

ていると報告している。生活習慣病の多くは慢性疾患の概念にあてはまる。慢性疾患は，誘発要因への暴露強度が低いゆえに，その発症過程は長期間緩慢に進行し，発症時の診断を明確につけることが困難なことも多い。また，いったん発症した後の治療・回復経過においても，加齢による健康度の低下とも相俟って長い時間を要する。生活習慣病の場合，不健康な健康意識に支えられた日常生活習慣が原因であるがゆえに，その本質的な変容がなされない場合，対症療法的な治療に終始する危険性が強いことに留意せねばならない。

## (2) ライフスタイル環境と健康度変化

そもそも，加齢による健康度の変化はどのようなものであろうか。加齢とともに身体的健康度は低下するが，発症以前に自覚的な不健康感(不定愁訴)が現れ，次に健康診断等においてそれぞれの包括的生活習慣や遺伝素因(体質)に応じた異常値の出現をみる。さらに健康度が低下した場合，臨床的に生活習慣病の診断が下され，通常は，長い一病息災的な闘いの中で死に至るモデルが適用される(図1)。このモデル図では生誕時の身体的健康度はすべての人で等しいとみなしているが，実際は遺伝素因によって出生児の身体的健康度そのものが大きな個人差をもつ。これら身体的健康度の加齢による低下の程度(変化率)は，ライフスタイルの良好なものほど緩やかである。健康度変化率の多くはライフスタイルが決定するが，遺伝素因や有害環境因子暴露等も相応に寄与する。

具体的にどのようなライフスタイルが生活習慣病発症のリスクとなるのであろうか。このような疑問に回答を出すためには，健康人集団のライフスタイル，ならびに健康度を長期間にわたり追跡調査する必要がある。筆者らは，10年間，勤労者20万人をこのような目的で追跡調査してきた。個々人のライフスタイルについては日常生活習慣17項目(毎日の生活規則性，趣味の有無，多忙感の有無，運動量，飲酒習慣，喫煙習慣，睡眠時間，食事の規則性，栄養バランス，朝食摂取の有無，嗜好品の摂取量，労働時間，自覚的ストレス量，体調変化の有無，生活満足度，間食の有無，塩分摂取)から評価する。健康度と強い関連性を示す8つの健康習慣(運動量，喫煙習慣，特に，飲酒習慣，睡眠時間，栄養バランス，朝食摂取の有無，労働時間，自覚的ストレス量)を選び各項目について良い健康習慣をとっている数を健康習慣指数(health practice index: HPI)としてライフスタイルを総合的に数値化した(図2)。

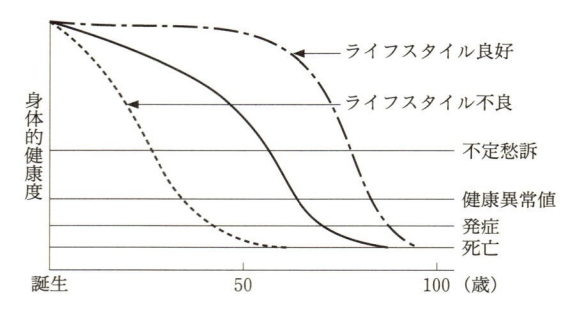

図1 ライフスタイル健康度モデル(森本，2002より)

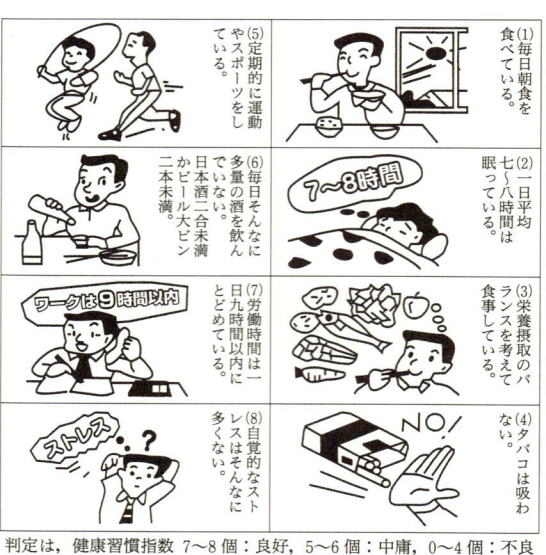

判定は，健康習慣指数 7〜8個：良好，5〜6個：中庸，0〜4個：不良

図2 8つの健康習慣(森本，2002より)

## (3) ライフスタイル(生活習慣)特性の内的相関構造

17項目の生活習慣における相互の関連について相関係数を計算して検討すると(表1)，男性では，食事の規則性が朝食の摂取と高い相関を有し，さらに睡眠時間や生活規則性とも相関が認められた．食事内容に関して，塩分摂取と栄養バランスが関連を有している．

一方，労働時間，ストレス，多忙感など相互に関連を有しており，労働による精神的負荷の惹起を示唆している．飲酒と喫煙は弱い相関があるが，上記の項目との相関はみられず，喫煙と精神的なストレスとの関連性についてはこの結果からは結論が出せない．趣味の有無においても同様である．

女性においても基本的に同じ関係が成り立っているが，間食と労働時間について男性でみられた関連が認められなかった．

17項目の生活習慣の分布(表2)をみると，男女ともに，食事に関する項目で悪い習慣の頻度が高く，特に，栄養バランスを考えない，塩分制限をしていない，間食を毎日するという項目が多い．女性では，労働に関するもので，長時間労働，多

表1 生活習慣相互の関連性(男性)(森本，1994より)

|  | 生活規則性 | 趣味 | 多忙感 | 運動量 | 飲酒 | 喫煙 | 睡眠時間 | 食事の規則性 | 栄養バランス |
|---|---|---|---|---|---|---|---|---|---|
| 毎日の生活規則性 | 1.0000 | −0.0121 | 0.0844 | 0.0244 | −0.0138 | 0.0750 | 0.2412 | 0.6033 | 0.1026 |
| 趣味 | −0.0546 | 1.0000 | −0.0745 | 0.1570 | 0.0257 | −0.0302 | −0.0395 | 0.0014 | 0.0604 |
| 多忙感 | −0.0030 | −0.1365 | 1.0000 | −0.0255 | 0.0122 | 0.0265 | 0.0958 | 0.0523 | −0.0823 |
| 運動量 | 0.0033 | 0.2549 | −0.0538 | 1.0000 | 0.0296 | 0.0809 | 0.0633 | 0.0503 | 0.0239 |
| 飲酒習慣 | 0.1302 | 0.0794 | −0.0330 | 0.0216 | 1.0000 | 0.1403 | −0.0267 | −0.0516 | −0.0247 |
| 喫煙習慣 | 0.1811 | −0.0356 | −0.0824 | 0.0036 | 0.1359 | 1.0000 | −0.0021 | 0.0383 | 0.0484 |
| 睡眠時間 | 0.2053 | −0.0910 | 0.2163 | 0.0109 | −0.0320 | −0.0133 | 1.0000 | 0.2085 | −0.0324 |
| 食事の規則性 | 0.5306 | 0.0060 | −0.0504 | −0.0330 | 0.0278 | 0.1618 | 0.2259 | 1.0000 | 0.1265 |
| 栄養バランス | 0.1564 | 0.1041 | −0.1638 | 0.0056 | −0.0134 | 0.1018 | −0.0284 | 0.1735 | 1.0000 |
| 朝食摂取 | 0.2678 | 0.0773 | −0.0652 | 0.0153 | 0.0703 | 0.0303 | 0.0845 | 0.4119 | 0.0922 |
| 嗜好品 | 0.1585 | −0.0029 | 0.0527 | 0.0173 | 0.0663 | 0.0303 | 0.0810 | 0.1352 | −0.0399 |
| 労働時間 | −0.0282 | −0.0537 | −0.1150 | −0.0224 | −0.0089 | 0.0308 | 0.0720 | −0.0355 | −0.0892 |
| 自覚的ストレス量 | −0.0137 | 0.1085 | 0.0442 | 0.1015 | 0.0531 | −0.0203 | 0.0467 | 0.0100 | −0.0946 |
| 体調変化 | 0.0514 | 0.0027 | 0.0237 | 0.1015 | 0.0530 | 0.0276 | 0.0357 | 0.0713 | 0.0626 |
| 生活満足度 | 0.0931 | 0.0827 | −0.1583 | 0.1494 | 0.0122 | 0.0622 | 0.0039 | 0.0265 | 0.0731 |
| 間食 | 0.0010 | 0.0199 | −0.0079 | 0.0130 | −0.0331 | −0.0970 | 0.0247 | 0.0210 | −0.0539 |
| 塩分摂取 | 0.0767 | 0.0563 | −0.0948 | 0.0330 | 0.0404 | 0.0289 | −0.0161 | 0.1001 | 0.0423 |

|  | 朝食 | 紅茶など | 労働時間 | 自覚的ストレス量 | 体調変化 | 生活満足度 | 間食 | 塩分摂取 |
|---|---|---|---|---|---|---|---|---|
| 毎日の生活規則性 | 0.2073 | 0.0776 | 0.0682 | 0.1070 | 0.0943 | 0.0832 | 0.0309 | 0.0624 |
| 趣味 | 0.0180 | −0.0076 | −0.0057 | 0.0038 | 0.0365 | 0.0490 | −0.0238 | 0.0264 |
| 多忙感 | 0.0240 | 0.0760 | −0.0321 | 0.1113 | 0.0570 | −0.0068 | −0.0241 | −0.0501 |
| 運動量 | 0.0372 | 0.0210 | −0.0323 | −0.0010 | 0.0570 | 0.0507 | −0.0311 | −0.0117 |
| 飲酒習慣 | 0.0031 | −0.0545 | −0.0107 | −0.0154 | −0.0330 | −0.0669 | −0.1900 | 0.0059 |
| 喫煙習慣 | 0.0685 | 0.1695 | −0.1057 | 0.0153 | −0.0366 | −0.0332 | −0.0655 | 0.0852 |
| 睡眠時間 | 0.1269 | 0.0973 | 0.0959 | 0.0628 | 0.0631 | 0.0423 | 0.0127 | 0.0193 |
| 食事の規則性 | 0.3865 | 0.0900 | 0.1150 | 0.1143 | 0.0861 | 0.1171 | 0.0408 | 0.0831 |
| 栄養バランス | 0.0905 | 0.0321 | −0.0516 | 0.0120 | 0.0495 | 0.1420 | 0.0552 | 0.2392 |
| 朝食摂取 | 1.0000 | 0.0602 | 0.0139 | 0.0388 | 0.0617 | 0.0515 | 0.0188 | 0.0562 |
| 嗜好品 | 0.0150 | 1.0000 | 0.0250 | 0.0168 | 0.0491 | 0.0010 | −0.1500 | −0.0054 |
| 労働時間 | −0.0199 | −0.0568 | 1.0000 | 0.1108 | 0.0354 | 0.0377 | −0.0201 | −0.0194 |
| 自覚的ストレス量 | 0.0716 | 0.0275 | 0.0082 | 1.0000 | 0.2111 | 0.0965 | −0.0664 | −0.0542 |
| 体調変化 | 0.0617 | −0.0176 | 0.0028 | 0.1964 | 1.0000 | 0.1068 | 0.0540 | −0.0164 |
| 生活満足度 | 0.0515 | −0.0130 | −0.0231 | 0.0350 | 0.1056 | 1.0000 | 0.0635 | 0.0154 |
| 間食 | 0.0188 | −0.0559 | −0.0781 | 0.0186 | 0.0386 | 0.0025 | 1.0000 | 0.0801 |
| 塩分摂取 | 0.0562 | 0.0364 | −0.0997 | −0.0031 | −0.0196 | 0.1130 | 0.0784 | 1.0000 |

表2 生活習慣項目における良い，悪い基準とその人数分布（森本，1994より）

| | 悪い | | | 良い | | |
|---|---|---|---|---|---|---|
| | 基準 | 男性 | 女性 | 基準 | 男性 | 女性 |
| 毎日の生活規則性 | 不規則 | 328 | 113 | 規則的 | 1,292 | 414 |
| 趣味 | ない | 93 | 104 | ある | 1,527 | 423 |
| 多忙感 | いつも忙しい | 675 | 213 | あまり忙しくない | 945 | 314 |
| 運動量 | 月1回以下 | 937 | 409 | 週1回以上 | 683 | 118 |
| 飲酒 | 毎日 | 649 | 27 | ときどき飲む／飲まない | 971 | 500 |
| 喫煙 | 吸っている | 882 | 59 | やめた／吸わない | 737 | 468 |
| 睡眠時間 | 6時間以下／9時間以上 | 577 | 251 | 7～8時間 | 1,043 | 276 |
| 食事の規則性 | 不規則 | 414 | 129 | 規則的 | 1,206 | 398 |
| 栄養バランス | 考えていない | 1,373 | 422 | 考えている | 247 | 105 |
| 朝食 | 毎日とらない | 337 | 127 | 毎日とる | 1,283 | 400 |
| 嗜好品 | 1日5杯以上 | 154 | 26 | 1日4杯以下 | 1,466 | 501 |
| 労働時間 | 10時間以上 | 959 | 90 | 9時間以下 | 661 | 437 |
| 自覚的ストレス量 | 多い | 632 | 212 | 少ない／中程度 | 988 | 315 |
| 体調変化 | 悪くなった | 230 | 75 | 同じ／良くなった | 1,390 | 452 |
| 生活満足度 | 少ない／ない | 1,218 | 398 | かなり／大いに | 402 | 129 |
| 間食 | ほとんど毎日 | 879 | 438 | あまりしない／しない | 741 | 89 |
| 塩分摂取 | 控えない | 1,346 | 411 | 控えている | 274 | 116 |

忙感，過度のストレスの自覚，および睡眠時間の不足は男性と同じ程度にみられるが，労働時間の超過はみられない．

趣味の活用，運動習慣は男女で同じように低いのに対し，飲酒・喫煙習慣は，男性が非常に高い．喫煙に関しては，日本男性の平均喫煙率（60％）と等しい結果であった．

このような違いがあるにもかかわらず，男女での生活の規則性，食事の規則性，および生活満足度がほぼ同じ水準であることは興味深い．男性は $\chi^2$ 検定で正規分布していることが確認できるが，女性は高い得点側にピークがシフトしている．男性の平均HPI得点は 4.07±1.23 で，女性のそれは約1点，有意に高かった．また，年齢の増加とともにHPI得点が増加する傾向がみられた．この結果はすでにわれわれの一般地域集団で得られた結果と一致していた．

一方で，検診時の検査項目（肝機能，貧血，炎症反応，尿検査，血糖値，コレステロール，尿酸，血圧）の異常値の有無から健康度を性年齢別にリディット値として算出した．集団の平均リディット値は50であり，この低下とともに異常値が増加すなわち健康度が低下する（図3）．これらのリディット値の低いものほど不定愁訴など自覚的な

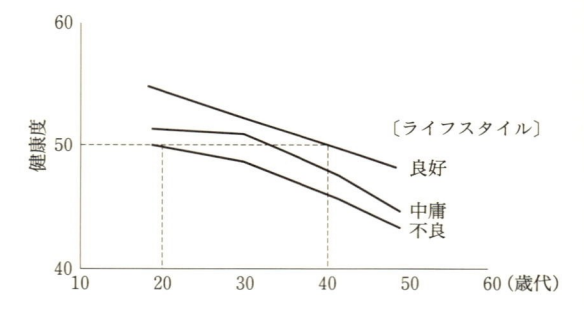

図3 ライフスタイル身体的健康度．縦軸が健康診断データ（血糖値，コレステロール値，血圧，尿検査などの血液生化学検査）による身体的健康度（森本，2002より）

不健康感が高い事実も確認している．ライフスタイルが良好な（HPIが高い）集団ほどリディット値は低く，いずれの年齢群でも健康度が高く維持される．また，これらリディット値は年齢が増すにつれて下降し健康度が低下する．しかし，興味あることに，それぞれの年齢群におけるHPIのリディット値への影響は，年齢が高いほど大きい．つまり，不健康なライフスタイルの健康への影響は，高年齢群（40歳・50歳代）ほど強く出ることを意味する．この年齢健康度曲線（図3）に明らかなごとく，健康な20歳代においてもライフスタイルの良否により身体的健康度の差異がみられる．

## (4) 小中学生の生活習慣と心身の健康

　成長過程のいかなる時期に，ライフスタイルによる健康度の差異が顕著になるのであろうか。筆者らは最近，関西地域の小中学生について生活習慣と不定愁訴，体調不良ならびに精神的な生活元気度との関連性を3年間にわたり追跡調査した。この研究では対象が小中学生であることから，健康度に強く寄与する生活習慣として，睡眠時間，朝食摂取，好き嫌いの有無，毎日排便の有無，テレビ視聴時間の長短の5つで判定し，健康習慣指数を計算した。小学生においても健康習慣指数でみた生活習慣の不良なものほど顕著に不定愁訴・体調不良を訴え(図4)，生活元気度の低下が認められた。

　小中学生の場合，家族，先生，友人などからの温かい共感に満ちた支援(ヒューマンサポート)の有無が良好な健康意識の形成に重要な役割を演じるであろう。この追跡調査においても，家族との楽しい会話があるか，学校が楽しいか，学校の先生とよく話をするか，友達と楽しく遊ぶか，悩みごとを相談できる人がいるか，の5項目について総合的なヒューマンサポートの度合いを個々人について評価し健康度との関連をみた。

　その結果は劇的である。小学生においてもヒューマンサポート指数の高い児童は体調不良等の身体的健康度が良好であり，かつ生活元気度が高く維持されている事実が明らかとなった(図5)。発症に先行する初期健康影響としての不定愁訴や生活元気度の低下は，小学生においてもすでに検証可能な形で現れている。この事実は，今世紀の医学医療の課題の1つである生活習慣病予防体系を確立するためには，その活動ターゲットを小中学生の学校保健領域に置く必要があることを強く示唆している。

## (5) ライフスタイル診断：健康年齢評価

　身体的健康度と個々のライフスタイルとの関係を，林の数量化理論Ⅰ類で解析した。

　勤労者集団(20〜60歳)を対象にして得られた身体的健康度のリディット値を従属変数とし，年齢，肥満度を含むライフスタイル要因を独立変数とした。個々の生活習慣項目の影響度は「カテゴリー・ウェイト」で表現され，個々人の身体的健康度は，以下の式で算出される。

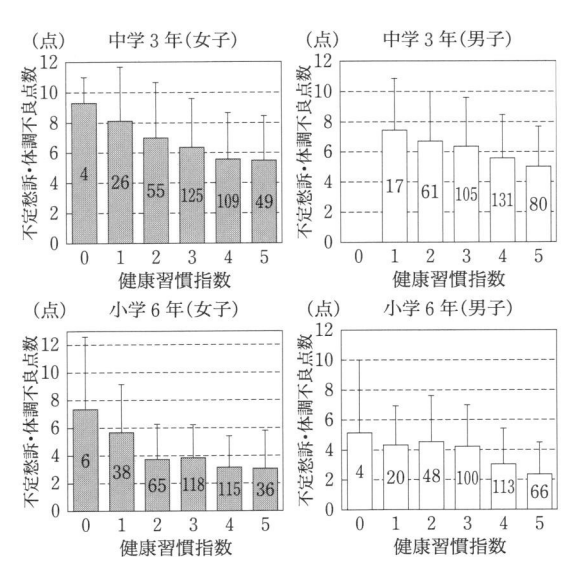

図4　小中学生のライフスタイル(健康習慣)と健康度(グラフ内の数字は人数)(一色・森本，未発表データ)

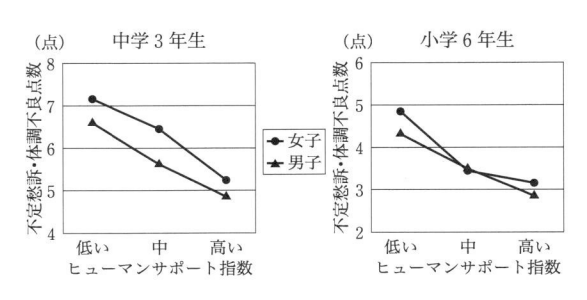

図5　ヒューマンサポートと不定愁訴・体調不良点数。ヒューマンサポート指数とは家庭，学校，先生，友達，悩みを相談できる人を加算して算出したもの(一色・森本，未発表データ)

身体的健康度＝50.0＋(年齢に対応するカテゴリー・ウェイト)＋(肥満度に対応するカテゴリー・ウェイト)＋(飲酒に対応するカテゴリー・ウェイト)＋(喫煙に対応するカテゴリー・ウェイト)＋(運動に対応するカテゴリー・ウェイト)＋(栄養バランスに対応するカテゴリー・ウェイト)＋(塩分摂取に対応するカテゴリー・ウェイト)＋(緑黄色野菜・果実摂取に対応するカテゴリー・ウェイト)(表3)

例えば，非常に不健康なライフスタイルの52歳の男性「肥満度(BMI)30，アルコールをほぼ毎日飲む，タバコを吸う，運動をしない，栄養バランスを考えていない，塩辛いものをよく食べる，緑黄色野菜・果実をあまり食べない」の身体的健康度の予測値は，50.0－8.0－12.9－3.1－0.1－0.4－0.1－1.0－0.2＝24.2である。

しかし，肥満度をBMI 26まで落とし，飲酒を時々にし，タバコをやめ，運動を週2回以上行い，栄養バランスを考えた食事をするようにライフスタイルを変容した場合，健康度は最大で，50.0－8.0－12.9＋1.8＋1.0＋1.9＋0.2＋0.2＋0.4＝34.6まで改善が期待できる。

上記で求めた身体的健康度と年齢との関係から，健康年齢を算出した。男女別に年齢別身体的健康度(リディット値)の平均をプロットし，身体的健康度Xと健康年齢との関係を表す式を求めると，男性では，健康年齢＝－1.59X＋115.5(r＝－0.89)となる。

例えば，上述の52歳の身体的健康度Xが24.2の男性の健康年齢は，－1.59×24.2＋115.5＝77.0(歳)となる。

不健康なライフスタイルにより実暦年齢より25歳も老化が進展しているものと解釈される。

また，上述したように，この男性が大きくライ

表3a ライフスタイルと身体的健康度との関係(男子4275人；林の数量化理論Ⅰ類)(江副・森本，1996より)

| アイテム | | カテゴリー・ウェイト | 偏相関係数 |
|---|---|---|---|
| 年齢(歳) | ～29 | 4.4 | 0.15 |
| | 30～39 | 1.5 | |
| | 40～49 | －4.6 | |
| | 50～ | －8.0 | |
| 肥満度(BMI) | やせ(～20) | 6.8 | 0.21 |
| | 標準(20～25) | 1.0 | |
| | 肥満(25～) | －12.9 | |
| アルコール | 飲まない | 1.0 | 0.08 |
| | ときどき飲む | 1.8 | |
| | ほぼ毎日 | －3.1 | |
| タバコ | 吸わない／やめた | 1.0 | 0.04 |
| | 吸う | －0.1 | |
| 運動 | 週2回以上 | 1.9 | 0.03 |
| | 週1回以下 | －0.4 | |
| 栄養バランス | 考えている | 0.2 | 0.004 |
| | 考えていない | －0.1 | |
| 塩辛いもの | あまり食べない | 0.2 | 0.02 |
| | よく食べる | －1.0 | |
| 緑黄色野菜・果物 | よく食べる | 0.4 | 0.01 |
| | あまり食べない | －0.2 | |

表3b ライフスタイルと身体的健康度との関係(女子1932人；林の数量化理論Ⅰ類)(江副・森本，1996より)

| アイテム | | カテゴリー・ウェイト | 偏相関係数 |
|---|---|---|---|
| 年齢(歳) | ～29 | 0.6 | 0.11 |
| | 30～39 | －1.2 | |
| | 40～49 | －6.7 | |
| | 50～ | －9.5 | |
| 肥満度(BMI) | やせ(～20) | 0.6 | 0.07 |
| | 標準(20～25) | 0.4 | |
| | 肥満(25～) | －6.7 | |
| 運動 | 週2回以上 | 3.5 | 0.04 |
| | 週1回以下 | －0.3 | |
| 朝食 | ほぼ毎日とる | 0.5 | 0.04 |
| | 上記以外 | －1.8 | |
| 塩辛いもの | あまり食べない | 0.2 | 0.02 |
| | よく食べる | －1.7 | |

フスタイルを変容させ，身体的健康度34.6にまで改善した場合，健康年齢は最大で，－1.59×34.6＋115.5＝60.5(歳)まで改善が可能となる。

## (6) ライフスタイルによる将来の発症予知

ライフスタイルという環境要因が，検査値の異常の出現に寄与し，その結果，様々な疾病が発症するならば，各個人のライフスタイル要因を検討することによって，将来の疾病の発生を予測することが可能となる。

そこで，1984年から1989年までの間の6年間に新たに発生した疾患について，ライフスタイル要因ならびにHPIの疾患発生への寄与度を多重ロジスティクモデルにより測定した。

まずはじめに，1984年より1989年までの6年間に新規に発生した疾患の頻度を求めた。この疾患は，本人が通院し医者に診断された病名を記述したデータを用いた。この中には，1983年以前に既往のある者の再発は除いた。その結果を表4に示す。これらの疾患のうちで特に多い10の疾患(高血圧，糖尿病，心臓病，腰痛，鼻疾患，潰瘍，肝臓病，痛風，外傷，皮膚疾患)について，(多重ロジスティックモデルを用いて各疾病発生に対する，ライフスタイル交絡因子として同時に説明変数に加えた)各ライフスタイル要因の寄与度を算出した。その際に，性別，年齢は，交絡因子として同時に説明変数に加えた。各ライフスタイル項目は，悪い習慣を1点，良い習慣を0点とし，HPIは3段階(0〜4, 5〜6, 7〜8)の3群に分け，ダミー変数として(0, 0, 0)，(0, 1, 0)，(0, 0, 1)の3つに分けて導入し，HPIの最も高い群に対して，中程度の群と，低い得点の群の相対危険度を求めた。性別では，男性(1)，女性(0)とし，女性に対する男性の相対危険度を求めた。年齢では，成人病検診が主として35歳から行われていることを考慮して，35歳以下を0点とし，35歳以上を1点として35歳以上の相対危険度を求めた。胃十二指腸潰瘍では，毎日の生活が不規則であること，タバコを吸うこと，ストレスが強いこと，35歳以上であること，男性であることなどが比較的大きな危険度を示している。また，同年齢の人を比較すると，HPIの最も低い群は高い群に比べて6年間で2.6倍，胃十二指腸潰瘍

表4 ライフスタイル，性別，年齢の主要疾患発生に関する相対危険度(有意なもののみ)(森本，1994より)

| 要因 | 危険因子 | 消化性潰瘍 | 循環器疾患 | 肝臓疾患 | 糖尿病 | 腰痛 |
|---|---|---|---|---|---|---|
| 生活の規則性 | 不規則 | 3.3(2.0〜5.6)* | | | | |
| 趣味 | なし | | | 3.2(2.0〜4.5)** | | |
| 多忙感 | あり | | | | | |
| 運動[#] | 週1回未満 | | | 2.3(1.0〜5.4)* | | |
| 飲酒[#] | 毎日飲む | | | | | |
| 喫煙[#] | 吸っている | 4.4(2.3〜8.4)** | 5.8(2.9〜11.0)** | | | |
| 睡眠[#] | 9時間以上 6時間以下 | | | | | |
| 食事の規則性 | 不規則 | | | | | |
| 栄養バランス[#] | 考えない | | | | | |
| 朝食 | 食べない | | | | 4.0(1.2〜10.4)** | |
| コーヒー，紅茶など | 1日5回以上 | | | | | 3.3(1.2〜9.1)** |
| 労働時間[#] | 10時間以上 | | | | | |
| 自覚的ストレス量[#] | 多い | 3.8(1.6〜5.8)** | 1.9(1.0〜3.4)** | | | |
| 生活満足度 | 少ない | | | | | |
| 間食 | 毎日する | | | 3.0(2.2〜4.4)** | | |
| 塩分摂取量 | 制限しない | | 4.0(2.1〜7.9)** | | | |
| HPI[#] | 悪い(0〜4) | 2.6(1.4〜3.8)** | 2.0(1.0〜3.5)* | | | |
| 性別 | 男性 | 3.4(2.0〜4.8)* | | | | |
| 年齢 | 35歳以上 | 3.9(2.1〜6.0)** | 4.8(3.7〜6.1)** | 10.2(3.2〜32.7)** | 3.9(3.2〜5.7)** | 1.4(1.0〜2.0)* |
| 6年間の新規発生数 | (追跡2853人) | 45人 | 41人 | 34人 | 18人 | 18人 |

[#]：HPI関連項目。
＊：$p<0.05$，＊＊：$p<0.01$。

にかかる危険が高い。

循環器疾患では，喫煙，ストレス，塩分摂取，35歳以上などが危険因子として抽出されており，従来の報告と一致した。

以上，過去6年間に発生した代表的な疾患において，ライフスタイルとの関連について検討を行ったが，すでに示された危険因子が妥当な値を示しており，職域集団においても，ライフスタイル環境要因が，疾病の発症に重要な影響を与えていることが示された。

## (7) ライフスタイルとNK活性(がん免疫力)の関連性

8つの健康習慣(図2)のそれぞれの項目ごとにNK活性を評価した(図6)。飲酒習慣を除いて他の7つの項目について健康習慣を守っている者の方が高いNK活性を示した。特にLU値からもその相対的なNK活性の影響力を評価した際，最もNK活性に大きな影響を及ぼすのは運動習慣($10^7$細胞あたりのLUは1.47)，自覚的ストレス量(1.45)，睡眠時間(1.44)，喫煙(1.27)，栄養バランス(1.37)であった。われわれの調査では飲酒の有無によるNK活性の影響はまったくみられなかった(LUユニット比は1.00)。

包括的ライフスタイル群ごとにNK活性を評価した結果，3つのE/T比のいずれの場合にもライフスタイル良好群のNK活性はライフスタイルの不良群のそれよりも有意に上昇していた(図7)。以上の結果から，ライフスタイルは腫瘍免疫の大きな要因であるNK活性に関与している事実が明らかとなった。

さらに，これらライフスタイル良好群におけるNK活性の上昇が，NK担当subestの細胞数の増加によるものか，あるいは個々のNK細胞1個あたりのNK活性の上昇によるものかを検討するために，NK活性を担っているsubestを特異的表面抗原であるCD57⁻およびCD16⁺の2種

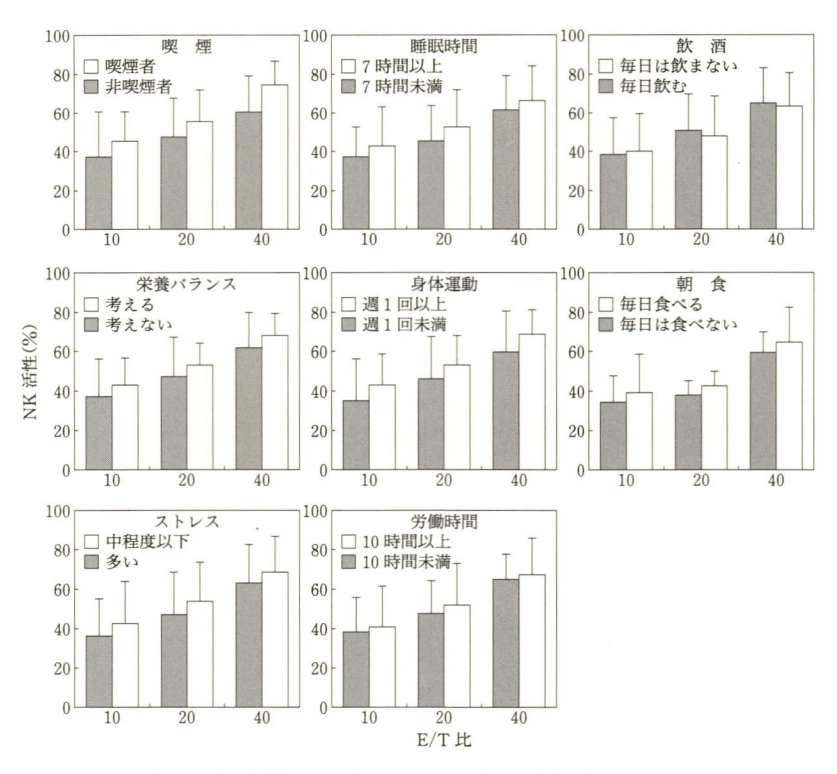

**図6** 個々の生活習慣の良否によるNK活性の変化(森本，1994より)

の表面抗原で標識し，フローサイトメトリー (FACS)法により CD16⁺，CD57⁻ の表現型を示す NK 細胞 1 個あたりの NK 活性を測定したところ，ライフスタイルの良好な群ほど有意に上昇していた(表 5)。この結果はライフスタイルの良好な群にみられる NK 担当細胞 1 個 1 個の NK 活性(がん免疫力)の上昇によることを示唆している。

## (8) ライフスタイルと染色体変異

### 1) ライフスタイルと染色体変異(SCE)

健康診断を受診した人々の中から，150 人に協力を求め，個々人の末梢血リンパ球を培養してライフスタイルと染色体変異(SCE: Sister Chromatid Exchange)の頻度との関連性を調査した(図 8)(Morimoto and Wolff, 1980; Morimoto et al., 1983)。ここでも 8 つの生活習慣のうちいくつ良い習慣を守っているかで 3 つのグループに被験群を分類した。各個人ごとに自然発生(base-line) SCE 頻度と発がん物質に対する感受性を検討する目的から DNA 傷害性物質であるマイトマイシン C (MMC)の一定量($3 \times 10^{-8}$ M，72 時間処理)による誘発 SCE 頻度を検討したところ，ライフスタイルの良好な群ほど有意に SCE 頻度が低いことが明らかとなった(図 8)。また，これら 8 つの生活習慣のうち，SCE 頻度への寄与が

表 5 CD16⁺，CD57⁻ 細胞 1 個あたりの NK 活性(森本，1994 より)

| ライフスタイル | NK 活性 | | |
|---|---|---|---|
| | 10：1 | 20：1 | 40：1 |
| 良　好(n=13) | 12±2* | 16±7* | 21±9 |
| 中　庸(n=32) | 10±5 | 14±7 | 17±7 |
| 不　良(n=17) | 8±3 | 11±5 | 17±7 |

*$p<0.05$，ライフスタイル良好群対不良群。

図 7 ライフスタイルと NK 活性(森本，1994 より)

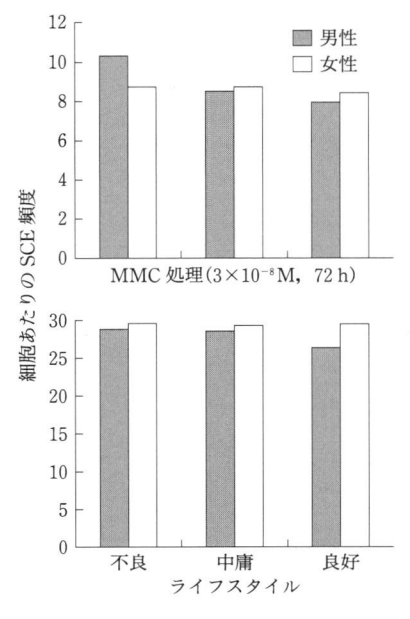

図 8 ライフスタイルの良好，中庸，不良による基底 SCE 頻度と誘発 SCE 頻度の変化。ライフスタイルの悪い集団ほど高い SCE 頻度を示す(森本，1994 より)

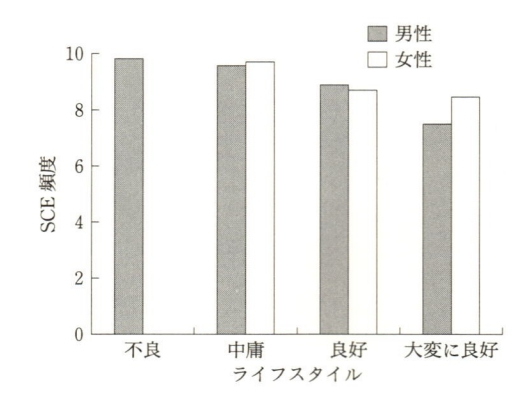

図9 喫煙，飲酒，ストレスの3つに注目した場合のライフスタイルによる基底 SCE 頻度。ライフスタイルのすこぶる良い男性集団はライフスタイルの悪い集団に比べ有意に低い SCE 頻度を示す（森本，1994 より）

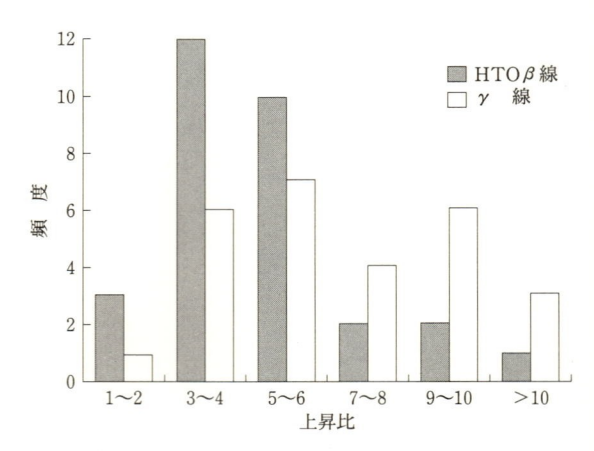

図10 修復阻害剤(ara-C)共存下での放射線誘発染色体構造異常上昇比の分布（森本，1994 より）

大きい3つの生活習慣，すなわち，喫煙，飲酒，ならびにストレスの量の3つをとって，3つの生活習慣のうち，いくつ守っているかで4群に分けたところ，やはり，ライフスタイルの良いものほど SCE 頻度の低い傾向がみられた（図9）。

### 2）健康習慣と染色体修復阻害感受性

次に，染色体の構造異常を指標にしてライフスタイルの遺伝毒性的な影響を評価した。われわれがとった方法は，放射線の一定量(2 Gy)により一定量の染色体 DNA の切断をまず生じさせる。これらの切断は，各々のリンパ球中に存在する修復酵素により，通常数十分以内にほとんどが再結合して修復することが知られている。ところが，これらのうち，ある切断端と再結合した結果，2動原体染色体や環状染色体が生ずることが知られている。一方，これらの染色体や DNA の切断端の修復を阻害する物質として，コーヒーや日本茶の中に含まれるカフェイン，重金属としての鉛やクロム，また，ガソリン中に含まれ大気汚染物質として問題となる発がん物質ベンゼンなどが知られている(Morimoto, 1990)。また，cytosine arabinoside (ara-C)は，人間環境中には存在しないが，染色体傷害の修復阻害物質としてよく知られている薬剤である。そこで，一定線量でリンパ球を照射しながら ara-C で処理することにより，修復阻害に対する個々人のリンパ球の感受性を観察した。その結果，修復阻害剤である ara-C を処理することによる染色体構造異常(2動原体染色体と環状染色体)頻度の上昇比は，個人差が極めて大きなことが判明した（図10）。ある個人については，ara-C が共存したために放射線誘発染色体構造異常頻度は10倍以上に増幅される一方，ある集団では，同濃度の ara-C の共存下での，同線量の放射線暴露にもかかわらず，ほとんど染色体異常頻度の増幅がみられない結果となった。そこで，これら10倍近い染色体異常の上昇比の差異をもたらす要因として，血液提供者のライフスタイルを考え，図2に述べた健康習慣指数で対象者を3群に分け（これらライフスタイルの良好・中庸・不良群のそれぞれの平均年齢は，46.2±7.2歳，44.2±7.4歳，および48.7±11.6歳であり，t検定の結果，有意差はみられなかった），各集団ごとに染色体異常上昇比をみたところ，図11に示すように，ライフスタイル不良な集団（図2に述べた健康習慣のうち，守っている数の少ない者）ほど ara-C 処理による染色体構造異常頻度の上昇比が大きかった。

### 3）喫煙による染色体変異の誘発

ライフスタイル環境のうち，喫煙，飲酒，ストレスが特に SCE 誘発に多大の寄与をする事実から，まず，タバコの煙から国際的な標準法により

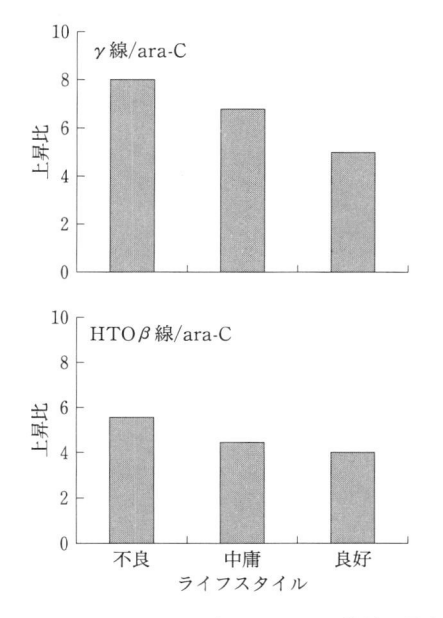

図11 ライフスタイルの違いによるγ線誘発染色体DNA傷害のcytosine arabinoside (ara-C)による修復阻害作用の感受性の違い。ライフスタイルの悪い者ほど,修復阻害に対する感受性が強い事実を示唆する(森本,1994より)

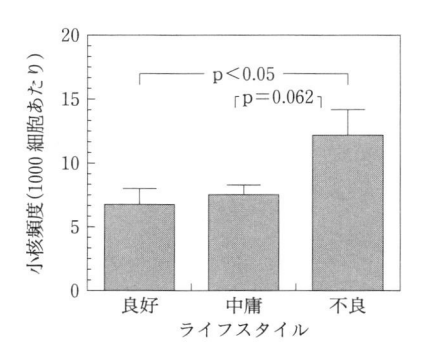

図12 ライフスタイルとリンパ球小核頻度(森本,1994より)

タールを捕集し,それらを異なる濃度で試験管内でリンパ球に処理し,誘発されるSCEを観察した。その結果,100 mg/ml以上の濃度でタバコタールを処理した場合,リンパ球にSCEが誘発される事実が明らかとなった(Tice et al., 1984; Morimoto, 1986)。また,すでにわれわれは勤務時間中,常に高濃度のタバコ煙に間接的に暴露している喫茶店従業員(非喫煙者)の末梢リンパ球におけるSCEの調査研究から,特にこれら間接的にタバコ煙に暴露して働いている人々のリンパ球は,発がん物質に暴露した際に誘発される染色体変異量が,タバコ煙非暴露者のリンパ球に比し有意に高い事実を報告していた(Tice, 1984)。それらの事実と合わせ,このタバコ煙による直接的なSCEの誘発を示す事実は,ライフスタイルの中でも喫煙が大きな不健康行動である事実をSCEを指標として確認したことになる。

### 4) ライフスタイルと小核形成

染色体構造異常と染色体数的異常の簡便な指標として注目されている末梢リンパ球における小核形成頻度を指標に,ライフスタイルの影響を検討した。すでに述べたと同様に個々人が守っている健康習慣の数で3群に対象者を分けた。それぞれの群のリンパ球における小核頻度をみたところ,特にライフスタイルの不良群は有意に高い小核頻度を有していた(図12)。これらのライフスタイルによる3群間の差から,包括的な日常生活習慣がリンパ球小核頻度に影響を及ぼしたものと考えられる。日常生活習慣の個々の要因がリンパ球小核頻度にどの程度寄与しているかを解析したところ,SCE誘発に大きく関与する喫煙,飲酒,ストレス感とは異なり,運動習慣,喫煙および睡眠時間がほぼ同様に重要な寄与を示すことが明らかとなった。

### 5) 遺伝素因によるアルコール誘発染色体変異の変化

喫煙に次いで染色体変異誘発への寄与の高い飲酒に注目する。特にわれわれ日本人(モンゴロイド)の半数がアルデヒド脱水素酵素アイソザイム2(ALDH-2)が遺伝的に欠損しているために,アルコールが肝臓で代謝されてできるアセトアルデヒドによって誘発されるSCEが高いのではないかと疑われる。そこで,アルコールの感受性を表現型と遺伝子型の双方において同定した(Takeshita et al., 1993)。その結果,ALDH-2が遺伝的に変異しているにもかかわらず毎日飲酒をしている群はそれ以外の群に比し,SCEが有意に高い事実が明らかとなった。さらに毎日の飲酒量によ

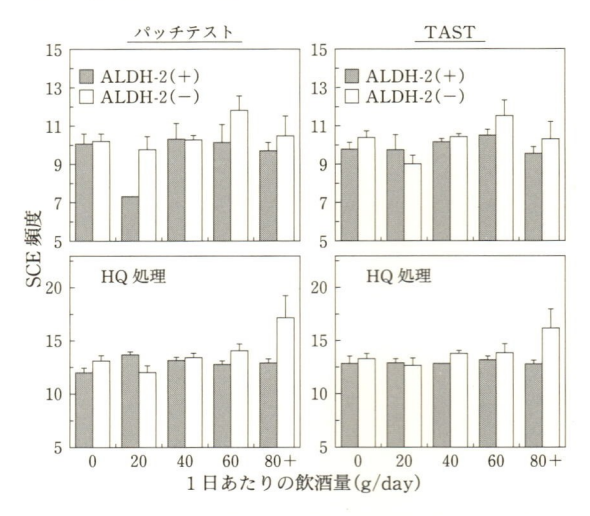

**図 13** ALDH-2 活性。飲酒量と SCE 頻度との関連（森本，1994 より）

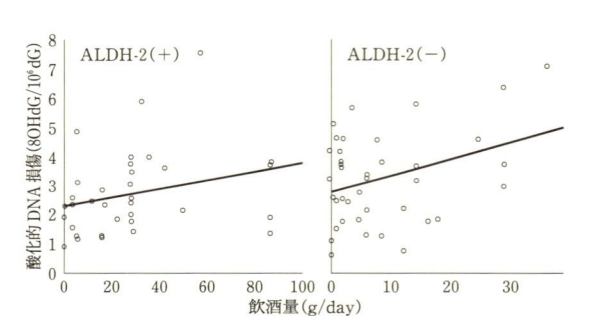

**図 14** 飲酒量と酸化的 DNA 損傷（森本，1999a より）

る SCE の誘発をみた場合，ALDH-2 の変異群のみに，飲酒量に応じて SCE の上昇が観察された（図 13）。

さらに，DNA の酸化損傷の指標として代表的な 8OHdG 量を無酸素環境下で高感度に測定したところ，ALDH-2 変異群のみ飲酒量に応じて上昇していた（図 14）。

以上の結果から，健康習慣としてライフスタイルをみた場合に，ライフスタイルの良い集団ほど染色体の変化（SCE 頻度，放射線誘発染色体 DNA 切断の修復阻害作用に対する感受性および小核形成）が低い傾向が明らかとなった。これらライフスタイルが，発がんをはじめとした健康破綻と定量的な関係をもち，かつ，染色体 DNA の変化も発がん，加齢，あるいは遺伝影響と密接な関連性のあることを考え合わせると，これらの知見は，ライフスタイル環境が遺伝的健康度に対しても重要な役割を果たしているものと解釈できる。現在までに全世界に報告されている行動変容による生活習慣病発症予防効果を文献学的に調査研究した（表 6）。生活習慣病を発症させる方向に働くハイリスク行動として喫煙，多量飲酒，塩分多食，肉魚の焼けこげの多食，運動不足，肥満などが典型的な行動様式として報告されている。一方，緑黄色野菜・果物の摂取，緑茶の多飲，海藻など食物繊維の多食ならびに適度な運動などが多くの生活習慣病発症リスクを有意に減少させる予防行動として働いている事実が明らかとなった。

個々人の発症リスクを考える場合，これら個々の生活習慣がどの程度重複しているかが重要である。例えば，飲酒者が大酒を飲み，運動不足で栄養バランスの悪い食事をし，かつストレスが多い生活を続けた場合の発症リスクはそれぞれの生活習慣のリスクを通常かけ合わせたものとなり，包括的な健康度の高い健康集団に比べて何百倍もの発症リスクとなることに注意しなければならない。健康習慣指数（図 2）はこれらの重複度を数量的に表した優れた指標と考えられる。

このようにライフスタイルは，幼少期からの環境履歴の結果形成された強固な健康意識に支えられている。表面的な強制的介入で禁煙した場合，飲酒量の増加，ストレス負荷等から肥満などが生じ，結果としてかえって不健康な包括的ライフスタイルを招くことがある。あくまで 1 人 1 人の行動変容への熟成度に応じ，不健康な生活を支持している健康観との自発的な葛藤を通じ，その人なりの時間的余裕をとった上でゆっくりと行動変容を行う必要がある。

表6 ライフスタイル(行動変容)と生活習慣病発症リスク(相対危険度)(森本，2003より)

| 生活習慣病 | | | 癌* | 脳卒中 | 虚血性心疾患 | 高脂血症 | 高血圧 | 肥満 | 消化性潰瘍 | 気管支喘息 | アトピー性皮膚炎 | アレルギー性鼻炎 | 糖尿病 |
|---|---|---|---|---|---|---|---|---|---|---|---|---|---|
| ハイリスク行動 | | 喫煙 | ↑↑↑ | ↑↑ 1.4〜1.9 | ↑↑ 1.5〜2.0 | ↑↑ | → | ↓↓ 0.52〜0.81 | ↑↑↑ 2.2〜3.4 | ↑ | ↑ | ↑ | ↑ 1.0〜1.8 |
| | 飲酒 | 軽度 | | ↓ 0.6 | ↓↓ 0.8 | ↓↓ | ↑(?) | | ↓(?) 0.6〜1.2 | | | | |
| | | 大量 | ↑↑ | ↑↑ 1.7〜8.0 | ↓ 0.8〜0.9 | ↑ | ↑↑ | ↓ | | | | | ↑↑ 1.3〜2.4 |
| | 運動不足 | | ↑ | ↑(?) 1.8〜3.5 | ↑↑ 1.9 | ↑ | ↑↑ | ↑↑ | | | | | ↑↑ |
| | 栄養バランス | 脂肪摂取 | ↑↑ | → | ↑ | ↑ | ↑↑ | | | | | | |
| | | 肥満 | ↑ | ↑↑(?) 2.0 | ↑↑ 1.7〜3.4 | ↑ | ↑↑ | | | | ↑ 1.3〜2.2 | | |
| | | 塩分摂取 | ↑ | | | | ↑↑ ↓↓ | | ↑ | 1.4〜1.5 | | | |
| | | カリウム摂取 | | | | | | | | | | | |
| | ストレス | | | ↑(?) 1.7 | タイプA↑(?) <2.0 | | ↑(?) | ↑↑ 1.5〜2.7 | ↑ | ↑ | ↑ | ↑ | |
| 健康増進予防行動 | 栄養バランス | 野菜・果実摂取 | ↓↓↓ | ↓↓ 0.8 | | | | ↓↓ | | ↓ | ↓ | ↓ | ↓ |
| | | 魚 | | | | ↓↓ | | | | | | | |
| | | 食物繊維 | ↓↓ | | | ↓ | | ↓ | | | | | |
| | | 緑茶 | ↓ | | | | | | | | | | |
| | 運動 | 適度な持久運動 | ↓↓ | | | ↓↓↓ | ↓↓ | | | | | | ↓ 0.3〜0.7 |

↓〜↓↓↓，↑〜↑↑↑はリスク変動の大きさを相対的に表す(筆者作表。ただし癌*のみ，日本がん疫学研究会編著(1998)『生活習慣と主要部位のがん』九州大学出版会，より筆者の責任にて作成)

# おわりに：自然共生とライフスタイル

　わが国をはじめとする先進諸国では，疾病の予防ばかりではなく，さらには日々の生活の充実感，生きがいを得たいという要求を多くの人がもつようになっている。近代科学は，デカルトの二元論や機械的な人間論に依拠している。本来は「個」として，全体的・統一的な機能をもつ存在である人間も，科学や医学の驚異的な進歩により細分化され，臓器や細胞，DNAまで分離され，論じられている。まさしく，20世紀後半の医科学研究は「人体部品」それぞれのスーパースペシャリストを輩出することによって，大いに発展してきたといえる。

　われわれはここ二，三百年，人類を幸福にするものとして，神に代わって科学，特にその社会的成果としての技術に，信頼と大きな期待を寄せて歩んできたといっても過言ではない。にもかかわらずその結果は，主体であるはずの人間が，巨大な科学技術の前におびえつつ生活せざるをえない状況を現出してしまった，といわざるをえないのではなかろうか。われわれはそろそろ，科学技術を担う者も，またそれに期待する者も，より成熟した，また包括的な科学を目指すときにさしかかっているといえるのではないか。

　筆者は数年前，「高度技術社会のパースペクティブ」という興味深い研究プロジェクトに携わった。この研究プロジェクトが終わりにさしかかったとき，また別の重点研究「地球環境の変動と文明の盛衰」研究班と合同の討議が，日本学術会議で行われた。この会議は，簡単にいうと科学技術と宗教の論争といえるもので，科学技術側は，

近藤次郎学術会議会長による特別公演「人類と文明，そして地球の未来」を中心に，また宗教の側は，梅原猛国際日本文化研究センター所長(当時)を軸に，日本の伝統的文化に根ざした「心の世界の意味するもの」について論を展開した．この合同討議の総括として筆者は，図15に示すような「人間活動のありよう」を提起した．

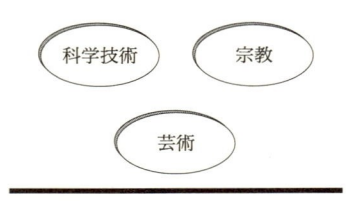

科学技術はいまだ幼い段階にあるということを社会全体が認識しなければならないこと，つまり，教育をはじめとする社会活動のありようを，知的科学情報の蓄積のみならず，自然や人間に対する深い共感性や，美に対する芸術的感性などを重視したものに変容していき，自然の保護や温かい人間関係の醸成を目指し，多様性を重視した自然共生的な人間活動を目指す必要があることを主張した．

そこでは，人生の意味を十分に味わえるという意味で生活の質(quality of life)，あるいは自然と人間の双方に長期に安定した共生を約束するグローバルアメニティー(global amenity)が重要な社会概念になっていくこと，そしてこのように，真の意味で高度な科学技術を目指すことで，人々は安心と幸福感に満ちた人生を約束されるのではないかと考えた．

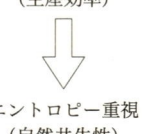

**図15** 自然共生的なライフスタイルのありよう(森本, 1999b より)

## 参考文献

Belloc, N. B. and Breslow, L. (1972) Relationship of physical health status and health practices. Prev. Med. 1: 409-421.

Berkman, L. F. and Breslow, L. (1983) Health and Ways of Living. Oxford University Press, New York.

Ezoe, S. and Morimoto, K. (1994) Behavioral lifestyle and mental health status of Japanese factory workers. Prev. Med. 23: 98-105.

江副智子・森本兼曩 (1996) ライフスタイルによる健康年齢評価．神経精神薬理 18：161-167.

Hagihara, A. and Morimoto, K. (1991) Personal health practice and attitudes toward nonsmokers' legal rights in Japan. Soc. Sci. Med. 33: 717-721.

Kusaka, Y., Kondou, H. and Morimoto, K. (1992) Healthy lifestyles are associated with higher natural killer cell activity. Prev. Med. 21: 602-615.

Morimoto, K. (1986) Lifestyle, Health Promotion Document, Ottawa. WHO, Jeneva.

Morimoto, K. (1990) Lifestyle and genetic factors that determine the susceptibility to production of chromosome damage. In: Chromosomal Aberrations: Basic and Applied Aspects, (eds.) G. Obe and A. T. Natarajan, Springer-Verlag, Berlin, pp. 287-301.

森本兼曩 (1991) ライフスタイルと健康．医学書院．

森本兼曩 (1994) ライフスタイル環境と健康度との関連性にかかわる予防医学的研究(第30回ベルツ賞受賞論文)．Deutshe Medizinische Wochenschrift 日本語翻訳版 16：50-66.

森本兼曩 (1997) ストレス危機の予防医学――ライフスタイルの視点から．日本放送出版協会．

森本兼曩 (1999a) 生活習慣と遺伝子変異．診断と治療 87：399-404.

森本兼曩 (1999b) ストレス危機とヒューマンサポート．日本歯科医師会雑誌 51：4-5.

森本兼曩 (2002) 日本人と環境因子：8つの健康習慣と健康度．最新医学 57：680-688.

森本兼曩 (2003) 学生のための医療概論第2版．医学書院．

Morimoto, K. and Wolff, S. (1980) Cell cycle kinetics in human lymphocyte cultures. Nature 288: 604-606.

森本兼曩・和田攻 (1999) 生活習慣病の一時予防とその効果．日本医師会雑誌 121：1023-1029.

Morimoto, K., et al. (1983) Proliferative kinetics of human lymphocytes in culture measured by autoradiography and sister chromatid differential staining. Exp. Cell Res. 145: 349-356.

Sirakawa, T. and Morimoto, K. (1992) Lifestyle effect on IgE. Allergy 46: 561-569.

Sobel, M. E. (1981) Life-style and social structure. Academic Press, New York.

Takeshita, T., Mrimoto, K., et al. (1993) Phenotypic differences in low Km aldehyde dehydrogenase in Japanese workers. Lancet 431: 837-838.

Tice, R., Hollaender, A., Lambert, B. and Morimoto, K. (1984) Sister Chromatid Exchanges. Plenum Press, New York.

渡辺潤（1982）ライフスタイルの社会学. 世界思想社.

# 3-2 食環境

## はじめに

われわれが定住するようになったのは，毎日の生活に必要な食料を確保できるようになったことによる。それまでは移動しながら食物を採取し，簡単な加熱による調理を行って食事をとっていた人々が湖沼や川のほとりなどに自生していた小麦などの麦類の種子が栄養に富み保存性が高いこと，籾を蒔くと再び収穫できることに気がつき原始的な農耕生活が始まった。もちろん，従来通りの自然界からの食物の採集や狩猟は継続していたが，人々は基本的な食料の確保が可能になったことにより定住し，外敵から食料を守る必要性から集落を作っていたと考えられる。特に大河の氾濫原は容易に水が手に入り，肥沃な土壌であるので穀類の大量生産が可能となり，大勢の人々がまとまって定住する古代都市が成立した。このようにしてイラクのティグリス・ユーフラテス川やエジプトのナイル川の氾濫原で古代文明が発祥した。すなわち，穀物生産技術の発展に伴う安定した食料供給体制の確立が人々の食生活を支え，栄養状態の改善が免疫能を高め，生存率の向上が古代の都市へと発展したと考えられる。栄養生理学的側面からわれわれと環境とのかかわりを考えてみたい。

## (1) 食とは何か

食事は生命を維持し健康な生活を営む上で欠かすことができない栄養素を求める行動であり，空腹感を満たす歓びでもある。食事の際，われわれは視覚，嗅覚，味覚により食物が新鮮であるか，腐敗したものであるかを判断し，好ましければ食が進み，好ましくなければ摂取を中断する。われわれの脳内では個々の食物の味，形，匂いそしてそこに含まれる栄養素の情報が記憶されており，食事中に認知した食の情報と過去の食体験の相違から食欲や嗜好性を調節している。もちろん，食事のおいしさは味だけではなく咀嚼のときの歯ざわりや口腔内での食感（テクスチャー），空腹感，さらに体調などによっても左右される。

一方，われわれは日常の生命活動に伴って消費したエネルギー，蛋白質，ミネラル等個々の栄養素を，食物を摂取し消化吸収することによって得ている。各栄養素に対する欲求は，性別，年齢，仕事や運動の量や質などのライフスタイル，あるいは疾病の有無によって左右されるので，脳による食欲や特定の食物に対する嗜好性の複雑な調節は，各栄養素の消費と摂取の収支バランスをとりつつ体液中の各栄養素の生体恒常性（ホメオスタシス）を維持するという極めて高次な機能といえよう。

古代，われわれの祖先はひたすら食物を求め，1日の大半を食料の確保のために費やしていたと考えられる。小麦などの穀物の生産が始まり，保存性が良く，体温を保ち活動するエネルギー源である炭水化物と自らの身体を支える蛋白質を含む食物が安定して手に入るようになったことで，ライフスタイルは移動を伴う狩猟採集生活から農業生産可能な場所に定住するように変わった。自然発生的に始まった農業は，品種改良や農耕技術の進歩で生産性が上がり，人間は飢餓から解放されるとともに食品の保存，加工，調理の工夫により，栄養，衛生，嗜好のそれぞれの面で人々の食生活は格段によくなった。やがて，大河のそばの肥沃な土地で大規模な農業生産が始まり，都市が形成

され古代文明が興り，周辺地域も急速に文明化していったと考えられる。こうした経験の積み重ねから，安定して収穫でき保存性の良い穀物を主食にし，栄養状態を良好に保てるよう季節ごとの食物を組み合わせて，それぞれの地域の独特の食習慣や食文化が形づくられて現在に至っている。蛋白質栄養を通して環境とわれわれとのかかわりについて述べてみたい。

## 1) 穀類とアミノ酸

身体を構成する蛋白質は20種類のアミノ酸からできている。光学異性体のないグリシンを除きすべてL-型である。これらのうち9種のアミノ酸は動物体内では生合成されないか，あるいは生合成量が必要量に満たないので，食物の成分として外部から取り込まなければならない。これらを必須アミノ酸という（図1）（味の素株式会社，2003）。ヒト成人の場合はリジンなどの8種が必須アミノ酸で食物から取らなければならない。また，小児はヒスチジンが生合成が不十分で必須アミノ酸である。これらの必須アミノ酸のバランスが悪い蛋白質を含む食事では，不足しているアミノ酸に対する生理的欲求が満たされず，また，過剰なアミノ酸の血中や脳内の濃度上昇により食欲もそれほど進まず，食後の血中アミノ酸濃度の乱高下により不快感さえ生まれてしまう。大量に生産されている穀物中の蛋白質含有率は10％前後と低く，しかも必須アミノ酸のバランスに問題のある穀物も多い（図1）（鳥居，1990）。例えば，トウモロコシではリジンやトリプトファンをほとんど含まないため，トウモロコシを主食とする中米のグアテマラなどでは，トリプトファンより体内で生合成されるビタミン（ナイアシン）の欠乏が生じやすくペアグラ（皮膚疾患）を発症する。ペアグラは同一家族に発症することが多く，かつて伝染病と考えられたが，20世紀初頭，栄養欠乏に起因することが判明した（Gortmaker et al., 1987; Westermark and Antila, 2000）。

## 2) 米と麦の文化

石毛ら（1990）はユーラシアの農業地帯での主要な主食作物の種類と乳利用の分布を大局的に分類している（図2）。ユーラシア大陸の西側は麦類を主食とする地域，東側は米を主食とする地域であり，食文化の形成にとって大きな要因となっているのが牧畜への依存であると考えた。麦類を栽培し牧畜を営む人々の食事では肉よりも乳が重要な食料である。家畜を屠殺して食肉として利用するよりも安定して動物性蛋白質が得られる乳を加工して食事性蛋白質として利用してきたことによる。特にチーズは保存性の高い良質の蛋白質であり，また，乳の種類や気候風土が反映され，その種類も多様で，食事の最後に楽しむチーズの味は満足感を得るための1つの重要な食材として位置づけ

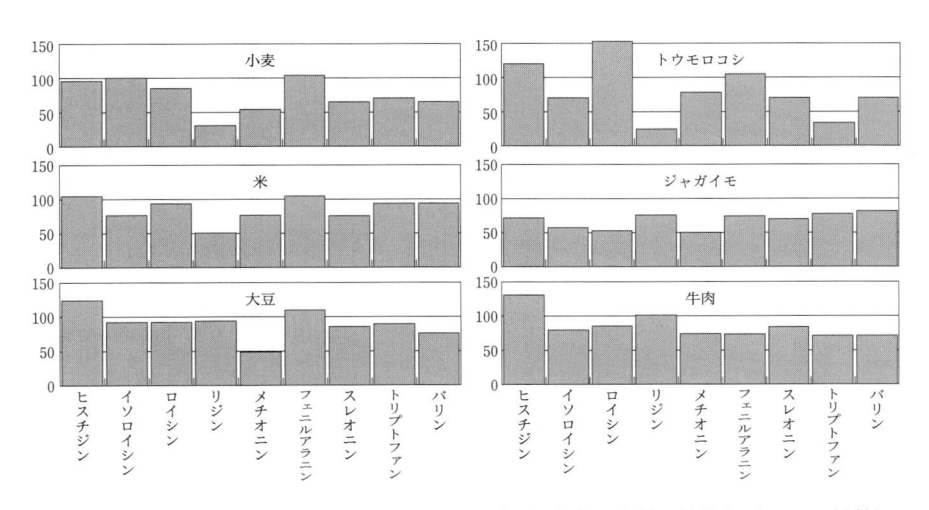

図1 動物性および植物性蛋白質の必須アミノ酸組成（全卵蛋白質を基準（100）として比較）

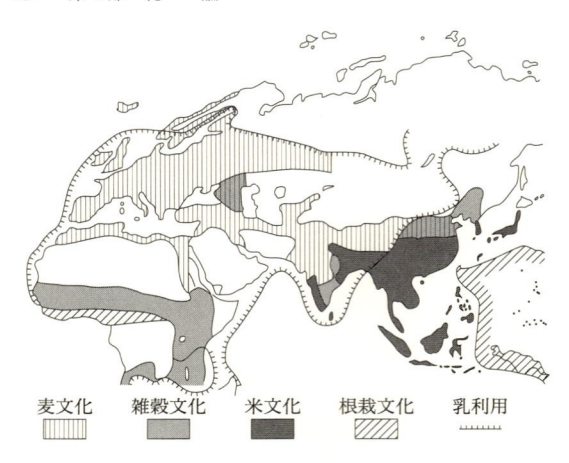

**図2** 15世紀における主食作物と乳利用の分布図(石毛・ラドル，1990を改変)

られているといえよう。このように伝統的に乳を利用してきた地域は麦類を主作物としてきた地域とほぼ一致している。そこで，小麦と米の蛋白質含量だけを比較すると，わずか1〜2%であるが，小麦が多い。ところが必須アミノ酸のバランスをみると，リジン，メチオニン，スレオニンなどが小麦には少なく，蛋白質中の必須アミノ酸組成のバランスからみると優れた食品であるとはいえない。仮に体重70 kgの成人男子が小麦から作ったパンやうどんだけで，生命活動に必要な蛋白質源を確保しようとすれば，小麦粉650 gに相当し1日では到底食べきれないほどの量を食べなくてはならない。おのずと，このような地域では必須アミノ酸欠乏を防止する上で牧畜によって得られる乳製品や肉を欠かすことができない。一方，米作地帯では高温多湿な環境下，水田耕作により麦類やトウモロコシのような連作障害もなく，米に10%程度含まれる蛋白質はリジンがやや少ないことを除けば，必須アミノ酸のバランスもよく，南アジアでは年に2〜3回の収穫が可能で多くの人口を支えることができる。米の労働集約的な生産と蛋白質を豊富に含む豆類の併用により，また灌漑用の池や水田にいる淡水魚を適宜摂取することにより，必須アミノ酸欠乏の恐れは少なく畜肉や乳製品への依存も生じなかった。麦類を耕作する地帯は米作地帯に比べ小雨で寒冷な気候であるため米作は限定された地域でのみ栽培され，主食

としては一般化しなかった(鳥居ら，1993; 二宮・鳥居，1999a)。

### 3) 多くの人口を支えてきたジャガイモ

欧米型の食生活においてジャガイモも乳や肉と並んで重要な食物の1つとしてあげられる。紀元前5世紀頃，南アメリカのアンデス山脈の3000 m以上の高地で栽培が始まったジャガイモは，古代文明の1つであるインカ文明を支えた食物である。16世紀のはじめに，スペイン人によってインカ帝国は滅ぼされたが，ジャガイモはヨーロッパにもたらされることになった。それほど肥沃な土地ではなくても，また，寒冷地でも育つジャガイモはヨーロッパ北部で定着し，単位耕地面積あたりで小麦をはるかに上回る収穫量が急激な人口増加を支えた。ところが，1840年代にヨーロッパ大陸でウイルス病が発生してジャガイモの収穫量が激減し，大飢餓時代に突入した。これを機にこの伝染病が伝播していなかったアイルランドでは多くのジャガイモ農家が北アメリカに移住し，ジャガイモの栽培が始まった。大量生産されたジャガイモは再びヨーロッパに輸出され人々を飢餓から救ったのである。このように多くの人口を支えるジャガイモに含まれる蛋白質はわずか3%と少ないが，必須アミノ酸のバランスが理想的蛋白質である全卵蛋白とほぼ同様のアミノ酸組成で(図1)，それが表皮に存在するので丸ごと食べることで蛋白質源として利用できる。ヨーロッパ北部で18〜19世紀にジャガイモを食べ始めた人々は，それまでの小麦による必須アミノ酸であるリジンが不足する状況を乳製品や畜産物あるいは豆類以外の食物で克服したといえる。わずか2世紀の間に全ヨーロッパの人口は約2倍に増加し，産業革命の労働力を支えることになった。このように，われわれは過去の多くの経験から，生命活動に必要な必須アミノ酸が手に入る食物を組み合わせてバランスよく摂取するように食文化に組み込んできたのである(鳥居ら，1993)。

### 4) 日本人と米の文化

米は畜肉や豆類に比べて蛋白質含量が約10%

と低いが，必須アミノ酸のバランスが麦類より良いので栄養的に必要な蛋白質量を米中心の食事で満たすためには，大量の米を食べ余剰のエネルギーを労働等で消費し，体熱として放散することにより，体内で食事性蛋白質を濃縮する必要がある。また，稲作は多くの労働力を必要とするが，安定して生産可能であり，単位面積あたりの収穫量が多く，結果として棚田のような狭小な耕地でも多くの人々を養うことができる。したがって，人々は朝から晩まで働き消費エネルギーを充足するよう，米を腹いっぱい食べることにより栄養生理学的にも合理的な生活パターンが形成されてきたと考えられる。食事はすなわち「御飯」である。わが国の伝統的な食品である赤飯や豆餅など豆類と米の組み合わせは蛋白栄養学的にも優れ，祝い事などの特別な食品としての地位を与えられた。また，米作地帯では牛などの家畜は，農業にかかわる重要な労働力であり，家族同様に大切に扱われることはいうまでもない。まして，ウシやウマを動物性蛋白質として食べることは一般化せず食習慣として成立しなかった。

　米は多収穫で長期保存ができるが，遊離の糖やアミノ酸などの呈味物質をほとんど含まないので，炊飯した米を大量に食べるためには塩分や遊離のアミノ酸を含む調味料で畜肉製品に近似させ，嗜好性を高める必要がある。東および南アジアの米作地帯と同様に高温多湿の気候のもとで，食塩と遊離アミノ酸を豊富に含む大豆醸酵食品の味噌や醬油，そして沿岸や湖あるいは灌漑の池や水田でたくさんとれる魚を塩漬し，発酵させた魚醬等を造る技術が発達したのは合理的である。そして，これらの醸酵食品を調味料として用い，畜肉や乳製品に依存しない独特の食文化が米作地帯を中心に形成されてきた。したがって，麦類を粉砕し食塩を加えてイースト醸酵させたパンと保存性の悪い畜肉を塩に漬けたり乾燥させ香辛料で独特の臭いをおさえる工夫をしてきた欧米の食文化とは大きく異なっているのは当然である。

　また，日本では古くから律令制度による中央集権体制ができあがっていた。税体系が米本位制であったが，米作が困難な地域は米以外の生産物を税として納めた。海産物の収穫が多かった地方は乾物に加工して京都に送ることで納税に対応した。北海道の乾燥昆布と高知や鹿児島の鰹節が京都で出会い，乾物を湯戻ししたうま味の強い「出汁（だし）」で野菜などを調理して食べる料理がわが国の古代王朝における料理の基本となった。この食文化は，公家が地方の国司として赴任することで京都から全国に広がっていった。室町時代後半から江戸時代には醬油や味噌などが工業的に造られるようになり，一般庶民の手にも入るようになった。味の素株式会社広報部が10年ごとに実施する全国規模の食嗜好性調査(2005)によると，現在でも鰹節や煮干の消費量はその生産地や輸送の歴史が反映されており，各地域で好まれるだしの風味に地域差がはっきりとみられ，食習慣が根強く残っていることがわかる(図3)。

　昆布や鰹節によるだしの味，そして味噌，醬油や魚醬などの醸酵食品の味の基本は食塩のほかにアミノ酸や核酸関連物質であり，その中心はグルタミン酸やイノシン酸，グアニル酸によるうま味である(図4)。日本が味噌や醬油を造るのに適し

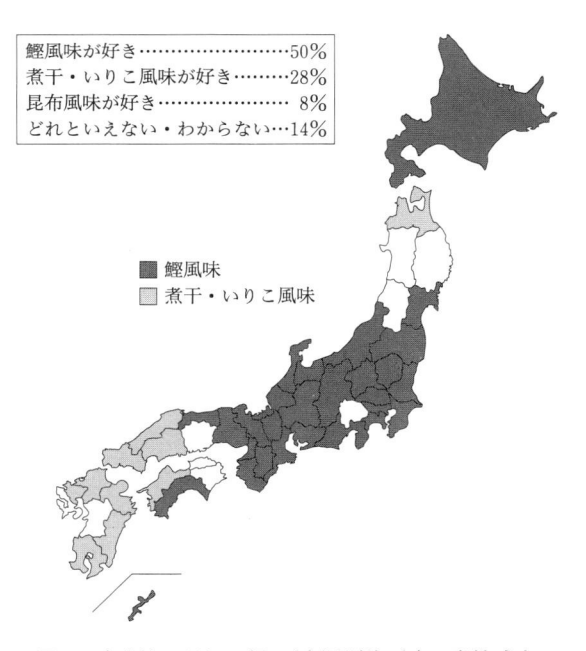

図3　味噌汁のだしの好み（全国平均／味の素株式会社「嗜好調査」(2000年9月実施)より）。各県の塗り分けは最も「好き」の風味が2位より10%以上高いスコアになったもの

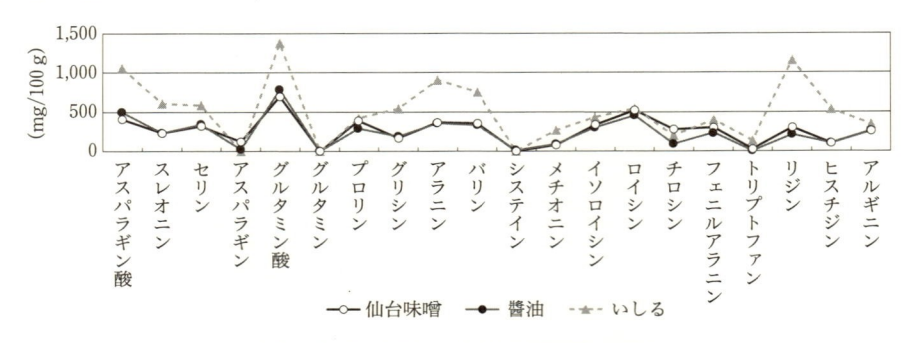

図4 味噌，醬油，魚醬中の遊離アミノ酸

ていた，すなわち湿度が高い気候であることも，うま味を基本とする食文化の発展に関係していたといえる。加えて，去勢技術をもたなかったわが国ではウシなどの大型動物の大量飼育や繁殖は困難で，もっぱら農耕用としてウシ1頭が飼育され，食肉として，あるいは乳を加工して蛋白質の補給に利用する技術がほとんど発達せず，畜産物の利用は明治維新まで産業として成立しなかった。殺生を戒める仏教の教えも米飯中心に植物性食材を生かした食文化の発達に大きな影響を与えていたことも事実である。このようにして鰹や昆布のだしに加え，味噌，醬油といった調味料によるうま味を強調した植物性素材中心の食事が日本の伝統になり，江戸時代には3000万人を超える人口と世界最大の都市人口(100万人)をもった江戸(東京)の食生活を支えたのである(二宮・鳥居，1999a)。

## (2) おいしさとは

### 1) おいしさの要因

世界各地にはその土地の気候風土に育まれた様々な食文化がある。どのような食文化や食習慣のもとで育ったかは何を基準においしいと感じるかを決める重要な要因の1つで，いわゆる「刷り込み」である。食事を前にしたわれわれは，視覚，嗅覚，そして口腔内で感じる微妙な味覚や触覚から，問題がなければ食が進み，おいしいと思う。初めて食べたときの印象が良ければ，次に同じものを食べる際に栄養欲求を満足させてくれると期待し食欲が生じる。逆に，生ガキを摂取した後に下痢や発熱などの不快感が生じると，次からは生ガキを口にしたくなくなる。このような現象は生体の防御反応の1つであり条件付け忌避行動と呼ばれている。われわれは食生活を通じて食物本来に備わった形，匂い，味を記憶し，摂取している食情報を過去の情報と照合しながら，求める栄養素を含み，好ましい食物であるかどうかを脳で判断し，食行動を調節しているのである。

おいしさの要因は多様である。緊張した雰囲気の中での食事，あるいは体調がすぐれない場合などは何を食べてもおいしくなく満足感も得られにくい(心理的要因，健康状態)。育った地域や環境が違えば，見慣れない食物には食欲がわかない(食文化，食習慣)。家族そろって，あるいは気の合う友人と歓談しながら食卓を囲めばおいしく食べられることはいうまでもない(食環境)。これらの間接的要因に加えて，食品そのものに備わっている，色，つや，形も食欲とおいしさを左右する(色，光沢，形状)。温かいものは温かいまま，冷たいものは冷やして食べたいし，滑らかな舌ざわりや口の中ではじけるような感触など(温度，テクスチャー)や，パリパリとした嚙むときの音などもおいしさを決める大切な要因の1つである(図5)。

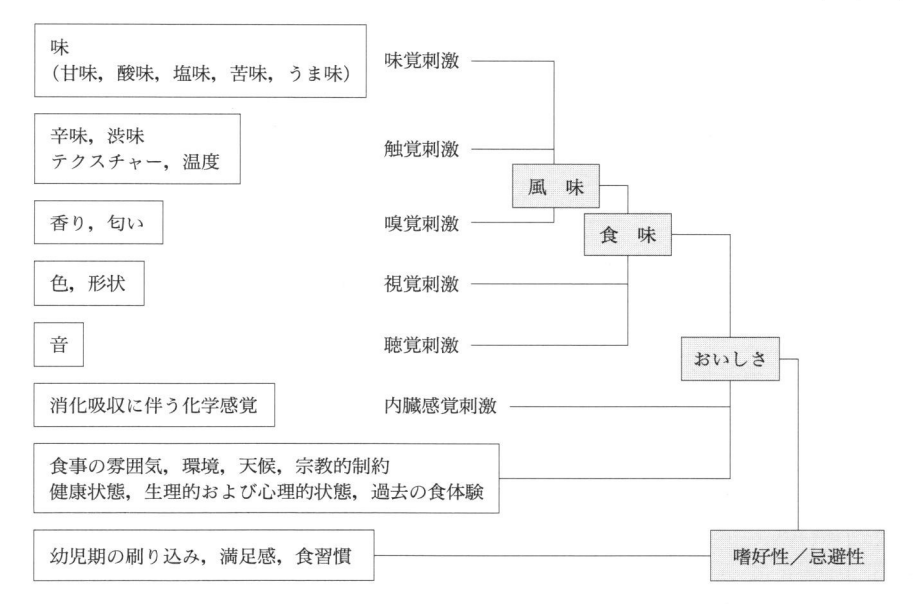

```
味                          味覚刺激
(甘味,酸味,塩味,苦味,うま味)

辛味,渋味                    触覚刺激
テクスチャー,温度                        風 味

香り,匂い                    嗅覚刺激          食 味

色,形状                      視覚刺激

音                          聴覚刺激                  おいしさ

消化吸収に伴う化学感覚        内臓感覚刺激

食事の雰囲気,環境,天候,宗教的制約
健康状態,生理的および心理的状態,過去の食体験
                                                   嗜好性／忌避性
幼児期の刷り込み,満足感,食習慣
```

**図5** 生理学的観点からみた五感とおいしさの関係

　このようにおいしさを決める要因は数多くあるが，最も重要なのは咀嚼中に生じる味覚，すなわち甘味，酸味，塩味，苦味，うま味の5つの基本味の認知である。うま味以外の4種の基本味については，欧米人も含め，比較的容易に理解できる。1920年代にドイツの心理学者ヘニングが4基本味説を提唱し，それ以降，1980年代まで生理学的にも4基本味が定説とされてきた。ところが1980年代以降，生理学，栄養学，食品学，味覚心理学など多くの分野でうま味の研究が進み，現在はうま味を含む5つの味質が基本味として認められるようになった。上述したように，うま味は日本人に古くからなじみのある昆布，鰹節，干し椎茸などの「出汁（だし）」の主要呈味成分であるグルタミン酸，イノシン酸，グアニル酸に代表される味質であり，様々な食品の風味を決める上で重要な役割を果たしている（Fuke and Konosu, 1991）。加えてグルタミン酸以外のアミノ酸が各食物の特徴ある味を形成する。特に2000年に米国の研究グループがラットの舌にあるうま味（グルタミン酸）の受容体候補（代謝型グルタミン酸受容体4型バリアント）を発見して以来，われわれを含め，世界の多くの研究者が新規のうま味やアミノ酸の受容体候補を次々に発見，同定した。うま味の脳内認知機構の解明など最近のうま味に関する学際的な研究の進展は目覚ましく，グルタミン酸をはじめとするうま味物質の新たな栄養生理学的意義の解明に世界の研究者が多くの興味を寄せている。わが国で1908年池田菊苗により乾燥昆布からうま味物質として発見されたグルタミン酸ナトリウムは溶解性が高く，保存安定性の良い調味料として世界中で利用され，その消費量は200万t近くに達している。わが国の食文化に根ざしたうま味物質が異なる食文化の壁を超えて，食事の嗜好性を高める作用が食体験を通じて有用であると認められてきたといえよう。

## 2）おいしかったと満足感を得るまで

　食事中に脳に送られる数多くの食情報を統合し，おいしさの総合判断を行い，もっと食べるのか，あるいは満腹したので食べるのを止めるか，あるいは特定の栄養素が不足しないよう別の食物を組み合わせて食べるかなどの複雑な判断が脳により営まれる。各栄養素の生体欲求を充足したと判断したときに生じる食後の満足感は脳に記憶され，次に同じ食物を食べるときの判断基準として大切な情報となっている。食事の「おいしさ」は嗅覚や味覚の情報のみではなく，唐辛子やわさびのよ

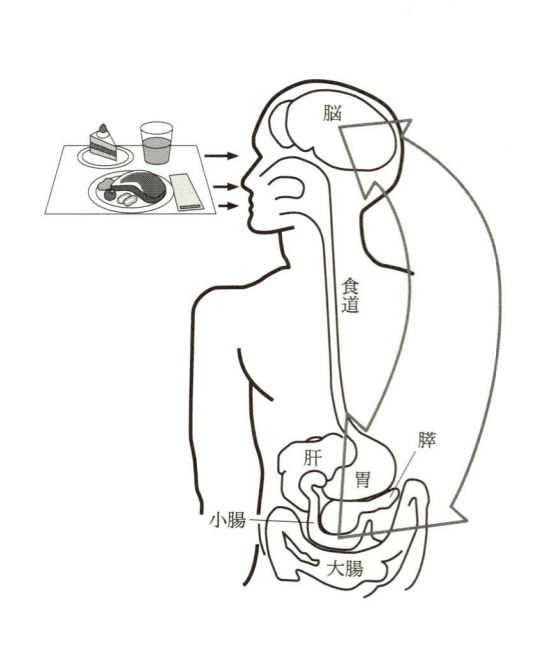

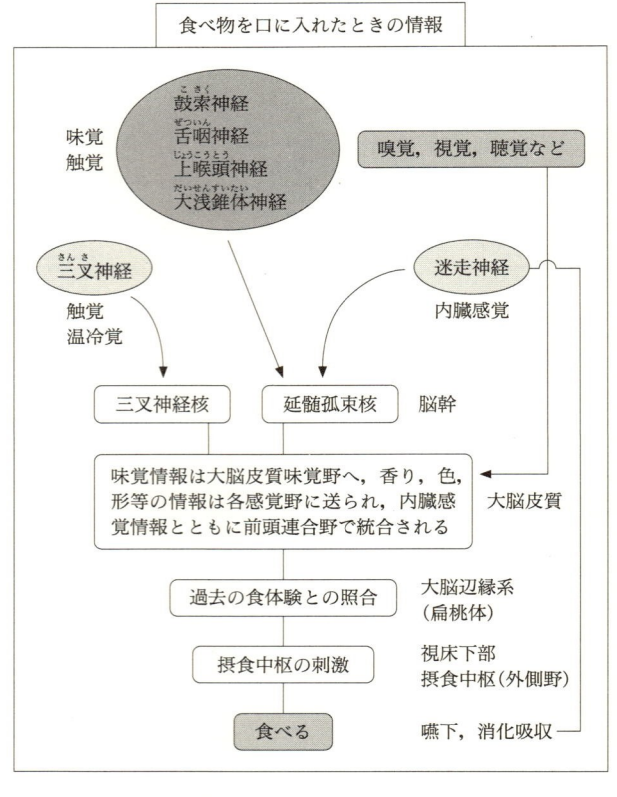

図6 おいしさに関する情報処理の概略

うな香辛料の刺激や温度，歯ざわり，舌ざわりなど三叉神経を介して脳に伝えられる情報，色・つやなどの視覚情報，そして噛んだときの音などの聴覚情報も重要な要因となっていることは日常の経験からも容易に理解できる。すなわち食事の際に，味覚はもちろんのこと，五感を総動員して過去の食体験の記憶と比較しつつおいしさを評価しているのである。食べ物を口に入れてから「おいしかった」という満足感を得るまでの脳内の情報処理の概略を図に示した（図6）（鳥居，2003）。上述のように味覚情報は大脳皮質味覚野に送られる。大脳皮質にはいろいろな食行動に伴う感覚が入力される領域があり，食べ物の色，形などに関する情報は，それぞれ大脳皮質の各感覚野に伝達される。そして，「食べる」ことに伴って生じた様々な感覚情報，特に味覚は，顔面，舌咽，迷走各神経系により延髄孤束核に入力され，消化吸収の際に消化器から迷走神経により，やはり延髄孤束核

に入力された内臓感覚情報とともに大脳皮質の前頭連合野で統合される。ここで統合された情報は大脳辺縁系の扁桃体に送られる。また，扁桃体は快・不快あるいは好き嫌いといった情動や味覚の学習記憶行動に関係するところで，食べ物の味に対する嗜好性との関係などを連合学習する場所と考えられている。ここでは過去の食体験との照合が行われる。そして「食べても問題がない」と判断されれば視床下部の摂食中枢（外側野）が刺激され，「食べる」という行為が起こる（食行動発現）。逆に「食べてはいけない」と判断された場合には食べるのを止めることになる（食行動停止）。このように過去の食体験による記憶は，食べ物を口に入れたときの「おいしい」という感覚から「おいしかった」という満足感につながる大きな要因の1つといえる。「おいしかった」という満足感の繰り返しは「また食べたい」につながり，特に幼児期のこのような食行動の繰り返し（刷り込み）は

### 3）味覚の発達と母乳の役割

　おいしさの基本は毎日食べても飽きのこない食物の匂いと食感，そして味の認知にある。妊娠100日目のヒト胎児の舌表面にはすでに味蕾が形成されている（図7）。胎児はほとんどすべての栄養素を胎盤を通じて得ているが，羊水に溶けた栄養素を味わい口からとっている。羊水中に甘味物質であるサッカリンを注入するとラット胎仔が羊水を飲む回数が増えること，また，リピドオルという苦味物質を注入すると羊水を飲み込む回数が減ることが知られている。このようなラットの実験はヒト胎児も羊水の味を感じている可能性が高いことを示している。

　羊水中には体液と同様にナトリウムなどの電解質やグルコースそして約20種類のアミノ酸が含まれている。ヒトの場合，5基本味のうち食塩の味は生後約3～4ヶ月まで感じることができないので，胎児は母親の子宮の中ですでに羊水中のグルコースやアミノ酸の濃度の微妙な変化を味として感じていると考えられる。母親の血液性状のうち電解質やアミノ酸は食事の量および質による影響をほとんど受けず，1日中ほぼ一定の濃度を保っているが，グルコースは食事内容によって変化し，羊水にも反映される。胎児はこれを味の変化としてとらえていると考えられ，高血糖の母親の影響が甘味嗜好性として生後に現れ，肥満症や糖尿病の誘因となると考えられている。ヒトにおいても妊婦にニンニクのカプセルを与えてから羊水を採取すると，成人でも識別できるほど羊水にニンニクの匂いが移行する。当然，胎児は好ましい刺激として理解して記憶すると考える。スペインでは乳児が母乳を欲しがらないときに，乳首にニンニクを塗布する習慣が知られているのがよい例である。したがって，母親のとる食事の風味は羊水や母乳に移行し，母親が経験した食品の味，香りが出生以後の食物嗜好性に影響を与えていると考えられ，そして，胎児期に羊水を通して様々な風味に触れていることにより離乳期以降に口にする新規の食べ物も受け入れやすくなることが報告されている。毎日同じ内容の食事でも量さえあれば満足できるようになるのか，あるいは，様々な食品の異なる風味を楽しめるようになるのかは，嗜好性形成の最初の段階である胎児期から始まっていると考えられる。すなわち，この時期の母親の嗜好性と乳幼児への食事内容は成長過程を通じて形成される嗜好性や食習慣の基本を左右することになると考えられる。

　生まれてから離乳期を迎えるまでは，ヒトに限らず哺乳類の新生仔は無条件に母乳を強く嗜好し，必要な栄養素のすべてを母乳から得ている。母乳に多く含まれる乳糖は乳児のエネルギー源であるグルコースの約1/10ほどの甘味がある。母乳は腎の発達が未熟な乳児の浸透圧を維持するよう体液と等張（295 mOsm）である。したがって，乳糖の浸透圧に対応しナトリウム等の電解質濃度は血中の半分以下である。ヒトの母乳中に含まれる遊離アミノ酸の中で，うま味を呈するアミノ酸であるグルタミン酸の含有量は他の19種のアミノ酸よりも数倍から数十倍（18～21 mg/dl）多く含まれている。さらに母乳中に豊富に含まれている核酸関連物質のイノシン酸などによりうま味の相乗効果が生じるので，乳児は生まれたときから十分なうま味刺激を得ていると考えられる（表1，表2）。さらに，母親が食べた食物の風味は母乳に移行することも知られている。乳児では母乳に移行した風味が好ましい場合には母乳摂取量が増える。

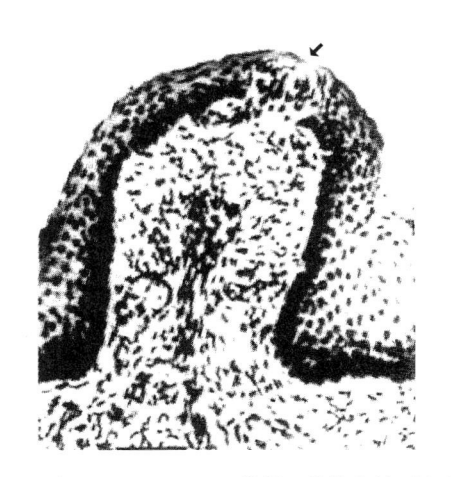

**図7**　妊娠100日目のヒトの胎児の茸状乳頭の断面図（↓は味蕾が存在する部分）（二宮・鳥居，1999bより）

表1 母乳の成分組成

|  | ヒト | ウシ |
|---|---|---|
| 水　分 | 87.6 | 87.3 (g/100 ml) |
| 全乳固形分 | 12.4 | 12.7 |
| 脂　質 | 3.8 | 3.7 |
| 乳　糖 | 7 | 4.8 |
| 蛋白質 | 1.2 | 3.3 |
| 灰　分 | 0.7 | 0.7 |
| Ca | 33 | 125 (mg/100 ml) |
| Cl | 43 | 103 |
| Mg | 4 | 12 |
| K | 55 | 138 |
| Na | 15 | 58 |

表2 羊水および母乳中の遊離アミノ酸組成

| アミノ酸<br>($\mu$mol/100 ml) | 羊　水<br>(妊娠7～8週) | 母　乳<br>(産後7日) |
|---|---|---|
| ヒスチジン | 10.6 | 0.4 |
| リジン | 31.9 | 0.2 |
| トリプトファン | — | — |
| アルギニン | 5.1 | 0.1 |
| タウリン | 10.0 | 4.2 |
| アスパラギン酸 | 0.6 | 0.6 |
| アスパラギン | 0.8 | — |
| スレオニン | 23.5 | 1 |
| セリン | — | 1.1 |
| グルタミン酸 | 14.9 | 18.7 |
| グルタミン | 12.4 | 2.9 |
| プロリン | 19.8 | — |
| グリシン | 16.4 | 0.8 |
| アラニン | 41.1 | 1.8 |
| バリン | 20.0 | 0.6 |
| システイン | 4.7 | 1.3 |
| メチオニン | — | 0.06 |
| イソロイシン | 2.5 | 0.1 |
| ロイシン | 7.7 | 0.3 |
| チロシン | 5.0 | 0.2 |
| フェニルアラニン | 6.3 | 0.2 |
| オルニチン | 6.4 | 0.2 |

このことから，まだ離乳前の乳児でも母乳を通じて様々な風味を体験しているといえる。嗜好性の形成に影響を与えると考えられる。母親の食習慣が多様性に富んでいれば，おのずと母乳を通じて乳児が体験する風味の世界も多様性に富んだものとなり，それは母親の温かい胸に抱かれた授乳時の体験とともに心地良い食体験として脳に記憶され，やがて成長後の嗜好性に影響を与えることになる(Kerr and Kennan, 1969)。

離乳期に入ると乳糖分解酵素の活性が漸次低下し，母乳に含まれている乳糖が消化不良となり，浸透圧活性の高い物質である乳糖が小腸内に長時間滞留することで，不快感を生じ下痢や嘔吐を惹起する。乳児は次第にこの不快感が母乳を摂取することによるものであると認識するようになり，母乳を嫌い他の食物を求めるようになる。これが離乳現象である。

乳児は離乳までの間，手当たり次第に口にものを入れる行動を示す。子供は口にものを入れることで，それが食べ物であるか否かを判断し，好き嫌いを判断する大脳辺縁系にある扁桃体の発達と並行して，好ましい食物の特徴を理解できるようになる。実験的に扁桃体を破壊したサルは，ヒトの乳児と同様に何でも口に入れ好き嫌いの判断ができなくなり，本来強く忌避するヘビの模型まで口に入れるようになることが知られている(Klüver and Bucy, 1939)。そして，子供は親の食べているものを真似しながら食べて育っていくことで嗜好性を形成していく。その結果，日本で育った子供は日本食が好きになる。同じ親が同じように育てた子供でも，海外で育った子供と日本で育った子供とでは兄弟であっても嗜好が異なるのはこのような生活環境の違いによるものと考えられる。味の好みは遺伝に関係する部分もあるが，「幼少期に何を食べて育ったか」により大きく影響を受けているのである。近年，米国では子供の肥満が大きな問題の1つとなっている。米国モネル化学感覚センターの報告によると，2歳の誕生日を迎えるまでに，すでに多くの子供たちは脂肪，砂糖，食塩を含む食品を好むようになっており，しかも野菜，果物の摂取が少ない傾向にある。肥満の未然防止の観点から，幼児期における高脂肪，甘味，塩味に対する高い嗜好性をいかに是正するかが大きな課題となっている。離乳期は食物の選択の方法が親から子に伝えられ嗜好が形成されていく大切な時期であり，この時期に形づくられた嗜好の型は一生にわたって食べ物の好みに大きな影響を与えることになる(Mennella and Beauchamp, 1997)。

### 4) 嗜好性の形成と食体験による維持強化

幼少期に何をどのように調理し食事として摂取

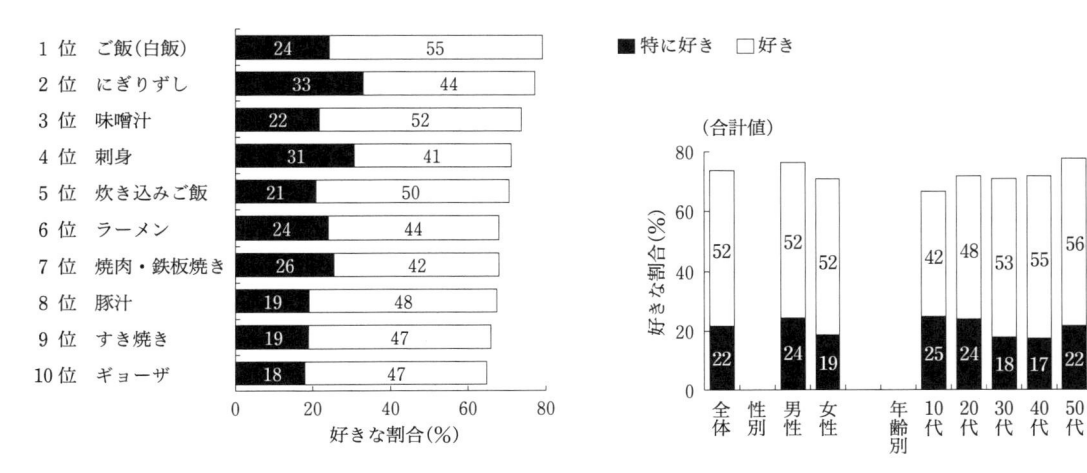

**図8** 日本人が好きなメニューベスト10(左), 「味噌汁」好きの割合(右)(全国15〜79歳の男女, 標本数5033人/味の素株式会社「嗜好調査」(2000年9月実施)より).「特に好き」「好き」「ふつう」「嫌い」「わからない」の5択による回答結果

したかによって食物に対する嗜好性の基本が決まる.育った環境を背景にした食文化や親の食習慣も限定された範囲にあるので,食事内容も変化が少なく消化にかかわる酵素分泌の中身,さらにインスリン等のホルモン分泌に至るまで過不足ないように調整される.例えば,日本食は脂質の含量が少ないため,日本人は一般に摂取した脂肪を消化する酵素活性が欧米人に比べ低い傾向にある.インスリン分泌量も約半分程度である.普段あまり食べ慣れない動物性脂肪をとりすぎると,消化しきれず食滞現象を起こしてしまう.この現象も,2〜3週間脂質含量の多い食事をとれば消化管の脂肪分解酵素活性が増大し,ある程度は適応することができる.このようなことは,食べ慣れない海外の食事で体調を崩しがちになったりする現象や長期の海外滞在で現地の食事に慣れていくことなどの体験から容易に理解できる.しかし長期にわたる動物性脂肪の過剰摂取は肥満症と2型糖尿病を高頻度で発症することになる.これとは逆に,欧米人にとって伝統的な日本食は動物性および植物性油脂使用量が少なく物足りないものと感じられるだろう.

日本全国の15〜79歳の男女約5000人を対象に実施した大規模な食事の嗜好調査(味の素株式会社広報部, 2005)によると,御飯と味噌汁はいずれも約8割の人が,特に好き,あるいは好きと答えており, 89品目のメニューの中の上位3位までに入っている(図8).首都圏における食事内容調査では,約8割の家庭で毎日1度は御飯(白飯)と味噌汁が食卓にある.3度の食事に御飯と味噌汁が欠かせなかった時代に比べれば和食離れといえるが,米食を中心とした幼児期からの刷り込みによる嗜好性が維持されている結果と考えられる.現在,日本型食生活は健康維持や活動性の高いことなど生活の質(QOL)の向上という観点からも見直され,世界的にも注目されている.畜肉や乳製品を多用する欧米型の食事の中に,「うま味/出汁(だし)」の概念が取り入れられ,動物性脂肪は少ないがおいしく感じる料理のスタイルを求める欧米のシェフも増えてきている.米などの炭水化物を中心にアミノ酸や核酸によるうま味と適量の植物性蛋白質による食事で満足感を得てきたわれわれは,乳や畜肉を中心に脂肪や糖分から必要なエネルギーを摂取してきた欧米人の食事とは大きく異なり,男女とも平均寿命は世界で最高水準であることは決して意外なことではない.

近年,わが国の食の欧米化に伴い,離乳期から動物性脂肪の多い食事に慣れている子供たちが増えてきている. 10年後あるいは20年後の嗜好調査で御飯と味噌汁が上位を占めるかどうか,すなわち,アミノ酸の味を主体とする「だし」の文化がいかに継承されているかどうかは,われわれ日

本人の今後の大きな課題の1つといえる。だしの味，すなわちアミノ酸の味の「刷り込み」が成人後の欧米型脂肪過多の食事回避の観点からも見直されてきている。近年，成人の循環器系や消化器系疾患が増加傾向にあることも，食の欧米化による動物性脂質摂取量の増加によるところが大きいといわれている。先に述べた嗜好調査において15〜19歳の男女による回答だけをみてみると，好みの料理は和・洋・中華と様々であり，主食も米，パン，麺類と非常に多様になっている。外食や調理済み食品を買ってきて自宅で食べる食事（中食）の頻度が上がったことやメニューの選択肢が増えたことも，食嗜好の多様化に関係していることの要因と考えられる。食のグローバル化により和食やイタリア・中国の料理など毎日多様性に富んだ食事ができることは楽しみの1つでもあるが，妊婦や授乳期にある母親は，味覚形成の大事な時期にある自分自身の子供にとって将来健康を保ち活動性の高い生活を維持する上でどのような食事が日本人の体質にとって好ましいのかを考えてみることも大切である。そして，乳幼児期に「だし」の味や香りの世界を大きく広げ，その後の嗜好形成や食習慣の基本となる食体験を十分にさせ，日本人の植物性食材を中心とした伝統的な食事とおいしさを考えてきた「だし」の味を日本の食文化として大切に次世代に継承していきたいものである(Ninomiya, 1998; 二宮・鳥居, 1999a)。

## （3）　環境と栄養の接点

　現在66億人に迫っている世界の人口は2040年には90億人を超えると推定され，いかに自然と調和しつつ食料を生産するかが重要な課題である。穀物や豆類の生産量はわれわれが食料として利用する量の約2倍収穫され，余剰分は畜産業において飼料として利用されている。食餌性蛋白質の食肉での歩留まりは必須アミノ酸が適切に利用されたとしても約10％前後と低値である。わが国のように食料自給率がエネルギー換算で40％以下であっても，動物性蛋白質を不自由なく摂取できる理由は工業製品の輸出で得た外貨で大量の飼料原料を輸入できるからである。経済成長が急速な中華人民共和国は21世紀に入ると石油とともに食料輸入国に転じた。今後，経済発展が著しく，人口も中国並みのインドも同様と考えられる。両国合わせて25億人以上の人々が，工業先進国と同水準に動物性蛋白質を摂取することは現状では困難と考えられる。一方，経済のグローバル化により農業生産主体の国々の食事性蛋白質の欠乏は日常的になっている。富める国も貧しい国も栄養の面で問題がなく，穀物や豆類を主体とする，おいしく満足感の得られる食事ができるようにするべく，栄養学，生理学両面からの検討と施策の提案が緊急な課題である。そして農業生産も，かけがえのない地球から収奪するのではなく，共存する道の確保に積極的に挑戦すべきである。砂糖を分離した後に残る糖蜜を原料とした必須アミノ酸の醗酵法による工業生産技術の開発やトウモロコシやサトウキビの茎や葉を原料とした燃料用エタノールの生産などの農業生産に伴う副産物の高度な利用が良い例と考えられる。英国で端を発した牛海綿状脳症(BSE)は，畜肉として利用できない脳や内臓，骨などを粉砕脱脂して粒状にした肉骨粉が，動物性蛋白質として飼料原料に広く利用され，結果，病原性がある神経組織中に存在する熱抵抗性の蛋白質である異常プリオンがわが国を含め先進諸国で伝播し，消費者の畜肉への不安につながった。栄養面での効率優先だけでなく，健康を基本とした科学的な妥当性は常に配慮されるべきであろう。

　われわれが毎日健康で活動性高く生活する上で蛋白栄養状態を良好に保つことが最も重要なことであり，それは体液中の20種のアミノ酸濃度の恒常性により担われており，各必須アミノ酸の消費と摂取のバランス維持が前提である。したがって，動物性食品は確実に必須アミノ酸がバランスよく摂取できるので極めて嗜好性が高いと考えられる。これからは供給にいずれ限界のくる畜肉や

乳製品に依存した食生活から，生産性の高い穀物に必須アミノ酸を補添し，かつ動物性食品並みに嗜好性が高く食習慣として受け入れられる食品の開発とその広範囲の利用が求められ，結果としてヒトも家畜も共生し，地球環境も良好に守られると期待できる(鳥居，1990，2003；鳥居・沖山，1997)。

## 謝　辞

　本章を執筆するにあたり，資料整理などで協力していただいた味の素株式会社コーポレートコミュニケーション部，ライフサイエンス研究所，生理機能研究グループの関係者，特に直井幸子氏に感謝します。

## 参考文献

味の素株式会社広報部（2005）21世紀の食生活レポート Newsletter.

味の素株式会社編（2003）アミノ酸ハンドブック. 工業調査会.

Fuke, S. and Konosu, S. (1991) Taste-active components in some foods: a review of Japanese research. Physiol. Behav. 49: 863-869.

Gortmaker, S. L., Dietz, W. H., Sobol, A. M. and Wehler, C. A. (1987) Increasing pediatric obesity in the United States. Am. J. Dis. Child. 141: 535-540.

石毛直道, ケネス・ラドル（1990）魚醬とナレズシの研究—モンスーン・アジアの食事文化. 岩波書店.

Kerr, G. R. and Kennan, A. L. (1969) Free amino acids of amniotic fluid during pregnancy of the Rhesus monkey. Am. J. Obstet Gynecol. 105: 363-367.

Klüver, H. and Bucy, P. C. (1939) Preliminary analysis of functions of the temporal loves in monkeys. Arch. Neurol. Psychiat. 42: 979-1000.

Mennella, J. A. and Beauchamp, G. K. (1997) The Ontogeny of Human Flavor Perception. In: Handbook of Perception and Cognition: Tasting and Smelling, (eds.) G. K. Beauchamp and L. Bartoshuk, Academic Press, San Diego, pp. 199-221.

Ninomiya, K. (1998) Food Occurrence. Food Rev. Int. 14: 177-212.

二宮くみ子・鳥居邦夫（1999a）うま味の利用と歴史. 山口静子監修, うま味の文化・UMAMIの科学, 丸善, pp. 97-157.

二宮くみ子・鳥居邦夫（1999b）味と栄養. 山口静子監修, うま味の文化・UMAMIの科学, 丸善, pp. 159-198.

鳥居邦夫（1990）食行動における脳の働き. 武藤泰敏編, 食と健康Ⅱ：健康の科学シリーズ, 学会センター関西（大阪）, pp. 75-123.

鳥居邦夫（2003）食事アミノ酸と脳機能. 斉藤昌之・鳥居邦夫・青山頼孝編, 日本栄養・食糧学会監修, 食は脳で食べる, 建帛社, pp. 23-58.

鳥居邦夫・二宮くみ子・河野一世（1993）おいしさの科学. 島田順子・下村道子編, 調理とおいしさの化学, 調理科学講座, 朝倉書店, pp. 53-95.

鳥居邦夫・沖山敦（1997）食物嗜好と栄養. 佐藤昌康・小川尚編, 最新味覚の科学, 朝倉書店, pp. 211-223.

Westermark, T. and Antila, E. (2004) 神経系に影響を及ぼす食事. (eds) Garrow, S., James, W. P. T. and Ralph, A., 日本語版監修代表・細谷憲政, ヒューマン・ニュートリション—基礎・食事・臨床, 医歯薬出版, pp. 747-764.

# 第 2 章
## 恒常性維持機構

# 1. 制御機構

## (1) 内部環境と外部環境

　環境生理学は様々な環境条件の生体への影響を扱う自然科学である。それでは「生体への影響」とは何であろうか。われわれの祖先である単細胞生物は大きな海で生まれたと考えられるが，そこでは環境変化はほとんどなかったといってよいだろう（いまの海でも同じことがいえる）。単細胞生物が環境と物質をやり取りする原動力は拡散，すなわち濃度勾配による分子の運動である。そこでたとえ欲しい餌が近くにあったとしても，それがブラウン運動で自分のところまでやって来ることを待たねばならない。拡散で必要なものが手に入ることを期待できるのは，高々数十ミクロン以内にあるものだけである。細胞の大きさがだいたい数十ミクロンである。したがって必要なものでも，自分の大きさと同程度の距離以上離れてしまうと，手に入れることはできない。つまり単細胞生物の基本的な生活形態は「座して通りかかる餌を待ち，無限に大きな海に老廃物をたれ流す」というものである。この状態にとどまるかぎり「環境生理学」は不要である。

　やがて多細胞生物が生まれたわけだが，多細胞生物にはどのようなメリットがあるだろうか。まず，多細胞なら大きくなれる。生存競争の中で大きいことは有利である。さらに1つの細胞にいろいろな機能を詰め込まなくともよいので，変化の可能性は広がる。特に運動機能を高度に発達させて，「座して待つ」の体勢から脱却することができる。また大きな消化管を形成することで，個々の細胞よりはるかに大きな餌を一挙に処理することができるので，食事の効率は格段に上がる。しかし問題が1つある。多くの細胞が集まると，内部の細胞は外の海からは隔絶されてしまう。もし個々の細胞が海と直接物質をやり取りするなら，数十ミクロンという拡散距離の制約のために内部の細胞は必要なものを取り込めなくなってしまう（図1a）。この問題を解決する1つの方法はどの細胞も外界からこの距離以上離れないように「形」を工夫することである。実際カイメン等はこの戦略をとっている（図1b）。しかし形の制限があっては，せっかくの多細胞の可能性を十分に

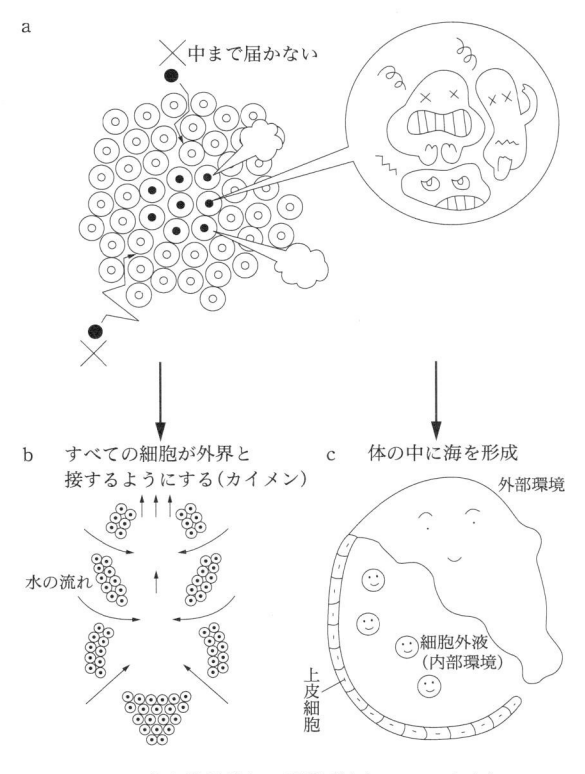

**図1** 「内部環境」の獲得（彼末，1999 より）

は生かせない。

　この壁を破る画期的な進化上の発明が，体の中に海を確保する方法である．つまり上皮構造によって囲まれた体腔中を体液（細胞外液）で満たし，体を構成する細胞はこの体液の中に浮くようにしたのである（図1c）．各細胞は細胞外液との間で物質のやり取りをするので，拡散距離の制約からは自由になった．こうなると細胞にとって直接接触する細胞外液が環境となる．この細胞外液の重要性を喝破したのがクロード・ベルナールで，彼は細胞外液のことを内部環境（*milieu intérieur*/internal environment）と名づけた．これに対して個体が接しているのは外部環境（external environment）である．

　しかし，ここで新たな問題が生まれた．細胞外液の量は海水のように無限ではない．われわれの体には体重のたった20％しか細胞外液はない．この中で細胞は生きていかなければならない．これがいかに少ない量であるか，たとえで考えてみる．1m³（1m×1m×1m）の水槽に60kgのヒト（仮にえら呼吸ができるとする）が13人（60kg×13＝780kg≒80％）頭まで入り，残りの間隙には水を浸す．これが細胞と細胞外液の関係である．そしてこの水を飲んで溶けている養分を摂取し，また排泄物を同じ液中に出さねばならぬとしたらどうであろうか．われわれの体の細胞はまさにこのような状況に直面しているのである．もし単細胞生物が海の中で行っているように個々の細胞が必要なものを勝手に取り込み，老廃物を捨てるだけなら，細胞外液の組成はたちまち細胞が生存できないものになってしまうだろう．

　実際には細胞外液の物理化学的性質（温度，pH，浸透圧，塩分濃度……）は驚くほど一定に保たれている．このことは多細胞生物自身が常に内部環境を細胞が生存可能な状態に積極的に調節していることを示している．ウォルター・B・キャノンはこのような内部環境の恒常性をホメオスタシス（homeostasis）と名づけた．細胞が生きることができなければ個体としての生命もないので，個々の細胞がホメオスタシスを維持しようと働く過程こそが多細胞生物の生であるといえる．体の中に海を取り込んだことで，ホメオスタシス維持という余計な仕事は増えたが，それは生物に大きな自由を与えた．つまり，内部環境の恒常性さえ確保しておけば，外部環境が厳しい場所でも生きることができる．生物が陸上へ進出できたのはまさにこのお陰である．特に陸上では水，食物（餌）がいつも確保できるとは限らず，温度も大きく変化する．この地球上では乾燥の激しい沙漠から氷だけの極地まで生物がいない場所はないといってもよい．それはそれぞれの環境に「適応した」生物種がいるからである．このようなことが，いかなるメカニズムで実現されているかを考える，つまり2つの環境──「外部環境」と「内部環境」──の相互作用を明らかにするのが「環境生理学」である．

　さて本節ではホメオスタシス維持の原理とその特徴について，主に体温調節系を例にとって概観する．

## (2)　調節の基本：ネガティブフィードバック

　ホメオスタシスを実現するために働く多くの機能の基本にあるのはネガティブフィードバックである．これは何らかの量（制御量）を一定に制御しようとするときに工学系でも最も一般的に用いられている．図2は代表的なフィードバック制御系のブロック線図である．この図に含まれるシグナルにはそれぞれ次の名称が与えられる．

　制御量を測定して，それがある値から変化したときには，それを打ち消す作用が起こる．例えば体温が37℃から上がる，あるいは下がると様々

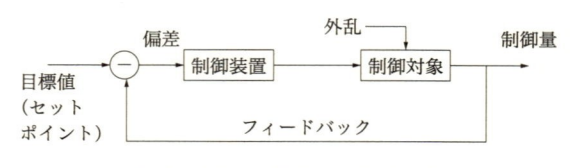

**図2**　ネガティブフィードバック

な反応(後述)が起こってその変化が抑えられる。また血糖値が 100 mg/dl から変化するとこれまた様々な反応が起こってその変化が抑えられる。実際の生体ではブロックがこのような形にはっきりと分かれていない場合も多い。大切なことはネガティブフィードバックが形成されていればその系は基本的に「安定」となることである。

同じフィードバックでもポジティブフィードバックは，制御量がひとたび変化するとそれがさらに助長されるという性質のもので，明らかに不安定になる。そこでポジティブフィードバックはホメオスタシス維持という点からは不利であり，一般にこのような形に調節系は働かない。ただポジティブフィードバックが積極的に使われている場合もある。例えば，射乳作用のあるオキシトシンの下垂体からの分泌は新生児の乳首の吸引刺激により促進される。すると射乳が起こりそれが刺激となり乳首の吸引はますます盛んになる(Wakerley and Lincoln, 1971)。これはポジティブフィードバックである。またオキシトシンは視床下部の局所でオキシトシン細胞に作用してさらにオキシトシン分泌を盛んにするという機構もある(Yamashita et al., 2002)。ここでもポジティブフィードバックが働いている。射乳は限られた量を安定して出すというより，一気に引き起こされることが望ましい。また通常は卵巣から分泌されるエストロゲンによるネガティブフィードバックが働く視床下部-下垂体の LHRH-LH/FSH 分泌が排卵前にはポジティブフィードバックに切り替わって，LH/FSH 分泌量は爆発的に増加し，これが排卵を誘発するのはよく知られている。このようにポジティブフィードバックは何かを一定に調節するのではなく，むしろ突発的な事象を引き起こすトリガーとして働く場合が多い。

## (3) もう1つの調節：フィードフォワードあるいは予測制御

ネガティブフィードバックは確かに安定な系であるが，調節しようとする量が変化して初めて動作する。そのためどうしても遅れが生じる。これを防ぐために行われる制御方式を図3に示す。これは制御量の変化が起こる前に，外乱を検出して効果器反応を働かせるものである。このような調節は調節する量の変化を見越して動作するのでフィードフォワード(feed forward)制御(前向き制御)と呼ばれる。体温調節系を例にとれば，われわれが急に寒い部屋に入るとすぐにふるえが起こったり，逆に急に暑い空気にさらされると汗が噴き出したりするが，これは体温がほとんど変化しない短時間の反応で，フィードフォワード調節である。つまり個体がその環境に居続ければ体温が変化することを見越して効果器が作動する。体温調節で一番問題となる外乱は環境温の変化である。そこでこの調節には深部温よりも環境温の検出が重要で，皮膚の温度受容器があずかっている。フィードフォワード制御は外乱による物質またはエネルギー収支のアンバランスが蓄積して制御量変化となるのを待つことなく補償を加える特色をもつ。そこでネガティブフィードバック系に加えて，そこへの主な外乱(この場合，環境温)に対するフィードフォワードを行うことで調節の質はてきめんに改善される(高橋，1968)。体温調節系でも全体としてこのような制御戦略を採用しているのである(図4)。深部温によるフィードバックと環境温(皮膚温)からのフィードフォ

図3 フィードフォワード

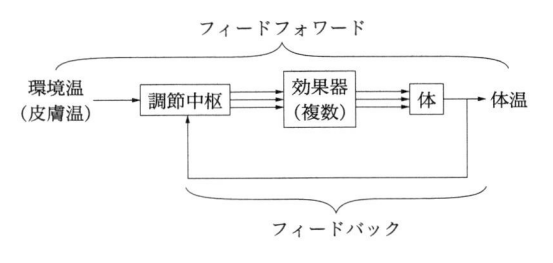

図4 体温調節系の構成

ワードの貢献度をいろいろな動物で比較した結果によると，小さい動物ほど後者が重要である(Mercer and Simon, 1984)。小さい動物では体表面積/体重の比が大きいので環境温変動がより早く深部温に影響してしまう。そこでフィードフォワードが強く働くのであろう。

さらにより進んだ戦略としては外乱が起こる以前にそれを予測して対策をたてることがあげられる。このような制御を予測制御という。最近，紫藤らのグループが明らかにした興味深い例がある。1日の一定時間に暑熱暴露を行うと，やがてその時間帯にたとえ温熱負荷がなくとも耐暑反応が起こって体温が低下するのである(Hara et al., 2001; Shido et al., 2001)。これはホメオスタシス調節系にもある種の「学習」機能が備わっていることを示している。さらにいえば，日が昇ってまた沈むのは絶対に確実なことであり，それに合わせて(先だって)種々の調節系を準備しておく日内リズム(2章2や5章1参照)や，さらに季節を先取りして行う渡りや冬眠なども予測制御といえるであろう。

### (4) 多重の制御

生体の調節系の特徴の1つは多重の制御がなされていることである。体温調節系を例にとれば，①「非蒸散性熱放散」にあずかる皮膚血管の拡張・収縮，②体表面から水分を蒸発させて熱を逃がす「蒸散性熱放散」(ヒトでは発汗)，一方，熱産生には③ふるえと④非ふるえ熱産生がある。非ふるえ熱産生はふるえによらない体熱の発生で，褐色脂肪組織が重要な効果器である。クーラーを利用したり，衣服の着脱といった行動も体温調節には重要な手段で⑤行動性体温調節と呼ぶ。これら様々な効果器はどのように使い分けられているだろうか。図5はこれを模式的に表したものである。横軸は体温，縦軸はそれぞれの効果器の反応の大きさである。われわれが高温にさらされたときの反応を考えてみると，まず起こるのはクーラーを入れたり，服を脱いだりする行動性調節である。そしてこの行動が有効に働かないとき(あるいは行動できないとき)，皮膚血管の拡張により熱放散が増加し，さらに体温が上昇すれば，最後には発汗による蒸散性熱放散を動員する。この場合，もし行動性調節で体温維持に適当な温熱環境条件が得られれば，体温調節のためにはそれ以上何もする必要はない。また，発汗は熱放散という意味では強力であるが，体の貴重な資源である水を必然的に消費する。このように考えるとi)行動性調節，ii)皮膚血管拡張，iii)発汗，という動員の順番は個体の生存にとって非常に合理的である。一方，寒冷にさらされた場合でも，最初に起こるのは暖房や着衣といった行動性調節で，それでは不十分なときに，ふるえおよび非ふるえ熱産生が起こる。ふるえと非ふるえ熱産生はともにエネルギーを消費する。さらにふるえは骨格筋を効果器として使うので運動が大きく制約されるという点で非ふるえ熱産生より問題である。実際，非ふるえ熱産生の機構をもつ種ではふるえが起こる以前に非ふるえ熱産生が働いて体温を維持する。このように寒冷に対してもi)行動性調節，ii)非ふるえ熱産生，iii)ふるえ，という動員の順番はエネルギー消費が少なく，運動を制約しないという点で個体の生存にとって合理的なものである。つまりホメオスタシス維持系では多くの効果器を用意することで，広い範囲の外乱に対応できるようになっているが，その動員は生存に有利な順番になっている。

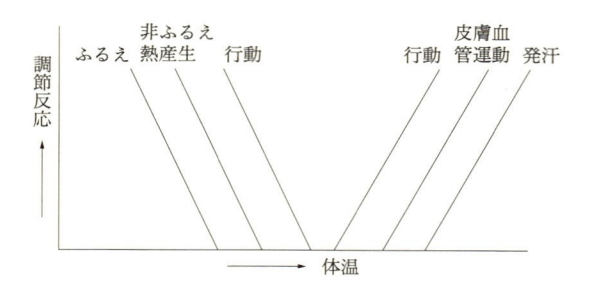

**図5** 体温調節効果器の動員様式

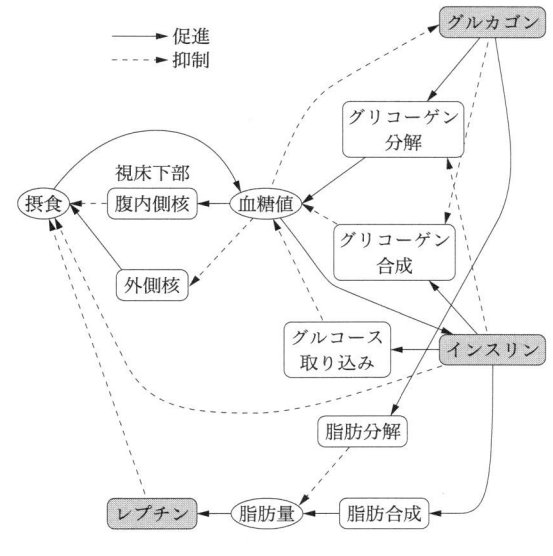

図6 血糖値調節系(彼末, 1999より)

体温調節の例では各効果器は機能的には並列に配置されているだけだが，なかにはもっと複雑な系もある．図6は血糖値の調節系の全体を表したものである．もちろん血糖値はここで示した以外にもいろいろな要因が関係するが，これだけに限っても促進と抑制が複雑に絡み合って，全体としてどのような仕組みになっているのかを理解す

るのは容易ではない．そこで，血糖値から出発してまた血糖値に戻ってきてみる．例えば［血糖値→インスリン→グリコーゲン合成→血糖値］というような形である．図中実線は促進，つまり矢印の前の因子の量が増えれば後ろの量も増えるという関係である．破線は抑制，つまり矢印の前が増えれば後ろは減るという関係である．このループをたどると，抑制が1つで促進が2つである．また［血糖値→グルカゴン→脂肪分解→脂肪量→レプチン→摂食→血糖値］では抑制が3つである．抑制が2つ直列につながれば合わせて促進的に機能することになる．そこでループの中に抑制が奇数個あるということは，そこを1周したときに最初の変化が抑えられるような反応が起こることを意味する．つまり，最初の量の変化を元に引き戻すネガティブフィードバックである．逆に抑制が偶数個ならポジティブフィードバックとなり，系は不安定になる．いろいろな経路を試してもらいたい．すべて抑制は奇数個となっているはずである．つまり血糖値の調節システムには神経系，行動(摂食)，ホルモンといろいろな手段でそれを安定に調節するシステムが幾重にも機能しているのである．

## (5) 「セットポイント」

ホメオスタシス調節を記述する際に「セットポイント(set point)」という用語がよく用いられる．しかし，その定義が曖昧であるために議論は空虚なものになりがちである．そこでここではそれを少し整理してみる．制御工学の概念が生理学の分野に最初に導入されたときには，「セットポイント」は明らかにネガティブフィードバック系の目標値(reference signal)(図2)の意味で用いられていた．特に身近な制御システムである温度調節とのアナロジーから「セットポイント」の概念は体温調節系を記述する際に広く用いられるようになった(Kanosue et al., 1997)．

ところで，工学では「制御系」とは何らかの「目的」のもとに調節する量(制御量)をあるレベル(目標値)に実現するシステムのことである．ただ目標値をどのくらいの値にするかを決める機能は制御系自体はもっていない．それはあくまでも系の外から与えられる．例えば，空調システムは確かに温度を調節はする．しかし部屋を何℃にするのか——20℃なのか30℃なのか——はそれを使う人が決定する事項である．このように工学系では「使う人」と「使われる制御系」は明確に分かれている．

生体のホメオスタシス調節系(体温調節，血糖値調節，浸透圧調節……)の場合にはどうだろうか．上で述べたように各調節系はネガティブフィードバックが基本にあるので，それぞれの制御量(体温，血糖値，浸透圧……)はどこかの値に

安定するはずである．そしてそれぞれが37℃，100 mg/dl，300 mOsm/kg……になっているのは，たまたまそこに落ち着いたからではない．例えば体温が20℃でも50℃でもなく37℃になっているのは，それが「生存に適した」ものであるからである．他のパラメーターにしても同様である．このように考えるなら，37℃，100 mg/dl，300 mOsm/kg……は「生存」という絶対的価値（目的）によって決まるそれぞれの制御系に与えられた目標値（「セットポイント」）ということができる．しかし体温を37℃にするように体温調節系の外からセットポイントが入力されているだろうか．同様に血糖値100 mg/dlを命令する入力があるだろうか．

ホメオスタシスとは個々の細胞が生存可能なように内部環境を維持するためのものであった．逆にいえば，細胞の活動は内部環境変化から強く影響を受ける．そのときに図2と同じ形の経路（神経回路など）を生体内に想定し，さらに目標値（セットポイント）の実体を神経活動のようなものとして見つけようとしても無駄であろう．なぜなら，もしセットポイントを生み出す神経細胞があるならば，その活動は温度，血糖値，浸透圧……といった内部環境変化に影響されずに一定の活動をもつであろう．それが可能なら，わざわざ複雑な調節系を作り上げる必要はない．これは自己矛盾である．

それではそのセットポイント（例えば体温調節系の37℃）はどのような形で生体内に組み込まれているのだろうか．それを実験的に知ることは可能だろうか．いま，体温調節系が1つだけの効果器——例えば皮膚血管——からなるとしよう．実験データは皮膚血管の拡張（皮膚血流増加による熱放散反応）はある閾値温度で始まり，それよりも温度が高くなるとその上昇分に比例して熱放散量が増えることを示している．このような調節は「比例制御」と呼ばれ，反応量 R は $R = A(T - T_{th})$ の式で表すことができる．ここで T は体温，$T_{th}$ は閾値温である．このシステムは図7aのように表現できるが，これは実は図7bと数学的に等価である．その場合，閾値は図7aの目標値と

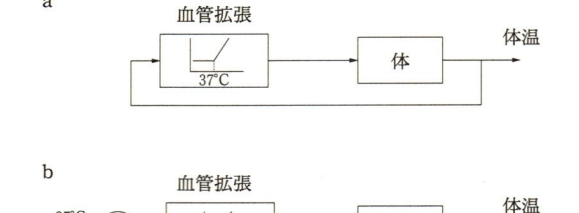

**図7** 効果器反応の閾値は目標値と等価

対応する．つまりセットポイントの実体とは効果器の活動閾値温度と考えることができる．

さて，体温調節の効果器はいくつもあり，それらは異なる動員閾値をもつことを上で述べた．そのような場合には「セットポイント」をどのように考えたらよいだろうか．例えば皮膚血管拡張の閾値は37.0℃，発汗は37.5℃だとする．それでも発汗は体温を37.5℃にするために起こるのではない．体温調節系全体はあくまでも37℃にしようとしているが，皮膚血流の増加だけではそれが実現できないときの，2番目の防衛線として発汗は機能していると考えられる．発汗には水が必要なので，あえて動員を遅らせてある．これは1つの調節系（体温調節）からみれば「妥協」だが，大前提の目的である「生存」からみればより有利な戦略である．こう考えれば体温調節系としての目標値つまり「セットポイント」はあくまでも37℃である．

さらに体温調節の場合は逆方向つまり寒冷に対する効果器反応も複数存在する．こちらも同様に考えるならば，耐寒反応のセットポイントも体温が低下したときに一番早く動員される調節反応の閾値温度となる．これは一般には耐暑反応のそれよりは低い値になる．つまり，冷房と暖房が両方備わった部屋で，冷房の設定温度は28℃，暖房の設定温度は25℃にするようなもので，そのとき25～28℃の温度範囲では冷房も暖房も働かない．これはこの範囲なら温度変化してもかまわないという使う人の判断による．そこでこの部屋の空調システム全体としてみれば，目標値は［25

～28]℃という幅をもつものになる。体温調節系のセットポイントも同様に考えれば，暑熱，寒冷いずれの効果器活動も最低レベルになる（動員されない）温度として定義，実測できることになる。そしてセットポイントは正確にはセットレンジ(set range)ということになる(Romanovsky, 2004)。

このように生体でも目標値（セットポイントあるいはセットレンジ）は調節系に実体として確かに存在するが，それはその個体が決めるものではない。図8aはアメリカの沙漠に棲むトカゲ(*Dipsosaurus dorsalis dorsalis*)の体温調節反応を示したものだが，このトカゲは水分蒸散によって耐暑反応を行う(Satinoff, 1983)。爬虫類にもかかわらず自律性の体温調節を行うのである。ただし寒冷に対しては何も対応できない。一方，中国や北海道に棲むナキウサギ(*Ochotona rufescens rufescens*)は寒冷に対しては代謝を高めて体温を維持するが，暑熱に対してはまったく無力である（図8b）(Matsumoto et al., 1992)。このような種は（自律性）体温調節のプロトタイプと考えることができる。このようなものから，あるとき耐寒，耐暑反応両者を備えた種が現れてきたと考えられる。ただしそのとき両反応の閾値が図8cのようにセットされていたとするとどうであろうか。体温は両者のバランスした点で安定するので，そこでは両反応が常に働いていることになる。例えば，常にふるえ，かつ発汗しているのである。これではエネルギー的にも資源（水）の面からも効率が悪い。このような種はたとえ現れたとしても生存競争に勝ち抜くことはできなかったであろう。現実にわれわれの体温調節系の閾値は図8dのように分布しているわけだが，これはこのように進化の

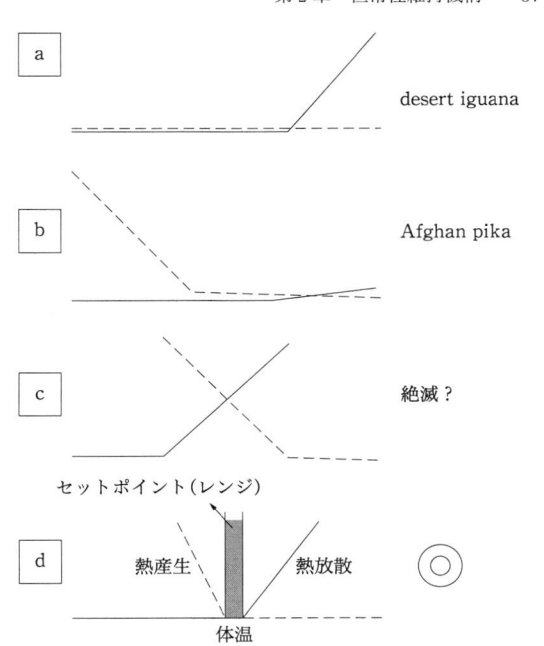

図8 合目的的な体温調節．セットポイントの獲得

過程でチューニングされた結果と考えることができる。

空調の温度調節器のダイヤルを動かして望ましい温度にセットするのはそれを使う人間だが，それと同じように体温調節のダイヤル（効果器反応の閾値）を37℃にセットしたのは「進化」である。他のホメオスタシス調節系も同様であろう。その情報がどのような形で遺伝子上に書き込まれているか興味深いが，まだ何もわかってはいない。だがホメオスタシス調節系はあらかじめチューニングされた状態で生まれてくるのである。その意味で生体は目標値を内蔵した制御系ということができる。

## (6) 全体の調和こそが多細胞生物の「生」

さて，ホメオスタシス調節系が生まれるときにすでに遺伝的に決まった形でチューニングされているとしても，それは決して固定されたものではない。まず，個体の生きていく環境によって，そこでの生存に適合した形に変化することができ，

馴化，順応(acclimation, acclimatization)あるいは適応(adaptation)と呼ばれている（用語は必ずしも明確に区別して使われていないので注意）。これは本書の中心的なテーマの1つであり，詳しくはそちらを参照されたい（4章，5章など）。もう

1つは個体が種々の「ストレス」(感染,食料の欠乏,脱水など)にさらされたときや,日常の様々な状況下(運動,睡眠,昼夜変化など)でみられる反応である。このような場合にはいくつものホメオスタシス調節系間の協調が必要となってくる。当然ながら,体内諸量の調節は互いに独立に機能しているわけではない。血圧は体液量と深く関係する。体液量は体温の調節とも関係する。体温調節はエネルギー量(血糖値)に影響される……,というように1つの調節量の変化は当然ほかの調節系にも影響を与えることになる。

複数のホメオスタシス調節系がどのように協調して働くかを示す面白い一例として,以下に絶食時の体温調節について詳しく取り上げてみる。

・絶食時の体温調節

体温を維持するためには不断に熱を生み出し続けなければならない。これには当然ながらエネルギーを必要とする。体内のエネルギー基質の貯蔵は無限ではない。そこで食物が欠乏したときには,体温の維持とエネルギー基質の節約という相反する問題に直面することになる。生体はこれにどう対処しているだろうか。ここで「食物の欠乏」には2種類の原因が考えられる。その1つは季節的なものである。冬季になると食物が不足することは避けられない。しかしこれは予測が可能である。秋になれば間もなく冬,食べ物はなくなるが,やがて春が来れば再び食物にありつけることは確実である。このようなときにはない餌を探すより,エネルギーの無駄遣いを避けて春をじっと待つのが得策であろう。これが「冬眠」で,このとき動物の代謝は極端に低下し,体温も場合によっては10°C以下にまで低下する。つまりこの場合は体温調節を放棄しているといってよい。

一方,予測のつかない食物の欠乏がある。そのとき生体はどのように反応するだろうか。それを実験的に行ったのが図9である。自由に摂食させていたラットから突然餌を取り上げるのである。すると体温は面白い変動を示す。ラットは夜行性なので,体温は夜間に高く昼間に低い日内変動を示す。このような日内変動は絶食時にも維持され,夜間の体温は通常と同じレベルが保たれる。しか

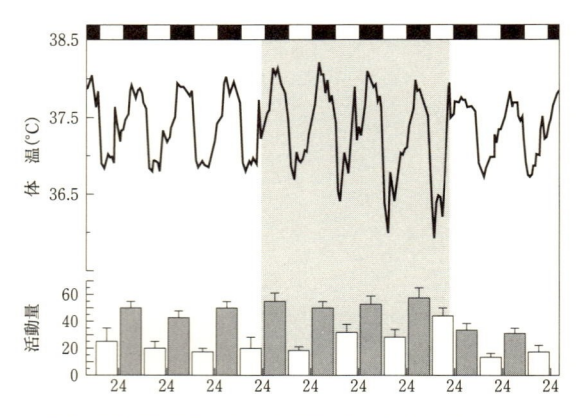

図9 絶食時のラットの体温変動。上の白黒は12時間ごとの明暗を表す(Yoda et al., 2000 より)

し昼間の体温は絶食期間が長くなるにつれて低下し,結果として日内変動の振幅がだんだん大きくなってくる。餌が再び与えられると,体温の日内変動はすぐに絶食前と同様なものに戻る(Yoda et al., 2000)。絶食中体温が低下している昼間代謝は通常よりも低いレベルになり(Nagashima et al., 2003),また体温低下に対して熱産生の増加が始まる閾値が低くなる(Sakurada et al., 2000)。このとき耐暑反応である皮膚血管拡張の閾値体温は影響を受けない。行動性体温調節も絶食時に変化する。つまりラットは寒冷から逃れてより暖かい環境を求める反応が促進する(Yoda et al., 2000)。面白いことに暑熱逃避の行動は絶食の影響を受けない。

このような体温調節反応の変化(図10)にはどのような適応的な意味があるのだろうか(図11)。このラットが経験したような餌の不足はまったく予想のつかないものである。ひょっとするといつまで経っても餌にありつけないかもしれない。「冬眠」のようにじっとしているだけでは蓄えたエネルギーを使い果たして死を待つことになりかねない。そこでこのような場合はむしろ積極的に餌を探しに出た方がよいだろう(もちろん実験のラットの場合はいくら探しても無駄ではあるが)。ただし,餌を探すのも1日中ではない。夜行性であれば夜間である。そこで絶食時でも夜間は体温を通常と同じレベルに保って,活動するのに適した状態を維持する。一方,昼間は休息(睡眠)の時

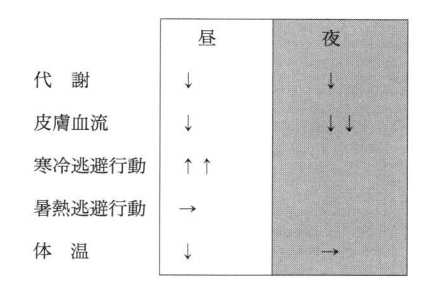

|   | 昼 | 夜 |
|---|---|---|
| 代　謝 | ↓ | ↓ |
| 皮膚血流 | ↓ | ↓↓ |
| 寒冷逃避行動 | ↑↑ |  |
| 暑熱逃避行動 | → |  |
| 体　温 | ↓ | → |

**図10** 絶食時の体温調節反応(↑は促進，↓は抑制，→は変化なし，を表す)

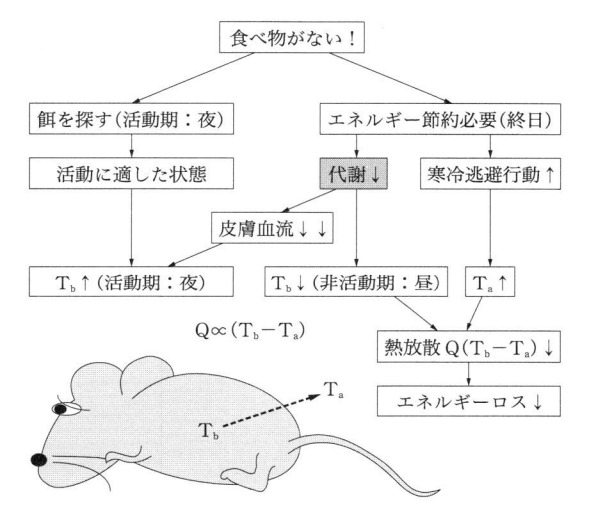

**図11** 絶食時の体温調節反応変化の適応的な意味

間である。このときには代謝を下げ(体温を下げ)てエネルギー節約を行う。体温を低下させることには二重のメリットがある。まず体温が低ければ$Q_{10}$効果で生体内の代謝反応は全体として抑えられる。また体から奪われる熱の損失は体温($T_b$)と環境温($T_a$)の差($T_b-T_a$)に依存する(図11)。そこで体温を低くすれば無駄な熱損失(エネルギー損失)を少なくすることができる。さらに寒さに対する行動性調節が盛んになることで，より暖かい環境(高$T_a$)が得られれば，これによってさらに($T_b-T_a$)つまり熱損失は小さくなる。しかし，いくら高い環境温が望ましいとはいっても，体温が上昇するほどのそれはやはり避けねばならない。そこで自律性，行動性いずれも耐暑反応には絶食の影響が及ばないのはうなずける。

このように突然の食物欠乏という状況に対して，生体は個々の効果器反応の特性を巧妙に変化させていろいろな調節を行い，その環境でも生存の可能性が高くなるように対処しているのである。この例でも体温，代謝，日内リズムといくつもの調節系が関係しているのがわかる。

さらに，このようなストレス下でなくともホメオスタシス調節系は日常的に変化している。例えば体温も常に37℃で一定かというと必ずしもそうではない。睡眠時にはそれよりも低い体温が望ましい(エネルギー消費を抑える)。一方，運動(効率のよい筋収縮や速い神経伝達)や感染時(免疫機能活性化および細菌への直接作用)には37℃よりも高い値が有利である(Bishop, 2003a, 2003b)(本書5章2-3)。そこでそれぞれの調節系(睡眠調節系，運動系，免疫系)から体温調節系に体温を下げる，あるいは上げるように信号が送られる。すでに各調節系は自分では調節の目標値(セットポイント)を決めることはないことを述べた。つまり調節すべき体温の目標値(セットポイント)の設定し直しを体温調節以外のシステムが要求するのである。これとは逆に体温調節系からも他の調節系へ信号が送られている。例えば環境温が高く蒸散性熱放散を動員しなければならない状態になれば，体液調節系に水分の確保を要求するだろう。あるいは低温環境下では体温を維持するために代謝を増やす，つまりエネルギー基質を消費してもよいように，摂食量を増すように摂食調節系に要求を送るだろう。実際，高環境温下では抗利尿ホルモン(ADH)の分泌が盛んになったり，また低環境温下では摂食量が増加することが知られている。

Cannon(1929)がホメオスタシスの概念を発表したときにも，内部環境(細胞外液)の性質が完全に一定であるとは考えず，通常ある範囲内に維持されるとした。しかし彼は内部環境が積極的に変化して，かつホメオスタシスが維持されるというようなことは想定していなかった。ホメオスタシス($homeo$=similar)とはいっても，それはいつも同じということを意味しない。このような観点からホメオスタシスの概念を広げてMrosovsky

(1990)はレオスタシス(rheostasis)という言葉(*rheo*＝flow に「変化」の意味を込めて)を提案している。

　ホメオスタシス(レオスタシス)の様々な調節系が相互作用をしながら全体として調和を保つことがすなわち「生きる」ということである(図12)。そこで調節系を解析する(それが環境生理学である)際には，生体が直面する種々の場面で何が生存に有利で，そのために個々の効果器反応の特性がどのように変化するのか，あるいは観察された調節量あるいは効果器反応の変化が生体にとってどのような適応的意味をもつのかを考えることが大切である。そしていろいろな状況下で調節系がどのように変化するべきかという「プログラム」も，「セットポイント」と同様，長い進化の中で獲得されてきたものと考えられる。つまりそれもまた遺伝情報として書き込まれているに違いない。

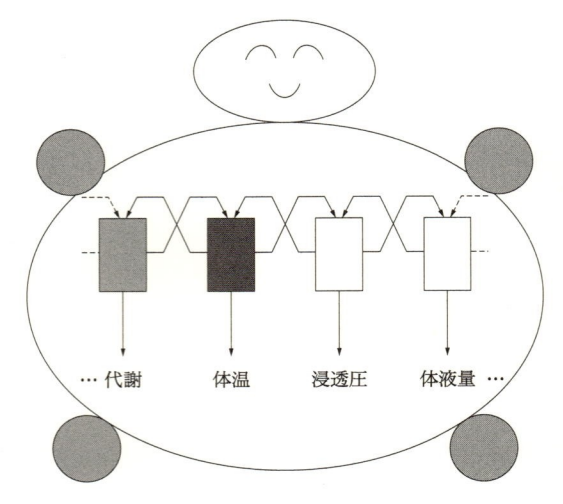

**図12** ホメオスタシス調節系の相互作用が「生きる」こと

## (7) 生物としてのヒトの問題

　しかしこの「プログラム」が現代社会では必ずしも本来の目的通りには機能しなくなっている。つまり，現代人が抱えている多くの問題はヒトが本来もっているホメオスタシス調節機能と文明の衝突から起こっていると考えられる。以下はこのようないくつかの例を分類したものである。

1)「不快」情動はそれを与える刺激・環境がホメオスタシスを脅かす(つまり生存に不利である)のでそれから逃げるため，また「快」情動は生存に有利な刺激・環境に近づくように行動するためのものである。つまり「快」を求め「楽」に走るのはホメオスタシスを維持し生存するための大原則であった。ところが現代文明の発達の結果，この原則が脅かされるようになっている。例えば，

- 「暑さ」・「寒さ」の情動感覚は高温，低温環境から逃れて正常体温を維持するためのものである。しかし空調(特に冷房)が普及し，あまりにそれに頼るようになった結果，発汗・代謝などの自律性反応が脆弱化してきている。空調は都市のヒートアイランド現象，さらには地球温暖化をも招く。地球温暖化は種としてのヒトの生存にも大きな脅威となる。
- 「甘い」糖分はエネルギー源として生体には貴重な物質であるが，自然界ではどこでも手に入るものではない。しかし甘い食物のあふれている現代，無制限にそれを摂取するなら，肥満や糖尿病が待っている。
- 同様に塩分もかつては貴重品であった。そこで適当な濃度の塩分は「おいしい」ものである。現代社会ではそれが簡単に手に入る。過剰の塩分を摂取すれば高血圧のリスクが大きくなる。
- 生きていくのにやっとという飢餓の時代であれば「楽」をすることはエネルギーの節約になったであろう。だが自動車に乗って「楽」ばかりすれば，やはり肥満が待っている。

2) このほかに自然条件に適応して体に備わっているプログラムがかえって障害の原因になっている場合がある。例えば，

- 地球の自転に伴う明暗(太陽の上り下り)に同調して体の機能を働かせる体内リズムが，人工照明やジェット機による移動で乱されてしまう。その結果起こるのが睡眠障害や時差ぼけである。

- 自分に脅威を及ぼす敵と闘う，あるいは逃げるときに全身の諸器官を総動員するための反応（「防御反応」）が現代社会の精神的ストレス刺激に対するときにも発動して，それが高じると胃潰瘍，高血圧などのストレス症候群として現れる．

3）また，これまでには生物（ヒト）がまったく経験しなかった刺激に生体が対処できない場合もある．

- 一般に毒物は不快な（「苦い」）味を呈するものだが，人工的に合成された化学物質の中には有害であっても無味，無臭のものがある．それを無意識に摂取すれば障害を招くものがある．特に内分泌攪乱物質は微量で作用し，また個体の生存そのものよりも種の存続に影響するという点で問題はより大きい．

このように現代では文明の発達から，これまでの生物が直面しなかったような新しい環境条件にヒトはさらされることとなった．これらが現れたのがあまりにも急であるために，われわれはこれに対処するプログラムをいまだ（生物学的には）進化させてはおらず，いろいろな問題が生じているのである．これをどのように解決するかは人類の大きな課題であるが，それには環境生理学的な視点が大きな意味をもっていることは間違いない．このような観点からも本書の各トピックをぜひ見ていただきたい．

## 参考文献

Bishop, D. (2003a) Warm up I. Potential mechanisms and the effects of passive warm up on exercise performance. Sports Medicine 33: 439-454.

Bishop, D. (2003b) Warm up II. Performance changes following active warm up and how to structure the warm up. Sports Medicine 33: 483-498.

Cannon, W. B. (1929) Organization for physiological homeostasis. Physiol. Rev. 9: 399-431.

Cannon, W. B. (1939) The wisdom of the body. W. W. Norton & Co. Inc., New York.

Hara, T., Yamasaki, H., Hashimoto, M. and Shido, O. (2001) Anticipatory fall in core temperature in rats acclimated to heat given for various hours at a fixed daily time. Jpn. J. Physiol. 51: 381-384.

彼末一之（1999）生理学はじめの一歩——ホメオスタシスの維持と脳．メディカ出版．

Kanosue, K., Romanovsky, A. A., Hosono, T., Chen, X.-M. and Yoda, T. (1997) "Set point" revisited. In: Thermal Physiology, (eds.) B. Nielsen Johansen and R. Nielsen, August Krogh Institute, Kopenhagen, pp. 39-44.

Matsumoto, T., Yang, G.-J., Kosaka, M., Yamauchi, M., Lee, J.-M. and Tsuchiya, K. (1992) Weak heat tolerance of pika (*Ochontona rufescens rufescens*). Study of thermal salivation. Jpn. J. Trop. Med. Hyg. 20: 105-106.

Mercer, J. B. and Simon, E. (1984) A comparison between total body thermosensitivity and local thermosensitivity in mammals and birds. Pflugers Arch. 400: 228-234.

Mrosovsky, N. (1990) Rheostasis: The Physiology of Change. Oxford University Press, New York.

Nagashima, K., Nakai, S., Matsue, K., Tanaka, M. and Kanosue, K. (2003) Effects of fasting on thermoregulatory processes and their daily oscillations in rats. Am. J. Physiol. 284: R1486-R1493.

Romanovsky, A. A. (2004) Do fever and anapyrexia exist? Analysis of set point-based definitions. Am. J. Physiol. 287: R992-R995.

Sakurada, S., Shido, O., Sugimoto, N., Yoda, T. and Kanosue, K. (2000) Autonomic and behavioral thermoregulation in starved rats. J. Physiol. 526: 417-425.

Satinoff, E. (1983) A reevaluation of the concept of the momeostatic organization of temperature regulation. In: Handbook of Behavioral Neurobiology, Vol. 6, (eds.) E. Satinoff and P. Teitelbaum, Plenum Press, New York and London.

Shido, O., Sakurada, S., Sugimoto, N., Hiratsuka, Y. and Takuwa, Y. (2001) Ambient temperatures preferred by humans acclimated to heat given at a fixed daily time. Physiol. Behav. 72: 387-392.

高橋安人（1968）システムと制御．岩波書店．

Wakerley, J. B. and Lincoln, D. W. (1971) Intermittent release of oxytocin during suckling in the rat. Nature New Biol. 233: 180-181.

Yamashita, H., Ueta, Y. and Dyball, R. E. (2002) Electrophysiological and molecular properties of the oxytocin- and vasopressin-secreting systems in mammals. In: Hormones, Brain and Behavior, (eds.) D. W. Pfaff, A. P. Arnold, A. M. Etgen, S. E. Fahrbach and R. T. Rubin, Elsevier Science (USA).

Yoda, T., Crawshaw, L. I., Yoshida, K., Hosono, T., Liu, S., Shido, O., Sakurada, S., Fukuda, Y. and

Kanosue, K. (2000) Effects of food deprivation on daily changes in body temperature and behavioral thermoregulation in rats. Am. J. Physiol. 278: R134-R139.

# 2. 生体リズム

## はじめに

　ヒトを含め多くの生物の身体機能には周期的な変動(生体リズム)が認められる。その中には、環境周期性の反映にしかすぎないもの、何らかのフィードバック制御の結果として現れるもの、積極的にリズムを作り出している特殊な機構(振動体)によるもの、などがある。特殊な振動体によって作り出される生体リズムには心拍リズムや概日リズムがあるが、環境生理学が主として取り上げるのは、環境の周期性を感受し、環境と生体との時間的調和を維持する生体リズムである。

## (1) 生体リズム

### 1) 多様な生体リズム

#### ① 内因性リズム

　生体リズムの中でも、環境周期性の反映にしかすぎないものを外因性リズムといい、何らかの生体内機構により生じているものを内因性リズムという。しかし、多くの生体リズムにはこのどちらの要素もある程度で含まれており、例えば、朝ジョギングをする習慣のある人の体温リズムは朝に1つのピークを示すが、夕方を過ぎると体温が低下していくなど内因性と外因性のリズムが表現されている。したがって、生体リズムの内因性要素、あるいは外因性要素と呼ぶ方が実際的である。

　内因性リズムの発振源や発生メカニズムは多様である。1細胞内に発振源がある場合はペースメーカー(pacemaker)細胞、歩調取り細胞、あるいは振動細胞といわれ、視床下部の視交叉上核細胞、心臓の洞房結節や房室結節細胞、幼弱動物にみられる延髄呼吸中枢細胞が例としてあげられる。これらの細胞が関与する生体システムは、システム維持のために積極的にリズムを作り出す必要があると考えられる。一方、生体システムが振動している場合もある。例えば、マイヤー波と呼ばれる血圧の周期的な変動は循環系の精緻な調節の結果生じていると考えられるし、成人の呼吸リズムは呼息ニューロンと吸息ニューロンの相互抑制で形成されると考えられている。しかし、リズムの発生が積極的か消極的かにかかわらず、そこには何らかのフィードバックが関与している。

#### ② 内因性リズムの恒常性

　内因性リズムは環境に周期性がない条件下でも振動を持続する。そのとき示すリズム周期を内因性周期といい、ある振動系の直接の出力と考えられる。

　振動することに積極的な意義がある生体リズムほど、内因性周期が何らかの機構により調節されている。しかし、生体リズムの精度、つまりサイクルごとの周期のばらつきには大きな差がある。周期の誤差成分の割合は、例えばハムスターの概日周期の行動リズム(概日リズム)では約0.5%であるが、秒周期の心拍数では5.5%であり、ミリ秒周期の脳波の$\alpha$波は18.0%である(Enright, 1980)。このばらつきの意味は、調節が頻回に行われていることの反映とも考えられるが、基礎となっている振動の精度にも関係している。さらに、多くの生体リズムが種や個体の体重と相関してい

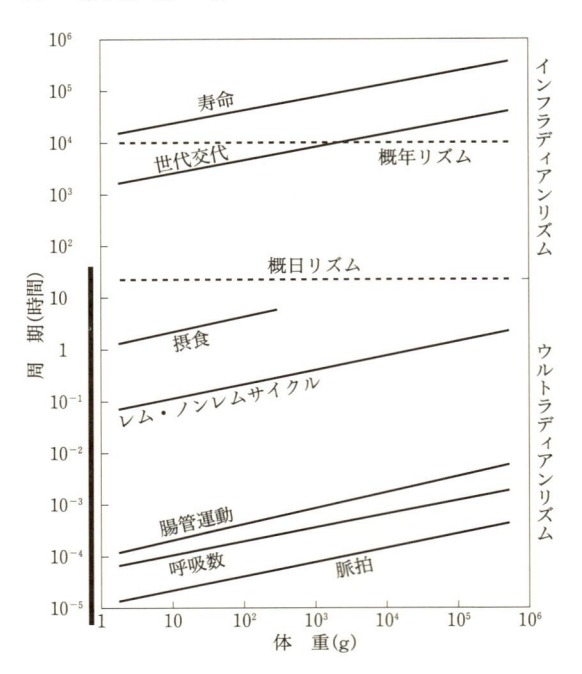

図1 各種生体リズムと体重との関係。寿命，呼吸数，脈拍などのリズムは動物の体重と相関するが，概日リズムや概年リズムは体重とは相関しない(Gerkema and Daan, 1985より)

るが，概日リズムと概年リズムは体重によらない（図1）(Gerkema and Daan, 1985)。

概日リズムでは，リズム周期の恒常性維持に何らかの補償機構が働いていると考えられる。一般に，系の温度が10℃変化すると化学反応の速度は2倍から3倍変化する（$Q_{10}$の法則）。カエルの心拍数の$Q_{10}$は2.4であるが，概日リズムの$Q_{10}$は一般に1前後である(Sweeney and Hastings, 1960)。このように，概日リズムの振動系には温度補償性があり，生体の代謝事情によりリズム周期が変化することを防ぐ意義がある。また，温度補償性は概日リズムが変温動物でも恒温動物と同じように機能するメカニズムであり，進化学上興味がある。

### ③ 4つの概リズム

すでに述べたように，概日リズムの特徴は生物界に普遍的であり，他の生体リズムにみられない特徴をもっている。この特徴は概日リズムの生理的意義が昼夜変化への適応であることを考えると

理解しやすい。すなわち，昼夜変化への適応はほとんどすべての地球生物にとって進化上の共通の課題であった。このように，地球の物理的周期性への適応過程で成立したと考えられる生体リズムには，概日リズム(circadian rhythm)，概潮リズム(circatidal rhythm)，概月リズム(circalunar rhythm)，概年リズム(circannual rhythm)の4つが知られている(Aschoff, 1981)。それぞれ，昼夜変化，潮の満ち引き，月の満ち欠け，そして1年の季節変化に対応している。これらの生体リズムはいずれも内因性リズムであり，生物が地球の周期性に直接反応して生じた外因性リズムではない。概日リズムは約24時間，概潮リズムは約12.4時間，概月リズムは約28日，概年リズムは約360日の内因性周期をもつ。

## 2) 概日リズムと環境

### ① 概日リズムと環境適応

積極的に振動する系は内外の環境により調節を受け，生体の機能維持に貢献する。例えば，概日振動体から発振された概日リズムは多くの生体機能を昼夜変化に対応して変動させる。これにより，概日リズムは昼夜環境を基準として生体機能を最適化している。すなわち，光や熱が生存に有利な生物は対応する生体機能を日中に最大になるようセットするし，弱小動物は行動の時間帯を限定させることにより，捕食者との時間差を維持する。また，概日リズムは各生体機能に時間的な秩序を与えることにより，生体機能を階層的にかつ総合的に調節する。すなわち，良質な睡眠の導入は夕刻から始まる深部体温の緩徐な低下，松果体ホルモンの分泌亢進，そして交感神経系の抑制と覚醒レベルの低下によりもたらされ，小児では発育を促す成長ホルモンの分泌が高まる。明け方には，睡眠中に補給が低下する血糖レベルの維持に，副腎皮質ホルモンの分泌が始まる。つまり，この一連の生体反応は概日リズムを介して時間的にプログラムされているといえる(本間ら，1989)。

### ② 概日リズムの同調

概日リズムが環境周期と一致することをリズム同調という。これは，概日リズムの内因性周期が

24時間ではなく，わずかにずれていることから生じることであるが，実はこのわずかなずれが重要である。このずれがあることにより，概日リズムは特定の生体機能を特定の時刻に合わせることができ，さらに季節によっても生体機能を変えることが可能となる。そのメカニズムについては第2部の各論で論じる。

### ③ 同調因子

リズム同調に関与する環境因子を同調因子という。多くの種で，概日リズムの同調因子は光であるが，一部の種では温度も同調因子となっている。また，哺乳類では光や温度以外の環境因子によるリズム同調が知られており，社会的同調あるいは非光同調と呼ばれる。例えば，胎仔期あるいは新生仔期のラットは母ラットのリズムに同調する（母子同調）(Ohta et al., 2002)。ヒトでも，光がまったく感受できない視覚障害者が昼夜変化に同調している例が多数報告されている(Lockley et al., 1997)。環境に同調因子がない場合，概日リズムはフリーランし，24時間とは異なる内因性周期を示す。これをフリーランリズムといい，その周期をフリーラン周期という。

概日リズムは同調因子に対し位相反応を示す。位相反応とは，フリーランしている概日リズムに同調因子を1回だけ作用させると，作用させたリズム位相に依存してフリーランリズムが位相変化を起こすことをいう。同調因子を作用させたリズム位相と位相反応との関係は位相反応曲線で示される（図2）。

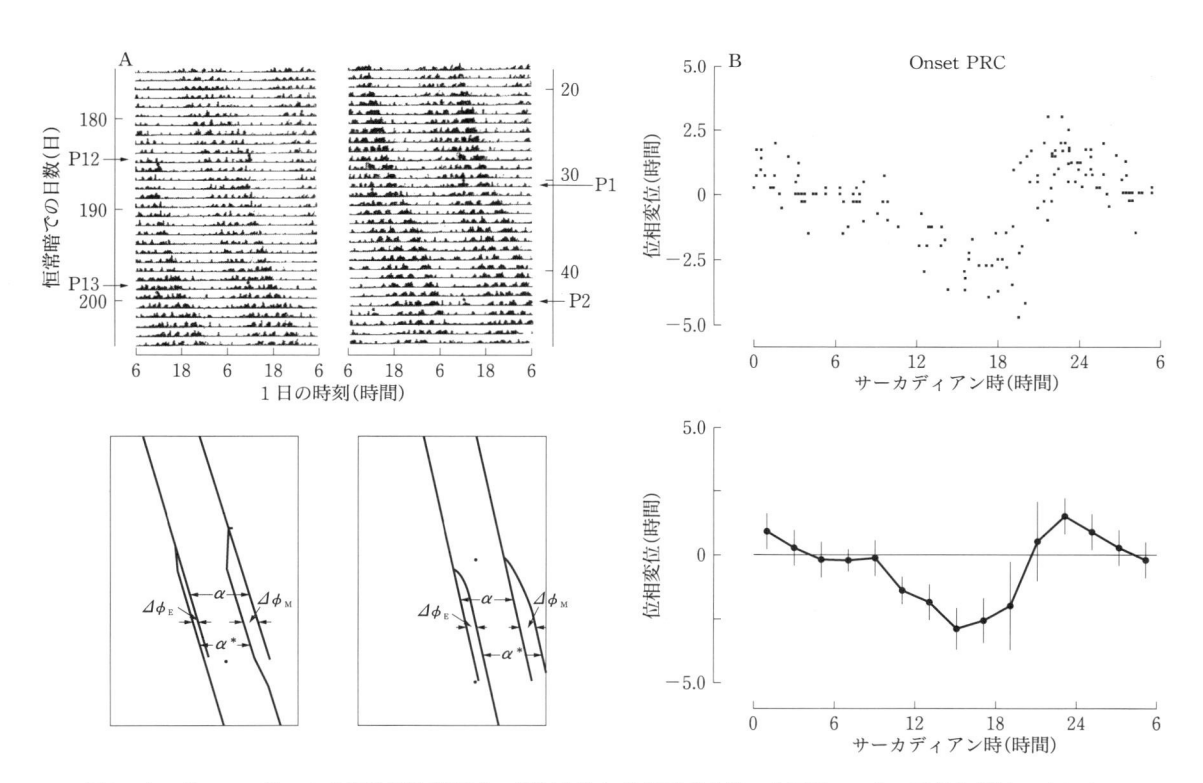

**図2** A：光パルス法による定常期位相反応の測定方法と位相反応曲線の作図法。2本の平行な斜線はそれぞれ恒常暗でフリーランしている行動リズムの活動開始位相と終了位相を表す。左：光パルス(・)が活動期終了時に与えられたとき，活動期開始位相はわずかに位相前進し，終了位相は大きく位相前進する($\Delta\phi_E < \Delta\phi_M$)。その結果，活動時間($\alpha$)は圧縮される($\alpha > \alpha^*$)。右：光パルスが活動期の中頃に与えられたとき，活動期開始位相はわずかに位相後退し，終了位相は大きく位相後退する($\Delta\phi_E < \Delta\phi_M$)。その結果，活動時間($\alpha$)は延長する($\alpha < \alpha^*$)。B：横軸に光パルスの位相，縦軸に位相反応($\Delta\phi_E, \Delta\phi_M$)をとる。光パルスの位相はサーカディアン時(CT)で表し，主観的夜の始まり(CT12：夜行性動物では活動期開始位相)を基準として計算する。位相前進を正，位相後退を負の値で表す(本間ら，1989より)

## 3) 概日リズムの可塑性

### ① アフター効果

概日リズムの内因性周期や光反応性は環境条件により変化することが知られている。例えば，概日リズムが同調条件下からフリーラン条件下に移ると，そのフリーラン周期は徐々に変化し，安定した周期を示すまでにかなりのサイクルが必要な場合がある。この現象はリズム同調のアフター効果(after effect)と呼ばれ，同調条件によって変化する(Pittendrigh and Daan, 1976a)。アフター効果は，概日リズムが2個以上の振動体により駆動されていると仮定すると，説明しやすい。

### ② 光反応性

光による位相反応はフリーランの初期と十分にフリーランした後とでは異なることが知られている。また，同じ位相で何度も位相反応を起こさせると，反応が小さくなることも報告されている。その原因が，個体の光感受性の変化にあるのか，振動システムにあるのかは結論が出ていない。

### ③ シングラリティー(singularity)

概日リズムの特定位相に強い光を作用させるとリズムが消失し，2回目の光でリズムが再現することが知られている(Winfree, 1973)。光によるリズムの消失をシングラリティーという。ただし，これまで報告されている光によるリズム消失が，理論的なシングラリティーと同じ現象かどうかは議論がある。

## (2) 生物時計

概日リズムによる生体機能の時刻合わせを時計になぞらえ，その機構を生物時計という。生物時計は，振り子に相当する概日振動体，針に相当する生体機能，そして針と時刻を一致させる装置からなる。生物時計を最も象徴的に示したのがリンネの花時計である。

### 1) 概日振動体

概日振動体は体のあらゆる細胞に存在するが，ペースメーカーとなる振動体は，脊椎動物では間脳，網膜，松果体に認められ，哺乳類では間脳の視交叉上核のみである。

### ① 視交叉上核

視交叉上核は視床下部脳底部，視交叉の直上で第3脳室を挟む正中部に存在する2個の神経核である。1側の核には約8000個のニューロンが存在している。視交叉上核は中核(core)と外殻(shell)に区別でき，それぞれVIP (vasoactive intestinal peptide)とAVP (arginine vasopressin)を含むニューロンが分布している。また，中核，外殻を問わず，GABAを含むニューロンが神経核全体に認められる(Moore and Leak, 2001)。

視交叉上核に個体の概日リズムを支配する振動体が存在することは様々な方法で証明されており，さらに視交叉上核の培養系を用いた研究から，視交叉上核細胞の多くが振動しているが，その振動周期や位相は必ずしも同一ではないこと(Welsh et al., 1995)，細胞間コミュニケーションによって単一の視交叉上核としての概日リズムが形成されていること(Nakamura et al., 2002)，少なくとも2個以上のサブ振動体が存在することが示されている(Jagota et al., 2000)。すなわち，視交叉上核は階層的な多振動体系である(図3)。

視交叉上核で発振される概日リズムは，体液性

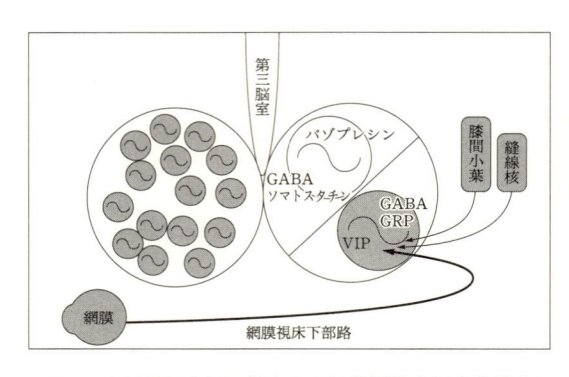

図3 夜行性齧歯類の視交叉上核階層的多振動体構造

や神経性の経路により，末梢の臓器，組織，細胞に伝えられて，生体機能に発現する。また，網膜から視神経が直接視交叉上核に分布し，光情報を振動系に伝えて概日リズムを同調させている。

② 松果体

鳥類などでは松果体にペースメーカーとなる概日振動体が存在するが，哺乳類ではペースメーカーとはなっていない。しかし，哺乳類の松果体は神経系を介して視交叉上核の強い支配を受けており，松果体細胞で合成分泌されるホルモン，メラトニンの概日リズムは視交叉上核概日リズムを最も正確に反映するリズムとみなされている。

松果体は視交叉上核のほかに，同じ神経経路を介して網膜から光情報を受けており，メラトニン合成が光刺激で抑制される(Arendt, 1995)。したがって，松果体におけるメラトニン合成は光の二重調節，つまり光により同調している視交叉上核振動体による間接的調節と光による直接的調節を受けていることになる。

③ 網膜

哺乳類以外の動物には網膜にペースメーカーとなる概日振動体が存在する。哺乳類では，網膜でもメラトニン合成が認められ，培養網膜にメラトニン概日リズムが報告されている(Tosini and Menaker, 1996)。

④ 末梢振動体

哺乳類で時計遺伝子が同定され，時計遺伝子の発現リズムが生物発光レポーターで簡単に測定されるようになった。その結果，培養肝臓，腎臓，肺など視交叉上核の支配から離れた臓器や組織でも，時計遺伝子発現の概日リズムが長期にわたって観察され，末梢細胞にも概日振動体が多数存在することが明らかとなった(Yoo et al., 2004)。これらを総じて，末梢振動体という。

同調条件下にある個体では，末梢振動体は中枢振動体である視交叉上核に支配を受けているが，光同調因子の急激な位相シフト時や非光同調因子の存在下では，末梢振動体は視交叉上核振動体の支配を離れて，独自の動きを示すことが判明した(Yamazaki et al., 2000)。ただし，末梢振動体の動きが，振動体の特性によるものか，単なる刺激反応によるものかは解明されていない。

2) 分子機構

① 時計遺伝子

ショウジョウバエの行動リズムに関与する時計遺伝子 *Per* が発見されたのは1971年である(Konopka and Benzer, 1971)。一方，哺乳類では1997年になって初めて時計遺伝子が同定された。J. Takahashi らは(King et al., 1997)，遺伝子変異を起こす薬物を作用させた多数のマウスの中から，恒常暗の条件下で行動リズムが消失する個体を見出し，責任遺伝子を *Clock* と命名した。*Clock* は PAS 領域をもつ bHLH 型の転写因子をコードする遺伝子である。

同じ頃，*Per* の哺乳類ホモログがクローニングされ，視交叉上核で強く発現し，かつ概日リズムを示すことが報告された(Tei et al., 1997)。さらに，bHLH 型転写調節因子をコードする遺伝子としてクローニングされた *Bmal1* が(Ikeda and Nomura, 1997) *Clock* と2量体を形成して，*Per* の発現を促進することが判明した(Darlington et al., 1998)。またその後，遺伝子修復に関与する遺伝子 *Cry* の産物が *Per* 蛋白と結合して概日リズムの形成に重要な働きをもつことがわかり，ここに，概日リズムの発振機構に関与する基本的な分子が出揃った。これらの分子をコードする遺伝子を狭義の時計遺伝子という。この時計遺伝子に共通している遺伝子構造は PAS 領域であり，蛋白分子の相互作用が想定されている。

*Per*，*Cry*，*Bmal* にはファミリーが存在し，マウスでは *Per1*，*Per2*，*Per3*，*Cry1*，*Cry2*，*Bmal1*，*Bmal2* が知られている。その後，これら時計遺伝子のノックアウト動物が作製され，その行動リズムは恒常暗の条件下で消失し，これらの遺伝子が概日リズムの発振に本質的な役割をしていることが確かめられた(van der Horst et al., 1999; Zheng et al., 2001; Bunger et al., 2000)。また，これら時計遺伝子の発現に関与する遺伝子もいくつか発見され，概日リズムの発振における役割が検討されている(Honma et al., 2002)。

## ② 概日振動

概日リズムが発振される分子メカニズムとして，時計遺伝子 Per の転写をめぐるオートフィードバックループ仮説が提唱されている(Reppert and Weaver, 2002)。すなわち，転写因子 CLOCK/BMAL1 により Per の転写が促進され，その結果 Per の遺伝子産物 PER が合成される。同じ機序で Cry の遺伝子産物 CRY が合成される。PER と CRY は核内に移行し，そこで結合して2量体となり，CLOCK/BMAL1 に作用して Per の転写を抑制する。このオートフィードバックループでは，CLOCK/BMAL1 が促進因子として，PER/CRY が抑制因子として働く。このループが1回転するのに要する時間が約24時間であり，これが概日リズムの発振源であるとする仮説である。しかしその後，時計遺伝子 Bmal1 の転写が PER の影響を受けること，胎児軟骨細胞の分化発生に関係する遺伝子 Dec が Per の転写活性を強力に抑制することなどが次々と判明し，現在では狭義の時計遺伝子によるフィードバックループをコアループと呼び，これにいくつかの補足的なフィードバックループが共役する複雑な振動モデルが提唱されている(図4)(Honma and Honma, 2003)。

## ③ 入出力系

概日リズムの光同調は，網膜から視交叉上核に分布する網膜視床下部路の視神経を介して達成される。光同調に関与する特定の視物質が存在するかどうかは不明であり，オプシン，ロドプシン，メラノプシンなどが補完的に働くのではないかと想定されている。光刺激により概日リズムに位相反応が生じ，位相反応によりリズム同調が達成されると考えられているが，位相反応を起こす同じ光刺激は視交叉上核の Per の転写を促進する(Shigeyoshi et al., 1997)。入力系の分子機構はまだ十分には理解されていないが，網膜視床下部路の視神経終末から分泌されるグルタミン酸や PCAP が神経伝達物質として視交叉上核に作用し，いくつかの細胞内シグナルトランスダクション系を介して，最終的に概日リズムのコアループに作用すると考えられている。

一方，コアループで発振された概日リズムは，何らかの細胞内シグナルトランスダクション系を介して液性因子の分泌や膜電位に周期的変動を起こし，視交叉上核外に伝達されると想定される。コアループからの出力因子として，フィードバックループを作動させている転写因子が考えられる。例えば，CLOCK/BMAL1 は Per 遺伝子のプロ

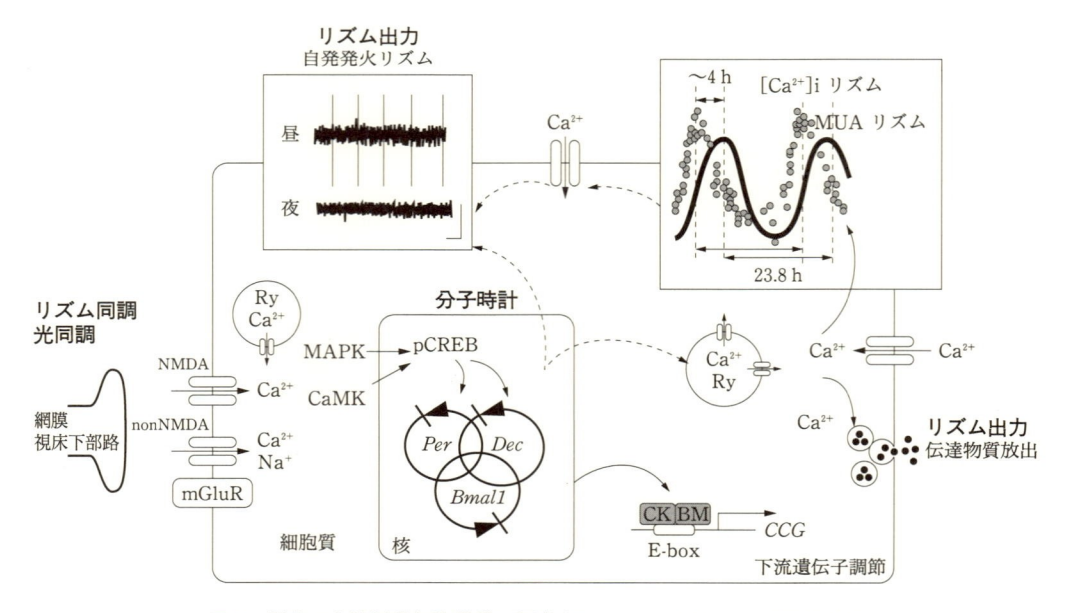

図4 視交叉上核振動細胞機能の概略(Honma and Honma, 2003 より)

モーター領域にあるEボックスに結合するが，同じEボックスは例えばAVP遺伝子など他の遺伝子プロモーター上にも存在し，遺伝子転写を促進している可能性がある．コアループに共役しているDECも転写因子である．培養視交叉上核にNaチャネル阻害薬であるTTXを作用させて活動電位にみられる概日リズムを抑制しても，細胞内Caイオン濃度にみられる概日リズムは抑制されない．一方，Caイオンの細胞内移動を抑制してCaイオン濃度の概日リズムを消失させると，活動電位の概日リズムも抑制される(Ikeda et al., 2003)．コアループから活動電位に概日リズムが表現されるまでに，Caイオンが関与している可能性がある(図4)．

### 3）システムとしての生物時計

#### ① 階層的多振動体

中枢時計である視交叉上核が階層的な多振動体から構成されていることはすでに述べた．一方，ラットやマウスなど夜行性齧歯類の個体レベルの概日リズムには少なくとも2つの異なる振動体が関与していると考えられてきた．すなわち，活動の開始のタイミングを決めるE振動体と活動終了のタイミングを決めるM振動体である(Pittendrigh and Daan, 1976b)．行動リズムのスプリットは，この2つの振動体が通常とは180度異なる位相で共役した状態と考えられている．E，M振動体を仮定することによって，概日リズムの季節変動がよく説明できるが，これについては各論で述べる．E，M振動体の局在は不明であるが，2つとも視交叉上核にあるという説(Jagota et al., 2000)と，どちらかは視交叉上核にあるが，他の1つは視交叉上核外にあるとする説(Abe et al., 2001)がある．

末梢組織にも概日振動体が存在することは以前から想定されていたが，証明されたのはつい最近である．末梢振動体と中枢振動体の関係や生理的意義については研究が始まったばかりであるが，末梢振動体も視交叉上核振動体と同じく多数の振動細胞で構成され，時計遺伝子によるオートフィードバックループで概日リズムを発振してい ると考えられる．末梢振動体と視交叉上核振動体との関係については，視交叉上核を破壊すると各種概日リズムが消失するという実験事実から，末梢振動体を構成する多数の振動細胞は視交叉上核の支配がなくなると相互に脱同調し，組織全体としては概日リズムが消失したようにみえるとする説が有力であった．しかし視交叉上核がなくても，培養末梢組織の時計遺伝子発現リズムは長期間持続することから，この説には修正が必要である．

このように，個体レベルではそれ自身が階層的多振動体構造をもつ視交叉上核振動体が中枢時計となり，多数の末梢振動体からなる末梢組織で概日リズムを発現している．この階層性は単なる一方通行のヒエラルキーではなく，末梢振動体は視交叉上核振動体が反応しない因子にも反応する．したがって，中枢振動体と末梢振動体で乖離が生じる．また，末梢振動体から中枢振動体へのフィードバックも想定される．個体レベルの生物時計はかなり複雑なシステムをもつと考えられる．

#### ② 振動体作用

心筋細胞の収縮は最も速いペースメーカー細胞に合わせるが，視交叉上核振動体の周期は振動細胞の平均的周期である(Honma et al., 1998)．したがって，概日振動体間の作用は相互的と考えられる．シナプスを介した作用，ギャップジャンクションによる作用，液性因子による作用などが想定されるが，詳細は不明である．一方，末梢振動体間に相互作用があるか否かは不明である．

株化した培養線維芽細胞に高濃度血清あるいはデキサメサゾンを作用させると，それまで無周期であった細胞群に明瞭な概日リズムが数サイクル認められる(Balsalobre et al., 1998)．これは，概日リズムが血清やデキサメサゾンで新たに発振されたのではなく，脱同調していた個々の細胞振動体が同調した結果，概日リズムが顕在化したものと考えられている(Nagoshi et al., 2004)．これが可能となるのは，概日振動体の位相反応曲線がいわゆる0型を示す場合で，1回の同調刺激ですべての振動体の位相が一致する．視交叉上核の概日リズムが末梢振動体を同調させる1つのメカニズムと考えられる．しかし，同調刺激がないとすぐ

に脱同調するということは，末梢振動体に相互作用がないことを示唆している。ただし，このメカニズムが線維芽細胞以外の末梢振動体にあてはまるか否かは不明である。

③ 末梢からのフィードバック

ラット行動リズムのフリーラン周期はアクトグラフにより異なり，回転輪などのストレス型アクトグラフで測定すると，赤外線センサーや感熱式センサーなど非ストレス型アクトグラフで測定した場合に比べ，短くなる（Yamada et al., 1988）。これは，特定の行動から視交叉上核振動体へフィードバックがあるためと考えられている。視交叉上核には，網膜からの入力系のほかに，外側膝状体や縫線核，乳頭体からも入力があり，後者の入力系がフィードバックに関与している可能性がある。しかし，その詳細な機構は不明である。

## (3) 生体機能の時間的統合

### 1) 内的脱同調

① ヒトのフリーランリズム

ヒトを昼夜変化や社会環境から隔離し，時刻の手がかりのない空間で生活させると，睡眠覚醒リズムや体温リズムが一般に24時間より長い周期でフリーランする。コーカシアン被験者によるフリーラン周期は平均25.0時間であり，青年と中高年で統計学的な差はない（Wever, 1979）。ただし，フリーラン周期には性差が認められており，女性で短い。日本人被験者でも，フリーラン周期，性差とも同様の成績が得られている（本間ら，1989）。視覚障害者のフリーラン周期が平均24.5時間であり，光照度がフリーラン周期に影響を与えている可能性がある。古典的なフリー実験の結果とは異なり，脱同調パラダイムによる内因性周期の測定ではより24時に近い値（24.2時間）が得られているが（Czeisler et al., 1999），その意味は不明である。

ヒトではフリーランの経過中に内的脱同調と呼ばれるリズムの乖離が観察される（図5）。最もよく知られているのは睡眠覚醒リズムと体温リズム

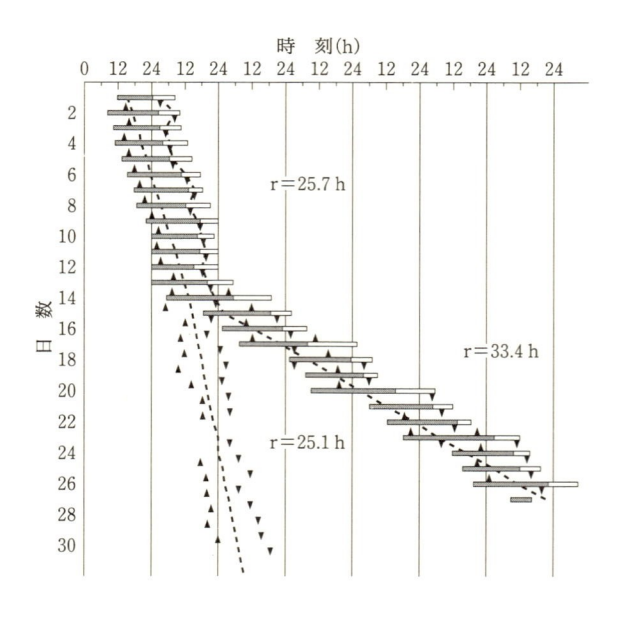

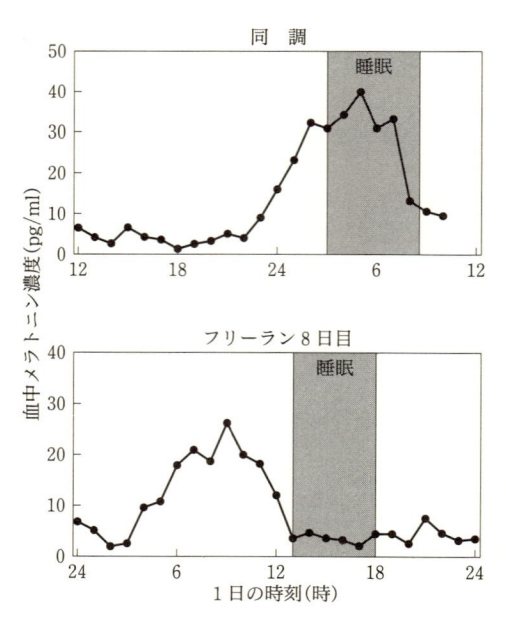

図5 ヒトの内的脱同調。（左）睡眠覚醒リズム（▭▭）と深部体温リズム（▲，▼）の脱同調。（右）睡眠覚醒リズムと血中メラトニンリズム（●—●）の脱同調（本間ら，1989より）

との乖離であるが(Aschoff, 1965)，睡眠覚醒リズムと副腎皮質ホルモンリズム，あるいはメラトニンリズムとの乖離も報告されている(Honma et al., 1997)。同調条件下では，睡眠覚醒リズムと体温リズムには一定の位相関係が維持されており，睡眠の後半に体温リズムが最低となる。フリーラン条件下では，体温の最低値が睡眠の前半に移動し，ついには体温の最低値位相から睡眠が始まるようになる。さらに，被験者の約20%では，体温リズムと睡眠覚醒リズムはもはや一定の位相関係を保つことなく，独自の周期でフリーランする。したがって，あるサイクルでは覚醒時に体温が低下し，睡眠時に体温が上昇している。これが数週間の周期で繰り返される。これを生体リズムの内的脱同調という。内的脱同調時の体温リズムの周期は24時間に近いが，睡眠覚醒リズムの周期は30時間を超える。

生体リズムに内的脱同調が生じると，被験者は不眠や昼間の眠気，全身倦怠感，食欲不振，集中力の低下などの症状を訴えることが多い。概ね時差ぼけ症状と似ている。内的脱同調下では作業能率も低下する。

② 48時間リズム

フリーラン条件下では，まれではあるが睡眠覚醒リズムの周期が50時間近くに延長することが知られている(Wever, 1979)。この場合，体温リズムは約25時間の周期を示し，睡眠覚醒リズムとの位相関係は維持されている。48時間リズムでは1日おきに徹夜をしている状態と同じであるが，被験者は徹夜をした自覚はない。つまり，長い1日を通常の1日と認識して生活しているのである。この現象の背後には被験者の時間感覚の変容がある。実際，時間感覚のテストをしてみると時間の経過を過小に評価している(Aschoff, 1985)。10時間の睡眠と約40時間の連続覚醒が繰り返されるが，被験者は40時間の覚醒期間にもやはり3度しか食事をとらない。

③ 部分同調

内的脱同調と類似のリズム現象は通常の昼夜環境下でも生じる。多くの場合，体温リズムやメラトニンリズムなどの概日リズムは昼夜変化に同調し，睡眠覚醒リズムがフリーランするが，逆の例も報告されている(Hashimoto et al., 1997)。これを部分同調という。部分同調が起こるのは，同調因子に対する反応性(位相反応)が睡眠覚醒リズムの背後にある振動体と概日振動体とでは異なることを想定させる。

2) 2振動体仮説

① 自律性振動体仮説

睡眠覚醒リズムと体温リズム等の概日リズムとの内的脱同調，部分同調，そして睡眠覚醒リズムの48時間リズムは，睡眠覚醒リズムの背後にある振動機構と概日振動体とは異なることを示しており，ヒトの生物時計は2振動体から構成されているとする仮説が提唱されている(Kronauer et al., 1982)。この2つの振動体は通常は相互に作用してあたかも1個の振動体のように振る舞うが，フリーランのような特殊な環境下では相互作用が弱まり，お互い独自の周期で振動する，あるいは一方が同調し他方がフリーランする乖離状態になる。睡眠覚醒リズムの背後に自律性の振動体を仮定する説を2振動体仮説という(図6左)。

② 2プロセス仮説

睡眠覚醒リズムの背後に自律性の振動体を仮定する代わりに，砂時計型の振動体を仮定する説を2プロセス仮説という(Daan et al., 1984)。すなわち覚醒期間中に単調性に増加するSプロセスが睡眠閾値に達すると睡眠が始まり，Sプロセスは指数関数的に低下する。そしてSプロセスが覚醒閾値に達すると目覚める。睡眠閾値や覚醒閾値は概日周期で変動しており，Cプロセスと呼ばれる(図6右)。2プロセス仮説でも，生体リズム

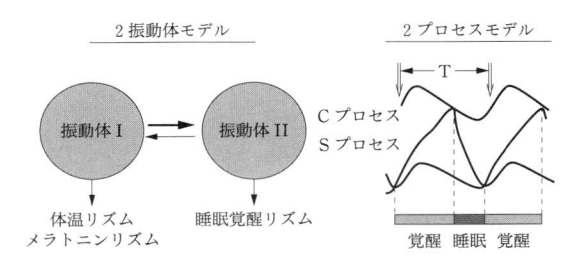

図6 ヒト生物時計の振動モデル

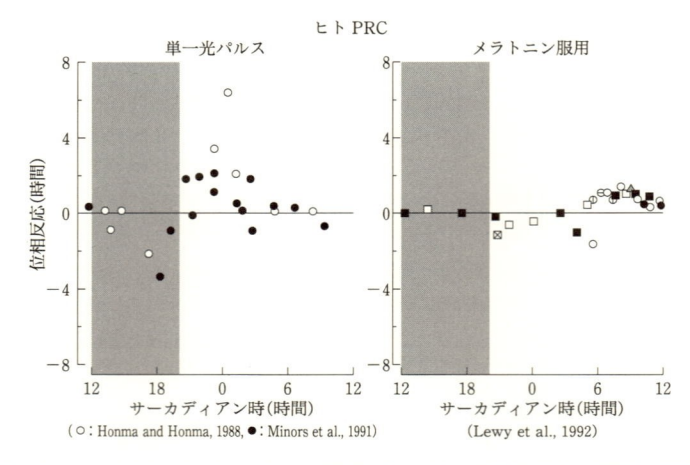

図7 ヒト生物時計の光パルス(左)およびメラトニン服用(右)に対する位相反応。網掛け部分は睡眠時間帯を表す

の内的脱同調や48時間リズムが説明できる。

③ E, M振動体仮説

夜行性齧歯類の行動リズムを説明するE, M振動体仮説はヒトの概日リズムも説明する可能性がある。ヒトの血中メラトニンリズムの光刺激に対する反応性が，メラトニン上昇位相，ピーク位相，下降位相で異なることが知られている。このことから，メラトニンの上昇位相と下降位相を駆動している振動体は異なり，E, M振動体に相当する振動体が想定されている(Wehr, 2001)。

### 3) ヒトのリズム同調

① 光同調

ヒトの概日リズムも他の哺乳類と同じく，明暗サイクルに同調する。ただし，リズム同調には数千ルクスの高光照度が必要で，数百ルクスの低照度明暗サイクルには同調できない個人もいる。高照度光パルスを用いた古典的フリーラン法による位相反応曲線は(Honma and Honma, 1988; Minors et al., 1991)，主観的夕方に数時間の後退相を，主観的朝に数時間の前進相をもち，ほぼシンメトリックである(図7左)。ヒトのフリーラン周期が24時間より長いので，リズム同調には主観的朝の光による位相前進が必要であり，主観的夕方の光はむしろリズム同調を阻害する。しかし，通常の生活における光環境は複雑であり，リズム同調が位相反応のみで起きているとは考えられない。

② 非光同調

視覚障害者でも概日リズムが昼夜変化に同調することから，ヒトの概日リズムは非光因子にも同調することが想定されている。しかし，視覚のある被験者を対象としたこれまでの実験で概日リズムの非光同調を明確に示したものはない。

夜間の身体的運動が血中メラトニンリズムの位相を後退させることが報告されている(Buxton et al., 1997)。しかし，通常のリズム同調に必要なのは位相前進であり，運動によるリズム位相の前進はまだ報告されていない。一方，身体運動を毎日行うことによりメラトニンリズムの再同調の促進が報告されており(Miyazaki et al., 2001)，身体運動が同調因子となる可能性が示唆されている。

③ 睡眠覚醒リズムの同調

光同調が主として概日リズムに対する同調機序であるのに対し，非光同調が睡眠覚醒リズムの同調機序である可能性が示されている(Hashimoto et al., 2004)。低照度下で，強制的睡眠覚醒スケジュールを8時間位相前進させた場合，メラトニンリズムはほとんど位相変化しないのに対して，睡眠覚醒リズムはほぼ8時間の位相前進を示し，概日リズムと睡眠覚醒リズムでは非光同調因子に

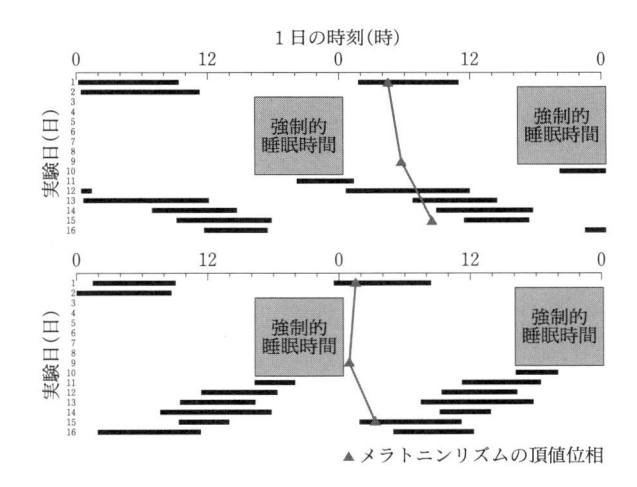

図8 ヒト睡眠覚醒リズムの非光同調。横バー(━━)
は睡眠を表す。強制的睡眠(網掛け部分)スケジュール
の終了後，被験者はフリーラン条件下に置かれた
(Hashimoto et al., 2004 より)

対する反応性が異なることが示された(図8)。

## (4) 生体リズムと疾患

### 1) 概日リズム障害

　概日リズム障害に起因する疾患がいくつか知られている。その中で，主として生活環境に原因があるものに，時差飛行や交代勤務に伴う精神身体的不調があり，主として生物時計に原因があるものに，睡眠相後退症候群(delayed sleep phase syndrome)，睡眠相前進症候群(advanced sleep phase syndrome)，非24時間睡眠覚醒症候群(non-24 h sleep-wake syndrome)などがある(本間ら，1989)。ただし，後者にも生活環境が原因となっている症例もある。症状の主体は睡眠覚醒障害であり，それに伴う精神運動機能の低下や気分の変化である。

#### ① 生活環境に起因する疾患

　異なる時間帯の昼夜変化に暴露された場合，概日リズムを無視した睡眠や覚醒をとることにより，生物時計に一種の内的脱同調状態が生じ，睡眠障害などの症状が出現する。生物時計が新しい昼夜変化に再同調するまでには数日から1週間程度かかるので，その間症状が持続する。逆行性再同調の場合は症状が遷延する。詳細については各論で論じる。

#### ② 生物時計に起因する疾患

　昼夜変化のある環境で生活していても，リズム同調が正常に行われず，睡眠覚醒リズムの位相が後退(睡眠相後退症候群)，あるいは前進(睡眠相前進症候群)，あるいはリズムがフリーラン(非24時間睡眠覚醒リズム症候群)する状態である。睡眠覚醒リズムの背後にある振動体，あるいはそれと共役している概日振動体の同調機能が障害されたために起こると考えられるが，症状が出現するのは，概日振動体に逆らって通常の社会生活を送ろうと努力する場合である。睡眠相後退症候群と非24時間睡眠覚醒リズム症候群は交互に出現することが多いので，連続した状態と考えられる。

#### ③ 概日リズム障害の原因

　生物時計の同調障害の原因としては，生物時計の光感受性の変化，内因性周期の変化，2振動体のリズム共役の減弱などが想定される。この推定

は，生物時計の同調が位相反応によることに基づいており，位相反応に関係する要因としては光感受性と内因性周期がある。リズム共役の減弱は部分同調を説明するものである。しかし，位相反応曲線がシンメトリーであることからも推測されるように，リズム同調に不適切な時間帯に光に当たることによってもリズム位相が後退する。学生やフリーターにみられる睡眠相後退症候群の多くは夜遅くまでの活動による光暴露と，それによる生物時計の位相後退が原因と考えられる。

睡眠相前進症候群に関しては遺伝的背景が想定されている。この症状は極端な早寝早起きで，睡眠障害の報告はない。この症候群を示す家系がいくつか知られており，フリーラン周期が24時間より短いことが特徴である(Jones et al., 1999)。この家系では時計遺伝子 *Per* に変異が見出されており，それが原因していると考えられている(Toh et al., 2001)。

### 2) 概日リズム障害の治療

概日リズム障害の治療としていくつかの試みがなされているが，医療として公認されているもの(健康保険点数が付いているもの)はない。

#### ① 高照度光治療

ヒト生物時計の同調因子として最も強力なものは 2500 lx 以上の高照度光である。後退したリズム位相を前進させる目的で，早朝に高照度光を1～2時間照射することにより，睡眠相後退症候群や非24時間睡眠覚醒リズム症候群の治療が試みられており，好成績をあげている(図9)。問題点は，照射装置の入手法，早朝に1～2時間の時間を確保すること，治療の持続である。しかし，現在のところ最も有効な治療法である。

#### ② 薬物治療

薬物により生物時計の位相を調節することが試みられている。

メラトニンには，睡眠を誘導する作用のほかに，生物時計を位相依存的にシフトさせる作用がある(Lewy et al., 1992)。主観的夕方にメラトニンを服用すると概日リズムの位相前進が，主観的朝に服用すると後退が起こる(図7右)。したがって，

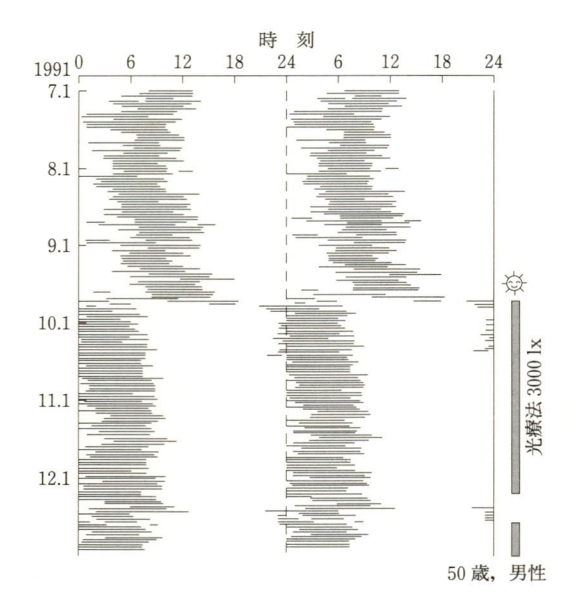

**図9** 睡眠相後退症候群に対する光療法(3000 lx)の効果。横線は睡眠を表す(内山ら，1995 より)

睡眠相後退症候群では主観的夕方に服用すると有効である。メラトニンにより劇的に治癒した症例が報告されているが，メラトニンの作用には個体差が大きく，また服用時刻も効果に大きく影響する。

シアノコバラミン(ビタミン $B_{12}$)が概日リズム障害に有効であるとの報告があり，その作用機序として光感受性の増加が示唆されている(Hashimoto et al., 1996)。

#### ③ 時間生物学的治療

睡眠相後退症候群の患者では，睡眠位相を意識的に前進させることができない。そこで，睡眠位相を毎日2～3時間ほど後退させ，通常の睡眠時間までずらしていく方法がある(Czeisler et al., 1981)。一種の行動療法であるが，適切な睡眠時間帯に戻った後は，高照度光療法によりその時間帯を維持する。

### 3) 光環境

生物時計は生物が昼夜変化に適応する過程で進化した機能であり，生物時計に作用する最も強力な環境因子は光である。産業革命以後の文明の発達は，人類の時間的・空間的活動の場を広げてき

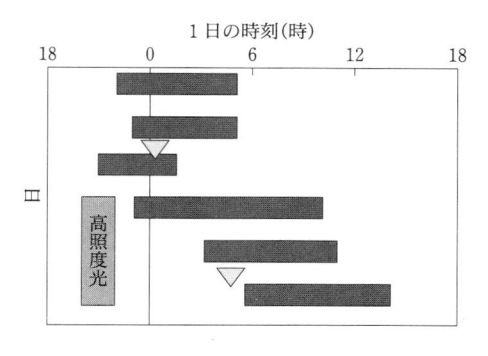

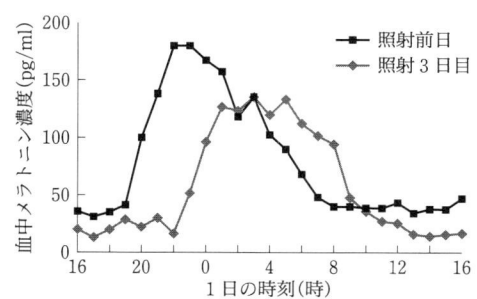

**図10** 夜の高照度光(1万lx)による睡眠覚醒リズムの位相後退と内的脱同調の誘発。高照度光に夜の8時から2時間，3日間連続して浴びた被験者の睡眠(左)(■)と血中メラトニンリズム(右)。メラトニンリズムは照射前日と照射3日目に測定，その頂値位相を▽で示す(本間ら，未発表データ)

たが，一方では生物としてのヒトの側面を考慮しなかったために，様々な問題ももたらした。暗黒の夜を真昼に変えた人工照明は24時間社会を作り出したが，生物時計をもつ人類は必ずしも24時間社会に適応できない。

すでに述べたように，概日リズム障害の多くは不適切な時刻の光環境が原因と考えられる。ヒトの生物時計は朝の光で位相前進し，リズム同調を達成している。夜の光は生物時計に位相後退を促し，ついにはリズムの脱同調を起こす(図10)。ここ50年間，日本国民の夜型化は急速に進んでおり，1960年に午後10時以後起きている人は30％にも満たなかったが，2000年の調査では80％にも達している(NHK放送文化研究所，2002)。これに伴い睡眠時間が1時間ほど減少し，先進文明国でも最も睡眠時間が短い国民である。日本人は明るい光が好きで，家庭でも蛍光灯を好んで使用する。店が明るいと販売量が伸びるとさえいわれており，夜のコンビニエンスストアやドラッグストアは昼並みに明るい。このような夜の光環境は，短期的には生物時計の同調障害を起こす原因となり，長期的には不登校や引きこもりの固定化につながると危惧される。光環境は概日リズム障害の予防の観点から極めて重要である。光環境の詳細については，各論で論じる。

## おわりに

本節の記述は，生体リズムの中でも地球環境と最も関係の深い概日リズムに終始した。ヒトも地球上の他の生物と異ならず，昼夜変化に適応する機能である生物時計を進化の過程で獲得した。地球環境の中で昼夜ほど劇的な変化はなく，様々な生体機能に影響を与えている。しかし，その適応機能が科学的に研究され始めてからまだ50年しか経っておらず，全貌の解明にはさらに多くの年月が必要と思われる。生物時計は人間生活の様々な場面に登場しており，生物時計に関する学問は今後応用科学としても重要となるだろう。

### 参考文献

Abe, H., Honma, S., Namihira, M., Masubuchi, S. and Honma, K. (2001) Behavioral rhythm splitting in the SC mouse is related to clock gene expressions outside the suprachiasmatic nucleus. Eur. J. Neurosci. 14: 1121-1128.

Arendt, J. (1995) Melatonin and the Mammalian Pineal Gland. Chapman and Hall, London.

Aschoff, J. (1965) Circadian rhythms in man: a self-sustained oscillator with an inherent frequency

underlies human 24-hour periodicity. Science 148: 1427-1432.
Aschoff, J. (1981) A survey on biological rhythms. In: Handbook of Behavioral Neurobiology, Vol. 4, Biological Rhythms, (ed.) J. Aschoff, Plenum Press, New York.
Aschoff, J. (1985) Time perception and timing of meals during temporal isolation. In: Circadian Clocks and Zeitgebers, (eds.) T. Hiroshige and K. Honma, Hokkaido University Press, Sapporo, pp. 3-18.
Balsalobre, A., Damiola, F. and Schibler, U. (1998) A serum shock induces circadian gene expression in mammalian tissue culture cells. Cell 93: 929-937.
Bunger, M. K., Wilsbacher, L. D., Moran, S. M., Clendenin, C., Radcliffe, L. A., Hogenesch, J. B., Simon, M. C., Takahashi, J. S. and Bradfield, C. A. (2000) Mop 3 is an essential component of the master circadian pacemaker in mammals. Cell 103: 1009-1017.
Buxton, O. M., Framl, S. M., L'Hermite-Baleriaux, M., Leproult, R., Turek, F. W. and van Cauter, E. (1997) Roles of intensity and duration of nocturnal exercise in causing phase delays of human circadian rhythms. Am. J. Physiol. Endocrinol. Metab. 273: E536-E542.
Czeisler, C. A., Richardson, G. S., Coleman, R. M., Zimmerman, J. C., Moore-Ede, M. C., Dement, W. C. and Weitzman, E. D. (1981) Chronotherapy: resetting the circadian clocks of patients with delayed sleep phase insomnia. Sleep 4: 1-21.
Czeisler, C. A., Duffy, J. F., Shanahan, T. L., Brown, E. N., Mitchell, J. F., Rimmer, D. W., Ronda, J. M., Silva, E. J., Allan, J. S., Emens, J. S., Dijk, D. J. and Kronauer, R. E. (1999) Stability, precision, and near-24-hour period of the human circadian pacemaker. Science 284: 2177-2181.
Daan, S., Beersma, D. G., and Borbely, A. A. (1984) Timing of human sleep: recovery process gated by a circadian pacemaker. Am. J. Physiol. 246: R161-R178.
Darlington, T., Wager-Smith, K., Ceriani, M., Staknis, D., Gekakis, N., Steeves, T., Weitz, C., Takahashi, J. and Kay, S. (1998) Closing the circadian loop: Clock-induced transcription of its own inhibitors per and tim. Science 280: 1599-1603.
Enright, J. T. (1980) The Timing of Sleep and Wakefulness. Springer-Verlag, Berlin.
Gerkema, M. P. and Daan, S. (1985) Ultradian rhythms in behavior: the case of common vole (Microtus Arvalis). In: Ultradian Rhythms in Physiology and Behavior, (eds.) H. Schulz and P. Lavie, Springer-Verlag, Berlin, pp. 11-31.
Hashimoto, S., Kohsaka, M., Morita, N., Fukuda, N., Honma, S. and Honma, K. (1996) Vitamin $B_{12}$ enhances the phase-response of circadian melatonin rhythm to a single bright light exposure in humans. Neurosci. Lett. 220: 129-132.
Hashimoto, S., Nakamura, K., Honma, S. and Honma, K. (1997) Free-running circadian rhythm of melatonin in a sighted young man despite a 24-hr sleep pattern: a non-24 hour circadian syndrome. Psychiat. Clin. Neurosci. 51: 109-114.
Hashimoto, S., Nakamura, K., Honma, S. and Honma, K. (2004) Non-photic entrainment of human rest-activity cycle independent of circadian pacemaker. Sleep Biol. Rhythms 2: 29-36.
Honma, K. and Honma, S. (1988) A human phase response curve for bright light pulses. Jap. J. Psychiat. Neurol. 42: 167-168.
本間研一・本間さと・広重力 (1989) 生体リズムの研究. 北海道大学図書刊行会.
Honma, K., Hashimoto, S., Endo, T. and Honma, S. (1997) Light and plasma melatonin rhythm in humans. Biol. Signal 6: 307-312.
Honma, S., Shirakawa, T., Katsuno, Y., Namihira, M. and Honma, K. (1998) Circadian periods of single suprachiasmatic neurons in rats. Neurosci. Lett. 250: 157-160.
Honma, S., Kawamoto, T., Takagi, Y., Fujimoto, K., Noshiro, M., Kato, Y. and Honma, K. (2002) Dec1 and Dec2 are regulators of the mammalian molecular clock. Nature 419: 841-844.
Honma, S. and Honma, K. (2003) The biological clock: $Ca^{2+}$ links the pendulum to the hands. Trend in Neuroscience 26: 650-653.
Ikeda, M. and Nomura, M. (1997) cDNA cloning and tissue-specific expression of a novel basic helix-loop-helix/PAS protein (BMAL1) and identification of alternatively spliced variants with alternative translation initiation site usage. Biochem. Biophys. Res. Com. 233: 258-264.
Ikeda, M., Sugiyama, T., Wallace, C. S., Gompf, H. S., Yoshioka, T., Miyawaki, A. and Allen, C. N. (2003) Circadian dynamics of cytosokic and nuclear $Ca^{2+}$ in single suprachiasmatic neuclus neurons. Neuron 38: 253-263.
Jagota, A., de la Iglesia, H. O. and Schwartz, W. J. (2000) Morning and evening circadian oscillations in the suprachiasmatic nucleus in vitro. Nat. Neuroscience 3: 372-376.
Jones, C. R., Campbell, S. S., Zone, S. E., Cooper, F., DeSano, A., Murphy, P. J., Jones, B., Czajkowski, L. and Ptacek, L. J. (1999) Familial advanced sleep-phase syndrome: a short-period circadian rhythm variant in humans. Mature Medicine 5: 1062-1065.
Konopka, R. J. and Benzer, S. (1971) Clock mutations of

Drosophila melanogaster. Proc. Natl. Acad. Sci. USA 68: 2112-2116.

King, D., Zhao, Y., Sangoram, A., Wilsbacher, D., Tanaka, M., Antoch, P., Steeves, T., Vitaterna, M., Kornhauser, J., Lowrey, P., Turek, F. and Takahashi, J. (1997) Positional cloning of the mouse circadian clock gene. Cell 89: 641-653.

Kronauer, R. E., Czeisler, C. A., Pilato, S. F., Moore-Ede, M. C. and Weitzman, E. D. (1982) Mathematical model of the human circadian system with two interacting oscillators. Am. J. Physiol. 242: R3-R17.

Lewy, A. J., Saeeduddin, A., Latham-Jackson, J. M. and Sack, R. L. (1992) Melatonin shifts human circadian rhythms according to a phase response curve. Chronobiology International 9: 380-392.

Lockley, S. W., Skene, D. J., Arendt, J., Tabandeh, H., Bird, A. C. and Deferance, R. (1997) Relationship between melatonin rhythms and visual loss in the blind. J. Clin. Endocrinol. Metab. 82: 3763-3770.

Minors, D. S., Waterhouse, J. M. and Wriz-Justice, A. (1991) A human phase-response curves to light. Neurosci. Lett. 133: 36-46.

Miyazaki, T., Hashimoto, S., Masubuchi, S., Honma, S. and Honma, K. (2001) Phase-advance shifts of human circadian pacemaker are accelerated by daytime physical exercise. Am. J. Physiol. 281: R197-R205.

Moore, R. Y. and Leak, R. K. (2001) Suprachiasmatic Nucleus. In: Handbook of Behavioral Neurobiology, Vol. 12, Circadian Clocks, (ed.) J. S. Takahashi, F. W. Turek and R. Y. Moore, Plenum Press, New York, pp. 141-179.

Nagoshi, N., Saini, C., Bauer, C., Laroche, T., Naef, F. and Schibler, U. (2004) Circadian gene expression in individual fibroblasts: cell-autonomous and self-sustained oscillators pass time to daughter cells. Cell 119: 693-705.

Nakamura, W., Honma, S., Shirakawa, T. and Honma, K. (2002) Clock mutation lengthens the circadian period without damping rhythms in individual SCN neurons. Nature Neurosci. 5: 399-400.

NHK放送文化研究所 (2002) 日本人の生活時間・2000 —NHK国民生活時間調査. NHK出版.

Ohta, H., Honma, S., Abe, H. and Honma, K. (2002) Effects of nursing mothers on rPer1 and rPer2 circadian expressions in the neonatal rat suprachiasmatic nuclei vary with developmental stage. Eur. J. Neurosci. 15(12): 1953-1960.

Pittendrigh, C. S. and Daan, S. (1976a) A functional analysis of circadian pacemakers in nocturnalrodents. I. The stability and lability of spontaneous frequency. J. Comp. Physiol. 106: 223-252.

Pittendrigh, C. S. and Daan, S. (1976b) A functional analysis of circadian pacemaker in nocturnal rodents. IV. Entrainment: pacemaker as clock. J. Comp. Physiol. 106: 291-331.

Reppert, S. M. and Weaver, D. R. (2002) Coordination of circadian timing in mammals. Nature 418: 935-941.

Shigeyoshi, Y., Taguchi, K., Yamamoto, S., Takekida, S., Yan, L., Tei, H., Moriya, T., Shibata, S., Loros, J., Dunlap, J. and Okamura, H. (1997) Light-induced resetting of a mammalian circadian clock is associated with rapid induction of the mPer1 transcript. Cell 91: 1043-1053.

Stokkan, K. A., Yamazaki, S., Tei, H., Sakaki, Y. and Menaker, M. (2001) Entrainment of the circadian clock in the liver by feeding. Science 291(5503): 490-493.

Sweeney, B. and Hastings, J. W. (1960) Effects of temperature upon diurnal rhythms. Cold Spring Harbor Symp. Quant. Biol. 25: 87-103.

Tei, H., Okamura, H., Shigeyoshi, Y., Kukuhara, C., Ozawa, R., Hirose, M. and Sakaki, Y. (1997) Circadian oscillation of a mammalian homologue of the Drosophila period gene. Nature 389: 512-516.

Toh, K. L., Jones, C. R., He, Y., Eide, E. J., Hinz, W. A., Virshup, D. M., Pacek, L. J. and Fu, Y. H. (2001) An hPer2 phosphorylation site mutation in familial advanced sleep phase syndrome. Science 291: 1040-1043.

Tosini, G. and Menaker, M. (1996) Circadian rhythms in cultured mammalian retina. Science 272: 419-421.

内山真・大川匡子・尾崎茂 (1995) 睡眠・覚醒リズム障害. 神経研究の進歩 39：92-103.

van der Horst, G., Muijtjens, M., Kobayashi, K., Takano, R., Kanno, S., Takao, M., de Wit, J., Verkerk, A., Eker, A., van Leenen, D., Buijs, R., Bootsma, D., Hoeiimakers, J. and Yasui, A. (1999) Mammalian Cry1 and Cry2 are essential for maintenance of circadian rhythms. Nature 398: 627-630.

Wehr, T. (2001) Seasonal photoperiodic responses of the human circadian system. In: Handbook of Behavioral Neurobiology, Vol. 12, Circadian Clocks, (ed.) J. S. Takahashi, F. W. Turek and R. Y. Moore, Plenum Press, New York, pp. 715-744.

Welsh, D. K., Logothetis, D. E., Meister, M. and Reppert, S. M. (1995) Individual neurons dissociated from rat suprachiasmatic nucleus express independently phased circadian firing rhythms. Neuron 14: 697-706.

Wever, R. A. (1979) The circadian system of man. Results of experiments under temporal isolation. Springer-Verlag, New York.

Winfree, A. T. (1973) The investigation of oscillatory

processes by perturbation experiments. II. A singular state in the clock-oscillation of Drosophila pseudoobscura. In: Biological and Biochemical Oscillators, (eds.) B. Chance, E. K. Pye, A. K. Ghosh and B. Hess, Academic Press, New York, pp. 479-501.

Yamada, N., Shimoda, K., Ohi, K., Takahashi, S. and Takahashi, K. (1988) Free-access to a running wheel shortens the period of free-running rhythm in blinded rats. Physiol. Behav. 42: 87-91.

Yamazaki, S., Numano, R., Abe, M., Hida, A., Takahashi, R., Ueda, M., Block, G. D., Sakaki, Y., Menaker, M. and Tei, H. (2000) Resetting central and peripheral circadian oscillators in transgenic rats. Science 288: 682-685.

Yoo, S., Yamazaki, S., Lowrey, P. L., Shimomura, K., Ko, C. H., Buhr, E. D., Siepka, S. M., Hong, H., Oh, W. J., Yoo, O. J., Menaker, M. and Takahashi, J. S. (2004). PERIOD2::LUCIFERASE real-time reporting of circadian dynamics reveals persistent circadian oscillations in mouse peripheral tissues. Proc. Natl. Acad. Sci. USA 101: 5339-5346.

Zheng, S., Albrecht, U., Kaasik, K., Sage, M., Lu, W., Vaishnav, S., Li, Q., Sun, Z. S., Eichele, G., Bradely, A. and Lee, C. C. (2001) Nonredundant roles of the mPer1 and mPer2 genes in the mammalian circadian clock. Cell 105: 683-694.

# 第 3 章
## ストレス

# 1. 内分泌系

## はじめに

　内分泌系は，免疫系，神経系とともに生体全体のバランスの維持（ホメオスタシス）に寄与している情報伝達システムである（伊藤ら，2003）。また，内分泌系，免疫系および神経系の3つの系の相互連関が生体のホメオスタシスを維持するために重要である（井村ら，1993）。

　ヒトの体を構成する細胞の総数は約60兆個といわれ，個々に分化した細胞が集まり，組織・器官を形成する。これらの細胞間での情報伝達手段は，自己分泌，傍分泌，内分泌，神経内分泌およびシナプス伝達に大別される。内分泌系における細胞間の情報伝達は，内分泌細胞もしくは内分泌腺から血中に分泌されたホルモンによって行われる。ホルモンは血流によって運ばれ，遠く離れた標的細胞に到達するとそのホルモンに特異的な受容体に結合する。その結果，その細胞・器官において特有の生理作用を発揮し，効率よく個々の細胞や器官の働きを統御している。

　われわれは，ストレスを受けると不安な気分になったり，感染症にかかりやすくなったり，食欲がなくなったりすることはよく経験することである。ストレスによって引き起こされる一見多様な生体反応は内分泌系，免疫系および神経系の変化，さらにはこれら3つの系の相互連関の変化がその原因である。ストレスによって引き起こされる全身の生体反応は，生体のホメオスタシスを保つための適応反応ともいえるが，その制御範囲を逸脱すると適応障害に，ひいては種々のストレス関連疾患を発症してしまうことになる。

### (1) ストレスと内分泌系の深い関係

　ストレスの概念は，カナダの内分泌学者ハンス・セリエによって生み出された（Selye, 1936）。彼は，生体に侵襲が加わるとその侵襲の種類にかかわらず，非特異的な生体反応（副腎の肥大，胸腺の萎縮および胃十二指腸潰瘍）が生じることを見出し，「汎適応症候群（general adaptation syndrome）」と呼んだ。そして，生体に負荷をかけたときのこのような非特異的な生体反応をストレスと定義した。われわれが日常生活において使用する「ストレス」という言葉は曖昧な表現となっている。厳密には，生体への負荷もしくは刺激（入力）をストレス刺激，ストレス刺激によって引き起こされる生体反応（出力）をストレス反応と呼ぶべきである。ストレス刺激は，精神的，身体的なものに大別され，ストレス反応は行動反応，心理的反応および身体的反応に分けられ，さらに時間経過を加味すると急性期，慢性期などに大別される。セリエは，急性期を警告反応期，慢性期を抵抗期と疲弊期に分類した。

　セリエが記載した生体の非特異的反応の中に副腎の肥大が含まれているように，彼は生体のストレス反応の主軸に視床下部-ACTH-副腎系の活性化をおいた（尾仲，2001）。したがって，ストレスと内分泌系に関する研究は，視床下部-下垂体-副腎皮質系を主体に進められてきた（Charmandari, 2005）。

## (2) ストレスと視床下部-下垂体-副腎皮質系

生体に種々のストレス(ストレス刺激)が加えられるとストレス(ストレス刺激)の種類にかかわらず,視床下部-下垂体-副腎皮質系が賦活化される。つまり,多様なストレス情報は視床下部への共通の神経性入力に変換され,視床下部から副腎皮質刺激ホルモン放出ホルモン(CRHおよびバゾプレシン)を分泌させ,下垂体前葉からのACTH分泌を刺激する。血中に増加したACTHは副腎皮質に作用してグルココルチコイド(副腎皮質ホルモンの総称)の分泌を刺激する。ストレス後血中に急激に増加したグルココルチコイドは末梢組織においては肝臓での糖新生や蛋白同化を促進したりすることにより抗ストレス作用を発揮していると考えられる。一方,中枢神経系ではグルココルチコイドは脂溶性であるため容易に血液脳関門を通過し,神経細胞に到達する。グルココルチコイドはCRH産生ニューロンに直接作用してCRHの合成・分泌を抑制し,強力なネガティブフィードバックによって視床下部-下垂体-副腎皮質系を調節している。

### 1) 視床下部でのCRHの合成・分泌

CRHはVale et al. (1981)により単離・同定された41個のアミノ酸からなるペプチドである。脳内では視床下部,扁桃核などにその産生ニューロンが分布している。ストレス反応としての下垂体前葉からのACTH分泌を刺激するCRHは,視床下部室傍核の内側部である小細胞領域に局在する神経分泌ニューロンで産生される(図1)。このCRH産生ニューロンの軸索終末は正中隆起外層部に投射しており,軸索輸送によって神経終末へ運ばれたCRHは下垂体門脈へ分泌される。分泌されたCRHは血行性に下垂体前葉に到達し,ACTH産生細胞を刺激することによって,ACTHが循環血液中に分泌される。血流によって運ばれたACTHは副腎皮質に作用し,グルココルチコイドを分泌させる。

一般に正中隆起外層部に投射した神経終末からのCRHの分泌は室傍核小細胞領域に局在するCRH産生ニューロンの細胞体で生じる活動電位の頻度によって制御されている。CRH産生ニューロンは種々のストレスによって興奮することが知られており,これまで,ホルモンの測定による内分泌学的研究,神経活動を指標とした電気生理学的研究および神経活動の指標として汎用されているFos蛋白の発現を指標とした組織化学的研究が盛んに行われてきた(Senba and Ueyama, 1997)。

Fos蛋白は,最初期遺伝子群(immediate early genes: IEGs)と呼ばれる遺伝子群のうち, *fos* family (*c-fos*, *fos* B, *fra-1*, *fra-2*)である*c-fos*遺伝子の転写産物である。jun family (*c-jun*, *jun* B, *jun* D)の転写産物であるJun蛋白とヘテロダイマー(Fos/Jun),もしくはそれぞれがホモダイマー(Fos/Fos, Jun/Jun)を形成し,種々の遺伝子の転写調節因子として働く。中枢神経系において, *c-fos*遺伝子は種々の刺激によって, *c-fos* mRNAでは刺激後10〜30分後に,Fos蛋白では90分〜2時間後をピークとして一過性に誘導される。動物実験において,種々のストレス後にCRH産生ニューロンに*c-fos* mRNAもしくはFos蛋白が一過性に発現することが証明されている。一般的には, *c-fos* mRNAに対しては*in situ*ハイブリダイゼーション法が,Fos蛋白に対しては抗Fos蛋白抗体を用いた免疫組織化学的染色法によって検出する方法が行われている(図1)。最近,Fos-GFP(オワンクラゲから同定された緑色蛍光蛋白)トランスジェニックマウスを作製してGFPをマーカーにした検出法も報告された(Barth et al., 2004)。

CRH産生ニューロンでのCRH合成について,その転写調節という観点からも盛んに研究が行われている。CRH産生ニューロンが興奮し,その活動電位が軸索終末まで到達すると神経終末に貯蔵されていたCRHの分泌が引き起こされる。同時に,CRH産生ニューロンの細胞体ではCRH

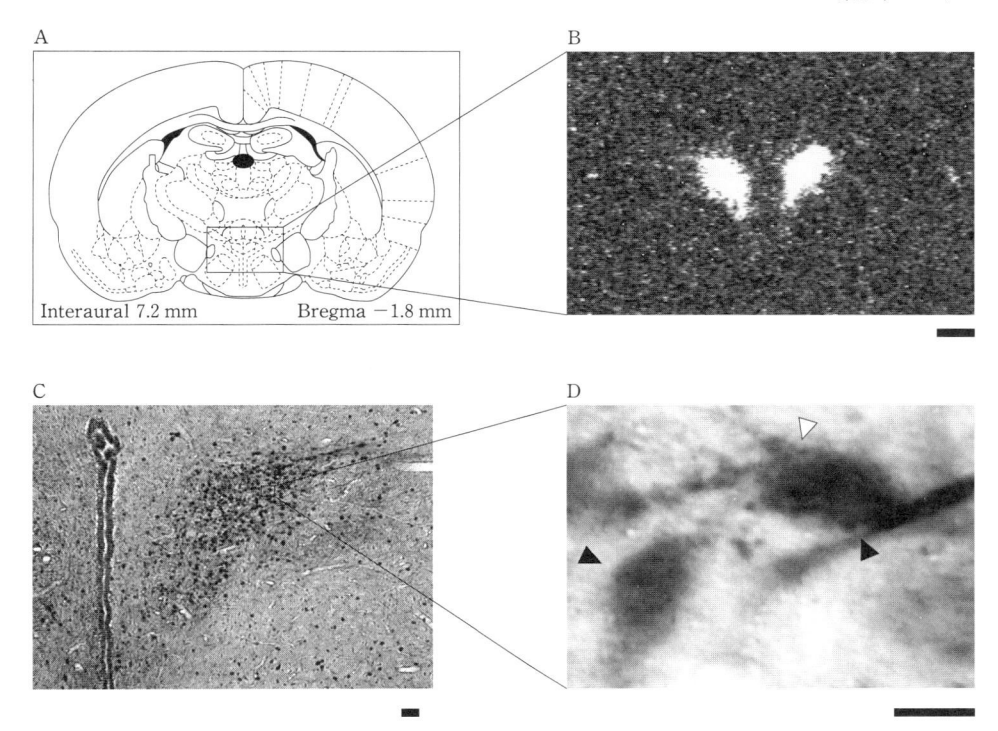

**図1** ラット視床下部室傍核におけるCRH。**A**：ラット脳地図の冠状断面図。室傍核を含んでいる。**B**：室傍核に発現しているCRH mRNAを示している。スケールバーは500 μm。**C**：拘束ストレス90分後における室傍核のCRH免疫陽性ニューロンとFos蛋白の2重免疫組織化学的染色。スケールバーは40 μm。**D**：Cの□で囲んだ部分の強拡大。CRH(△)は細胞質が紫色に，Fos蛋白(▲)は細胞内の核が茶色に染色されている。スケールバーは20 μm

遺伝子の転写が始まり，mRNAさらにはCRH合成が行われる。この転写調節には，Fos蛋白などのIEGsやcAMP response element binding protein (CREB)のリン酸化が関与しているらしいが，明確な結論は出ていない(仙波，2003)。

## 2) CRH遺伝子レベルでの転写調節

ヒトのCRH遺伝子は2つのエクソンと1つのイントロンより構成されている(Vamvakopoulos and Chrousos, 1994)。CRH遺伝子のプロモーター領域を含む5′上流域には，cAMP応答配列(cAMP response element: CRE)，グルココルチコイド応答配列(glucocorticoid response element: GRE)，1/2エストロゲン応答配列(estrogen response element: ERE)などの制御配列が存在する。したがって，CRH遺伝子発現は，cAMP，グルココルチコイド，エストロゲンなどの影響を受ける。特に，血中に増加したグルココルチコイドは，CRH産生ニューロンに作用してCRH合成を抑制する(ネガティブフィードバック)。

近年，in vivoにおけるCRH遺伝子の転写調節の詳細を明らかにするためにheteronuclear (hn)RNAを検出する方法が行われている(井樋・杉本，2005)。CRH遺伝子が転写されるとまず核内にエクソンおよびイントロンの一部を含む1次転写産物(hnRNA)が生成される。さらにRNAスプライシングが進み，成熟したmRNAが核内から細胞質へ移動する。核内のhnRNAの半減期は極めて短いが，細胞質内のmRNAは比較的長いため細胞質に長時間存在することになる。したがって，hnRNAの発現は極初期の遺伝子の転写動態を反映していると考えられる。例えば，動物実験(ラット)ではストレス後10分以内

に室傍核 CRH hnRNA の発現量は最大となり，2時間後には消失する。一方，CRH mRNA はストレス後徐々に増加し，2時間後も増加し続ける(Itoi et al., 1999)。

### 3) もう1つのCRH，バゾプレシン(Volpi et al., 2004)

下垂体後葉から循環血液中に分泌されるバゾプレシンは，腎臓の集合管の V2 受容体に作用してアクアポリン2を介して水の再吸収を行うことから抗利尿ホルモンとも呼ばれている。一方，CRH と同様にバゾプレシンもまた下垂体前葉からの ACTH 分泌を引き起こすことが知られている(Whitnall, 1993)。この分泌刺激効果は，CRH 単独もしくはバゾプレシン単独よりも CRH とバゾプレシンが同時に作用した方が大きく，相乗効果がみられる(Volpi et al., 2004)。

視床下部室傍核小細胞群に存在する CRH 産生ニューロンは同一細胞内でバゾプレシンも産生している。神経分泌ニューロンの中で CRH とバゾプレシンは同一の分泌顆粒に存在し，正中隆起外層の軸索終末から下垂体門脈に CRH とバゾプレシンが同時に分泌される(Whitnall and Gainer, 1988)。CRH と同時に分泌されたバゾプレシンは下垂体前葉の ACTH 産生細胞に作用し，CRH とともに相乗的に ACTH 分泌を引き起こす。バゾプレシン遺伝子の 5′ 上流域にも GRE が存在しており，バゾプレシンの合成も CRH と同様にグルココルチコイドによるネガティブフィードバック作用を受けている。動物実験で両側副腎を摘除すると，CRH 合成の増加と同時にバゾプレシン合成の著明な増加が観察される(Sawchenko, 1987)。

CRH 遺伝子の転写調節研究のようにバゾプレシン遺伝子の転写調節もストレス後のバゾプレシン hnRNA の変動によって検討されている。その結果，ストレス後10分以内にピークとなりその後減少していく CRH hnRNA とは異なり，バゾプレシン hnRNA はストレス後30分くらいでピークとなり，以後2時間にわたりその増加は持続する(図2)(Volpi et al., 2004; Kurose et al., 2001)。また，ストレス刺激を反復する(慢性ストレス)と CRH 遺伝子の発現は徐々に減弱するにもかかわらず，バゾプレシン遺伝子の発現は増強する(Volpi et al., 2004)。急性ストレスおよび慢性ストレスによる視床下部-下垂体-副腎皮質系の ACTH 分泌の反応性は急性ストレスでは CRH が，慢性ストレスではバゾプレシンが主に制御しているようである。

## (3) CRH およびバゾプレシンの受容体

CRH 受容体には1型受容体(CRHR1)と2型受容体(CRHR2$\alpha$, $\beta$)の2種類がある。バゾプレシン受容体にも V1(a, b)受容体と V2 受容体の2種類がある。現在，それぞれの受容体拮抗薬の開発やノックアウトマウスを用いた研究からどの受容体がストレスによって引き起こされるストレス反応のうちのどの反応に関与している受容体かが徐々に判明しつつある。

### 1) CRH 受容体と生理機能

CRHR1 は下垂体前葉の ACTH 産生細胞に多く発現しており，CRH による ACTH 分泌を引き起こす(Potter et al., 1994)。CRHR1 は下垂体前葉のほかにも嗅球，小脳など脳内に広く分布する。CRHR1 のサブタイプとして同定された CRHR2($\alpha$, $\beta$)は主に心・血管系に発現しており，下垂体には発現していない(Perrin et al., 1995)。CRH は CRHR1 に親和性が高く，CRHR2 には親和性が低かった。そこで，CRHR2 に親和性の高い内因性リガンドの検索が行われ，ウロコルチンが発見された(Vaughan, 1995)。ウロコルチンは，CRHR1 および CRHR2 の両者に親和性があることから，CRHR2 に選択的に親和性が高い内因性リガンドの探索が行われた。その結果，ウロコルチン II, III が同定された(Reyes et al., 2001; Lewis et al.,

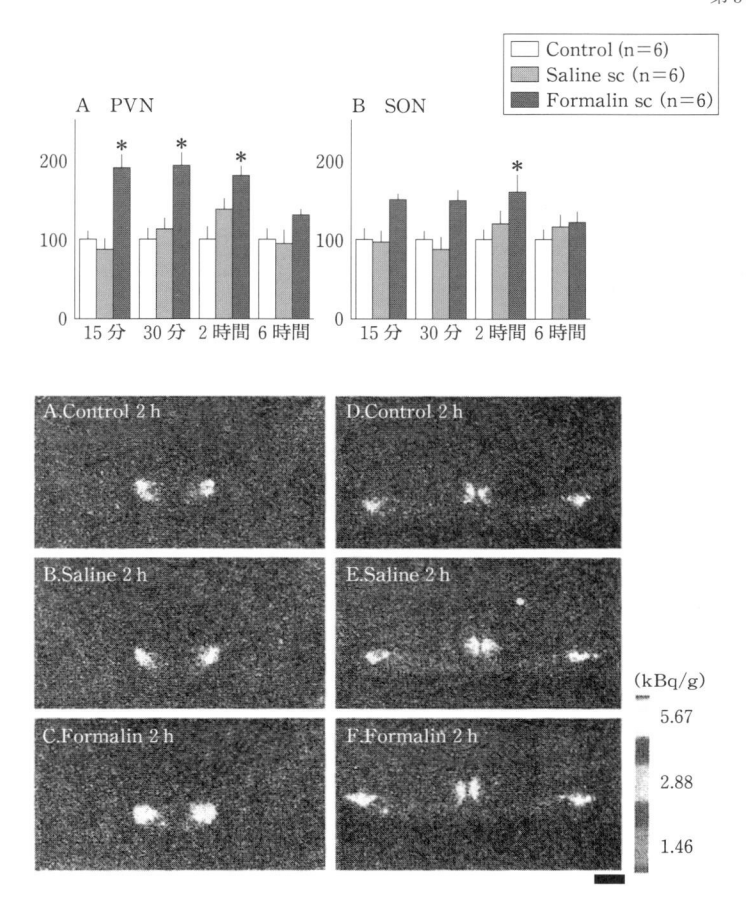

**図2** 疼痛刺激後のバゾプレシン heteronuclear (hn) RNA の変化。**A**：ホルマリンをラット足底部皮下に注射した後の室傍核(PVN)におけるバゾプレシン hnRNA の増加反応。**B**：視索上核(SON)におけるバゾプレシン hnRNA の変化。＊：p＜0.05 を示す。下段の図は、無処置(Control)、生理食塩水(Saline)およびホルマリン(Formalin)をラット足底部皮下に注射し、2 時間後のバゾプレシン hnRNA の発現を示す典型例(Kurose et al., 2001 より改変)

2001)。またヒトゲノムデータベースの検索によりウロコルチン II, III に相当する stresscopin-related peptide (SRP)および stresscopin (SCP)が同定された(Hsu and Hsueh, 2001)。

CRHR1 および CRHR2 の生理的な役割を解析するためにそれぞれのノックアウトマウスが作製された(Timpl et al., 1998; Kishimoto et al., 2000; Bale et al., 2000, 2002; Contarino et al., 2000)。その結果、ストレスによって引き起こされる生体反応のうち、CRHR1 は CRH と結合することにより ACTH 分泌や不安感などを惹起していること、CRHR2 はウロコルチンやウロコルチン II, III と結合しストレス後の摂食抑制に関与していることが明らかとなった。

## 2) バゾプレシン受容体と生理機能

バゾプレシン受容体は V1(a, b)および V2 受容体が知られている。V2 受容体は腎臓の集合管に発現しており、水の再吸収に働くことは古くから知られている。V1a 受容体は、末梢組織(血管、肝臓、脾臓)および脳内に広範に分布している。一方、V1b 受容体は主に ACTH 産生細胞に発現している。V1a 受容体のノックアウトマウスの研究(Bielsky et al., 2004, 2005)から、脳内で産生・分泌されているバゾプレシンは、V1a 受容体を介して社会的行動や空間認識、不安行動など

に関与していることが明らかになった。さらに最近，V1b受容体のノックアウトマウスが作製された(Tanoue et al., 2004)。その結果，V1b受容体はストレス後のみならず正常な状態でも下垂体前葉からのACTH分泌に関与していることが明らかとなった。

### (4) 視床下部への入力系

生体が種々のストレスを受けるとストレスの種類にかかわらず，その情報は最終共通路として神経性に視床下部へ入力する。この入力系は，大脳皮質および大脳辺縁系(主に海馬)から神経性に入力(主に抑制性入力)するものと末梢からの求心性情報が延髄(特に孤束核や青斑核)に入力しさらに上行性(主にノルアドレナリン作動性)に入力するものとに大別される。おそらく精神的ストレスによる神経性情報は大脳皮質および大脳辺縁系から視床下部に入力し，身体的ストレスの場合は種々の末梢感覚器から脊髄・延髄に情報が伝搬され，神経性情報として視床下部に伝えられるのであろう。この上行性神経入力としてノルアドレナリン系に関する研究が多く行われている(田中，2003; Forray and Gysling, 2004; Pacak et al., 1995)。疼痛刺激などはこの経路を活性化することが報告されているが，必ずしもすべてのストレス刺激が延髄から視床下部への上行性ノルアドレナリン系を経由するわけではないようである。

### (5) 視床下部からの出力系

動物実験においてCRHを脳室内に投与すると，ストレスによって生じる生体反応と類似した反応が引き起こされる。したがって，ストレスによって生じる種々の生体反応の脳内での仲介役はCRHとその受容体であることが推察される。その作用部位は多様であり，例えば，不安などの感情の変化は大脳皮質・大脳辺縁系への作用であり，血圧上昇などは自律神経系への作用の結果である。

### (6) 視床下部-下垂体-副腎皮質系のストレス反応を修飾する因子群

種々のストレスによって視床下部-下垂体-副腎皮質系が賦活化される。ストレス刺激は，脳内での最終共通経路として神経情報に変換され視床下部室傍核小細胞群のCRH産生ニューロンにシナプス入力する。このとき，種々の神経伝達物質や神経修飾物質および生理活性物質がかかわっている。代表的なものとしては，古典的神経伝達物質(グルタミン酸，GABA，ノルアドレナリン，ドーパミン，セロトニンなど)，種々の神経ペプチド(NPY, PACAP, PrRP, オレキシンなど)，NOなどの逆行性神経伝達物質である。

いくつかの神経ペプチドは，動物実験において脳室内に投与すると視床下部-下垂体-副腎皮質系を賦活化することが証明され，ストレス反応にかかわるペプチドとして認識されるに至っている(Ueta et al., 2003)。例えば，プロラクチン放出因子として発見されたPrRP (Hinuma et al., 1998)は，延髄からのノルアドレナリン作動性神経系に共存しており，ノルアドレナリンとPrRPが協調してCRH産生ニューロンに作用することにより強力に視床下部-下垂体-副腎皮質系を賦活化することが報告された(Maruyama et al., 2001)。また，オレキシンは視床下部外側野およびその周辺部で限局して産生され，強力に摂食を惹起する摂食調節ペプチドである(Sakurai et al., 1998)。オレキシンが産生されない，もしくは受容体の異常によりオレキシンが作用しない場合，ナルコレプシー症状が発現することが明らかとなった(Lin et al., 1999; Chemelli et al., 1999)。また，ヒトナルコレプシー患者では髄液中のオレ

キシン濃度が著明に減少していることも証明された(Nishino et al., 2000)。オレキシンをラット脳室内に投与すると強力に視床下部-下垂体-副腎皮質系が賦活化され，血中ACTHおよびコルチコステロン濃度が増加する(Kuru et al., 2000; Jaszberenyi et al., 2000)。この反応はNPY抗体の前投与により減弱することも報告された(Jaszberenyi et al., 2001)。

また，近年免疫系とのクロストークも存在することが明らかとなり，免疫担当細胞が産生する種々のサイトカインが視床下部-下垂体-副腎皮質系を修飾することが多数報告されている。

## (7) ストレスによって変化した内分泌系の働き

種々のストレスによって視床下部-下垂体-副腎皮質系が賦活化されると血中のグルココルチコイドが急激に増加する。血中で増加したグルココルチコイドは，グルココルチコイド受容体(GR, MR)に結合して種々の反応を引き起こす。このようなストレスによって引き起こされる生体の内分泌反応は，生体内の恒常性を維持するための適応反応であると考えられる。実際，副腎摘除した動物や副腎不全患者ではストレスに弱いことが知られている。

このような急性ストレス反応は生体にとって抗ストレス作用として働くが，慢性ストレス反応においては，むしろ生体にとって有害となる。例えば，海馬ニューロンはGRおよびMRを豊富に発現しており，過剰なグルココルチコイドに長期間暴露されると海馬ニューロン数が減少したり，樹状突起が縮小，シナプス数の減少も生じることが報告されている(Sapolsky et al., 1985; Watanabe et al., 1992)。このように慢性ストレス下では，海馬ニューロンが傷害され，記憶障害などの機能障害を引き起こすといわれている。

## (8) ストレスにより賦活化される視床下部-下垂体-副腎皮質系以外の内分泌系

ストレスによって視床下部-下垂体-副腎皮質系以外の内分泌系も影響を受けるが，必ずしも視床下部-下垂体-副腎皮質系のような反応を示すわけではない。例えば，視床下部-下垂体-甲状腺系においては，寒冷ストレスは賦活化する(Fukuhara et al., 1996)が，飢餓状態では抑制される(Blake et al., 1991)。下垂体前葉ホルモンの1つであるプロラクチンは授乳刺激のみでなくストレス刺激によっても分泌が亢進する(Bodnar et al., 2004)。成長ホルモンは，ストレス刺激によってヒトでは分泌亢進，ラットでは抑制されるという種差がみられる(Hamanaka et al., 1998)。GHSの内因性リガンドとして発見されたグレリン(Kojima et al., 1999)も神経内分泌系のストレス反応に関与していることが報告されている(Asakawa et al., 2001)。視床下部-下垂体-性腺系もストレスで影響を受けることは経験的にも明らかである。ストレス刺激によりLHおよびFSHのパルスと波高を減少させることが報告されている(Li et al., 2004)。LHおよびFSHのパルスの低下や分泌の減少はゴナドトロピンに依存する性腺ホルモンの分泌低下や卵胞発育低下，造精機能低下を引き起こす。

視床下部-下垂体後葉系では一般にバゾプレシンおよびオキシトシンが下垂体後葉から血中に分泌され，バゾプレシンは腎臓の集合管に作用して水の再吸収に働き，オキシトシンは分娩時の子宮筋収縮や授乳中の射乳反射を引き起こす。このような生理的な役割だけではなく，種々のストレス刺激によってバゾプレシンおよびオキシトシンが分泌されることが明らかとなっている(Onaka, 2004)。

## おわりに

　種々のストレス刺激によって生体内の内分泌系はすべてといってよいほど何らかの影響を受ける。その中でも，視床下部-下垂体-副腎皮質系はストレスに対する内分泌反応の中軸をなしている（図3）。生体にストレスがかかると，そのストレス情報は脳内で神経性の情報に変換され，その神経性情報が最終的には視床下部室傍核に局在するCRHおよびバゾプレシン産生ニューロンに収束し，CRH・バゾプレシンの分泌調節によってACTH分泌および副腎皮質ホルモンの分泌が制御されるという内分泌系を介して全身状態をストレスに対抗するように調えるわけである。この制御範囲には限界があり，それを逸脱・破綻すると適応障害，慢性ストレス状態ではさらには種々のストレス関連疾患へと進展することになる。

　現代社会は，まさにストレス社会といわれる。日々ストレスにさらされているわれわれは，ストレスから回避するのではなく，うまく付き合っていく方策を模索する必要がある。

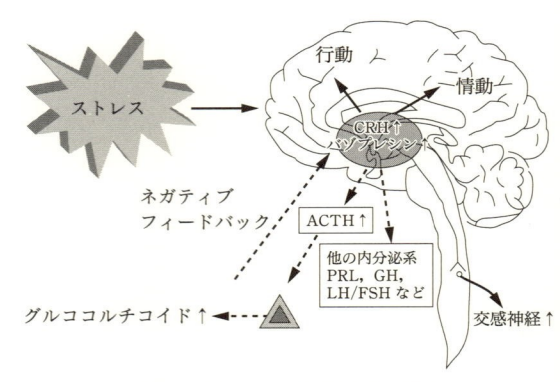

**図3　ストレスと内分泌系の概略**

### 参考文献

Asakawa, A., Inui, A., Kaga, T., Yuzuriha, H., Nagata, T., Fujimiya, M., Katsuura, G., Makino, S., Fujino, M. A. and Kasuga, M. (2001) A role of ghrelin in neuroendocrine and behavioral responses to stress in mice. Neuroendocrinology 74: 143-147.

Bale, T. L., Contarino, A., Smith, G. W., Chan, R., Gold, L. H., Sawchenko, P. E., Koob, G. F., Vale, W. W. and Lee, K. F. (2000) Mice deficient for corticotropin-releasing hormone receptor-2 display anxiety-like behaviour and are hypersensitive to stress. Nat. Genet. 24: 410-414.

Bale, T. L., Picetti, R., Contarino, A., Koob, G. F., Vale, W. W. and Lee, K. F. (2002) Mice deficient for both corticotropin-releasing factor receptor 1 (CRFR1) and CRFR2 have an impaired stress response and display sexually dichotomous anxiety-like behavior. J. Neurosci. 22: 193-199.

Barth, A. L., Gerkin, R. C. and Dean, K. L. (2004) Alteration of neuronal firing properties after in vivo experience in a FosGFP transgenic mouse. J. Neurosci. 24: 6466-6475.

Bielsky, I. F., Hu, S. B., Szegda, K. L., Westphal, H. and Young, L. J. (2004) Profound impairment in social recognition and reduction in anxiety-like behavior in vasopressin V1a receptor knockout mice. Neuropsychopharmacology 29: 483-493.

Bielsky, I. F., Hu, S. B., Ren, X., Terwilliger, E. F. and Young, L. J. (2005) The V1a vasopressin receptor is necessary and sufficient for normal social recognition: a gene replacement study. Neuron 47: 503-513.

Blake, N. G., Eckland, D. J., Foster, O. J. and Lightman, S. L. (1991) Inhibition of hypothalamic thyrotropin-releasing hormone messenger ribonucleic acid during food deprivation. Endocrinology 129: 2714-2718.

Bodnar, I., Mravec, B., Kubovcakova, L., Toth, E. B., Fulop, F., Fekete, M. I., Kvetnansky, R. and Nagy, G. M. (2004) Stress- as well as suckling-induced prolactin release is blocked by a structural analogue of the putative hypophysiotrophic prolactin-releasing factor, salsolinol. J. Neuroendocrinol. 16: 208-213.

Charmandari, E., Tsigos, C. and Chrousos, G. (2005) Endocrinology of the stress response. Annu. Rev. Physiol. 67: 259-284. Review.

Chemelli, R. M., Willie, J. T., Sinton, C. M., Elmquist, J. K., Scammell, T., Lee, C., Richardson, J. A., Williams, S. C., Xiong, Y., Kisanuki, Y., Fitch, T. E., Nakazato, M., Hammer, R. E., Saper, C. B. and Yanagisawa, M. (1999) Narcolepsy in orexin knockout mice: molecular genetics of sleep regulation. Cell 98: 437-451.

Contarino, A., Dellu, F., Koob, G. F., Smith, G. W., Lee,

K. F., Vale, W. W. and Gold, L. H. (2000) Dissociation of locomotor activation and suppression of food intake induced by CRF in CRFR1-deficient mice. Endocrinology 141: 2698-2702.

Forray, M. I. and Gysling, K. (2004) Role of noradrenergic projections to the bed nucleus of the stria terminalis in the regulation of the hypothalamic-pituitary-adrenal axis. Brain Res. Rev. 47: 145-160. Review.

Fukuhara, K., Kvetnansky, R., Cizza, G., Pacak, K., Ohara, H., Goldstein, D. S. and Kopin, I. J. (1996) Interrelations between sympathoadrenal system and hypothalamo-pituitary-adrenocortical/thyroid systems in rats exposed to cold stress. J. Neuroendocrinol. 8: 533-541.

Hamanaka, K., Soya, H., Yoshizato, H., Nakase, S., Ono, J., Inui, K., Zhang, K., Okuyama, R., Ishikawa, Y., Kitayama, I. and Nomura, J. (1998) Enhanced response of growth hormone to growth hormone-releasing hormone and a decreased content of hypothalamic somatostatin in a stress-induced rat model of depression. J. Neuroendocrinol. 10: 259-265.

Hinuma, S., Habata, Y., Fujii, R., Kawamata, Y., Hosoya, M., Fukusumi, S., Kitada, C., Masuo, Y., Asano, T., Matsumoto, H., Sekiguchi, M., Kurokawa, T., Nishimura, O., Onda, H. and Fujino, M. (1998) A prolactin-releasing peptide in the brain. Nature 393: 272-276.

Hsu, S. Y. and Hsueh, A. J. (2001) Human stresscopin and stresscopin-related peptide are selective ligands for the type 2 corticotropin-releasing hormone receptor. Nat. Med. 7: 605-611.

井樋慶一・杉本是明（2005）イントロン特異的プローブを用いた遺伝子一次転写産物検出法—神経内分泌遺伝子での検討. 化学と生物 43：448-453.

井村裕夫・堀哲郎・村松繁（1993）神経内分泌免疫学. 朝倉書院.

Itoi, K., Helmreich, D. L., Lopez-Figueroa, M. O. and Watson, S. J. (1999) Differential regulation of corticotropin-releasing hormone and vasopressin gene transcription in the hypothalamus by norepinephrine. J. Neurosci. 19: 5464-5472.

伊藤正男・井村裕夫・高久史麿（2003）医学大辞典. 医学書院.

Jaszberenyi, M., Bujdoso, E., Pataki, I. and Telegdy, G. (2000) Effects of orexins on the hypothalamic-pituitary-adrenal system. J. Neuroendocrinol. 12: 1174-1178.

Jaszberenyi, M., Bujdoso, E. and Telegdy, G. (2001) The role of neuropeptide Y in orexin-induced hypothalamic-pituitary-adrenal activation. J. Neuroendocrinol. 13: 438-441.

Kishimoto, T., Radulovic, J., Radulovic, M., Lin, C. R., Schrick, C., Hooshmand, F., Hermanson, O., Rosenfeld, M. G. and Spiess, J. (2000) Deletion of crhr2 reveals an anxiolytic role for corticotropin-releasing hormone receptor-2. Nat. Genet. 24: 415-419.

Kojima, M., Hosoda, H., Date, Y., Nakazato, M., Matsuo, H. and Kangawa, K. (1999) Ghrelin is a growth-hormone-releasing acylated peptide from stomach. Nature 402: 656-660.

Kurose, T., Ueta, Y., Nomura, M., Yamaguchi, K. and Nagata, S. (2001) Nociceptive stimulation increases NO synthase mRNA and vasopressin heteronuclear RNA in the rat paraventricular nucleus. Auton Neurosci. 88: 52-60.

Kuru, M., Ueta, Y., Serino, R., Nakazato, M., Yamamoto, Y., Shibuya, I. and Yamashita, H. (2000) Centrally administered orexin/hypocretin activates HPA axis in rats. Neuroreport 11: 1977-1980.

Lewis, K., Li, C., Perrin, M. H., Blount, A., Kunitake, K., Donaldson, C., Vaughan, J., Reyes, T. M., Gulyas, J., Fischer, W., Bilezikjian, L., Rivier, J., Sawchenko, P. E. and Vale, W. W. (2001) Identification of urocortin III, an additional member of the corticotropin-releasing factor (CRF) family with high affinity for the CRF2 receptor. Proc. Natl. Acad. Sci. USA 98: 7570-7575.

Li, X. F., Bowe, J. E., Mitchell, J. C., Brain, S. D., Lightman, S. L. and O'Byrne, K. T. (2004) Stress-induced suppression of the gonadotropin-releasing hormone pulse generator in the female rat: a novel neural action for calcitonin gene-related peptide. Endocrinology 145: 1556-1563.

Lin, L., Faraco, J., Li, R., Kadotani, H., Rogers, W., Lin, X., Qiu, X., de Jong, P. J., Nishino, S. and Mignot, E. (1999) The sleep disorder canine narcolepsy is caused by a mutation in the hypocretin (orexin) receptor 2 gene. Cell 98: 365-376.

Maruyama, M., Matsumoto, H., Fujiwara, K., Noguchi, J., Kitada, C., Fujino, M. and Inoue, K. (2001) Prolactin-releasing peptide as a novel stress mediator in the central nervous system. Endocrinology 142: 2032-2038.

Nishino, S., Ripley, B., Overeem, S., Lammers, G. J. and Mignot, E. (2000) Hypocretin (orexin) deficiency in human narcolepsy. Lancet 355: 39-40.

尾仲達史（2001）ストレス. CLINICAL NEUROSCIENCE 19: 1318-1319.

Onaka, T. (2004) Neural pathways controlling central and peripheral oxytocin release during stress. J. Neuroendocrinol. 16: 308-312. Review.

Pacak, K., Palkovits, M., Kopin, I. J. and Goldstein, D. S. (1995) Stress-induced norepinephrine release in the hypothalamic paraventricular nucleus and pituitary-adrenocortical and sympathoadrenal activity: in vivo microdialysis studies. Front Neuroendocrinol. 16: 89-150. Review.

Perrin, M., Donaldson, C., Chen, R., Blount, A., Berggren, T., Bilezikjian, L., Sawchenko, P. and Vale, W. (1995) Identification of a second corticotropin-releasing factor receptor gene and characterization of a cDNA expressed in heart. Proc. Natl. Acad. Sci. USA 92: 2969-2973.

Potter, E., Sutton, S., Donaldson, C., Chen, R., Perrin, M., Lewis, K., Sawchenko, P. E. and Vale, W. (1994) Distribution of corticotropin-releasing factor receptor mRNA expression in the rat brain and pituitary. Proc. Natl. Acad. Sci. USA 91: 8777-8781.

Reyes, T. M., Lewis, K., Perrin, M. H., Kunitake, K. S., Vaughan, J., Arias, C. A., Hogenesch, J. B., Gulyas, J., Rivier, J., Vale, W. W. and Sawchenko, P. E. (2001) Urocortin II: a member of the corticotropin-releasing factor (CRF) neuropeptide family that is selectively bound by type 2 CRF receptors. Proc. Natl. Acad. Sci. USA 98: 2843-2848.

Sakurai, T., Amemiya, A., Ishii, M., Matsuzaki, I., Chemelli, R. M., Tanaka, H., Williams, S. C., Richardson, J. A., Kozlowski, G. P., Wilson, S., Arch, J. R., Buckingham, R. E., Haynes, A. C., Carr, S. A., Annan, R. S., McNulty, D. E., Liu, W. S., Terrett, J. A., Elshourbagy, N. A., Bergsma, D. J. and Yanagisawa, M. (1998) Orexins and orexin receptors: a family of hypothalamic neuropeptides and G protein-coupled receptors that regulate feeding behavior. Cell 92: 573-585.

Sapolsky, R. M., Krey, L. C. and McEwen, B. S. (1985) Prolonged glucocorticoid exposure reduces hippocampal neuron number: implications for aging. J. Neurosci. 5: 1222-1227.

Sawchenko, P. E. (1987) Adrenalectomy-induced enhancement of CRF and vasopressin immunoreactivity in parvocellular neurosecretory neurons: anatomic, peptide, and steroid specificity. J. Neurosci. 7: 1093-1106.

Selye, H. (1936) A syndrome produced by diverse nocuous agents. Nature 138: 32.

仙波恵美子（2003）ストレスによる脳でのc-fos発現とCREBのリン酸化. CLINICAL NEUROSCIENCE 21: 997-1000.

Senba, E. and Ueyama, T. (1997) Stress-induced expression of immediate early genes in the brain and peripheral organs of the rat. Neurosci. Res. 29: 183-207.

田中正敏（2003）脳内ストレス応答とノルアドレナリン. CLINICAL NEUROSCIENCE 21: 993-996.

Tanoue, A., Ito, S., Honda, K., Oshikawa, S., Kitagawa, Y., Koshimizu, T. A., Mori, T. and Tsujimoto, G. (2004) The vasopressin V1b receptor critically regulates hypothalamic-pituitary-adrenal axis activity under both stress and resting conditions. J. Clin. Invest. 113: 302-309.

Timpl, P., Spanagel, R., Sillaber, I., Kresse, A., Reul, J. M., Stalla, G. K., Blanquet, V., Steckler, T., Holsboer, F. and Wurst, W. (1998) Impaired stress response and reduced anxiety in mice lacking a functional corticotropin-releasing hormone receptor 1. Nat. Genet. 19: 162-166.

Ueta, Y., Ozaki, Y., Saito, J. and Onaka, T. (2003) Involvement of novel feeding-related peptides in neuroendocrine response to stress. Exp. Biol. Med. 228: 1168-1174. Review.

Vale, W., Spiess, J., Rivier, C. and Rivier, J. (1981) Characterization of a 41-residue ovine hypothalamic peptide that stimulates secretion of corticotropin and $\beta$-endorphin. Science 213: 1394-1397.

Vamvakopoulos, N. C. and Chrousos, G. P. (1994) Hormonal regulation of human corticotropin-releasing hormone gene expression: implications for the stress response and immune/inflammatory reaction. Endocr. Rev. 15: 409-420.

Vaughan, J., Donaldson, C., Bittencourt, J., Perrin, M. H., Lewis, K., Sutton, S., Chan, R., Turnbull, A. V., Lovejoy, D., Rivier, C., Rivier, J., Sawchenko, P. E. and Vale, W. (1995) Urocortin, a mammalian neuropeptide related to fish urotensin I and to corticotropin-releasing factor. Nature 378: 287-292.

Volpi, S., Rabadan-Diehl, C. and Aguilera, G. (2004) Vasopressinergic regulation of the hypothalamic pituitary adrenal axis and stress adaptation. Stress 7: 75-83. Review.

Watanabe, Y., Gould, E. and McEwen, B. S. (1992) Stress induces atrophy of apical dendrites of hippocampal CA3 pyramidal neurons. Brain Res. 588: 341-345.

Whitnall, M. H. (1993) Regulation of the hypothalamic corticotropin-releasing hormone neurosecretory system. Prog. Neurobiol. 40: 573-629.

Whitnall, M. H. and Gainer, H. (1988) Major pro-vasopressin-expressing and pro-vasopressin-deficient subpopulations of corticotropin-releasing hormone neurons in normal rats. Differential distributions within the paraventricular nucleus. Neuroendocrinology 47: 176-180.

## 2. 免 疫 系

### はじめに

　「ストレス」という概念は，1930年代にハンス・セリエによって一般化された。セリエは，ストレスの病態として下垂体-副腎皮質系の賦活化に注目したが(Selye, 1936)，ほぼ同時期に生体の「ホメオスタシス」に関する研究で有名なウォルター・B・キャノンは，交感神経系も活性化されていることを指摘した(Cannon, 1935)。その後，行動，自律神経系，内分泌系など様々なストレス応答に関して膨大な数の研究がなされている。

　ストレス-免疫応答もその1つで，セリエが，ストレスの徴候として，副腎皮質の肥大や胃潰瘍とともに胸腺の委縮をあげていたように，ストレスによって免疫機能が修飾されるであろうことの証拠は，すでに提示されていた。その後の研究では主に，ストレス時に副腎皮質から分泌されるグルココルチコイドがその情報伝達物質として注目されていた。ところが，1980年代以降になって，後述するように，①リンパ球などの免疫系細胞に，自律神経系の伝達物質や，グルココルチコイド以外のホルモンに対する受容体が存在すること，②ニューロンやグリア細胞などの神経系の細胞が，サイトカインなどの免疫系情報伝達物質およびそれらに対する受容体を発現していること，③逆にリンパ球が神経伝達物質や神経ペプチドを産生することなどが明らかになった。

　一方で，神経系における外界からの情報(感覚性情報)や内界からの情報(血糖など)が免疫機能を修飾し，また免疫系にとっての外界情報(微生物や異物など)や内界情報(腫瘍や自己抗原など)が神経・内分泌系にも影響を与えるなど，2つの系の情報が，お互いにクロストークしていることが明らかになってきた(図1参照)。このような神経・内分泌系と免疫系との共通の情報伝達物質による情報のクロストークは，「脳-免疫系連関」という概念でとらえられ，生体における内・外環境因子の認知と恒常性維持，および免疫系以外のス

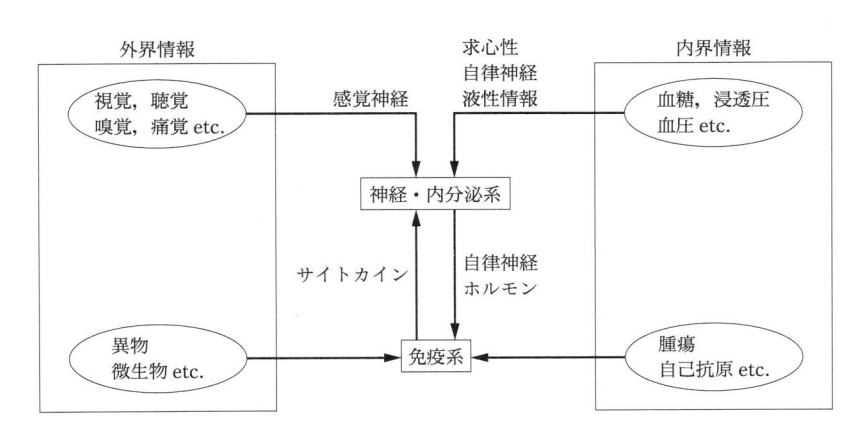

図1　神経・内分泌と免疫系との情報のクロストーク

トレス応答についても重要な役割を果たしていることが示されつつある。

脳-免疫系連関において、情報伝達物質として最も重要な役割を果たしていると考えられるのが、免疫系および神経系で産生されたサイトカインである。脳-免疫系連関が最も強く関与する状況は、感染や腫瘍などの免疫学的ストレス時であるが、近年になって、感染などの炎症性ストレスだけでなく、精神的ストレスや拘束などの非炎症性ストレスによっても、サイトカインが脳内で新たに産生され、神経系へ作用することが次第に明らかになってきた。

この節では、免疫監視機構を担う免疫細胞で、腫瘍細胞やウイルス感染細胞に対して抗原非特異的に細胞傷害活性をもつナチュラルキラー(NK)細胞を中心に、神経・内分泌系による免疫機能の修飾機序と、ストレス-免疫応答のメカニズムを、脳-免疫系連関の立場から概説する。

## (1) ホルモンによる免疫機能の修飾

### 1) ホルモンの標的細胞としての免疫細胞

リンパ球やNK細胞などの免疫担当細胞には、種々のホルモンや神経ペプチドに対する受容体が存在する。これまで明らかになっている主な受容体は、副腎皮質刺激ホルモン(ACTH)、甲状腺刺激ホルモン(TSH)、β-エンドルフィンなどの下垂体ホルモンに対する受容体、副腎皮質刺激ホルモン放出ホルモン(CRH)、甲状腺刺激ホルモン放出ホルモン(TRH)、成長ホルモン放出ホルモン(GHRH)などの視床下部ホルモンに対する受容体、および血管作動性腸管ペプチド(VIP)やサブスタンスPなどの神経ペプチドに対する受容体などである(片渕・堀, 1992)。

これらの受容体の機能は、すべて解明されているわけではないが、興味深いのはCRH-ACTH、およびTRH-TSHなど、下垂体細胞と同様に、CRHやTRHが作用すると、リンパ球からACTHおよびTSHが分泌され自己分泌または傍分泌的に局所で作用することである。しかも、ネガティブフィードバック機構も存在する(Blalock, 1989)。したがって、免疫細胞は、神経内分泌系の標的細胞であると同時に、自分自身が神経ペプチドやホルモンを分泌する内分泌細胞でもある。ただし、リンパ球が産生したホルモンが下垂体や本来の内分泌器官に作用するか否かについては結論が出ていない。

### 2) NK細胞活性に対する作用

表1は、種々のホルモンや神経ペプチドによるNK細胞活性やその他の免疫細胞に対する修飾作用をまとめたものである。NK細胞活性を促進するのは、ACTH、オピオイド、CRH、TSHおよび成長ホルモンで、その他のホルモンや神経ペプチドは、NK細胞活性を抑制する。もちろん、これらの体液性因子は、NK細胞活性にのみ作用するのではなく、TおよびBリンパ球やマクロファージなどの機能も修飾する。また、NK細胞活性を上昇させるホルモンの中には、ACTH (Gatti et al., 1993)やTSH (Provinciali et al., 1992)などのように、インターフェロン-γ (IFN-γ)やインターロイキン-2 (IL-2)などのサイトカインによるNK細胞活性の増強作用を促進するものや、CRHのようにNK細胞へ直接作用するのではなく、マクロファージに作用しβ-エンドルフィンの産生を介してNK細胞活性を促進する(Carr et al., 1990)ものなどがある。さらに、エストロゲンのように、NK細胞活性は抑制するが、脾臓の抗体産生細胞には促進性に作用する(Nilsson and Carlsten, 1994)など、修飾様式が免疫細胞によって異なるものも多い。

表1 ホルモンおよび神経ペプチドの免疫細胞に対する作用

|  | ↑ 促進；↓ 抑制 |
|---|---|
| **視床下部ホルモン** | |
| 副腎皮質刺激ホルモン放出ホルモン（CRH） | 白血球からのACTH分泌↑，NK細胞活性↑（オピオイド拮抗薬で阻害） |
| 成長ホルモン放出ホルモン（GHRH） | TおよびB細胞からのGH分泌↑，NK細胞活性↓ |
| 甲状腺刺激ホルモン放出ホルモン（TRH） | T細胞からのTSH分泌↑ |
| **下垂体ホルモン** | |
| 副腎皮質刺激ホルモン（ACTH） | 抗体産生↓，T細胞によるIFN-$\gamma$誘導↓，IFN-$\gamma$およびIL-2によるNK細胞活性↓ |
| $\beta$-エンドルフィン | 抗体産生↑，T細胞によるIFN-$\gamma$誘導↑，IFN-$\gamma$およびIL-2によるNK細胞活性↑ |
| Met-エンケファリン | 抗体産生↓，NK細胞活性↑ |
| 成長ホルモン（GH） | インスリンに存在下でT細胞増殖↑，NK細胞活性↑ |
| 甲状腺刺激ホルモン（TSH） | IL-2によるNK細胞活性↑ |
| 黄体形成ホルモン（LH） | NK細胞活性↓ |
| プロラクチン（PRL） | 混合リンパ球反応↑，移植片対宿主反応↑ |
| **神経ペプチド** | |
| 血管作動性腸管ペプチド（VIP） | T細胞増殖↓，リンパ球の遊走性↓，NK細胞活性↓ |
| ニューロペプチドY（NPY） | K細胞活性↓ |
| カルシトニン遺伝子関連ペプチド（CGRP） | NK細胞活性↓ |
| サブスタンスP（SP） | T細胞増殖↑，マクロファージの貪食能↑，白血球の遊走性↑，肥満細胞の脱顆粒 |
| ソマトスタチン（SOM） | T細胞増殖↓，肥満細胞の脱顆粒↑ |
| **ホルモン** | |
| エストロゲン | NK細胞活性↓ |
| テストステロン | NK細胞活性↓ |
| ヒト絨毛性性腺刺激ホルモン（hCG） | 細胞傷害性T細胞，NK細胞活性↓，T細胞増殖↓，混合リンパ球反応↓ |
| グルカゴン | NK細胞活性↓ |
| バゾプレシン，オキシトシン | Th細胞によるIFN-$\gamma$（IL-2様作用）↑ |

## (2) 交感神経系による免疫機能の修飾

　1980年代になって，胸腺や脾臓などのリンパ器官における自律神経系の支配様式が詳細に検討された．例えば，脾臓では，交感神経終末が白脾髄の中心動脈周囲リンパ鞘，周辺帯およびリンパ濾胞内部のT，Bおよびマクロファージの近傍まで分布し，さらに電子顕微鏡で交感神経終末とリンパ球とがシナプス様構造によって直接接していることなどが明らかになった（Felten et al., 1987）．

　リンパ球や好中球，およびマクロファージには，$\beta_2$および$\alpha_2$アドレナリン受容体が発現している．交感神経の神経伝達物質であるノルアドレナリン（NA）は，$\beta_2$受容体を介した細胞内cAMPの上昇によって，NK細胞や細胞傷害性T細胞などのエフェクター細胞の機能を抑制するとの報告がある一方で，NAの濃度や作用させる時期によっては，抗体産生能が促進することも示された（Madden and Livnat, 1991）．また，マウスのTh1およびTh2細胞株を用いた実験で，Th1細胞では抗CD3抗体の刺激で$\beta_2$アゴニストに対する結合部位が上昇し，$\beta_2$受容体を介してIL-2の産生や細胞増殖が抑制されることが示された．一方，Th2細胞では，もともと結合能がほとんどなく，刺激によるIL-4およびIL-5の産生は$\beta_2$アゴニストでほとんど影響されない（Ramer-Quinn et al., 1997）．

　われわれは，脾臓のNK細胞活性に対する交感神経系の影響を，麻酔下のラットを用いて検討した（図2）．ラットを開腹して20分後に取り出した脾臓のNK細胞活性は，無処置群の約70％に低下していた．ところが，開腹直後に脾臓交感神経を切断しておくとその抑制は有意に減弱し，

切断直後から20分間，神経の脾臓側を電気的に刺激すると，NK細胞活性の抑制はより著明になった。この抑制はαアドレナリン阻害剤を血中に前投与しておいても変化せず，β阻害剤の前投与で完全に消失した(Katafuchi et al., 1993a)。すなわち，脾臓のNK細胞活性は，脾臓交感神経の終末から放出されるNAのβ作用によって抑制されることが明らかになった。

## (3) 脳の破壊による免疫機能の修飾

神経系による免疫機能の制御機構において，脳内のどの部位が関与しているかを検討するためには，脳局所の破壊による免疫機能の変化を調べるのが1つの方法である。表2に，破壊によってNK細胞活性やTリンパ球の機能に影響を与える脳内部位の主なものをあげた。

大脳皮質には，機能的に優位半球という概念があるように，左右差があることが知られている。マウス(雄)のNK細胞活性およびConA (concanavalin A)やPHA (phytohemagglutinin)によるTリンパ球の幼若化反応に対する大脳皮質破壊の効果を調べてみると，左側大脳皮質の除去では幼若化反応は低下したが，右側大脳皮質の除去では変化しなかった(Betancur et al., 1991)。さらに，マウスの利き腕を確認した後に，左側大脳皮質を破壊したところ，利き腕とは関係なしにNK細胞活性が抑制された。一方，左利きのマウスは右利きに比べNK細胞活性は有意に低かった。

自律神経系および神経内分泌系の中枢である視床下部では，前視床下野(AH)(Cross et al., 1984)，または内側視索前野(MPO)(Katafuchi et al., 1993b)を破壊すると脾臓のNK細胞活性が低下する。MPOの破壊によるNK細胞活性の低下は，脾臓交感神経を外科的に切除しておくと完全にブロックされた。また，破壊によって過食や肥満が起こる腹内側核(VMH)は，破壊後4日目ではNK細胞活性が低下していたが，49日目で肥満が成立したときには，NK細胞活性はコントロール群と比較して有意に上昇していた(Katafuchi et al., 1994)。さらに，コリン作動性ニューロンが密に存在する内側中隔核を破壊すると，Tリンパ球幼若化反応が抑制される(Labeur et al., 1991)。その他，松果体からのメラトニン

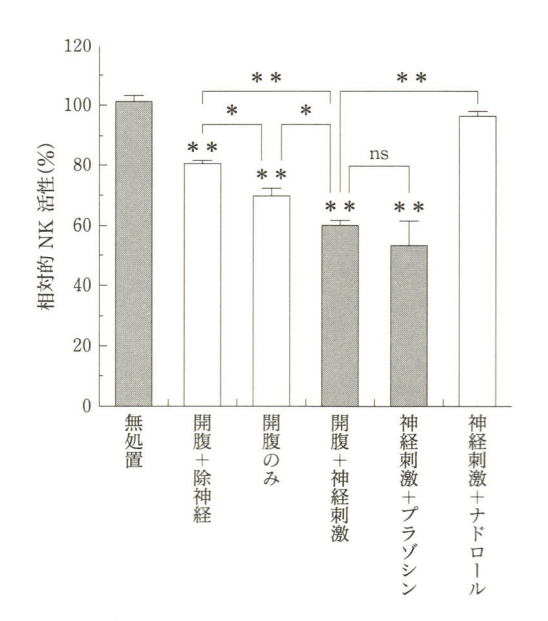

**図2** ラット脾臓交感神経の電気的刺激に対する脾臓NK細胞活性の変化。縦軸は無処置群の平均値に対する相対値。開腹のみによるNK細胞活性の低下は除神経で回復し，電気刺激で増強。刺激の効果は，プラゾシン(αブロッカー)で回復せず，ナドロール(βブロッカー)でほぼ回復。E/T比=100:1, *: p<0.05, **: p<0.01, ns: 有意差なし(Katafuchi, 1993aを改変)

**表2** 脳破壊と免疫機能

| | ↑促進；↓抑制 |
|---|---|
| 左側大脳皮質 | NK細胞活性↓，Tリンパ球幼若化反応↓ |
| 前視床下野(AH) | NK細胞活性↓ |
| 内側視索前野(MPO) | NK細胞活性↓<br>脾臓交感神経切除でブロック<br>脾臓交感神経活動上昇 |
| 腹内側核(VMH) | 急性期NK↓，慢性(肥満)期NK↑ |
| 内側中隔核 | Tリンパ球幼若化反応↓ |
| 松果体 | NK細胞活性↓<br>メラトニン投与で回復 |
| 下垂体切除 | NK細胞活性↓<br>成長ホルモン投与で回復 |
| 海馬，扁桃体 | Tリンパ球幼若化反応↑ |

(Del Gobbo et al., 1989)，および下垂体からの成長ホルモン(Saxena et al., 1982)分泌は，NK 細胞活性に対して促進性に作用する．

脳局所を破壊すると，免疫機能が低下する場合が多いが，一方で海馬や扁桃体の破壊によって，脾臓細胞の ConA によるリンパ球幼若化反応は，むしろ増強する(Cross et al., 1982)．また，破壊ではないが，視床下部外側野(LHA)に刺激電極を植え込み，自己刺激による報酬効果がみられたラットでは，NK 細胞活性が上昇することが報告されている(Wenner et al., 2000)．

## (4) ストレスと NK 細胞活性

様々なストレスによって免疫機能が修飾されることはよく知られているが，このことは，免疫系が神経系の影響を受けていることの証拠の1つでもある．そのメカニズムについては，これまで述べてきた液性および自律神経性制御機構が主なものであるが，それ以外の要因も考えられる．

表3は，ストレスによる NK 細胞活性の変化をまとめたものである．ストレス–免疫応答に関する報告では，NK 細胞活性を指標としたものが最も多く，NK 細胞は精神神経系の影響を受けやすいと考えられる．

ヒトを用いた研究では，表3にあげた以外にも多数あり，結果は必ずしも一致していない．配偶者との死別(Irwin et al., 1987)や学科試験(Kiecolt-Glaser et al., 1984)など様々なライフイベントによって，NK 細胞の細胞傷害活性の抑制や数の減少が起こる．また，単に配偶者との死別というイベント自体と NK 細胞活性とは相関がないが，そのときに，うつ，あるいは不安を伴った場合のみ NK 細胞活性が低下するとの報告もある(Zisook et al., 1994)．さらに，心理テストで判断して，不安や葛藤にうまく対処しえている被験者("good copers")は，"poor copers"に比べて NK 細胞活性が有意に高い(Locke et al., 1984)．一方，64 時間の断眠で NK 細胞活性は上昇するが，その理由として，末梢でのサイトカインの産生増加が示唆されている(Dinges et al., 1994)．

動物においても種々のストレスによって NK 細胞活性が修飾を受けることが示されている．表3に示すように，ストレスの種類は，温度覚，嗅覚，および痛覚の刺激によるものや，拘束など様々である．例えば，寒冷および暑熱暴露による NK 細胞活性の低下は，血中に増加した副腎皮質ホルモンによる抑制が考えられる(Won and Lin, 1995)．しかし，in vitro で NK 細胞を直接加温したり冷却したりすると，平熱付近(36〜38℃)で NK 細胞活性は最も高く，33〜35℃ および 39〜41℃ ではともに活性が低下していたことから(Kaizuka et al., 1990)，温熱負荷による NK 細胞活性の修飾機序として，NK 細胞に対する温度の直接作用もありうる．ちなみに T リンパ球系の機能は 40℃ 付近で最も高くなることが知られている．また，フットショックストレスを受けているマウスのケージ内の空気を送り込むだけで，実験グループの NK 細胞活性が低下するが

表3 ストレスと NK 細胞活性

| | NK 細胞活性(↑ 促進；↓ 抑制) |
|---|---|
| ヒト | |
| 　配偶者との死別 | ↓ |
| | うつ状態が伴うと↓ |
| 　学科試験 | ↓ |
| 　不安，うつ状態 | ↓ |
| 　断眠 | 64 時間の断眠で↑ |
| 実験動物 | |
| 　温熱負荷 | 環境温の変化による受動的高体温および低体温で↓ |
| | 視床下部加温および冷却による能動的高体温および低体温で↓ |
| 　匂い | フットショックストレスを受けているドナーの匂いで↓ |
| 　性行動(雄) | 射精後2時間で↓，16 時間後には回復 |
| 　フットショック | ↓ |
| | 回避不能なフットショックで↓ |
| | オピオイド拮抗剤でブロック |
| | 抗 CRH 抗体でブロック |
| 　拘束 | 脾臓交感神経切除で NK↓ |
| | 脾臓のノルアドレナリン放出上昇 |

(Cocke et al., 1993)，ドナーの尿または血液などに含まれる物質の匂いが原因と考えられる(この実験では，尻尾に傷をつけ，ごく少量だが出血させている)。性行動をストレスとするには異論があるかもしれないが，射精後に血中で上昇するテストステロンなどの性ホルモンによるNK細胞活性の抑制が示唆されている(Kress et al., 1989)。

フットショックによってNK細胞活性は低下するが，フットショックを一定時間毎日受けていても，回転ケージによって自由に運動できるようにしたラットでは，NK細胞活性の低下は有意に減弱している(Dishman et al., 1995)。これはおそらく，運動することによってストレスに対してcopingすることができたためと考えられ，上述したヒトにおける"good copers"でNK細胞活性の低下がみられないこととの関連が示唆される。また，ヒトでは不安を伴うストレスによってNK細胞活性が低下するが，動物でも，不安惹起作用をもつベンゾジアゼピン受容体インバースアゴニストのFG7142を全身投与すると，NK細胞活性が低下する(Arora, 1989)。このように，実験動物とヒトとの類似点も多く観察されている。

表3のうち，拘束やフットショックによるNK細胞活性の低下については，その中枢神経機序を含めて，後述するが，一般的に共通していえることは，ストレスを自ら回避できない場合(回避不能なストレス)やcopingができない場合にNK細胞活性は低下するということである。また，脳から免疫系への情報伝達機序として，脳内オピオイド系(Shavit et al., 1986)，副腎皮質刺激ホルモン放出ホルモン(CRH)(Irwin et al., 1990)，脾臓交感神経系(Hori et al., 1995)，および内分泌ホルモン(Kress et al., 1989; Won and Lin, 1995)などの関与が示唆される。

## (5) ストレス-免疫応答と交感神経系

フットショックストレスによって起こる脾細胞の増殖能の抑制が，脾臓交感神経の外科的除神経によって減弱する(Wan et al., 1993)ことから，ストレス-免疫応答において，交感神経系が重要な役割を果たしている可能性が示唆された。その後，Shimizu et al. (1996)も，ラットに90分間の拘束ストレスを加えると脾臓のNK細胞活性が低下し，脾臓交感神経の除神経によって減弱することを見出した。さらに，in vivo マイクロダイアリシス法を用いて，拘束によって脾臓内のNA濃度が著明に増加していることを明らかにした。脾臓交感神経をあらかじめ切断しておくと，脾臓内NA濃度はまったく上昇しなかったことから，測定していたNAは副腎髄質由来ではなく，交感神経終末から放出されたものであるといえる。

一方，フットショックストレスによるラット脾臓NK細胞活性の低下は，抗CRH抗体の脳室内前投与で阻害され，このとき下垂体-副腎皮質系は抑制されていなかった(Irwin et al., 1990)。CRHをラットの脳室内に投与すると，①NK細胞活性が低下し，自律神経節遮断剤でその抑制が阻害され(Irwin et al., 1988)，このとき，②脾臓交感神経の活動が上昇し(Ichijo et al., 1994; Katafuchi et al., 1997)，③脾臓内NA濃度は上昇している(Shimizu et al., 1994)。また，すでに述べたように脾臓交感神経を直接電気刺激すると，脾臓NK細胞活性はNAの$\beta$受容体依存性に抑制される(Katafuchi et al., 1993a)。以上の結果から，ストレスによる脾臓NK細胞活性の低下の機序として，脳内CRHを介した交感神経系の活性化が重要であることがわかる。

## (6) 脳内サイトカインによる免疫機能修飾

IL-1$\beta$およびIFN-$\alpha$は，免疫系を活性化させる重要なサイトカインであるが，これらが中枢神経系に直接作用すると，末梢の細胞性免疫機能は低下する。その機序について，以下に述べる。

## 1) サイトカインによる免疫機能の抑制

IL-1βをラットの脳室内に投与すると，脾臓のNK細胞活性，PHAによる増殖能，およびIL-2産生などの細胞性免疫(Sundar et al., 1989, 1990)や，脾臓マクロファージによるIL-1産生(Brown et al., 1991)が抑制される。脳室内IL-1βによる細胞性免疫の抑制は，節遮断剤(Sundar et al., 1990)，および外科的な脾臓交感神経切除(Brown et al., 1991)によって部分的に抑制され，副腎摘除(Sundar et al., 1989)によっても一部抑制される。すなわち，脳内IL-1βが，下垂体-副腎皮質系および脾臓交感神経系の両方を活性化して免疫抑制が惹起されたことを示している。

IFN-αもラット脳室内に投与すると脾臓のNK細胞活性が低下する(Take et al., 1993)。その後，現在までIL-2, IL-6, および腫瘍壊死因子(TNF-α)などのサイトカインが調べられたが，脳内に投与して末梢の免疫機能が修飾されるのは，IL-1βとIFN-αのみである。IFN-αには中枢作用として鎮痛やカタレプシーなどオピオイド様作用があり，ラットの脳細胞膜標本において，オピオイド拮抗薬の結合に拮抗的に作用する(Menzies et al., 1992)が，IFN-αによるNK細胞活性の抑制作用もオピオイド拮抗薬でブロックすることができた(Take et al., 1993)。

IFN-αの脳内作用部位を明らかにするため，視床下部のMPOおよび外側視索前野(LPO)，室傍核(PVN)，外側野(LHA)，VMH，大脳皮質，視床，海馬，扁桃体，中心灰白質などにIFN-αを微量注入したところ，脾臓NK細胞の活性が低下したのは，MPOのみであった(Take et al., 1995)。IFN-αの脳室内およびMPO注入による脾臓NK細胞活性の低下は，脾臓交感神経を外科的に切除しておくと完全にブロックされた(Take et al., 1993, 1995)。したがって，IL-1βの作用が下垂体-副腎皮質系と脾臓交感神経の両方を介しているのに対し，IFN-αは，交感神経のみを介して脾臓のNK細胞活性を抑制したと考えられる。

## 2) プロスタグランジン $E_2$ ($PGE_2$)の関与

麻酔下ラットで，脾臓交感神経の電気的活動を記録しながらIFN-αを脳室内(Katafuchi et al., 1993a)，およびMPOに微量注入すると(Katafuchi et al., 1993b)，脾臓交感神経の電気的活動は著明に増加した。また，IL-1βを脳室内に投与しても同様であった(Ichijo et al., 1994)。これらの結果は，IFN-αおよびIL-1βの脳室内投与による脾臓NK細胞活性の低下に脾臓交感神経の活性化が関与していることを示唆している。

IL-1βの脳室内投与による脾臓交感神経活動の上昇は，脳室内にシクロオキシゲナーゼ阻害剤であるサリチル酸を前投与しておくとブロックされた(Ichijo et al., 1994)。すなわち，IL-1βの作用はPGの産生を介している。IL-1βの中枢作用による発熱，およびACTH分泌の促進も$PGE_2$の産生を介していることが知られている。もちろん，$PGE_2$を脳室内に投与すると，$PGE_2$のEP1受容体を介して脾臓交感神経活動が上昇し(Ando et al., 1995)，脾臓リンパ球の幼若化反応が抑制される(Rassnick et al., 1995)。

拘束ストレスによる脾臓NK細胞活性の低下は，$PGE_2$合成阻害剤であるディクロフェナックの脳室内前投与でブロックされ，拘束ストレスによってFos蛋白が強く発現する視床下部のPVNに$PGE_2$を微量注入すると，脾臓NK細胞活性が低下すること(未発表)などの所見も考慮すると，拘束ストレスによる免疫抑制機序の少なくとも一部は，脳内$PGE_2$が関与していると考えられる。

## 3) CRHの関与

すでに述べたように，CRHはストレス時の免疫抑制に関与し，それ自体で脾臓交感神経活動の上昇によるNK細胞活性の低下を起こす。ところが，IFN-α (Take et al., 1993)およびIL-1β (Sundar et al., 1990)による脾臓NK細胞活性の低下も，CRHアンタゴニストであるα-ヘリカルCRH (α-hCRH)の脳室内前投与によって阻害される。さらに，IL-1βによる脾臓交感神経活動の上昇もα-hCRHの前投与でブロックされること

(Ichijo et al., 1994)から，これらのサイトカインの中枢作用による免疫修飾機序にも，脳内CRH系の活性化が関与していると考えられる。

IL-1βによって脾臓交感神経の活動は増加するが，その反応はIL-1βの内因性アンタゴニストであるIL-1受容体アンタゴニストの前投与で抑制される(Ichijo et al., 1994)ことから，IL-1βの受容体を介した反応である。また，IL-1βによる発熱時に脳内で産生される内因性解熱物質であるα-melanocyte stimulating hormone (α-MSH)で，交感神経活動の上昇も阻害される(Ichijo et al., 1994)。CRHの脳室内投与による脾臓交感神経の活動上昇は，サリチル酸の前投与でブロックされず，一方，PGE₂による神経活動の上昇は，α-hCRHでブロックされたことから(Katafuchi et al., 1997)，IL-1βによってまずPGE₂が産生され，次にCRH系の賦活化が起こりその結果脾臓交感神経の活動が亢進したと考えられる。図3にIL-1βおよびIFN-αによる脾臓交感神経活動の上昇機序を図示した。

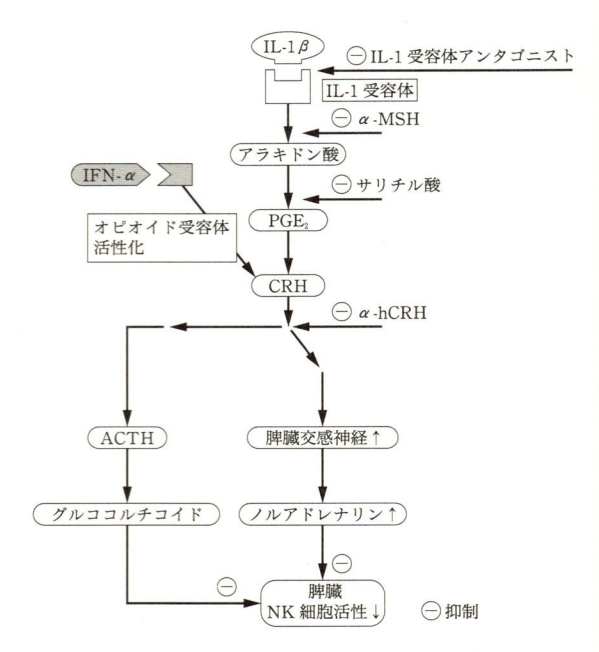

**図3** IL-1βおよびIFN-αによる脾臓NK細胞活性の抑制機序。詳細は本文参照

### (7) ストレス時の脳内サイトカイン産生

#### 1) 拘束ストレス時の脳内サイトカイン産生

これまで，①拘束ストレスによって脾臓NK細胞活性が低下し，その少なくとも一部は脾臓交感神経の活性化によること，および②脳内へIFN-αまたはIL-1βを注入すると，脾臓交感神経の活性化によって脾臓NK細胞活性が低下することを示した。これらの事実は，ストレスによるNK細胞活性の低下に，脳内サイトカインが関与している可能性を示唆している。

中枢神経系に種々のサイトカインおよびサイトカイン受容体が存在することはよく知られている。これらは，脳炎や髄膜炎などの感染や，組織傷害，虚血，梗塞，および変性などの炎症性病態において産生が亢進する(Hopkins and Rothwell, 1995)。ところが，非炎症性ストレスである拘束ストレスでも，ノーザンブロット法で視床下部ブロックにおいてIL-1βのmRNAが増加する(Minami et al., 1991)。

われわれが，リアルタイムキャピラリーPCR法を用いて，拘束ストレス後のラット視床下部内IL-1βおよびIFN-αのmRNAを定量したところ，IL-1β mRNAは，MPO, PVN, およびVMHにおいて，拘束1時間で有意に増加し，IFN-α mRNAは，MPO, LPO, およびVMHで増加していた。MPO, およびVMHには，それぞれ温度感受性ニューロンとブドウ糖感受性ニューロンがあり，IL-1βはこれらのニューロンに直接作用して体温上昇，および満腹感の形成に寄与していることが知られている(Hori et al., 1991)。また，IL-1βの脳内投与でACTH分泌が亢進するが，PVNにはCRHニューロンが存在している。したがって，ストレス性の発熱，食欲の低下，および下垂体-副腎皮質系の活性化のメカニズムとして，視床下部で産生されたIL-1βによるニューロン活動の変化が考えられる。

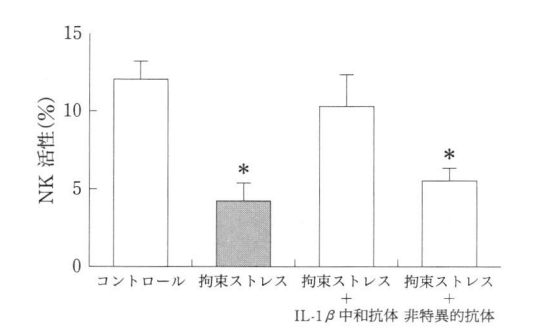

**図4** 拘束ストレスによるマウス脾臓NK活性低下に対するIL-1β中和の効果。拘束ストレスの10分前に脳室内に抗IL-1β中和抗体を前投与しておくと，拘束によるNK細胞活性の低下が阻害される。非特異的抗体では効果がない。エフェクター：標的細胞＝100：1，各グループはn＝5，＊＊：p＜0.05

拘束ストレスによって産生されたIL-1βが，脾臓NK細胞活性の低下に関与しているか否かを検討するため，マウスを用い，拘束の10分前に抗IL-1βモノクローナル中和抗体を脳室内投与したところ，図4に示すように，NK細胞活性の低下は減弱した。これまで，フットショックストレスによるリンパ球の増殖能の低下が，抗IL-1ポリクローナル抗体で阻害されることが報告されている(Saperstein et al., 1992)が，拘束ストレスによる脾臓NK細胞活性の低下も，脳内で発現したIL-1βが関与していることが明らかになった。

### 2) その他炎症性ストレス時の脳内サイトカイン産生

われわれは，最近，中枢性疲労モデルとして，合成2本鎖RNAであるpoly I：Cをラットに末梢投与すると，1週間以上にわたって回転かごによる自発運動量が低下し，このとき大脳皮質やMPOおよびPVNなどでIFN-α mRNAが増加していることを報告した(Katafuchi et al., 2003a)。また，同じ部位でセロトニントランスポーター(5-HTT)のmRNAも増加していた(Katafuchi et al., 2005)。ヒトの慢性疲労症候群において，ウイルス感染の関与が示唆されていること，脳脊髄液中のIFN-αが増加していること，NK細胞活性が低下していること，また5-HTTの遺伝子多型性解析で転写活性の高いl型アレルが有意に多いこと，などから，poly I：C投与による感染ストレスモデルが，慢性疲労症候群の疾患モデルとしても有用であることが示唆された。

また，暑熱暴露(30℃，1時間)後のラット脳内のサイトカインmRNAを測定すると，大脳皮質のIL-1β mRNAが，老化ラットにおいて有意に増加し，この増加は，リポポリサッカライド(LPS)の生物活性阻害剤である合成エンドトキシンインヒビターの前投与で抑制された(Katafuchi et al., 2003b)。暑熱暴露時には，血液の体内分布が熱放散のために体表面へ移動し，腸管の虚血が起こるが，心肺機能の低下した老化動物では虚血がより著明なことから，腸内細菌叢からLPS成分が血中へ移行し，その結果脳内のIL-1β発現が誘発されたと考えられた。実際，老化ラットにおいて，暑熱暴露時の脳内LPS活性が有意に増加していた(Katafuchi et al., 2003b)。

興味あるのは，炎症性および非炎症性を問わず，ストレス時の脳内におけるサイトカイン発現の機序である。メタンフェタミンを腹腔内投与すると，視床下部でのIL-1β mRNAが増加し，これはアドレナリンβ遮断薬の脳室内前投与でブロックされた。また，βアゴニストを脳室内投与すると，視床下部でIL-1β mRNAの発現が増加した(佐藤，1991)。したがって，ストレス時に活性化される脳内のカテコラミン系が関与している可能性がある。また，ストレス時には，脳内でFos蛋白が発現するが，その分布がIL-1βの分布とほぼ一致していることから，Fos蛋白によって転写が調節されている可能性もある。

## (8) ストレスとTh1/Th2バランス

ストレス時には，その種類や程度によって割合は異なるが，下垂体-副腎皮質系と交感神経系がどちらも賦活化される。これら2つの系の情報伝達物質であるグルココルチコイド(GC)および

NAは，Th1-およびTh2-サイトカインの産生にそれぞれ特徴的に作用する。GCは一般にタイプ受容体を介してIL-2やIFN-γなどTh1-サイトカイン産生を抑制するが，Th2-サイトカイン産生に対する抑制作用は弱く，IL-10の産生をむしろ促進する。また，すでに述べたように，NAは$\beta_2$受容体を介してTh1-サイトカインの産生を抑制する(Ramer-Quinn et al., 1997)。ヒトのマクロファージ／単球では，NAがLPS刺激によるIL-12の産生を抑制し，IL-10の産生を促進することが示された(Elenkov et al., 1996)。したがって，これまで述べてきたように，ストレスによってNK細胞活性などの細胞性免疫機能は確かに抑制されるが，一般的には，ストレス時には，GCおよびNAの作用によって，Th1/Th2バランスがTh2優勢のパターンへシフトすると考えられる。

## おわりに

神経系と免疫系情報とのクロストークによる脳-免疫系連関は，ストレス時に作動し，様々なストレス応答を惹起する。ストレス-免疫応答もその1つである。ストレス-免疫応答の生理学的意義については不明な点が多いが，神経系を介した免疫系へのネガティブフィードバック機構と考えることもできるであろう。

また，本節では，ストレスと免疫系をモデルに神経系から免疫系への情報伝達が中心になったが，免疫系の活性化によって産生されたサイトカイン情報が，どのようにして神経系情報へ変換されるかというのも興味ある問題である。これに関しては，生体防御反応としての，制御された体温上昇である「発熱」をモデルとして多くの研究がなされ，現在のところ，脳室周囲器官説，サイトカイントランスポート説，血管内皮細胞説，および肝臓迷走神経説などがある(片渕, 1998; Ledeboer et al., 2002)。

今後さらに，ストレス時におけるTh1/Th2バランスの変化の生物学的意義や，感染，腫瘍，自己免疫疾患などを含めた広い意味での内外環境因子ストレスに対する生体応答を，脳-免疫系連関という立場から解析していくことが必要と考えられる。

### 参考文献

Ando, T., Ichijo, T., Katafuchi, T., et al. (1995) Intracerebroventricular injection of prostaglandin E₂ increases splenic sympathetic nerve activity in rats. Am. J. Physiol. 269: R662-R668.

Arora, P. K. (1989) Neuromodulation of natural killer cell activity. In: Neuroimmune Networks: Physiology and Diseases. Alan R. Liss, Inc., NY, pp. 39-49.

Betancur, C., Neveu, P. J., Vitiello, S., et al. (1991) Natural killer cell activity is associated with brain asymmetry in male mice. Brain Behav. Immun. 5: 162-169.

Blalock, J. E. (1989) A molecular basis for bidirectional communication between the immune and neuroendocrine systems. Physiol. Rev. 69: 1-32.

Brown, R., Li, Z., Vriend, C. Y., et al. (1991) Suppression of splenic macrophage interleukin-1 secretion following intracerebroventricular injection of interleukin-1β. Cell Immunol. 132: 84-93.

Cannon, W. B. (1935) Stresses and strains of homeostasis. Am. J. Med. Sci. 189: 1-14.

Carr, D. J. J., DeCosta, B. R., Jacobson, A. E., et al. (1990) Corticotropin-releasing hormone augments natural killer cell activity through a naloxone-sensitive pathway. J. Neuroimmunol. 28: 53-61.

Cocke, R., Moynihan, J. A., Cohen, N., et al. (1993) Exposure to conspecific alarm chemosignals alters immune responses in BALB/c mice. Brain Behav. Immun. 7: 36-46.

Cross, R. J., Brooks, W. H., Roszman, T. L., et al. (1982) Hypothalamic-immune interactions. Effect of hypophysectomy on neuroimmunomodulation. J. Neurol. Sci. 53: 557-566.

Cross, R. J., Markesbery, W. R., Brooks, W. H., et al. (1984) Hypothalamic-immune interactions: neuromodulation of natural killer activity by lesioning of the anterior hypothalamus. Immunology 51: 399-405.

Del Gobbo, V., Libri, V., Villani, N., et al. (1989) Pinealectomy inhibits interleukin-2 production and natural killer activity in mice. Int. J. Immunopharmac. 11: 567-573.

Dinges, D. F., Douglas, S. D., Zaugg, L., et al. (1994) Leukocytosis and natural killer cell function parallel neurobehavioral fatigue induced by 64 hours of sleep deprivation. J. Clin. Invest. 93: 1930-1939.

Dishman, R. K., Warren, J. M., Youngstedt, S. D., et al. (1995) Activity-wheel running attenuates suppression of natural killer cell activity after footshock. J. Appl. Physiol. 78: 1547-1554.

Elenkov, I. J., Papanicolaou, D. A., Wilder, R. A., et al. (1996) Modulatory effects of glucocorticoids and catecholamines on human interleukin-12 and interleukin-10 production: clinical implications. Proc. Am. Assoc. Phys. 108: 374-381.

Felten, D. L., Felten, S. Y., Bellinger, D. L., et al. (1987) Noradrenergic sympathetic neural interactions with the immune system: structure and function. Immunol. Rev. 100: 225-267.

Gatti, G., Masera, R. G., Pallavicini, L., et al. (1993) Interplay in vitro between ACTH, $\beta$-endorphin, and glucocorticoids in the modulation of spontaneous and lymphokine-inducible human natural killer (NK) cell activity. Brain Behav. Immun. 7: 16-28.

Hopkins, S. J. and Rothwell, N. J. (1995) Cytokines and the nervous system. I. Expression and recognition. Trends Neurosci. 18: 83-88.

Hori, T., Nakashima, T., Take, S., et al. (1991) Immune cytokines and regulation of body temperature, food intake and cellular immunity. Brain Res. Bull. 27: 309-313.

Hori, T., Katafuchi, T., Take, S., et al. (1995) The autonomic nervous system as a communication channel between the brain and the immune system. Neuroimmunomodulation 2: 203-215.

Ichijo, T., Katafuchi, T. and Hori, T. (1994) Central administration of interleukin-1$\beta$ enhances splenic sympathetic nerve activity in rats. Brain Res. Bull. 34: 547-553.

Irwin, M., Daniels, M., Smith, T. L., et al. (1987) Impaired natural killer cell activity during bereavement. Brain Behav. Immun. 1: 98-104.

Irwin, M., Hauger, R. L., Brown, M., et al. (1988) CRF activates autonomic nervous system and reduces natural killer cytotoxicity. Am. J. Physiol. 255: R744-R747.

Irwin, M., Vale, W. and Rivier, C. (1990) Central corticotropin-releasing factor mediates the suppressive effect of stress on natural killer cytotoxicity. Endocrinology 126: 2837-2844.

Kaizuka, Y., Mori, T. and Hori, T. (1990) Effects of temperature on the cytotoxic activity of natural killer cells in the rat spleen. Jpn. J. Physiol. 40 (Suppl.): S227.

片渕俊彦（1998）発熱とサイトカイン．Clin. Neurosci. 16：73-75.

片渕俊彦・堀哲郎（1992）神経系による免疫応答の調節．臨床免疫 24：99-108.

Katafuchi, T., Take, S. and Hori, T. (1993a) Roles of sympathetic nervous system in the suppression of cytotoxicity of natural killer cells in the rat. J. Physiol. (Lond.) 465: 343-357.

Katafuchi, T., Ichijo, T., Take, S., et al. (1993b) Hypothalamic modulation of splenic natural killer cell activity in rats. J. Physiol. (Lond.) 471: 209-221.

Katafuchi, T., Okada, E., Take, S., et al. (1994) The biphasic changes in splenic natural killer cell activity following ventromedial hypothalamic lesions in rats. Brain Res. 652: 164-168.

Katafuchi, T., Ichijo, T. and Hori, T. (1997) Sequential relationship between actions of CRF and PGE$_2$ in the brain on splenic sympathetic nerve activity in rats. J. Auton. Nerv. Syst. 67: 200-206.

Katafuchi. T., Kondo, T., Yasaka, K., Kubo, K., Take, S. and Yoshimura, M. (2003a) Prolonged effects of polyriboinosinic: polyribocytidylic acid on spontaneous running wheel activity and brain interferon-$\alpha$ mRNA in rats: a model for immunologically induced fatigue. Neuroscience 120: 837-845.

Katafuchi, T., Takaki, A., Take, S., Kondo, T. and Yoshimura, M. (2003b) Endotoxin inhibitor blocks heat exposure-induced expression of brain cytokine mRNA in aged rats. Mol. Brain Res. 118: 24-32.

Katafuchi, T., Kondo, T., Take, S. and Yoshimura, M. (2005) Involvement of enhanced expression of brain interferon-$\alpha$ and serotonin transporter in poly I: C-induced fatigue in rats. Eur. J. Neurosci. 22: 2817-2826.

Kiecolt-Glaser, J. K., Garner, W., Speicher, C., et al. (1984) Psychosocial modifiers of immunocompetence in medical students. Psychosom. Med. 46: 7-14.

Kress, D. W., Ostrowski, N. L., McRae, B. L., et al. (1989) Mating suppresses splenic natural killer cell activity in male golden hamsters. Brain Behav. Immun. 3: 274-280.

Labeur, M., Nahmod, V. E., Finkielman, S., et al. (1991) Lesions of the medial septel nucleus produce a long-lasting inhibition of T lymphocyte proliferation. Neurosci. Lett. 125: 129-132.

Ledeboer, A., Binnekade, R., Breve, J. J., et al. (2002) Site-specific modulation of LPS-induced fever and interleukin-1$\beta$ expression in rats by interleukin-10.

Am. J. Physiol. 282: R1762-R1772.

Locke, S. E., Kraus, L., Leserman, J., et al. (1984) Life change stress, psychiatric symptoms, and natural killer cell activity. Psychosom. Med. 46: 441-453.

Madden, K. S. and Livnat, S. (1991) Catecholamine action and immunologic reactivity. In Psychoneuroimmunology, (eds.) R. Ader, D. L. Felten and N. Cohen, Academic Press, NY, pp. 283-310.

Menzies, R. A., Patel, R., Hall, N. R. S., et al. (1992) Human recombinant interferon alpha inhibits naloxone binding to rat brain membranes. Life Sci. 50: 227-232.

Minami, M., Kuraishi, Y., Yamaguchi, T., et al. (1991) Immobilization stress induces interleukin-1$\beta$ mRNA in the rat hypothalamus. Neurosci. Lett. 123: 254-256.

Nilsson, N. and Carlsten, H. (1994) Estrogen induces suppression of natural killer cell cytotoxicity and augmentation of polyclonal B cell activation. Cell. Immunol. 158: 131-139.

Provinciali, M., Di Stefano, G. and Fabris, N. (1992) Improvement in the proliferative capacity and natural killer cell activity of murine spleen lymphocytes by thyrotropin. Int. J. Immunopharmacol. 14: 865-870.

Ramer-Quinn, D. S., Baker, R. A. and Sanders, V. M. (1997) Activated T helper 1 and T helper 2 cells differentially express the $\beta_2$-adrenergic receptor. A mechanism for selective modulation of T helper 1 cell cytokine production. J. Immunol. 159: 4857-4867.

Rassnick, S., Zhou, D. and Rabin, B. X. (1995) Central administration of prostaglandin E$_2$ suppresses in vitro cellular immune responses. Am. J. Physiol. 269: R92-R97.

Saperstein, A., Brand, H., Audhya, T., et al. (1992) Interleukin 1$\beta$ mediates stress-induced immunosuppression via corticotropin-releasing factor. Endocrinology 130: 152-158.

佐藤公道 (1991) 脳内サイトカインの発現, 分布とその調節. BIOmedica 7: 1401-1405.

Saxena, Q. B., Saxena, R. K. and Adler, W. H. (1982) Regulation of natural killer activity in vivo III. Effect of hypophysectomy and growth hormone treatment on the natural killer activity of the mouse spleen cell population. Int. Archs Allergy Appl. Immun. 67: 169-174.

Selye, H. (1936) Thymus and adrenals in the response of the organism to injuries and intoxications. Br. J. Exp. Pathol. 17: 234-248.

Shavit, Y., Terman, G. W., Lewin, J. W., et al. (1986) Effects of footshock stress and morphine on natural killer lymphocytes in rats: studies of tolerance and cross-tolerance. Brain Res. 372: 382-385.

Shimizu, N., Hori, T. and Nakane, H. (1994) An interleukin-1$\beta$-induced noradrenaline release in the spleen is mediated by brain corticotropin-releasing factor: an in vivo microdialysis study in conscious rats. Brain Behav. Immun. 7: 14-23.

Shimizu, N., Kaizuka, Y., Hori, T., et al. (1996) Immobilization increases norepinephrine release and reduces NK cytotoxicity in spleen of conscious rat. Am. J. Physiol. 271: R537-R544.

Sundar, S. K., Becker, K. J., Cierpial, M. A., et al. (1989) Intracerebroventricular infusion of interleukin 1 rapidly decreases peripheral cellular immune responses. Proc. Natl. Acad. Sci. USA 86: 6398-6402.

Sundar, S. K., Cierpial, M. A., Kilts, C., et al. (1990) Brain IL-1-induced immunosuppression occurs through activation of both pituitary-adrenal axis and sympathetic nervous system by corticotropin-releasing factor. J. Neurosci. 10: 3701-3706.

Take, S., Mori, T., Katafuchi, T., et al. (1993) Central interferon$\alpha$ inhibits the natural killer cytotoxicity through sympathetic innervation. Am. J. Physiol. 265: R453-R459.

Take, S., Uchimura, D., Kanemitsu, Y., et al. (1995) Interferon-$\alpha$ acts at the preoptic hypothalamus to reduce natural killer cytotoxicity in rats. Am. J. Physiol. 268: R1406-R1410.

Wan, W., Vriend, C. Y., Wetmore, L., et al. (1993) The effects of stress on splenic immune function are mediated by the splenic nerve. Brain Res. Bull. 30: 101-105.

Wenner, M., Kawamura, N., Ishikawa, T. and Matsuda, Y. (2000) Reward linked to increased natural killer cell activity in rats. Neuroimmunomodulation 7: 1-5.

Won, S.-J. and Lin, M.-T. (1995) Thermal stresses reduce natural killer cell cytotoxicity. J. Appl. Physiol. 79: 732-737.

Zisook, S., Shuchter, S. R., Irwin, M., et al. (1994) Bereavement, depression, and immune function. Psychiatry Res. 52: 1-10.

## 3. 神 経 系

### はじめに

　ストレスという言葉を医学の世界に持ち込んだのはウォルター・B・キャノンで，これを概念化し世に広めたのは，ハンス・セリエである。キャノンは外界から様々な刺激が加わったとき，生体はこれらの刺激に応じてそれぞれ適切な反応を示すことによりホメオスタシスを保っていることを強調した。これに対し，セリエは1936年に，外界からの様々な刺激（ストレス刺激）に対し生体が非特異的で定型的な反応を示すことを見出し，全身適応症候群と名づけた。もちろん，ストレス反応を詳細にみれば，加えるストレスの種類が異なれば生体の反応は異なる。セリエはストレス刺激に対する共通の反応（すなわち，ストレス反応）に，各ストレス刺激に対応した個別の反応が加算された反応が生じると考えた。しかし，共通反応と個別反応の加算が単なる線型関係ではないかもしれず，セリエのいう共通反応が本当に存在するかどうかは不明である。さらに，ストレス刺激に対する反応は，年齢，性別，過去の経験に応じて個々人で異なる。ストレス刺激が加われば頭が痛くなるヒトがいれば，お腹をこわすヒトもいる。それにもかかわらず，「ストレス」の語は日常語のみならず，科学の世界でも生き残っている。それは，疫学的にも，いわゆる「ストレス」が精神的な疾患だけではなく身体的な疾患の少なくとも増悪因子（場合によっては発症因子）になっていることが示されており，これが「ストレス」に共通する重要な特徴でもあり，共通の「ストレス」機構を想定したくなるからである。これまで，「ストレス」に共通して存在する物質的な基盤があるのかどうか，あるとすればそれは何かを見出す努力が続けられてきた。

　現在，ストレス刺激は「生体恒常性（ホメオスタシス）を乱す刺激」，あるいは，「ホメオスタシスを乱すと生体が判断した刺激」と定義されている。前者のストレス刺激は，肉体的ストレス刺激（physical stressor）と呼ばれる。homeostatic stressor, systemic stressor あるいは physiological stressor とも呼ばれる。後者の刺激は，精神的ストレス刺激（psychological stressor）と呼ばれる。neurogenic stressor, emotional stressor, processive stressor とも呼ばれる（図1）（Charmandari et al., 2005; Pacak and Palkovits, 2001; Sawchenko et al., 2000; Van de Kar and Blair, 1999）。

　肉体的ストレス刺激は，具体的には，低血糖のような代謝的な刺激，脱血のような心血管系の刺激，LPS投与のような免疫的な刺激が含まれる。これらの刺激は迷走・舌咽神経を介し延髄から，あるいは脳血液関門を欠く脳室周囲器官を介して，脳に情報が伝達される。そういう意味で内（臓）受容性ストレス刺激（interoceptive stressors）ともいわれる。延髄からの入力に依存するストレス反応には脳幹からの上行性のノルアドレナリン投射が重要であることが示されている。

　一方，精神的ストレス刺激は，interoceptive stressor に対応して外受容性ストレス刺激（exteroceptive stressor）とも呼ばれる。新奇環境刺激への暴露，条件恐怖刺激，捕食動物の匂いなどと，より高次の処理が必要で，学習，情動，認知的要素が含まれてくる。したがって，大脳辺縁系を介した入力が重要とされている。本節はこ

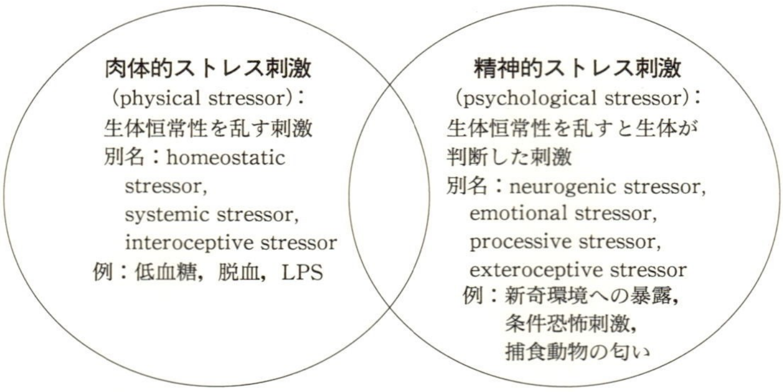

**図1** ストレス刺激の分類。ストレス刺激は，肉体的ストレス刺激と精神的ストレス刺激に分類され，それぞれ活性化される脳部位も異なる

のストレスの脳神経回路とこれを修飾する因子について概説する。

## (1) ストレス反応を伝達する神経回路

ストレス刺激を加えると脳の様々な部位が活動する。immediate early geneの産物であるFos蛋白質の発現から，大脳皮質(頭頂葉，梨状葉，側頭葉，前頭葉)，外側中隔野，腹側歯状回，扁桃体，視床室傍核，視床下部(室傍核・視索上核，腹内側核，背内側核，弓状核，視床下部外側野)，海馬体，中心灰白質，縫線核，延髄のニューロンがストレス刺激で活性化されることが示されている(Senba and Ueyama, 1997)。

ストレス刺激は様々な反応を誘発する。行動系の反応(すくみ行動(freezing)・逃走・闘争(flight or fight)といった防衛反応，驚愕反応の亢進(potentiated startle response))，超音波の鳴き声，自律系では神経内分泌反応(下垂体からのACTH・プロラクチン・オキシトシンの放出増加，バゾプレシン放出増加・低下，カテコラミン放出増加，グルココルチコイド放出増加，レニン放出増加，テストステロン産生低下)，心血管系反応(血圧上昇，心拍数変動，PQ間隔延長)，消化管運動修飾(脱糞)，排尿，鎮痛といった多彩な反応を誘発する。また，ストレス刺激は認知判断・記憶といった高次脳機能を修飾する。ストレス刺激で活性化される脳部位には，これらの反応を共通に担う部位と特定の反応を選択的に担う部位がある。これらのうち，特に，ストレス反応を共通に担っていると考えられている部位について記載する(図2，図3)。

### 1) 前頭前野

前頭前野は，拘束ストレス，騒音，条件恐怖刺激といったストレス刺激で活性化される。また，ストレス刺激を加えると様々な神経伝達物質の放出が上昇する。条件恐怖刺激を加えると腹側被蓋野のドーパミンニューロンが活性化され，前頭前野においてドーパミン放出が促進する。また，ストレス刺激により前頭前野でアセチルコリン放出，ノルアドレナリン放出，セロトニン放出が増加する。

この前頭前野がストレス反応を抑制しているという報告がある。神経内分泌系のストレス反応に関して，前頭前野を破壊するとエーテル暴露によるACTH放出は変化しないが，拘束によるACTH放出は増強する。さらに，グルココルチコイドの同部位への局所投与で拘束によるACTH放出が減弱すると報告されている。行動における条件恐怖反応も前頭前野が抑制しているという報告がある。前頭前野のドーパミンニューロンの投射を6-OHDAで破壊すると条件恐怖反

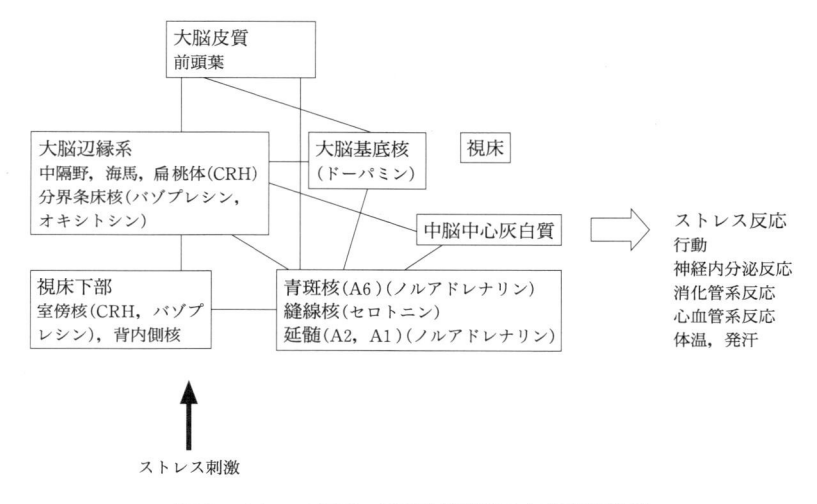

**図2** ストレス反応に重要な脳部位と神経伝達物質

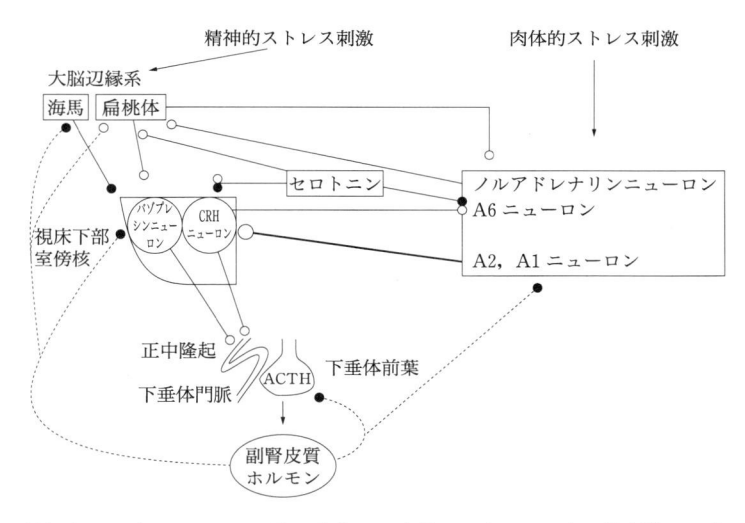

**図3** 神経内分泌系のストレス反応。白丸は興奮性の入力を，黒丸は抑制性の入力を表す

応(すくみ行動)の表出は変わらないが，消去が遅延し，すくみ行動が持続する。また，D1受容体ノックアウトマウスでは条件恐怖の獲得には変わりがないが，消去が遅延する。さらに，前頭前野がストレスの制御可能性を判断し行動を支配している可能性がある。制御可能なストレスである場合，内側前頭前野を介してストレス刺激による背側縫線核セロトニンニューロンの活性化を抑制している(Amat et al., 2005)。

一方，前頭前野がストレス反応を促進しているという報告もある。前頭前野を電気刺激するとグルココルチコイド放出が増加し，前頭前野の神経細胞体をイボテン酸で破壊すると拘束ストレスによるグルココルチコイド放出が減弱する。ドーパミンD2受容体アンタゴニストを投与するとair-puff刺激による分界条床核と視床下部室傍核のFos蛋白質発現とACTH放出が減弱する(Spencer et al., 2005)。これらのデータは，前頭前野がストレス刺激に対するACTH放出を担っていることを示唆している。行動における条件恐怖反応

に関しても促進的に働くという報告がある。前頭前野のドーパミン伝達をドーパミン受容体アンタゴニストあるいはアゴニストを局所投与し乱すと、すくみ行動の表出が阻害される。

## 2) 海馬

海馬は学習記憶に重要な場所であるが、ストレス情報の処理にも重要な働きをしている。Gray and McNaughton (2000) は、海馬・中隔野系は、外部から刺激が加わったときに現在行っている行動を抑制した上で刺激の危険度を評価するときに働いているという説を提出している。

動物をある場所で痛み刺激を加え、再びその場所に戻す(文脈条件恐怖)と、すくみ行動、神経内分泌反応が生じる。この場所を痛み刺激の手がかり刺激として学習させた条件恐怖学習 (contextual fear conditioning) においては、海馬が必須と報告されている。音刺激を手がかり刺激とした条件学習は背側海馬を電気破壊しても保たれているが、contexual 条件恐怖刺激に対するすくみ行動の獲得と表出は阻害される。しかし、訓練50日後に破壊した場合には阻害効果が観察されなくなる。したがって、訓練後しばらくすると記憶が海馬以外の別の場所に移動すると考えられる。このように学習後時間をおかずに海馬のニューロンの細胞体を破壊するとすくみ行動を指標にした場合、条件恐怖反応が阻害されるが、驚愕反応の促進を指標にとると破壊しても阻害されない (Fendt et al., 2005)。よって、条件恐怖反応の中でも驚愕反応の促進の場合、海馬以外の経路を使っていると考えられる。

学習パラダイムを使用した恐怖刺激だけでなく生得的なストレス刺激に対する反応も海馬が伝達しているという報告がある。腹側海馬を破壊すると高架十字迷路における不安行動が減少する。神経内分泌系のストレス反応に関しても、腹側海馬を破壊すると高架十字迷路刺激と痛み刺激(坐骨神経刺激)に対する ACTH 放出反応が減少する。

一方、海馬は、視床下部-下垂体-副腎皮質 (HPA) 系を抑制していること示唆する報告がある (Herman et al., 2003)。海馬を破壊、あるいはその出力経路にあたる ventral subiculum を破壊すると、グルココルチコイドのストレス反応が促進される。海馬の働きはストレス刺激の種類によって異なることが示されている。海馬破壊により拘束、新奇環境刺激、騒音によるグルココルチコイド放出反応は促進するが、エーテル暴露、フットショックによる放出反応は促進しない。また、逆に海馬を電気刺激すると、光刺激に対する ACTH 放出反応が抑制される。

海馬にはグルココルチコイド受容体(GR)とミネラルコルチコイド受容体(MR)が存在する。グルココルチコイドに対して MR は高親和性で濃度が低い基礎レベルで働く。これに対し、GR は低親和性でストレス刺激が加わりコルチコステロイド濃度が高くなったときに作用すると考えられている。GR と MR の heterodimer も存在する。これにより生体は、グルココルチコイドの幅広い濃度に対し、反応していると考えられる。グルココルチコイドの負のフィードバックに海馬が関与しているという主張もあるが確定していない。一方で、HPA 系の基礎値あるいはストレス時の制御にあまり重要な働きはしていないという報告もある。

このように海馬はストレス反応に関し、促進、抑制、無関係と相矛盾するデータが報告されている。この原因の詳細は不明であるが、海馬のストレス反応における働きは、用いるストレス刺激とストレス反応の指標により異なる。海馬の主な出力ニューロンと考えられる ventral subiculum を破壊すると低酸素といった肉体的なストレス刺激に対する副腎皮質ホルモンの反応は減弱するが、高架十字迷路といった精神的ストレス刺激に対する副腎皮質ホルモンの反応はむしろ増強する。また、行動を指標にすると神経内分泌反応とは逆に ventral subiculum 破壊により高架十字迷路における不安行動が減弱する (Mueller et al., 2004)。

ストレス刺激により海馬で様々な神経伝達物質が放出されることが示されている。強制水泳、フットショックでノルアドレナリンとセロトニンの放出が増加すること、フットショック、拘束ストレスで海馬におけるアセチルコリン放出が増加

することが報告されている。ストレスによるアセチルコリン放出はCRH受容体アンタゴニストで阻害される。海馬におけるストレス時のアセチルコリン放出の生理的な意義について，老齢のニコチンβサブユニット欠損雄マウスで条件恐怖反応が減弱しており，ムスカリン受容体アンタゴニストを訓練前に投与すると，条件付け学習の獲得が阻害されることからアセチルコリンはストレスの記憶に関与している可能性がある。またHPA系に関して，neostigmine(acetylcholinesterase inhibitor)を海馬に局所投与して海馬の細胞外アセチルコリン濃度を増加させると視床下部室傍核を活性化してACTH放出が増加するという報告がある。しかし，海馬のムスカリン受容体を阻害すると拘束ストレスによるACTH放出が増強されるという矛盾したデータも示されている。

また，海馬はストレスの標的部位でもある。少量のコルチコステロンは海馬における長期増強現象(LTP)と学習に必須であることが示されている。しかし，高コルチコステロン，ストレス暴露はLTPを障害し(Kim and Diamond, 2002)，CA3ニューロンの樹状突起が減り，海馬ニューロンの新生が抑制され細胞死が増加する。うつ病の患者で海馬の体積の低下が報告されている。さらに，ストレスによるニューロン新生の阻害作用は，抗うつ薬，CRH1受容体アンタゴニスト，V1b受容体アンタゴニストで回復する(Alonso et al., 2004)。ストレスによりBDNFとbcl-2(抗アポトーシス因子)の発現が低下するので，これらの因子も海馬体積の低下に関与しているかもしれない(Hayley et al., 2005)。高齢者において，血中グルココルチコイド濃度が高いほど海馬の萎縮が大きく，記憶テストの成績が悪いと報告されている。

### 3）中隔野

腹外側中隔野は，肉体的なストレスでは活性化されず精神的ストレスで活性化される。中隔野は報酬系の1つで自己刺激行動を起こす部位で刺激により快感が生じる。逆に破壊すると，情動性が亢進し攻撃あるいは逃走行動が増加する。ストレス刺激に対するHPA系も増強する。この増強効果は，しかし，海馬の出力線維を破壊した効果をみている可能性もある。

同種動物から攻撃され敗北すると中隔野でオキシトシン放出が増える。一方，強制水泳により中隔野でバゾプレシン放出が増加する(Engelmann et al., 2000)。中隔野のバゾプレシンの働きについて，V1a受容体アンタゴニスト，あるいはアンチセンスの局所投与で強制水泳テストで浮動時間が増えること，高架十字迷路実験では抗不安作用(壁なし通路の滞在時間の増加)があることが報告されている(Engelmann et al., 2000)。したがって，中隔野のバゾプレシンはストレス下における行動戦略を修飾していると考えられる。外側中隔におけるセロトニン放出に関しては，水泳ストレスによりCRH受容体を介し抑制されるという報告と，捕食動物への暴露(マウスにラットをさらす)ストレスによりセロトニン放出が増加する(Beekman et al., 2005)という矛盾した報告がある。

### 4）扁桃体

様々なストレス刺激が扁桃体のニューロンを活性化する。ストレス刺激の中でもより肉体的なもの(脱血，IL-1投与)は扁桃体中心核のニューロン群を活性化し，より精神的なストレス刺激である拘束あるいは騒音，新奇環境刺激は内側扁桃体のニューロンを活性化すると報告されている。扁桃体中心核は精神的なストレスでむしろ抑制されるという報告もある(Day et al., 2005)。

扁桃体を破壊すると，HPA系のストレス反応が減弱する。特に，扁桃体中心核を破壊すると，拘束，光音刺激，痛み刺激，IL-1に対するHPA系の反応が減弱すると報告されている。しかし，中心扁桃体を破壊しても拘束による視床下部室傍核のCRHニューロンの活性化とACTH反応，エーテル暴露によるACTH放出は変化しないという報告もある。中心扁桃体ではなく内側扁桃体を破壊すると拘束ストレスに対する反応が抑制されるという報告もある。

様々なストレス刺激の中でも，とりわけ条件恐

怖刺激において扁桃体の重要性が指摘されている。条件恐怖の学習の獲得，固定，表出に扁桃体が不可欠である(Davis, 2000; Maren, 2001)。扁桃体の神経細胞体を，条件恐怖の訓練前に NMDA あるいはイボテン酸で破壊しても，訓練を済ませてから破壊しても条件恐怖反応が大きく阻害される。したがって条件恐怖学習の獲得と表出に扁桃体が不可欠である。

　条件恐怖学習は，扁桃体の中でも扁桃体基底外側複合体(basolateral amygdala complex)で起きている。扁桃体基底外側複合体には，音・光といった知覚刺激(条件刺激)の入力と痛み刺激(無条件刺激)の入力の両方が入り，条件刺激に対する扁桃体外側部のニューロンの応答性が条件付け学習にしたがって変化する。痛み刺激を予測させる条件刺激に対しては興奮性が増加していき，逆に痛み刺激が伴わないことを予告する刺激に対しては神経活動が低下していく。扁桃体のスライス標本において，細胞活動に依存してシナプス伝達が長期間増強する現象(long-term potentiation: LTP)が示されている。in vivo においても扁桃体のニューロンの活動が亢進している動物($Na^+$-$K^+$ ATPase a2 サブユニットのヘテロ欠損動物)は条件恐怖反応(すくみ行動)が増強している(Ikeda et al., 2003)。基底外側複合体に，$GABA_A$ 受容体アゴニスト muscimol, あるいは，NMDA 受容体アンタゴニストを訓練前に投与すると条件恐怖学習が阻害される。したがって，扁桃体基底外側複合体が条件恐怖学習の責任部位と考えられる。また，訓練後に扁桃体の活動を局所麻酔薬 lidocaine あるいは tetrodotoxin で抑制しても恐怖学習が阻害されるので，条件恐怖の記憶の固定にも扁桃体が必須であると考えられる。また，扁桃体内に protein kinase 阻害薬，蛋白合成阻害薬，mRNA 合成阻害薬を局所投与しても条件恐怖の学習付けが阻害される。以上から，扁桃体，特に基底外側複合体が，恐怖学習の獲得，固定化そして表出に必須と考えられる。さらに，獲得した恐怖学習の消去過程，学習獲得後の再生時に起きる恐怖学習の再固定化過程にも扁桃体が必須であることが示されている。

　扁桃体からの出力は，一般的には扁桃体中心核が考えられている。扁桃体中心核は扁桃体基底外側複合体からの入力を受けている。また，扁桃体中心核を訓練後に破壊すると，すくみ行動と驚愕反応の促進が阻止される。しかし，神経内分泌系の反応に関しては，条件付け学習の前に中心核を破壊すると条件恐怖刺激に対する ACTH 反応は阻害されるが，学習付けた後に中心核を破壊しても ACTH 反応は阻害されない。したがって，扁桃体中心核は ACTH 反応の学習付けに必須だが ACTH 放出における恐怖反応の表出には必須ではない。これに対し，中心核と基底外側核を両方破壊した場合には学習の後に破壊しても ACTH は阻害される。よって，基底外側核が条件恐怖刺激のすくみ行動のみならず ACTH 反応の表出に必須だが，扁桃体からの出力部位は，観察する条件恐怖反応が行動か神経内分泌系かにより異なる可能性がある。

　このように，扁桃体は条件恐怖学習に必須の場所と考えられているが，これに対する反証もあげられている。基底外側複合体を破壊するとすくみ行動はなくなるが，フットショックを受けた場所をその動物は避ける。したがって，動物は基底外側複合体を破壊されてもショックを受けた場所を覚えていると考えられる。また，扁桃体基底外側複合体を破壊しても，訓練を通常より多く行うとすくみ行動の学習ができる。これはある状況下においては，恐怖の条件付けを学習できる部位が，扁桃体以外にもあることを示唆している。行動との関連性は明らかにされていないものの，大脳新皮質(聴覚野)のニューロンは条件刺激に対する反応性が，扁桃体非依存性に条件恐怖学習に伴い変化すると報告されている。

　様々な神経伝達物質が扁桃体におけるストレス反応を担っていると報告されている。カテコラミン，CRH，バゾプレシン，TRH，CCK，グルタミン酸がストレス反応を促進し，GABA，オピオイド，オキシトシン，ニューロペプチド Y が抑制している。条件恐怖刺激で，扁桃体においてノルアドレナリン，ドーパミン，セロトニン放出(Yokoyama et al., 2005)が増加し，GABA 放出

が減少する。内側扁桃体で放出されるノルアドレナリンはACTH放出を促進していることが示されている(Ma and Morilak, 2005)。ドーパミン放出に関してはその起源は腹側被蓋野であること，D1あるいはD2受容体アンタゴニストを扁桃体内に投与すると，条件恐怖の学習の獲得あるいは表出(驚愕反応の促進，すくみ行動)が阻害されること，さらに，ドーパミンが扁桃体のスライス標本において長期増強(LTP)を誘導することが示されている。

強制水泳テストで扁桃体においてバゾプレシンとオキシトシンが放出される。この部位にV1a受容体，あるいは，オキシトシン受容体アンタゴニスト(Ebner et al., 2005)を投与すると強制水泳テスト中の浮動時間が減少する。したがって扁桃体のバゾプレシンとオキシトシンはストレス下において受動的な対策をとるのに役立っている可能性がある。

### 5) 分界条床核

分界条床核は，扁桃体あるいは海馬と視床下部室傍核との間の中継核であることが解剖学的に示されている。扁桃体中心核は外側分界条床核と，内側扁桃体は前背側/内側分界条床核と，分界条(stria terminalis)と腹側扁桃体遠心路(ventral amygdalofugal pathway)を通じて連絡している。分界条床核を破壊すると室傍核のCRH mRNAが減少し，条件恐怖刺激に対するACTH反応が減弱する。しかし拘束ストレスに対するACTH反応は変化しない。一方，後部分界条床核を破壊するとCRH mRNAが増加するので，分界条床核の中に部位による機能の差がある可能性がある。

拘束ストレス，条件恐怖刺激(Onaka and Yagi, 1998)によって分界条床核でノルアドレナリン放出が起きることが示唆されている。このノルアドレナリンは少なくとも一部のストレス反応を伝達している。分界条床核へのノルアドレナリン線維の投射を破壊すると，無条件恐怖刺激に対するバゾプレシン分泌抑圧反応が阻害され，条件恐怖刺激に対するすくみ行動が減弱する(Onaka and Yagi, 1998)。外側分界条床核に$\alpha$1受容体アンタゴニストを投与すると，拘束ストレスによる不安の上昇(高架十字迷路におけるオープンアーム探索の減少)とACTH放出が減弱する。また，CRH受容体アンタゴニストの分界条床核の局所投与によりすくみ行動が減弱することが報告されている。

### 6) 内側視束前野

ストレス刺激は内側視束前野のニューロンを活性化させる。内側視束前野を破壊するとHPA反応が促進する。したがって，内側視束前野のニューロンはHPA系のストレス反応に対し抑制していると考えられる。拘束ストレスで内側視束前野でプロラクチンの放出が起きる(Torner et al., 2004)。このプロラクチン放出の生理的意義は不明であるが，脳内のプロラクチンに抗ストレス作用があることが報告されている。

### 7) 視交叉上核

視交叉上核は日内変動の中枢である。この核を破壊するとグルココルチコイドの基礎値が上昇し，ストレスに対するグルココルチコイド放出が亢進する。したがって，視交叉上核はHPA系のストレス反応を抑制している。この抑制は，視交叉上核のバゾプレシンを介する可能性がある(Buijs et al., 1998)。ただし，ここを破壊しても，条件恐怖刺激に対するオキシトシンとプロラクチン放出反応は変化しないし，下垂体後葉からのバゾプレシン分泌抑圧反応は逆に阻止されるので，視交叉上核によるストレス反応の抑制はHPA系に選択的かもしれない(Onaka, 2000)。一方，HPA系においても，暗期には視交叉上核からの興奮性入力が優勢になると報告されている。また，視交叉上核は，神経支配を介して副腎皮質のACTH感受性を修飾しているという報告がある。また，強制水泳中に視交叉上核のバゾプレシン放出が増加するが，このバゾプレシンの意義は不明である。

### 8) 視床下部背内側核

視床下部背内側核が，自律神経系と神経内分泌系のストレス反応に重要な働きをしているという

証拠がある(DiMicco et al., 2002)。空気の吹きつけ刺激(air-puff)あるいは新奇環境刺激といった情動ストレス刺激で背内側核が活性化される。また，条件恐怖刺激で視床下部背内側核のPrRPニューロンが活性化される(Zhu and Onaka, 2003)。

背内側核にGABA_A受容体アゴニストmuscimolを注入するとHPA系賦活化反応と心拍数増加反応が抑制される。したがって，背内側核は自律系のストレス反応に促進的な作用をもつと考えられる。しかし，一方，視床下部背内側核はHPA系に抑制的に働いているという証拠もある。解剖学的には視床下部室傍核に投射する背内側核のニューロンは抑制性ニューロンであるGABAニューロンが主であり(Herman et al., 2004)，ストレス刺激は，視床下部室傍核に投射する背内側核のニューロンを活性化すると報告されている。

### 9）視床下部室傍核

視床下部室傍核は，HPA系と自律神経系のストレス反応の出力を担う主要な核である。ラットでは第3脳室を挟み逆三角形状を呈する。第3脳室から離れた背側部(大細胞領域)はバゾプレシンあるいはオキシトシンを合成する大型の神経細胞が分布する。第3脳室に近い腹側部には小型の神経細胞体をもち，正中隆起外層に投射し下垂体前葉細胞を制御している神経内分泌細胞が存在する。ACTH分泌を制御するCRHニューロンは，室傍核腹内側部から室周囲に存在する。このCRHニューロンの一部はバゾプレシンも合成分泌しており，ストレス刺激で活性化されCRHとバゾプレシンは共同的に働きACTH放出を刺激する。視床下部室傍核の大細胞性神経内分泌細胞を取り巻く腹側，背側，外側の小細胞性領域には下位脳幹と脊髄に下行線維を送り自律神経節前ニューロンを制御しているニューロンがある。

視床下部室傍核のニューロン，特にCRHニューロンはストレス刺激で活性化される。このCRHニューロンは，脳幹部のノルアドレナリンニューロン，セロトニンニューロン，外側傍腕核，中心灰白質，分界条床核，視床下部背内側核，弓状核，視床下部室傍核近傍からの投射を受ける(Swanson and Sawchenko, 1983)。海馬，前頭前野，内側扁桃体，扁桃体中心核，外側中隔野といった辺縁系はHPA系を修飾することが知られているが，これらの部位から視床下部室傍核への直接の入力はそれほど多くなく，室傍核周囲領域，視床下部背内側核，分界条床核のGABAニューロンを介するものであることが提唱されている(Herman et al., 2003)。

視床下部室傍核のバゾプレシンニューロンと不安との関連が指摘されている。不安行動を示すラットを選別して交配して確立させた遺伝的高不安ラットの系統では，バゾプレシン遺伝子のプロモーター部分の変異があり視床下部室傍核におけるバゾプレシンの発現と放出が増加しており，室傍核にV1a受容体アンタゴニストを投与すると不安が減弱することが示されている(Murgatroyd et al., 2004)。

### 10）後部視床下部(内側帯乳頭領域)

乳頭体上核が，条件恐怖刺激，拘束ストレス，キツネの匂いで活性化される。ストレスで活性化される乳頭体上核の少なくとも一部は視床下部室傍核に投射している。

隆起乳頭核に，ヒスタミンニューロンの細胞体が存在する。このヒスタミンニューロンは，低血糖，拘束，フットショックといったストレス刺激で活性化される。ヒスタミン受容体アンタゴニスト投与で低血糖によるACTH放出は阻害される。また，うつ病の患者でヒスタミンH1受容体の数が減少していると報告されている(Kano et al., 2004)。しかし，すべてのストレス反応にヒスタミンが関与しているわけではない。ヒスタミン受容体アンタゴニスト投与で条件恐怖刺激に対するバゾプレシン分泌抑制反応とプロラクチン分泌促進反応は減弱するがACTH分泌反応，オキシトシン分泌反応，すくみ行動は阻害されない(Onaka and Yagi, 1992)。

### 11）視床室傍核

視床室傍核は条件恐怖刺激などのストレス刺激

で活性化する。繰り返しストレス刺激を暴露すると同種の刺激に対しては反応が減弱していくが，別のタイプの新しいストレス刺激に対しては反応性が増加する。この現象に視床室傍核が関与しているという報告がある。視床室傍核を破壊する，あるいは視床室傍核にCCK受容体アンタゴニストを投与すると，慢性ストレス下のACTH放出が増強する。したがって，視床室傍核のCCK受容体の活性化は，ACTH放出に対し抑制的に働いていると考えられる。急性のストレスに関しても，破壊するとストレスに対する扁桃体の活性化が増強する(Spencer et al., 2004)。しかし一方，前部視床室傍核を破壊しても慢性ストレスに対する慣れの現象は阻害されないという報告もある。

## 12) 青斑核(A6)・延髄孤束路核(A2)・延髄腹外側部(A1)ノルアドレナリンニューロン

ノルアドレナリンを脳室内に投与すると門脈血中のCRHとバゾプレシンが増大し，下垂体前葉からのACTH放出が増大する。このノルアドレナリンの作用部位は，視床下部室傍核と考えられている(Pacak et al., 1995)。ノルアドレナリンを視床下部室傍核に局所投与すると室傍核におけるCRHとバゾプレシンの合成が増大する。このCRHニューロンを刺激する受容体は$\alpha 1$アドレナリン受容体らしい。$\alpha 1$アドレナリン受容体アンタゴニストで拘束ストレスによるCRH放出が阻止される。それに対し，$\alpha 2$，$\beta$受容体を活性化した場合，逆にCRH放出が抑制されると報告されている。

視床下部室傍核は主に延髄と青斑核からノルアドレナリンの投射を受ける。ノルアドレナリンはストレス刺激に対するHPA系の活性化を担う重要な因子であるが，その関与の度合いは用いるストレス刺激の種類に依存する。

青斑核のノルアドレナリンニューロンは視床下部の室傍核のほか，大脳皮質，嗅球，視束前野，基底核，扁桃体，海馬，中隔野，視床，小脳，脊髄に投射している。青斑核のニューロンは，様々なストレス刺激で活性化され，青斑核破壊で拘束ストレスに対するACTH放出が減弱する。

延髄には，背内側部(孤束路核)にA2ノルアドレナリンニューロンが，腹外側部にA1ノルアドレナリンニューロンが存在する。延髄のノルアドレナリンニューロンは主に，視床下部，扁桃体，中隔野，中心灰白質，縫線核に投射する。A2，A1ニューロンも青斑核のA6ノルアドレナリンニューロンとともに，様々なストレス刺激で活性化される。これらのノルアドレナリンニューロンは別々の役割を担っていることが示されている。延髄のA2とA1ノルアドレナリンニューロンは自律系のストレス反応に関与していることが示唆されている。また，分界条床核に投射する延髄のノルアドレナリンニューロンは，A6ニューロンとは異なり，ストレス(モルヒネ禁断)時の嫌悪性を伝達している。延髄のA2とA1ニューロン間でも，それぞれ異なる機能を担っている(Leng et al., 1999; Onaka 2000, 2004)。例えば，強制水泳，脱血，拘束刺激，IL-1投与あるいは痛み刺激はA1とA2ノルアドレナリンニューロンをともに活性化させる(Pacak and Palkovits, 2001)。これに対し，CCK投与(Onaka et al., 1995)あるいは条件恐怖刺激(Zhu and Onaka, 2002)はA2ノルアドレナリンニューロンをより活性化させ，麻酔下では痛み刺激はA1ノルアドレナリンニューロンを活性化し(Onaka, 2004)，視床下部でノルアドレナリンを放出させる。このように，A1ノルアドレナリンニューロンとA2ノルアドレナリンニューロンは異なる機能をもっている。さらに，同じA2ノルアドレナリンニューロンの中でも機能分担がある。すなわち，より尾側に存在し，PrRPペプチドを共存させるA2ノルアドレナリン領域のニューロンが，PrRPを共存させないノルアドレナリンニューロンに比較し，ストレス刺激を加えると選択的に活性化され(Maruyama et al., 2001)，恐怖ストレスの神経内分泌反応に重要な働きをしている(Zhu and Onaka, 2002)。

ストレスで活性化されたノルアドレナリンニューロンは少なくとも一部のストレス反応を伝達している。A2，A1ニューロン領域を破壊すると，拘束刺激による視床下部のCRHニューロンの活性化(Fos蛋白質の発現)が減弱する。視床下

部室傍核に6-OHDAあるいは免疫毒素を投与してカテコラミン投射あるいはノルアドレナリン投射を破壊すると拘束，条件恐怖，グルコースの類縁体だが代謝されない2デオキシグルコース投与という代謝ストレス刺激によるACTHあるいはグルココルチコイド放出が減弱する。延髄からの上行性ノルアドレナリン線維を破壊しても拘束，エーテル暴露，IL-1投与に対する反応は減弱する。視床下部へのノルアドレナリン投射の破壊，アドレナリン受容体アンタゴニストの投与により条件恐怖刺激に対する神経内分泌反応が阻害される(Onaka, 2004)。ノルアドレナリン系伝達を阻害すると条件恐怖刺激に対する神経内分泌反応だけでなく，すくみ行動(Onaka et al., 1996)，驚愕反応の促進，飲水行動の抑制が減弱する。カテコラミン合成の律速酵素，チロシン水酸化酵素の遺伝子のヘテロ変異マウスは，視床下部におけるノルアドレナリン放出が減弱しており，条件恐怖反応(すくみ行動)も小さい。ノルアドレナリン放出をシナプス前に抑制している$\alpha$2アドレナリン受容体のうち，$\alpha$2Aアドレナリン受容体の遺伝子を欠損させた動物では不安が亢進することが報告されている。

一方，寒冷暴露(Pacak and Palkovits, 2001)，ヒスタミン投与，インスリン投与による低血糖，モルヒネ禁断刺激はACTH放出を刺激するが，A1・A2ノルアドレナリンニューロンをあまり活性化しない。ノルアドレナリンニューロンを破壊しても，アドレナリン受容体アンタゴニストを前投与しておいてもモルヒネ禁断刺激による神経内分泌反応は阻害されない(Russell et al., 2003)。新奇環境刺激に対する反応も延髄からの上行性ノルアドレナリン線維の破壊，アドレナリン受容体アンタゴニストの投与で阻害されない(Zou et al., 1998)。視床下部室傍核のノルアドレナリン投射を破壊しても強制水泳によるHPA系の活性化は阻害されない。したがって，ノルアドレナリンの関与はストレス刺激の種類に依存している。

一方，一部のストレス刺激に関しては矛盾した報告がある。インスリン投与による低血糖刺激に対するHPA系の活性化はノルアドレナリン線維の破壊で不変，減弱と報告され，拘束刺激に対する反応も室傍核のノルアドレナリンを枯渇させても拘束によるACTH放出は不変，減弱と矛盾した報告がある。強制水泳による活性化も視床下部室傍核のノルアドレナリン線維の破壊で不変，減弱と矛盾している。この矛盾は，ストレス負荷方法の違い，破壊法の違い，ノルアドレナリンに対する選択性の程度によるのかもしれない。

一方，ノルアドレナリンが不安を抑えているという報告がある。ノルアドレナリントランスポーター遺伝子欠損動物では，細胞外ノルアドレナリン濃度が増加しているが，この動物では尾懸垂テスト，強制水泳テストで不動の時間が短縮しており，うつ症状が少なく，新奇刺激に対する馴化が早く不安が減少している。ノルアドレナリンとセロトニンの代謝酵素であるモノアミンオキシダーゼAの遺伝子欠損マウスではノルアドレナリンとセロトニンの含有量が増え，不安が減弱している。

ノルアドレナリンは，室傍核のみならず，扁桃体を介してストレス反応を促進している可能性もある。$\alpha$1受容体アンタゴニストを中心扁桃体に注入するとエーテルあるいは光刺激によるコルチコステロン放出が減弱する。ノルアドレナリンの放出を抑制すると考えられる$\alpha$2受容体アゴニストのclonidineの扁桃体への局所投与で条件恐怖刺激に対する驚愕反応の促進が阻害される。また，逆に，扁桃体の活性化がノルアドレナリンニューロンの興奮を誘発している可能性もある。

延髄孤束路核に存在する非ノルアドレナリンニューロンもストレス反応に関与していることが示されている。glucagon-like peptide-1 (GLP-1)は延髄孤束路核の非ノルアドレナリンニューロンで合成されるが，GLP-1のアンタゴニストを脳室内投与するとLiCl投与に対するACTH反応のみならず，高架十字迷路に対するACTH反応と不安行動が減弱する。

### 13）縫線核

縫線核はセロトニンニューロンの細胞体が存在する部位である。縫線核のうち，背側縫線核のセ

ロトニンニューロンは主に，前頭前野，前頭葉，背側海馬，扁桃体，黒質，線条体(尾状核，被殻)，視床下部，側座核に投射している。特に尾側の背側縫線核ニューロンは扁桃体中心核，視床下部室傍核，傍腕核に投射し，不安との関連が指摘されている。腹外側の背側縫線核は背外側中心灰白質と延髄吻側腹外側部のC1アドレナリンニューロン領域に抑制性の投射をし，闘争・逃走行動の抑制と交感神経抑制の働きがある。正中縫線核のニューロンは嗅球，背側と腹側の海馬，中隔野，側座核，視床下部に投射する(Johnson et al., 2004)。

これらのセロトニンニューロンは高架十字迷路，条件恐怖刺激，社会的ストレス(sociall defeat stresss)，拘束で活性化される。これに対しLPSを投与してもセロトニンニューロンは活性化されないと報告されている。条件恐怖の場合，縫線核の中では，Fos蛋白質の発現でみると，セロトニンニューロンだけでなく，GABAニューロンも活性化される。強制水泳によりCRH受容体を介し海馬においてセロトニン放出が増加し，環境刺激を使った文脈条件恐怖によっても海馬においてセロトニン放出が増加する。捕食者との対面によるストレスで海馬，前頭前野，外側中隔野でセロトニン放出が増加するという報告もある(Beekman et al., 2005)。しかし，セロトニン放出反応は観察する脳部位により異なる可能性がある。強制水泳により扁桃体におけるセロトニン放出は増加するが腹側海馬，内側前頭前野，外側中隔野ではセロトニン放出が減少すること，特に外側中隔野ではCRH受容体依存性に減少することが示されている。また，条件恐怖刺激で青斑核におけるセロトニン放出が減少する。セロトニンの放出がストレスで増加するかどうかは，ストレスの種類と脳部位で異なると考えられるが詳細は不明である。

セロトニン系は少なくとも一部のストレス反応を伝達している。すなわち，正中縫線核のセロトニンニューロンを条件恐怖付けの前に破壊すると環境刺激(contextual stimuli)を使った条件恐怖反応(すくみ行動)は阻止される。ただし，痛み刺激を予告させる音刺激(discrete stimuli)に対するすくみ行動は阻止されない。また，視床下部室傍核のCRHニューロンにセロトニン線維は直接投射しており，セロトニン投与により活性化される。脳内のセロトニンを枯渇させると条件恐怖刺激，光刺激，拘束ストレスによるコルチコステロンとACTHの放出が抑制される。視床下部室傍核のセロトニン線維を破壊しても，光・音刺激，拘束によるACTHあるいはグルココルチコイド分泌反応が減弱する。

セロトニンの関与の程度と関与するセロトニン受容体のサブタイプは用いるストレス刺激により異なる。セロトニン1A受容体アンタゴニスト(WAY100635)あるいは2受容体アンタゴニスト(ketanserin)の投与で拘束あるいはエンドトキシンによるACTH放出が抑制される。また，条件恐怖刺激によるACTH/コルチコステロン放出は，セロトニン2受容体アンタゴニスト(ketanserin)あるいはセロトニン1A受容体アゴニストで減弱し，セロトニン1A受容体アンタゴニストにより増強される。選択的セロトニン取り込み阻害薬を投与すると急性にACTH放出は亢進する。一方，セロトニン受容体アンタゴニストを投与しても，強制水泳によるACTH放出反応は減弱しないと報告されている。

ストレス刺激に対する背側縫線核のセロトニンニューロンの過活性化が学習性絶望感の基盤であるという主張がある。自由輪回し運動を行うと，背側縫線核のセロトニンニューロンに抑制性の自己受容体であるセロトニン1A受容体が増加し，その結果，ストレスに対するセロトニンニューロンの活性化が減弱し抗うつ作用(学習性絶望感を緩和する効果)がもたらされる。セロトニン1B受容体欠損動物で新奇環境下における不安行動の減弱，セロトニン2C受容体欠損動物で明暗箱テストにおける不安の減弱が報告されている。また，正中縫線核をNMDAあるいは8-OH-DPATで破壊すると条件恐怖刺激に対するすくみ行動が減弱する。これに対し，セロトニン5A受容体欠損動物では探索行動は増加するがオープンフィールドテストあるいは高架十字迷路テストにおける不

安行動は変化しない．セロトニン3A受容体欠損動物では，高架十字迷路で不安行動の減少がみられるが，明暗箱テストでは異常がなく，条件恐怖刺激に対するすくみ行動が逆に促進していると報告されている．

一方，セロトニンがストレス反応に抑制的に関与しているという報告がある．セロトニン1A受容体遺伝子欠損動物では高架十字迷路における不安行動が増加し，条件恐怖刺激に対するすくみ行動が増加する(Klemenhagen et al., 2006)．この不安増強は，海馬と大脳新皮質においてセロトニン1A受容体を選択的に回復させると抑制されるので，海馬と大脳新皮質のセロトニン1A受容体が不安を抑制していると考えられる．セロトニントランスポーター欠損動物では，不安行動が増大し，強制水泳における不動時間が延長する．さらに，これは，セロトニンの取り込みが減少し，シナプス間隙におけるセロトニン濃度が増えたためというよりは，この動物においてセロトニン細胞数が半分に減少しセロトニンニューロンの活動が1/4に減少し，セロトニン伝達の阻害が影響しているかもしれない．また，正中縫線核を破壊すると視床下部のGABA合成酵素のglutamic acid decarboxylase (GAD)活性が減少する．セロトニン1A受容体アゴニスト，あるいは，セロトニン選択的取り込み阻害薬，MAO阻害薬の投与により，条件恐怖反応(すくみ行動，驚愕反応の促進，神経内分泌反応)が減弱する．扁桃体にセロトニン選択的取り込み阻害薬を局所投与しても条件恐怖刺激に対するすくみ行動は減弱するので，セロトニンの抗恐怖作用は扁桃体を介する可能性がある(Inoue et al., 2004)．ただし，慢性的にセロトニン選択的取り込み阻害薬を投与した場合，条件恐怖刺激あるいは強制水泳に対するすくみ行動は減弱するが，神経内分泌反応は阻害されない．

セロトニンの情動に及ぼす働きはセロトニンニューロンの種類，投射部位により異なり(Lowry, 2002)，前脳では不安亢進，水道周囲灰白質で抗不安に働くとされている(Graeff, 2002)．中央から尾側の背側縫線核のセロトニンニューロンはストレス反応を促進的に制御し，正中縫線核のセロトニンニューロンは腹側海馬台を介しストレス反応をむしろ抑制しているという考えもある(Lowry, 2002)．また，用いるストレス刺激に学習の要素が入っているのかどうかでも関与が違う．セロトニンの働きに関して報告が矛盾しているのは，実験条件により抗不安と不安増強作用のどちらが前面に出てくるかが異なるためかもしれない．

## 14) 水道周囲(中脳中心)灰白質

中脳水道の周囲を取り巻いている中心灰白質である水道周囲灰白質(periaqueductal gray: PAG)は，電気ショック，条件恐怖刺激，捕食動物との対面により活性化される．また，水道周囲灰白質を刺激すると防御反応が出現する．腹側水道周囲灰白質を破壊すると捕食動物との対面，フットショック，条件恐怖刺激に対するすくみ行動あるいは超音波の鳴き声が消失する．しかし，腹側水道周囲灰白質も恐怖刺激に対する反応をすべて担っているわけではない．腹側水道周囲灰白質を破壊しても条件恐怖刺激に対する心血管系の反応(心拍数，血圧上昇反応)は減弱しない．これに対し，背側水道周囲灰白質は破壊しても条件恐怖刺激に対するすくみ行動は障害されない，あるいは，亢進する．これに関し，腹外側水道周囲灰白質はストレス負荷に対し受動的対処法(静止，血圧低下，心拍数減少，鎮痛)をとるときに働き，背外側あるいは外側水道周囲灰白質は能動的対処法(逃避行動，血圧上昇，心拍数増加，筋血流増加)をとるときに働くという仮説が提唱されている(Keay and Bandler, 2001)．

## まとめ

脳においてストレスに共通する機構があるのかこれまで多くの研究がなされてきた．これまでのところ1ヶ所の破壊あるいは機能阻害ですべてのストレス反応が阻止されてしまうような部位はなく，厳密には関与する脳部位は，用いるストレス刺激と観察するストレス反応に依存して異なることがわかってきた．ストレス刺激は，脳内で活性化する部位により今後，分類されていくと考えられる．

## (2) ストレス反応を修飾する物質

### 1) CRH

ノルアドレナリン((1)12)参照)とCRHがストレスを伝達する物質として有力な候補である(Keck et al., 2004)。CRHニューロンとノルアドレナリンニューロンは互いに投射し合っており，互いに刺激する関係にある。CRHニューロンは下垂体前葉からのACTH放出を制御している視床下部室傍核のほか，脊髄に下行性の投射を送っている視床下部背側室傍核，視床下部背内側核，扁桃体中心核，分界条床核，大脳新皮質，海馬，側座核，青斑核，縫線核，中心灰白質，小脳に分布している。CRHは視床下部下垂体系のストレス反応のみならず，自律神経系，行動のストレス反応に重要な働きをしていることが知られている。

CRH受容体には，少なくとも2つあり，CRHR1はACTH放出，不安行動に関与し，CRHR2は摂食行動，心血管機能，ストレス直後の不安惹起とストレス後時間が経ってからの不安抑制に働いている。生体には，CRH以外にもCRH関連物質が存在し，ウロコルチン，ウロコルチンII，ウロコルチンIIIと名づけられている。ウロコルチンは，CRHに比較しCRHR2に対して40倍，CRHR1に対しては6倍の親和性がある(Bale and Vale, 2004)。

CRHは，ストレスに重要な働きをしているノルアドレナリンニューロンを活性化させ，セロトニン，ドーパミン，アセチルコリン放出も変化させる。したがって，CRHの作用はこれらのアミンを介する可能性がある。CRH投与で，不安行動が惹起され，ストレスホルモンが末梢血中に放出される。CRHの過剰発現マウスは，明暗箱テスト，高架十字迷路テストで不安行動が上昇しており，CRH1受容体アンタゴニストで緩和する。正常動物にCRH1受容体の選択的あるいは非選択的アンタゴニストを投与すると，条件恐怖反応（すくみ行動，心拍数上昇，腸管運動亢進，視床下部室傍核のノルアドレナリン放出）の表出が減弱する。条件恐怖学習の獲得も減弱する。作用部位に関して，扁桃体中心核，分界状床核，外側中隔野のCRH受容体を阻害するとすくみ行動が減弱すると報告されている。CRHR1欠損動物ではストレスに対するACTH放出が大きく阻害され，不安行動が減弱している。この動物ではセロトニンの合成と放出が増加しているので，セロトニンの抗ストレス作用が不安減少に関与しているかもしれない。CRHR1欠損動物ですべてのストレス反応が減少するわけではない。ストレス状況下におけるアルコール消費量が対照動物に比べ増えている。視床下部と下垂体前葉では欠損せず辺縁系のCRHR1が生後に特異的に欠損する動物においては，海馬におけるMRの発現が少なくストレス刺激による血漿コルチコステロンの高値は対照群に比べ持続するものの，不安行動は減少する。したがって，辺縁系のCRHR1が不安行動を担っていると考えられる。

これに対し，雄のCRHR2欠損動物では高架十字迷路，明暗箱テスト，オープンフィールドテストにおいて，不安行動の上昇が報告されている。CRHR2欠損動物のデータとは矛盾するが，外側中隔野のCRH2受容体の阻害ですくみ行動が減弱する。

### 2) グルココルチコイド

ストレス刺激が加わると，末梢に様々なストレス反応，例えば，神経内分泌系反応が誘発されるが，この反応が2次的に脳に作用する。ストレス刺激でグルココルチコイドが放出されるが，グルココルチコイドのストレス反応における役割は複雑である(Sapolsky et al., 2000)。グルココルチコイド受容体GRの活性化は視床下部室傍核のCRHとバゾプレシンの合成を抑制するが扁桃体のCRHニューロンの活動は逆に上げる。GRを前脳特異的に欠損しているGR Nes/Creノックアウトマウスでは，高架十字迷路と明暗箱の不安行動の減弱と，Porsolt強制水泳テストでうつ行

動の減弱が観察される。逆に GR を前脳特異的に増やすと，不安行動（高架十字迷路，明暗箱）とうつ行動（Porsolt 強制水泳テスト）が増える（Wei et al., 2004）。したがって，GR は不安とうつ惹起の作用があると考えられる。

グルココルチコイドは，ストレスによる海馬の体積減少の要因の 1 つと考えられているが，この機構にグルココルチコイドによる細胞内 Ca の上昇，NMDA・AMPA 受容体の活性化，抗酸化酵素の活性低下があることが示唆されている。

一方，GR が減少していることがうつの危険因子という報告がある。GR 遺伝子が半分になっている GR+/− 動物ではストレスによる学習性無力性が増大し，逆に，GR 遺伝子が 2 倍になっている YGB マウスでは学習性無力性が減弱している（Ridder et al., 2005）。さらに，calmodulin 依存性プロテインキナーゼ II（αCaMK II）のプロモーターを利用して，視床下部の室傍核では GR は発現されるが辺縁系で特異的に GR を成長後に欠損する動物においては，強制水泳テストで浮動の時間が増え（うつの症状が増加し），抗うつ薬で回復する（Boyle et al., 2005）。したがって，辺縁系の GR は抗うつ作用があると主張されている。

### 3）バゾプレシンとオキシトシン

バゾプレシンは CRH と協同的に働き下垂体前葉から ACTH を放出させる。特に，慢性ストレス時の ACTH 放出に重要と考えられている。下垂体前葉レベルだけでなく脳においても，様々なストレス刺激で，視床下部室傍核，視索上核（Onaka et al., 2003b），中隔野，扁桃体でバゾプレシンは放出されストレス対処行動を修飾している。遺伝的にバゾプレシンを放出できない尿崩症ラット（Brattleboro ラット）は不安行動が少ない。また，V1a 受容体欠損マウス（Bielsky et al., 2004）は不安行動が減少しており，中隔野の V1a 受容体をアンチセンス法で阻害すると不安行動が減少する。また，V1b 受容体アンタゴニストの外側中隔野への局所投与に抗うつ作用（強制水泳テストの不動時間の減少）があり（Stemmelin et al., 2005），V1b 受容体欠損マウスでは高架十字迷路，明暗箱，オープンフィールドテストで野生型動物と差がないものの（Egashira et al., 2005），攻撃性が低下している。したがって，バゾプレシンはストレス反応を促進している。

もう 1 つの下垂体後葉ホルモンのオキシトシンも末梢血中に様々なストレス刺激により下垂体後葉から放出される。末梢に放出されるだけでなく，視床下部室傍核，視索上核，中隔野，扁桃体で様々な刺激により放出される。視索上核から放出されるオキシトシンはノルアドレナリン神経終末に作用してノルアドレナリン放出を促進することが示されている（Onaka et al., 2003a）。また，視床下部室傍核から脊髄に下行するニューロンにオキシトシンが含まれており，このニューロンは交感神経系を制御している。したがって，下行性のオキシトシンニューロンはストレス負荷時の交感神経系活性化に関与している可能性がある。また，オキシトシン投与によりストレス反応が減弱し，雌のオキシトシン遺伝子欠損マウスで不安が上昇し（Amico et al., 2004），さらにオキシトシン受容体遺伝子欠損動物で攻撃性が増加する（Takayanagi et al., 2005b）。したがって，オキシトシンに機序は不明であるが，抗ストレス作用があると考えられる（Uvnas-Moberg, 1998）。

### 4）カンナビノイド

内因性カンナビノイドが情動ストレスを修飾している。CB1 受容体欠損マウスは，攻撃性が増え，高架十字迷路と明暗箱テストでの不安行動が上昇しており，慢性ストレスでうつ状態を示す。また，条件恐怖学習の消去が障害されている。CB1 受容体アンタゴニストも不安上昇作用があり，逆に，内因性カンナビノイドの代謝分解を阻害すると不安行動が減少する。したがって，内因性カンナビノイドは詳しい作用機序は不明であるが，抗不安と嫌悪学習の忘却の機能があると考えられる（Viveros et al., 2005）。

## (3) 慢性ストレス刺激によるストレス反応

慢性的にストレス刺激を加えると，同種のストレス刺激に対するACTH分泌反応は減弱していく。ただし，ストレス刺激によっては同程度の反応が保たれるという報告もある。グルココルチコイド放出に関しては慢性的にストレス刺激を加えても減弱しないという報告が多い。これに対し，慢性にストレス刺激を加えた後に，異なる種類のストレス刺激を加えると，慢性ストレスによるグルココルチコイドのネガティブフィードバックがあるにもかかわらず，新しいストレス刺激に対するACTHあるいはグルココルチコイド放出反応は増強する(Dallman and Bhatnagar, 2001)。

この慢性ストレスの機構は不明な点が多い。慢性ストレス下では，ACTH放出に関し，視床下部バゾプレシンがCRHに比べより重要になってくることが示されている。ストレス刺激が繰り返されるにしたがって小細胞領域のバゾプレシンhnRNAが増加する。異なるストレス刺激に対してはACTH分泌と同様，CRHとバゾプレシンの反応性は増強している。視床下部以外の変化としては，Fos蛋白質の発現でみると，結合腕傍核，視床室傍核，扁桃体(中心，基底外側，基底内側)の活動が慢性ストレス動物で増強している。また，ストレス刺激に対する視床下部室傍核内のノルアドレナリン放出が増強している。さらに，下垂体のバゾプレシンV1b受容体の増加が報告されている。また，ミネラルコルチコイド受容体MRの重要性も指摘されている。

これに対し，1回のストレスがその後のストレス反応を増強する現象も報告されている。IL-1を投与しておくとその後のストレス刺激に対するHPA系の反応が長期にわたり増強する。

## (4) ストレス反応の発達：HPA系を中心に

### 1) 胎生期のHPA系と胎生期ストレスの効果

CRHニューロンはラットの場合，胎生16日に現れ，胎生18〜19日には下垂体を支配するようになる。ストレス刺激が母体に加わると母体側だけでなく胎仔側においてもストレス反応が観察される。胎生18日に，母ラットにストレス刺激を加えると胎仔の血中ACTHとグルココルチコイドが上昇する。ラット以外の種においては胎盤にCRHが存在しており，胎盤からのCRHも関与しているかもしれない。

妊娠後期に母体にグルココルチコイドを投与すると，低体重出産となり，成長後，仔が高血圧あるいはインスリン抵抗性をもちタイプII型の糖尿病になりやすくなる。また，胎生期にストレス刺激を受けるとその後，一生涯，ストレス刺激に対するHPA系の反応が増強する。胎生期ストレスを受けた動物では，成長後，海馬におけるグルココルチコイド受容体GRとミネラルコルチコイド受容体MRが減少している。胎生期にストレスを受けた動物では，視床下部のCRHニューロンが持続的に活性化しHPA系が過剰に反応し，不安行動が増える可能性がある。

### 2) 幼若期ストレス低感受性期

幼若期にグルココルチコイドを投与する，あるいは，逆に，副腎を除去しグルココルチコイドをなくすと，脳と行動に発達障害が現れる。したがって，正常な発達のためには，幼若期にグルココルチコイドを適度な低い濃度に保つことが必要と考えられる。実際，幼若期には，ストレス刺激を加えてもグルココルチコイド放出反応が誘発されないストレス低感受性期(stress hyporesponsive period)が存在する。ラットでは，生後4〜14日目である。ヒトでは低感受性は生後1年かけて完成し，その後何年続くか不明だが，3歳から5歳までは低感受性期と考えられている。この時期には，強度の弱いストレス刺激(例えば，

知らないヒトとの接触，ラットでは拘束，生食の注射)に対するACTHと副腎皮質ホルモンの放出が減弱している。この低感受性の維持には，十分な摂食があることと母性行動による世話を受けることが必要で，例えば，母ラットから仔ラットを24時間離すとHPA系の低感受性は消失する。母が傍らにいる場合，仔はストレス刺激が加わると，不快感を示す行動を表出させ母親の世話行動を誘発することでストレスを回避し，血中グルココルチコイドを低値に保ったまま生体のホメオスタシスを維持すると考えられる。この低感受性期には，視床下部のストレス刺激に対するfos mRNAの発現が低下している。しかし，CRH hnRNAあるいはmRNAのストレス応答はむしろ亢進している。これに対し，VP mRNAのストレス応答は減弱している。したがって，幼若期には，ACTHを放出させるのにバゾプレシンが必須で，バゾプレシンのストレス低感受性がACTH放出の低感受性の一因である可能性がある。また，ACTHに対する副腎皮質の感受性が低下していること，下垂体前葉レベルでのグルココルチコイド受容体による抑制が重要であることも指摘されている(Schmidt et al., 2005)。

### 3) 幼若期ストレス刺激の効果

幼若期に強いストレスを体験すると，その影響が一生涯続く(Meaney and Szyf, 2005)。ヒトにおいて子供の時期に性的あるいは肉体的な虐待を受けると大人になってからのストレス刺激に対するHPA系の反応が増強する。ラットでは生後1から2週間毎日数時間，母から離すと，成長後，不安行動が増加し，HPA系のストレス反応が増加する。海馬ニューロンの新生も減少する(Mirescu et al., 2004)。幼少時期に母からの分離を経験した動物では，海馬と視床下部と大脳皮質の副腎皮質ホルモン受容体が減少し，グルココルチコイドのネガティブフィードバックが減少する。さらに，扁桃体と視床下部のCRH，青斑核のCRH受容体が増加する。これらが，HPA系の亢進をもたらしていると考えられる。母仔分離動物における不安の上昇にCCK受容体の関与も示されている(Vazquez et al., 2005)。新生仔期に，菌体内毒素(endotoxin)を投与しても，母仔分離と同様の影響がある。成熟後，不安行動が亢進しHPA系のストレス反応が亢進する。さらに，この動物ではグルココルチコイド放出亢進の結果，炎症性疾患(adjuvantによる関節炎)にかかりにくくなる。

一方，母から仔を離す時間を短時間(ラットの場合，分のオーダー)にすると(ハンドリング刺激)，その仔は，成長後，恐怖・不安刺激に対する反応性が逆に低下し，情動ストレス刺激に対するACTH反応が減弱する(Hamamura and Onaka, 1989; Meaney and Szyf, 2005)。ハンドリング動物においては，海馬のGR遺伝子のプロモーター部分に脱メチル化が起き海馬におけるGR遺伝子発現が増加し，グルココルチコイドのネガティブフィードバックが増加している。前頭葉皮質のGR遺伝子発現も増加している(Weaver et al., 2004)。また，視床下部室傍核と扁桃体中心核のCRH mRNA，そして，青斑核のCRHとCRH受容体が減少している。さらに，ノルアドレナリンニューロンにおけるGABA/benzodiazepine受容体が増加し，ストレスをかけたときの視床下部室傍核内におけるノルアドレナリン放出が減弱している。また，扁桃体におけるGABA/benzodiazepine受容体も増加している。このGRとGABA/benzodiazepine受容体の増加が，CRHニューロンの活動減少をもたらし，その結果，HPA系が抑制されるのかもしれない。

母仔分離あるいはハンドリングの効果の一部は，母親の母性行動を修飾させた結果である可能性がある。母仔を分離させると，仔を舐めるなどの母親の母性行動が抑制され，ハンドリング操作をすると逆に母性行動が増強される。生後1週間に受ける母性行動の量が多いと，成長後の仔の副腎皮質ホルモン受容体の量が増加し，CRH mRNA量とHPA系のストレス反応が減少し，学習能力が高くなる。この母親の仔に対する養育態度は遺伝というよりも自分がどう育てられたかに依存することが，ラットとサル(Maestripieri, 2005)で

示されている。母性行動の量が多い母親に育てられた動物は，エストロゲン受容体ERα，雌でオキシトシン受容体，雄でバゾプレシンV1a受容体が増加している。エストロゲン受容体とオキシトシン受容体は母性行動にかかわることが示されている。

母親のストレス反応，すなわち，授乳中のグルココルチコイドも重要な働きがある可能性がある。新生仔期に副腎皮質ホルモンを母あるいは仔に投与すると，仔の成熟後のHPA系のストレス反応が減弱する(Shanks and Lightman, 2001)。また，幼若期に豊かな環境で育てると成熟してからの不安行動とストレス反応が減少する(Benaroya-Milshtein et al., 2004)。

### 4) 妊娠・授乳期

妊娠中・後期にはストレス刺激(新奇環境，高架十字迷路テスト，強制水泳，拘束ストレス)に対するHPA系の反応が減弱している。この減弱はヒトにおいても報告されている。このメカニズムとして，視床下部と下垂体レベルの変化が報告されている。視床下部室傍核小細胞領域のCRHとバゾプレシンmRNAの発現量が減少し，下垂体前葉のCRH受容体とV1b受容体数が減少し，CRHとバゾプレシンに対するACTH放出が減弱している。また，バゾプレシン受容体アンタゴニストが妊娠中にはACTH放出を減少させないことから，ストレス刺激による正中隆起からのバゾプレシン放出が妊娠中にないことが妊娠中のACTH放出減弱の主な原因である可能性がある(Ma et al., 2005)。視床下部においてはオピオイドによる抑制の関与も考えられている。オピオイド受容体の非選択的アンタゴニストを妊娠動物に投与すると，HPA系の賦活化が起きる(Brunton et al., 2005)。

授乳期にもHPA系のストレス反応が抑制されている。他の神経内分泌系(プロラクチン，オキシトシン，カテコラミン放出)におけるストレス反応も減弱している。血中グルココルチコイドの基礎値は授乳中に高く，ネガティブフィードバックの結果，視床下部のCRHの発現が減少している。外来性CRH投与に対する下垂体前葉からのACTH放出も減弱している。これに対し，バゾプレシンの視床下部における発現は，逆に，慢性ストレス下のときと同様，増加しており，バゾプレシン末梢投与に対するACTH放出も亢進している。ストレス反応の減弱の原因として，CRH系の減少のほか，カテコラミンに対する室傍核ニューロンの反応性の減弱，上行性ノルアドレナリンニューロンの活動の減弱，中枢におけるプロラクチンあるいはオキシトシンの放出増加，内因性オピオイドによる抑制，グルココルチコイドによるネガティブフィードバックの増加が考えられている(Russell et al., 2001)。

## (5) ストレス反応を修飾する因子

様々な因子がストレス反応を修飾することが知られている(表1)。

**表1 神経内分泌系のストレス反応を修飾する因子**

|  | 増強因子 | 減弱因子 |
|---|---|---|
| 幼若期体験 | 幼若期ストレス | 幼若期ハンドリング |
| 香り |  | みどりの香り，バレリアン |
| 代謝状態 | 絶食 | 摂食 |
| 循環血液量 | 循環血液量減少 | 循環血液量増大，血漿浸透圧増加 |
| 代謝因子 | グレリン | レプチン |
| その他 |  | 適度な運動 |
|  |  | 妊娠，授乳 |

食塩を摂取させる，あるいは，絶水させるとストレス刺激によるACTH放出，オキシトシン放出が減弱する。この原因は不明なところが多いが，下垂体のバゾプレシンV1b受容体の減少が報告されている。さらに，体液の浸透圧が上昇すると，ストレスに対する視床下部におけるノルアドレナリンの放出が減少し(Takayanagi et al., 2005a)，視床下部のCRHニューロンあるいはバゾプレシンニューロンのストレス刺激に対する反応性が低下する。ストレスを負荷すると食塩に対する嗜好性が増えることが知られている。このストレス時

の食塩嗜好性の上昇の進化論的な意味として，食塩摂取による体液浸透圧の上昇の結果，ストレス緩和作用が出てくるということがあるのかもしれない。

生体の代謝の状態もストレス反応に影響する。脂肪が放出するレプチンは，HPA系を修飾している。飢餓時は血中レプチン濃度が減少し，その結果，視床下部におけるノルアドレナリン放出が増強しACTH放出が増加する。この増強はレプチン投与で抑えられグレリン投与で促進される

(Kawakami，未発表)。また，GALP (Onaka et al., 2005)，neuromedin U (Rokkaku et al., 2003)，orexin (Zhu et al., 2002)など様々な摂食関連ペプチドがストレス刺激で活性化され，ACTH放出を修飾していることが明らかにされつつある(Ueta et al., 2003)。ストレス反応を緩和させる方法として，香り，自発運動，摂食，咀嚼があることが報告されている。これらの詳細な機構については今後の研究が待たれる。

## おわりに

ストレス刺激は様々な脳部位を活性化させ，多彩な反応を生体に誘発する。その影響は，短期間に終わるものもあれば，一生涯続く場合もある。疫学的に，ストレスが精神的な疾患だけではなく身体的な疾患の少なくとも増悪因子(場合によっては発症因子)になることが示されている。本節

でみた通り，ストレスの脳機構はかなり解明されてきた。しかし，ストレスが疾患を誘発する機構，ストレス時における末梢臓器と脳との相互関係，ストレスを緩和する機構については不明な点が多い。今後の解明が待たれる。

## 参考文献

Alonso, R., Griebel, G., Pavone, G., Stemmelin, J., Le Fur, G. and Soubrie, P. (2004) Blockade of CRF(1) or V1b receptors reverses stress-induced suppression of neurogenesis in a mouse model of depression. Mol. Psychiatry 9: 278-286.

Amat, J., Baratta, M. V., Paul, E., Bland, S. T., Watkins, L. R. and Maier, S. F. (2005) Medial prefrontal cortex determines how stressor controllability affects behavior and dorsal raphe nucleus. Nat. Neurosci. 8: 365-371.

Amico, J. A., Mantella, R. C., Vollmer, R. R., Li, X. (2004) Anxiety and stress responses in female oxytocin deficient mice. J. Neuroendocrinol. 16: 319-324.

Bale, T. L. and Vale, W. W. (2004) CRF and CRF receptors: role in stress responsivity and other behaviors. Annu. Rev. Pharmacol. Toxicol. 44: 525-557.

Beekman, M., Flachskamm, C. and Linthorst, A. C. (2005) Effects of exposure to a predator on behaviour and serotonergic neurotransmission in different brain regions of C57bl/6N mice. Eur. J. Neurosci. 21: 2825-2836.

Benaroya-Milshtein, N., Hollander, N., Apter, A., Kukulansky, T., Raz, N., Wilf, A., Yaniv, I. and Pick, C. G. (2004) Environmental enrichment in mice decreases anxiety, attenuates stress responses and enhances natural killer cell activity. Eur. J. Neurosci. 20: 1341-1347.

Bielsky, I. F., Hu, S. B., Szegda, K. L., Westphal, H. and Young, L. J. (2004) Profound impairment in social recognition and reduction in anxiety-like behavior in vasopressin V1a receptor knockout mice. Neuropsychopharmacology 29: 483-493.

Boyle, M. P., Brewer, J. A., Funatsu, M., Wozniak, D. F., Tsien, J. Z., Izumi, Y. and Muglia, L. J. (2005) Acquired deficit of forebrain glucocorticoid receptor produces depression-like changes in adrenal axis regulation and behaviour. Proc. Natl. Acad. Sci. USA 102: 473-478.

Brunton, P. J., Meddle, S. L., Ma, S., Ochedalski, T., Douglas, A. J. and Russell, J. A. (2005) Endogenous opioids and attenuated hypothalamic-pituitary-adrenal axis responses to immune challenge in pregnant rats. J. Neurosci. 25: 5117-5126.

Buijs, R. M., Hermes, M. H. and Kalsbeek, A. (1998) The suprachiasmatic nucleus-paraventricular nucleus interactions: a bridge to the neuroendocrine and autonomic nervous system. Prog. Brain. Res. 119: 365-382.

Charmandari, E., Tsigos, C. and Chrousos, G. (2005) Endocrinology of the stress response. Annu. Rev.

Physiol. 67: 259-284.
Dallman, M. F. and Bhatnagar, S. (2001) Chronic stress and energy balance: role of the hypothalamo-pituitary-adrenal axis. In Handbook of physiology, Section 7, Vol. IV. Coping with the environment: neural and endocrine mechanisms, (eds.) B. S. McEwen and H. M. Goodman, Oxford University Press, Oxford, pp. 179-210.
Davis, M. (2000) The role of the amygdala in conditioned and unconditioned fear and anxiety. In: The Amygdala, (ed.) J. P. Aggleton, Oxford University Press, Oxford, pp. 213-288.
Day, H. E., Nebel, S., Sasse, S. and Campeau, S. (2005) Inhibition of the central extended amygdala by loud noise and restraint stress. Eur. J. Neurosci. 21: 441-454.
DiMicco, J. A., Samuels, B. C., Zaretskaia, M. V. and Zaretsky, D. V. (2002) The dorsomedial hypothalamus and the response to stress: part renaissance, part revolution. Pharmacol. Biochem. Behav. 71: 469-480.
Ebner, K., Bosch, O. J., Kromer, S. A., Singewald, N. and Neumann, I. D. (2005) Release of oxytocin in the rat central amygdala modulates stress-coping behavior and the release of excitatory amino acids. Neuropsychopharmacology 30: 223-230.
Egashira, N., Tanoue, A., Higashihara, F., Fuchigami, H., Sano, K., Mishima, K., Fukue, Y., Nagai, H., Takano, Y., Tsujimoto, G., Stemmelin, J., Griebel, G., Iwasaki, K., Ikeda, T., Nishimura, R. and Fujiwara, M. (2005) Disruption of the Prepulse Inhibition of the Startle Reflex in Vasopressin V1b Receptor Knockout Mice: Reversal by Antipsychotic Drugs. Neuropsychopharmacology 30: 1996-2005.
Engelmann, M., Wotjak, C. T., Ebner, K. and Landgraf, R. (2000) Behavioural impact of intraseptally released vasopressin and oxytocin in rats. Exp. Physiol. 85S: 125S-130S.
Fendt, M., Fanselow, M. S. and Koch, M. (2005) Lesions of the dorsal hippocampus block trace fear conditioned potentiation of startle. Behav. Neurosci. 119: 834-838.
Graeff, F. G. (2002) On serotonin and experimental anxiety. Psychopharmacology 163: 467-476.
Gray, J. A. and McNaughton, N. (2000) The neuropsychology of anxiety, 2nd ed. Oxford University Press, Oxford.
Hamamura, M. and Onaka, T. (1989) Differential effects of pre-weaning stress on adrenocorticotrophin and prolactin response to novel stimuli in adult rats. J. Neuroendocrinol. 1: 233-234.
Hayley, S., Poulter, M. O., Merali, Z. and Anisman, H. (2005) The pathogenesis of clinical depression: stressor- and cytokine-induced alterations of neuroplasticity. Neuroscience 135: 659-678.
Herman, J. P., Figueiredo, H., Mueller, N. K., Ulrich-Lai, Y., Ostrander, M. M., Choi, D. C. and Cullinan, W. E. (2003) Central mechanisms of stress integration: hierarchical circuitry controlling hypothalamo-pituitary-adrenocortical responsiveness. Front Neuroendocrinol. 24: 151-180.
Herman, J. P., Mueller, N. K. and Figueiredo, H. (2004) Role of GABA and glutamate circuitry in hypothalamo-pituitary-adrenocortical stress integration. Ann. N.Y. Acad. Sci. 1018: 35-45.
Ikeda, K., Onaka, T., Yamakado, M., Nakai, J., Ishikawa, T., Taketo, M. M. and Kawakami, K. (2003) Degeneration of the amygdala/piriform cortex and enhanced fear/anxiety behaviors in sodium pump a2 subunit (Atp1a2) deficient mice. J. Neurosci. 23: 4667-4676.
Inoue, T., Li, X. B., Abekawa, T., Kitaichi, Y., Izumi, T., Nakagawa, S. and Koyama, T. (2004) Selective serotonin reuptake inhibitor reduces conditioned fear through its effect in the amygdala. Eur. J. Pharmacol. 497: 311-316.
Johnson, P. L., Lightman, S. L. and Lowry, C. A. (2004) A functional subset of serotonergic neurons in the rat ventrolateral periaqueductal gray implicated in the inhibition of sympathoexcitation and panic. Ann. N.Y. Acad. Sci. 1018: 58-64.
Kano, M., Fukudo, S., Tashiro, A., Utsumi, A., Tamura, D., Itoh, M., Iwata, R., Tashiro, M., Mochizuki, H., Funaki, Y., Kato, M., Hongo, M. and Yanai, K. (2004) Decreased histamine H1 receptor binding in the brain of depressed patients. Eur. J. Neurosci. 20: 803-810.
Keay, K. A. and Bandler, R. (2001) Parallel circuits mediating distinct emotional coping reactions to different types of stress. Neurosci. Biobehav. Rev. 25: 669-678.
Keck, M. E., Holsboer, F. and Muller, M. B. (2004) Mouse mutants for the study of corticotropin-releasing hormone receptor function: development of novel treatment strategies for mood disorders. Ann. N.Y. Acad. Sci. 1018: 445-457.
Kim, J. J. and Diamond, D. M. (2002) The stressed hippocampus, synaptic plasticity and lost memories. Nat. Rev. Neurosci. 3: 453-462.
Klemenhagen, K. C., Gordon, J. A., David, D. J., Hen, R. and Gross, C. T. (2006) Increased Fear Response to Contextual Cues in Mice Lacking the 5-HT1A Receptor. Neuropsychopharmacology 31: 101-111.
Leng, G., Brown, C. H. and Russell, J. A. (1999) Physiological pathways regulating the activity of

magnocellular neurosecretory cells. Prog. Neurobiol. 57: 625-655.

Lowry, C. A. (2002) Functional subsets of serotonergic neurones: implications for control of the hypothalamic-pituitary-adrenal axis. J. Neuroendocrinol. 14: 911-923.

Ma, S. and Morilak, D. A. (2005) Norepinephrine release in medial amygdala facilitates activation of the hypothalamic-pituitary-adrenal axis in response to acute immobilisation stress. J. Neuroendocrinol. 17: 22-28.

Ma, S., Shipston, M. J., Morilak, D. and Russell, J. A. (2005) Reduced hypothalamic vasopressin secretion underlies attenuated adrenocorticotropin stress responses in pregnant rats. Endocrinology 146: 1626-1637.

Maestripieri, D. (2005) Early experience affects the intergenerational transmission of infant abuse in rhesus monkeys. Proc. Natl. Acad. Sci. USA 102: 9726-9729.

Maren, S. (2001) Neurobiology of pavlovian fear conditioning. Ann. Rev. Neurosci. 24: 897-931.

Maruyama, M., Matsumoto, H., Fujiwara, K., Noguchi, J., Kitada, C., Fujino, M. and Inoue, K. (2001) Prolactin-releasing peptide as a novel stress mediator in the central nervous system. Endocrinology 142: 2032-2038.

Meaney, M. J. and Szyf, M. (2005) Maternal care as a model for experience-dependent chromatin plasticity? Trends Neurosci. 28: 456-463.

Mirescu, C., Peters, J. D. and Gould, E. (2004) Early life experience alters response of adult neurogenesis to stress. Nat. Neurosci. 7: 841-846.

Mueller, N. K., Dolgas, C. M. and Herman, J. P. (2004) Stressor-selective role of the ventral subiculum in regulation of neuroendocrine stress responses. Endocrinology 145: 3763-3768.

Murgatroyd, C., Wigger, A., Frank, E., Singewald, N., Bunck, M., Holsboer, F., Landgraf, R. and Spengler, D. (2004) Impaired repression at a vasopressin promoter polymorphism underlies overexpression of vasopressin in a rat model of trait anxiety. J. Neurosci. 24: 7762-7770.

Onaka, T. (2000) Catecholaminergic mechanisms underlying neurohypophysial hormone responses to unconditioned or conditioned aversive stimuli in rats. Exp. Physiol. 85S: 101S-110S.

Onaka, T. (2004) Neural pathways controlling central and peripheral oxytocin release during stress. J. Neuroendocrinol. 16: 308-312.

Onaka, T. and Yagi, K. (1992) A histaminergic H2-receptor antagonist, ranitidine, blocks the suppressive vasopressin response to fear-related emotional stress in the rat. Neurosci. Res. 15: 199-205.

Onaka, T. and Yagi, K. (1998) Role of noradrenergic projections to the bed nucleus of the stria terminalis in neuroendocrine and behavioral responses to fear-related stimuli in rats. Brain Res. 788: 287-293.

Onaka, T., Luckman, S. M., Antonijevic, I., et al. (1995) Involvement of the noradrenergic afferents from the nucleus tractus solitarii to the supraoptic nucleus in oxytocin release after peripheral cholecystokinin octapeptide in the rat. Neurosci. 66: 403-412.

Onaka, T., Palmer, J. R. and Yagi, K. (1996) Norepinephrine depletion impairs neuroendocrine responses to fear but not novel environmental stimuli in the rat. Brain Res. 713: 261-268.

Onaka, T., Ikeda, K., Yamashita, T. and Honda, K. (2003a) Facilitative role of endogenous oxytocin in noradrenaline release in the rat supraoptic nucleus. Eur. J. Neurosci. 18: 3018-3026.

Onaka, T., Serino, R. and Ueta, Y. (2003b) Intermittent footshock facilitates dendritic vasopressin release but suppresses vasopressin synthesis within the rat supraoptic nucleus. J. Neuroendocrinol. 15: 629-632.

Onaka, T., Kuramochi, M., Saito, J., Ueta, Y. and Yada, T. (2005) Galanin-like peptide stimulates vasopressin, oxytocin and ACTH release in rats. Neuroreport 16: 243-247.

Pacak, K. and Palkovits, M. (2001) Stressor specificity of central neuroendocrine responses: implications for stress-related disorders. Endocr. Rev. 22: 502-548.

Pacak, K., Palkovits, M., Kopin, I. J., et al. (1995) Stress-induced noepinephrine release in the hypothalamic paraventricular nucleus and pituitary-adrenocortical and sympathoadrenal activity: in vivo microdialysis studies. Front Neuroendocrinology 16: 89-150.

Ridder, S., Chourbaji, S., Hellweg, R., Urani, A., Zacher, C., Schmid, W., Zink, M., Hortnagl, H., Flor, H., Henn, F. A., Schutz, G. and Gass, P. (2005) Mice with genetically altered glucocorticoid receptor expression show altered sensitivity for stress-induced depressive reactions. J. Neurosci. 25: 6243-6250.

Rokkaku, K., Onaka, T., Okada, N., Ideno, J., Kawakami, A., Honda, K., Yada, T. and Ishibashi, S. (2003) Neuromedin U facilitates oxytocin release from the pituitary via $\beta$ adrenoceptors. Neuroreport 14: 1997-2000.

Russell, J. A., Douglas, A. J. and Ingram, C. D. (2001) Brain preparations for maternity-adaptive changes in behavioral and neuroendocrine systems during

pregnancy and lactation. An overview Prog. Brain Res. 133: 1-38.
Russell, J. A., Leng, G. and Douglas, A. J. (2003) The magnocellular oxytocin system, the fount of maternity: adaptations in pregnancy. Front Neuroendocrinol. 24: 27-61.
Sapolsky, R. M., Romero, L. M. and Munck, A. U. (2000) How do glucocorticoids influence stress responses? Integrating permissive, suppressive, stimulatory, and preparative actions. Endocr. Rev. 21: 55-89.
Sawchenko, P. E., Li, H. Y. and Ericsson, A. (2000) Circuits and mechanisms governing hypothalamic responses to stress: a tale of two paradigms. Prog. Brain Res. 122: 61-78.
Schmidt, M. V., Levine, S., Oitzl, M. S., van der Mark, M., Muller, M. B., Holsboer, F. and de Kloet, E. R. (2005) Glucocorticoid receptor blockade disinhibits pituitary-adrenal activity during the stress hyporesponsive period of the mouse. Endocrinology 146: 1458-1464.
Senba, E. and Ueyama, T. (1997) Stress-induced expression of immediate early genes in the brain and peripheral organs of the rat. Neurosci. Res. 29: 183-207.
Shanks, N. and Lightman, S. L. (2001) The maternal-neonatal neuro-immune interface: are there long-term implications for inflammatory or stress-related disease? J. Clin. Invest. 108: 1567-1573.
Spencer, S. J., Fox, J. C. and Day, T. A. (2004) Thalamic paraventricular nucleus lesions facilitate central amygdala neuronal responses to acute psychological stress. Brain Res. 997: 234-237.
Spencer, S. J., Buller, K. M. and Day, T. A. (2005) Medial prefrontal cortex control of the paraventricular hypothalamic nucleus response to psychological stress: possible role of the bed nucleus of the stria terminalis. J. Comp. Neurol. 481: 363-376.
Stemmelin, J., Lukovic, L., Salome, N. and Griebel, G. (2005) Evidence that the lateral septum is involved in the antidepressant-like effects of the vasopressin V1b receptor antagonist, SSR149415. Neuropsychopharmacology 30: 35-42.
Swanson, L. W. and Sawchenko, P. E. (1983) Hypothalamic integration: organization of the paraventricular and supraoptic nuclei. Annu. Rev. Neurosci. 6: 269-324.
Takayanagi, Y., Nishimori, K. and Onaka, T. (2005a) Salt loading reduces hypothalamic noradrenaline release after noxious stimuli. Neurosci. Lett. 391: 22-27.
Takayanagi, Y., Yoshida, M., Bielsky, I. F., Ross, H. E., Kawamata, M., Onaka, T., Yanagisawa, T., Kimura, T., Matzuk, M. M., Young, L. J. and Nishimori, K. (2005b) Pervasive social deficits, but normal parturition in oxytocin receptor-deficient mice. Proc. Natl. Acad. Sci. USA 102: 16096-16101.
Torner, L., Maloumby, R., Nava, G., Aranda, J., Clapp, C. and Neumann, I. D. (2004) In vivo release and gene upregulation of brain prolactin in response to physiological stimuli. Eur. J. Neurosci. 19: 1601-1608.
Ueta, Y., Ozaki, Y., Saito, Y. and Onaka, T. (2003) Involvement of novel feeding-related peptides in neuroendocrine response to stress. Exp. Biol. Med. (Maywood) 228: 1168-1174.
Uvnas-Moberg, K. (1998) Oxytocin may mediate the benefits of positive social interaction and emotions. Psychoneuroendocrinology 23: 819-835.
Van de Kar, L. D. and Blair, M. L. (1999) Forebrain pathways mediating stress-induced hormone secretion. Front Neuroendocrinol. 20: 1-48.
Vazquez, V., Farley, S., Giros, B. and Dauge, V. (2005) Maternal deprivation increases behavioural reactivity to stressful situations in adulthood: suppression by the CCK2 antagonist L365,260. Psychopharmacology (Berl) 20: 1-8.
Viveros, M. P., Marco, E. M. and File, S. E. (2005) Endocannabinoid system and stress and anxiety responses. Pharmacol. Biochem. Behav. 81: 331-342.
Weaver, I. C., Cervoni, N., Champagne, F. A., D'Alessio, A. C., Sharma, S., Seckl, J. R., Dymov, S., Szyf, M. and Meaney, M. J. (2004) Epigenetic programming by maternal behavior. Nat. Neurosci. 7: 847-854.
Wei, Q., Lu, X. Y., Liu, L., Schafer, G., Shieh, K. R., Burke, S., Robinson, T. E., Watson, S. J., Seasholtz, A. F. and Akil, H. (2004) Glucocorticoid receptor overexpression in forebrain: a mouse model of increased emotional lability. Proc. Natl. Acad. Sci. USA 101: 11851-11856.
Yokoyama, M., Suzuki, E., Sato, T., Maruta, S., Watanabe, S. and Miyaoka, H. (2005) Amygdalic levels of dopamine and serotonin rise upon exposure to conditioned fear stress without elevation of glutamate. Neurosci. Lett. 379: 37-41.
Zhu, L. L. and Onaka, T. (2002) Involvement of medullary A2 noradrenergic neurons in the activation of oxytocin neurons after conditioned fear stimuli. Eur. J. Neurosci. 16: 2186-2198.
Zhu, L. L. and Onaka, T. (2003) Facilitative role of prolactin-releasing peptide neurons in oxytocin cell activation after conditioned-fear stimuli. Neuroscience 118: 1045-1053.
Zhu, L. L., Onaka, T., Sakurai, T. and Yada, T. (2002) Activation of orexin neurones after noxious but not conditioned fear stimuli in rats. Neuroreport 13:

1351-1353.

Zou, C.-J., Onaka, T. and Yagi, K. (1998) Role of adrenoceptors in vasopressin, oxytocin and prolactin responses to conditioned fear stimuli. J. Neuroendocrinol. 10: 905-910.

# 第 4 章
## 適応と進化

# 1. 適　　応

## はじめに

　適応(adaptation)についての考察は古くからあり(小坂, 1981; 緒方, 1973; Prosser, 1964, 1969; 吉村, 1970)，一般的には，適応とは生物が様々な種類の有害な外的・内的刺激に対して，その個体の生存あるいは種族の存続が容易になるように形態的・機能的変化を起こすことと考えられる。しかし，「適応」は研究分野や研究者により，それぞれ微妙に異なった意味合いをもつ。例えば，微生物を対象とする場合，周囲環境の変化に対する適応は遺伝子発現や酵素活性の変化などいわゆる生化学的適応(Hochachka and Somero, 1976)を中心として論じられるし，植物を扱う場合には環境変化によって引き起こされる種族の地理的な分布の差を主な問題とすることがある。また，臨床医学では高血圧に対する心室筋や血管平滑筋の変化(リモデリング)のように，疾患に対する臓器の代償的な形態的・機能的変化を適応的変化と記述し，時には移植された臓器が移植を受けたホスト内で機能を回復することを適応と表現することがある。

　このように「適応」の概念は古くから現在に至るまでかなりの広がりをもって使用されている。ここでは環境生理学の立場から，ヒトを中心とした動物において，物理的・化学的・社会的な外部環境の変化に対して，それらに含有される有害な刺激を個体レベルで克服するための過程として「環境適応」を考える。それぞれの侵害刺激に対する具体的な適応機序は各論にゆずり，本節では適応における一般的事項を概説する。

## (1) 適応とは

　生体に外部環境から生体機能を乱すような刺激が加わると，生体は例えば血圧，血漿浸透圧，体温といった生存に重要である生理的パラメーターを一定に保つように，それぞれのパラメーターの変化に応じた調節反応を惹起し，内部環境(細胞を直接取り囲む環境で，動物では組織液に該当する)の恒常性の維持を図る(ホメオスタシス(homeostasis))。外的刺激が繰り返し負荷される，あるいは持続すると，生体はその刺激に対する生理的反応の強度を変えたり，形態を変えることで内部環境の変動を最小限に保ったり，あるいは内部環境自体を変えることで生体の生存に有利な状態を作り出す。このような有害刺激に対する生体の変化を適応といい，その能力のことを適応能(adaptability)という。適応により生体は環境の大きな変化に耐えうるようになり，また，より厳しい環境での生存が可能となるため，長期的にみればその生息範囲を拡大することができる。ヒトは本来有している高い生物的(自律的)な適応能に加え，高度な知能による様々な行動性の調節により，生存が可能な範囲を地球のほぼ全域からそれこそ宇宙にまで広げてきている。

　一般に適応は外部環境の変化が極めて短時間である場合には形成されないと考えてよい。つまり，特定の外部環境の変化に対する適応が完成されるには，外部刺激が長時間，または頻回に生体に作

用する必要がある。さらに，外部刺激の性質が同一であっても，その組み合わせ，強度，時間や頻度，生体に作用する部位などが異なれば，形成された適応は著しく異なった様相を呈する可能性がある。その一例として，温度に対する適応があげられる。温度適応によって体温の調節範囲（設定値）が変化することが知られている。Brück et al. (1970) は3℃で飼育したモルモットに比べ28℃で飼育したモルモットの方が体温は高くなることを示し，Raynaud et al. (1976, 1980) や Hirashita et al. (2004) は熱帯地方に10日間以上滞在するとヒトの体温が上昇する可能性を報告している。一方，Fox et al. (1963) は12日間以上温浴を繰り返し，暑熱適応したヒトの口腔内温は約0.2℃も低下すると報告しており，また，Henane and Valatx (1973) も同様の結果を得ている。さらに，ラットでは暑熱適応により体温が低下するとの報告が多い (Horowitz and Meiri, 1985など)。このように，暑熱への適応による体温の移動方向についてはまったく逆の結果が得られているが，実はこれら実験では温熱負荷をかける方法が異なっている。単純に暑熱暴露をする方法を連続的なのか，あるいは間歇的なのかの2つに分けると，高温環境にある期間ずっと暴露され続けた後では体温は上昇し，1日に数時間の暑熱暴露を連日繰り返された後では体温は低下するようにみえる。暑熱暴露様式と体温調節機能の変化については動物でいくつかの検討があるが (Hara et al., 2001; Shido et al., 1989)，それらによると暑熱適応後の体温や体温調節反応の変化は暑熱負荷のパターンおよびその質的な差異に強く依存す るようである。つまり，生体は環境温度が何℃という温度レベルに適応するのではなく，負荷した温度刺激のパターン自体に適応する可能性が強い (紫藤ら，1990)。このように，ある特定の物理・化学刺激に対する適応を解析する場合，その刺激を行う様式に注意をはらわねばならない。さらに，自然の気象変化など複合的な要因を含む環境（温度，湿度，気圧，光，磁場，時刻などがあげられる）においては，それぞれの刺激となる環境因子の変化の様式やそれら因子の組み合わせなど，環境の変化に極めて多くのパターンが存在することになり，それらへの適応についての厳密な検討は著しく煩雑で複雑になる。

　環境生理学および温熱生理学に関する研究においては，「適応(adaptation)」は外部環境のすべての有害な刺激に対する適応を意味しており，より特定した表記としては次の2つが用いられる (IUPS Thermal Commission, 2001; 黒島，1992; 緒方，1973)。acclimation（馴化）は温度，気圧，湿度など単一の気象的要素の変化に対して生体が生理学的あるいは行動学的に適応する場合に用いられ，その要素への適応機序の解明のために実験的に操作された環境変化への適応と考えてよい。acclimatization（風土馴化，順応）は自然の環境に適応することを指し，高地順応など気温，気圧，低酸素など複合要素に対する適応となる。ただし，acclimation と acclimatization には英語の語源学上では区別はなく，また，それぞれに対応する日本語訳について現在でも厳密な約束はないようである。

## (2) 適応の種類

　適応は外的刺激の負荷時間やその後の生体の変化の持続時間といった時間的な経過や，生体がどのような手段で適応するか，あるいは適応によって得られた生体の変化などの観点から，いくつかに分類されそうである。しかし，上述のように「適応」自体は意味するところが広く，また，外的環境因子の種類や負荷パターンも数限りないため，実際には明確に分類することは容易ではない。以下にこれまで記述されている主な適応の分け方を筆者の意見を含めて記載する。

### 1）表現型適応と遺伝的適応

　適応により生体が獲得した変化の継続時間の観点から適応を2つに分けることができる。表現型

適応(phenotypic adaptation)は生理的適応(physiological adaptation)ともいわれ，1個体の生涯内に限って生じる変化である。生体機能における変化の場合はほとんどが可逆的であるが，幼児期に暑熱下で生活したヒトの能動汗腺数の増加や寒冷下で飼育したラットの尻尾の短縮など，形態的変化を伴う場合は不可逆的になることもある。acclimationやacclimatizationはこのタイプに含まれ，その他，運動や食事の質や量，社会環境などに対する適応がある。遺伝的適応(genotypic adaptation，あるいは生物的適応(biological adaptation))とは，ある特定の環境において，個体の生存や種の存続，繁殖に都合のよい形質が遺伝子の中に固定されている状態で，適応は世代を超えて継続する。これは適応進化とも呼ばれ，自然選択によりその性質がその種の特性となったものと考えられる。サバンナ地帯で発生したとされるヒトでは，障害物のない周囲を広く見渡し外敵から身を守る必要性や，高温環境への対応から，直立姿勢およびその状態での移動方法を確立し，また，強力な熱放散機能である発汗機能の獲得や体毛の消失が起きたと考えられる。

### 2) 短期適応と長期適応

環境からの刺激の継続時間の違いから適応を分類することがある。短期と長期との境界は必ずしも明確ではないが，よく知られるのがヒトの暑熱馴化で，暑熱に暴露される期間の差異により得られる適応の様相が異なる。1週間から数ヶ月程度の期間のみ暑熱を負荷された後では，体温上昇や暑熱刺激に対する発汗反応が亢進し，高温環境下でも体温の上昇が抑制されるようになるが，熱帯地方の住人のように年単位で暑熱暴露された後では同じ温熱刺激に対しても発汗量が減少し，しかも体温上昇を低く抑えることができる(詳細は5章2-1「暑熱」参照)。

これらに加え，外界からの刺激を受けた後，短時間で起こる即時適応という概念も存在するようである(Hochachka and Somero, 1976)。ヒトやラットを絶食状態にすると24時間も経たないうちから体温の熱産生反応の発現閾値が低下し，体

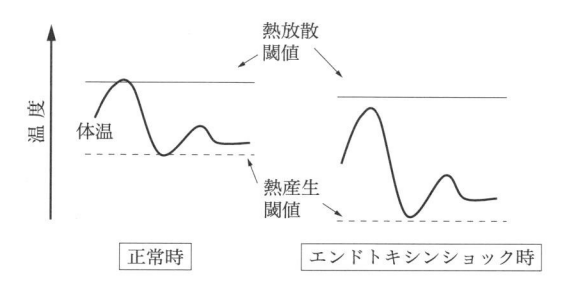

図1　正常時(左)とエンドトキシンショック時(右)における体温調節機能の変化の模式図。太実線：体温，細実線：熱放散反応が発現するときの閾値体温，破線：熱産生反応が発現するときの閾値体温。横軸は任意の時間経過を示す。体温は両閾値の間に調節されるが，エンドトキシンショックあるいは絶食時には特に熱産生閾値が低下するため，体温は低く保たれる

温が低く保たれるようになる(図1参照)(Maruyama et al., 2004; Sakurada et al., 2000; Yoda et al., 2000)。これはエネルギーの摂取不足の際に，熱産生反応を起こしにくくしエネルギー消費を抑えると同時に，安静時の代謝量を下げ($Q_{10}$の効果による)，エネルギー消費を抑制するのに役立つ。単純に，外的刺激に対する生体の生理的反応(あるいは病態生理的反応)とは生理的パラメーターを一定に保つためのもので，適応とは生体の生存の可能性を高めるためそれらパラメーター自体の変化も起こりうるとすると，絶食による体温調節範囲の下方への移動は，明らかに絶食に対する適応性の変化と判断される。同様な体温調節機能の変化は大量の細菌性内毒素を投与されて循環ショック(エンドトキシンショック(endotoxin shock))を起こしたラットでも観察される(図1)(Romanovsky et al., 1996)。ショック時には血圧の低下により組織への血流が減り，酸素供給が低下するが，体温の低下は組織の酸素消費量(＝代謝量)を減少させるから，これは組織を低酸素から保護するのに都合がよい。事実，エンドトキシンショック時のラットでは体温が下がることにより生存率が高まる(Romanovsky et al., 1997)。体温の調節域の低下は細菌性内毒素を投与して1時間前後には起こるため，エンドトキシンショックは，外界からの生物あるいは化学刺激に対する適応が極めて短時間で成立する例といえるのかも

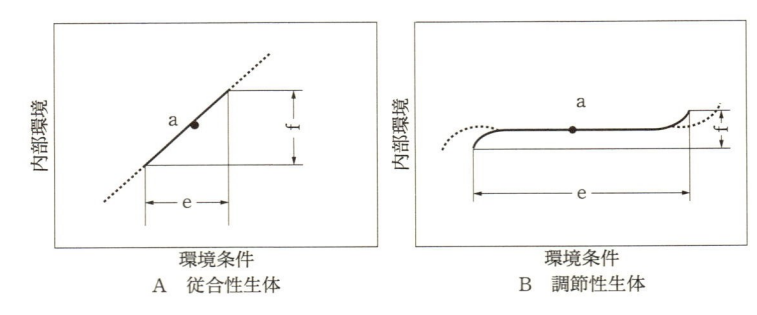

図2 環境条件の変化に対する生体の従合性生体(A)と調節性生体(B)の内部環境の変化。a：実際値で環境条件の変化により太線に沿って移動する，f：生体が耐えられる内部環境の変化の範囲，e：生体が耐えられる環境条件の範囲，実線：正常の耐性範囲，点線：環境条件へ適応後の耐性範囲(Prosser, 1964と黒島, 1992より改変)

しれない。同じ見解は血圧調節における圧受容反射のリセッティングや発熱(fever)でも成立する。前者では，血圧が何らかの理由で十数分間以上にわたり上昇すると，圧受容反射の閾値が上昇し，血圧が高いレベルで調節されるようになる(Cat Genova et al., 2001; DiCarlo and Bishop, 2001)。後者では，少量の細菌性内毒素が生体内に入って十数分程度から体温の調節域が上昇し，体温がそれに追従して上昇する。圧受容反射のリセッティングは運動時などに過度な血圧上昇を抑制するのに役立ち，発熱は細菌感染などに対する生存率を改善するため(Kluger et al., 1975)，両者とも適応性の変化といえる。このように，生体内外からの刺激に対し，極めて短時間で起こる「適応」のような変化はいくつかあげられるが，これを即時適応のように表現すべきなのか，あるいは生理学・病態生理学的な調節反応の1つと捉えるべきなのか論議を待ちたい。

### 3) 従合性適応と調節性適応

適応はその様式からの分類が可能と思われる。一般に，動物は環境の変化に対する応答の差異から従合性生体(conforming organism)と調節性生体(regulating organism)の2つに分けられる。前者は環境の変化に対してその内部環境や生体機能を追従的に変えるもので，後者は環境が変化しても様々な調節反応を惹起し内部環境の恒常性を維持する個体である。最も理解しやすい例は，環境温の変化に対する体温の変化で，両生類や爬虫類は変温動物といわれるように環境温の変化に応じて体温が変わる従合性生体であり，環境温が変動しても体温を一定に保てる鳥類や哺乳類は調節性生体である。一般に，従合性生体は広い範囲で内部環境の変化に耐えられるが，耐えられる環境の範囲は狭い。逆に，調節性生体は耐えられる内部環境の範囲は狭いが，耐えられる環境条件は広くなる。図2に両種類の生体における環境と内部環境(生体機能)との関連を模式的に示した。この2つの生体では環境への適応様式が異なるとされる。従合性生体は正常な機能が維持される内部環境範囲を広くすることで，大きな環境の変化に耐えられるよう適応するが，調節性生体は生理的パラメーターを一定に保つための調節機能を効率的かつ強力にすることでより大きな環境変化に耐えられるようにする(図2の点線)。しかし，生体は環境が変化すると，調節性生体が従合性生体のように振る舞ったり，あるいは従合性生体が調節性生体のようになったりすることがある(吉村, 1970)。つまり，調節性生体では適応により生理的パラメーター自体を変化させて大きな環境変化に対応することもあり，従合性生体でも調節機能を亢進させ，外部環境の変化に伴う内部環境の変化を小さくすることもある。オーストラリア先住民族のアボリジニーの人々では夜間に気温が下がり体温が低下しても，皮膚血管の収縮は起こるが熱産生反応は惹起されなかったことが報告されている(Scholander et al., 1958)。これは熱産生反応が起こる閾値体温が低下したために，環境温が下がると体温もそれに追従して下降することを示しており，本来調節性生体であるヒトが体温調節

に関しては従合性生体となるよい例である。他の狩猟民族でも寒さに暴露されると同様な体温下降が起きたとの報告もあり，おそらくは寒冷刺激に加え不安定な食料供給（時としての絶食）しかない環境への適応の結果と思われる（図1参照）。また，変温動物を長期間にわたり低温環境に暴露すると，代謝が亢進し低温環境でも活動が可能になるといわれており，これは従合性生体が調節性生体のようにみえる例である（吉村，1970）。ともあれ，1個体がある環境への適応によりある生理的パラメーターだけに関して調節性生体が従合性生体になる場合がある。このような場合は生体自体の呼び名を変えるより，生体がある外的刺激に対して従合性適応（conforming adaptation）をした，あるいは調節性適応（regulating adaptation）をしたと表現する方が合理的であろう。不完全ながら，この語句はすでに使用されている（小坂，1981）。

### 4）創発的適応と補償的適応

創発的適応（emergent adaptation）は創発的進化（emergent evolution）と同じ意味をもたせた語句で，環境変化に対しこれまで有していなかった新たな機能や形態，行動，社会構造などを獲得して適応することで，その多くが遺伝的適応となる。これに対応する適応とは，生体がすでに有している機能，形態，行動などを利用して新たな環境に適応することになるが，環境生理学の分野に該当する語句はなさそうである。Hochachka and Somero（1976）はその著書において生化学的見地から創発的適応に類似する概念を開発的適応といい，ホメオスタシスを維持するように適応する概念を補償的適応と提案している。創発的適応に対応する概念が必要であるなら，補償的適応（compensatory adaptation）としてもよいかもしれない。この補償的適応は特殊な場合を除き表現型適応となる。

## （3）　適応のメカニズム

生体の構造や機能は分子，細胞内小器官，細胞，組織，器官，調節系から個体に至るまで，様々なレベルで解析する必要がある。動物ではホメオスタシス維持のためには個体レベルでの行動性調節も不可欠となり，さらに集団としての行動（社会性）も1個体の生存に重要な要因となる。したがって，適応のメカニズムを検討するためには，当然これらすべてのレベルにおける研究が必要で，得られた結果を1個体の構成分子から社会行動まで統合して考察せねばならない。これまでも適応研究についての問題点に関しては考察がなされてきたが（Prosser，1964），外部刺激に対する適応メカニズムを包括的に解明することは，たとえそれが単一の要因に対してであったとしても決して容易でないことは想像に難くない。近年の分子生物学の発達により，遺伝子発現調節，細胞内外の情報伝達系やそれらに関与する物質などについて解析が進み，また，それぞれの細胞に特有なチャネルや輸送体についての研究も進んでいる。今後はこれら遺伝子や分子生物学的見地から適応機序がより深く研究されるようになるであろうし，事実，運動トレーニングによる筋肉の適応性変化などについてはすでに多くの報告がある。一方，これまでは個体レベルでの適応のメカニズムについては自律性の調節機構に主眼を置いて検討がなされてきた。しかし，自律性調節に比べ行動性調節はより効率的で生体に有利なことが多い。例えば，暑熱に暴露されるとヒトや動物は発汗やパンティングにより貴重な体液を蒸発させて熱放散量を増やし，体温の上昇を抑える。また，寒冷暴露に対しては運動機能を制限してまでもふるえを起こし体温の下降を防ぐ。これら体液の喪失や運動能力の低下を伴う自律性調節は個体にとって強いストレスとなり，時としてはその生存を脅かすことにつながる不利な調節である。これに対し，環境温の変化に対する行動性調節には，風による強制対流の利用，体の伸展や屈曲，水浴び，日光浴，極端な温度環境からの逃避，ヒトでは着衣の調節な

どがあり，それらは容易で個体にはストレスが少なくしかも強力な調節機構である。無論，行動性調節は常に行えるとは限らないが，ある外的刺激に対する個体レベルでの適応を検討する際には，行動性調節機能の変化を解析することも重要な課題である。

適応の一形態として慣れ(habituation)がある(Glaser et al., 1959; Groves and Lynch, 1973; Macfarlane, 1974)。これは，外界からの刺激が反復して加わったときに，刺激に対する感覚や応答が次第に減弱する現象である(IUPS Thermal Commission, 2001)。例えば，暑さに長期暴露されると暑さを感じなくなったり(暑さを好むようになる)，発汗反応が減弱したりする。この現象は，発汗のように生体にとって必ずしも有益ではない，あるいは逆に不都合な反応を抑制するのに役立つと考えられている(黒島, 1992)。慣れには感覚神経の応答性のみならず，脊髄やさらに上位の中枢神経系が関与するとされ，近年では神経細胞レベルでの分子生物学的な解析も行われている。ただし，上述したアボリジニーの人々の寒冷刺激に対する体温調節機構の従合性調節をhabituationと記載していたこともあり(Macfarlane, 1974)，環境生理学でいう慣れにはもう少し明確な定義が必要と思われる。

## (4) 特殊な適応

### 1) 交差適応

ある外的刺激に適応すると，別の異なった刺激に対しても適応したような状態になる場合がある。これを交差適応(cross adaptation)という。例えば，運動トレーニングをしたヒト，すなわち運動に適応したヒトでは暑熱馴化したヒトのように安静時の体温の下降や発汗反応の亢進が起こり，耐暑熱性が優れることが報告されている(Piwonka and Robinson, 1967)。さらに，運動トレーニングをしたヒトやラットでは寒さに適応した場合と同様に寒冷刺激に対しても耐性が亢進するとする報告がある(Andersen, 1966; Chin et al., 1973; Hirata, 1982)。また，ラットでは1日3時間ケージに固定して動けなくするストレスを1週間以上繰り返し負荷すると，非ふるえ熱産生能および褐色脂肪組織の熱産生能が亢進し，ラットの耐寒性が高まるとされる(Kuroshima et al., 1984; Nozu et al., 1992)。これらは，運動トレーニングと温度適応および拘束ストレスと寒冷適応との間に交差適応があることを示唆している。最近では暑熱適応したラットの心臓では様々な遺伝子の発現により心虚血に対する耐性が増すとの研究結果が示されており(Maloyan et al., 2005)，これも一種の交差適応と考えられる。しかし，寒冷馴化と高高度馴化との関係のように，ある環境因子に適応すると他の外的刺激に対して脆弱性が増す場合もある。このような関係は負の交差適応といわれる。

### 2) 時間記憶

時間記憶(Zeitgedachtnis; time memory)の概念はミツバチが蜜を採集する行動の観察から生まれたようである(Beling, 1926)。ミツバチは蜜採集の対象とする花が1日のうちのどの時間帯に咲くかを記憶することができ，この記憶にしたがってその時間帯に巣から飛来し蜜の採集行動を行うという。摂食時間に対する時間記憶は齧歯類でも観察される。例えば，ラットに餌を与える時間を1日数時間一定の時間帯に固定し，これを数日間以上継続すると，ラットの自発行動量の日内変動パターンが変化し，摂食できる時間帯の前に行動量が増加するようになる(Bolles and Stokes, 1965)。これはanticipatory activityと呼ばれ，ミツバチの行動と同様に餌の探求行動であると解釈されている。また，様々な生理機能の日内変動パターンも変化し，摂食時間帯の前に血中の副腎皮質ホルモンレベルがピークを形成するようになったり(Honma et al., 1984)，その時間帯で脂肪代謝が亢進したりする(Sugano, 1983)。このよ

うな変化も摂食パターンに対する自律性および行動性の適応現象と考えられる。さらに，温度馴化でも時間記憶が形成されることが示唆されている。暑熱に馴化したヒトでは体温の下降や暑熱に対する体温調節反応の亢進が起こり，耐暑熱性が増すことが知られる。ところが，1日のうち一定の時間帯に限って繰り返し暑熱に暴露され，これに馴化したラットやヒトでは，暑熱馴化による体温調節機能の変化は1日中観察されるのではなく，かつて暑熱に暴露されていた時間帯で明確となる（図3）(Shido, 2002)。つまり，それらラットやヒトでは，暑熱ストレスに対する時間記憶が形成され，その記憶により，次に予測される温熱ストレスに対応するよう，かつての暑熱負荷時間帯付近で耐暑熱性を亢進させると考えられる。これらの現象も，生体は外部刺激の性質に適応するのみならず，その刺激の負荷パターンに適応する例といえる。

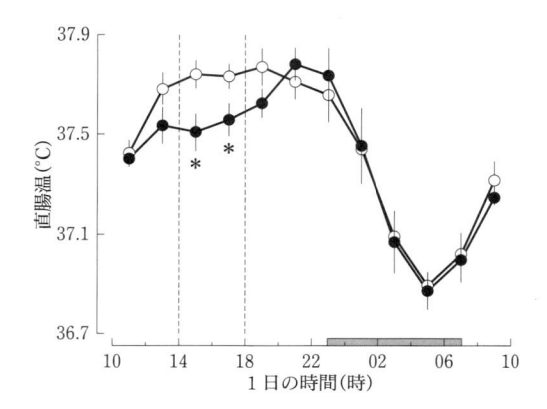

**図3** 暑熱馴化によるヒトの直腸温の日内変動。被験者は14時から18時までの間，高温環境に暴露される負荷を9～10日間連続して受け，暑熱に馴化した。○：暑熱馴化前，●：暑熱馴化後，横軸の網掛け部分：就寝時間帯，縦の破線：暑熱暴露時間帯，*は2条件での有意差があることを示す。データは6人の2時間ごとの平均で縦線は標準誤差。暑熱馴化後にはかつて暑熱負荷を受けていた午後の時間帯で直腸温が暑熱馴化前より低下している（Shido et al., 1999 より改変）

## 参考文献

Andersen, K. L. (1966) Metabolic and circulatory aspects of tolerance to cold as affected by physical training. Fed. Proc. 25: 1351-1356.

Beling, I. (1926) Über das Zeitgedachtnis der Bienen. Z. Vergl. Physiol. 9: 259-338.

Bolles, R. C. and Stokes, L. W. (1965) Rat's anticipation of diurnal and a-diurnal feeding. J. Comp. Physiol. Psychol. 60: 290-294.

Brück, K., Wunnenberg, W., Gallmeier, H. and Zieth, B. (1970) Shift of threshold temperature for shivering and heat polypnea as a mode of thermal adaptation. Pflügers Arch. 321: 159-172.

Cat Genova, G., Veglio, F., Rabbia, F., Milan, A., Grosso, T. and Chiandussi, L. (2001) Baroreflex sensitivity in secondary hypertension. Clin. Exp. Hypertens. 23: 89-99.

Chin, A. K., Seaman, R. and Kapileshwarker, M. (1973) Plasma catecholamine response to exercise and cold adaptation. J. Appl. Physiol. 34: 409-412.

DiCarlo, S. E. and Bishop, V. S. (2001) Central baroreflex resetting as a means of increasing and decreasing sympathetic outflow and arterial pressure. Ann. N.Y. Acad. Sci. 940: 324-337.

Fox, R. H., Goldsmith, R., Kidd, D. J. and Lewis, H. E. (1963) Blood flow and other thermoregulatory changes with acclimatization to heat. J. Physiol. 166: 548-562.

Glaser, E. M., Hall, M. S. and Whittow, G. C. (1959) Habituation to heating and cooling of the same hand. J. Physiol. 146: 152-164.

Groves, P. M. and Lynch, G. S. (1973) Mechanisms of habituation in the brain stem. Physiol. Rev. 79: 237-244.

Hara, T., Yamasaki, H., Hashimoto, M. and Shido, O. (2001) Anticipatory fall in core temperature in rats acclimated to heat given for various hours at a fixed daily time. Jpn. J. Physiol. 51: 381-384.

Henane, R. and Valatx, J. L. (1973) Thermoregulatory changes induced during heat acclimatization by controlled hyperthermia in man. J. Physiol. 230: 255-271.

Hirata, K. (1982) Enhanced calorigenesis in brown adipose tissue in physically trained rats. Jpn. J. Physiol. 32: 647-653.

Hirashita, M., Kajiwara, Y., Yokokura, S., Shido, O. and Abe, K. (2004) Changes in body temperature before and after heat acclimation in humans. The TSSA 8th Int. Sport Sci. Congress Proceeding, pp. 11-18.

Hochachka, P. W. and Somero, G. N. (1973) Strategies of biochemical adaptation. Saunders, Philadelphia. ホチャチカ, ソメロ著, 藤田道也訳 (1976) 環境適応の生化学—その分子論理. 共立出版.

Honma, K., Honma, S. and Hiroshige, T. (1984) Feedingassociated corticosterone peak in rats under various feeding cycles. Am. J. Physiol. 246: R721-R726.

Horowitz, M. and Meiri, U. (1985) Thermoregulatory activity in the rat: interaction with short-term heat acclimation. Comp. Biochem. Physiol. A82: 577-582.

IUPS Thermal Commission (2001) Glossary of terms for thermal physiology, 3rd ed. Jpn. J. Physiol. 51: 245-280.

Kluger, M. J., Ringler, D. H. and Anver, M. R. (1975) Fever and survival. Science 188: 166-168.

小坂光男（1981）温度適応. 中山昭雄編, 温熱生理学, 理工学社, pp. 483-488.

黒島晨汎（1992）適応とは. 日本生気象学会編, 生気象学の事典, 朝倉書店, pp. 160-161.

Kuroshima, A., Habara, Y., Uehara, A., Murazumi, K., Yahata, T. and Ohno, T. (1984) Cross adaptation between stress and cold in rats. Pflügers Arch. 402: 402-408.

Macfarlane, W. V. (1974) Habituation. Prog. Biometeorol. 1: 462-467 and 691-694.

Maloyan, A., Eli-Berchoer, L., Semenza, G. L., Gerstenblith, G., Stern, M. D. and Horowitz, M. (2005) HIF-$1\alpha$-targeted pathways are activated by heat acclimation and contribute to acclimation-ischemic cross-tolerance in the heart. Physiol. Genomics. 23: 79-88.

Maruyama, M., Hashimoto, T., Hara, T. and Shido, O. (2004) Effects of 24-hour fast on the onsets of autonomic thermoeffector thresholds in humans. Jpn. J. Physiol. 54: S230.

Nozu, T., Okano, S., Kikuchi, K., Yahata, T. and Kuroshima, A. (1992) Effect of immobilization stress on in vitro and in vivo thermogenesis of brown adipose tissue. Jpn. J. Physiol. 42: 299-308.

緒方維弘（1973）適応―気候風土に対する適応. 医歯薬出版.

Prosser, C. L. (1964) Perspectives of adaptation. Adaptation to Environment, Handbook of Physiology, Sect 4, Am. Physiol. Soc.

Prosser, C. L. (1969) Principles and general concepts of adaptation. Environ. Res. 2: 404-416.

Raynaud, J., Martineaud, J. P., Bhatnagar, O. P., Viellefond, H. and Durand, J. (1976) Body temperature during rest and exersise in residents and sojourners in hot climate. Int. J. Biomenteorol. 20: 309-317.

Raynaud, J., Martineaud, J. P. and Durand, J. (1980) Upward shifting of the central temperature in adaptation to chronic heat and high altitude. Proc. Satellite 28th Int. Conger. Physiol. Sci., pp. 285-287.

Piwonka, R. W. and Robinson, S. (1967) Acclimatization of highly trained men to work in severe heat. J. Appl. Physiol. 22: 9-12.

Romanovsky, A. A., Shido, O., Sakurada, S., Sugimoto, N. and Nagasaka, T. (1996) Endotoxin shock: thermoregulatory mechanisms. Am. J. Physiol. 270: R693-R703.

Romanovsky, A. A., Shido, O., Sakurada, S., Sugimoto, N. and Nagasaka, T. (1997) Endotoxin shock-associated hypothermia. How and why does it occur? Ann. N.Y. Acad. Sci. 813: 733-737.

Sakurada, S., Shido, O., Sugimoto, N., Hiratsuka, Y., Yoda, T. and Kanosue, K. (2000) Autonomic and behavioural thermoregulation in starved rats. J. Physiol. 526: 417-424.

Scholander, P. F., Hammel, H. T., Hart, J. S., LeMeessurier, D. H. and Steen, J. (1958) Cold adaptation in Australian Aborigines. J. Appl. Physiol. 13: 211-218.

Shido, O. (2002) Time memory for heat exposure limited to a fixed daily time in heat-acclimated rats and humans. J. Therm. Biol. 27: 317-324.

Shido, O., Yoneda, Y. and Nagasaka, T. (1989) Changes in body temperature of rats acclimated to heat with different acclimation schedules. J. Appl. Physiol. 67: 2154-2157.

紫藤治・米田頼子・永坂鉄夫（1990）暑熱馴化による体温調節機構の修飾. Telos 6：1-11.

Shido, O., Sugimoto, N., Tanabe, M. and Sakurada, S. (1999) Core temperature and sweating onset in humans acclimated to heat given at a fixed daily time. Am. J. Physiol. 276: R1095-R1101.

Sugano, Y. (1983) Heat balance of rats acclimated to diurnal 2-hour feeding. Physiol. Behav. 30: 289-293.

Yoda, T., Crawshaw, L. I., Yosida, K., Su, L., Hosono, T., Shido, O., Sakurada, S., Fukuda, Y. and Kanosue, K. (2000) Effects of food deprivation on daily changes in body temperature and behavioral thermoregulation in rats. Am. J. Physiol. 278: R134-R139.

吉村寿人（1970）適応生理学序説. 吉村寿人・高木健太郎・猪飼道夫編, 生理学体系IX, 医学書院, pp. 1-7.

## 2. 遺伝と環境

### (1) ジェネティクスとエピジェネティクス

　近年の分子生物学的研究の進歩から，ヒトをはじめマウス，ラットなどの動物でのDNAを構成する塩基の置換や配列の欠失・挿入によって，様々な生体機能の変化することが示されてきている。このようなDNA内部での変異と生体機能や疾患との関連を解析していく研究領域を総称して，遺伝学（genetics）と表現している。したがってごく一般的に遺伝性疾患と呼ばれる病態の発症機序は，遺伝子変異によって発現してくる蛋白の量や質の変化によると考えられている。これに対して様々な生態環境からの刺激によって，DNA内部の変化を伴わず個体の中での遺伝子発現（gene expression）の変動が引き起こされ，その結果として生体機能の変化することも報告されてきている。なかでも個体の発達過程では多様な遺伝子の発現の変化が導かれるため，発達過程での環境変化による遺伝子発現への影響は，成熟後の個体の機能障害を引き起こす可能性が少なからず予想される。

　このようなストレスなど環境による遺伝子発現の主要なプロセスは，図1に示すような「環境刺激→シナプス伝達の変化→細胞内情報伝達物質の発現・機能変化→転写因子の発現・機能変化→プロモーター部位での転写因子結合変化→mRNA転写変化→蛋白発現変化」を介する経路と考えられている。ごく最近になって遺伝子の転写機構の解明が大幅に進歩し，転写因子のDNAプロモーター上の特異的結合部位へのアクセスを制御する機序が解明され，このような研究領域をエピジェネティクス（epigenetics）と呼ぶようになってきている。このepigeneticsという言葉はWu and Morris（2000）によると，「DNA配列の変化はな

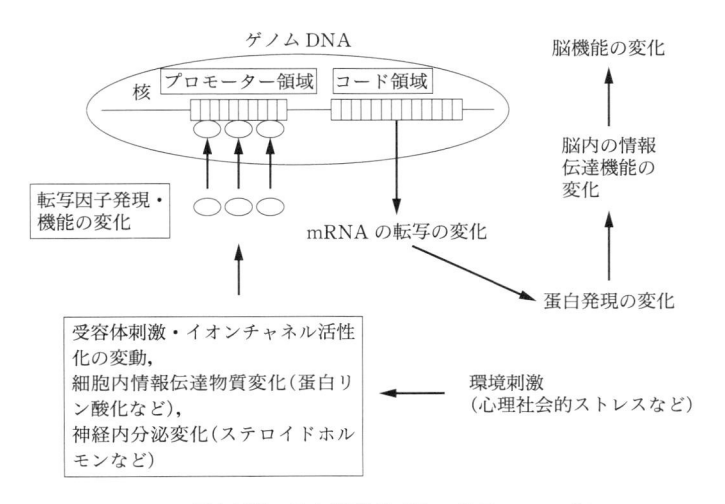

図1　環境刺激に伴う脳機能変化の分子メカニズム

いにもかかわらず，子孫や娘細胞に伝達される遺伝子機能の変化に関する学問」と提唱されている。このエピジェネティクな研究によって解明された，転写因子のプロモーターとの特異的結合に関する代表的な調節機構(遺伝子転写調節機構)として，DNAメチル化とヒストンアセチル化の2つがあげられる。前者はゲノムDNA上のプロモーター領域にあるシトシン塩基(実際にはCG2塩基対)にメチル基が結合して，その下流にある遺伝子の転写を抑制する機構である。後者はヒストンがヒストンアセチル基転移酵素(histone acetyltransferease)によってアセチル化されることで，クロマチンのリモデリングや立体構造が変化して，プロモーターへの転写因子の結合が容易となり結果として遺伝子発現が促進される機構である。

本節のテーマは「適応と進化に関与する遺伝と環境」であり，放射線照射などのように環境因が直接DNA配列を変化させる特殊な環境もあるが，ここではDNA配列には影響を引き起こさない環境に焦点を当て，むしろ遺伝と環境の相互作用という観点から適応と進化について紹介したい。特に筆者らの専門は精神医学であるため，遺伝と環境の相互作用の結果引き起こされる「遺伝子発現変化→生体の機能変化」を，幼少期環境の与える成長後のストレス脆弱性(stress vulnerability)や脆弱性からの回復力(resilience)の形成という視点から取り上げて報告したい。

## (2) 疫学研究からみた幼少期ストレスに伴う成長後の脆弱性

幼少期の不遇な環境の発達面に及ぼす影響を示唆する報告として，旧ソビエト連邦や東ヨーロッパから米国に養子として移民してきた児童の発達状態を調査したAlbers et al. (1997)の報告は有名である。彼らの調査結果によると，養子として米国に移民してきた47人の児童の中で，身長・体重・頭囲に有意な遅れを示すケースが約50%にみられ，明らかな言語発達遅滞が59%，社会的情緒機能の遅延は53%にみられたと報告されている。このような結果は，社会制度の崩壊による不遇な養育環境が身体的発達のみならず，精神的発達面でもマイナスに働くことを意味している。

表1に示したようにこれまでの多くの精神医学的疫学研究から，幼少期の虐待・無視などの不遇な環境は，成長後のうつ病罹患率あるいは抑うつ・不安状態の発生率を有意に増大させることが報告されている。社会経済的に恵まれない環境下での幼少期の外傷体験が，成長後の精神機能に及ぼす影響を検討したBifulco et al. (1991)の一連の調査によると，例えば労働者階級の女性286人のうち9%に性的虐待歴があり，その中の64%がうつ病に罹患していたという報告など，多くは幼少期の不遇な環境によるストレス脆弱性の形成を示唆した結果となっている。表1に示されているMaCauley et al. (1997)の調査では，幼児期・青年期の虐待歴をもつ424人と外傷体験のない

表1 乳幼児期の養育環境が成長後に及ぼす影響

|  | 養育環境 | 影響 |
| --- | --- | --- |
| Parker 1981 | 希薄な親子関係，過保護 | うつ病，不安障害 |
| Holmes and Robins 1988 | 酷いしつけ | うつ病 |
| Bifluco et al. 1991 | 虐待 | うつ病 |
| Kendler et al. 1992 | 両親との離別 | うつ病，全般性不安障害 |
| Canetti et al. 1997 | 希薄な親子関係，過保護 | うつ病，不安障害 |
| MaCauley et al. 1997 | 虐待 | 抑うつ，不安，自殺企図 |
| Russak and Schwartz 1997 | 就学前の冷たい親子関係 | うつ病，アルコール症 |
| Felitti et al. 1998 | 虐待 | うつ病，自殺企図，アルコール症 |
| Rutter et al. 1995 | 良い家庭生活 | 慢性ストレスの回復 |
| Smith and Prior 1995 | 養育的な家族 | ストレス性疾患への発症，脆弱性を緩和 |

各研究者の報告については，参考文献の項を参照。

1507人を対象に不安・抑うつ症状の評価を行った結果，有意に虐待歴をもつ群で不安・抑うつ尺度が亢進しており，自殺企図の回数では外傷体験のない群に比べて虐待歴群で3.2倍もみられたという結果も報告されている。またアンケートによる大規模調査の集計ではあるが，Felitti et al. (1998)は虐待歴と成人後の健康状態との関連について9508人を対象に実施し，虐待歴のある群はない群に比べてアルコール症・薬物乱用・うつ病・自殺企図が頻度的に4～12倍に亢進していたことを報告している。Turner and Lloyd (1999)の南フロリダでのcommunity-basedの研究でも1803人のyoung adultを対象に，早期の不遇な環境がその後のうつ病や不安障害発症のリスクを有意に亢進させることが報告されている。

上記のような結果は多分に，幼少期の不遇な経験が成長後も持続するストレス脆弱性を引き起こし，このため思春期・成人期でのストレス負荷に対して破綻しやすくなって，うつ病など精神障害を呈することを示唆していると推測する。幼少期の不遇な体験が成長後のストレス暴露によって容易にうつ病を発症させるメカニズムとして，ストレス負荷による副腎皮質ホルモンであるコルチゾール分泌の亢進があげられている。Luecken et al. (1998, 2005)による大学生を対象とした研究によると，幼少期に親から離婚などの原因で別離した大学生はそのようなストレス体験のない大学生に比べて，精神的ストレス負荷後の血清コルチゾールの分泌亢進が顕著であり，収縮期血圧も有意に亢進していたという報告がある。成長後の研究ではないが同様にFlinn and England (1997)も児童期の不良な親や養育者との関係は，ストレス負荷に伴う唾液中のコルチゾールの過剰反応と関連していることを報告している。このようなメカニズムは後の項でも報告するラットなど動物を用いた母仔分離実験などからも，妥当性のあるメカニズムとみなされている。

幼少期の不遇な環境として母子関係や親子関係の問題を取り上げ，成長後のストレス脆弱性について紹介してきたが，幼少期の不遇な環境としてこのほかにも多くの要因が成長後のストレス脆弱性との関連から報告されている。なかでも都市化の進む現代社会においては人工的照明の影響で，老若男女を問わず人々の生活はかつてないほどの活動期の長い夜型の生活に急速に移行しつつあり，光環境と幼少期の不遇な環境との関連も重要となってきている。これまでの研究からヒト概日リズムの同調因子としては食事や運動などもあげられているが，なかでも重要な同調因子は光であるとされ，現代の人工的光環境が生体に対してどのような影響を与えるのかに関しては，まだまだ知見の蓄積が必要である。疫学研究の結果から，特に成長期の睡眠時間の減少は子供の肥満や高血圧，学業成績の低下，情緒制御の困難などを生じる可能性があると指摘されており(Carskadon et al., 2004)，光環境と睡眠との密接な関係を考慮すると，明暗環境がヒトの発達に与える影響という問題は見過ごすことのできない社会問題であると考えられる。光同調機能と睡眠あるいは概日リズムの発達過程での影響については，まだ不明な点が多く残されている。しかしながら対象数は少ないものの，明確な24時間の明暗周期のある保育所で育てられた乳幼児は，昼夜の区別がはっきりしない保育所で育てられた乳幼児に比べて，体重増加と概日リズムの確立が早いという報告もある(Sander et al., 1972)。これらのことから光環境の成長に与える影響に関しては，見過ごすことができないと考えられるが，乳児の概日リズムの獲得において大きな役割を果たす代表的因子は母親の養育行動と光であるため(Nishihara et al., 2002, 2004)，明暗環境の影響が直接乳幼児の成長に影響するのか，あるいは養育者の行動を介して影響するのかに関しては，今後の研究を必要としている。

このようにこれまでヒトを対象に実施された成長後の精神機能・身体機能の障害発症に及ぼす幼少期の不遇な養育環境の影響を調査した疫学研究をまとめると，様々な人生早期のストレス体験は，うつ病(Holmes and Robins, 1988; Gilmer and McKinney, 2003)，不安障害(Lewis et al., 1998)，外傷後ストレス障害(Davidson et al., 1991)，心血管系疾患(Batten et al., 2004)，肥満(Good-

## (3) 幼少期の不遇な環境によるストレス脆弱性形成の分子メカニズム

ラットなど齧歯類を用いた数多くの養育環境の研究から，新生仔期に maternal separation（母親のみ仔ラットから隔離する手法で仔ラットは同胞と一緒である）あるいは neonatal isolation（仔ラットを1匹ずつ母親からも同胞からも引き離す手法）を施すことによって，思春期・成熟後の拘束ストレス負荷時の血清コルチコステロン値が正常飼育群や短時間のハンドリング群と比較して，有意に亢進することが報告されている（Plotsky and Meaney, 1993; Ladd et al., 1996; Francis et al., 1999; Kehoe and Shoemaker, 2001; McCormick et al., 2002）。このようなコルチコステロン分泌亢進は母仔分離を受けたラットの非ストレス状況下ではみられず，ストレス負荷時にのみ引き起こされる現象であり，ストレス脆弱性の1つの分子機序となっていると考えられる。ところで母仔分離のような不遇な早期の養育環境によって，なぜストレス負荷時のコルチコステロン分泌亢進が引き起こされるのか，その機序についてはまだはっきりとした結論は出されていない。しかしながらマックギル大学の Meaney らの一連の研究から，母仔分離を受けたラットは成熟後も海馬でのグルココルチコイド受容体（GR）数が減少していることが示され，海馬を介した視床下部-下垂体-副腎皮質（HPA）系のストレス時のネガティブフィードバック機能の減弱による結果である可能性が示唆されている（Cameron et al., 2005）。

この仮説を立証する上で，GR 受容体 mRNA 発現機序に関して，下記のような解析が行われている。これまでの海馬培養細胞を用いた研究から，セロトニン（5-HT）刺激によって 5-HT 受容体の中でも特に 5-HT$_7$ 受容体刺激に伴う細胞内 cAMP 蓄積の亢進が引き起こされ（Mitchell, 1992），その結果プロテインキナーゼAの活性化が促進されて，転写因子である NGF1-A（zif-268）の発現亢進が導かれる（Weaver et al., 2001）。この NGF1-A は，脳内での GR 受容体発現に重要な役割を果たしている同受容体のエクソン1領域にある NGF1-A 結合部位（GCGGGGGCG）に結合し，最終的には GR 受容体発現を制御することになる（Meaney and Szyf, 2005）。このような GR mRNA 発現調節機序による HPA 系のフィードバック制御という観点からみると，Weaver らの報告（Weaver et al., 2001）である幼少期のハンドリングによって海馬の 5-HT 濃度の亢進や PKA の活性化が引き起こされるという結果や，Weaver et al.（2000）の NGA1-A 発現が亢進するという結果は，幼少期のハンドリングという環境が海馬の GR 受容体発現の亢進を導き，成長後のストレス負荷によっても HPA 系のネガティブフィードバック機能が活発に行われるため，コルチコステロン過剰分泌が抑制されることになる。このような研究成果は，幼少期の養育環境によって図1に示したような経路を介して，遺伝子発現変化が引き起こされることを表している。

しかしながら幼少期の養育環境による GR 受容体の発現変化が，成熟期になっても持続的に引き起こされていくためには，このメカニズムだけでは説明できない。このような疑問に対して Weaver et al.（2004）は養育力と成長後のストレス負荷に対するコルチコステロン分泌の関連から，まず養育力のある母親によって養育された仔ラットは，養育力の乏しい母親に育てられた仔ラットに比べて GR 受容体のプロモーター領域の DNA メチル化が少ないことを示している（ラット養育力の評価については，2つ後のパラグラフを参照）。特に興味深いのは NGF1-A 結合部位にある CG が，養育力の乏しい母親に養育された仔ラットで顕著にメチル化されている点である。このような所見は NGF1-A の発現が亢進しても特異的結合部位に結合できないことから，GR 受容体の発現は変化しないことを意味している。その上 Weaver et al.（2004）はクロマチン免疫沈降法を用いて，養育力のある母親に養育された仔ラットの GR 受容

体プロモーターと NGF1-A との結合量は，養育力の乏しい母親に養育された仔ラットに比べて，有意に亢進していることも報告している。このようなラットを用いた一連のエピジェネティックな研究成果をすぐにヒトでの HPA 系の変化にあてはめることは難しいが，幼少期の不遇な養育環境から海馬の GR 受容体プロモーターの DNA メチル化が亢進し同受容体発現の抑制が導かれ，ストレス暴露によっても GR 受容体発現亢進が引き起こされないため，副腎皮質ホルモンの過剰分泌の抑制の弱いことがヒトでもある程度予想される。

このような HPA 系の機能不全以外にも新生仔期から幼少期の不遇な養育環境により，成熟後の拘束ストレス後の自発運動減少や不安行動の亢進などの変化が報告されている。筆者らも生後2～9日目まで1時間/日の neonatal isolation を仔ラットに負荷したところ，成熟後の拘束ストレスによる HPA 系の抑制不全やストレス負荷後の自発運動減少を示す，ストレス脆弱性をもったラットに成長することを明らかにしている(Morinobu, 2004)。同時にこのストレス脆弱ラットと正常飼育ラットの拘束ストレス負荷時の海馬での遺伝子発現を，マイクロアレイを用いて検討したところ，c-Jun N-terminal kinase-2(JNK2), 94 kDa glucose-regulated protein をはじめ，T-complex protein a subunit, proliferating cell nuclear antigen, apurinic/apyrimidinic endonuclease, G1/S-secific cyclin D2 mRNA の海馬での発現の顕著な減少がみられた(Morinobu, 2004)。なかでも JNK2 は c-Jun のリン酸化を介して種々の遺伝子発現に関与すると同時に，海馬 JNK リン酸化は環境も含め新奇の生体外からの刺激に対する馴化形成と密接な関連のあることが示されており，筆者らは neonatal isolation によるストレス脆弱性の新たな分子機序になる可能性を提唱している。

上述した母仔分離というような人工的幼少期ストレスではなく，自然な養育環境の中でのストレスということから Meaney らは，母親ラットの養育行動として licking/grooming (LG) という仔ラットを舐めてきれいにする行動や，arched-back nursing (ABN) という仔ラットの上にアーチ状になって哺乳する行動に注目して，母親ラットの LG, ABN 時間を計測し，養育力のある母親ラットと養育力に乏しい母親ラットに分別している(Francis et al., 1999; Meaney, 2001)。このような養育力の評価を背景に，養育力のある母親と乏しい母親から生まれ養育された雌ラットの養育力を観察したところ，養育力のある母親から生まれ育った雌ラットはやはり養育力もあり，逆に乏しいラットから生まれ育った雌ラットは養育行動に乏しい結果であった(Francis et al., 1999)。しかしながら養育力のある母親から生まれた雌仔ラットを養育力に乏しい母親ラットに，その逆に養育力に乏しい母親から生まれた雌仔ラットを養育力のある母親ラットに養育させて，成熟後の養育行動をみるという cross-fostering の研究結果では，養育力のある母親から生まれても養育力に乏しい母親ラットに養育されると養育力に乏しいラットになり，乏しい母親から生まれても養育力のある母親に養育されると養育力のあるラットに成長することが報告されている(Francis et al., 1999)。同時に養育力のある母親から生まれ育った雌ラットは，養育力に乏しい母親から生まれ育った雌ラットに比べて，高架式十字迷路による恐怖・不安行動は有意に少ないことが示され，養育行動の観察と同様に cross-fostering を行うと養育力のある母親から生まれても不安行動の亢じたラットに，養育力の乏しい母親から生まれても不安行動の軽いラットに，それぞれ成長することも報告されている。このような cross-fostering 研究の結果は，養育活動や不安・恐怖行動が生得的な遺伝による行動だけではなく，養育環境によっても変化することを意味している。

養育環境の違いによる高架式十字迷路を用いた不安行動の差異に関する分子メカニズムとしては，扁桃体での中枢型ベンゾジアゼピン受容体の発現や視床下部でのコルチコトロピン分泌ホルモン(CRH)の発現が関与しているとみなされている(Francis et al., 1999; Caldji et al., 2000; Meaney, 2001)。養育力の乏しい母親に養育され人工的なハンドリングも受けなかったラットでは，養育力

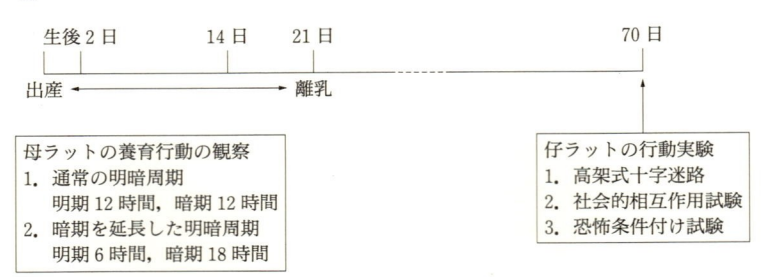

**図2** 動物実験パラダイム。新生仔期ラットの明暗環境の変化が及ぼす，成長後の脳機能への影響を解析するための動物処置パラダイム

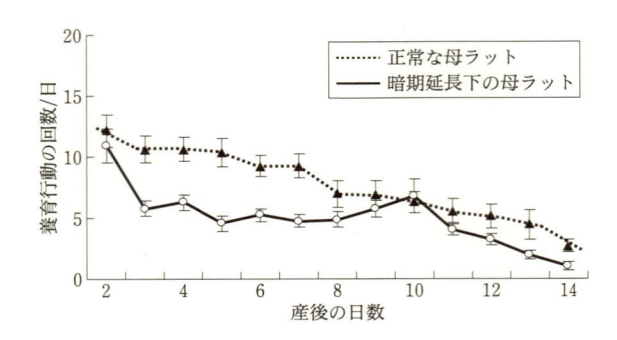

**図3** 暗期の延長が母ラットの養育行動に与える影響。生後2日から7日にかけて，暗期を延長した明暗周期にある母ラットの養育行動は有意に減少した

のある母親に養育されたラットのみならず，養育力の乏しい母親に養育されながらも人工的にハンドリングも受けたラットと比較しても，中枢型ベンゾジアゼピン受容体発現の有意な減少やCRH発現の有意な亢進がみられ，恵まれない養育環境の不安行動亢進の分子機序を示していると思われる。

上記のような養育行動に重要な母仔間の接触に関して，母親ラットの行動の概日リズムも養育には大きく影響することが知られてきている。筆者らは産後早期の母ラットと仔ラットを1つの単位として考え，産後早期の母ラットと仔ラットを対象にラットの活動期にあたる暗期を延長し，ヒトの夜型生活に類似した養育環境が母ラットの養育行動と成獣後の仔ラットにいかなる神経行動学的変化をきたすのかを解析している。母ラットと仔ラットは通常の明暗周期(明期：12時間・暗期：12時間)あるいは暗期を延長した明暗周期(明期：6時間・暗期：18時間，仔ラットの生後2日目から14日目まで)で飼育した(図2)。この生後2日から14日の間に，母ラットの養育行動に関して解析を行ったところ，暗期を延長した明暗周期下での母ラットの養育行動は有意に減少していた(図3)。また，仔ラットが10週齢となった時点で，不安行動と社会的相互作用，恐怖条件付け試験に伴う不安・恐怖状態について調べたところ，暗期を延長した仔ラットでは不安の亢進，社会的相互作用の減少，恐怖条件付けによる不安・恐怖の亢進などが認められた。このような結果は暗期環境の延長によって，母ラットの養育行動が減少し，仔ラットの不安抑うつ行動が増加することを示しており，生後早期の明暗環境の変化が母仔関係に少なからぬ影響を与え，その背景には明暗環境の変化に伴う脳内の遺伝子発現の変動があると推測される。

## （4） 疫学研究からみた豊かな環境による回復力の形成

ここに紹介したような数多くの精神医学的疫学調査から，不遇な養育環境によって成長後のストレスに対する脆弱性の形成されることが示されてきたが，その一方で不遇な養育環境を体験したにもかかわらず，その後の好ましい養育環境が成長後のストレス抵抗性の獲得を促進する報告もみられる(Rutter, 1985, 1998)。例えばルーマニアからの孤児の養子の追跡研究から，不遇な幼少期の養育体験によるストレス脆弱性が，顕著に修復されていることが報告されている。換言すれば，先行する不遇な養育環境によって形成されたストレス脆弱性からの回復力(resilience)という現象が，豊かなその後の養育環境によって形成されることを意味している。しかし最初からストレス脆弱性に対するresilienceという概念があって研究を行ったわけではなく，親の精神障害・貧困・トラウマといった幼少期の不遇な環境の発達に対する影響を調査していたGarmezy and Rodnick(1959)の研究から，このような不遇な養育環境にもかかわらず驚くべく健康に育つケースの少なくないことがわかり，そこからresilienceという概念が登場してきた。そしてGarmezyを中心としたresilienceを形成するのに重要な要因を探索したThe Project Competenceという共同研究の成果から下記のようなことが報告されている(Garmezy, 1985; Masten et al., 1999)。彼らはresilienceの形成には，個人の特性(individual attributes)・家族の要因(family qualities)・家族以外の支援システム(supportive systems outside the family)というカテゴリーが重要であるとしている。個人の特性という点ではgood intellectual skill, positive temperature, positive view of the selfなどが，家族の要因という点ではhigh warmth, cohesion, expectation, involvementなどが，家族以外の支援システムという点ではstrong social network, good schoolなどが，それぞれ重要であると報告されている(Masten and Powell, 2003)。幼少期の不遇な環境のもたらす脆弱性の研究とは異なり，このようなresilienceに関する研究は，どのような状態だとresilienceと評価できるのかなど難しい点があり，その上にresilienceを導く要因を抽出するという作業を重ねるため，さらに検討の余地はあると思われる(Rutter et al., 1995)。ましてやヒトを対象としたresilience形成に関連する分子生物学研究は，まだ端緒についたばかりで成果と呼べるような状況にはない。これに関してわずかに，子供を対象とした研究からCRH負荷に伴う血中ACTH分泌のピークが，虐待歴のあるうつ病群では虐待歴のないうつ病群や健康対照群と比べて有意に亢進しているものの，この亢進は虐待歴のあるうつ群でも持続的なストレス状況下にあるものにのみみられるという報告がある(Kaufman et al., 1997)。この研究の成果を考えると，虐待歴のあるうつ病群でも現在の環境が恵まれたものであれば，HPA系の機能の障害は修復されることを示唆していることになる。まだまだ研究成果の蓄積は必要であるが，ラットなどの動物実験の結果を考え合わせると，HPA系の障害とresilienceとは相反する現象なのかもしれない。

## （5） 豊かな環境による回復力形成の分子メカニズム

齧歯類を用いた動物実験をみても，resilience形成についてその分子機序を検討した試みはまだ少ない(Pauk et al., 1986; Francis et al., 2002)。このような研究を行うためには，まず不遇な養育環境を与え，その後に豊かな養育環境を供給して，不遇な養育環境のみでみられたストレス脆弱性が修復されていることを明らかにする必要がある。これに対して豊かな環境(environmental enrichment)が普通の養育環境と比べて，成長後にどのようなストレス抵抗性を導き出すか，不遇な養育

環境群と比較していかにストレス抵抗性があるかなどを示した研究は，膨大な数が報告されている。豊かな環境に関する研究を歴史的に振り返ると1940年代から50年代に行われた，Hebb (1947) と彼の大学院生による一連の研究が有名である (Forgays and Forgays, 1952; Hymovitch, 1952)。彼らは自由に動ける環境やその中に設置したplaythings（斜面，袋小路など）のある豊かな環境によって，ラットの学習機能が亢進することを証明している。これらの研究に引き続きRosenzweigらが行った幼少期の豊かな環境に関する研究(Rosenzweig et al., 1972)から，豊かな環境が脳の重さ・樹状突起の分岐数の促進などに密接に関与していることが示された。ごく最近の研究ではKempermann et al. (1997)の報告にみられるように，豊かな環境での飼育はマウスの学習機能を促進し海馬のニューロンの生存率の亢進を介した神経新生の増大を導くことなどが示されている。

幼少期の不遇な養育環境による成長後のストレス脆弱性や空間記憶機能障害に対して，豊かな環境による修復効果とそのメカニズムを検討した研究としては，以下のような報告がみられる。養育力の乏しい母親から育った仔ラットを離乳後から豊かな環境で飼育したところ，養育力の乏しい母親から育った仔ラットにみられる海馬依存性の空間記憶の障害が有意に改善し，その機序として海馬のシナプス密度の回復やNMDA受容体のNR2Bサブユニット発現の回復などの関与していることが報告されている(Bredy et al., 2003, 2004)。同様に養育力の乏しい母親から育ったラットは，高架式十字迷路による不安・恐怖行動の増大や，成熟期の拘束ストレス負荷に対して過剰なコルチコステロン分泌亢進を示すが，離乳後に恵まれた環境で飼育すると，不安・恐怖行動や拘束ストレスに伴うコルチコステロン分泌亢進に改善のみられることも報告されている(Francis et al., 2002)。しかしながらこのコルチコステロン分泌の過剰亢進が改善する分子メカニズムについては，残念ながら視床下部CRH mRNAの発現亢進に変化がなく，今後の新たな研究による解明が待たれる状況である(Francis et al., 2002)。

筆者らも母仔分離ラットにみられる海馬のノルアドレナリン刺激に伴う細胞内カルシウム濃度亢進の有意な抑制が，離乳後の豊かな環境によって修復され，同時に空間記憶の障害も回復することを報告している(Kusaka et al., 2004)。同様に空間記憶に障害を引き起こすことが知られている幼少期の鉛の過剰暴露に対しても，豊かな環境によって修復が引き起こされ，その機序としてNMDA受容体のNR1サブユニット発現の減少が回復することとBDNF発現の亢進することが密接に関連していると報告されている(Guilarte et al., 2003)。豊かな環境による海馬依存性の空間記憶機能のみでなく，暗所での養育に伴う視覚機能の発達遅延にも，豊かな環境での飼育が有効であると報告されている(Bartoletti et al., 2004)。

成長後の行動面や内分泌機能の障害を引き起こす胎生期の有害な影響に関しても，幼少期・思春期の豊かな環境が修復効果をもつことが報告されている。胎生期ストレスによる成長後の拘束ストレス誘発性コルチコステロン分泌亢進の遷延化やsocial interactionの減少が，前思春期の豊かな環境によって修復されることをMorley-Fletcher et al. (2003)は報告している。自閉症の動物モデルと考えられているラットの胎生期バルプロ酸投与による，探索行動の減少や反復常道行動の亢進などの様々な異常行動を，豊かな環境が修復することも報告されている(Schneider et al., 2005)。

これまでの研究成果が示すように，豊かな環境によるそれ以前の不遇な環境によって引き起こされる機能異常に対しての修復効果については，幼少期の不遇な環境が及ぼす機能異常の研究に比べて，基礎的にも臨床的にも研究の蓄積が少ない状況にある。したがって今後も疫学的研究によるresilienceに関するデータの収集と，その蓄積に立脚した上でのresilienceに関する分子メカニズムの解明が，必要であると思われる。

## (6) 適応と進化に対する養育環境の役割

　本節では幼少期の不遇なあるいは豊かな養育環境の及ぼす，成長後のストレス脆弱性やresilienceについて疫学的研究からの現状と，脆弱性やresilience形成の分子メカニズムに関してまとめてみた。これまでの基礎的・臨床的研究の蓄積から，ストレス脆弱性とresilienceの形成には，natureからの要因とnurtureからの要因が複雑に関連していると考えられる（図4）。ストレス脆弱性という生体反応性の形成にはまず遺伝的寄与という生得的な因子の影響が，少なからず関与している。その一方で，幼少期の不遇な環境はストレス脆弱性の形成を促進し，本来備わっていた脆弱性を顕現化してしまう結果となる。しかしながら脆弱性形成後でも，豊かな環境の提供によって亢進していた脆弱性は再び小さくなることも予想される。このようなストレス脆弱性の動的変化を受けて，成長後のストレス暴露に対して亢進した脆弱性を保持した個体では不適応を呈し，抵抗性を獲得した個体では適応的行動が可能になるのではないかと推察される。

　適応と進化という本章のテーマからこのような養育環境と脆弱性・resilienceという現象を考察すると，不遇な環境による脆弱性の形成はストレス状況下での不適応を導き，進化という点ではマイナスになっていると考える。これまでに十分な検討がなされているとはいえないが，女性では母子のつながりの緊密さが世代間で伝達されるという報告もあり（Miller et al., 1997），不遇な養育環境は次世代へも同様の脆弱性を伝達していくとすると進化という点では負の作用を発揮すると思われる。また経済的に貧しい環境で養育された子供の成人後の適応に関しても，親との緊密な関係が重要な因子として抽出されており（Owens and Shaw, 2003），成人して適応したグループが一層好ましい親としての機能を果たすかどうかは証明されていないが，養育環境は適応と進化という点では重要な役割を果たしていると思われる。

　養育環境の及ぼす脳内の遺伝子発現変化とストレス脆弱性およびresilienceという機能の形成について紹介しながら，適応と進化に対する遺伝と環境の影響について論じてきた。まだ研究が端緒についたばかりであるが，養育環境の違いがDNAメチル化やヒストンアセチル化というエピジェネティックな変化を介して，ストレス脆弱性を調節していることが示唆されており，これまでのゲノムDNAの変異とは異なった適応と進化のメカニズムがあると予想される。ニューロンも含めて細胞の分化・発生の過程では，細胞固有のDNAメチル化パターンが形成され，これによる遺伝子発現の制御が行われて，細胞固有の機能を発揮していくことから，個体の適応と進化には様々な環境刺激に伴うダイナミックなエピジェネ

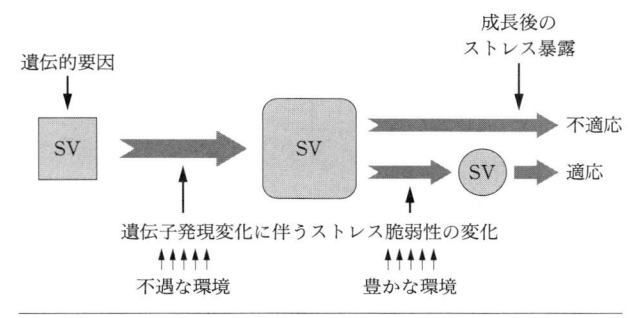

**図4** ストレス脆弱性および抵抗性の形成にかかわる遺伝と養育環境

ティック機構の変化が介在していると思われる。

## 参考文献

Albers, L. H., Johnson, D. E., Hostetter, M. K., Iverson, S. and Miller, L. C. (1997) Health of children adopted from the former Soviet Union and Eastern Europe. Comparison with preadoptive medical records. JAMA 248: 922-924.

Bartoletti, A., Medini, P., Beratdi, N. and Maffei, L. (2004) Environmental enrichment prevents effects of dark-rearing in the rat visual cortex. Nat. Neurosci. 7: 215-216.

Batten, S. V., Aslan, M., Maciejewski, P. K. and Mazure, C. M. (2004) Childhood maltreatment as a risk factor for adult cardiovascular disease and depression. J. Clin. Psychiatry 65: 249-254.

Bredy, T. W., Humpartzoomian, R. A., Cain, D. P. and Meaney, M. J. (2003) Parietal reversal of the effect of maternal care on cognitive function through environmental enrichment. Neurosci. 118: 571-576.

Bredy, T. W., Zhang, T. Y., Grant, R. J., Diorio, J. and Meaney, M. J. (2004) Peripubertal environmental enrichment reverses the effect of maternal care on hippocampal development and glutamate receptor subunit expression. Eur. J. Neurosci. 20: 1355-1362.

Bifulco, A., Brown, G. W. and Harris, T. (1991) Early sexual abuse as a precursor to depression in adult life. Br. J. Psychiatry 159: 115-122.

Caldji. C., Francis, D., Sharma, S., Plotsky, P. M. and Meaney, M. J. (2000) The effects of early rearing environment on the development of GABA and central benzodiazepine receptor levels and novelty-induced fearfulness in the rat. Neuropsychopharmacol 22: 219-229.

Cameron, N. M., Champagne, F. A., Parent, C., Fish, E. W., Ozaki-Kuroda, K. and Meaney, M. J. (2005) The programming of individual differences in defensive responses and reproductive strategies in the rat through variations in maternal care. Neurosci. Behav. Rev. 29: 843-865.

Canetti, L., Bachar, E., Galili-Weisstub, E., De-Nour, A. K. and Shalev, A. Y. (1997) Parental bonding and mental health in adolescence. Adolescence 32: 381-394.

Carskadon, M. A., Acebo, C. and Jenni, O. G. (2004) Regulation of adolescent sleep: Implications for behavior. Ann. N.Y. Acad. Sci. 1021: 276-291.

Davidson, J. R. T., Hughes, D., Blazer, D. G. and Geroge, L. K. (1991) Posttraumatic stress disorder in the community: an epidemiological study. Psychol. Med. 21: 713-721.

Felitti, V. J., Anda, R. F., Nordenberg, D., Williamson, D. F., Spitz, A. M., Edwards, V., Koss, M. P. and Marks, J. S. (1998) Relationship of childhood abuse and household dysfunction to many of the leading causes of death in adults. Am. J. Prev. Med. 14: 245-258.

Flinn, M. V. and England, B. G. (1997) Social economics of childhood glucocorticoid stress response and health. Am. J. Phys. Anthropol. 102: 33-53.

Francis, D. D., Diorio, J., Liu, D. and Meaney, M. (1999) Nongenomic transmission across generations of maternal behavior and stress response in the rat. Science 286: 1155-1158.

Francis, D. D., Diorio, J., Plotsky, P. M. and Meaney, M. J. (2002) Environmental enrichment reverses the effects of maternal separation on stress reactivity. J. Neurosci. 22: 7840-7843.

Forgays, D. G. and Forgays, J. W. (1952) The nature of the effect of free-environmental experience in the rat. J. Comp. Physiol. Psychol. 45: 322-328.

Garmezy, N. (1985) Stress-resistant children: The search for protective factors. In: Recent research in developmental pathology, (ed.) J. E. Stevenson, J. Child Psychol. Psychiat. Book Suppl. 4, Pergamon Press, Oxford, pp. 191-208.

Garmezy, N. and Rodnick, E. H. (1959) Premorbid adjustment and performance in schizophrenia: implications for interpreting heterogeneity in schizophrenia. J. Nerv. Ment. Dis. 129: 450-466.

Gilmer, W. S. and McKinney, W. T. (2003) Early experience and depressive disorders: human and nonhuman primate studies. J. Affect. Dis. 75: 97-113.

Goodman, E., Slap, G. B. and Haung, B. (2003) The public health impact of socioeconomic status on adolescent depression and obesity. Am. J. Public Health 93: 1844-1850.

Guilarte, T. R., Toscano, C. D., McGlothan, J. L. and Weaver, S. A. (2003) Environmental enrichment reverses cognitive and molecular deficits induced by developmental lead exposure. Ann. Neurol. 53: 50-56.

Hebb, D. O. (1947) The effects of early experience on problem-solving at maturity. Am. Psychologist 2: 306-307.

Holmes, S. J. and Robins, L. N. (1988) The role of parental disciplinary practices in the development of depression and alcoholism. Psychiatry 51: 24-36.

Hymovitch, B. (1952) The effects of experimental variations on problem solving in the rat. J. Comp. Physiol. Psychol. 45: 313-321.

Kaufman. J., Birmaher. B., Perel. J., Dahl, R. E., Moreci, P., Nelson, B., Wells, W. and Ryan, N. D. (1997) The corticotropin-releasing factor hormone challenge in depressed abused, depressed nonabused, and normal control children. Biol. Psychiatry 42: 669-679.

Kehoe, P. and Shoemaker, W. (2001) Infant stress, neuroplasticity, and behavior. In: Developmental Psychobiology, Vol. 13, (ed.) E. Blass, Kluwer Academic/Plenum, New York, pp. 551-585.

Kempermann, G., Kuhn, H. and Gage, F. H. (1997) More hippocampal neurons in adult mice living in an enriched environment. Nature 386: 493-495.

Kendler, K. S., Neale, M. C., Kessler, R. C., Heath, A. C. and Eaves, L. J. (1992) Childhood parental loss and adult psychopathology in women. A twin study perspective. Arch. Gen. Psychiatry 49: 109-116.

Kusaka, K., Morinobu, S., Kawano, K. and Yamawaki, S. (2004) Effect of neonatal isolation on the noradrenergic transduction system in the rat hippocampal slice. Synapse 54: 223-232.

Ladd, C. O., Owens, M. J. and Nemeroff, C. B. (1996) Persistent changes in corticotropin-releasing factor neuronal systems induced by maternal deprivation. Endocrinol. 137: 1212-1218.

Lewis, G., Bebbington, P., Brugha, T., Farrell, M., Gill, B., Jenkins, R. and Melter, H. (1998) Socioeconomic status, standard of living, and neurotic disorder. Lancet 352: 605-609.

Luecken, L. J. (1998) Childhood attachment and loss experiences affect adult cardiovascular and cortisol function. Psychosom. Med. 60: 765-772.

Luecken, L. J., Rodriguez, A. P. and Appelhans, B. M. (2005) Cardiovascular stress responses in young adulthood associated with family-of-origin relationship experiences. Psychosom. Med. 67: 514-521.

MaCauley, J., Kern, D. E., Kolondner, K., Dill, L., Schroeder, A. F., DeChant, H. K., Ryden, J., Derogatis, L. R. and Bass, E. B. (1997) Clinical characteristics of women with a history of childhood abuse: unhealed wounds. JAMA 277: 1362-1368.

Masten, A. S. and Powell, J. L. (2003) A resilience framework for research, policy, and practice. In: Resilience and vulnerability: Adaptaion in the context of childhood adversities, (ed.) S. S. Luthar, Cambridge University Press, Cambridge, pp. 1-25.

Masten, A. S., Hubbard, J. J., Gest, S. D., Tellegen, A., Garmezy, N. and Ramirez, M. (1999) Competence in the context of adversity: pathways to resilience and maladaptation from childhood to late adolescence. Dev. Psychopathol. 11: 143-169.

McCormick, C. M., Kehoe, P., Malinson, K., Cecchi, L. and Frye, C. A. (2002) Neonatal isolation alters stress hormone and mesolimbic dopamine release in juvenile rats. Pharamacol. Biochem. Behav. 73: 77-85.

Meaney, M. J. (2000) Postnatal handling increases the expression of cAMP-inducible transcription factors in the rat hippocampus: the effects of thyroid hormone and serotonin. J. Neurosci. 20: 3926-3935.

Meaney, M. J. (2001) Maternal care, gene expression, and the transmission of individual differences in stress reactivity across generation. Annu. Rev. Neurosci. 24: 1161-1192.

Meaney, M. J. and Szyf, M. (2005) Maternal care as a model for experience-dependent chromatin plasticity? Trends in Neurosci. 28: 456-463.

Miller, L., Kramer, R., Warner, V., Wickramaratne, P. and Weissman, M. (1997) Intergenerational transmission of parental bonding among women. J. Am. Acad. Child Adolesc. Psychiatry 36: 1134-1139.

Mitchell, J. B. (1992) Serotonergic regulation of type II corticosteroid receptor binding in cultured hippocampal cells: The role of serotonin-induced increases in cAMP levels. Neurosci. 48: 631-639.

Morinobu, S. (2004) Neonatal isolation and adulthood stress vulnerability. Int. Neuropsychopharmacol. 7 (Suppl. 1): S79.

Morley-Fletcher, S., Rea, M., Maccari, S. and Laviola, G. (2003) Environmental enrichment during adolscence reverses the effect of prenatal stress on play behabior and HPA axis reactivity in rats. Eur. J. Neurosci. 18: 3367-3374.

Nishihara, K., Horiuchi, S., Eto, H. and Uchida, S. (2002) The development of infant's circadian rest-activity rhythm and mother's rhythm. Physiol. Behavior. 77: 91-98.

Nishihara, K., Horiuchi, S., Eto, H., Uchida, S. and Honda, M. (2004) Delta and theta power spectra of night sleep EEG are higher in breast-feeding mothers than in non-pregnant women. Neuroscience Lett. 368: 216-220.

Owens, E. B. and Shaw, D. S. (2003) Poverty and early childhood adjustment. In: Resilience and vulnerability: Adaptation in the context of childhood adversities, (ed.) S. S. Luthar, Cambridge University Press, Cambridge, pp. 267-292.

Parker, G. (1981) Parental representations of patients with anxiety neurosis. Acta. Psychiatrica. Scand. 63: 33-36.

Pauk, J., Kuhn, C. M., Field, T. M. and Schanberg, S. M. (1986) Positive effects of tactile versus kinesthetic or vestibular stimulation on neuroendocrine and ODC activity in maternally-deprived rat pups. Life Sci. 39: 2081-2087.

Plotsky, P. M. and Meaney, M. J. (1993) Early, postnatal experience alters hypothalamic corticotropin-releasing factor (CRF) mRNA, median eminence CRF content and stress-induced release in adult rats. Mol. Brain Res. 18: 195-200.

Rosenzweig, M. R., Bennett, E. L. and Diamond, M. C. (1972) Brain changes in response to experience. Scientific American 226: 22-29.

Russak, L. G. and Schwartz, G. E. (1997) Feelings of parental care predict heal in midlife: a 35 year follow-up of the Harvard Mastery of Stress Study. J. Behav. Med. 20: 1-11.

Rutter, M. (1985) Resilience in the face of adversity. Protective factors and resistance to psychiatric disease. Br. J. Psychiatry 147: 598-611.

Rutter, M. (1998) Developmental catch-up, and deficit, following adoption after severe global early privation. English and Romanian adoptees (ERA) study team. J. Child. Psychol. Psychiatry 39: 465-476.

Rutter, M., Champion, L., Quinton, D., Maughan, B. and Pickles, A. (1995) Understanding individual differences in environmental risk exposure. In: Examining lives in context: Perspectives on the ecology of human development, (eds.) P. Moen, G. H. Elder, Jr. and K. Luscher, American Psychological Association, Washington D.C., pp. 61-93.

Sander, L. W., Julia, H. L., Stechler, G. and Burns, P. (1972) Continuous 24-hour interactional monitoring in infants reared in two care taking environments. Psychosom. Med. 34: 270-282.

Schneider, T., Turczak, J. and Przewlocki, R. (2006) Environmental enrichment reverses behavioral alterations in rats prenatally exposed to valproic acid: issues for a therapeutic approach in autism. Neuropsychopharmacol. 31: 36-46.

Smith, J. and Prior, M. (1995) Temperament and stress resilience in school-age children: a within-families study. J. Am. Acad. Child Adolesc. Psychiatry 34: 168-179.

Turner, R. J. and Lloyd, D. A. (1999) Stress burden and the lifetime incidence of psychiatric disorder in young adults: racial and ethnic contrasts. Arch. Gen. Psychiatry 61: 481-488.

Weaver, I. C. G., La Plante, P., Weaver, S., Parent, P., Sharma, S., Diorio, J., Chapman, K. E., Seckl, J. R., Szyf, M. and Meaney, M. J. (2001) Early environmental regulation of hippocampal glucocorticoid receptor gene expression: characterization of intracellular mediators and potential genomic target site. Mol. Cell Endocrinol. 185: 205-218.

Weaver, I. C., Cervoni, N., Champagne, F., D'Alessio, A. C., Sharma, S., Seckl, J. R., Dymov, S., Szyf, M. and Meaney, M. J. (2004) Epigenetic programming through maternal behavior. Nat. Neurosci. 7: 847-854.

Wu, C. and Morris, J. R. (2000) Genes, genetics, and epigenetics: a correspondence. Science 293: 1103-1105.

# 第 2 部
# 各　　論

# 第 5 章
## 物理的環境

# 1. 光

## 1-1 昼夜変化への同調

### はじめに

　個体固有の約24時間の内因性周期で振動する生物時計の最も強力な同調因子は光である(本間ら，1989)。生物時計は，毎日の光照射により内因性周期と外界の周期との差を補正し，24時間の明暗周期に同調した昼行性(diurnal)，夜行性(nocturnal)あるいは薄暮薄明性(crepuscular)の活動リズムを示し(図1)，その基本的なメカニズムは，シアノバクテリアからヒトまで共通である(Daan and Aschoff, 2001)。光同調は，生物時計の基本性質の1つであり，この共通性は，おそらく，光同調機能をもつ生物時計機構を獲得し，発達させた生物が，明暗サイクル(とそれに伴う温度サイクル)を予測して，栄養摂取や細胞分裂などの時刻を最適化することにより，地球上で生存・進化・繁栄してきた結果と考えられる。この推測を支持する実験結果もある。例えば，シアノバクテリアでは，リズム変異株と野生型の株を混合して培養すると，数代を経るうちにリズム変異

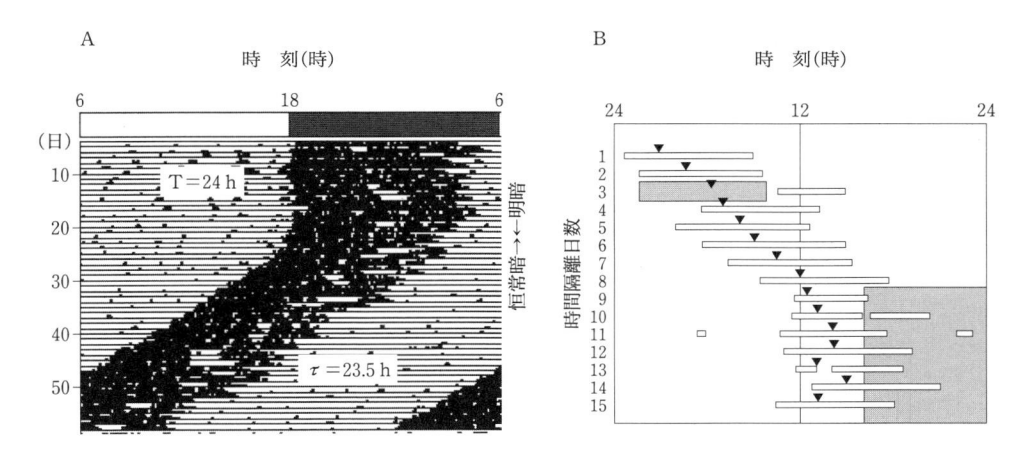

図1　光同調リズムとフリーランリズム。A：マウス回転輪走行リズム。6〜18時を明期とする明暗サイクル下では24時間周期の夜行性リズムを，恒常暗下では23.5時間周期のフリーランリズムを示している。τ：フリーラン周期。B：ヒトフリーランリズムの高照度光照射への同調。時間隔離実験室にて睡眠覚醒および直腸温リズムが25.3時間のフリーラン周期を示している被験者に，5000 lx 6時間の高照度光を，隔離9〜15日目の主観的朝に24時間周期で照射したところ，光周期に同調した。▭睡眠時間帯，▼直腸温最低値位相，▨高照度光照射時間帯。左側の数字は時間隔離日数(Honma et al., 1987 より)

株が淘汰され(Ouyang et al., 1998)，一方，シマリスのフィールド実験では，視交叉上核を破壊して行動リズムの消失したシマリスが，捕食者のいる環境では野生型よりも早く淘汰される(DeCoursey et al., 2000)。本項では，生物時計が光周期に同調するメカニズムを，哺乳類の同調メカニズムを中心に述べる。

## (1) ノンパラメトリック同調とパラメトリック同調

光同調メカニズムには，暗から明，および明から暗の変化が位相依存性にリズム位相を変位させる(リズムパラメーターの変化によらない)ノンパラメトリック同調と，光が照度依存性に時計の角速度を変化させる(リズムパラメーターの変化による)パラメトリック同調の2つの機序が考えられる。

多くの生物の光同調はノンパラメトリック同調により説明可能である。単細胞，植物，動物を問わず，主観的暗期前半の光パルスはリズム位相を後退，後半の光パルスは前進させる。このため，生物は，適切な位相で光照射を受けることにより位相を調節し，内因性の周期($\tau$)と外界の明暗サイクル(T)との差($\Delta\phi$)を解消して明暗周期に同調している。

一方，恒常照明条件下で照度を変化させると，多くの夜行性哺乳類では照度依存性にフリーラン周期が延長し，昼行性鳥類では照度依存性にフリーラン周期が短縮する現象(Aschoff rule)がみられ，光が時計の角速度を変える作用をもつことがわかる(Daan and Aschoff, 2001)。

ノンパラメトリック同調では，光のon・off信号が同調因子であり，一方，パラメトリック同調では，光照射の強度と時間が同調に影響する。光のon・offだけを模倣した枠光周期を用いると，ノンパラメトリック同調のみのメカニズムを検討することが可能となる。様々な光への同調が枠光周期でも生じることから，ノンパラメトリック同調がリズム同調の基本と考えられるが，完全光周期(明期の期間中，光を照射し続ける)との差異も存在するため(Comas et al., 2006)，生物は両方の同調メカニズムを用いていることがわかる。

自然界では瞬時に明暗の切り替えがあるわけではなく，照度は徐々に変化し，昼夜の間には明け方と夕暮れのtwilight zoonが存在する。連続的照度変化によるリズム同調も重要な研究課題であるが，いまだに不明な点が多い(Usui et al., 2000)。一方，自然界では，夜行性動物の多くは，昼間は光を避けて巣穴の中で休息し，夕方や明け方にわずかな光を浴びるだけで光同調を行っている(DeCoursey, 1986)。このような自然界でのリズム同調についても，少しずつ研究が進んでいる。

## (2) 位相反応曲線(PRC)

光パルスを様々なリズム位相に照射し，照射位相を横軸に，その後に生じる位相反応の方向と大きさを縦軸にプロットしたものを位相反応曲線(phase response curve: PRC)と呼ぶ。PRCにはいくつかの作成法がある(図2)。このうち，基本的，かつ，最もよく用いられている方法が，Iで示した，恒常条件下でフリーランしている個体への単発の光パルス法である。図3に行動リズムの光パルスによるPRC作成方法と，得られたPRCを示す。PRCは，個体や種のノンパラメトリック同調メカニズムを知ることのできる優れた手段であり，内因性周期($\tau$)とPRCの振幅から，個体のリズム同調範囲や，同調因子の周期(T)および日長(L/D)により生じる明暗サイクルとリズム位相との位相角差($\psi$)などを予測することができる(本間ら，1989; Daan and Aschoff, 2001)。PRCは変位の大きさから0型と1型に分けられる。0型PRCをもつ系では，1回の位相変位が±12時間にも及び，どの位相にあるリズムも1回の光パルスで同一位相にリセットされる。一方，

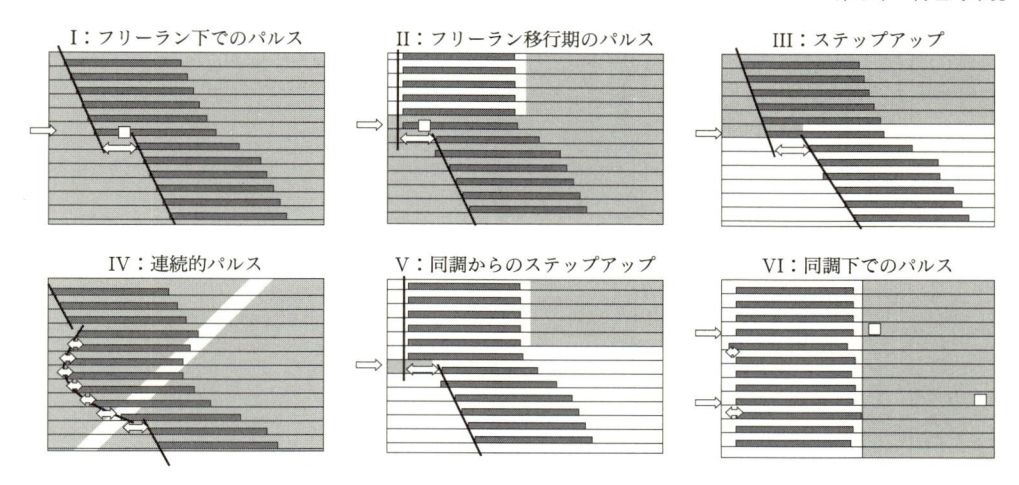

**図2** 6種の位相反応曲線の作成法。I：恒常条件下でフリーランしている生物への単発の光パルス照射。II：同調から恒常条件へ移行して最初の数日以内に単発の光パルス照射。III：恒常暗から恒常明へのステップアップ法（あるいはその逆）。IV：連続した光パルス。relative coordination を生じる程度の光あるいは周期で計測する。V：同調からのステップアップ。VI：同調下で光パルス照射。図の横線は昼行性動物の活動期（夜行性動物の場合は休息期）を，□は光パルスを示す。図中の網掛け部分は暗期を，白い背景は明期を示す。活動開始位相に回帰直線を引いてある。⇔は位相変位量，各図の左側の⇨はパルス照射日を示す（Aschoff, 1965 より改変）

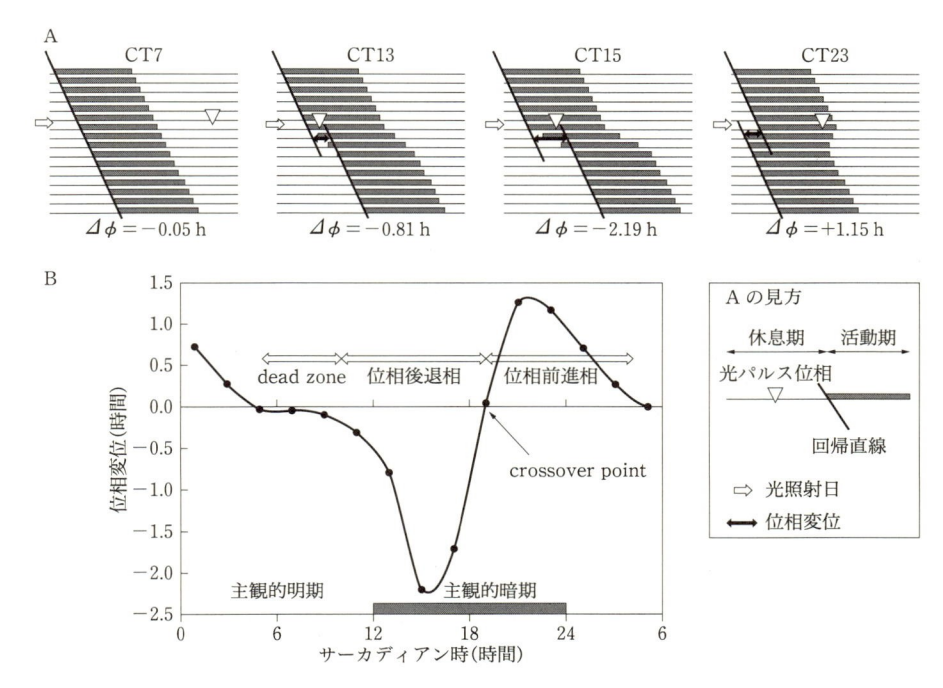

**図3** 光パルスによる行動リズム変位と PRC。**A**：恒常状態でフリーランしているリズムの CT（サーカディアン時）7, 13, 15, 23 の位相で光パルスを照射した場合の行動リズム位相変位の模式図。照射前と照射後（移行期を経て周期が安定した時期）のフリーランリズム位相の差を位相変位（$\Delta\phi$）として算出する。▽は光照射位相，⇨は光照射日を示す。横線は，夜行性齧歯類の活動期を示し，活動開始位相（主観的夜の開始）を CT12 とする。斜線は活動開始位相に引いた回帰直線。**B**：マウス回転輪走行リズムの 300 lx 30 分の光に対する PRC。位相前進を＋，後退を－の値で示す。■主観的暗期

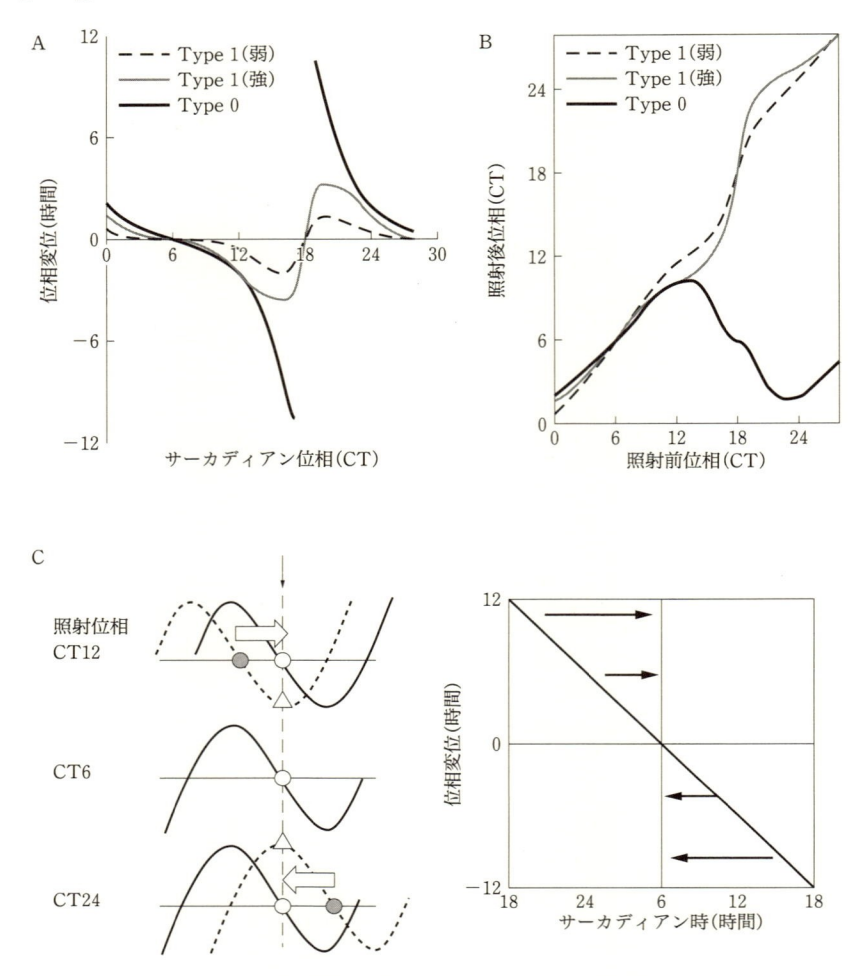

**図4 0型と1型の位相反応曲線。** A：2種の1型（Type 1）位相反応曲線と0型（Type 0）位相反応曲線の比較。光パルスによるPRCはどの生物でも基本的にこの形をとる。同じ生物でも光パルスの照度を上げたり照射時間を長くすると1型（弱）から1型（強）に移行する。B：phase transition curve（PTC）で表示した光パルスによる位相反応。1型PRCのPTCは傾きが1，0型PRCのPTCは0となる。C：Type 0 PRCをもつリズムが，CT6，12，24でのパルスで，いずれもCT6位相にリセットされる現象を示した模式図。破線のリズムは光パルス照射時のリズム（△照射位相）。実線がリセット後のリズム。CT6では位相変位がないので，両方のリズムが重なっている。⇨は位相変位の大きさとその方向を示す（照射時位相●とリセット後位相○の差）

　1型PRCでは，1回の照射による位相変位が±数時間にとどまる（図4A）。照射前のリズムにおける光照射位相を横軸に，照射後のリズムにおける光照射位相を縦軸にプロットしたphase transition curve（PTC）を作成すると1型PRCでは傾きが1，0型PRCでは全体の傾きが0となる（図4B）。0型PRCは，位相前進相と位相後退相の間が連続していない（break point）。多くの夜行性齧歯類のPRCは1型であり，後述するヒトの1回の光パルスによるPRCも1型である。他の多くの哺乳類の生物時計も，1型PRCをもつ。1型PRCでは，主観的暗期の前半の光パルスが位相後退を，後半の光パルスが位相前進を生じ，夜間に位相後退相から前進相への移行点（crossover point）がある。このため，1型PRCには同じ位相変位を生じる位相が2ヶ所存在するが，生物時計の位相調節は，PRCの傾きのなだらかな側で行われ，crossover pointに近い位相でのリセットは行われない。位相後退相側の面積（D）と前進相側の面積（A）を比較すると，夜行性齧歯類では

一般に内因性周期が短いほど後退相が大きく，24時間への同調に好都合である(Pittendrigh and Daan, 1976a)。しかし，ラットでは，内因性周期が24時間よりも長いにもかかわらず，Dの面積がAよりも大きい(Honma et al., 1985)。また，1型PRCでは，主観的昼には位相変位がみられないため，ここをdead zoneと呼んでいる。

単細胞，下等脊椎動物，培養細胞のPRCはしばしば0型である(Johnson, 1992)。0型PRCをもつことは，リズムがどの位相にあっても，1回の光パルスで，決まった位相に収束することを意味する。図4Cは，0型PRCをもつ複数の振動体が，1回の光パルスで完全に同調する機序を図示したものである。光パルスへのリセットは，limit cycleモデルに則り，0型PRCをもつ生物では，break point付近に適切な光パルスを与えると，理論上，リズム停止(singularity)が予測される。実際に一部の生物ではsingularityが報告されている(Johnson and Kondo, 1992; Honma and Honma, 1999)。

図3Aに図示したように，光パルスによる位相変位では，パルス照射後，安定したフリーラン周期を示すまでには，通常，数日の移行期(transient period)がみられる。移行期は，生物時計への位相変位刺激入力から，行動リズムを支配している隷属振動体(slave oscillator，最近の表現では末梢時計(peripheral oscillator))の同調までに要する時間差を反映していると考えられる。1サイクル以内に2つの光パルスを照射すると，2回目のパルスが，最初のパルスで位相変位を起こした場合に予測される変位を生じることから，中枢時計は1サイクル以内に位相変位を完了していると考えられる(Pittendrigh, 1981)。

位相変位量とリズム振幅には逆相関があり，振幅が大きなリズムほど変位量が少ない(Johnson, 1992)。加齢動物は若年個体よりも，また，長期間恒常条件に置いた個体は短期間フリーランの個体よりも，大きな位相変位を生じる(Rosenberg et al., 1991; Shimomura and Menaker, 1994)。

## (3) 枠光周期への同調

ノンパラメトリック同調で，光のon・off信号が光同調に作用していることを明確に示しているのが，枠光周期(skeleton photoperiod)での実験である(Pittendrigh and Daan, 1976a)。明期開始と終了位相に相当する時間に，数十分〜1時間程度の光パルスを照射すると，行動リズムは，完全光周期と同様の位相関係で同調する(図5A)。このため，光のon・off信号があれば，光同調はほぼ完全にできることになる。24時間の明暗サイクルへの同調には，24時間よりも長い内因性周期をもつ時計では朝の光による位相前進が，一方，24時間よりも短い内因性周期をもつ時計は夕方の光による位相後退が重要である。このため，1日1回の枠光周期の場合，内因性周期が光の周期より長いか短いかで行動リズムと光周期の位相関係が異なる(図5B)。1日1回の光シグナルだけでは，内因性周期のわずかな差が大きな変化を生じさせる。これに対し，自然界の24時間の明暗サイクル下では，多くの生物は，朝と夕方の両方の光シグナルを同調に用いることにより，より安定的な光同調を維持していると考えられる。夜行性齧歯類では，枠光周期の明暗比を変え，主観的夜の間隔を徐々に短くしていくと，ある時点で，行動リズムが，これまで主観的明期だったところにジャンプする。この現象を「$\psi$ジャンプ」と呼び(図5A，B)，同調可能な最も短い暗期をminimal entrainable nightと呼ぶ。$\psi$ジャンプは完全光周期では観察できないため，特に日長の変化が大きい地域では，生物時計はパラメトリック同調機構も働かせて，適切に昼夜の変化に同調していると考えられる。

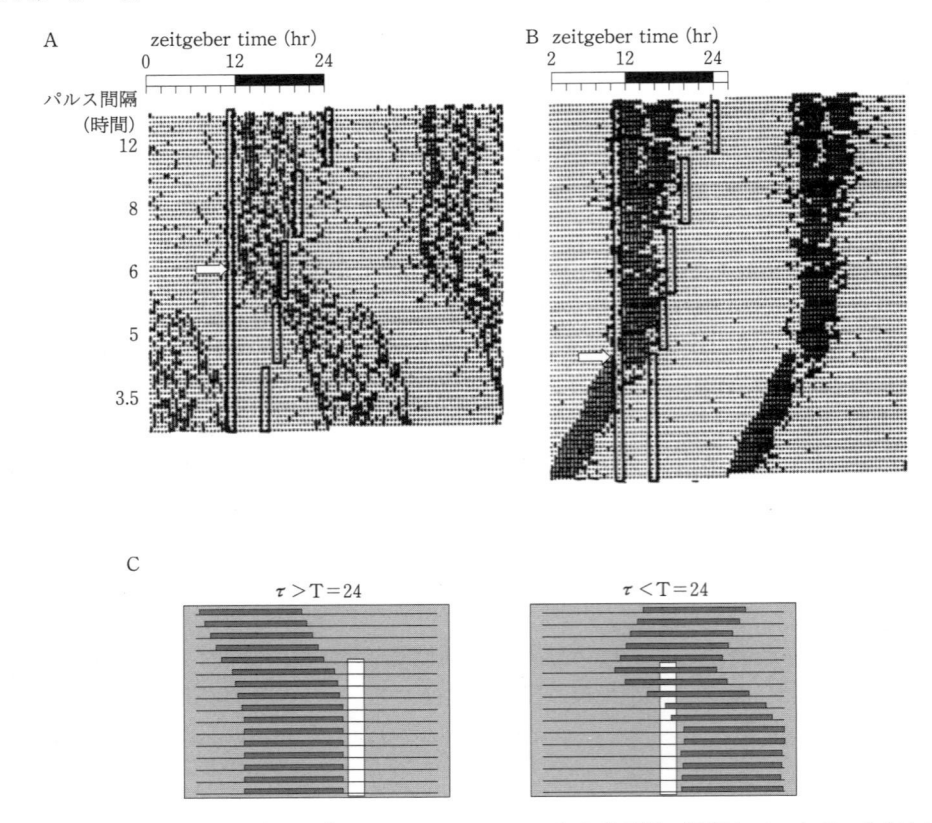

**図5** 枠光周期への同調と↓ジャンプ。A, B：LD 12：12の完全光周期に同調していたラット(A)とハムスター(B)行動リズムの枠光周期への反応。2例とも完全光周期の明期開始と終了位相に各々1時間光を照射する枠光周期(図中の四角)を課し，主観的暗期の長さを3.5時間まで短縮していった。⇨は↓ジャンプの生じた日を示す。C：1日1回の枠光周期(T=24)の場合の夜行性動物の行動リズム同調を示した模式図。図中の網掛け部分は暗期，白色部分が光照射時間帯を示す。フリーラン周期が24時間よりも長い場合と短い場合では，同調因子との位相関係が逆転する

## (4) 日長と光同調

　明暗サイクルの明期と暗期の長さ(L/D)は，高緯度地帯では大きく変化する。季節性繁殖や渡り，冬眠などのメカニズムは，いまだ多くが謎に包まれている。しかし，日長，温度が一定の条件下でも，365日とはわずかに異なる周期でフリーランする「年周リズム」が存在するため，内因性の年周リズムは主に日長変動に同調すると考えられる(Gwinner, 2003)。哺乳動物では，視交叉上核の生物時計が日長変化に応じた光同調を行っていることが時計遺伝子レベルでも明らかになっている(Sumova et al., 2004)。
　高緯度地帯に生息する生物は，単一の振動体では同調可能な範囲を超えると考えられる日長差にも同調している。この日長差への同調は，生物時計の2振動体説によって説明されている。2振動体の存在は，ハムスターにおける「スプリッティング」現象によって強く示唆されている。ハムスターを恒常明で飼育すると，単相性であった行動リズムが，2つに分離し，両者が異なる周期でフリーランした後，2つの行動成分が180度異なる位相で安定したフリーランを示すことがある。この現象は，生物時計が，朝方(暗から明)と夕方(明から暗)部分を支配する2つの振動体(MとE)から構成され，通常，これら2つの振動体は

カップルして，一見単一の時計のように機能していることを示唆している．2つの振動体の関係を圧縮(compress)，あるいは拡張(decompress)させることにより，広範囲の日長変化に対応が可能となる．E，M振動体のcompression, decompressionは，活動期と休息期の比率($\alpha/\rho$)も変化させる．日長への同調が明期開始，終了あるいは両方のシグナルによるのかは，動物の内因性周期やPRCの形により異なり，行動リズム位相がどの位相に一致して変動するかを検討することにより判定できる．図6は昼行性のシマリス(*Eutamias asiaticus*)の一例を示したものである．シマリスでは，LD 12：12から0.5：23.5までの範囲で明暗サイクルに同調し，行動開始位相の変化は，LD 4：20までは明暗の中点と一致し(明-暗，暗-明の両方でリセッティング)，その後LD 0.5：23.5までは暗期開始位相と一致している(暗期開始がリセッティングシグナル)．

同様の活動期の圧縮と拡大は，光による位相変位の移行期にも観察される．活動開始位相は終了位相に比べ，前進変位も後退変位も小さい．このため，位相前進変位では，活動期が短縮され($\alpha$ compression)，後退変位では逆に延長する($\alpha$ decompression)現象が観察される．この現象も，E振動体に支配される行動成分とM振動体に支配される行動成分の位相変位の速さと大きさが異なるためであると考えられる．

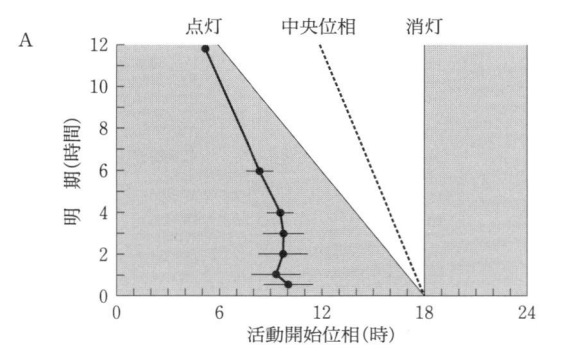

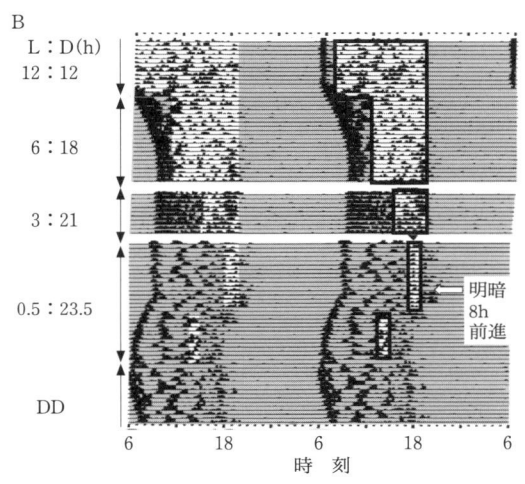

図6 シマリス行動リズムの異なる日長への同調．A：明暗サイクル12：12から明期の長さを短縮させた場合の行動開始位相(平均値±標準誤差)．縦軸はT=24に占める明期の時間，横軸は時刻．網掛け部分が暗期．破線は明期中央位相．明期が6時間までは明期の中点に一致して，明期6時間から30分までは明期終了位相に一致して，活動位相が変化する．B：LD比を変えた明暗サイクル下での行動リズムダブルプロットの一例．網掛け部分が暗期，右半分に明期時間帯を図示した．活動リズムの$\psi$が明期の短縮に伴い上昇する．明期で活動量の抑制(negative masking)が観察される．1日0.5時間の明期にも安定して同調する(Honma and Honma, 未発表データ)

## (5) 光同調の限界とTサイクル実験

光同調の範囲は，種や個体によって異なるが，一般に強固な振動体ほど狭い．同調範囲はPRCの振幅から予測が可能である．しかし，徐々に周期を変化させると，生物時計は，しばしば，この予測を超えた明暗周期にも同調する．これは，長期間の同調により，内因性周期が変化し(frequency modification)，同調範囲を拡大しているためと考えられる．同調範囲は，「Tサイクル実験」と呼ばれる同調因子の周期(T)を変化させる実験により知ることができる(図7)．生物時計は，内因性周期($\tau$)と同調因子の周期(T)の差($\Delta\phi$)を解消する変位を生ずる位相に光が照射されたところで，安定した位相関係で同調リズムを示すようになる．同調範囲の限界付近の明暗サイクルでは，

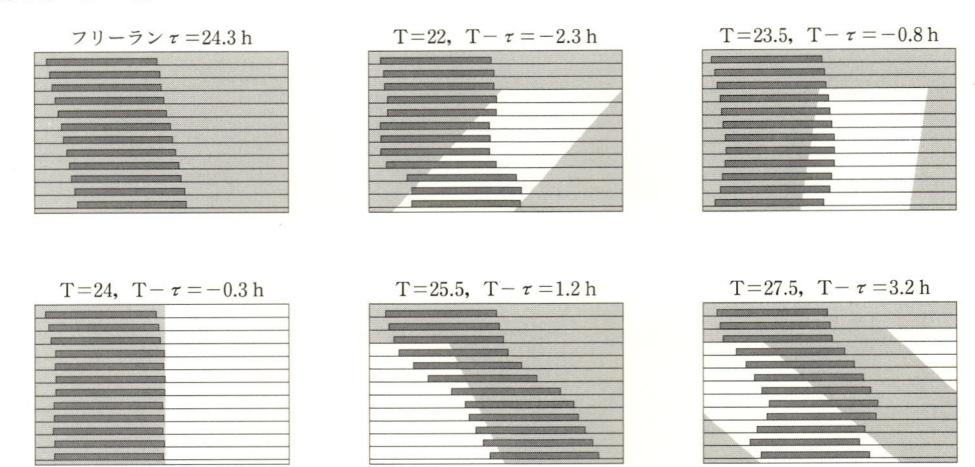

図7 Tサイクルへの同調。恒常暗で24.3時間のフリーラン周期(τ)をもつ夜行性動物の行動リズムの場合。横線が活動期，網掛け部分は暗期。この動物では，23.5〜25.5時間までのTサイクルには安定した同調を示し，同調因子と行動リズムの位相差(ψ)が系統的に変化する(T<τではψが−側，T>τでは＋側にシフトする)。この例では，22および27.5時間周期には同調できず，相対的協調を示している。

フリーランとリセッティングが繰り返される相対的強調(relative coordination, または oscillatory entrainment)が観察される。同様の現象は，同調因子の機能が低下した場合(例えば明期の照度の低下)などでも観察される(本間ら, 1989; Daan and Aschoff, 2001)。

照射照度および照射時間と位相反応の大きさには一定範囲内で用量反応性がある(Nelson and Takahashi, 1991)。位相反応の大きさは，同一の照度や照射時間でも，種によって大きく異なる。夜行性齧歯類では数ルクス数分の光パルスが大きな変位を生じるのに対し(Nelson and Takahashi, 1991; Honma et al., 1992)，ヒトや昼行性齧歯類では，数千ルクス以上の光を数時間以上照射して初めて位相変位が生じる(Honma and Honma, 1988; Czeisler et al., 1989; Honma and Honma, 1999)。

## (6) 自然界での光同調

これまで，明暗サイクルへの同調メカニズムは，主に実験室での実験を通して明らかにされてきた。しかし，実験室内の照明や動物ケージなどの飼育環境は，自然界での昼夜変化への同調を模倣していない。光条件だけでも，照度，波長，日長のパラメーターがあり，それぞれ段階的にではなく，徐々に変化している。また，巣穴にいる動物は，巣穴から出る時刻に十分な照度があるかどうかで，光パルスを受けるかどうかが異なる。

Usui et al. (2000)は，光周期をon・offではなく，サインカーブ状に上昇・下降を繰り返す照明条件にしてTサイクル実験を行い，行動リズムは，サインカーブ状明暗周期との位相関係(Δψ)をTの長さに応じて系統的に変化させるが，位相段階的なon・offの場合とはΔψが異なることを報告している。彼らはまた，段階的なon・off信号の場合に比較して，サインカーブ状照明では，1サイクルあたりの光量は同じでも，同調範囲が短周期側にシフトしていることを報告している。

一方，多くの夜行性齧歯類は，自然界では明期の大半を巣穴で過ごし，光同調を受ける時間帯が非常に制限されている。そこで，DeCoursey (1986)は，行動リズム測定用のケージに，巣穴とそれに続くトンネルを追加し，巣穴とトンネルは恒常暗，行動測定のための回転輪のあるケージ部分のみ明暗サイクルとして，行動リズムを測定し

た．その結果，夜行性のモモンガは，光によって毎日リズム位相をリセットしているわけではないことが明らかとなった．24時間よりも短い内因性をもつモモンガでは，夕方の活動開始位相が明期に一致するまで徐々に行動リズムがフリーランし，活動開始時に光を浴びると，翌日にはリズム位相が後退する．このフリーランと光による位相後退を数日ごとに繰り返すため，モモンガは何日もの間一度も光を浴びないこと，また，τがTに徐々に近づくため(frequency modulation)光によるリセッティングを受ける間隔がだんだんと長くなることが明らかとなった．

長期間，明暗サイクルに同調した後，恒常条件下でフリーランリズムを記録すると，はじめの数日〜数十日の間，動物は明暗サイクルの周期に近いフリーラン周期を示し，その後，徐々に真の内因性周期を示すようになる．この現象をアフター効果と呼び，これは振動体の frequency modulation によると考えられる．自然界の動物や，社会生活を営むヒトでは，必ずしも毎日同じ時間帯に同調に必要な光照射を受けていないにもかかわらず，規則正しいリズムが維持されている．同調下では，多くの生物は，このように内因性周期を調節することにより，毎日のリセットを回避し，安定した同調リズムを示しているのではないかと考えられる．

### (7) 哺乳類生物時計の光受容体

哺乳類の生物時計(中枢時計)は視床下部視交叉上核(SCN)にあり，全身の末梢時計のリズムを統合している(Reppert and Weaver, 2001)．生物時計の光同調は，網膜視床下部路(RHT)を介して入力した光情報によって行われる．図8に，SCN細胞における光によるリズム同調メカニズムの模式図を示す．RHTの神経伝達物質はグルタミン酸およびPACAP (pituitary adenylate cyclase activating peptide)であり，それぞれNMDA(N-methyl-D-aspartate)受容体とVPAC2(VIP/PACAP)受容体を介して細胞内の2次メッセンジャーであるカルシウムイオンやcAMPを上昇させる．その結果，転写因子CREBのリン酸化を促進し，時計遺伝子 Per1,

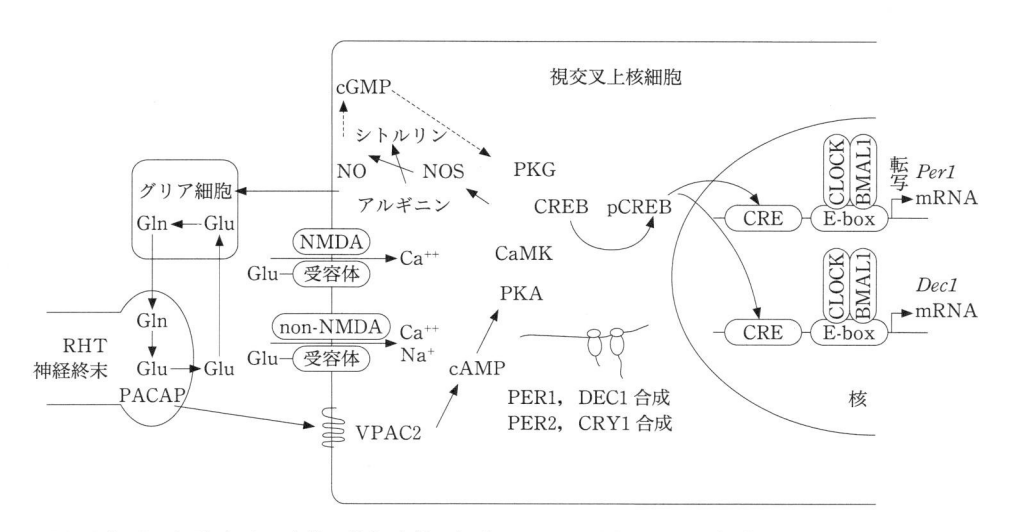

図8 光同調経路と細胞内分子時計の位相変位．網膜からの光刺激は，網膜視床下部路(retinohypothalamic tract: RHT)を介して視交叉上核腹外側部のSCN神経細胞に投射する．Per1とDec1は主観的暗期の光照射後30分以内に誘導される．CaMK : calcium calmodulin-dependent kinase, CRE : cAMP responsive element, CREB : cAMP responsive element binding protein, pCREB : リン酸化CREB, Glu : グルタミン酸, NOS : nitric oxide synthase, PKA : protein kinase A, PKG : cGMP dependent protein kinase

Per2, Dec1, Cry1 などの転写を位相依存的に上昇させる。これら時計遺伝子の一時的な上昇に引き続き，自律振動を発振する時計遺伝子の転写調節フィードバックループの位相が変位すると考えられているが，詳細は不明である。

SCN 細胞内のリン酸化 CREB は，位相変位相での光照射で上昇する。in vitro 実験でも，PACAP とグルタミン酸投与でリン酸化 CREB の増加が観察され，主観的明期後半は PACAP により，一方，主観的暗期にはグルタミン酸でリン酸化 CREB の増加がみられるという報告もある(von Gall et al., 1998)。さらに，Gillete and Mitchell (2002) は，視交叉上核への cGMP 作動薬投与が主観的暗期に光パルスと同様の位相変位を生じ，cAMP 作動薬が主観的明期に非光刺激と同様の位相変位を生じるため，前者は，NMDA 受容体を介する入力系(細胞内カルシウムイオンの上昇—NO 産生—cGMP 上昇)，後者は VPAC2 受容体を介する入力系(cAMP 上昇)

に対応するという説を提唱している。Per1 のアンチセンスは光による行動リズム変位を抑制するため，この系が光同調の分子時計への入力系であると考えられている(Akiyama et al., 1999)。しかし，ノックアウトマウスの実験結果は，必ずしも上記の仮説を支持しないため(Masubuchi et al., 2005)，光同調の分子メカニズムの詳細は，いまだ明らかでない。

哺乳類の生物時計をリセットする光の受容は，主に網膜神経節細胞にあるメラノプシンによる。メラノプシン含有神経節細胞は，網膜全体に広く突起を延ばし，形態視とは異なる明暗情報を受容し，生物時計に伝達する(Berson et al., 2002)。しかし，メラノプシンノックアウトマウスでも照度を上げると光に同調可能であることから，桿体のオプシン，錐体のロドプシンによる光受容もリズム同調機能をもつことが明らかとなった(Panda et al., 2003)。

### (8) 哺乳類以外の生物時計の光受容

哺乳類以外の脊椎動物では，脳以外にも，眼球，松果体など，直接光を受容する細胞が全身を調節する中枢時計となっている。最近の時計遺伝子研究の結果，ゼブラフィッシュやショウジョウバエでは，時計遺伝子 Cryptochrome (CRY) が生物時計への光受容を行っており，しかも全身の細胞が直接光を受容し，細胞時計を光同調していることが明らかとなっている(Plautz et al., 1997; Whitmore et al., 2000)。CRY は，青色領域に吸収極大をもつ光受容体であり，かつ光回復酵素(photolyase，紫外線による DNA 障害の補修を

行う酵素)でもある(哺乳類の CRY にはこれらの機能がない)。ゼブラフィッシュでは，培養細胞株でも 0 型 PRC をもつ個々の細胞時計が CRY 蛋白を介して光を受容し，光同調リズムを発振するが，恒常暗では個々の細胞リズムは脱同調し，集団ではリズムが消失したようにみえる(Carr and Whitmore, 2005)。ショウジョウバエでも，全身の細胞で CRY が直接光を感受し，光依存性に時計遺伝子産物 TIM に結合して，TIM の分解を促進することにより光同調を行っている(Busza et al., 2004)。

### (9) ヒトサーカディアンリズムの光同調と PRC

哺乳類のノンパラメトリック同調に関するこれまでの知識のほとんどは，夜行性齧歯類の実験から得られたものである。これに対し，昼行性哺乳類であるヒトの光同調は，いくつかの点で他の哺乳動物の光同調と異なる特徴をもつ。夜行性齧歯

類のノンパラメトリック光同調では，点灯や消灯の光刺激により，リズム位相と周期が同時に調節される。これに対し，ヒトでは，日中，長時間にわたり光にさらされ，その照度も不定期に変動するにもかかわらず，基本的に安定したリズム同調

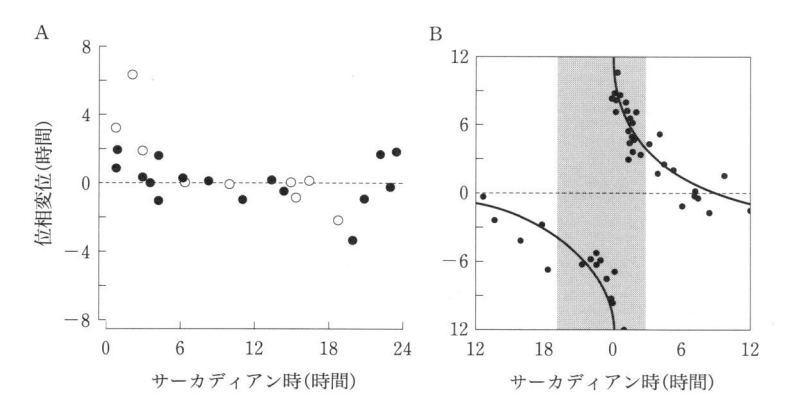

図9 ヒトのPRC。**A**：フリーランリズムへの単発の光照射により得られた1型ヒトPRC。2施設の時間隔離実験における結果をまとめたもの。光パルスの中央位相で位相変位を表示。●：Honma and Honma, 1988。睡眠終了位相を指標に、5000 lx、3時間または6時間の光パルスを照射。○：Minors et al., 1991。直腸温最低値位相を指標に3時間の高照度光パルスを照射。**B**：3日連続の光パルス照射による0型PRC。一定位相に5時間1万 lxの光を3日間連続して照射し、光照射位相の中点のサーカディアン時刻を横軸に、前後に行った constant routine (CR)下(断眠、安静、食事時刻の分散等によるリズムマスキングの除去法)での核心温リズム位相の変位を縦軸にプロットした。サーカディアン時刻0時はCR下での核心温最低値位相を示す

が得られている。この背景には、ノンパラメトリック同調に加え、長時間光照射のパラメトリックなリズム周期の調節、社会的因子に同調した睡眠覚醒サイクルからのフィードバック等のメカニズムが示唆される(Honma et al., 2003)。

ヒトの生物時計の光感受性は、報告により異なる。われわれはメラトニン光抑制の閾値が200と500 lxの間にあることを確認しているが、フリーラン第1日目では1万 lx 3時間の光パルスでもリズム変位はみられない。また、長期フリーラン条件でもリズム変位には2500 lx以上、数時間以上の光照射が必要であった(Hashimoto et al., 1996)。一方、ヒト血漿メラトニンの光抑制の閾値が1.6と5 $\mu$W/cm² の間にあり(Brainard et al., 1988)、リズム変位は約180 lxの光でも可能であるという報告もある(Bovin et al., 1996)。これらの報告の差は、実験デザイン、リズム指標、高照度光照射方法、覚醒時の室内環境照度などの実験条件の差に起因すると考えられる。欧米での報告では閾値が低い傾向があることから、日常の室内照度や人種差も影響している可能性がある。

ヒトサーカディアンリズムの光パルスに対するPRCとしては、動物で行われてきたのと同様のフリーラン状態での単発光パルスによる1型PRC(図9A)のほかに、連続3日の光パルスによる位相変位をその前後に行った constant routine下の体温リズムの変位から求めた0型のPRCが報告されている(図9B)(Czeisler et al., 1989)。

## (10) ヒトサーカディアンリズムの内的脱同調と2振動体仮説

ヒトを長期間、時間隔離下で生活させると、直腸温やメラトニンリズムと睡眠覚醒リズムが乖離し、両者が異なる周期でフリーランする内的脱同調と呼ばれる現象がしばしば観察される(図10)(Wever, 1979)。内的脱同調は、2つの異なる時計機構の存在を示唆している。その後の実験から、内的脱同調下では直腸温、メラトニン、コルチゾールなどのリズムは25時間前後のサーカディアン周期のままフリーランするのに対し、睡眠覚醒リズムは極端に長い(約34時間)、あるいは短い(約18時間)周期を示すことがわかった。前者は光に同調し、その振動体はSCNに局在すると考えられる。一方、後者は社会的要因に同調し、その局在はいまだ不明であり、その本体は自律振

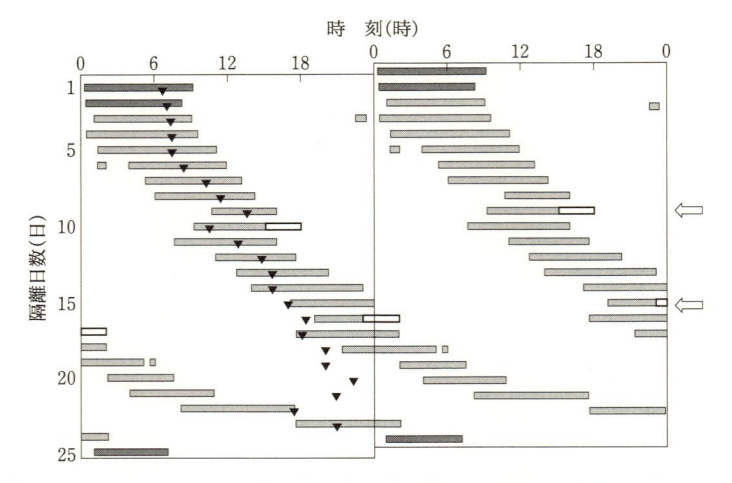

**図10** 時間隔離下でのフリーランリズムと内的脱同調。睡眠覚醒リズム（▬▬時間隔離中，▬▬時間隔離前と後，の睡眠時間）と直腸温リズム（▼：最低値位相）のダブルプロット図。▭は，5000 lx 3 時間の高照度光パルス。◁：光パルス照射日。時間隔離 13 日まで両リズムは同じ周期でフリーランし，主観的朝の光パルスで位相前進変位を示すが，15 日以降，内的脱同調をきたす（Honma et al., 未発表データ）

動体ではなく，ホメオスタシス機構とする説もある（Daan et al., 1984）。2 つの時計機構は，通常カップルして全身に同じ周期のリズムを発現するが，光同調振動体から睡眠覚醒リズムへのカップリングがより強力であり，逆方向の影響は弱い。

ヒトにおいても，毎日の光刺激が SCN の中枢時計をリセットし，さらに中枢時計が睡眠覚醒リズムをはじめ，それぞれ独自の内因性周期をもつ全身の末梢時計の周期と位相をリセットすることにより，全身の時間的統合を行うと考えられる。

## 参考文献

Akiyama, M., Kouzu, Y., Takahashi, S., Wakamatsu, H., Moriya, T., Maetani, M., Watanabe, S., Tei, H., Sakaki, Y. and Shibata, S. (1999) Inhibition of light- or glutamate-induced mPer1 expression represses the phase shifts into the mouse circadian locomotor and suprachiasmatic firing rhythms. J. Neurosci. 19: 1115-1121.

Aschoff, J. (1965) Response curves in circadian periodicity. In: Circadian Clocks, (ed.) J. Aschoff, North-Holland Publishing Co., Amsterdam, pp. 95-111.

Berson, D. M., Dunn, F. A. and Takao, M. (2002) Phototransduction by retinal ganglion cells that set the circadian clock. Science 295: 1070-1073.

Bovin, D. B., Duffy, J. F., Kronauer, R. E. and Czeisler, C. A. (1996) Dose-response relationship for resetting of human circadian clock by light. Nature 379: 540-542.

Brainard, G. C., Lewy, A. J., Menaker, M., Fredrickson, R. H., Miller, L. S., Weleber, R. G., Cassone, V. and Hudson, D. (1988) Dose-response relationship between light irradiance and the suppression of plasma melatonin in human volunteers. Brain Res. 454: 212-218.

Busza, A., Emery-Le, M., Rosbash, M., Emery, P. (2004) Roles of the two *Drosophila* CRYPTOCHROME structural domainsin circadian photoreception. Science 304: 1503-1506.

Carr, A.-J. F. and Whitmore, D. (2005) Imaging of single light-responsive clock cells revealsfluctuating free-running periods. Nat. Cell Biol. 7: 319-321.

Comas, M., Beersma, D. G., Spoelstra, K. and Daan, S. (2006) Phase and period responses of the circadian system of mice (Mus musculus) to light stimuli of different duration. J. Biol. Rhythms 21: 362-372.

Czeisler, C. A., Kronauer, R. E., Allan, J. S., Duffy, J. F., Jewett, M. E., Brown, E. N. and Ronda, J. M. (1989) Bright light induction of strong (type 0) resetting of the human circadian pacemaker. Science 244: 1328-1333.

Daan, S. and Aschoff, J. (2001) The entrainment of circadian systems. In: Handbook of Behavioral Neurobiology vol. 12, Circadian Clocks, (eds.) J. S.

Takahashi, F. W. Turek and R. Y. Moore, Kluwer Academic/Plenum Pub., New York, pp. 7-43.

Daan, S., Beersma, D. G. and Borbely, A. A. (1984) Timing of human sleep: recovery process gated by a circadian pacemaker. Am. J. Physiol. 246: R161-R183.

DeCoursey, P. J. (1986) Light-sampling behavior in photoentrainment of a rodent circadian rhythm. J. Comp. Physiol. (A)159: 161-169.

DeCoursey, P. J., Walker, J. K. and Smith, S. A. (2000) A circadian pacemaker in free-living chipmunks: essential for survival? J. Comp. Physiol. (A)186: 169-180.

Gillette, M. U. and Mitchell, J. W. (2002) Signaling in the suprachiasmatic nucleus: selectively responsive and integrative. Cell Tissue Res. 309: 99-107.

Gwinner, G. (2003) Circannual rhythms in birds. Curr. Opin. Neurobiol. 13: 770-778.

Hashimoto, S., Nakamura, K., Honma, S., Tokura, H. and Honma, K. (1996) Melatonin rhythm is not shifted by lights that suppress nocturnal melatonin in humans under entrainment. Am. J. Physiol. 270: R1073-R1077.

Honma, K. and Honma, S. (1988) A human phase-response curve for bright light pulse. Jap. J. Psychiat. Neurol. 42: 167-168.

Honma, K., Honma, S. and Hiroshige, T. (1985) Response curve, free-running period, and activity time in circadian locomotor rhythm of rats. Jpn. J. Physiol. 35: 643-658.

Honma, K., Honma, S. and Wada, T. (1987) Entrainment of human circadian rhythm by artificial bright light cycles. Experientia 43: 572-574.

本間研一・本間さと・広重力 (1989) 生体リズムの研究. 北海道大学図書刊行会.

Honma, K., Hashimoto, S., Nakao, M. and Honma, S. (2003) Period and phase adjustments of human circadian rhythms in the real world. J. Biol. Rhythms 18: 261-270.

Honma, S. and Honma, K. (1999) Light-induced uncoupling of multioscillatory circadian system in a diurnal rodent, Asian chipmunk. Am. J. Physiol. 276: R1390-R1396.

Honma, S., Kanematsu, N., Katsuno, Y. and Honma, K. (1992) Light suppression of nocturnal pineal and plasma melatonin in rats depends on wavelength and time of day. Neurosci. Lett. 147: 201-204.

Johnson, C. H. (1992) Phase response curves: What can they tell us about circadian clocks? In: Circadian clocks from cell to human, (eds.) T. Hiroshige and K. Honma, Hokkaido University Press, Sapporo, pp. 209-246.

Johnson, C. H. and Kondo, T. (1992) Light pulses induce "singular" behavior and shorten the period of the circadian phototaxis rhythm in the CW15 strain of *Chlamydomonas*. J. Biol. Rhythms 7: 313-327.

Masubuchi, S., Kataoka, N., Sassone-Corsi, P. and Okamura, H. (2005) Mouse Period1 (mPER1) acts as a circadian adaptor to entrain the oscillator to environmental light/dark cycles by regulating mPER2 protein. J. Neurosci. 25: 4719-4724.

Minors, D. S., Waterhouse, J. M. and Wirtz-Justice, A. (1991) A human phase-response curve to light. Neurosci. Lett. 133: 36-40.

Nelson, D. E. and Takahashi, J. S. (1991) Sensitivity and integration in a visual pathway for circadian entrainment in the hamster (Mesocricetus auratus). J. Physiol. 439: 115-145.

Ouyang, Y., Andersson, C. R., Kondo, T., Golden, S. S. and Johnson, C. H. (1998) Resonating circadian clocks enhance fitness in cyanobacteria. Proc. Natl. Acad. Sci. USA 95: 8660-8664.

Panda, S., Provencio, I., Tu, D. C., Pires, S. S, Rollag, M. D., Castrucci, A. M., Pletcher, M. T, Sato, T. K., Wiltshire, T., Andahazy, M., Kay, S. A, Van Gelder, R. N. and Hogenesch, J. B. (2003) Melanopsin is required for non-image-forming photic responses in blind mice. Science 301: 525-527.

Pittendrigh, C. S. (1981) Circadian system: Entrainment. In: Handbook of Behavioral Neurobiology, vol. 4, Biological Rhythms, (ed.) J. Aschoff, Plenum Press, New York, pp. 95-124.

Pittendrich, C. S. and Daan, S. (1976a) A functional analysis of circadian pacemakers in nocturnal rodents. IV Enrainment: Pacemaker as clock. J. Comp. Physiol. (A)106: 291-331.

Pittendrich, C. S. and Daan, S. (1976b) A functional analysis of circadian pacemakers in nocturnal rodents. V. Pacemaker structure: a clock for all seasons. J. Comp. Physiol. (A)106: 333-355.

Plautz, J. D., Kaneko, M., Hall, J. C. and Kay, S. A. (1997) Independent photoreceptive circadian clocks throughout Drosophila. Science 278: 1632-1635.

Reppert, S. M. and Weaver, D. R. (2001) Molecular analysis of Mammalian circadian rhythms. Annu. Rev. Physiol. 63: 647-676.

Rosenberg, R. S., Zee, P. C. and Turek, F. W. (1991) Phase response curves to light in young and old hamsters. Am. J. Physiol. 261: R491-R495.

Shimomura, K. and Menaker, M. (1994) Light-induced phase shifts in tau mutant hamsters. J. Biol. Rhythms 9: 97-110.

Sumova, A., Bendova, Z., Sladek, M., Kovacikova, Z. and Illnerova, H. (2004) Seasonal molecular timekeeping within the rat circadian clock. Physiol. Res. 53 (Suppl. 1): S167-S176.

Usui, S., Takahashi, Y. and Okazaki, T. (2000) Range of entrainment of rat circadian rhythms to sinusoidal light-intensity cycles. Am. J. Physiol. Regul. Integr. Comp. Physiol. 278: R1148-R1156.

Wever, R. A. (1979) The circadian system of man, results of experiments under temporal isolation. Springer-Verlag, Berlin.

Whitmore, D., Foulkes, N. S. and Sassone-Corsi, P. (2000) Light acts directly on organs and cells in culture to set the vertebrate circadian clock. Nature 404: 87-91.

von Gall, C., Duffield, G. E., Hastings, M. H., Kopp, M. D. A., Dehghani, F., Korf, H.-W. and Stehle, J. H. (1998) CREB in the mouse SCN: a molecular interface coding the phase-adjusting stimuli light, glutamate, PACAP, and melatonin for clockwork access. J. Neurosci. 18: 10389-10397.

# 1-2 季節変動

## はじめに

　季節は，地球の自転軸と太陽を回る公転軸のずれから，黄道が1年周期で変化することにより生じる。北緯24度から45度に位置する日本では，すべての地方で四季の変化がみられる。季節により変化する環境因子には，光照度，日長，気温などがある。気温は日南中高度の変動によるところが大きいが，大気圧や海流の季節変化によっても影響される。

　多くの生体機能は季節とともに変化している。生体の季節変動のメカニズムにはいくつかあるが，その1つにゆっくりと変化する環境因子に対する生体反応があり，例えば体感温度の季節変動がそれである。日長を測定して季節の変化を知る生物時計も季節変動のメカニズムの1つであり，睡眠やホルモン分泌に季節性を与えている。また，約1年を周期とする「概年時計」も知られており，生体機能に年周性を付加している。

　本項では，季節により大きく変化する環境因子に注目し，それらの因子に対して生体がどのように反応し，生体機能の恒常性を維持しているかを述べる。季節に関連して発症するいわゆる季節病は，病原微生物など病因物質への暴露の季節変動と生体機能の季節変動との関係から生じるものと理解される。本項では個々の季節病については扱わないので，興味ある読者は他書にあたっていただきたい(佐々木, 1982; 吉野・福岡, 2002)。

## (1) 季節に伴う光環境変化

### 1) 日長

　図1に，北緯43度に位置する札幌市における日長と気温の季節変化を示す。最も早い日の出は6月中旬にみられ，午前3時54分である。最も遅い日の入りは10日ほど遅れて6月下旬にみられ，午後7時20分である。したがって，日長が最大となるのは夏至前後で，15時間22分である。一方，日の出が最も遅くなるのは1月上旬で，午前7時6分，日の入りが最も早くなるのは12月中旬で午後3時59分である。したがって，日長が最小となるのは冬至前後で，8時間53分である。つまり，夏季と冬季における日の出時刻の差は最大3時間12分，日の入り時刻の差は最大3時間21分で，日長の差は最大6時間29分となる。

### 2) 日照(日射エネルギー)

　地球の公転により，日南中高度も変化する。夏至に75度前後，冬至には30度以下となる。したがって，日射エネルギーにも季節変化が認められ，札幌市における全天日射量($MJ/m^2$)は6月で$18.6\,MJ/m^2$，12月で$4.9\,MJ/m^2$と，3.8倍も異なる。

### 3) 色調

　自然光の色調は1日の中でも変化している。これは太陽光の入射角と方向によるもので，日の出や日の入りの前後では，短波長の青い光が散乱吸収されて，光は赤みの強い色となる。太陽光の入射角は季節により変わるので，自然光の色調も季節によって変化する。晴れた日中の色調(色温度; K)は6～7月で5600～8150 K，11～2月で5000

~7700 K となり，冬の空は赤みがかっている。ヒトの可視光は，長波長の赤(700 nm)から，短波長の紫(400 nm)までであるが，生物時計に最も強い作用を及ぼすのは510 nm 付近の緑である。

### 4）気温

図1に，札幌市における気温の季節変動を示す。日最高気温の月別平均は，最高値が8月の25.9℃，最低値が1月の−1.2℃であり，その差は27.1℃である。日最低気温の月別平均は，最高値は8月の17.6℃，最低値が1月の−8.9℃で，その差は26.5℃である。気温の季節変動は日長の季節変動よりも2ヶ月ほど遅れており，多くの地方で8月に最高となる。ちなみに北緯26度の那覇市では，日最高気温の年差が12.4℃，日最低気温の年差が12.2℃である。

月ごとの気温の変化をみると，札幌市では3月から4月にかけて平均7.6℃上昇し，10月から11月にかけて7.7℃下降し，それぞれ最も大きな変化を示す。一方，那覇市でも最も大きな変化を示す月は同じであるが，3月から4月にかけては3.0℃上昇，11月から12月にかけては3.2℃下降と，その変化分は約半分である。

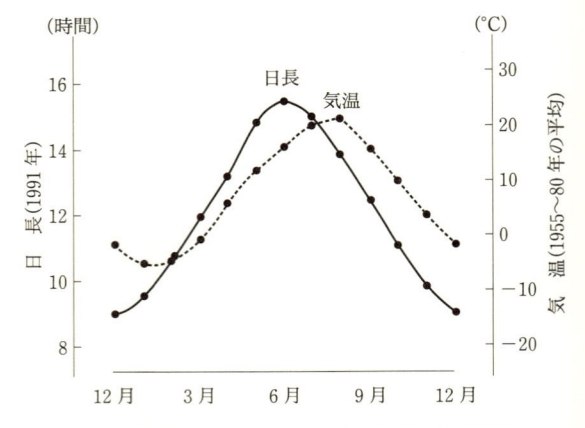

**図1** 札幌市における日長と平均気温の季節変動

## (2) 生体機能の季節変動

### 1）概日リズム

睡眠覚醒リズムに季節変動が報告されている。多くの報告では，睡眠時間は夏に比べて冬に長い。この変化は，四季を通じて同じ条件下の実験室でも同様な変動が認められるので(Honma, et al., 1992)，気温や社会的スケジュールの季節変化によるものでないと考えられる。また，隔離実験室におけるフリーラン実験で，主観的1日の中での睡眠の割合(1日の長さが24時間でないため割合で示している)にも季節変動が認められ，5〜6月に少なく，9〜10月から12〜1月にかけて多い(Wirtz-Justice et al., 1984)。睡眠時間だけでなく，就寝時刻や起床時刻にも夏と冬で差が認められており，起床時刻が夏に比べ冬で遅くなっている。

睡眠覚醒リズム以外にも概日リズムの季節変動が認められている。Van Dongen et al. (1997)は，年間を通して毎月人工気象室で測定した直腸温概日リズムの頂値位相は，夏(7月)に比べ冬(2月)で45分後退していたと報告している。リズム位相の後退は脈拍数や呼吸数の概日リズムでも確認されている。体温リズムが冬季に位相後退することは，隔離実験でも認められる。体温リズムなどは，睡眠覚醒リズムの影響を受けてリズムの形が変化することがある(マスキング)。マスキングを受けにくい血中メラトニンリズムにも季節変動が認められており，冬季に位相が後退する(Illnerova et al., 1985; Bojkowski and Arendt, 1988)。一方，リズム振幅にははっきりとした季節差は認められていない。このほか，血中副腎皮質ホルモンや甲状腺ホルモン濃度の概日リズムにも季節変動が報告されており，冬季にリズム位相が後退している(Kennaway and Royles, 1986)。

生体リズム季節変動のメカニズムとしては，日長や太陽エネルギーの季節変動により体内時計の同調に季節差が生じることが考えられる。総論で述べたように，ヒトの体内時計は高照度光により位相調節されている。日常生活では人工光が氾濫しているので，生体リズムの季節変動を正確に調

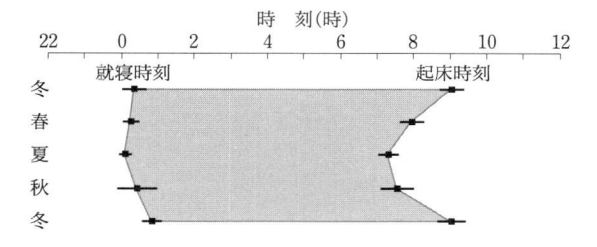

**図2** 札幌市に在住の学生にみられた就寝，起床時刻の季節変動。睡眠記録は四季を通じて同一条件の住居型実験室で得られたものである

べるには，四季を通して同じ条件に設定した実験室を用いなければならない。筆者らが時間隔離実験室で行った研究によると(Honma et al., 1992)，就寝時刻には季節差はみられなかったが，起床時刻には明瞭な季節差が認められ，冬に遅くなっていた。その結果，睡眠時間が冬に延長した(図2)。一方，人里離れた山の奥で，自然に近い条件で生活をした場合には，夏に就眠時刻が後退し，冬に前進した(Maruta et al., 1987)。この2つの実験結果はまったく異なるが，生体リズムの季節変動のメカニズムを考える上で大きな示唆を与えている。

ヒトの生物時計は，夕方の明るい光に反応して位相後退する。すなわち就眠時刻が遅くなる。一方，生物時計は朝方の明るい光に反応して位相前進する。すなわち起床時間が早くなる。ヒトの生物時計の内因性周期は24時間より長いので，朝方の明るい光で位相前進することにより，24時間に同調する。これだけを考えると，日の出が遅く，いつまでも薄暗い冬は，生物時計を24時間に同調させるに十分な光は正午近くにならなければ得ることができない。したがって生体リズムの位相は後退すると考えられ，この考え方で多くの実験結果を説明することができる。しかし，自然生活での実験結果から，日没以後の人工光の役割も無視できないと考えられる。つまり，冬は早く日が暮れるので人工光がない自然生活では，夜は何もできないので就寝が早くなる。睡眠の長さは大きく変化しないので，起床も早くなる。一方，夏は日没が遅いので，就寝も遅くなる。現実生活での季節変動は，日長変化に対する生物時計の反

応が背景にあるが，人工光による修飾も無視できないと思われる。

### 2) 体温調節

体温調節に季節変動があることは古くから知られていた。日本など四季のある温暖地域では基礎代謝量に季節変動が報告されており，冬季に高く夏季で低いが，熱帯地方では季節変動はない(Sasaki, 1987)。寒冷刺激に対する反応にも季節変動が知られており，末梢皮膚血管の収縮やふるえ反応は秋に最大，春に最小となる(Davis and Johnston, 1961)。寒さに対する感覚は夏から秋にかけて最も強く，冬から春にかけて最も弱くなり，冬と夏とでは14°Cも異なる(Agishi and Hildebrandt, 1989)。その結果，同じ室温でも冬は暖かく感じ，夏は寒く感じる適応が生じる(図3)。体脂肪率(体重kg/身長m²)や脂肪の割合(脂肪重量/体重)は秋から冬にかけて増加することから，生体の断熱性(insulation)にも季節変動があると考えられる。これらはすべて，寒い冬に対する適応と考えられるが，そのメカニズムは必ずしも明らかではない。

「春眠暁を覚えず」の漢詩に表現されているように，冬から春にかけては日中眠気を覚えることが多い。この現象は体感温度の季節変動で説明できるかもしれない。すでに述べたように，同じ室温でも冬は暖かく感じ，夏は寒く感じる。冬から春にかけて，温度感覚がまだ冬の状態にあるのに

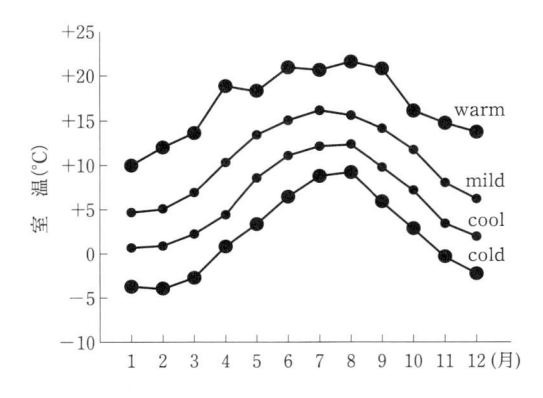

**図3** 体感温度の季節変動。季節により寒い(cold)，冷涼(cool)，温暖(mild)，暑い(warm)と感じる気温が異なる

もかかわらず，3～4月(旧暦の春)には気温が急に上昇する．その結果，体温調節機構は末梢血管を拡張させて放熱を過剰に促進し，それによって眠気が生じるとする説がある．季節にかかわらず夜眠気を覚えるのも同じ原理で，夜になると日中緊張していた末梢血管が弛緩し血流が増加して，皮膚からの放熱が盛んになる．それが，眠気を誘発する原因の1つとなっている．

### 3) 心循環機能

人工気象室で測定した心拍数に季節差が報告されており，安静時では冬に多く，夏に少ない．また，身体運動後の心拍数の増加にもはっきりとした季節差が認められており，夏に比べて冬に多い(Erikssen and Rodahl, 1979)．安静時血圧にも季節変動がみられ，夏に低く冬に高い．特に，高齢者や軽度の高血圧症では，血圧の季節変動がより顕著である(Hata et al., 1982)．血圧調節に関係するホルモン，ノルアドレナリンの血中濃度にも季節差が認められ，冬で高い(Lake, 1979)．これらの心循環系の季節変動は冬の寒さに関係していると思われ，循環系の疾患で死亡するヒトが冬になると夏よりも50%ほど増加することの一因になっていると考えられる．

### 4) エネルギー代謝

過去の研究では，全エネルギー摂取量には季節差が認められていない(Lacoste et al., 1988)．体重の季節変動に関してははっきりしない．しかし，個人によっては冬に体重が増加し，夏に減少するとの報告がある．

グルコース代謝に季節変動が認められている．健康人の血中グルコース濃度は，冬季に空腹時レベルと糖負荷後のレベルが増加する(Suarez and Barrett-Conner, 1982)．一方，血中インスリンレベルは空腹時，糖負荷時とも秋から冬にかけて最大となる(Behall et al., 1984)．血糖値調節に関係するグルカゴンの血中濃度にも季節差が認められ，冬に最高値を示す(Kuroshima et al., 1979)．グルコース代謝の季節変動は，炭水化物摂取の増加による2次的な結果かもしれない．

脂肪代謝にも季節変動が認められ，中性脂肪の血中濃度は冬に高く，代謝産物であるケトン体の血中濃度は夏に高い(Kuroshima et al., 1979)．総コレステロール，HDL，LDLの血中濃度も冬に高く，夏に低い．脂肪代謝の季節変動は女性や高脂血症患者でより明瞭である(Ockene et al., 2004)．

### 5) 出生率と生殖機能

ヒトの生殖機能の季節変動に関しては，Roenneberg と Aschoff の大規模な調査がある(Roenneberg and Aschoff, 1990a, 1990b)．彼らは世界の166の地域における出生記録を解析し，多くの地域で懐妊に季節性を認めるが，そのピーク月と季節差の大きさは地域の緯度に依存するほか，その変化には社会的要因も加わっていることを示した．多くの地域で懐妊の季節変動は単相性であり，日本では4～6月にピーク，8～10月に最低となる．いくつかの地域では2相性の季節変動を示し，例えば米国では5月に小さなピークと12月に大きなピークをみる．

懐妊季節変動のピーク月と各地域の緯度との関係をみると，北緯20度の地域では1月がピーク月であるが，緯度が上がるにしたがってピーク月は後退し，北緯60度では7月となっている．北緯20度から赤道方向に下りてもピーク月は後退し，南緯20度付近で8月，南緯40度付近では再び1月となっている．懐妊季節リズムが2相性を示した地域でより小さなピークは，緯度との関連性は少なかった．すなわち，季節変動の主たるピーク月は緯度によって変化し，北緯20度を回帰点として北半球と南半球で対称的になっている．Aschoff は北緯20度を生物学上の赤道(biological equator)と呼んだ(図4)(Aschoff, 1981)．

季節変動の振幅(季節差)と緯度にも一定の関係が示唆されている．シンガポールやニューギニアなど赤道から南緯20度までの地域で季節差は最小となっており，緯度が変化すると南緯，北緯にかかわらず季節差も大きくなっていく．ただし，北緯40度以後では季節差は急激に減少し，ほぼ一定となる．

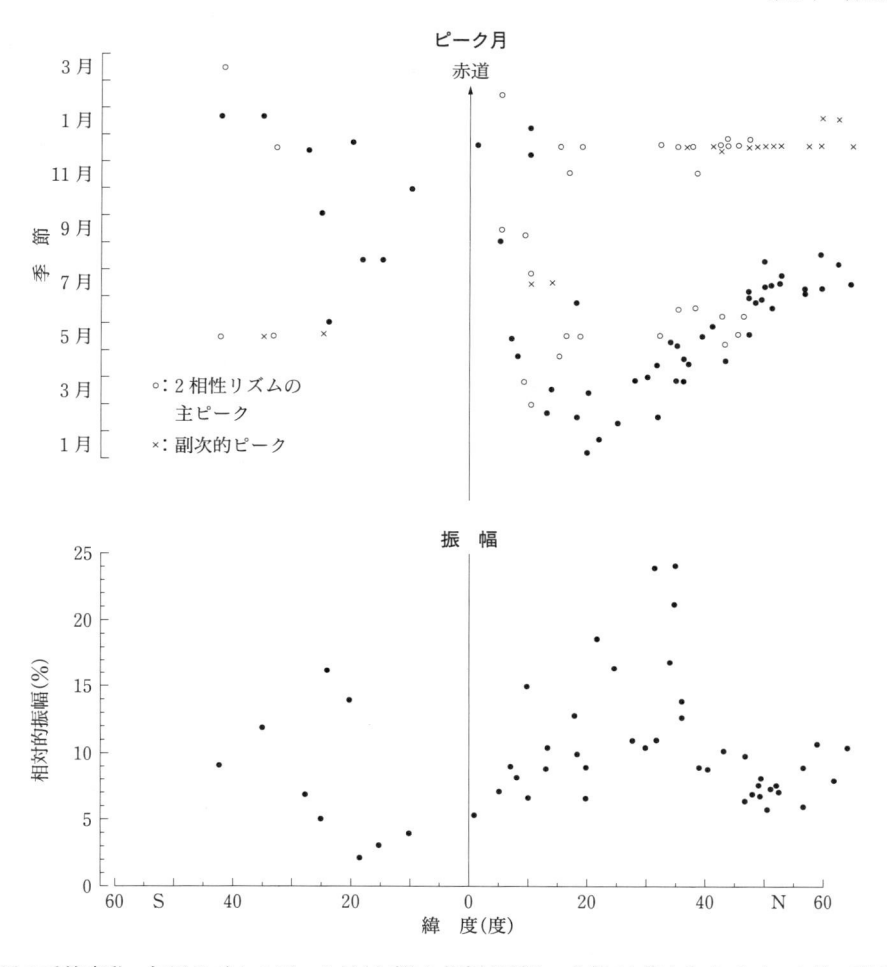

図4 懐妊の季節変動。年周リズムのピーク月(上段)と振幅(下段)。北緯20度あたりでピーク月の変化が逆転する(生物学的赤道)

懐妊の季節変動は，どの地域でも変動の幅が次第に減少している。日本における過去100年間の懐妊季節変動の推移をみると，1920年代では季節差は200%以上であったが，1970年代では20%弱となっている(Roenneberg and Aschoff, 1990b)。

### 6) 死亡数と自殺

死亡数にもはっきりとした季節変動が認められ，ピークとなる時期は北緯20度付近を境に，北半球では1月に，南半球では7月にみられる(Aschoff, 1981)。一方，季節変動の幅は赤道付近を最低として，緯度が上がるにしたがい大きくなる。緯度が上昇すると気温が低下し，日照時間が減少する。ヨーロッパ，地中海，中近東では，季節変動の幅と日照時間に高い相関が認められるが，気温とは相関しない。一方，アジア，アフリカ，オーストラリア，中南米では，日照時間と気温の両方に高い相関が認められる。季節変動の幅は，気温よりも日照時間によって変化していることが示唆される。

同じ死亡でも自殺の数は夏に多い。季節変動の幅は，北緯55度を最低として，緯度が上がっても下がっても増加する。ヨーロッパ10ヶ国での統計であるが，自殺者は増加の傾向にあるが，季節変動の幅は1950年以後急速に減少している(図5)。

季節による気分障害が知られており，一般に季

節性うつ病と呼ばれる。季節性うつ病には冬季うつ病と夏季うつ病が知られている。冬季うつ病 (Rosenthal et al., 1984)は，日が短くなる秋から冬にかけて発症し，抑うつ感のほか全身倦怠感などの身体症状も出現する。しかし，通常のうつ病とは異なり，不眠ではなく過眠となり日中もうつらうつらしている。甘い物を好み，体重はむしろ増加する。女性に多い。春になると自然に寛解する。このような状態が数年連続して出現する。治療法として，高照度光療法が有効である。朝の光がより有効との研究もあるが，夕方の光で悪化することはない。多くのうつ病と同じく，原因は不明である。冬眠とのアナロジーを考える研究者もいる。

夏になると決まって抑うつ状態になる夏季うつ病も知られている(Wehr et al., 1989)。症状は主として内因性うつ病の症状を呈し，睡眠障害，食欲不振，炭水化物への渇望はない。夏季うつ病の特徴は気温が関係しているらしいことで，患者は暑くなると発病すると信じている。しかし，気温と発症との関係は，冬季うつ病における光との関係ほど確立したものではない。

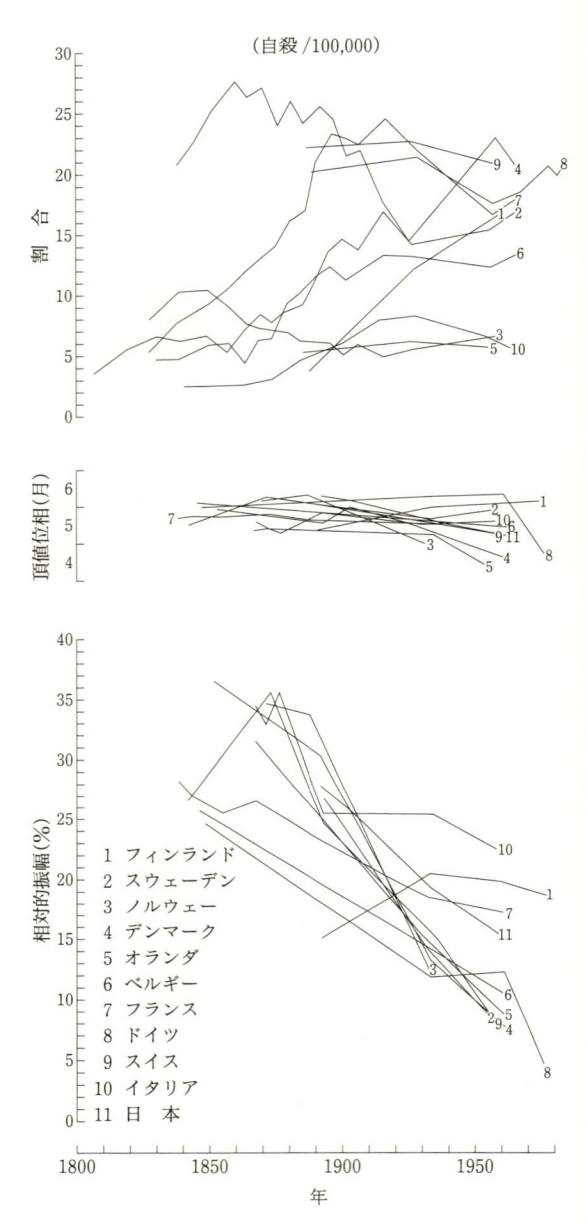

図5 自殺にみられる季節変動の経年変化。季節変動のピーク月はこの100年間で変化はないが，振幅が大きく低下している

## (3) 季節リズムのメカニズム

### 1) 概年リズム

ほぼ360日(1年)の内因性周期を示す概年リズムが少なくとも60種の動植物で確認されている。概年リズムは，照明条件や室温などを一定にした環境下で，生体機能を数年にわたって測定することで証明される。Pengelley et al. (1976)は，地リスを恒常条件下で47ヶ月飼育し，地リスが約

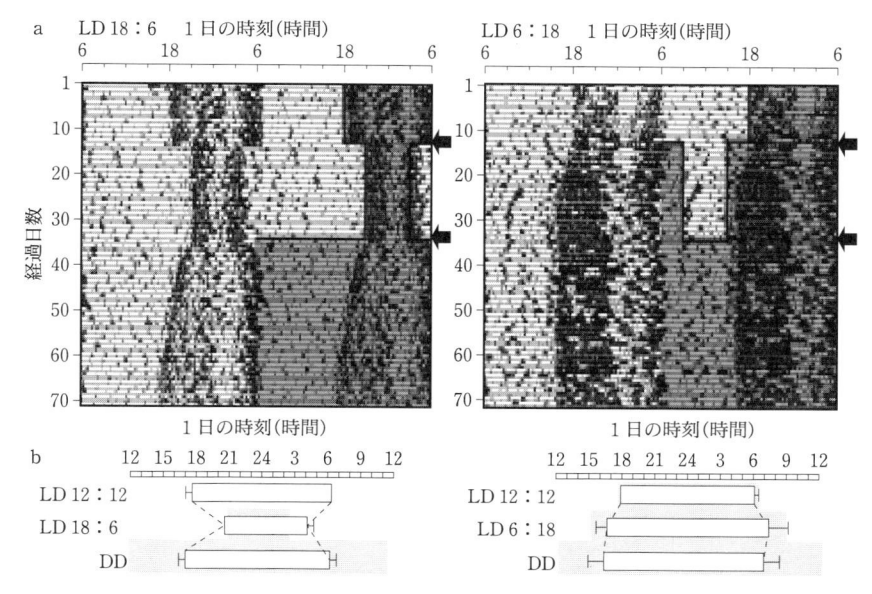

図6 異なる光周期に暴露したマウスの行動リズム。長日条件(左図)では活動期の短縮が生じ、短日条件(右図)では活動期の延長が生じている。LD 18：6(明期18時間, 暗期6時間), DD(恒常暗)。◀：LD 12：12から LD 18：6, LD 6：18, そしてDDに変化させた日を示す

1年周期で冬眠することを確認している。最初の年、地リスは10月半ばに冬眠を始めたが、次の年は9月に、3年目には7月と早くに冬眠し、恒常条件下での冬眠は1年より短い内因性周期を示した。同様の概年リズムは、シマリス、ヒツジ、ヤギ、サルでも認められている。

概年リズムの振動体の局在は不明である。また、同調因子もよくわかっていない。Gwinner (1986)は、概日リズムは恒常条件下で減衰しやすいこと、同調範囲が広いことから、背後にある振動体の振動力は弱いと考えている。また彼らは、鳥の渡りにみられる概年リズムの研究から、同調因子として概日リズムと同じく光に着目し、光周期と光照度の季節変動によるリズム同調を提唱している。光周期はリズム位相の調節に関係し、光照度の変化は振動の角速度を変えることが想定されている。

サルの血中男性ホルモンに概年リズムが認められている(Wickings and Nieschlag, 1980)。ヒトに概年リズムが存在するか否かは不明であるが、体重の季節変動がフリーランしたと思われる例がうつ病患者で報告されている(Richter, 1965)。また、冬季うつ病が冬眠に類似していることから、ヒトにも概年リズムが存在する可能性はある。

### 2) 概日リズムの季節変動

概日リズムの昼夜変化への同調は光条件により変化するので、季節変動の一部は概日リズムの光同調の季節変化で説明される。総論で述べたように、リズム同調は環境周期と内因性周期の差を光による位相反応で解消することで達成される。位相反応は照度や光パルスの長さなどの光条件によって変化するので、季節によりリズム同調の変化が予想される。なお、リズム同調は内因性周期の変化によっても変わる。概日リズムの内因性周期が季節により変化していることを示唆する成績がある(Wirtz-Justice et al., 1984)。

#### ① 日長変化

日長(明期の長さ)と概日リズムの光同調には一定の関係が認められる。図6は、飼育室の照明条件をLD 12：12からLD 18：6(長日条件)、あるいはLD 6：18(短日条件)に変えたときの、ラット行動リズムを示したものである(Inagaki et al., 2007)。大きな変化は活動時間の長さと活動期の

開始あるいは終了の位相にみられる。長日条件では，活動時間が短縮し，活動終了時間が明期にずれ込んでおり，短日条件では，活動時間は若干延長し，活動開始位相が大幅に後退している。24時間の中で，明期と暗期の長さの比をLD比（明暗比）という。例えば，明期12時間，暗期12時間の明暗条件はLD比が1，明期16時間，暗期8時間の条件はLD比が2となる。

図7は様々な動物で行われたLD比実験の結果をまとめたものである（Aschoff, 1979）。概日リズムの位相変化に注目すると，動物により3種類のパターンが認められる。1つは概日リズムの位相が明期の開始（Lon）と平行して動くもの，リズム位相が明期の終了（Loff）と平行するもの，リズム位相が明期あるいは暗期の中点（Mid）と平行して動くものの3群である。また，いずれの群でも明期がある長さを超えるとリズム位相が大きく変化する（位相ジャンプ）。3群の差異は，基本的には概日リズムの同調に必要な位相反応が主としてLonで得られているのか，Loffで得られているのか，それともLonとLoffの両者で得られているかによる。すなわち，位相前進反応で24時間に同調する概日リズムはLonを同調刺激として用いるので，Lonとリズム位相には一定の関係が維持され，位相後退反応で同調する概日リズムはLoffを同調刺激として用いるので，Loffとリズム位相に一定の関係が維持される。リズム同調がLonとLoffの2つの刺激の和で達成される概日リズムは，LonとLoffの中点とリズム位相に一定の関係が維持される。3種類の同調様式は，概日リズムの内因性周期と位相反応曲線の形で決定される。ヒトでは，LD 8:16とLD 16:8でメラトニンリズムが比較されている（Wehr, 1991）。

しかし，リズム位相がLonあるいはLoffと必ずしも平行していない例もある。特に，明期が10時間を超えたあたりでリズム位相とLon，Loffとの関係は変わってくる。これは，位相反応が明期の長さに依存して変化する効果が加わったためと考えられる（Pittendrigh and Daan, 1976）。位相反応は明期の長さが長いほど大きくなる。

② 照度

位相反応の大きさは光の照度に依存し，照度が高いほど大きな位相反応が生じる（Boivin et al., 1996）。したがって照度の変化は同調リズムの位相に影響する。いま，光照度が下がったとする。内因性周期が変化しなければ，リズム同調に必要な位相反応の大きさは変わらない。したがって，低照度の光刺激が以前と同じ大きさの位相反応を起こすより早いリズム位相にくるまで，概日リズムは移動し，光刺激がその位相に一致したときリ

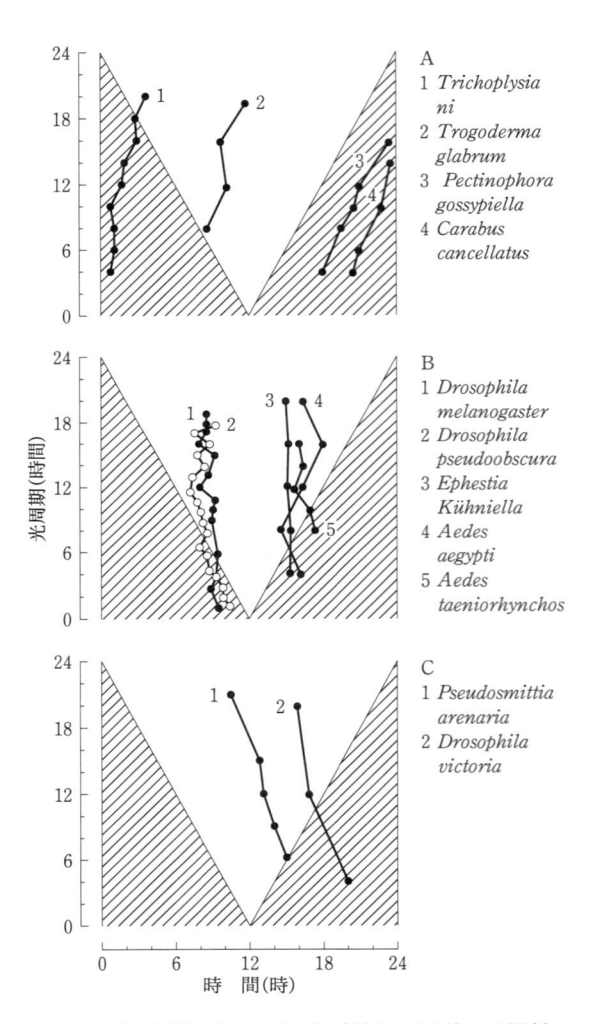

**図7** 様々な種におけるリズム位相とLD比との関係。リズム位相が明期終了と平行しているもの（上段），明期の中点と平行しているもの（中段），明期の開始位相と平行しているもの（下段）

A
1 *Trichoplysia ni*
2 *Trogoderma glabrum*
3 *Pectinophora gossypiella*
4 *Carabus cancellatus*

B
1 *Drosophila melanogaster*
2 *Drosophila pseudoobscura*
3 *Ephestia Kühniella*
4 *Aedes aegypti*
5 *Aedes taeniorhynchos*

C
1 *Pseudosmittia arenaria*
2 *Drosophila victoria*

ズム同調が達成される。その結果,概日リズムは光刺激に対し位相後退する。

ヒト概日リズムの位相反応も照度により変化することが示唆されている。事実,日中低照度下で3日間生活させた場合と高照度下で3日間生活させた場合では,血中メラトニンリズムの位相は前者で後退している(Hashimoto et al., 1996)。冬季に概日リズムの位相が後退することの原因の一部は,日中の照度の低下にあると考えられる。

③ 内因性周期

リズム同調に必要な位相反応は環境周期と内因性周期の差であるので,光条件が一定であっても,内因性周期が変化するとリズム同調も変化する。ヒト概日リズムの内因性周期が季節により変化していることを示唆する成績があり,内因性周期は春に短く,秋から冬にかけて長くなる(Wirtz-Justice et al., 1984)。したがって,秋から冬にかけてはリズム同調により大きな位相反応が必要となり,光に対し概日リズムの位相は後退する。概日リズムの位相が冬季に後退していることの原因の1つは,内因性周期の延長にあるかもしれない。

3) E,M振動体

ラットなど夜行性齧歯類の行動リズムに関して,行動の開始位相を駆動するE振動体と終了位相を駆動するM振動体が提唱され,2つの振動体の結合状態から活動リズムのスプリッティグや光周期の変化に伴う活動時間の短縮延長が説明されている(Pittendrigh and Daan, 1976)。E振動体とM振動体の局在は不明であるが,両者とも視交叉上核内に存在するとの説が有力である。E振動体とM振動体は光に対する位相反応性が異なると予想され,2振動体の相互作用により活動期の長さが変化すると考えられる(Inagaki et al., 2007)。

ヒトの概日リズムにも,E,M振動体を想定すると説明しやすい現象が報告されている。3日間,日中の6時間を低照度下で過ごした後と,高照度下で過ごした後ではメラトニンリズムの形が異なり,高照度下で過ごした場合は夜間メラトニンに上昇位相が2時間ほど前進したが,下降位相には差はなかった(Hashimoto et al., 1996)。高照度光に対する反応がメラトニン上昇位相と下降位相では異なることが示唆される。また,高照度光パルスに対する位相反応にもメラトニン上昇位相と下降位相では反応が異なることが報告されている。また,短日条件下で長期間生活すると,夜間メラトニンリズムが2相性になるとの報告もある(Wehr, 1991)。

## (4) 極地における生体機能の季節変動

極地では,冬季は太陽が昇らず終日暗く,夏季は太陽が沈まず,白夜となる。光環境の極端な季節変動を示す極地において概日リズムの季節変動が調べられているが,結果は研究により異なる。北極圏に位置するトロムサで,軍事施設に勤務する兵士の概日リズムが四季を通して測定されたが,明確な季節変動は認められなかった(Weitmann et al., 1979)。一方,南極で越冬した環境保護団体メンバーを対象とした研究では,隊員の睡眠覚醒リズムが冬にフリーランするのを認めている(Kennaway and Van Drop, 1991)。また,南極のドーム基地ふじで越冬した日本人隊員8人を対象とした研究では,フリーランした1人を除いて,睡眠覚醒リズムの位相は四季を通して変化しなかった。一方,血中メラトニンリズムの位相は冬に4時間ほど位相後退した(図8)(Yoneyama et al., 1999)。

極地における概日リズムの季節変動の程度と被験者の生活とには一定の関係が推測される。すなわち,毎日の勤務スケジュールが厳格に設定されている軍隊では,季節変動はほとんどみられず,一方,比較的自由に生活できた環境保護団体メンバーでは,冬季に概日リズムがフリーランした。軍隊ほどではないが,過酷な環境のドーム基地ふじで越冬した隊員の日課はかなり厳密であり,睡眠覚醒リズムに季節変動はなかったのはそのため

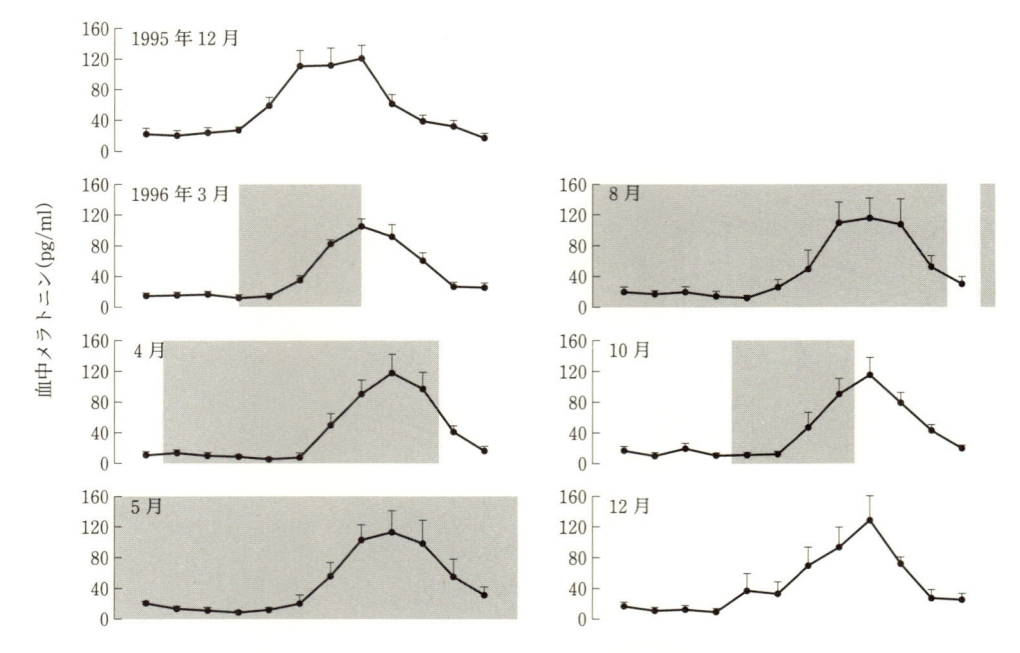

図8 南極における血中メラトニンリズムの季節変動。網掛け部分は暗期を示す。値は8人の平均値である

と考えられる。また，血中メラトニンリズムには冬季に位相後退が認められたが，その程度は札幌市で観察された位相後退とほぼ同程度であった。これらの結果から，概日リズムの季節変動は生活スケジュールにより大きな影響を受けていることが推測される。生活スケジュールは被験者の就床と起床のタイミングを規定し，結果的に，被験者が人工照明に暴露される時間帯を決定している。

したがって，人工照明の照度が十分に明るいと，ヒトの概日リズムは生活スケジュールによって規定される明暗サイクルに影響される。極地における研究結果が大きく異なるのは，被験者の概日リズムが自然の光環境と人工の光環境の双方によって影響されるので，環境に暴露される度合いによってどちらかの環境の影響がより強く出るためと考えられる。

## おわりに

種が季節変動に適応できるか否かは，生存圏の拡大を賭けた大きな課題であった。人類は季節にかかわる問題，少なくとも生存にかかわる問題は解決し，それにしたがって人体機能の季節変動はその振幅を急速に減じている。しかし，一方では快適性や利便性を追求した人工的環境に依存することの弊害も指摘され始めている。特に，人工的光環境は自然の昼夜変化だけでなく，昼夜変化の季節変動にも影響している。すなわち，自然の季節変動と人工照明による生活スケジュールの狭間に，生物時計の機能障害が発生している。光環境の季節変化は環境生理学の新しい課題として登場している。

## 参考文献

Agishi, Y. and Hildebrandt, G. (1989) Chronobiological Aspects of Physical Therapy and Cure Treatment. Hokkaido University Medical Library Series Vol. 22, Sapporo.

Aschoff, J. (1979) Circadian rhythms: influences of internal and external factors on the period measured in constant conditions. Z. Tierpsychol. 49(3): 225-249.

Aschoff, J. (1981) Annual rhythms in man. In: Handbook of Behavioral Neurobiology, 4. Biological Rhythms, (ed.) J. Aschoff, Plenum Press, New York, pp. 475-487.

Bojkowski, C. J. and Arendt, J. (1988) Annual changes in 6-sulphatoxymelatonin excretion in man. Acta. Endocrinol. (Copenh) 117(4): 470-476.

Behall, K. M., Scholfield, D. J., Hallfrisch, J. G., Kelsay, J. L. and Reiser, S. (1984) Seasonal variation in plasma glucose and hormone levels in adult men and women. Am. J. Clin. Nutr. 40: 1352-1356.

Boivin, D. B., Duffy, J. F., Kronauer, R. E. and Czeisler, C. A. (1996) Dose-response relationships for resetting of human circadian clock by light. Nature 379: 540-542.

Davis, T. R. and Johnston, D. R. (1961) Seasonal acclimatization to cold in man. J. Appl. Physiol. 16: 231-234.

Erikssen, J. and Rodahl, K. (1979) Seasonal variation in work performance and heart rate response to exercise. Eur. J. Appl. Physiol. 42: 133-140.

Gwinner, E. (1986) Circannual Rhythms: Enogenous Annual Clocks in the organization of seasonal processes. Zoophysiology vol. 18, Springer-Verlag, New York.

Hashimoto, S., Kohsaka, M., Nakamura, K., Honma, S. and Honma, K. (1996) Midday exposure to bright light changes the circadian organization of plasma melatonin rhythm in humans. Neurosci. Lett. 221: 89-92.

Hata, T., Ogihara, T., Maruyama, A., Mikami, H., Nakamura, M., Naka, T., Kumahara, Y. and Nugent, C. A. (1982) The seasonal variation of blood pressure in patients with essential hypertension. Clin. Exp. Hyper-Theroy and Practice A4: 341-354.

本間研一・本間さと・広重力 (1989) 生体リズムの研究. 北海道大学図書刊行会.

Honma, K., Honma, S., Kohsaka, M. and Fukuda, N. (1992) Seasonal variation in the human circadian rhythm: dissociation between sleep and temperature rhythm. Am. J. Physiol. 262: R885-R891.

Illnerova, H., Zvolsky, P. and Vanecek, J. (1985) The circadian rhythm in plasma melatonin concentration of the urbanized man: the effect of summer and winter time. Brain Res. 328: 186-189.

Inagaki, N., Honma, S., Ono, D., Tanahashi, Y. and Honma, K. (2007) Separate oscillating cell networks in the suprachiasmatic nucleus coupled to dawn and dusk. in submission.

Kennaway, D. J. and Royles, P. (1986) Circadian rhythms of 6-sulphatoxy melatonin, cortisol and electrolyte excretion at the summer and winter solstices in normal men and women. Acta. Endocrinol. (Copenh) 113(3): 450-456.

Kennaway, D. J. and Van Drop, C. F. (1991) Free-running rhythm of melatonin, cortisol, electrolytes, and sleep in human in Antarctica. Am. J. Physiol. 260: R1137-R1144.

Kuroshima, A., Doi, K. and Ohno, T. (1979) Seasonal variation of plasma glucagon concentrations in men. Jpn. J. Physiol. 29(6): 661-668.

Lacoste, V., Spiegel, R., Krauechi, K. and Wirz-Justice, A. (1988) Seasonal rhythms in blood pressure, blood glucose and pupil size in healthy subjects. Expreientia. 44: A34.

Lake, R. (1979) Relationship of sympathetic nervous system tone and blood pressure. Nephron 23: 84-90.

Maruta, N., Natsume, K., Tokura, H., Kawakami, K. and Isoda, N. (1987) Seasonal changes of circadian pattern in human rectal temperature rhythm under semi-natural conditions. Experientia. 43: 294-296.

Ockene, I. S., Chiriboga, D. E., Stanek, E. J., 3rd, Harmatz, M. G., Nicolosi, R., Saperia, G., Well, A. D., Freedson, P., Merriam, P. A., Reed, G., Ma, Y., Matthews, C. E. and Hebert, J. R. (2004) Seasonal variation in serum cholesterol levels: treatment implications and possible mechanisms. Arch. Intern. Med. 164(8): 863-870.

Pengelley, E. T., Asmundson, S. J., Barnes, B., Aloia, R. C. (1976) Relationship of light intensity and photoperiod to circannual rhythmicity in hibernating ground squirrel, citellus lateralis. Comp. Biochem. Physiol. 53A: 273-277.

Pittendrigh, C. S. and Daan, S. (1976) A functional analysis of circadian pacemakers in nocturnal rodents. V. Pacemaker structure: a clock for all seasons. J. Comp. Physiol. 106: 333-355.

Richter, C. P. (1965) Biological Clocks in Medicine and Psychiatry. Charles C. Thomas Publisher, Springfield.

Roenneberg, T. and Aschoff, J. (1990a) Annual rhythm of human reproduction: I. Biology, sociology, or both? J. Biol. Rhythms 5(3): 195-216.

Roenneberg, T. and Aschoff, J. (1990b) Annual rhythm

of human reproduction: II. Environmental correlations. J. Biol. Rhythms 5(3): 217-239.

Rosenthal, N. E., Sack, D. A., Gillin, J. C., Lewy, A. J., Goodwin, F. K., Davenport, Y., Mueller, P. S., Newsome, D. A. and Wehr, T. A. (1984) Seasonal affective disorder: A description of the syndrome and preliminary findings with light therapy. Arch. Gen. Psychiat. 41: 72-80.

佐々木隆 (1982) 健康と気象―環境との調和をめざして. 朝倉書店.

Sasaki, T. (1987) Geographical distribution of basal metabolic rate with remarks to biological equator and circannual peak. Chronobiologia 14: 233.

Suarez, L. and Barrett-Conner, E. (1982) Seasonal variation in fasting plasma glucose levels in man. Diabetologia 22: 250-253.

Van Dongen, H. P., Kerkhof, G. A. and Kloppel, H. B. (1997) Seasonal variation of the circadian phases of rectal temperature and slow wave sleep onset. J. Sleep Res. 6: 19-25.

Wehr, T. A. (1991) The durations of human melatonin secretion and sleep respond to changes in daylength (photoperiod). J. Clin. Endocrinol. Metab. 73(6): 1276-1280.

Wehr, T. A., Giesen, H., Schulz, P. M., Joseph-Vanderpool, J. R., Kasper, S., Kelly, K. A. and Rosenthal, N. E. (1989) Summer depression: Description of the syndrome and comparison with winter depression. In: Seasonal Affective Disorders and Phototherapy, (eds.) N. E. Rosenthal and M. C. Blehar, Guilford Press, New York, pp. 55-63.

Weitmann, E. D., deGraaf, A. S., Sassin, J. F., Hansen, T., Godtlibsen, O. B., Perlow, M. and Hellman, L. (1979) Seasonal patterns of sleep stages and secretion of cortisol and growth hormone during 24 hour periods in northern Norway. Acta. Endocrinol. 78: 65-76.

Wickings, E. J. and Nieschlag, E. (1980) Seasonality in endocrine and exocrine testicular function of the adult rhesus monkey (Macaca mulatta) maintained in a controlled laboratory environment. Int. J. Androl. 3: 87-104.

Wirtz-Justice, A., Wever, R. A. and Aschoff, J. (1984) Seasonality in freerunning circadian rhythms in man. Naturwissenschaften 71: 316-319.

吉野正敏・福岡義隆 (2002) 医学気象予報. 角川書店.

Yoneyama, S., Hashimoto, S. and Honma, K. (1999) Seasonal changes of human circadian rhythms in Antarctica. Am. J. Physiol. 277: R1091-R1097.

## 1-3 人工的昼夜

### はじめに

　ヒトがまず「時差」を本格的に自覚するようになったのは、1970年代に入ってジェット機による旅客輸送時代が幕を開けてからである。人類は長い進化の過程で1日を24時間とするリズムに心身を適応させる調節機構を発達させてきた。ところが、ジェット機という長距離を短時間で飛び越える技術が、ヒトのサーカディアンリズムの調節能力を超えてしまい、生体内の生物時計が外界の生活時間とうまく適合しないために、種々の心身の不調をきたす状態が認められるようになった。特に時差症候群(時差ぼけ)は、眠気がとんでもない時間帯に生じたり、眠りたいときに眠れないといった睡眠覚醒リズム障害が主要な症状である。海外旅行時に現地で普段の状態では考えられないような失敗を生じることがある。この背景には、海外での不慣れや文化習慣の相違のためばかりでなく、睡眠覚醒リズム障害が原因となっている場合が多い。サミットや首脳会議の際には、先進国では専門家がアドバイザーとして参加し、時差調整をして本会議に臨むのが通例となっている。一方で、現代社会は、コンビニエンスストア、テレビ、インターネットなど24時間眠らない社会を形づくっている。交代勤務は、事務所・工場が長時間操業をするために作業者を2組以上の組に分けて、同じ日の別々の時間帯に交代して勤務する作業形態として発達した。特に交代勤務の中では、深夜勤務が問題となる。現在、交代勤務は公共性、安全性、資本効率の理由から必要不可欠な勤務形態と考えられ、全労働者の約30%程度が交代勤務に従事しているとみられる。交代勤務の代表的な職種としては、看護師・医師などの医療従事者、航空会社の国際線乗務員、タクシーやトラックの運転手、工場労働者・警備員・コンビニエンスストアの24時間営業のスタッフなどがあげられる。近年のスペースシャトルの「チャレンジャー」の爆発事故や、巨大タンカー「エクソンバルデス号」のアラスカ沖座礁事故、スリーマイル島やチェルノブイリの原発事故など世界を震撼させる大きな事故や事件に、交代勤務に関連した24時間の遂行能力の低下やミスが含まれていることがわかっている。特にスペースシャトルの場合は、最高マネージャーのうち2人は打ち上げ決定前の連続3夜は断片的に3時間以下の睡眠であったことが判明しており、この睡眠不足がO-リング(パイプのつなぎ目にはさみ込むゴムの輪)のデータの問題認識の欠如に関係した可能性がNASAの最終報告書に指摘されている。このような問題から、世界中で安全性や経済損失の面でも交代勤務の研究が盛んになってきている。特に、最近の目覚ましい時間生物学研究の進展により、生物時計の障害に基づく問題が従来考えられているより広範に、時には深刻な事態を生じている事実がわかってきている。

### (1) 原因・診断および症状

#### 1) 原因

　時差症候群は、ジェット機という急速輸送手段による脳内の生物時計と現地の生活時間にずれが生じることが1次的な原因である(外的脱同調)。さらに生物時計に支配される体内リズム間にずれ

が生じること(内的脱同調)がより大きな原因となる。時差症候群は、到着直後から2〜3日後により強くなる場合があるが、これは内的脱同調がこのタイミングで一番強くなるためである。これらの脱同調に加え、時差症候群では減圧された低酸素という航空機内の特殊な環境、夜間フライトのための睡眠不足や疲労が重なり症状が形成される(佐々木、1984)。一方、交代勤務の場合は、急速な3交代(8時間)や2交代(12時間)の勤務時間帯の位相変化により、同様のメカニズムで脱同調を生じることになる。ヒトの生体リズムは、時間的な手がかりのない洞窟のような環境で滞在させると、24時間より長い25時間程度の周期を保つことが見出されている(Wever, 1979)。また時差フライトや交代勤務による急激な位相変化を生じる操作を加えたときには、一時的にフリーランを生じ、生体リズムを駆動する振動体同士の結びつき(カップリング)が弱まり、内的脱同調を生じると考えられている。この内的脱同調の所見からヒトの生物時計は、複数の振動体によるものと考えられている。体温、メラトニンなど強固な振動体と睡眠覚醒リズムなどのように比較的弱い振動体があり、この強固なリズムを刻む振動体を、早く新しいスケジュールの時間帯に合わせることが、時差フライトや交代勤務時の重要な治療上の戦略となる。2つの振動体の生み出すリズム、特に、体温やメラトニンリズムと睡眠との関係は、ヒトの睡眠を考える上で重要である。体温リズムがピークにある午後2〜3時は、睡眠の持続は短く、逆に体温リズムが最低値を示す午前3〜4時には、眠りやすく、持続時間も長くなる。もともと24時間より長い周期をもつ生物時計は、絶えず外界の生活時間である24時間に合わせる努力を必要とする。生物時計に影響を及ぼす因子(同調因子)としては、光、社会的同調因(会話、遊び、仕事など)、音、温度、湿度などがあるが、現在は高照度の光(2500 lx以上)がヒトの場合には一番重要と考えられている(Lewy et al., 1980)。隔離実験により高照度の光を照射したタイミングと生体リズムの変化した大きさを図にしたものが、位相反応曲線(phase response curve：PRC)で、照射される時刻により位相変化の方向や大きさが異なる点は注意する必要がある。照射のタイミングが主観的朝方では、体温リズムなどを前進させる作用があるのに対し、主観的夜方には後退させる作用がある(Honma and Honma, 1988)。この脱同調状態は、時差症候群の場合は、時差地到着の初日には外的脱同調が一番大きく、1週から10日間で自然に脱同調状態は解消する。それに対し交代勤務の場合は、脱同調状態はなかなか自然には解消せず、次のローテーションに入れば新たな脱同調を繰り返すことになり、慢性的・持続的に脱同調状態が続く違いがある。

## 2) 診断基準

時差症候群と交代勤務による睡眠覚醒障害は、2006年に改定された『睡眠障害国際分類第2版(The International Classification of Sleep Disorders, 2nd edition: ICSD-2)』(American Academy of Sleep Medicine, 2006)では体内時計に関連したサーカディアンリズム障害に基づくと考えられる病態の一群にまとめられている(表1)。このうち睡眠相後退症候群は、睡眠相(入眠時刻と起床時刻)が慢性的に遅れた状態を示し、明け方に入眠し、午後遅く目覚めることを繰り返す病態である。社会的に望ましい時刻に起きることができず、学業や仕事を辞める場合も多く、必要に応じて何とか睡眠覚醒スケジュールを前進させて社会生活を維持できる夜型生活者とは区別される。非24時間睡眠覚醒症候群は、通常の生活環境で

表1 サーカディアンリズム睡眠障害(ICSD-2分類、2006年)

| | |
|---|---|
| 睡眠相後退症候群(睡眠相後退型) | 327.31 |
| 睡眠相前進症候群(睡眠相前進型) | 327.32 |
| 不規則睡眠覚醒型 | 327.33 |
| 非24時間睡眠覚醒症候群(非同調型：フリーラン型) | 327.34 |
| 時差症候群(時差型) | 327.35 |
| 交代勤務による睡眠障害(交代勤務型) | 327.36 |
| 医学的状態によるサーカディアンリズム睡眠障害 | 327.37 |
| その他のサーカディアンリズム睡眠障害(特定不能) | 327.39 |
| その他のサーカディアンリズム睡眠障害(薬物あるいは物質常用) | 327.85 |
| その他のサーカディアンリズム睡眠障害(アルコール常用) | 327.82 |

末尾の数字は分類上のコード番号を示す。

隔離実験時にみられるフリーランリズムのように約25時間周期の睡眠覚醒リズムを示す障害である。このため一定の時刻に入眠したり，起床することが困難で，夜間の不眠や昼間の眠気のため社会生活に支障をきたす時期が周期的に出現する。これらの新しい症候群は，日本にいながら外界の生活時間と体内の生物時計がうまく睡眠時間帯を合わせることができず，時差症候群と同じ症状を呈することになる

ここでは，時差症候群と交代勤務による睡眠障害を取り上げ，その具体的な診断基準を示しておく。

① 時差症候群(時差型(時差障害))によるサーカディアンリズム睡眠覚醒障害(327.35)の診断基準
　A．少なくとも2つの時間帯域を通過する時差旅行後に関係して生じる，不眠または過度の眠気が主訴としてある。
　B．旅行後の1～2日以内に日中の遂行能力の低下，全身倦怠感，胃腸機能障害などの身体症状がある。
　C．この障害は，他の睡眠障害，つまり医学的・神経学的疾患，精神障害，治療薬や常用物質障害によってはうまく説明できない。

② 交代勤務によるサーカディアンリズム睡眠覚醒障害(307.45-1)の診断基準
　A．通常の睡眠時間帯に重なった，反復する仕事のスケジュールに時間的に関係して生じる，不眠や過度の眠気が主訴としてある。
　B．これらの症状は少なくとも1ヶ月以上の経過をもつ交代勤務に関係して生じる。
　C．少なくとも7日以上の睡眠記録あるいは行動計によるモニター(睡眠日誌を記録)で，サーカディアンリズムと睡眠覚醒の乖離が認められる。
　D．この障害は，他の睡眠障害，つまり医学的・神経学的疾患，精神障害，治療薬や常用物質障害によってはうまく説明できない。

3) 臨床症状

それでは具体的に時差や交代勤務によるサーカディアンリズム障害が，どのような症状を示し，どのような要因により変化するのかをみてみる。

① 時差症候群の主症状

佐々木のパイロット257人による調査では，「時差症状あり」としたパイロットは257人中227人(88.3%)に達し，時差症状の内訳は，睡眠障害(67.3%)，眠気(16.7%)，精神作業能力低下(14.4%)，以下疲労感，食欲低下，ぼんやりする，頭重感，胃腸障害，眼精疲労などが認められた(表2)(佐々木，1984)。睡眠障害は，夜間の中途覚醒が52.0%で一番多く，次が入眠困難で30.9%であった。睡眠ポリグラフ研究の結果は，REM睡眠の出現が東西のフライトの方向で異なっていた。西行フライトでは，REM睡眠が増加し，REM睡眠潜時，REM睡眠の持続が長くなる傾向が認められ，しばしばSOREMPs(sleep onset REM sleep periods)が認められた。一方，東行フライトではREM睡眠は減少し，中途覚醒や早朝覚醒が多く，睡眠障害はより高度であった(Sasaki et al., 1986, 1993)。

② 交代勤務による睡眠障害の主症状

精神科を受診した交代勤務者157人を検討したところ，105人は心身症様症状を示し，72人(68.6%)が睡眠覚醒障害，次に17人(16.2%)がめまいや立ちくらみなどの自律神経症状，さらに吐き気，下痢などの消化器症状などがみられた(表3)(佐々木・高橋，1990)。これらの症状は，交代勤務と時間的な関連をもって発症・増悪し，1/3

表2　パイロットにおける時差ぼけ症状と発生率(佐々木，1984より)

| | 時差症状 | 人数 | % |
|---|---|---|---|
| 1 | 睡眠障害 | 173 | 67.3 |
| 2 | 日中の眠気 | 43 | 16.7 |
| 3 | 精神作業能力低下 | 37 | 14.4 |
| 4 | 疲労感 | 27 | 10.5 |
| 5 | 食欲低下 | 26 | 10.1 |
| 6 | ぼんやりする | 24 | 9.3 |
| 7 | 頭重感 | 15 | 5.8 |
| 8 | 胃腸障害 | 11 | 4.3 |
| 9 | 目の疲れ | 6 | 2.3 |
| 10 | その他(覚醒困難，吐き気，いらいらなど) | 8 | 3.1 |

時差症状がある　227人(88.3%)　　　(n=257)
時差症状がない　25人(9.7%)
無記入　　　　　5人(1.9%)

は交代勤務の継続が困難であった。睡眠ポリグラフを用いた研究では、交代勤務者の睡眠は睡眠時間の短縮、中途覚醒と睡眠段階1の増加、REM睡眠の分断化、REM睡眠潜時の短縮などの特徴がみられた。交代勤務に対する睡眠時間を調べた調査では、正午から夕方にかけての昼間睡眠では睡眠時間が短縮されていることがわかった。睡眠時間の長さや入眠しやすさは、体温リズムの影響を受け、体温が高い昼間睡眠は、短く入眠しにくいことがわかる。交代勤務者1000人の平均睡眠時間は、日勤の7.6時間に比較し、早朝勤務は5.7時間、夜勤は4.3時間と極端に短縮していた(表4)(Akerstedt, 1984)。さらに、睡眠障害の訴え(入眠障害、睡眠維持困難、熟眠障害など)は、早朝勤務と夜勤で高率であった。

この2つの障害は、共通の脱同調という生理的な基盤を有するため、臨床上は睡眠覚醒障害、作業能力低下、消化器症状という3大症状が認められる。

表3 交代勤務者にみられる症状(佐々木・高橋, 1990より改変)

| 症状の種類 | 人数 | % |
| --- | --- | --- |
| 不眠, 過眠など(睡眠覚醒障害) | 72 | 68.6 |
| 倦怠感など(自律神経系) | 17 | 16.2 |
| 食欲低下など(消化器系) | 5 | 4.8 |
| 腰痛, 肩こりなど(筋骨格系) | 4 | 3.8 |
| 息切れなど(呼吸器系) | 3 | 2.8 |
| ドキドキ感など(循環器系) | 2 | 1.9 |
| その他 | 2 | 1.9 |

症状がある 105人(66.9%) (n=157)
症状がない 52人(33.1%)

表4 交代勤務における睡眠障害の訴え率と睡眠時間(Akerstedt, 1984より)

| 睡眠障害の訴え | 日勤 | 早朝勤務 | 夜勤 |
| --- | --- | --- | --- |
| 入眠障害(%) | 5 | 26 | 29 |
| 睡眠維持困難(%) | 9 | 32 | 54 |
| 熟眠障害(%) | 9 | 41 | 61 |
| 騒音(%) | 2 | 10 | 22 |
| 睡眠時間(時間) | 7.6 | 5.7 | 4.3 |

日勤(午前8時始業)、早朝勤(午前6時)、夜勤(午後11時)の8時間勤務の1000人の訴え。

## (2) 時差症候群と交代勤務による睡眠障害への高照度光の応用

### 1) 2つの実験系(フィールド実験とシミュレーション実験)

時差症候群や交代勤務の研究をする場合に、フィールド実験とシミュレーション実験の選択の問題がある。時差フライトと交代勤務は、ともに外界の同調因子の設定と個体側の生物時計に関連した位相操作といった共通する要因が多い。しかし、各実験系にはメリット、デメリットがある。フィールド実験の場合は、同調因子の条件のコントロールが十分できないことや検査項目や被験者の人数の制限を受けてしまう。それに対しシミュレーション実験では、条件のコントロールや広い検査ポイントを設定できるが、フルレンジの同調因子への暴露が生理的・社会的に困難で現実性が低くなるという問題点がある(Monk et al., 1988)。さらに時差症候群では、航空という特殊環境の問題や、実施上の経済的な問題がある。いかに海外旅行が安価になった時代とはいえ、フライトは非常に高価な実験費用を必要とする。さらにフィールド実験では、実験場所の確保や実験器具の搬入の問題がある。一方、シミュレーション実験の場合は、生体リズムをシフトさせるのに特殊な設備や知識が必要となる。外界の環境的時間手がかりを遮断できる実験設備(生活住居型隔離実験室)が必要となる。このような問題のため、時差症候群や交代勤務の問題を研究する場合には、目的に応じてフィールド実験とシミュレーション実験を組み合わせながら現在まで研究が発展してきた歴史がある。シミュレーション実験では、フィールド実験と比較しながら、シミュレーションできる条件とできない条件を厳格に区別してその結果を解析する必要がある。

### 2) 時差フライトや交代勤務に影響する因子

高照度光以外に以下のような要因が、時差フライトや交代勤務に関係することがわかっている。

① リズムを再同調させる方向

時差症候群では，東西行フライトの方向が，交代勤務の場合は，日勤→夕勤→夜勤の順向性かその逆の方向の逆行性かのシフトする方向が問題となる。時差症候群は，南北方向では生じない。ヒトの生体リズムは24時間より長い周期をもつため位相後退の方が，時差フライトでは西行きフライトが，交代勤務では順向性の方向が再同調しやすいことがわかっている(佐々木，1984)。

② 朝型と夜型

朝型(午前中から活動的なタイプ)と夜型(夕方に活動のピークがあるタイプ)を比較すると，時差，交代勤務とも夜型の方が耐性が強いことがわかっている(Sasaki et al., 1986)。

③ 年齢

時差症候群の場合は，中高年群と青年群を比較すると，中高年群では睡眠効率低下，早朝覚醒傾向増大，昼間の覚醒度の低下，眠気・疲労感増加が認められた(Moline et al., 1992)。交代勤務の場合も生体リズムの年齢が高いものほど，適応しにくいことが知られている。

④ 性格傾向

時差症候群では神経質水準の高い人，内向性の人では，回復に時間がかかるとする報告がある。一方，交代勤務についても，内向性より外向性の性格で適性が高いとする報告がある。外向性の方が，新しいシフトへの再同調を助ける社会的同調因子に暴露される割合が高いためと考えられている。

⑤ 仮眠

交代勤務の場合，仮眠は夜勤時にとることが可能であれば，眠気による作業能率の低下防止とアンカー睡眠といったサーカディアンリズムの安定化のために重要である(Minors and Waterhouse, 1981)。時差症候群の場合も同様な機序が想定されるが，仮眠はタイミング，持続時間などにより主観的な夜の回復睡眠を妨げる可能性があり，仮眠の戦略的方策は今後の大きな課題である。

時差症候群や交代勤務には，以上の多くの要因が関係するが，光環境，特に生体リズムの位相をリセットする高照度光について多くの研究が集積

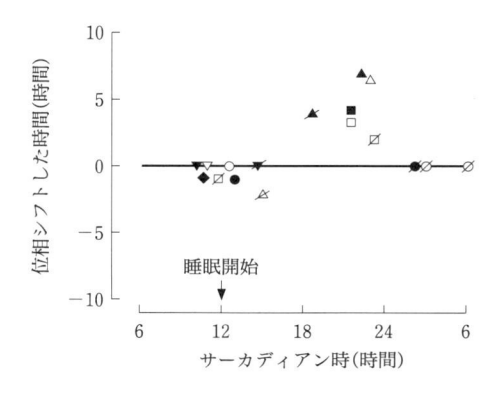

**図1** 高照度光パルスに対する睡眠覚醒リズムの位相反応曲線。位相反応は，定常状態で測定。横軸は，サーカディアン時(CT)を示し，睡眠開始位相をCT12としてある。縦軸は，シフトした位相の大きさで基線より上(プラス)が位相前進，基線より下(マイナス)が位相後退を示す。同一記号は，同じ被験者から得られた位相反応である(Honma and Honma, 1988より)

され，一部は実用化されている。

1970年代までヒトの生体リズムの同調因子は，光より社会的同調因子が重要であると考えられてきた。しかし，1980年Lewyらによりヒトの夜間のメラトニン分泌は500 lxの低照度光では抑制されないが，2500～3000 lxの高照度光であれば抑制されることが示され，ヒトにおいて高照度光に対する反応性が確認された(Lewy et al., 1980)。さらにHonmaらにより高照度光の生体リズムに与える位相反応曲線が明らかにされ，主観的朝方に光を浴びると位相は前進し，主観的夜方に浴びると後退することがわかってきた(図1)(Honma and Honma, 1988)。

以上のような事実を踏まえ，高照度光療法の作用機序についても次第に解明され，人工的な高照度光が，時差症候群や交代勤務の位相変化の再適応に応用されてきている。

### 3) 時差症候群と高照度光

時差症候群への高照度光の応用を考える際に，まず考えなくてはならない点は，実際の時差フライトした場合に被験者がどのような照度環境で時差症状に暴露されているのかを調査することであろう。また自覚的な症状だけでなく，なるべく鋭

敏でマスキングの影響を受けにくい生体リズムの指標を用いて，時差症候群でどのような変化が生じているのかを調べることである．

　Feve-Montange らは，シカゴーブリュッセル往復でメラトニンを含む多くのホルモンリズムを調べた結果，西行きフライトでは到着1日目に2〜5時間の位相後退するのに対し，東行きフライトでは明らかな位相前進は認められず，両フライト後11日目には時差地に再同調を完了したと報告している(Feve-Montange et al., 1981)．しかしこの実験では，採血時や行動時の自然光の条件がどの程度コントロールされているのかが不明であり，そのモニタリングも十分に実施されていない．そこでわれわれは，まず時差8時間の米国西海岸のロサンゼルスで，時差症候群により脱同調したリズムがどのように変化しているかいう点を調べた(Takahashi et al., 1999)．被験者は健康な成人男性6人(29〜45歳)であった．90分間隔で24時間にわたる採血を日本で実施した後，現地到着の1日目と5日目に同様の採血を実施した．部屋の照度条件は，睡眠期にフットライト使用で50 lx 以下とし，覚醒期に窓を暗幕カーテンで覆った上，室内灯使用で500 lx 以下とした．活動量は光センサー付きアクチグラフでモニターした．行動は昼寝の禁止，単独行動の禁止，睡眠は現地時刻24〜8時に限定し，食事は全員同じ時間帯に摂取した．運動は外出時の散歩程度とし，激しい運動は避けるように指示した．

　ロサンゼルスでは，外出時はすべて晴天であったが到着後の太陽光により被験者の暴露を受ける照度が1万〜3万 lx に達した．メラトニンリズムを解析すると，時差症候群の解消の仕方に順行性と逆行性の2つの再同調パターンがあった．6人のうち4人は順行性，1人は逆行性の再同調を示したが，残り1人は位相変化が小さく，わずかな順行性を示したのみであった(図2)．再同調の速度は，第5日目までを比較すると，順行性を示した4人の平均値は 326.0 分(1日あたり 65.2 分)であった(表5)．

　この結果から，ロサンゼルスなど時差がつらい東行きフライトでは太陽光を浴びる時間帯を工夫

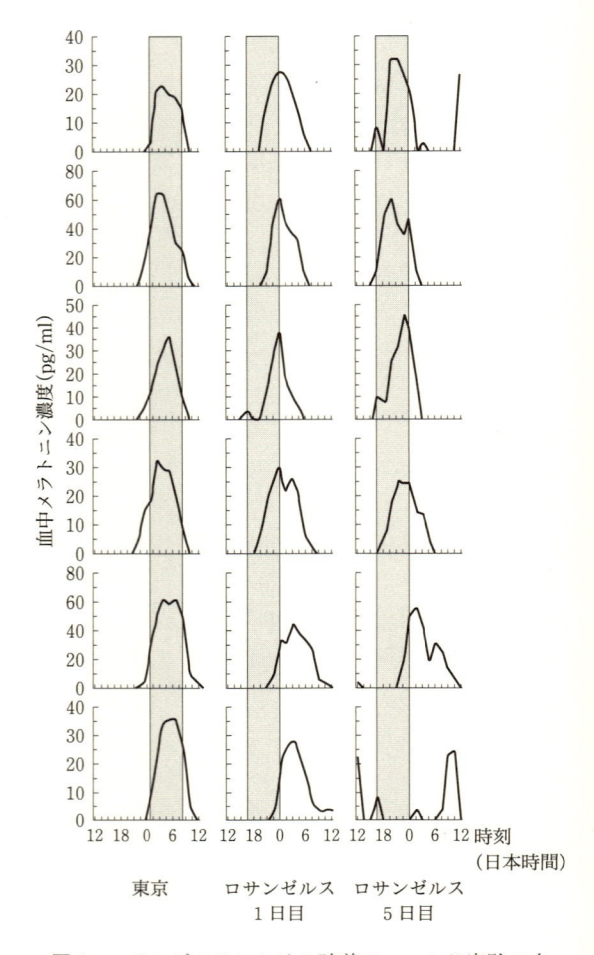

**図2**　ロサンゼルスにおける時差フィールド実験の血中メラトニンリズムの変化．被験者6人の24時間(90分ごと)採血による血中メラトニンリズムを示す．左側は，東京でのベースライン，中央はロサンゼルス1日目，右側はロサンゼルス5日目の結果である．1つの図は横軸が日本時間の時刻(時)を，縦軸は血中メラトニン濃度(pg/ml)を示す．網掛け部分は，それぞれ現地での夜間睡眠時間帯を示す．上側から4人は，ロサンゼルス5日目でメラトニンリズムの位相がほぼ現地の睡眠時間帯に重なっている(順行性再同調)が，上から5例目はほとんど位相が変化しておらず，上から6例目は逆方向に再同調したため，夜間の睡眠時間帯には到達していない(逆行性再同調)(Takahashi et al., 1999 より)．

すれば，到着後の再同調を速めることができ，時差症状を軽減させる可能性が高いと考えられた．また，時差ぼけの個人差を，順行性と逆行性という血中メラトニンリズムの再同調の違いから解明できることがわかり，初めてこの個人差という重要な問題への手がかりがつかめた．逆行性再同調

表5 ロサンゼルスへの時差フライトと血中メラトニンリズムの位相変化(位相変化の大きさは,東京出発後5日目で計算)(Takahashi et al., 1999 より) (分)

| 被験者 | 上昇位相 | ピーク位相 | 下降位相 |
| --- | --- | --- | --- |
| 1 | 357.2 | 450.3 | 403.8 |
| 2 | 376.8 | 314.9 | 345.8 |
| 3 | 339.8 | 340.7 | 340.3 |
| 4 | 270.0 | 198.2 | 234.1 |
| 平　均 | 336.0 | 326.0 | 331.0 |
| 1日換算 | 67.2 | 65.2 | 66.2 |
| 5 | 70.2 | 65.0 | 68.0 |
| 6 | −472.7 | −181.0 | −327.0 |

被験者6のマイナスは逆行性の再同調を示す。被験者5もほとんど再同調が進行しないため,この2例は平均換算時には除いた。

を示した一例は,時差8時間を24−8＝16時間分を位相後退する方向で再同調するため,時差症状は重く,また症状の持続期間も長く続いた。

　時差がさらに大きくなる場合は,どのように変化するのであろうか。特に昼夜が日本とほぼ逆転するニューヨーク(時差11時間)へ東行きフライトを行ったとき,血中メラトニンリズムはどのように変動するだろうか。上記と同じ被験者を含む健康な成人男性8人(29〜47歳)で,ロサンゼルスの場合と同様の実験を行った(Takahashi et al., 2001)。その結果,メラトニンリズムは,8人中7人で逆行性,1人で順行性に再同調した(図3)。ニューヨークでは,順行性が時差11時間であるが基本的には時差13時間の逆行性が優勢な再同調のパターンであった。逆行性に再同調する速度は,第5日目で1日あたり平均60.8分であった。ニューヨークに到着後は太陽光により被験者は暴露されるが,晴れたときには,照度が1万〜1万5000 lx であった。この照度暴露のタイミングからロサンゼルスとニューヨークでの差異をみると,ロサンゼルスではメラトニンの上昇する位相で比較的高照度の光を浴びているのに対し,ニューヨークではメラトニンの下降する位相で比較的高照度の光を浴びていた。この高照度光を浴びるタイミングの差異が,ニューヨークでは逆行性に再同調した大きな要因と考えられる(図4)。

　この研究から西海岸の場合とは異なり,米国東海岸ではほとんどの人が位相後退をする方向(逆

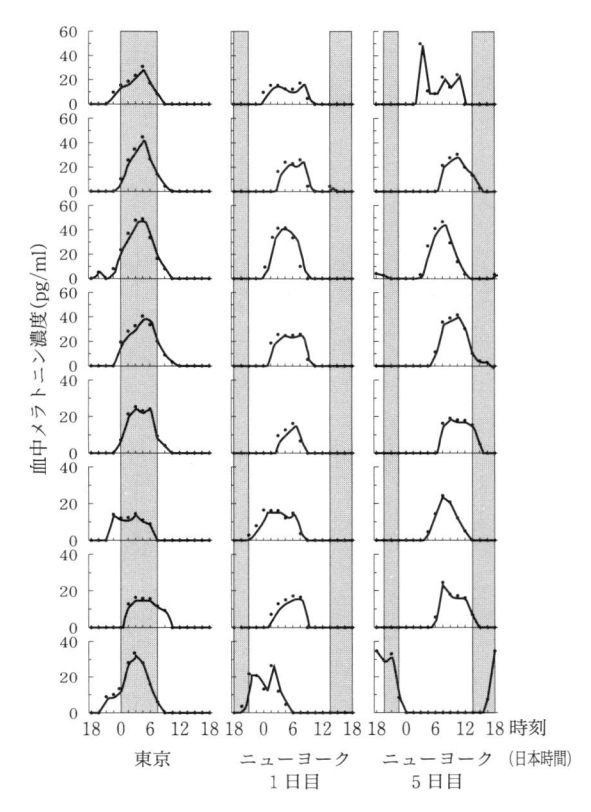

図3 ニューヨークにおける時差フィールド実験の血中メラトニンリズムの変化。被験者8人(6人はロサンゼルスの実験に参加)の24時間(90分ごと)採血による血中メラトニンリズムを示す。左側は,東京でのベースライン,中央はニューヨーク1日目,右側はニューヨーク5日目の結果である。1つの図は横軸が日本時間の時刻(時)を,縦軸は血中メラトニン濃度(pg/ml)を示す。網掛け部分は,現地の夜間睡眠時間帯を示す。ニューヨークは時差が大きいため,5日目でもメラトニンリズムの位相は,現地の睡眠時間帯に重なっていない。ロサンゼルスと異なり,上から7例は位相後退(ニューヨークは東行きフライトのため本来は位相前進)して再同調した(逆行性再同調)(Takahashi et al., 2001 より)

行性)で再同調することが明らかとなった。このため,東海岸での時差症候群の軽減には,再同調の方向性を考えた上で,高照度光を利用する必要があると考えられる。

　時差11時間の西行きフライトについて,同じプロトコルにより同一被験者で調べた(Takahashi et al., 2003)。ロンドンの場合は,血中メラトニンリズムは位相後退して再同調した。メラトニンの位相変化の大きさは,5日目には8人の平均

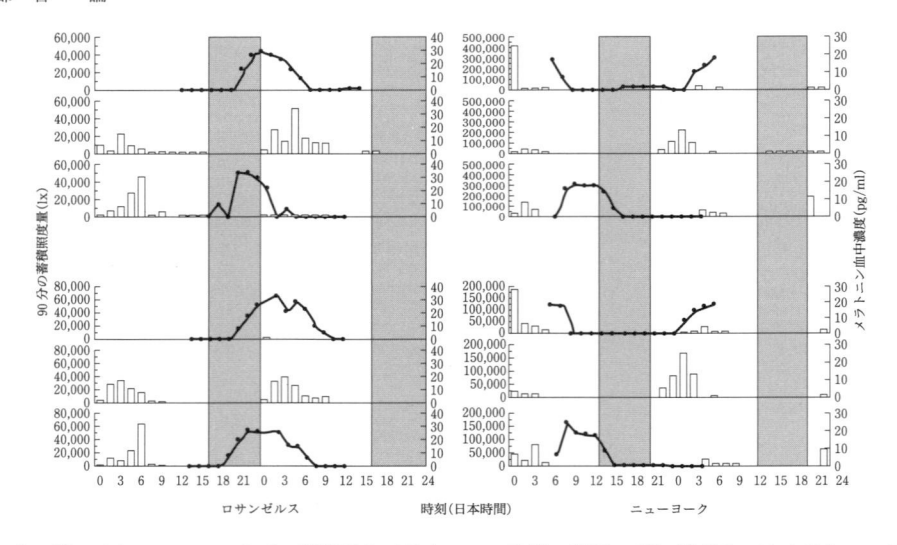

**図4** ロサンゼルスとニューヨークでの照度量とメラトニンの位相の関係。折れ線グラフはメラトニンリズムを，棒グラフは90分間暴露された累積加算した照度を示す。各グラフは，48時間(2日)並べて表示してある。網掛け部分は，現地の夜間睡眠時間帯を示す。右側2段はニューヨーク，左側2段はロサンゼルスでの変化を示す。1日目，5日目のメラトニンのピークをつなぐと，ロサンゼルスの場合はピークの下降期(位相前進相)に，ニューヨークの場合はピークの上昇期(位相後退相)に，それぞれ照度量の多い部分が認められる(Takahashi et al., 2003 より改変)

で1日あたり52.4分あった(表6)。位相後退する西行きフライトの方が，東行きフライトより通常は位相変化の幅は大きいといわれているが，照度条件を1日あたりの累積した照度量で比較すると，ロンドンは，8月の下旬の季節であったが，曇りの日が多く，明らかに今回の実験では照度が少なかった(図5)。時差フライトの方向より照度量が，位相変化の大きさに影響していたと考えられる。以上の結果から時差症候群に影響を与える要因には，時差フライトの到着時間帯，時差地の照度と生体リズムの位相の関係が非常に重要なことがわかった。

Lewyらによってヒトの夜間のメラトニン分泌が高照度光により抑制される事実が報告される以前に，1974年のKleinらの報告は照度に関する

**表6** ロンドンとニューヨークの時差フライトと血中メラトニンリズムの位相変化(西行きフライト：ロンドン(LDN)，東行きフライト：ニューヨーク(NYC))(Takahashi et al., 2003 より) (分)

| 被験者 | 上昇位相 LDN | 上昇位相 NYC | ピーク位相 LDN | ピーク位相 NYC | 下降位相 LDN | 下降位相 NYC |
|---|---|---|---|---|---|---|
| 1 | 157.5 | 112.5 | 253 | 184.5 | 348.4 | 250.4 |
| 2 | 385 | 349.8 | 420.1 | 386 | 455.1 | 422.2 |
| 3 | 153.3 | 255.4 | 174.5 | 212.4 | 195.8 | 169.4 |
| 4 | 81 | −439.4 | 144.3 | −459.6 | 207.7 | −479.7 |
| 5 | 189.5 | 375 | 219.2 | 315.5 | 249.1 | 315.9 |
| 6 | 215 | 379.4 | 227.7 | 402.4 | 240.4 | 425.4 |
| 7 | 280.5 | 481.2 | 195.8 | 362.4 | 111.1 | 243.5 |
| 8 | 389 | 328 | 342.7 | 266.2 | 296.3 | 204.4 |
| 平均 | 231.4 | 325.9 | 261.9 | 304.2 | 263 | 290.2 |
| (1日換算) | 46.3 | 65.2 | 52.4 | 60.8 | 52.6 | 58 |

マイナスは，逆方向からの再同調を示す(1人のみ順行性)。この例は平均から除いた。

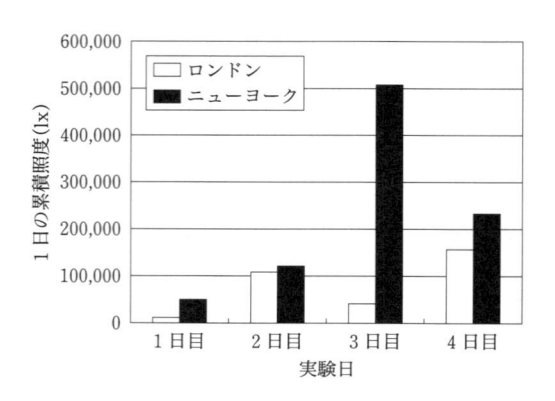

**図5** ロンドンとニューヨークにおける照度量の比較。8月下旬〜9月上旬にどちらも実験を実施しているが，実験3日目は明らかにニューヨークでの照度の暴露量が多かった(Takahashi et al., 2003 より改変)

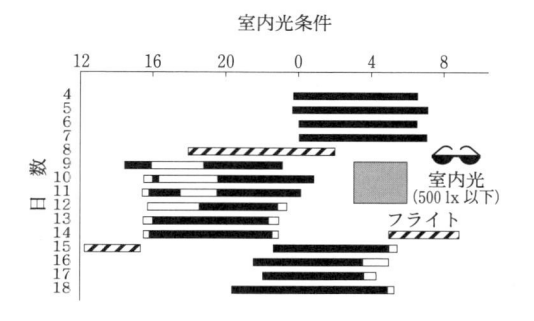

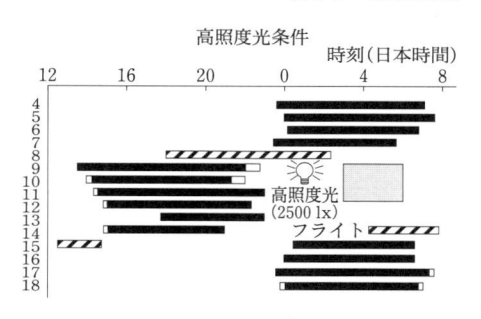

**図6** 時差症候群への高照度光の応用。左図は室内光条件(濃い網掛け)，右図は高照度光照射条件(淡い網掛け)である。横軸は日本時間の時刻，縦軸は実験の日数を示し，黒い横の棒線が睡眠時間を示す。8日目に日本からサンフランシスコへフライトし，8時間分睡眠相が位相前進した。左図では，白抜きの中途覚醒や入眠障害が認められるが，右図ではほとんどみられない(Sasaki et al., 1989 より)

重要な所見を含んでいたと考えられる(Klein and Wegmann, 1974)。彼らは，時差症候群の解消のため，被験者を2つのグループに分け，1つは日中室内で過ごすことを指示し，2つ目のグループは，戸外で過ごすことを教示して，時差症候群の症状の軽減を調べた。結果は，戸外で過ごしたグループより日中室内で過ごしたグループの方が，時差症状がより重症であった。しかし1974年当時は，ヒトの生体リズムに関して光の効果は否定的であったため，彼らはこの差異が生じた原因として，社会的同調因子の接触の過多が影響したと解釈した。しかし，現在の高照度の効果を考えると，この結果には戸外の太陽光が影響した可能性がある。

実際にフィールドで人工的な照度条件を工夫して時差症候群解明への試みがいくつかなされている。Wever は2人の対象者に時差6時間の西行きフライトをシミュレーションした状況において高照度光と低照度光の効果について体温を指標にして比較した(Wever, 1985)。体温リズムは，高照度光により現地への適応が早いことを示した。一般に現地での再適応は東行きフライトが困難であり，西行きフライトは比較的解消が楽な方向であるため，この結果はそのフライトの方向が問題となる。Sasaki らは，健康男子4人(29〜37歳)が日本での基準記録後，時差8時間のサンフランシスコへ東行(位相前進)フライトし，2人は低照度実験として現地の最初の3日間は 500 lx 以下の照度のホテル内で過ごさせた。残り2人は，高照度実験として，最初の3日間は現地時間 11〜14時(日本時間 3〜6時)に 2500 lx 以上の高照度光を照射して睡眠構造の相違を検討した(Sasaki et al., 1989)。最初の4夜の結果は，高照度群に比べ低照度群で中途覚醒が多く，睡眠効率が低下した。つまりタイミングを考慮した高照度光により時差症候群の睡眠障害を改善した可能性が考えられた。しかし，この実験では，被験者の人数が2人ずつと少なく断定的なことはいえない(図6)。Honma らによっても実験室での8時間の位相前進後の再同調において，自覚的朝方の高照度光照射が効果的であったとの報告がなされた(Honma et al., 1987)。しかし，5日間かけて9時間の位相の後退を行った後に急激に9時間の前進をさせた場合の高照度光の位相前進効果は明らかではなかったという高照度光の効果を認めなかった報告もある(Deacon and Arendt, 1996)。

以上をまとめると，高照度光を時差地でうまく浴びることは時差症状の解消に有効である可能性が高い。特に，フィールドでの照度は曇り空のときでも 5000 lx を超える高照度が得られることがわかっている。その点を考えると，部屋に閉じこもるなどの極端な対照群と比較しないと，高照度光照射の効果は認められにくい可能性がある。さらに，時差のフィールド実験では，機内照度の過ごし方や時差地到着後の不適切な太陽光暴露を避けるような適切な遮光の問題を研究していく必要がある。

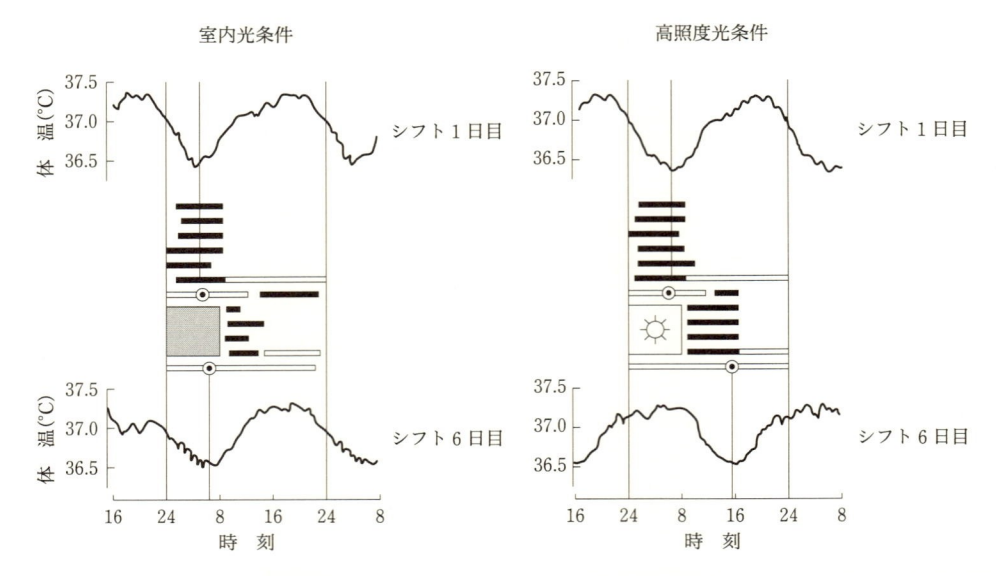

図7 交代勤務者への高照度光の応用。左図は室内光条件，右図は高照度光条件を示す。横軸は時刻，縦軸は実験の日数を示し，黒い横の棒線が睡眠時間を示す。最上段と最下段の曲線は体温リズムを示し，その間の横の棒線は睡眠覚醒リズムを示す。室内光条件では，シフト後は体温リズムはほとんど位相変化せず，睡眠も短縮化した。一方，高照度光条件では，体温リズムの最低温は，シフト後でシフト前と同じように睡眠後半に出現し，夜勤中の睡眠持続時間が長かった(Czeisler et al., 1990 より)

## 4）交代勤務による睡眠障害と高照度光

時差症候群と同様に実験室で人為的に位相変化させた環境下では，高照度光は新たなリズム位相へリセットする効果が確認されている。Czeislerらは10人の被験者に4日間の夜間作業(0～8時)を行わせ，半数には作業中に7000～1万2000 lxの高照度光を照射し，残りの半数には通常の室内照明(150 lx)下で作業を行わせた(Czeisler et al., 1990)。夜間作業開始前と終了後に，コンスタントルーチン下で，体温，自覚的覚醒度，計算能力，血中コルチゾールなどの指標を用いてリズムを測定した。その結果，対照群では位相の変化はほとんどみられなかったが，高照度光照射群ではリズムが9時間程度位相後退し，活動リズムが夜間の作業時間帯にほぼ同調していた(図7)。時差症候群に対し，交代勤務の場合は屋内の照明下で勤務することが多く，また交代勤務の勤務ローテーションも人為的に組まれている。この交代勤務における光環境の研究は，基本的にはシミュレーション下で同調因子をコントロールし，照度条件を調べた研究が多い。この実験には被験者の体温のフリーラン周期が，通常の1日24時間より短い23.7時間という例外的なケースで，位相後退を目指すシフト勤務に都合のよい症例が用いられている。また，高照度光照射の前提となる光位相反応の仮定条件が，無限大の位相後退や前進をもたらすtype 0の光位相反応曲線に基づく説明がなされている点などいくつかの問題点があるが，交代勤務者に対する高照度光の有効性を初めて具体的に示した報告である(Czeisler et al., 1989)。同じ年にDawsonとCampbellは3日間の23～8時の夜間作業を行わせ，最初の夜勤時に高照度光を照射した群と対照群とを比較した実験を行っている(Dawson and Campbell, 1991)。その結果，照射群においては体温リズムが有意に後退し，睡眠構築も良好で交代勤務によく適応していたことを報告した。その後Eastmanらは，夜勤の前半6時間に5000 lxを2日間照射し，「通勤時間帯」に太陽光に暴露しないように遮光ゴーグルを着用した場合は，対照群より体温最低点出現時刻は2.3時間後退するが，遮光ゴーグルを着用しない場合は，対照群より体温最低点出現時刻が2.8時間前進することを報告した(Eastman et al.,

1994, 1995)．この「通勤時間帯」の遮光ゴーグルの着用は，実際の応用面で重要な問題を提起している．「通勤時間帯」の太陽光暴露のタイミングが，体温最低点出現時刻より遅い時刻に相当する．この場合は，位相反応曲線から考えると，位相前進相に交代勤務者を太陽光にさらすことになるからである．

高照度光照射は間歇的でも効果がある．5000 lx の高照度のパルス光を照射し，夜勤明けのゴーグル着用を実施した場合に，交代勤務後4〜8日目に体温の最低温出現時刻は3.1時間後退し，昼間睡眠が0.7時間増加して，連続照射と同様に交代勤務に適応しやすくなることが報告されている(Baehr et al., 1999)．このゴーグルによる遮光という光暴露と反対の効果を積極的に考える見方もある．光照射より位相変化は小さいが，遮光あるいは睡眠が午前からのときは位相後退となり，午後・夕方からのときは位相前進となることが示されている．これらの効果を得るには6〜8時間の遮光あるいは睡眠を必要とする．遮光と睡眠のどちらが強く作用するかは不明であるが，この問題は夜勤明けや休日の光環境は睡眠とともに，交代勤務への適応にとって重要な要因であることを示している．

高照度光は，生体リズムの位相変化に影響せず，交代勤務にあまり有効ではないとする報告もある．Costa らは，明るい光(2350 lx)と通常の照明(20〜380 lx)の照射を比較し，体温やメラトニン分泌が高照度光で影響されないことを報告している．ただ自覚的な疲労や眠気は多少改善し，文字キャンセルテストでみた作業能率は効率がよくなるとしている(Costa et al., 1993)．Daurat らも，1000〜2500 lx の光を12〜14時間単回暴露した結果は，覚醒度や作業能率は差がないか軽度の改善しか得られないと報告している(Daurat et al., 2000)．特に，徹夜してシフトを完成する場合には，シフト前半には高照度光照射の効果はあるものの，シフト後半は覚醒度，気分，動機付けが著しく低下することを報告している．Costa, Daurat とも高照度といっても2500 lx 前後のあまり高くない照度であることが関係するのかもしれない．最近の研究では，高照度光だけでなく，それにカフェインや運動を組み合わせて夜勤への適応を高める試みも行われている(Babkoff et al., 2002; Barger et al., 2004)．夜勤の場合には，いったいどの程度新しいスケジュールに再同調すると翌日のパフォーマンス，覚醒度，気分に良い影響が出るのであろうか．Crowley らは，健康若年成人67人に，シフト勤務時に高照度光を照射し，外出時にはサングラスを装着させ，昼間の睡眠時は照度を暗くした条件下で，体温リズムや睡液メラトニンを測定し，翌日の心理行動的なテストを行っている(Crowley et al., 2004)．ここで注目すべきことは，パフォーマンスや気分からみると，昼間睡眠に完全再同調(睡眠の後半に体温リズムの最低点が出現するように位相後退が進む)しなくても，部分的に再同調(昼間睡眠の前半部分に最低体温の出現時刻が後退する)すれば，有意な差がなかったことである．このことは，交代勤務に対する高照度光照射が，新しいスケジュールの睡眠時間帯に体温リズムがとりあえず部分的に再同調することを目標とすればよいことを示している．

実際の職場で高照度光を利用した対策がすでに導入され，いくつか報告されている．米国の化学工場労働者は，12時間勤務で4日間ずつの日勤・休日・夜勤・休日という16日間周期の交代勤務スケジュールであった．彼らに夜勤中に4000〜8000 lx の高照度の光を6時間以上照射した場合，高照度光開始3ヶ月後には，夜勤中の覚醒維持困難は高照度光対策導入前より40%減少したにもかかわらず，スタンフォード眠気尺度による自覚的眠気は導入後の方が高いという相反した結果が得られた(Budnick et al., 1995)．その理由として，スタンフォード眠気尺度で測定した自覚的眠気は，MSLT などで測定される客観的な眠気と解離する場合があることが考えられる．一方，夜勤中には覚醒度や気分の改善のほかに，夜勤明けの生活の支障(54%)，まぶしさ(38%)，睡眠障害(31%)，頭痛(15%)などの問題点が認められた．最終的に高照度光照射を支持しない割合が56%に対し，支持する割合は33%と少なかった．

この調査は，実験室の結果と実際のフィールドの結果が一致しない非常に興味深い報告であるが，調査の時期や方法をさらに検討する必要がある。またCostaらは，看護師の交代勤務に対し2350 lxの高照度光を1時間程度短時間照射した結果，夜勤2日目には，眠気・気分・作業能率に改善が認められたが，体温やメラトニンのリズムは有意に変化しなかったと報告している(Costa et al., 1993)。この1つのローテーションに過度に適応しない結果は，連続夜勤日数が2日であるラピドローテーションを組む看護師にとって望ましい結果でもあり，それぞれの交代勤務スケジュールを考えて，高照度の光照射を計画する必要がある。海底油田掘削労働者は，プラットフォームと呼ばれる海上の日光から遮断された特別な環境で働いている。交代勤務スケジュールは，連続2週間の日勤と夜勤とから構成されており，この研究では30分間，1万lxの比較的高照度の光照射が夜勤初日から4日間と，夜勤明けの休日初日から4日間に行われた(Bjorvatn et al., 1999)。光を浴びるタイミングは，位相後退させるために，体温の最低点出現時刻より早くなるように計画した。実際の暴露の開始時刻は，夜勤初日は3：30～5：50の間で，休日初日は14：00～15：30の間であった。さらに照射開始のタイミングを夜勤では1時間ずつ，休日では2時間ずつ後退させた。自覚的眠気や睡眠の質は，夜勤よりも休日で改善がみられた。高照度光照射によって，休日の生活への再同調が促進されたと考えられた。また，夜勤中の休憩時間である午前3時からの20分間に2500 lxの光照射を自動車製造工場労働者に行った報告もある(Lowden et al., 2004)。夜勤は連続6週間続き，光照射は最初の4週間実施された。対照群と比べて，光照射を受けた群は夜勤中の眠気が低下したが，引き続く昼間睡眠の長さには差がなかった。BoivinとJamesは，夜勤専属の看護師に対し実際の職場で働きながら3000 lx以上の高照度光照射を毎夜6時間ずつ12日間続け，その前後で，体温リズム，唾液メラトニンリズムをコンスタントルーチンで測定比較した。高照度光照射で，2時間以上の大きな位相後退が得られたと報告している(Boivin and James, 2002)。

以上の交代勤務の報告をまとめると，高照度光の照度は，確実な効果，光の副作用，経済性などを考慮すると3000～5000 lx程度で十分な効果があると考えられる。照射の持続時間については，長時間行っても効果が増加するわけではなく，むしろ交代勤務の前半を中心に，できれば体温リズムなどを参考にして1～2時間程度実施すれば効果が得られる可能性が高い。交代勤務のローテーションは，日本のようにラピドローテーションを組む場合は，あまり完全な再同調を目標としない方がよい。むしろ部分的な再同調(体温リズムの最下点が昼間睡眠の時間帯に含まれる程度)を目標とした方が，次のローテーションへの位相変化を速やかにすると考えられる。また，勤務場所と自宅との移動時は，体温リズムが上昇する位相の時間帯にあたる場合は遮光が有効かつ必要である。

### 5) 筆者らの実施したシミュレーション実験

9人の健康男子(22～24歳)の被験者に参加してもらい，15日間の隔離実験にて第4日目に徹夜をさせ，食事，睡眠覚醒スケジュール，ヒトとの接触という同調因子すべてを8時間前進させるシフト実験を行った(Honma et al., 1995; 高橋, 1995)。この実験では，同一被験者に1回は主観的朝方に3時間5000 lxの高照度光をシフト後連続して照射し，もう1回はそのまま500 lx以下の室内光で，それぞれ10日間実験室で過ごさせ，高照度光照射による睡眠構造の相違と血中メラトニンリズムの再同調過程を検討した。このシミュレーション実験では，60分ごとの24時間採血を，シフト前とシフト後第2日目，5日目，8日目目の4回設定し，再同調時のメラトニンリズムの変化を調べた。メラトニンリズムの再同調の仕方から9例中2例は，同調因子の位相変化と逆方向からの(逆行性)再同調を示し，9例中7例は同調因子の位相変化と同じ方向からの(順行性)再同調を示した(図8)。睡眠構造の変化としては，睡眠前半のREM睡眠が高照度光実験では早く再同調し，高照度光がREM睡眠の再同調を速めた可能性が

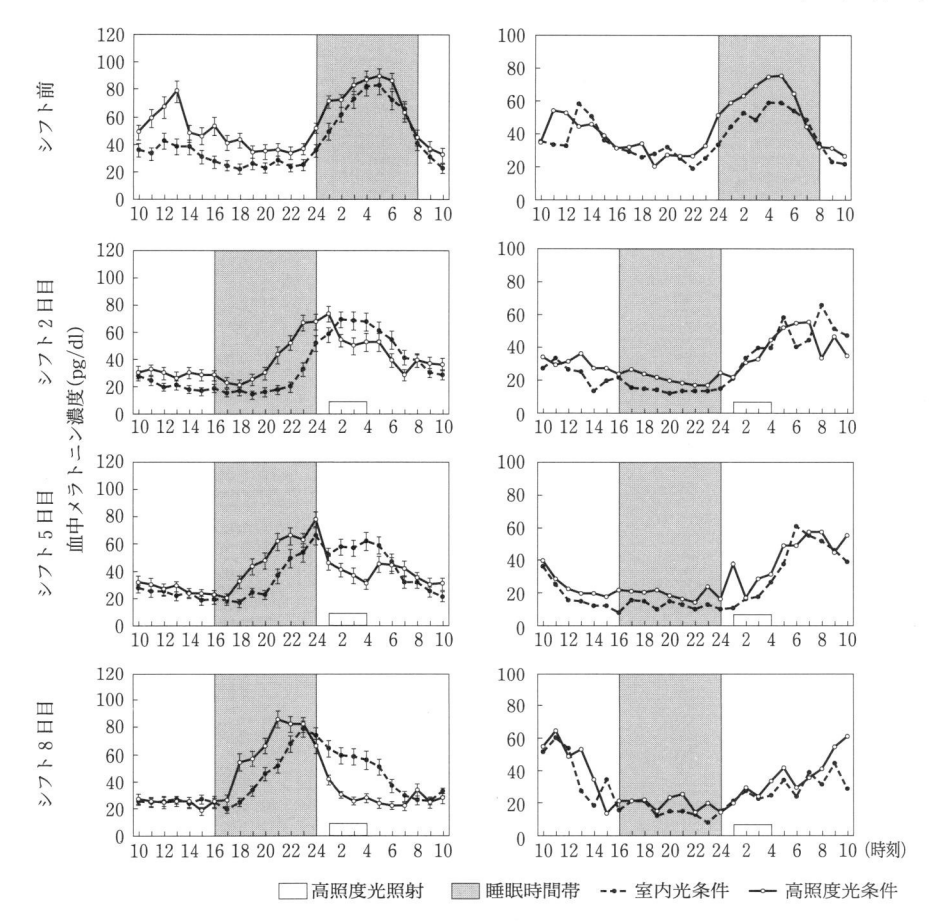

**図8** 時差シミュレーション時の2つの同調の仕方。左図は血中メラトニンリズムが位相前進して再同調する順行性再同調を，右図はメラトニンリズムが位相後退する逆行性再同調を示す。黒丸破線は室内光条件，白丸実線は高照度光条件を示す。網掛け部分が睡眠時間帯を示し，左図では高照度光条件の方が早く位相が前進していた (Honma et al., 1995 より)

示された(図9)。これは，高照度光が強い振動体に駆動されると考えられる REM 睡眠出現量を調整し，睡眠内のコンポーネントに対してもより早い回復をもたらすと考えられる。

さらに仮眠をとらない10時間の位相後退をシミュレーションした交代勤務では，7人の健康な大学生被験者が参加した。勤務開始時の午後6時から4時間 2500～3000 lx の高照度光を照射する条件と室内光でそのまま過ごさせる条件の2条件を同一被験者に実施した。客観的な眠気の指標である MSLT では，高照度光照射条件で有意にスコアが増加し，自覚的な眠気が改善していた(図10)(高橋, 2004)。

以上，高照度光照射の効果はどのタイミングで照射するか，照射の持続時間，照射の仕方など少しずつ異なっているものの，いずれの実験系からも高照度光の有用性が示されている。ただし，その効果の作用機序としては，生体リズムに対する高照度光の位相変化作用が最も考えられるが，照射後早期の効果については，直接の脳への興奮覚醒作用を考える必要がある。高照度光照射は，心拍や筋交感神経活動など自律神経系を介して，交感神経興奮をもたらすことが報告されている (Myers and Badia, 1993)。このような交感神経系の活動レベルの上昇が，脳の興奮状態，つまり覚醒傾向をもたらす可能性が考えられている。

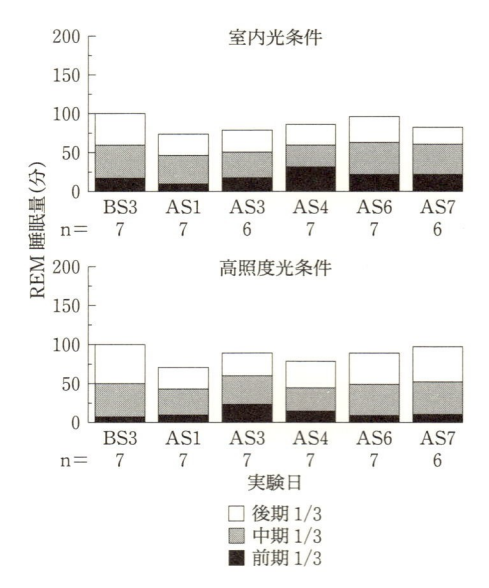

図9 血中メラトニンリズムが順行性再同調を示した7例の3分割法でみたREM睡眠の変化。上段が室内光条件，下段が高照度光条件を示す。全体のREM睡眠量のうち，黒い部分が前半1/3，網掛け部分が中期の1/3，白い部分が後半1/3を示す。横軸はシフト前(BS)とシフト後(AS)の日数，縦軸はREM睡眠量(分)を示す。nは被験者数を示し，REM睡眠量はその平均である。シフト前にはREM睡眠は前半に少なく，後半に多いパターンを示したが，シフト後は高照度光により早くシフト前のパターンに回復した(高橋，1995より)

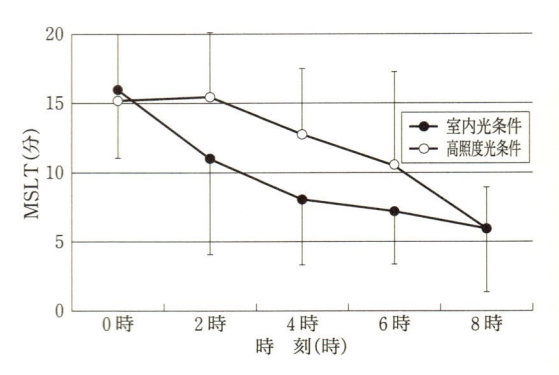

図10 交代勤務シミュレーションにおける眠気(MSLT)の変化。折れ線の上段が高照度光条件，下段が室内光条件を示し，それぞれ6人の平均値と標準偏差である。横軸は測定時刻(時)，縦軸はMSLTスコア(分)を示す。高照度光により0時と8時以外は，MSLTスコアが高く，眠気が少なかった(高橋，2004より)

## (3) 光環境調整の問題点

　高照度光や遮光は時差や交代勤務を改善させる有力な手段であるが，いくつかの注意点や問題点がある。光の照度照射のタイミングが適切でないと，逆の効果をもたらす可能性がある。照射するタイミングを決めるときに重要となるのは，照射を受ける個人の生体リズムがどのような位相にあるのかという問題である。日常生活下では生体リズムの位相は正確に求められないし，時差症候群や交代勤務者ではそれが一定の位相に存在するかどうかもわからない。比較的簡単に測定できる生体リズムの指標として，体温リズムを用いることが多いが，食事，運動などによりマスキングを受けやすい。正確を期するには血中か唾液中のメラトニンリズム測定が望まれるが，手技が煩雑で健康保険の適用外の検査であり，測定に要する費用が高価なため，一般的ではない。特に，個人差の問題として，時差症候群では逆行性の再同調を生じることはすでに述べた。経済的な問題からは，高照度光照射装置の導入費，維持費などのコストも考慮する必要がある。固定式の装置の場合は，作業中にどのように照射するのか，あるいは時差地にどのように運搬するのかといった問題も生じる。日本では，交代勤務スケジュールは日勤・夜勤などの勤務連続日数が1〜2日で後退するラピッドローテーションが主流である。サーカディアンリズム機構を，夜勤にうまく適応できたとしても，それに続く休日や日勤がすぐに訪れるために1つの勤務形態によく適応することは，不利になる恐れがある。このように完全に夜勤に適応することが，長期的に日中の活動や健康状態にどの

ような影響を及ぼすかについても十分に検討されていない。光環境に関連したこれらの生理学的・心理学的側面を，さらに研究する必要がある（高橋，2001）。最後に，2005年7月スペースシャトル「ディスカバリー」に乗り込んだ野口宇宙飛行士が，STS-114（国際宇宙ステーション組立再開ミッション）のため船外活動を日本人として初めて行った映像の記憶は，まだ生々しい。このスペースシャトルや宇宙基地での活動は，まさに昼夜のサイクルが地球上と異なり，時差や交代勤務の知見を発展させた，次世代の今後検討されるべき人工光環境の1つである。

## 参考文献

Akerstedt, T. (1984) Work schedules and sleep. Experientia. 40: 417-422.

American Academy of Sleep Medicine (2006) The International Classification of Sleep Disorders, 2nd edition, pocket version: Diagnostic and coding manual. American Academy of Sleep Medicine, Westchester, Illinois.

Babkoff, H., French, J., Whitmore, J. and Sutherlin, R. (2002) Single-dose bright light and/or caffeine effect on nocturnal performance. Aviat. Space Environ. Med. 73: 341-350.

Baehr, E. K, Fogg, L. F. and Eastman, C. I. (1999) Intermittent bright light and exercise to entrain human circadian rhythms to night work. Am. J. Physiol. 277: R1598-R1604.

Barger, L. K., Wright, K. P., Jr., Hughes, R. J. and Czeisler, C. A. (2004) Daily exercise facilitates phase delays of circadian melatonin rhythm in very dim light. Am. J. Physiol. Regul. Integr. Comp. Physiol. 286: R1077-R1084.

Bjorvatn, B., Kecklund, G. and Akerstedt, T. (1999) Bright light treatment used for adaptation to night work and re-adaptation back to day life. A field study at an oil platform in the North Sea. J. Sleep Res. 8: 105-112.

Boivin, D. B. and James, F. O. (2002) Circadian adaptation to night-shift work by judicious light and darkness exposure. J. Biol. Rhythms 17: 556-567.

Budnick, L. D., Lerman, S. E. and Nicolich, M. J. (1995) An evaluation of scheduled bright light and darkness on rotating shiftworkers: trial and limitations. Am. J. Ind. Med. 27: 771-782.

Costa, G., Ghirlanda, G., Minors, D. S. and Waterhouse, J. M. (1993) Effect of bright light on tolerance to night work. Scand. J. Work Environ. Health. 19: 414-420.

Crowley, S. J., Lee, C., Tseng, C. Y., Fogg, L. F. and Eastman, C. I. (2004) Complete or partial circadian re-entrainment improves performance, alertness, and mood during night-shift work. Sleep 27: 1077-1087.

Czeisler, C. A., Kronauer, R. E., Allan, J. S., Duffy, J. F., Jewett, M. E., Brown, E. N. and Ronda, J. M. (1989) Bright light induction of strong (type 0) resetting of the human circadian pacemaker. Science 244: 1328-1333.

Czeisler, C. A., Johnson, M. P., Duffy, J. F., Brown, E. N., Ronda, J. M. and Kronauer, R. E. (1990) Exposure to bright light and darkness to treat physiologic maladaptation to night work. N. Engl. J. Med. 322: 1253-1259.

Daurat, A., Foret, J., Benoit, O. and Mauco, G. (2000) Bright light during nighttime: effects on the circadian regulation of alertness and performance. Biol. Signals Recept. 9: 309-318.

Dawson, D. and Campbell, S. S. (1991) Timed exposure to bright light improves sleep and alertness during simulated night shifts. Sleep 14: 511-516.

Deacon, S. J. and Arendt, J. (1996) Adapting to phase shifts. II. Effects of melatonin and conflicting light treatment. Physiol. Behav. 59: 675-682.

Eastman, C. I., Stewart, K. T., Mahoney, M. P., Liu, L. and Fogg, L. F. (1994) Dark goggles and bright light improve circadian rhythm adaptation to night-shift work. Sleep 17: 535-543.

Eastman, C. I., Liu, L. and Fogg, L. F. (1995) Circadian rhythm adaptation to simulated night shift work: effect of nocturnal bright-light duration. Sleep 18: 399-407.

Feve-Montange, M., Van Cauter, E., Refetoff, S., Desir, D., Tourniaire, J. and Copinschi, G. (1981) Effects of "jet lag" on hormonal patterns. II. Adaptation of melatonin circadian periodicity. J. Clin. Endocrinol. Metab. 52: 642-649.

Honma, K. and Honma, S. (1988) A phase response curve for bright light pulses. Jpn. J. Psychiat. Neurol. 42: 167-168.

Honma, K., Honma, S. and Wada, T. (1987) Phase-dependent shift of free-running human circadian rhythms in response to a single bright light pulse. Experientia. 43(11-12): 1205-1207.

Honma, K., Honma, S., Nakamura, K., Sasaki, M., Endo, T. and Takahashi, T. (1995) Differential effects of bright light and social cues on reentrainment of human circadian rhythms. Am. J. Physiol. 268: R528-R535.

Klein, K. E. and Wegmann, H. M. (1974) The synchronization of human circadian rhythms after transmeridian flights as a result of flight direction and mode of activity. In: Chronobiology, (eds.) L. E. Sheving, F. Halberg and J. E. Pauly, Igaku Shoin Ltd., Tokyo, pp. 564-570.

Lewy, A. J., Wehr, T. A., Goodwin, F. K, Newsome, D. A. and Markey, S. P. (1980) Light suppresses melatonin secretion in humans. Science 210: 1267-1269.

Lowden, A., Akerstedt, T. and Wibom, R. (2004) Suppression of sleepiness and melatonin by bright light exposure during breaks in night work. J. Sleep Res. 13: 37-43.

Minors, D. S. and Waterhouse, J. M. (1981) Anchor sleep as a synchronizer of rhythms on abnormal routines. Int. J. Chronobiol. 7: 165-188.

Moline, M. L., Pollak, C. P., Monk, T. H., Lester, L. S., Wagner, D. R., Zendell, S. M., Graeber, R. C., Salter, C. A. and Hirsch, E. (1992) Age-related differences in recovery from simulated jet lag. Sleep 15: 28-40.

Monk, T. H., Moline, M. L. and Graeber, R. C. (1988) Inducing jet lag in the laboratory: patterns of adjustment to an acute shift in routine. Aviat. Space Environ. Med. 59: 703-710.

Myers, B. L. and Badia, P. (1993) Immediate effects of different light intensities on body temperature and alertness. Physiol. Behav. 54: 199-202.

日本睡眠学会診断分類委員会（1994）睡眠障害国際分類診断とコードの手引き．アメリカ睡眠障害連合会診断分類操作委員会編，日本睡眠学会診断分類委員会訳, pp. 8-9.

佐々木三男（1984）時差ボケ．鳥居鎮夫編，睡眠の科学，朝倉書店, pp. 149-183.

佐々木三男・高橋敏治（1990）交代勤務と心身症．心身医学 30：299-307.

Sasaki, M., Kurosaki, Y., Mori, A. and Endo, S. (1986) Patterns of sleep-wakefulness before and after transmeridian flight in commercial airline pilots. Aviat. Space Environ. Med. 57: B29-B42.

Sasaki, M., Kurosaki, Y., Onda, M., Yamaguchi, O., Nishimura, H., Kashimura, K. and Graeber R. C. (1989) Effects of bright light on circadian rhythmicity and sleep after transmeridian flight. Sleep Res. 18: 442.

Sasaki, M., Kurosaki, Y. S., Spinweber, C. L., Graeber, R. C. and Takahashi, T. (1993) Flight crew sleep during multiple layover polar flights. Aviat. Space Environ. Med. 64: 641-647.

高橋正也（2001）概日リズムと交代勤務．神経進歩45：847-858.

高橋敏治（1995）航空医学の基礎研究の現状——時差症候群のフィールド実験とシミュレーション実験を中心に．医学のあゆみ175：211-215.

高橋敏治（2004）2交代制シフト時の高照度光による睡眠と眠気・気分の変化．宇宙航空環境医学41：128.

高橋敏治（2005）高照度光照射が10時間の位相後退シフトにおける夜間睡眠と昼間の眠気・パフォーマンス・気分に及ぼす影響．法政大学文学部紀要51：15-22.

Takahashi, T., Endo, T., Matsunaga, N., Itoh, H., Sasaki, M., Honma, S. and Honma, K. (1994) Effects of bright light on sleep structure associated with phase-advanced shift. Sleep Res. 3 (Suppl. 1): 248.

Takahashi, T., Sasaki, M., Itoh, H., Sano, H., Yamadera, W., Ozone, M., Obuchi, K., Nishimura, H. and Matsunaga, N. (1999) Re-entrainment of circadian rhythm of plasma melatonin on an 8-h eastward flight. Psychiatry Clin. Neurosci. 53: 257-260.

Takahashi, T., Sasaki, M, Itoh, H., Yamadera, W., Ozone, M., Obuchi, K., Matsunaga, N., Sano, H. and Hayashida, K. (2001) Re-entrainment of the circadian rhythms of plasma melatonin in an 11-h eastward bound flight. Psychiatry Clin. Neurosci. 55: 275-276.

Takahashi, T., Sasaki, M., Itoh, H., Yamadera, W., Ozone, M., Obuchi, K., Hayashida, K., Matsunaga, N. and Sano, H. (2003) Comparison of a westward flight and an eastward flight in the circadian rhythms of plasma melatonin. Sleep and Biological Rhythms 1: 163-164.

Wever, R. A. (1979) The circadian system of man. Results of experiments under temporal isolation. Springer-Verlag, New York.

Wever, R. A. (1985) Use of light to treat jet lag: differential effects of normal and bright artificial light on human circadian rhythms. Ann. N.Y. Acad. Sci. 453: 282-304.

## 2. 温　　度

### 2-1　暑熱適応

### はじめに

　ヒトが急性に暑熱環境に暴露されると対暑反応という一連の熱放散を促進する反応が生じ，体温の上昇が抑えられる。ところが，ヒトは反復して暑熱環境に暴露されると対暑反応が強化されて熱放散能が向上し，一定の暑熱負荷に対してより大きな暑熱負荷に耐えられるようになる。すなわち，反復する暑熱負荷によって生体に適応的変化が生じ，暑熱環境下での生存が容易になる。これを暑熱馴化という。暑熱馴化の現象は古くから観察されていたが，近年，体温調節機構の研究が進歩するのと並行して暑熱馴化の機序の解明も進展した。しかし，暑熱馴化の全体像について分子レベルから生体レベルまで統合的に理解されるまでには至っていないのが現状である。本項では，暑熱馴化形成の機序を中心にしてもっぱらヒトの生体レベルでの研究成果について概説する。

### （1）　対暑反応と暑熱馴化

#### 1）対暑反応

　体内で発生した熱は血流によって皮膚に運ばれて外環境に放出される。発生した熱量と放散される熱量は通常平衡していて体温は一定値に維持されている。しかし，暑熱環境に暴露されると熱放散が減少するので体温は上昇する。これに対処して体温を維持するための一連の反応（体温調節反応）が生じる。これらは，主に熱放散を促進するための反応であり，発汗と皮膚血管拡張が含まれる。これらを対暑反応という。暑熱環境への暴露により体温が上昇すると体温調節中枢に入力する温度信号が増える。体温調節中枢は信号を統合して皮膚血管と汗腺に対して指令信号を発し，皮膚血管拡張と発汗を起こす。皮膚血管拡張により皮膚温が上昇して伝導・対流・輻射により非蒸発性熱放散が促進され，発汗により蒸発性熱放散が促進される。その結果，体温の変化が打ち消される方向に動く（図1）。すなわち，対暑反応の主体は熱放散の促進である。また，運動時には筋収縮により多量の熱が産生されて体温を上昇させるので同様な対暑反応が生じる。

　熱放散は，環境温が比較的低いときは非蒸発性手段（皮膚血管拡張）によるものが主体になる。しかし，環境温の上昇とともに非蒸発性熱放散の割合は減じ，蒸発性手段（発汗）による割合が増す。非蒸発性熱放散の量は皮膚温と環境温との差によって決まるので，環境温が皮膚温より高くなると，蒸発性手段が唯一の熱放散経路となる。

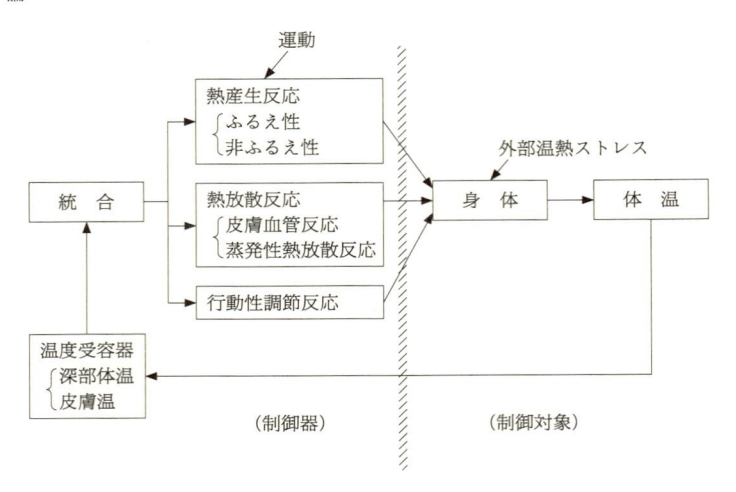

図1 体温調節系のモデル(堀・中山，1987より改変)

## 2）暑熱馴化

繰り返し暑熱環境に暴露されると暑熱環境下での体温調節能力に適応的変化が生じ，主として熱放散能力が向上してくる。これによって対暑反応が強化され暑熱環境に対して生存しやすくなる。このような変化を暑熱馴化という。暑熱馴化には2つの様式がある。その1つは，数日から数週間の暑熱暴露により成立するもので，短期暑熱馴化という。他の1つは，熱帯地方の住民のように長期間の連続した暑熱暴露により成立するものであり，これを長期暑熱馴化という。

季節が存在する地域に居住する人では，夏季には環境温度の上昇に反応して一過性に短期暑熱馴化が成立する。すなわち，季節に応じた適応が生じる（季節馴化）。また，筋運動を繰り返すと，筋収縮により発生する熱が体温を上昇させるので，暑熱刺激となって短期暑熱馴化を成立させる。すなわち，運動訓練者は運動能力のほか暑熱に対する適応能力も向上させている（交差適応）。

## (2) 短期暑熱馴化

同じ強度の暑熱負荷を毎日反復して与えると数日して（通常4〜7日目に）対暑反応が向上してくる。すなわち，暑熱負荷中の心拍数は次第に減少し，深部体温は低下し，発汗量は増加する（図2）。この適応的な変化によって暑熱耐性が増し，より強度の暑熱により長時間耐えられるようになり，さらに暑熱に対する不快感も軽減する。

### 1）暑熱馴化の成立と消退

短期暑熱馴化を実験的に成立させるには，反復して毎日90分程度（60〜120分）の暑熱負荷を加える。暑熱負荷の方法には，毎回一定強度の負荷を加える方法と，負荷強度を調節して深部体温を一定値（38.0℃程度）に維持する方法（controlled hyperthermia）がある。いずれの方法も高湿環境で行う場合と低湿環境で行う場合がある。短期暑熱馴化を成立させる場合，暑熱環境への暴露だけではなく，運動も併せて負荷すると馴化はより強力なものになるとされる（Roberts et al., 1977）。したがって，実験的に暑熱馴化を成立させる場合，暑熱環境下で運動を加えることが多い。運動は通常低強度（40〜60% $\dot{V}_{O_2}peak$）で行う。しかし運動鍛練者の場合，より強い運動にすればより短時間で暑熱馴化が成立することが報告されている（Houmard et al., 1990）。

同じ量の暑熱負荷を毎日一定時間続けると通常

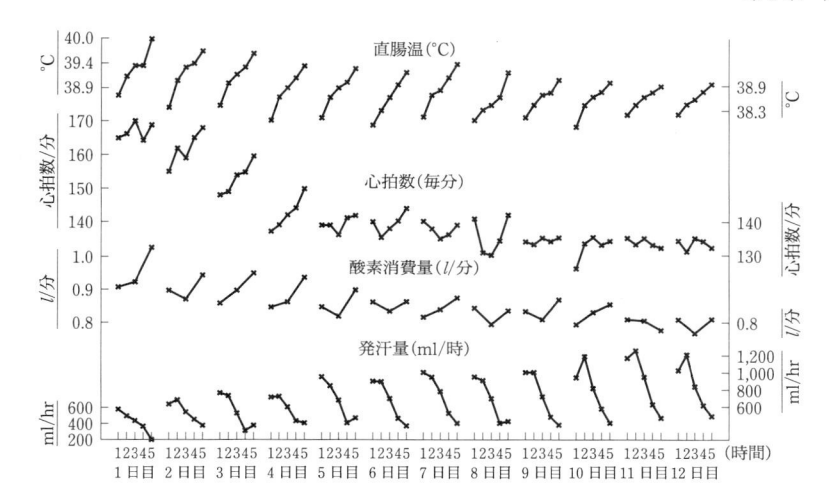

図2 暑熱馴化成立の過程。環境温36.1℃，相対湿度86%の環境下で毎日5時間の中等強度の運動（ステッピング）を反復したときの，直腸温，心拍数，酸素消費量，発汗量の推移を示す。負荷中の直腸温，心拍数，酸素消費量は低下し，発汗量は増加している。発汗量は負荷の1時間までに大きく増加し，その後減少している（発汗漸減現象）（Strydom et al., 1966 より改変）

4〜5日目頃には負荷中の心拍数が減少し始め，7日目頃にはこの減少はほぼ完了する（図2）。心拍数の減少に比べ，深部体温の低下や発汗量の増加はやや遅れるとの報告もある。

暑熱負荷は通常毎日反復するが，間隔が空くと馴化の程度が弱くなる。同じ暑熱負荷（38℃，相対湿度70%の環境下で $\dot{V}_{O_2}peak$ 70%の運動）を連続10日間反復する場合と比べ，1日おきに3週間続ける場合は，心拍数の減少や深部体温の低下の程度が低いことが認められている（図3）（Gill and Sleivert, 2001）。

短期暑熱馴化は一過性であって，いったん成立すると暑熱負荷を繰り返す間は維持されるが，負荷を止めると急速に失われる。一般的には暑熱負荷を止めても1週間程度は維持されるが，3週間で変化はほぼ完全に消退する（Williams et al., 1967）。

## 2）発汗機能

### ① 発汗動態の変化

暑熱馴化により暑熱負荷中の発汗はより早期に発現するようになる。また，同じ体温でみると発汗量は多くなる（Henane and Valatx, 1973; Nadel et al., 1974; 菅屋ら, 1986; Ogawa et al., 1988）。また，体温の上昇に伴う発汗量の増加度（gain）も大きくなるとの報告もある（Fox et al.,

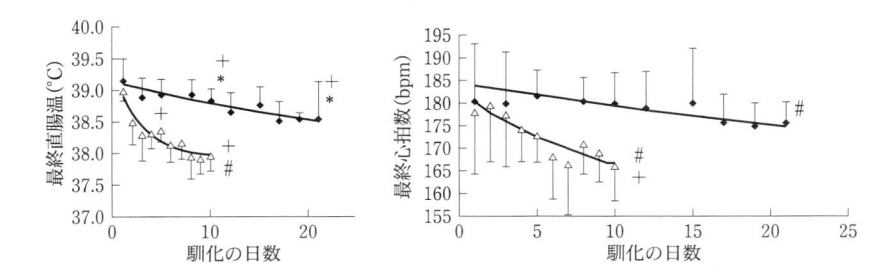

図3 暑熱負荷様式が暑熱馴化成立へ及ぼす影響。暑熱環境下（38℃，相対湿度70%）での運動（70% $\dot{V}_{O_2}peak$ を30分間）を，毎日10日間連続して実施した場合（△）と，ほぼ1日おきに間歇的に実施した場合（◆）の比較。左：直腸温，右：心拍数。＋は第1日目との比較，♯は第5日目との比較，＊は群間の比較，$p<0.05$（Gill and Sleivert, 2001 より）

1963; Nadel et al, 1974)。さらに，最高発汗量も著明に増加する。加えて，暑熱馴化により発汗漸減(hidromeiosis，多量の発汗が続くと発汗量が次第に減少する現象で，汗口がケラチン環の膨潤により閉塞することに起因するとされる)が起こりにくくなる(図2参照)(Fox et al., 1967; Ogawa et al., 1984)。これらによって大量の発汗を長時間持続させることが可能になる。暑熱馴化により，毎時1～2 $l$ にも及ぶ多量な発汗(Kirby and Convertino, 1986)も起こりうる。

　暑熱馴化に伴う発汗量の増加の程度は部位による差が認められている。軀幹に比べ四肢において馴化成立後の増加が著しい(図4)(Höfler, 1968)。四肢の発汗量は暑熱馴化成立前には比較的少ないので，馴化により発汗量の部位差は少なくなる。全身発汗量が同じであれば，部位差が減少すると皮膚の濡れ面積は増加し，汗の蒸発効率は上がる。蒸発量を決定する要因の1つである蒸発係数は，四肢において軀幹より大きい(Höfler, 1968)ことも，蒸発効率の観点から有利である。発汗量分布の四肢への偏位は，4～5日程度の湿性暑熱負荷では認められず，2～3週を要するものらしい(Höfler, 1968; Cotter et al., 1997)。

② 発汗能増大の機序

　暑熱馴化に伴う発汗能増大は，中枢機序と末梢(汗腺)機序を介して起こる。すなわち体温調節中枢(発汗中枢)の活動性が増し，汗腺を駆動するための出力信号(中枢性発汗活動)が増大する機序と，汗腺自体の神経活動に対する感受性が亢進する機序がかかわっている(Fox et al., 1964, 1967; Wyndham, 1967; Nadel et al., 1974; 菅屋ら，1986; Cotter et al., 1997)。

中枢機序：体温調節中枢の活動性の増大はおそらく繰り返す脳温上昇が原因であると考えられ，実際，脳温(鼓膜温を指標として)の上昇を抑制して全身の暑熱刺激を反復負荷すると発汗能の亢進はほとんどみられない(Ogawa et al., 1988)。

　体温調節中枢は，深部体温と皮膚温の情報に基づいて汗腺を駆動する信号(中枢性発汗活動)を発生する(図1)。温度入力の指標として平均体温を，中枢性発汗活動の指標として発汗波(Sugenoya

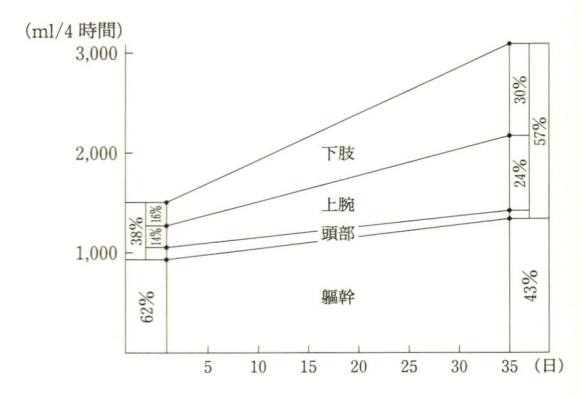

図4　暑熱馴化による発汗量の部位差の変化。軀幹，下肢，腕，顔面と全身の発汗量のパーセント変化を示す。暑熱馴化(環境温36.5°C，相対湿度69% での40分間の運動(8 kpm/sec)による)の35日目のデータ(Höfler, 1968 より)

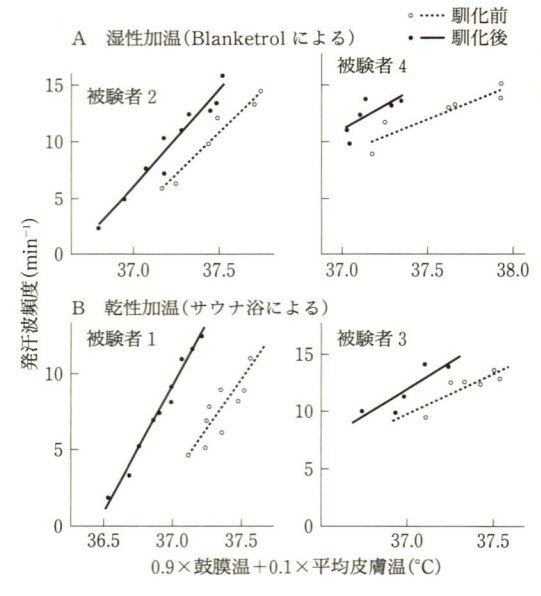

図5　暑熱馴化による発汗波特性の変化。A：湿式加温(Blanketrolによるcontrolled hyperthermia法。直腸温=38.0°C)。B：乾式加温(サウナボックスによるcontrolled hyperthermia法。直腸温=38.0°C)。縦軸は発汗波頻度(中枢性発汗活動の指標)，横軸は平均体温(中枢機構への温度入力の指標)。暑熱馴化により回帰直線は左方に移動する(菅屋ら，1986より)

and Ogawa, 1985)の頻度をとり，その相関(直線)を調べると，暑熱馴化成立により回帰直線は左にほぼ平行に移動する(図5)(菅屋ら，1986; Ogawa et al., 1988)。この所見は，暑熱馴化によ

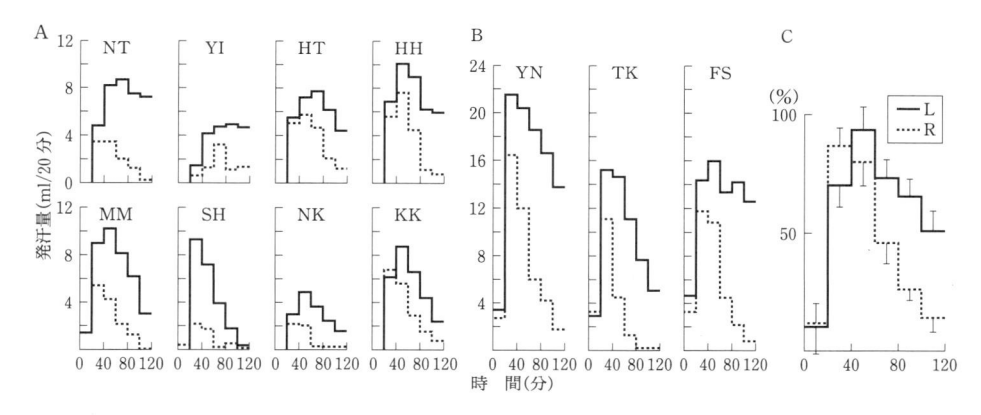

図6 汗腺の反復温度刺激による発汗能の亢進。43℃の湯に左前腕を毎日2時間浸漬して汗腺を刺激した。アームバッグ法により測定した浸漬側の左前腕(L)と対照の右前腕の発汗量の時間経過を示す。A：15日間の反復刺激の8例，B：21日間の反復刺激の3例，C：全例を含めた%表示(Ogawa et al., 1982 より)

り中枢機序に変化が生じ，中枢性発汗活動の発現閾値が低下することを示す。さらに，同じ体温に対して中枢性発汗活動が高くなることを示す。同様な特性は発汗量と体温の相関においても認められている(Roberts and Wenger, 1977)。

汗腺機序：暑熱馴化により汗腺の感受性が増大することについては多くの証拠がある。局所の皮膚面を温水などで反復刺激すると汗腺の活動性が増し，同じ神経活動のもとでその部位の発汗量は増す(図6)(Fox et al., 1963; Ogawa et al., 1982)。逆に，皮膚面を冷却しながら全身的な暑熱負荷により暑熱馴化を成立させると冷却部位の発汗量は増加しない(Fox et al., 1964)。また，暑熱馴化による発汗量増加の程度は部位により異なることは上述したが，この現象も局所の汗腺に感受性の変化が起こっていることの証拠となる。さらに，暑熱馴化が成立すると，個々の汗腺の寸法は大きくなり，汗腺あたりの汗の産生も増え，さらに汗腺のコリン作動薬(メタコリン)に対する感受性も亢進することがサルのエクリン汗腺で報告されている(Sato et al., 1990)。

実験的に成立させる暑熱馴化や，季節により自然に成立する暑熱馴化では，それぞれ加えられる暑熱刺激が質的・量的に異なるため，発汗能亢進に寄与する中枢機序と汗腺機序の割合に差があるものと推測される。深部体温を38℃に維持するようにサウナ入浴による反復加温(乾式加温)を9日間行って暑熱馴化を成立させた場合と，体温を38℃に維持するようにブランケットによる反復加温(湿式加温)を行って暑熱馴化を成立させた場合とを比べると，両者間において汗腺機序の適応的変化には差を認められなかった(菅屋ら，1986)。両群とも暑熱負荷時の皮膚温は比較的低く(38℃以下)保たれていた。さらに，冷環境下(22℃，相対湿度40%)での運動によって皮膚温を低く維持しながら深部体温(直腸温)を38℃に上昇させて暑熱馴化を成立させた場合は汗腺機序の関与は認められなかった(大西ら，1986)。また，季節馴化による発汗能変化に関しても，若年男性による検討では大多数の被験者において中枢機序の適応的変化が認められたのに対し，汗腺機序の変化は個人差が大きく，一部では亢進が認められたが，平均すると有意な変化はないと結論された(西村ら，2004)。これらの所見は，通常の条件で行う実験的暑熱馴化や，日常的な暑熱馴化に関するかぎり中枢性機序の変化に比べて汗腺機構の変化は起こりにくいことを示唆している。汗腺の適応的変化を成立させるには通常42～43℃程度の温浴を用いる(Fox et al., 1964; Ogawa et al., 1982)が，暑熱暴露や運動などを含めた実際の状況では皮膚がこのような高温にさらされる機会が少ないためであろう。

③ 汗の塩分濃度

暑熱馴化の成立に伴って汗の食塩(NaCl)濃度

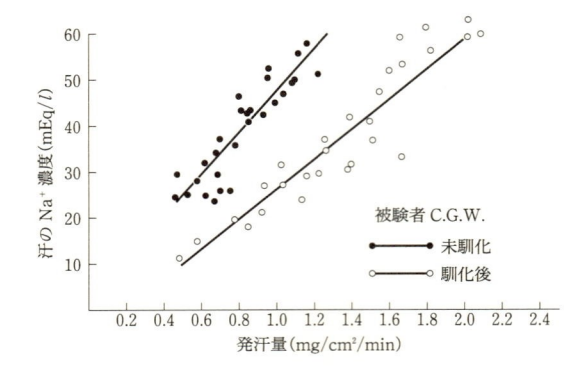

図7 暑熱馴化による汗の塩分濃度の変化。発汗量との相関で示す(Allan and Wilson, 1971より)

が低下する(Kuno 1956; Allan and Wilson, 1971)。一般に，汗中のNa$^+$濃度は発汗量の増加により上昇する(図7)。汗腺の分泌管で産生された前駆汗が皮膚表面に向かって移動する間にその成分のNa$^+$が導管部において一部再吸収される。再吸収量には閾値が存在するため，多量の前駆汗が産生されると再吸収を免れたNa$^+$が汗中に排泄されるためである。暑熱馴化に伴ってNa$^+$濃度の発汗量に対する関係は右方に移動する。このため，同じ発汗量で比較すれば，暑熱馴化によりNa$^+$濃度は低下する(図7)。導管でのNa$^+$再吸収にはアルドステロンが関係するとされる(Sato et al., 1989参照)。しかし，暑熱馴化によって血漿レニン値やアルドステロン量は必ずしも増加するとは限らない(Finberg and Berlyne, 1977)ことから，汗中Na$^+$濃度の低下は，汗腺のアルドステロンに対する反応性が亢進したためであるとみなされている(Kirby and Convertino, 1986)。

汗のNa$^+$濃度の低下は，発汗により失われる食塩量を軽減し，多量発汗に対して体液のホメオスタシスを維持するのに有利である。また，汗のNa$^+$濃度が低いと汗の蒸発が促進されるため，熱放散効率にとっても有利であるとされる(Hori, 1995)。

④ 高湿環境と低湿環境での暑熱馴化

高湿環境下で暑熱馴化した場合は，低湿環境下で馴化した場合と比べて発汗能の増大が現れやすいとされる。暑熱馴化により発汗漸減が軽減されることはすでに述べたが，この軽減効果は高湿環境下での馴化において顕著である(Fox et al., 1963; Ogawa et al., 1982)。したがって，高湿環境下で馴化した場合の方が発汗総量は大きくなることが期待される。

高湿環境での馴化と低湿環境での馴化の差が暑熱馴化の成立機序に本質的に影響するか否かは定かではない。上述した，深部体温を38℃に維持するように乾式および湿式の加温を行った研究(菅屋ら，1986)では，発汗能の亢進はほとんど中枢機序を介して起こったことから推察すると，高湿環境と低湿環境の差は主として発汗漸減の影響による2次的なものであって，加えられた温度刺激の大きさ(主として脳温の上昇度)が同等なら成立する暑熱馴化に質的な差はないとも解釈される。

3) 皮膚血流機能

皮膚血流は非蒸発性熱放散を調節する体温調節反応である。暑熱馴化に際しての変化については多くの研究があるが，その結果は一致していない。古くはコンダクタンスを計算して暑熱馴化に伴って皮膚血流量は減少するとした報告(Eichna et al., 1950)がある。皮膚血流量が減少するとの報告はほかにも多くあり(Wyndham, 1951; Hellon and Lind, 1955)，また暑熱馴化後血流量は変化しないとの報告もある(Whitney, 1954)。一方，最近の研究を含めて，暑熱馴化後血流量は増加するとの報告も多い(Scott et al., 1940; Nielsen et al., 1993, 1997)。これらの結果は，馴化のプロトコル，暑熱負荷の方法，血流測定法などの実験方法が異なる上，血流測定が必ずしも同一の体温で行われているとは限らないため比較が困難である。

Fox et al. (1963)は前腕と手の皮膚血流量の口腔温に対する関係を示し，暑熱馴化後この関係は上方に移動し，両部位とも同じ口腔温なら暑熱馴化後に血流量は増えることを示した。その後，Roberts et al. (1977)やArmstrong and Kenney (1993)も同様な皮膚血流量の体温に対する関係を報告している。図8は，10日間の運動訓練(25℃，相対湿度22%の環境で75% V̇o$_2$maxの運動を毎日1時間実施)と，これに引き続いて10日間の暑熱暴露(35℃，相対湿度81%)のプログラムを

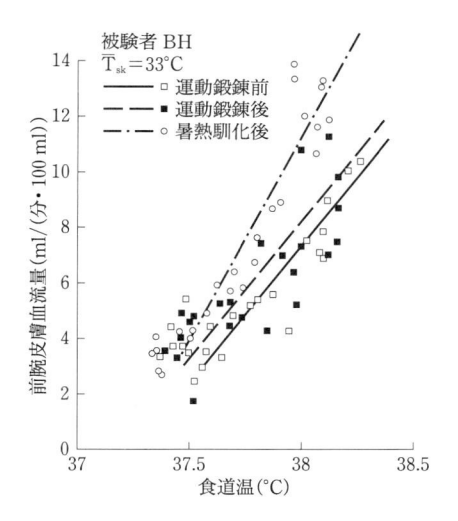

**図8** 暑熱馴化による皮膚血流量の変化。暑熱負荷時の前腕皮膚血流量を食道温との相関で示す。連続10日間の運動訓練と，それに続けて連続10日間の暑熱環境暴露を行っている。詳細は本文（Roberts et al., 1977より）

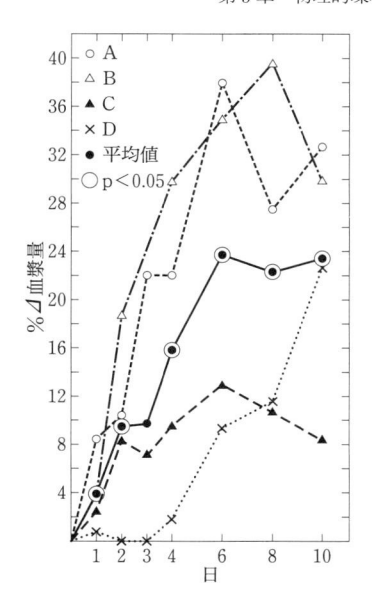

**図9** 暑熱馴化による血漿量の変化。個人値と平均値を示す。40〜50%の$\dot{V}_{O_2}$max，4時間の運動を，最初の3日間は25℃，相対湿度50%の環境下で，続く10日間は45℃，相対湿度40%の環境下で行い暑熱馴化を成立させている（Senay et al., 1976より）

実施した研究における皮膚血流量の食道温に対する関係を示したものである（Roberts et al., 1977）。運動訓練は血管拡張の閾値を低下させ，暑熱暴露はさらに閾値と感度を変えることを示している。暑熱馴化成立前後で皮膚血流を比較する場合，暑熱馴化が成立すると暑熱負荷時の体温が低下するため，異なった体温で比較することになり，暑熱馴化成立前と比べてほとんど増えないか，むしろ低下することになると説明される。このように暑熱馴化が成立すると，中等度以下の暑熱負荷に関するかぎり負荷時の皮膚血流は低く維持される。皮膚血流が増加すると，血液は皮膚に多く配分され，中心血液量の減少と心拍出量の低下を招く。暑熱馴化により皮膚血流が低く維持されることは，このような循環系へのストレンを軽減することになる点で有利である。

### 4）体液変化

暑熱馴化に伴って血漿量の増加が起こる（Bass and Henschel, 1953; Wyndham et al., 1968; Senay, 1972; Senay et al., 1976; Nielsen et al., 1997; Patterson et al., 2004）。Senay et al. (1976)によれば，血漿量の増加は暑熱馴化の6日目に生じ，10日までに最高レベルに達する（図9）。また，Wyndham et al. (1968)は，暑熱負荷を継続すると血漿量は3週間で減少し始め，徐々に正常化する傾向を認めた。しかし最近の研究は，血漿量の増加はもっと長期間にわたって維持されることを示している（Patterson et al., 2004）。

血漿量の増加は，単独で起こるのか，細胞外液全体が増加した結果なのかについては見解が分かれる（詳細は Mark and Nadel (1996) と Patterson et al. (2004) を参照）。Senay et al. (1976) や Wyndham et al. (1968) は，血漿量の増加が体内総水分量（TBW）や細胞外液量（ECF）の増加を伴うことなく起こる（血漿量の増加は間質液（ISF）の移動による）ことを認め，前者の見解を示した。一方，Patterson et al. (2004) は，TBW，ECF，ISFの増加を伴うことを認め，後者の見解を示している。

血漿量増加には2つの要因が想定されている。1つは血漿総蛋白量であり，これは血漿量を選択的に決める。もう1つは総Na量と水の貯留であり，これらはECFを決めるが2次的に血漿量も

決める。この2つの要因は相互に作用し、体内水分やNa量が不足すると血漿量の増加は緩慢となる(Armstrong et al., 1987)。血漿蛋白は間質液からおそらくリンパ流を介して血管内へ移動し、そこに貯留する(Wyndham et al., 1968; Senay et al, 1976; Harrison et al., 1981)。

Patterson et al. (2004)は、暑熱馴化の初期においては血漿蛋白量の選択的増加は血漿量の増加の主な原因ではないとした。ただし、遷延する暑熱馴化によって生じる血漿量増加は一部に血漿蛋白量の選択的増加がかかわると述べている。

血漿量増加が循環系ストレンを軽減するにしても、暑熱耐性そのものを高めるかどうかは必ずしも明らかではない。輸液やアルブミン投与などにより血漿量を急性に増加させても暑熱耐性は改善しないとする報告もある(Sawka et al., 1983; Watt et al., 2000)。しかし、暑熱耐性を高めるのに有利な変化であることも否定されない。一般に体温が上昇すると皮膚血流量は増加し、後者の前者に対する関係は直線となるが、暑熱負荷が遷延し、深部温が38°C以上になると皮膚血流量の増加が飽和に達する傾向を示す(Brengelmann et al., 1977)。しかし、輸血により約10%の血液量を増加させると血流量の飽和は抑制される傾向を示した(Fortney et al., 1981)ことから、血漿量の増加は高い皮膚血流量を長時間維持するのに役立つ可能性を示している。

さらに、体液(血漿量)の増加は発汗機能の維持にも役立つ可能性がある。負荷開始時の血漿量が多いことは、遷延した暑熱負荷に対して脱水の発現が遅れ、脱水による発汗抑制(Sawka et al., 1985)が遅れるため、長時間にわたって高発汗量を維持することが期待できる。

### 5) 循環機能の変化

暑熱馴化に伴って起こる循環系の著明な変化は心拍数の減少である。心拍数の減少は1回拍出量の増加を伴う。分時拍出量の変化は通常小さい。血漿量の増加があるにもかかわらず中心血液量の増加は著明ではなく、中心血液量の増加が1回拍出量の増加の原因とはならないとの見解がある。収縮期血圧、拡張期血圧とも変化はなく、総末梢血管抵抗も変わらないとされる(Rowell et al., 1967)。暑熱馴化に伴う循環系の変化には大きな個人差があるのが特徴とされる。

暑熱馴化による心拍数の減少の機序はまだ確定していないが、血漿量の増加がその原因の1つであると指摘されている。心拍数減少が起こる時間経過が血漿量変化のそれと類似することや、2つの変化量の間には相関がある(Wyndham et al., 1968; Senay et al., 1976)ことが根拠となっている。心拍数の減少が静脈緊張度の増加による可能性は否定的である。また、心拍数の減少は、単に暑熱馴化に伴う体温の低下によるとする見解(Rowell et al., 1967; Sawka et al., 1996参照)、また酸素消費量の低下と関連するとの指摘もある(Shvartz et al., 1973; Nielsen et al., 1997)。

### 6) 加齢と性差

#### ① 加齢

小児や思春期の青年は成人と比較して体表面積/体重比が小さく、環境温が皮膚温を超える状況下では熱を吸収しやすいこと、代謝量が大きいこと、また発汗量も成人に比べて少ない(Kawahata, 1960; Wagner et al., 1972)ことなどの事実から体温調節能に差があることが予測される。実際は、未馴化状態の被験者に軽度の暑熱負荷を加えた場合、これらの年代の体温調節反応は成人とほとんど差がないが、極端な暑熱環境では、成人と比べて暑熱耐性が低くなるとされる(Sawka et al., 1996)。しかし、少年期および前思春期の青年(8~14歳)も暑熱馴化を成立させる能力は有しており(Wagner et al., 1972; Inbar et al., 1981)、反復する暑熱負荷によって心拍数の減少、深部体温の低下、発汗量の増加が観察される(Wagner et al., 1972)。しかし、小児や思春期では暑熱馴化の成立は遅れ、成立した暑熱馴化も成人と比べて弱いとの報告もある(Sawka et al., 1996)。

中年者の男女も反復暑熱負荷に対して馴化が成立する。しかし、若年者に比べて、その速度や程度が異なるかどうかはまだ解決していない。Robinson et al. (1965)は同一被験者の21年を隔

てた期間で比較して暑熱耐性には差がなかったと報告している。別の研究では，中年者の暑熱馴化により獲得した暑熱耐性は若年者ほど強度にはならなかったことを示している(Wagner et al., 1972; Anderson and Kenney, 1987)。この矛盾はおそらく被験者の特性(運動鍛練の有無，酸素摂取能，体型とくに体表面積/体重比など)，馴化手順の差(乾式か湿式か，馴化期間)など多くの要因が統一されていないためであると考えられている。ちなみに Pandolf et al. (1988)は，体重，体表面積，体脂肪率，酸素摂取能を対応させた若年対照群と比較して，中年男性では少なくとも同程度の暑熱耐性の向上がみられることを報告している。

60歳以上の高年者における暑熱馴化の効果はまだよくわかっていない。Inoue et al. (1999)は，平均年齢63歳の運動適応の高い男性と，67歳の通常の運動適応をもった男性に低湿高温下(43℃，相対湿度30%)で運動(35% $\dot{V}_{O_2}max$)を8日間負荷した。全身発汗量は高度適応群に比べて通常適応群が少なかったが，どちらの群も若年者と比べて暑熱馴化による暑熱耐性の改善度には差がなかった。

また，高年者では暑熱馴化に伴う血漿量の増加が少ないことが報告されている。温暖環境下(30℃，相対湿度61%)の運動(50% $\dot{V}_{O_2}max$，90分)を4日間反復したところ，4日目の血漿量増加は若年者では10.0%であったが高年者(67歳)では1.7%であった(Zappe et al., 1996)。高年者では血漿総蛋白量が増加しないことや，水分摂取が少ないことが原因とみなされている。血漿量増加の減退がどの年代から生じるかは明らかでない。

② 性差

酸素摂取能や体表面積/体重比を対応させれば，女性と男性は同程度に暑熱馴化するとみなされている(Wyndham et al., 1965; Avellini et al, 1980)。一般に，未馴化状態で急性に暑熱負荷を与えた場合，女性は男性に比べて発汗量は少ない(Fox et al., 1969)。女性では馴化成立後に暑熱負荷を与えると，男性に比べて発汗量の増加度は低いが，心拍数の減少度や深部温の低下度はほぼ同じであると報告されている(Wyndham et al., 1965; Weinman et al., 1967; Avellini et al., 1980)。性周期との関係も認められており，暑熱馴化前の黄体期にみられる卵胞期に比べて高い体温，低い発汗量は，暑熱馴化後には変化量が小さくなる(Avellini et al., 1980)。

暑熱馴化による汗腺訓練効果について，女性も男性と同様に反復皮膚刺激により発汗能が亢進することが証明されている。しかし，亢進の程度には年齢差が認められ，若年者では男性より女性の方が小さいが，高齢者では性差が認められなくなる(今村，1993)。これは，加齢により男性の発汗能が減退してくるからであると解釈される。

### (3) 長期暑熱馴化

熱帯地方の住人は，上記の短期暑熱馴化とは異なった様式で対暑反応を強化して暑熱環境に適応している。すなわち，熱帯地住人の発汗量はむしろ少なく，別の機序により熱放散を確保している。短期暑熱馴化による適応的変化は大部分が機能的なものであるのに対して，長期暑熱馴化では機能的な変化のほかに遺伝的な形質変化に基づく体格・体型の変化も伴っている。当然，短期暑熱馴化による変化は消失しやすいが，長期暑熱馴化に基づく変化は容易に消失しない。

1) 発汗特性

熱帯地住人では軽度ないし中等度の暑熱負荷に対して発汗の発現が遅れ，発汗発現後の汗量も少ない(Kuno 1956; Wyndham et al., 1964)。図10は，下肢温浴(43℃)により生じる反応を日本人とタイ人で比較したもので，その特徴が明らかである(Matsumoto et al., 1993)。日本人でも熱帯地方で出生した人は現地の人と同じ発汗特性を示すことがわかっており，また本土の日本人が熱帯地方(タイ)に長期滞在すると同様な発汗能の減退が

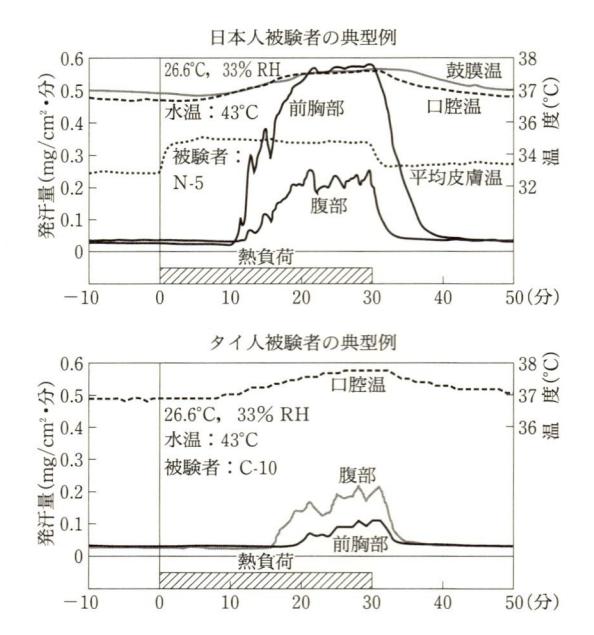

**図10** 熱帯住人(タイ人)と温帯住人(日本人)の発汗反応の比較。43℃の下肢温浴による，胸部と腹部の平均発汗量と鼓膜温，口腔温，平均皮膚温の応答 (Matsumoto et al., 1993 より改変)

生じることも明らかになっている(図11)(川畑・伊藤，1942)。ヨーロッパ人(温帯地住人)がインド(熱帯)に移住して3週間で発汗特性の変化が生じたことが報告されている(Raynaud et al., 1976, 1982)。すなわち，熱帯へ移住する場合，発汗能の変化は比較的早期に成立するらしい。

発汗発現の遅れや少ない発汗量は，長期間の暑熱刺激に対して発汗中枢に慣れが生じその活動性が低下したためと解釈されている(Kuno, 1956)。図12は，熱帯地住人(インド人)と温帯地住人(白人)において発汗量の体温に対する関係を調べたものであるが，熱帯地住人では発汗閾値が約0.8℃上昇しており(Raynaud et al., 1976)，中枢機序の関与が示唆される。

熱帯地住人の発汗能が低いのは，汗腺機構の感受性が低下することも一因であることが最近明らかにされている。イオントフォレーシスによりアセチルコリンを皮内に投与して，局所の汗の反応量を測定すると，アフリカ住人は日本人に比べて少なかった。また，単一汗腺あたりの汗出力も低下していた(Lee et al., 1997)。従来，熱帯地住人の暑熱負荷時の発汗量は少ないが，最大発汗量は高く，極端な暑熱負荷に対する耐性が大きいとされてきた。しかし，この結果は従来の説を覆すことになる。

長期暑熱馴化のもう1つの特徴は汗の塩分濃度の低下である(川畑・伊藤，1942; Hori et al., 1976)。長期暑熱馴化では発汗量が少ないのであるが，同じ発汗量で比較しても汗の塩分濃度が低いのは短期暑熱馴化の場合と同じである。

長期暑熱馴化では，発汗量が少ない分，他の機序により熱平衡を保っていると考えられる。第1の機序は，後述するように，熱帯地住人では代謝量が低く，熱産生量が少ないことである。第2の機序は，非蒸発性熱放散の増加である。熱帯地住人は熱放散に有利な体型・体格・体構成をもつこ

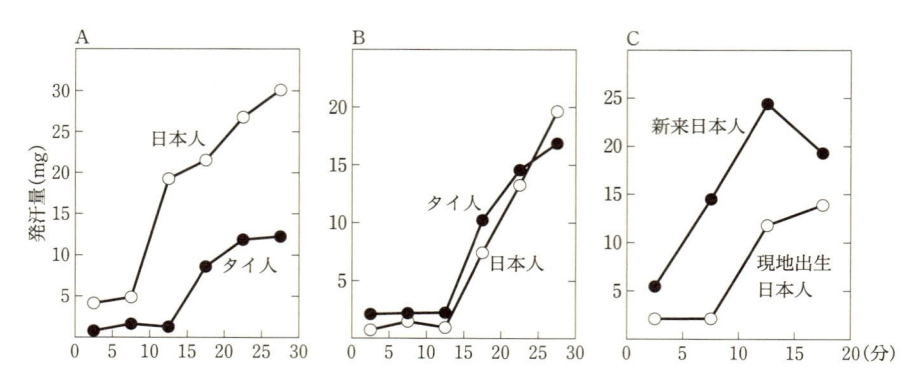

**図11** 日本人の熱帯地方への移住による発汗応答の変化。下肢温浴(44℃)または高温暴露(40℃，相対湿度72％)による前腕発汗量を比較。A：新来日本人と現地タイ人との比較，B：熱帯地方に長期滞在する日本人とタイ人との比較，C：新来日本人と現地出生日本人との比較(川畑・伊藤，1942 より)

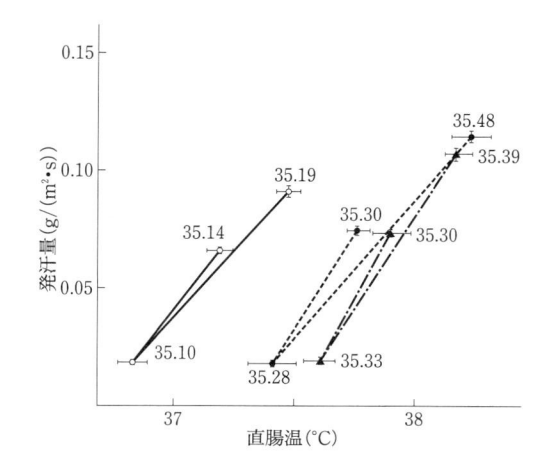

**図12** 熱帯地住人(インド人)と温帯地住人(白人)の発汗特性の比較。ヨーロッパ居住の白人(—)，インドへ移動後の白人(---)，現地のインド人(—·—)の比較。暑熱環境下(～33℃，相対湿度53%)での 30 W/m² と 60 W/m² の運動による反応を示している。各プロットの数字は平均皮膚温(Raynaud et al., 1982 より改変)

となどにより非蒸発性熱放散を増やしていると推測される(後述)。同じ強度の暑熱負荷を加えたときの発汗時の皮膚温をタイ人と日本人で比較すると，日本人では汗の気化熱により低下したが，タイ人では多くの被験者においてむしろ上昇した(松本ら，2000)。タイ人では発汗量が少ないことに加え，発汗時の皮膚血管拡張が強力なため皮膚温が上昇したと解釈され，熱帯地住人では非蒸発性熱放散が多いことの証拠となる。

汗腺は，生後分泌能力を維持する能動汗腺と，分泌能力をもたない不能汗腺とに分けられる。熱帯居住者は能動汗腺数が多いことが古くから報告されている(川畑，1939；川畑・伊藤，1942)。汗腺の能動化は2歳半までに起こり，能動汗腺の多寡はそれまでに居住した温度環境に依存することが指摘されている。能動汗腺が多いことは，同じ量の発汗が起こった場合，皮膚が濡れる面積が増えるため汗の蒸発効率が上がることになり，熱放散の促進のためには有利であると考えられる。

### 2) 皮膚血流量

熱帯地住人では発汗時の皮膚温が高いことが示唆されることはすでに述べた。同様な皮膚温の差は，沖縄(亜熱帯)で生まれ育った人と，本州で生まれ沖縄に移住して間もない人とを暑熱環境下で比較した研究でも認められている。沖縄で生育した人は平均皮膚温が高く，しかも皮膚温の部位差が縮小している(Hori, 1995)。通常，皮膚温は皮膚血流に依存することから，長期暑熱馴化では皮膚血流量が多いことが示唆される。しかし，実際に皮膚血流量を測定した研究の結果は必ずしもこれを支持しない。下肢温浴(42℃)によりタイ人と日本人の皮膚血流量を比較した最近の研究では，胸部においてはタイ人は日本人より多かったが，大腿部では差がなかったと報告されている(上田ら，2002)。一方，Raynaud et al. (1982)はインド(熱帯)住人において暑熱負荷(運動)を加えた場合の皮膚血流量を報告しているが，安静状態でも暑熱負荷時でもインド住人の方が少ないことを示している。熱帯地住人の皮膚血流量について結論を下すには現在のデータは十分でない。

### 3) 代謝

体温を一定に維持するには熱放散量と熱産生量が均衡していなければならない。したがって，熱産生量が少なければ，熱放散量が少なくても体温は維持できるので，暑熱環境下での体温調節は容易になる。熱産生量は基礎代謝量に比例すると仮定して基礎代謝量を比較すると，それは居住環境での気温に大きく影響され，平均気温が高いほど低くなる(Hori, 1995)。熱帯(亜熱帯)地住人が低い代謝量を示すことは，アジア人，インド人，沖縄住人などで明らかにされている(Mason and Jacob, 1972; Hori, 1995)。

### 4) 体格・体型

熱帯地住人は痩せ型で，四肢は細くて長い体型をもつ(アレンの法則)。このような体型では体重あたりの体表面積が大きく，熱放散に有利である。また，同一種の動物では高温気候に生息する個体は寒冷気候に生息するものに比べて小型になる(ベルクマンの法則)。体格が小型であるほど体重あたりの体表面積が大きく，熱放散には有利である。また，皮下脂肪の量や厚さも耐暑性に関係す

る。一般に，熱帯地住人の皮下脂肪は薄い。皮下脂肪組織が薄いことは核心部から皮膚への熱移動を容易にし，皮膚温を上昇しやすくして非蒸発性熱放散を増加させることに寄与する。また，皮下脂肪組織が薄いほど体重あたりの体表面積は大きくなり，放熱に有利となる。体格・体型などの変化による非蒸発性熱放散の向上は，皮膚血流の増加を軽減することになり，循環系への負担の軽減へつながる。

### 5) 長期暑熱馴化の特徴とその成立

以上にみたように，長期暑熱馴化では，熱放散は体格・体型・皮下脂肪厚などの変化や高い皮膚温による非蒸発性手段に大きく依存していること，また熱産生量が少ないこと，発汗量は少ないが蒸発効率が高いことなどの特徴を示す。すなわち，長期暑熱馴化では，短期暑熱馴化とは異なった様式で耐暑性を確保していると考えられる。この様式では，体温調節の効果器の動員を少なくして，低いエネルギーコストで耐暑性を確立しているようにみえる。また，多量の発汗による水分・塩分の損失は避けられるし，皮膚血流も少なくて済むので循環系のストレンも少ないであろう。このように，ホメオスタシス調節系への負担が少ないのは生体にとって極めて有利である。

長期暑熱馴化の成立機構についてはほとんど議論されていない。短期暑熱馴化は長期暑熱馴化に至る途中の過程であるとの仮説がある。一方，両者の差はもっぱら暑熱負荷の様式の差によるとの推測もできる。持続的な暑熱暴露が長期馴化の刺激となり，間歇的な暑熱暴露が短期暑熱馴化の刺激となることも予想される。Yamauchi et al. (1997)は，長期の運動鍛練者の暑熱反応を検討し，長期鍛練者では暑熱負荷(23℃，相対湿度60%の環境下で80 Wの運動を30分)の間，非鍛練者に比べて発汗量が少なくなることを観察し，さらに，発汗波頻度の解析を行って発汗中枢の活動性が低下していることを示唆した。また，これらの長期鍛練者では運動中の皮膚温も高く維持されることをみている。これらの所見が長期暑熱馴化に似ていることはその成立機序を考察する上で興味深い。

### 参考文献

Anderson, R. K. and Kenney, W. L. (1987) Effect of age on heat-activated sweat gland density and flow during exercise in dry heat. J. Appl. Physiol. 63: 1089-1094.

Allan, J. R. and Wilson, C. G. (1971) Influence of acclimatization on sweat sodium concentration. J. Appl. Physiol. 30: 708-712.

Armstrong, C. G. and Kenney, W. L. (1993) Effects of age and acclimation on responses to passive heat exposure. J. Appl. Physiol. 75: 2162-2167.

Armstrong, L. E., Costill, D. L. and Fink, W. J. (1987) Changes in body water and electrolytes during heat acclimation: effects of dietary sodium. Aviat. Space Environ. Med. 58: 143-148.

Avellini, B. A., Kamon, E. and Krajewski, J. T. (1980) Physiological responses of physically fit men and women to acclimation to humid heat. J. Appl. Physiol.: Respirat. Environ. Exercise Physiol. 49: 254-261.

Bass, D. E. and Henschel, A. (1953) Responses of body fluid compartments to heat and cold. Physiol. Rev. 36: 128-144.

Brengelmann, G. L., Johnson, J. M., Hermansen, L. and Rowell, L. B. (1977) Altered control of skin blood flow during exercise at high internal temperatures. J. Appl. Physiol. 43: 790-794.

Cotter, J. D., Patterson, M. J. and Taylor, N. A. S. (1997) Sweat distribution before and after repeated heat exposure. Eur. J. Appl. Physiol. Occup. Physiol. 76: 181-186.

Chen, W. Y. and Elizondo, R. S. (1974) Peripheral modification of thermoregulatory function during heat acclimation. J. Appl. Physiol. 37: 367-373.

Eichna, L. W., Park, C. R., Nelson, N., Horvath, S. M. and Palmes, E. D. (1950) Thermal regulation during acclimatization in a hot, dry (desert type) environment. Am. J. Physiol. 163: 585-597.

Finberg, J. P. M. and Berlyne, G. M. (1977) Modification of renin and adlosterone response to heat by acclimatization in man. J. Appl. Physiol. 42: 554-558.

Fortney, S. M., Nadel, E. R., Wenger, C. B. and Bove, J. R. (1981) Effect of acute alterations of blood volume on circulatory performance in humans. J. Appl. Physiol. 50: 292-298.

Fox, R. H., Goldsmith, R., Kidd, D. J. and Lewis, H. E. (1963) Blood flow and other thermoregulatory

changes with acclimatization to heat. J. Physiol. 166: 548-562.
Fox, R. H., Goldsmith, R., Hampton, I. F. G. and Lewis, H. E. (1964) The nature of the increase in sweating capacity produced by heat acclimatization. J. Physiol. 171: 368-376.
Fox, R. H., Goldsmith, R., Hampton, I. F. G. and Hunt, T. J. (1967) Heat acclimatization by controlled hyperthermia in hot-dry and hot-wet climates. J. Appl. Physiol. 22: 39-46.
Fox, R. H., Löfstedt, B. E., Woodward, P. M., Ericksson, E. and Werkstrom, B. (1969) Comparison of thermoregulatory function in men and women. J. Appl. Physiol. 26: 444-453.
Gill, N. and Sleivert, G. (2001) Effect of daily versus intermittent exposure on heat acclimation. Aviat. Space Environ. Med. 72: 385-390.
Harrison, M. H., Edwards, R. J., Graveney, M. J., Cochrane, L. A. and Davies, J. A. (1981) Blood volume and plasma protein responses to heat acclimatization in humans. J. Appl. Physiol. 50: 597-604.
Hellon, R. F. and Lind, A. R. (1955) Circulation in the hand and forearm with repeated daily exposures to humid heat. J. Physiol. 128: 57P.
Henane, R. and Valatx, J. L. (1973) Thermoregulatory changes induced during heat acclimatization by controlled hyperthermia in man. J. Phyiol. 230: 255-271.
Höfler, W. (1968) Changes in regional distribution of sweating during acclimatization to heat. J. Appl. Physiol. 25: 503-506.
Hori, S. (1995) Adaptation to heat. Jpn. J. Phsyiol. 45: 921-946.
堀哲郎・中山昭雄（1987）体温調節の中枢機構．中山昭雄・入來正躬編，エネルギー代謝・体温調節の生理学，新生理科学大系第23巻，医学書院, pp. 213-234.
Hori, S., Ihzuka, H. and Nakamura, M. (1976) Studies on physiological responses of residents in Okinawa to a hot environment. Jpn. J. Physiol. 26: 235-244.
Houmard, J. A., Costill, D. L., Davis, J. A., Mitchell, J. B., Pascoe, D. D. and Robergs, R. A. (1990) The influence of exercise intensity on heat acclimation in trained subjects. Med. Sci. Sports Exerc. 22: 615-620.
今村律子（1993）女性における局所汗腺訓練の効果について．愛知医大誌 21：107-117.
Inbar, O., Bar-Or, O., Dotan, R. and Gutin, B. (1981) Conditioning versus exercise in heat as methods for acclimatizing 8- to 10-yr-old boys to dry heat. J. Appl. Physiol.: Respirat. Environ. Exercise Physiol. 50: 406-411.
Inoue, Y., Havenith, G., Kenney, W. L., Loomis, J. L. and Buskirk, E. R. (1999) Execise- and methylcholine-induced sweating responses in older and youger men: effect of heat acclimation and aerobic fitness. Int. J. Biometeorol. 42: 210-216.
川畑愛浩（1939）人体能動汗腺の計測的研究．日本生理誌 4：438-443.
Kawahata, A. (1960) Sex differences in sweating. In: Essential Problems in Climatic Physiology, (eds.) H. Yoshimura, K. Ogata and S. Itoh, Nankodo, Kyoto, pp. 169-184.
川畑愛浩・伊藤眞次（1942）人体の発汗器官の熱帯風土順化に関する研究補遺．日本生理誌 8：648-662.
Kirby, C. R. and Convertino, V. A. (1986) Plasma aldosterone and sweat sodium concentrations after exercise and heat acclimation. J. Appl. Physiol. 61: 967-970.
Kuno, Y. (1956) Human Perspiration. Thomas, Springfield.
Lee, J.-B., Matsumoto, T., Othman, T. and Kosaka, M. (1997) Suppression of the sweat gland sensitivity to acetylcholine applied iontophoretically in tropical Africans compared to temperate Japanese. Trop. Med. 39: 111-121.
Mack, G. W. and Nadel, E. R. (1996) Body fluid balance during heat stress in humans. In: Handbook of Physiology. Section 4: Environmental Physiology, vol. I, (eds.) J. F. Fregley and C. M. Blatteis, Oxford Univ. Press, New York, pp. 187-214.
Mason, E. D. and Jacob, M. (1972) Variations in metabolic rate responses to change between tropical and temperate climate. Human Biol. 44: 141-172.
Matsumoto, T., Kosaka, M., Yamauchi, M., Tsuchiya, K., Ohwatari, N., Motomura, M., Otomasu, K., Yang, G.-J., Lee, J.-M., Boonayathap, U., Praputpittaya, C. and Yongsiri, A. (1993) Study on mechanism of heat acclimatization due to thermal sweating: comparison of heat tolerance between Japanese and Thai subjects. Trop. Med. 35: 23-34.
松本孝朗・小坂光男・西山哲成・西村直記・加藤雅子・犬飼洋子・菅屋潤壹（2000）ヒトの対暑反応と暑熱への適応．Biomed. Therm. 20: 33-38.
Nadel, E. R., Pandolf, K. B., Roberts, M. F. and Stolwijk, J. A. J. (1974) Mechanisms of thermal acclimation to exercise and heat. J. Appl. Physiol. 37: 515-520.
Nielsen, B., Hales, J. R. S., Strange S., Christensen, N. J., Warberg, J. and Saltin, B. (1993) Human circulatory and thermoregulatory adaptations with heat acclimation and exercise in a hot, dry environment. J. Physiol. 460: 467-485.
Nielsen, B., Strange S., Christensen, N. J., Warberg, J. and Saltin, B. (1997) Acute and adaptive responses in humans to exercise in a warm, humid environment. Pflügers Arch. Eur. J. Physiol. 434: 49-56.

西村直記・佐藤麻紀・松本孝朗・犬飼洋子・緒方昭広・谷口裕美子・加藤雅子・菅屋潤壹 (2004) 暑熱順化における発汗能増大の機序—発汗波頻度による中枢対末梢機序の寄与度. 発汗学 11：27-30.

Ogawa, T., Asayama, M. and Miyagawa, T. (1982) Effects of sweat gland training by repeated local heating. Jpn. J. Physiol. 32: 971-981.

Ogawa, T., Asayama, M., Sugenoya, J., Fujimatsu, H., Miyagawa, T. and Terai, Y. (1984) Temperature regulation in hot-humid environments, with special reference to the significance of hidromeiosis. J. Therm. Biol. 9: 121-125.

Ogawa, T., Ohnishi, N., Yamashita, Y., Sugenoya, J., Asayama, M. and Miyagawa, T. (1988) Effect of facial cooling during heat acclimation process on adaptive changes in sweating activity. Jpn. J. Physiol. 38: 479-490.

大西範和・小川徳雄・菅屋潤壹・朝山正巳・山下由果 (1986) 冷環境下の運動鍛錬に伴う発汗増進機序. 愛知医大誌 14：663-669.

Pandolf, K. B., Cadarette, B. S., Sawka, M. N., Young, A. J., Francesconi, R. P. and Gonzalez, R. R. (1988) Thermoregulatory responses of middle-aged and young men during dry-heat acclimation. J. Appl. Physiol. 65: 65-71.

Patterson, M. J., Stocks, J. M. and Taylor, N. A. S. (2004) Sustained and generalized extracellular fluid expansion following heat acclimation. J. Physiol. 559: 327-334.

Raynaud, J., Martineaud, J. P., Bhatnagar, O. P., Vieillefond, H. and Durand, J. (1976) Body temperatures during rest and exercise in residents and sojourners in hot climate. Int. J. Biometeor. 20: 307-317.

Raynaud, J., Martineaud, J.-P. and Durand, J. (1982) Heat adaptation in the tropics. In: Biological Adaptation, (eds.) G. Hildebrandt and H. Hensel, Thieme-Stratton, Stuttgart, pp. 148-165.

Roberts, M. F., Wenger, C. B., Stolwijk, J. A. and Nadel, E. R. (1977) Skin blood flow and sweating changes following exercise training and heat acclimation. J. Appl. Physiol. 43: 133-137.

Robinson, S., Belding, H. S., Consolazio, F. C., Horvath, S. M. and Turrell, E. S. (1965) Acclimatization of older men to work in heat. J. Appl. Physiol. 20: 583-586.

Rowell, L. B., Kraning, K. K., Kenney, J. W. and Evans, T. O. (1967) Central circulatory responses to work in dry heat before and after acclimatization. J. Appl. Physiol. 22: 509-518.

Sato, F., Owen, M., Matthes, R., Sato, K. and Gisolfi, C. V. (1990) Functional and morphological changes in the eccrine sweat gland with heat acclimation. J. Appl. Physiol. 69: 232-236.

Sato, K., Kang, W. H., Saga, K. and Sato, K. T. (1989) Biology of sweat glands and their disorders. I. Normal sweat gland function. J. Am. Acad. Dermatol. 20: 537-563.

Sawka, M. N., Hubbard, R. W., Francesconi, R. P. and Horstman, D. H. (1983) Effects of acute plasma volume expansion on altering exercise-heat performance. Eur. J. Appl. Physiol. 51: 303-312.

Sawka, M. N., Young, A. J., Francesconi, R. P., Muza, S. R. and Pandolf, K. B. (1985) Thermoregulatory and blood responses during exercise at graded hypohydration levels. J. Appl. Physiol. 59: 1394-1401.

Sawka, M. N., Wenger, C. B. and Pandolf, K. B. (1996) Thermoregulatory responses to acute exercise-heat stress and heat acclimation. In: Handbook of Physiology, Section 4: Environmental Physiology, vol. I, (eds.) J. F. Fregley and C. M. Blatteis, Oxford Univ. Press, New York, pp. 157-185.

Scott, J. C., Bazett, H. C. and Mackie, G. C. (1940) Climatic effects on cardiac output and the circulation in man. Am. J. Physiol. 129: 102-122.

Senay, L. C. (1972) Changes in plasma volume and protein content during exposures of working men to various temperatures before and after acclimatization to heat: separation of the role of cutaneous and skeletal muscle circulation. J. Physiol. 224: 61-81.

Senay, L. C., Mitchell, D. and Wyndham, C. H. (1976) Acclimatization in a hot, humid environment: body fluid adjustments. J. Appl. Physiol. 40: 786-796.

Shvartz, E., Saar, E., Meyerstein, N. and Benor, D. (1973) A comparison of three methods of acclimatization to dry heat. J. Appl. Physiol. 34: 214-219.

Strydom, N. B., Wyndham, C. H., Williams, C. G., Morrison, J. F., Bredell, G. A. G., Benade, A. J. S. and von Rahden, M. (1966) Acclimatization to humid heat and the role of physical conditioning. J. App. Physiol. 21: 636-642.

Sugenoya, J. and Ogawa, T. (1985) Characteristics of central sudomotor mechanism estimated by frequency of sweat expulsions. Jpn. J. Physiol. 35: 783-794.

菅屋潤壹・小川徳雄・朝山正巳・宮側敏明・山下由果・大西範和 (1986) 暑熱負荷による発汗能増大における中枢性機序の関与. 愛知医大誌 14：653-661.

上田博之・井上芳光・松本孝朗・都築弌代・小坂光男・菅屋潤壹 (2002) タイ人の熱放散反応：運動鍛練者と非鍛練者の比較. 日生気誌 39：S13.

Watt, M. J., Garnham, A. P., Febbraio, M. A. and Hargreaves, M. (2000) Effect of acute plasma volume expansion on thermoregulation and exercise performance in the heat. Med. Sci. Sports Exerc. 32: 958-962.

Wagner, J. A., Robinson, S., Tzankoff, S. P. and Marino,

R. P. (1972) Heat tolerance and acclimatization to work in the heat in relation to age. J. Appl. Physiol. 33: 616-622.

Weinman, K. P., Slabochova, Z., Bernauer, E. M., Morimoto, T. and Sargent II, F. (1967) Reactions of men and women to repeated exposure to humid heat. J. Appl. Physiol. 22: 533-538.

Whitney, R. J. (1954) Circulatory changes in the forearm and hand of man with repeated exposure to heat. J. Physiol. 125: 1-24.

Williams, C. G., Wyndham, C. H. and Morrison, J. F. (1967) Rate of loss of acclimatization in summer and winter. J. Appl. Physiol. 22: 21-26.

Wyndham, C. H. (1951) Effect of acclimatization on circulatory responses to high environmental temperatures. J. Appl. Physiol. 4: 383-395.

Wyndham, C. H. (1967) Effect of acclimatization on the sweat rate/rectal temperature relationship. J. Appl. Physiol. 22: 27-30.

Wyndham, C. H., Strydom, N. B., Morrison, J. F., Williams, C. G., Bredell, G. A. G., von Rahden, M. J. E., Holdsworth, L. D., van Graan, C. H., van Rensburg, A. J. and Munro, A. (1964) Heat reactions of Caucasians and Bantu in South Africa. J. Appl. Physiol. 19: 598-606.

Wyndham, C. H., Morrison, J. F. and Williams, C. G. (1965) Heat reactions of male and female Caucasians. J. Appl. Physiol. 20: 357-364.

Wyndham, C. H., Benade, A. J. A., Williams, C. G., Strydom, N. B., Goldin, A. and Heyns, A. J. A. (1968) Changes in central circulation and body fluid spaces during acclimatization to heat. J. Appl. Physiol. 25: 586-593.

Yamauchi, M., Matsumoto, T., Ohwatari, N. and Kosaka, M. (1997) Sweating economy by graded control in well-trained athletes. Pflügers Arch. Eur. J. Physiol. 433: 675-678.

Zappe, D. H., Bell, G. W., Swartzentruber, H., Wideman, R. F. and Kenney, W. L. (1996) Age and regulation of fluid and electrolyte balance during repeated exercise sessions. Am. J. Physiol. 270: R71-R79.

## 2-2 寒冷適応

### はじめに

　生理学における「適応(adaptation)」とは，同じ刺激が連続または断続的に繰り返されたとき，刺激に対する反応の大きさが徐々に変化し，その変化が刺激により体内に生ずるひずみを減少させる方向性をもち，その結果，個体としてその刺激に対し適合的に生存を続けられるような変化・状態を指す。国際生理科学連合温熱生理学委員会の用語集(IUPS Thermal Commission, 2001)にしたがえば，寒冷適応とは「環境因子の中で，寒さ・冷たさにより体内に引き起こされる生理学的なひずみを軽減するような変化」となる。しかし，個体レベルでの「適応」を決めるのは難しい。なぜなら，注目する機能が適応していても，その他の機能に生じるひずみについては必ずしも検討されていないからである。例えば，寒冷に適応した動物では寒冷にさらされても体温がよく維持されている。体温に生ずるひずみは軽減されたので，体温調節機能からみると寒冷に適応した，といえるだろう。一方，熱産生量を増加させるため，体内により強い酸化ストレスにさらされる。酸化ストレスの物質的本体とされる活性酸素種(reactive oxygen species)は付近にある細胞膜や機能的分子，例えば遺伝子DNAなどを損傷することが知られている(近藤，1992)。このとき，体内の抗酸化ストレス機能も同時に適応的に変化し，個体レベルで寒冷環境における高レベルの酸化ストレスに対して適応しているか不明である。このように「適応」は注目する単純化された系では，その指標を計測し変化の過程を確認することで定義できる。一般的用語として漠然と理解されてはいるが，個体レベルでは的確な定義が難しい概念であり，本項では，遺伝的変化をも伴う寒冷馴化(acclimation, acclimatization)も含めて広義にとらえ，ヒトをはじめ多くの動物にみられる寒冷適応的現象とその生理学を概観する。

### (1) 寒冷刺激に対する生理的応答

　寒いと感じると，われわれは衣服の襟を立て，持ち合わせた衣類を身に着けようとする。それで間に合わなければ，暖房器具を利用するか，運動を始めるだろう。これらは，行動によって熱放散の抑制と熱の獲得・産生を引き起こす行動性体温調節反応である。これらが体温の維持に不十分であれば，皮膚血管の収縮により皮膚の熱絶縁性を増加させ，骨格筋のふるえによる熱の産生量を増加させるなど，いわゆる自律機能を動員する自律性の体温維持機構が働く(寒冷反応(cold response))(詳細は2章1「制御機構」参照)。

　このような急性の寒冷暴露に対しては，皮膚血管を支配する交感神経活動が亢進し，血管を収縮させる。その結果，約37℃の体中心部から来る血液は冷たい外気と接する皮膚表面付近へ達する量が減少し，皮膚からの熱放散量が減少，熱の保持に貢献する(永坂，1981)。皮膚血流の増減には皮膚の動脈と静脈をバイパスする動静脈吻合(arteriovenous anastomosis: AVA)を通過する血流の影響が大きく，この反応は交感神経に支配されている(Hashimoto et al., 1987; Pleschka et al., 1987)。寒冷刺激により動静脈吻合通過血流が激減すると皮膚温度は急激に低下する。

　強い寒冷刺激では骨格筋によるふるえ(shivering)が起こり，短時間で大量の熱産生を引き起こす。また，副腎を支配する交感神経活動も亢進し，皮質ホルモン分泌や髄質からアドレナリンを主とするカテコールアミン(catecholamine)の分泌量が増加する(LeBlanc, 1975)。カテコールアミンは肝臓や筋肉などの組織細胞に作用し，グリコーゲン分解やブドウ糖の代謝を促進させる。さらに，白色脂肪組織や，褐色脂肪組織(brown adipose tissue: BAT)では，直接支配のある交感神経の活動亢進と，熱産生用燃料としての脂肪の分解と供給が促進され，血液中の遊離脂肪酸とグリセリン濃度が上昇する(Ito, 1974)。特に，BATでは，ノルアドレナリンを主とするカテコールアミンの作用で脂肪分解に加え，分解産物である脂肪酸の代謝が促進され，脱共役蛋白質が活性化されて電気化学的エネルギーを熱エネルギーへと効率よく変換する(図1)。そのほか，エネルギー代謝を促進する甲状腺ホルモン，膵島ホルモンのグルカゴンなどの分泌も促進され血液中濃度が上昇する(伊藤，1974)。

## (2) 体温の寒冷適応にかかわる生理機構

### 1) 寒冷血管拡張反応

上述の通り，皮膚が寒冷にさらされると皮膚血管は収縮し，皮膚への暖かい血液の供給量を減らすことで熱放散を防ぐ。したがって皮膚の温度も環境温度付近まで低下する。通常の室温で指の皮膚温度を測りながら，氷点付近の冷水にその指を浸すと，皮膚温は急激に低下する。しかし，ある温度に達すると，温度が上昇，つまり，血管が拡張し皮膚への血流が増加する。その結果，皮膚温度が上昇し，あるレベルに達すると再び温度降下(血管収縮)が始まり，冷水に浸している間これが繰り返される。寒冷血管反応，または最初の報告者Lewis (1930)にちなみルイス反応とも呼ばれ，血流障害から皮膚組織を守る機能があるとされる。低温刺激が交感神経性に血管収縮させ，皮膚温が極度に低下すると皮膚血管平滑筋のカテコールアミン感受性が低下し血管平滑筋が弛緩，暖かい血液が流れ込みその感受性が回復すると再び血管が収縮し温度が低下すると説明されている(永坂，1981)。寒冷馴化したヒトや，毎日繰り返し冷水に手指をつけていると，この寒冷による血管拡張反応が引き起こされるまでの時間が短縮し，拡張反応の程度が大きくなる(図2)(Adams and Smith, 1962)。寒冷に適応すると，血管平滑筋のカテコールアミンに対する感受性が低下すると考えられている。

体表を厚い毛皮・羽毛に覆われたヒト以外の動物でも，毛皮の薄い部分，ウサギの耳，ラットの尾，アヒルの足など，熱絶縁性の構造が少ない皮膚が熱放散に重要な役割を果たしている。寒冷刺激を受けるとヒトと同様それらの皮膚へ向かう動脈血は減少し，皮膚の動静脈吻合は閉まり皮膚表面への熱移動が制限される。

動物はまた，皮膚血流の抑制同様，皮膚表面を覆う熱絶縁層(毛皮)の厚さを制御して熱放散を制御できる。即時的には，「毛を逆立てる」と表現されるように，立毛筋の収縮により皮膚に対して毛を直立させ，毛と毛の間に含まれる自由に移動し難い空気の層を厚くして熱絶縁性をよくする。長期的には，冬に近づくと毛皮の厚さを増し，輻射熱の吸収を増すよう毛皮の色を黒化させる(雪上の動物では捕食者，被捕食者の目を惑わすべく白化するものもいるが)，いわゆる冬毛への変化も適応的な変化である。ヒトの体毛は熱絶縁層としての機能を失っているが，機能制御の痕跡がみられ，いわゆる寒気を感じると立毛が起こる(鳥肌がたつ)。体毛が熱絶縁に役立たないヒトでは，皮下脂肪の肥厚が熱絶縁性の改善に役立っている(Ito, 1974)。

### 2) 非ふるえ熱産生(Non-Shivering Thermogenesis: NST)

上述のように，低温環境にさらされ，寒気を感じると骨格筋によるふるえ熱産生(2章1「制御機構」参照)が起き，体温を維持する。寒冷暴露時に

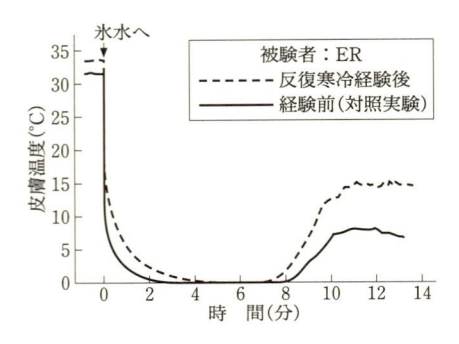

図2 寒冷血管拡張反応の寒冷適応。右手の人差し指の皮膚温を測定しながら，その指を氷水に浸すと温度が速やかに水温に達し，ある時間の後，温度上昇（血管拡張）が起こる（経験前）。1ヶ月間右手の人差し指を毎日80分氷水に浸し続けた後，同様な測定をすると，血管拡張までの時間が短縮し，拡張反応も大きくなる（反復寒冷経験後）(Adams and Smith, 1962より改変)

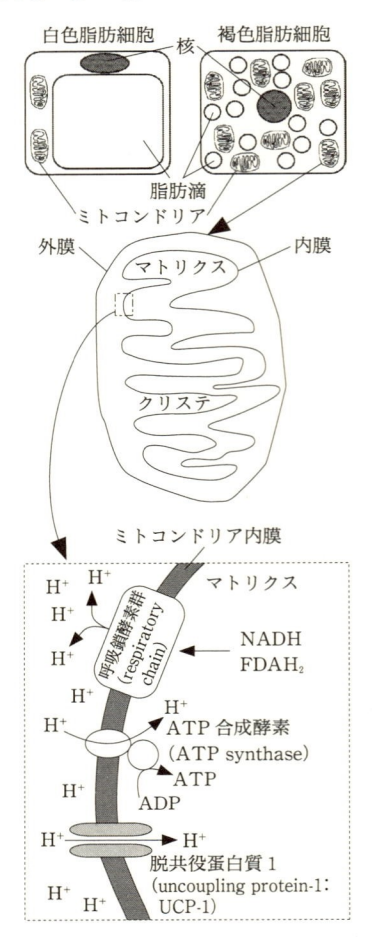

図1 白色脂肪細胞（白色脂肪組織（WAT）の主体）と褐色脂肪細胞（褐色脂肪組織（BAT）の主体），褐色脂肪細胞ミトコンドリアと内膜の機能分子模式図。白色脂肪細胞は単一で大きな脂肪滴をもち，褐色脂肪細胞は多くの小さな脂肪と多くのミトコンドリアを含むのが特徴。ミトコンドリア内膜の呼吸鎖酵素群（チトクローム）の働きにより，ミトコンドリア内外膜間には水素イオンが蓄積，内膜を挟み電気化学的濃度勾配が存在する。通常はこの電気化学的エネルギーを利用してATP合成酵素がADPにリン酸を付加しATPを合成。褐色脂肪細胞ミトコンドリアにはこのエネルギーをATP合成に用いることなく，水素イオンをマトリクス側に移動させる脱共役蛋白質（UCP-1）がある。UCP-1が活性化されると水素イオン濃度勾配による電気化学エネルギーが熱エネルギーに変換される。UCP-1はBAT熱産生の本質的分子でかつてはThermogeninとも呼ばれた

みられるふるえは，低温環境に長期滞在すると消失し，ふるえを引き起こす環境温度はより低い方へ移動するので，寒冷適応したと理解される。このとき，非ふるえ性の熱産生がそれに取って代わ

り，体温維持に寄与する（Cottle and Carlson, 1956; Jansky, 1973）。NSTは寒冷刺激に対する応答として，骨格筋の収縮によらない熱産生様式を指し，脳，肝臓などエネルギー代謝の大きな主要臓器によるほか，骨格筋や上述のBATが関与する（伊藤，1974）。

NSTの存在は，筋弛緩剤などにより骨格筋の収縮を阻止し，ふるえ熱産生を抑制した動物を寒冷暴露してもエネルギー代謝が亢進することから確認された（Jansky, 1973）。NSTには交感神経活動の亢進が重要で，その神経–効果器伝達物質であるノルアドレナリンを用い，寒冷適応に対する交感神経系の役割が検討された。LeBlanc and Pouliot (1964)は同じ週齢のラットを3群に分け，次のような条件で45日間飼育した。①21℃の部屋で飼育した群，②6℃の部屋で飼育した群，③21℃の部屋で飼育しながらノルアドレナリン（300 mg/kg）を毎日皮下に注射した群。その飼育期間後，動物を−20℃の部屋へ入れ，直腸温度と死に至るまでの時間が測定された。結果は図3にある通り，寒冷環境で飼育された群では体温の低下も少なく，9割の個体が生き延びたが，21℃で飼育された群では体温の低下速度が大きく12時間ですべての個体が死亡した。ところが，21℃で飼育されながら，ノルアドレナリンを注射され続けた群では寒冷下で3割以上の個体が生き延び

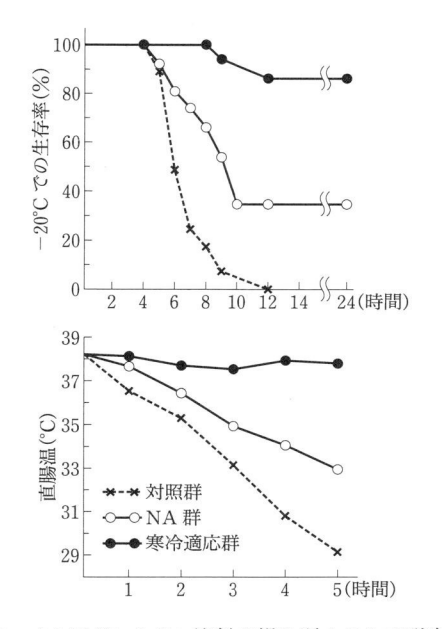

**図3** ノルアドレナリン注射を繰り返すことで耐寒性が獲得される。−20℃の部屋での生存時間(上)と直腸温の変化(下)。室温6℃で飼育された群(寒冷適応群)。21℃の部屋で飼育され続けた群(対照群)。21℃で飼育、毎日ノルアドレナリンを皮下に注射されていた群(NA群)(LeBlanc and Pouliot, 1964 より改変)

た。この結果から、皮下に注射されたノルアドレナリンが寒冷下での飼育と類似した効果をもたらすと考えられた。さらにこの効果は、ノルアドレナリン$\beta$受容体を選択的に刺激するisoproterenolでも同様な効果があり、$\alpha$受容体刺激薬では効果がないことから、寒冷適応にはノルアドレナリン$\beta$受容体の関与が強く示唆された(LeBlanc et al., 1972)。

・褐色脂肪組織

NSTに関係する臓器の中でも、その専用臓器としてBATに関する研究が進んでいる。BATは褐色脂肪細胞を主体とする血管の豊富な組織で、交感神経の支配を受けている。図1に示す通り、細胞内に多数の脂肪の小胞と多数のミトコンドリアを含むのが特徴で、その中のチトクロームにより褐色を呈する。組織の褐色は脂肪細胞の褐色に加え豊富な血液の色に由来する。成人ではその存在に議論の余地もあるが、新生児では核心部体温を形成する主要臓器付近に体重の約1.4%存在すると報告されている(Merklin, 1974)。ハムスター、リス、ネズミなどの齧歯目動物には頸部、胸部の筋肉層の間や肩甲骨間、腎臓や動脈周囲に局在し生涯存在する。ほかにも新生動物ではウサギ、イヌ、ヒツジ、ウシなど多くの種でその存在が確認され体重の5〜7%にも達する(Cardasis et al., 1972; Holloway et al., 1985; Pearce et al., 2003; Smith et al., 2004)。

褐色脂肪細胞は、支配されている交感神経による刺激が長期間ないと、大きな単一の脂肪胞をもつ一般的な脂肪細胞である白色脂肪細胞に変化するようだ(Kim et al., 2003)。一方、寒冷刺激やノルアドレナリン$\beta$刺激薬を投与すると、BAT自体が増量するほか(Habara and Kuroshima, 1983; Smith and Horwitz, 1969)、白色脂肪組織にも褐色脂肪細胞に局在するミトコンドリア脱共役蛋白質(UCP-1)(図1の説明参照)が発現するので(Cousin et al., 1992)、褐色脂肪細胞と白色脂肪細胞は状況に応じて移行可能であると思われる。

新生児、新生動物では神経系と骨格筋系が未発達なため、ふるえ熱産生ができず、BAT熱産生はこれらの動物で寒冷下の体温維持に重要であるが、成獣での重要性は疑問視されていた。しかし、寒冷刺激と同様な効果のあるノルアドレナリンをラットに注射して引き起こしたNSTの60%がBATによると計算されている(Foster and Frydman, 1978)。また、遺伝子操作で約70%のBAT機能を失ったマウスでは寒冷下で通常体温を維持できない(Lowell et al., 1993)。肩甲骨間のBAT(全BATの25%)を除去されたラットでも、寒冷暴露されると体温が維持できないことから、成獣の寒冷下での体温維持にもBATによる熱産生が重要であるらしい(図4)(Kuroshima et al., 1984)。

特に冬眠動物では、BATは寒冷下での体温維持に加え、冬眠中の極低体温状態から覚醒するために不可欠の臓器である。50%のBATを切除されたハリネズミは冬眠には入るが、覚醒できずに死ぬ(伊藤, 1974)。ハリネズミやハムスターが冬眠から覚醒している最中にBAT熱産生を阻害すると、体温が再び低下するか、上昇速度が遅くなり、覚醒に至るまでの時間が長くなる(図5)

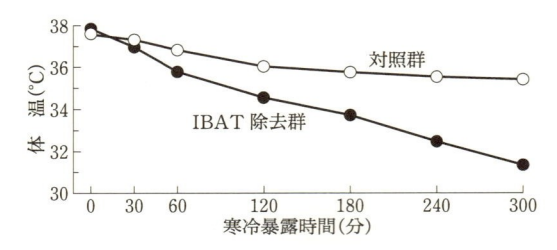

**図4** 寒冷下での体温維持に褐色脂肪組織が重要。ラットを5時間, -5℃の部屋に入れた。肩甲骨間褐色脂肪組織(IBAT)正常(対照群)では約2℃体温低下するがそのレベルを維持できた。IBATを切除した群(IBAT除去群)では体温維持が難しい(Kuroshima et al., 1984 より改変)

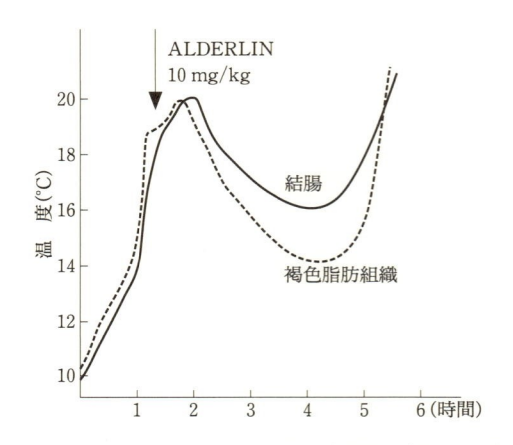

**図5** 冬眠動物におけるBATの重要性。冬眠から覚醒中のハリネズミにノルアドレナリンβ受容体遮断薬(ALDERLIN)を投与して交感神経によるBATの刺激効果を阻害すると, 上昇中の体温が下降に転じた。冬眠からの覚醒時には交感神経によるBAT刺激とBAT熱産生が極めて重要であることがわかる(Wünnenberg et al., 1974 より)

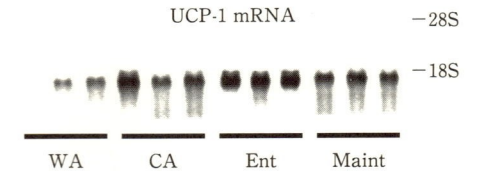

**図6** 寒冷適応と冬眠期のハムスターのUCP-1遺伝子発現。WA：夏の動物(体温37℃), CA：寒冷適応動物(37℃), Ent：冬眠入眠相(28〜32℃), Maint：冬眠中(5〜7℃)。肩甲骨間の褐色脂肪組織の熱産生能力を左右する脱共役蛋白質の遺伝子発現は冬眠の入眠相で多くなる(Hashimoto et al., 2002 より)

(Hashimoto et al., 2002; Wünnenberg et al., 1974)。いずれの結果も冬眠動物におけるBATの重要性を示唆している。

褐色脂肪細胞UCP-1はBAT熱産生の中心的物質で(Enerback et al., 1997; Golozoubova et al., 2001), ノルアドレナリン受容体$β_3$サブタイプを介した刺激により活性化される(Nedergaard et al., 2001)。ラットや地リスを寒冷環境(4〜5℃)で1〜4週間飼育すると低環境温度下でも体温が維持されているので, 体温でみるかぎり, 寒冷適応した動物と考えられる。これらの動物から取り出したBATにノルアドレナリンを作用させると, 熱産生能力の指標であるBATの酸素消費量が, 通常室温(22〜26℃)で飼育した群から取り出したBATより大きい(Kuroshima et al., 1984)。同程度の交感神経活動に対してより大きな熱産生能力を獲得したと考えられる。このとき, 熱産生蛋白質であるUCP-1のミトコンドリア内濃度と活性が上昇しており, それをコードする遺伝情報の発現も増加している(図6)(Hashimoto et al., 2002; Nedergaard et al., 2001; Nizielski, 1995)。

BAT熱産生は熱移動媒体である血流と密接に連携して, その増減が制御されている。熱の洗い流しなしに熱産生を増加させれば, 全身のヒーターとしての機能を果たせないばかりか, BAT自身が蓄積する熱により障害を受ける。そのため, 交感神経活動が亢進しBAT熱産生が盛んになるとき, 交感神経性の血管拡張神経も活動を増し, 強力な血管拡張物質である一酸化窒素の産生促進を介してBAT支配の血管を拡張させる(Nagashima et al., 1994)。それには, 刺激誘導性の合成酵素(iNOS)よりもむしろ, 常在し刺激に応じては増減しないとされていた種類の一酸化窒素合成酵素(e-NOS)の関与が大きいようだ(Kikuchi-Utsumi et al., 2002)。

### 3) 寒冷馴化(cold acclimation)

何世代にもわたり寒冷環境で生きているヒトや動物は, その環境に順応した生理機能を備えている。アフリカのカラハリ沙漠に住むブッシュマンやオーストラリアの沙漠に住むアボリジニーを被

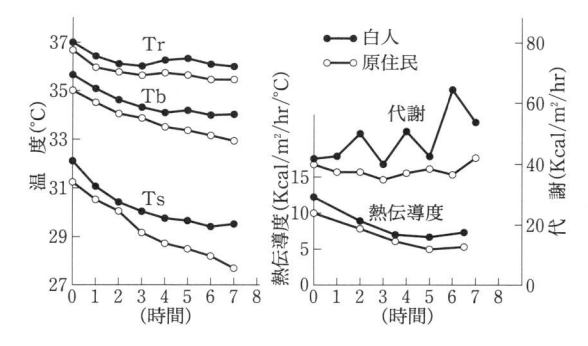

**図7** 寒冷馴化。裸体で生活していたオーストラリア原住民と白人の睡眠中の体温(Tb)，直腸温(Tr)，皮膚温(Ts)と，エネルギー代謝(代謝)，皮膚の熱伝導度(熱伝導度)(LeBlanc, 1975 より)

験者とした耐寒性に関する研究の結果は興味深い(Scholander et al., 1958; Ward et al., 1960; Wyndham and Morrison, 1958)。それは1930～50年代，彼らに衣類を身につける習慣，家屋内に住む習慣を普及させる前に，日常的に着衣しシェルターとしての家に住む白人と比較した研究報告である。彼らは冬季氷点付近の環境温度でも屋外で小さな焚き火と焚き火に挟まれた地面に直接横たわり裸体のまま睡眠することができた。白人の成人男性を同様な環境下で観察すると，すぐにふるえが始まり，眠りにつくことはできなかった。睡眠が阻害される代わりに，この強いふるえにより熱産生を促進し，通常よりわずかに低下した状態で体温を維持した。一方，原住民たちは睡眠を続け，皮膚温も直腸温も睡眠中低下し続けた(図7)。そのような彼らもときどき目を覚まし焚き火を絶やさぬようにしたので，焚き火からの熱だけで睡眠を維持できるまでに適応していたことになる。

国内でも，代々北海道で暮らしていたアイヌと本州出身で札幌に暮らす学生らの寒冷に対する生理反応を比較した研究がある(Ito, 1974)。寒冷暴露の模擬刺激としてノルアドレナリンを注射すると，寒冷地に馴化していると考えられる人々ではそうでない者と比べ，ノルアドレナリンに対する感受性が高く，低濃度で速やかにより大きなエネルギー代謝量の増加を引き起こす(図8)。さらに，非ふるえ熱産生の燃料である血漿遊離脂肪酸濃度

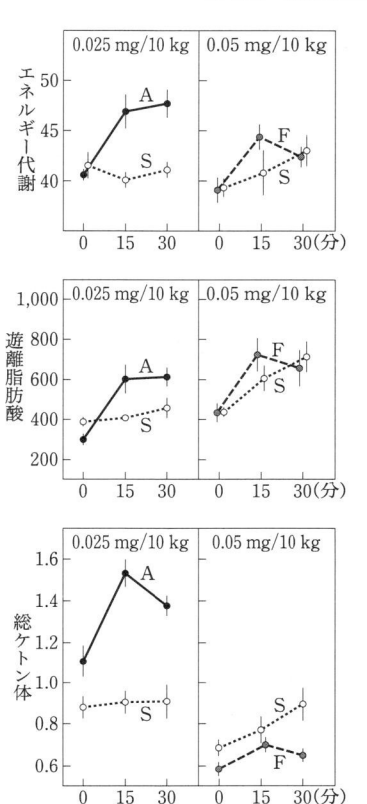

**図8** 寒冷馴化の基礎。交感神経の伝達物質ノルアドレナリンに対する反応を代々寒冷地に暮らす人(A)と温暖な地域からの移住者(F, S)について調べた結果(Ito, 1974 より)

も適応者では低濃度の刺激で速やかに上昇する。特に，非適応者では大きく変化することのない血漿総ケトン体濃度が適応者では事前に非適応者より大きく，ノルアドレナリンに反応してさらに大きく上昇する。寒冷に対する熱産生用の燃料自体，寒冷への馴化過程で変化するようである。

寒冷地に暮らす人々といえども，常時寒冷に暴露されているわけではない。それにもかかわらず，温暖な地域に暮らす者と比較すると寒冷に適応した生理機能を示す。1日数十分～2時間だけ寒冷な部屋で過ごし，それを4～11日間続けると，初期に上昇した血漿ノルアドレナリンやエネルギー代謝レベルが数日繰り返すうちに前値に戻り，寒冷感覚も緩和されるなど，適応的変化を示す(Brück et al., 1976; Leppäluoto et al., 2001)。ラットを使った実験でも，25℃の飼育室から1

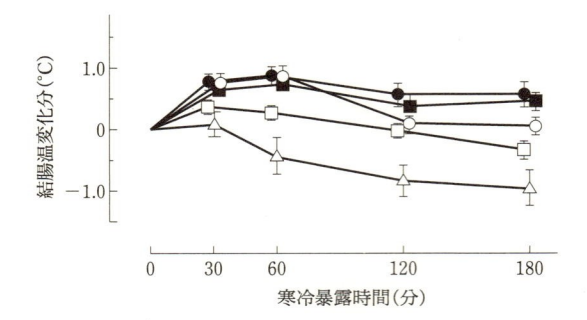

図9 非連続寒冷暴露。△：25°C飼育群，●：4週間5°C飼育群，○：1週間5°C飼育群，□：4週間毎日2時間5°C暴露，■：4週間毎日6時間5°C暴露（Yahata and Kuroshima, 1989より）

日6時間だけ5°Cの部屋に入れ，それを4週間続けると，その後-5°Cの部屋へ3時間置かれたとき，体温低下がみられず，BATのアドレナリンに対する酸素消費量増加反応が寒冷馴化（連続寒冷暴露）群と同程度であったと報告されている（Yahata and Kuroshima, 1989）。このとき，1日2時間だけ寒冷暴露した群でもBATのノルアドレナリン感受性は上昇しており，-5°C下での体温維持能力も十分ではないが改善していた（図9）。ヒトでの報告同様，寒冷適応の成立には連続的に寒冷環境に暴露される必要はなく，短時間でも寒冷にさらされる状態が数日続くと寒冷適応することがわかる。

## 4）交差適応（cross adaptation）

ある刺激に対する適応が成立したとき，適応成立のための反復を受けていない種類の刺激に対する応答にも適応的変化が生ずるとき，これを交差適応と呼ぶ。1次的適応が2次的適応を成立させるとき正の交差適応，2次的適応を阻害するとき負の交差適応と呼んでいる。寒冷適応と関連して運動や拘束によるストレスとの関係が注目されている。

運動中は血液中のカテコールアミンや副腎皮質ホルモンのレベルが高く，ある種のストレス状態にある。22°Cの部屋で飼育されていたラットを-20°Cの部屋に3時間置くと体温が約5°C低下したが，運動訓練を3週間続けたラットは体温を維持できた（Chin et al., 1973）。このとき，血液中のカテコールアミンや副腎皮質ホルモンのレベルは運動訓練した群で非訓練群より有意に低かった。運動ストレスが寒冷ストレスへの抵抗性を増強したと考えられた。ところが一方で，運動が寒冷適応を阻害する研究結果も蓄積されており（Arnold et al., 1985; Launay et al., 2002; Shibata and Nagasaka, 1987），運動ストレスと寒冷ストレスの間には負の交差適応が成立するとも考えられている。

拘束ストレスに慣らすと，寒冷ストレスに対しても強くなることが実験的に確認された。25°Cの部屋で飼育されているラットを-5°Cの部屋に5時間入れておくと直腸温が低下する。ところが8週間にわたり，25°Cの部屋で1日3時間だけ週6日間，金網で動けないよう拘束する実験を続けたところ，拘束を開始してから4週目の動物を同

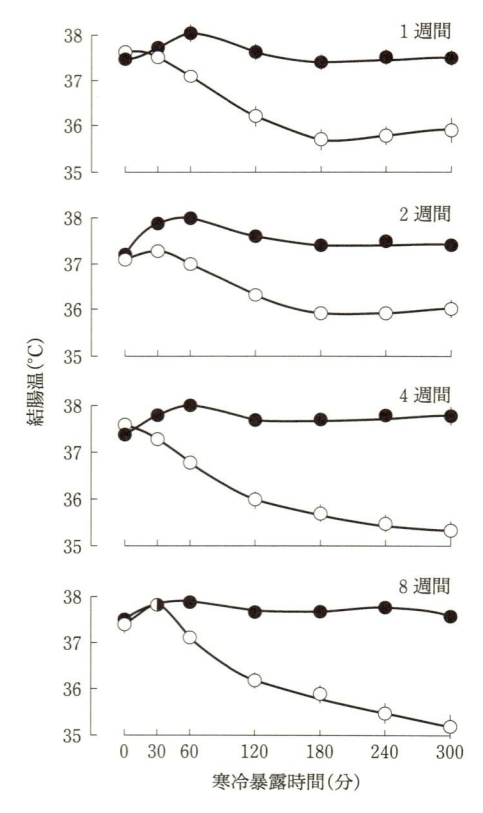

図10 交差適応。○：非拘束，●：拘束。詳細は本文参照（Kuroshima et al., 1984より）

様に低温室に入れても体温の低下がみられなかった（図10）(Kuroshima et al., 1984)。拘束を受けなかった同週齢のラットと比べ体重増加が少ないこと，安静時の代謝量には変化がないことが報告されている。拘束を続けたラットでは寒冷刺激時と同様BATの熱産生能力が増強されており(Nozu et al., 1992)，UCP-1の遺伝子発現と活性も上昇していた（Gao et al., 2003）。拘束ストレスがBAT機能の促進を通じて寒冷ストレスに対する耐性を増したと考えられ，両者間には正の交差適応が成立している。

### (3) 寒冷適応の遺伝的固定

　C. ベルクマンは1847年，同種の哺乳類，鳥類（内温動物）では寒冷地に棲むものほど体重が大きく，近縁種では大型種ほど寒冷地に棲むとの説を発表（ベルクマンの法則）した。同様に，J. A. アレンは1877年，同種か近縁種の内温動物では寒冷地に棲むものほど耳，四肢など体突出部が小さいと報告した（アレンの法則）。いずれも体内で産生された熱（体積に比例）の外環境への放散速度が，放散の場である体表面の面積に依存することを示唆している。例えば，クマの仲間をみると，熱帯雨林に棲むマレーグマは小さく，亜熱帯―温帯―亜寒帯にまで分布するツキノワグマはそれよりも大きい。さらに大きなヒグマは日本では寒帯の北海道にのみ棲息し，北極圏のホッキョクグマはそれよりもさらに大型であり，ベルクマンの法則の好例である。立方体のサイコロ1個では表面が6つあるが，同じ大きさのサイコロで面同士を結合してより大きな立方体にすればするほど，全体としてはサイコロ1個分の体積に対し，互いに接した面の分だけ外気と接する表面積が減少する。つまり，サイコロ1個を体の単位体積と考えれば，それが産生した熱の放散に単位体積あたり利用できる体表面積は，体が大きくなればなるほど小さくなるのである。単純に温度勾配にしたがった熱の移動のみを考えると，体の大きな個体ほど，また四肢や耳，鼻などの突出部の小さな個体ほど体内で産生された熱の保持に有利である。

### (4) 冬　　眠

　これまで述べてきた「寒冷適応」は，寒冷刺激に対する生理的調節系の反応性を高め寒冷に抵抗して体温を維持できるようになること，であった。つまり，熱の保持能力を高めると同時に，産生能力を高め，エネルギー消費量を増すことで耐寒性を獲得しようとするものであった。ところが，裸体で暮らすオーストラリア原住民でも冬季の睡眠中に連続的な体温低下がみられたように，逆にエネルギー消費量を極力抑えて寒冷環境に耐えるよう特殊な行動様式を獲得した動物がいる。冬季に強い寒冷にさらされる地域に棲息する冬眠動物である。食べ物の探索に要するエネルギーの方が見つけた餌から得られるエネルギーよりも圧倒的に大きくなるような特殊な環境下で獲得された適応的な行動と考えられている。例えば，同じリス属でも，北海道に棲息するエゾシマリス（*Tamias sibiricus lineatus*）は冬眠するがエゾリス（*Sciurus vulgaris orientis*）はしない。同じ環境に棲む近縁種でも冬眠する種としない種がいることから，冬眠は環境に対する適応形式が遺伝的に固定された行動と考えられる。

#### 1）冬眠の類型

　哺乳動物の「冬眠」は動物種により多様である。生理学的状態に大きな違いのある以下のような行動が含まれている。
1）真の冬眠（hibernation）：リス，ハムスター，ハリネズミなどの冬眠。秋の冬眠準備期間を経た後，代謝の低下に伴い体温が氷点付近の環境温度まで低下する。種により数日～数週間その状態に

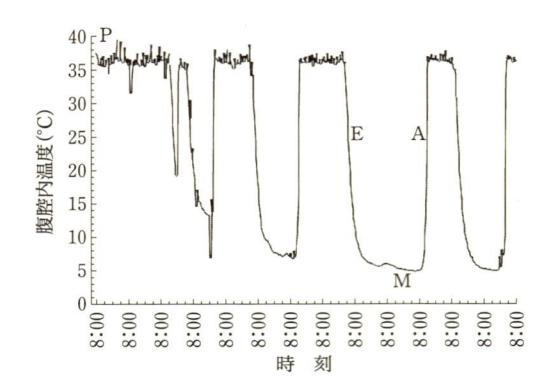

**図11** ハムスターの冬眠期の体温変化。P：冬眠準備期間，E：冬眠の入眠相，M：冬眠維持相，A：冬眠からの覚醒相(Hashimoto, et al., 2002 より)

とどまった後覚醒し，半日から1日覚醒状態にとどまった後，再び冬眠状態に入り，冬眠期間中これを繰り返す(図11)。北極圏には体の一部が氷点以下の温度状態で冬眠するリスの仲間も知られている(Barnes, 1989)。

2) 日内休眠(daily torpor)：環境温度がそれほど下がらない地域で一般に体型の極めて小さな動物(小型ハムスター，トガリネズミ，コウモリなど)にみられる。覚醒状態の体温から十数℃ないし二十数℃にまで低下した後，体温回復する周期が，文字通り1日のうちに終わる。

3) 冬ごもり(冬季の巣ごもり(winter denning))：クマがよく知られている。アメリカのクロクマ(black bear)に体温と行動量を自動計測・記録するデータロガーを取りつけて自然環境下で測定した結果では，夏活動期の安静時体温はヒトと同様37℃程度で，冬の巣ごもり中に体温は低下するが，せいぜい31～35℃まで(Hellgren, 1998)であった。いわゆる「冬眠」中のクマが，巣穴周辺の工事による振動などで起き出し，ヒトを驚かすことが話題になるように，比較的容易に活動状態を回復する。冬季巣ごもり中のクロクマの排泄する酸素と二酸化炭素を測定・解析し，巣ごもり中のエネルギー代謝率を計算すると，覚醒時の68%であり，最も低下した状態でも33%ほどである(Watts and Cuyler, 1988)。

## 2) 冬眠の生理学

### ① 冬眠の準備と誘導

冬眠中の地リスから取り出した血液を夏の動物に注射すると冬眠を始めたと報告されて以来(Dawe et al., 1970)，1970年代には冬眠を誘導する物質がリス，ハムスター，モルモットなど何種かの冬眠動物で精力的に探索された(Dawe and Spurrier, 1972; Minor et al., 1978; Oeltgen et al., 1978)。いまだ不明な点も多いが，地リスの仲間ではある種の麻薬様物質(オピオイド)が候補とされており(Oeltgen et al., 1988)，低温や低酸素状態による心筋，骨格筋の障害を軽減する作用も知られている(Hong et al., 2005)。通常は，冬眠開始に至るまでに一定の準備期間が必要である。「準備」の実態はいまだ不明であるが，冬眠中には蛋白質の合成が行われない(Osborne et al., 2004)ことから，覚醒開始時に必要とする酵素など機能性蛋白質をあらかじめ合成しておくような時期かもしれない。冬眠動物ではBATのUCP-1や解糖系の酵素など，冬眠前と比べ，冬眠中の方が濃度の高い機能性蛋白質がいくつか知られている(Hashimoto et al., 2002)。その中には，冬眠行動に同期し，血液中の濃度が減少，脳内の濃度が増加する特殊な蛋白質も発見されているが，冬眠に関する機能はいまだ不明である(近藤, 2000)。

### ② 冬眠中の調節系

極度の低体温で冬眠中の動物は，生理機能の多くを極限まで低下させており，覚醒時の通常体温状態と大きく異なる。心臓の拍動は覚醒時に毎分300～400回あるものが毎分数回にまで減少し，呼吸は規則的な毎分数十回から，数分に1回，バースト様の数回連続呼吸へと変化する(Osborne et al., 2005)。神経細胞の活動性とその機能はなお維持され(Hashimoto et al., 1998)，中枢神経系の統御機能は弱いながらも維持されており，振動や接触，高温，匂いなど各種の刺激が覚醒刺激となりうる(Hashimoto et al., 2002)。冬眠中の酸素摂取量や体温は環境温度が低下するに依存して低下し，冬眠時間(維持相)も長くなる。しか

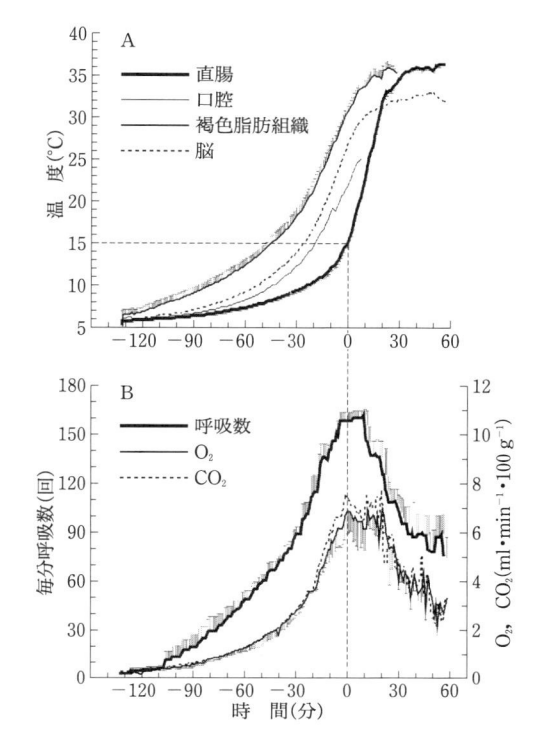

**図12** 室温4℃で冬眠中のハムスターが覚醒するまでの変化。A：直腸，頰袋（口腔），肩甲骨間褐色脂肪組織（褐色脂肪組織），大脳皮質（脳）の温度変化。B：呼吸数，酸素摂取量（$O_2$），二酸化炭素排泄量（$CO_2$）。エネルギー代謝の指標，酸素摂取量がピークに達した点を時間0としている（Osborne and Hashimoto, 2003より）

し，環境温度があるレベル以下に低下すると，エネルギー代謝が増加し体温低下を防ぐ寒冷抵抗性を示し，冬眠維持相は短くなり，さらに低下すると覚醒を始める（Ortmann and Heldmaier, 2000）。上述のように，冬眠からの覚醒時にはBAT熱産生が体温上昇の主導的役割を演ずる。覚醒開始初期，ふるえが始まる前には体の他の部分と比べBATの温度が最も高い（図12）（Osborne and Hashimoto, 2003）。

### ③ 冬眠と寿命

動物の冬眠は寒冷環境への適応的行動の1つではあるが，個体の寿命へも影響する。数℃の体温で冬眠中の動物体内では，遺伝情報が新たに読み出されたり，蛋白質が合成されることはない。覚醒が始まり体温が通常温度に近づいて初めてそれらの合成が確認できる（Osborne et al., 2004; Storey and Storey, 2004）。したがって，冬眠からの覚醒が始まり，体温が上昇し，通常の物質代謝が可能になるまでに必要な機能性の物質（酵素など）の中で，新たな遺伝子発現を必要とするものや，体温上昇のための熱産生に必要な燃料は冬眠に入る前に準備されていなければならない。それらに要するエネルギーが，冬眠によって節約できるエネルギーを上回れば，冬眠の主要な意義が失われる。厳冬期のエネルギー節約の意義が大きいはずの冬眠はこのような微妙なバランスの上に成り立つ行動であり，冬眠はしたものの，冬眠から覚醒する途中で死亡する個体もいる。これらのことを総合的に考えると，冬眠は動物の生存にとってどれほど有利か疑問がわく。Lyman et al. (1981) は288匹のトルコハムスター（*Mesocricetus brandti*）を，通年22℃の部屋で飼育した群と，毎年11月から4月までは5℃の部屋で飼育した群に分け，冬眠が寿命を延ばすことを明らかにした。さらに，寒い部屋に入れられた群では，長く冬眠するものほど寿命は長く，まったく冬眠しない動物の寿命は通年温暖な部屋で飼育された動物より短かった。強度の寒冷環境は寿命を短くするほどの強いストレスであったことがわかる。

### ④ 冬眠と病態モデル

冬眠は興味深い行動であるが，その生理的メカニズムが明らかになったとき，得られた知識がヒトへ応用可能か，ヒトは冬眠できるのかなどの問題が残る。

冬眠の研究結果をヒトの健康・福祉に還元できる可能性を示す例としては次のような研究があげられる。冬眠からの覚醒時には短時間で30℃以上も体温が上昇する（図12）。強い熱産生つまり酸素消費が行われ，脳や心臓，肝臓など体内の主要臓器がそれに応じて急激に活動性を増し（図13），強度の酸化ストレスにさらされる。上述の通り「強い酸化ストレス」の実体は活性酸素種の発生を意味し，冬眠動物にはその活性酸素を除去する生得的な仕組みがあるだろう。さもないと，冬眠から覚めるたびに病的な状態に陥り，死に至る可能生も高い。進化の過程で冬眠行動が選択的

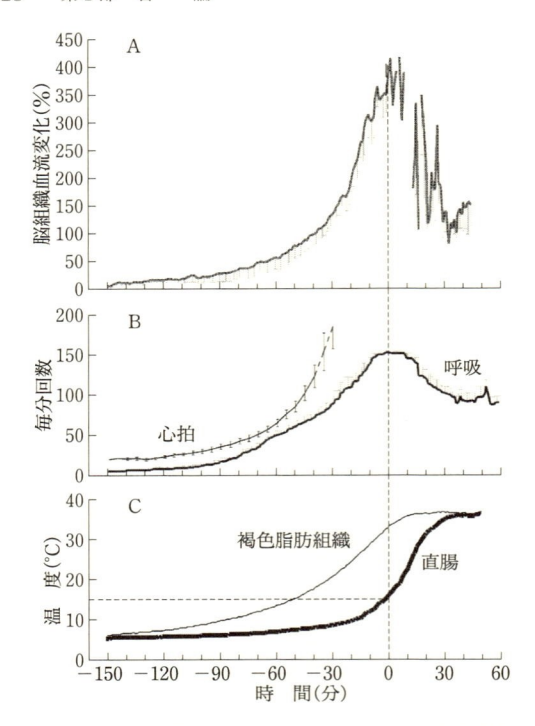

**図13** 冬眠から覚醒中のハムスターの脳と心臓機能の亢進。A：大脳皮質血流(rCBF)。B：心拍数(HR), 呼吸数(RR)。C：BATと直腸温(Osborne and Hashimoto, 2003より)

に残存する中で，並列的に抗酸化機構も進化を遂げたはずである。

活性酸素種の毒性を中和する物質として，いくつかの抗酸化物質が冬眠に伴って変化することが知られている。アスコルビン酸もその1つであり，地リスやハムスターなどの齧歯目動物は，体内で合成できる。地リスの仲間では冬眠中その血漿と脳脊髄液中の濃度が増加しているが，覚醒が始まると減少することが知られている(Drew et al., 2002)。ハムスターの脳細胞外液中のアスコルビン酸も同様な変化を示すが，還元型グルタチオンはアスコルビン酸と鏡像的な時系列変化を示す(Osborne and Hashimoto, 2006)。

ヒトの心臓や脳での塞栓症などによる血流障害時には，栓の末梢側組織の血液供給が不足または遮断されている。治療によりこのような血流障害が取り除かれ，再び血液が流れ始めたとき，低酸素低栄養に適応した組織に突然十分な酸素と栄養が補給されるとそこに活性酸素が発生し，組織を障害することでさらに症状を悪化させることが大きな問題となる(Chan, 1996)。その機構解明と治療法の開発を目指し，ヒトの心筋梗塞や脳梗塞における虚血-再灌流モデルとして冬眠動物の心臓や脳を対象にした研究が続けられている。

### 3) ヒトの冬眠?

ヒトは冬眠できるのだろうか。いまのところその答えは得られていないが，新生児期にはその能力を備えている可能性を考えさせる記録がある(表1)(Lopez and Leon, 1989)。メキシコシティを襲った大地震(1985年9月19日)は病院の新生児室で保育器に入っていた新生児たちを瓦礫に埋めた。その後4～8日にわたり次々と救出された

**表1** メキシコ地震(1985年9月19日)で保育器ごと生き埋めになった新生児(10人)の救出までの期間(生き埋め時間)とその後の経過(Lopez and Leon, 1989より)

| 性 別 | 誕生日 | 救出日時 | 生き埋め時間 | 病院名 | 追跡調査 | * |
|---|---|---|---|---|---|---|
| boy | Sept 15 | 23　2　PM | 4 days 6 hr | GH | CH | 1 |
| girl | Sept 18 | 25 12：20 AM | 5 days 17 hr | GH | CH | 2 |
| girl | Sept 18 | 25　5：23 PM | 6 days 10 hr | JH | MH | 3 |
| girl | Sept 19 | 25　7：55 PM | 6 days 12 hr | JH | IP | 4 |
| boy | Sept 18 | 25 | 6 days | JH | MH | 5 |
| girl | Sept 18 | 25 | 6 days | JH | MH | 6 |
| girl | Sept 18 | 25　8：10 PM | 6 days 13 hr | JH | MH | ＋ |
| boy | Aug 19 | 26　7：30 AM | 7 days 0 hr | JH | IP | 7 |
| girl | Sept 17 | 27 10：10 PM | 8 days 15 hr | GH | CH | ＋ |
| boy | Sept 15 | 28 12：25 AM | 8 days 17 hr | GH | CH | 8 |

GH: General Hospital; JH: Juárez Hospital; CH: Children's Hospital; MH: Military Hospital; IP: Institute of Pediatrics
＊個体識別番号；＋救出後に死亡

新生児たちは，その後の追跡調査で特別な異常や障害を残すことなく成長したと報告されている。新生児に寒冷環境に対する適応能があることはよく知られているが（Glass et al., 1968; Perlstein et al., 1974），適応能を発揮し，体温維持機能が働けば，エネルギー消費はより大きくなる。さらに，新生児の1日の不感蒸泄量は体重の13%ほどとされており（Sedin et al., 1985），救出までの間，哺乳も給水もなく，通常の代謝状態では少なくとも体重の50%以上もの水が失われた可能性があり，通常状態では生命維持が難しい。その時期当地の平均外気温は15〜16°Cであるが標高2300 mの土地柄，夜間は氷点付近にもなることなどから，救出時の体温は不明だが，冬眠に近い状態で延命したと推測されている。

比較的急激な体温降下が引き起こされるような状況では，低い体温で呼吸も停止した状態での生存可能性が高まる。冬季，氷の張る湖や川に転落し溺れた子供が20〜60分以上もの呼吸停止状態の後，病院での蘇生処置後特別な障害を残さず回復している例が多数報告されている（Bolte et al., 1988; Kvittingen and Naess, 1963; Modell et al., 2004; Siebke et al., 1975）。救急搬送された病院で測定された直腸温度は最低20°Cにまで低下していたと記録されている。成人では冷水中で呼吸・心停止状態，体温13.7°Cにまで低下した仮死状態から蘇生した例も報告されている（Gilbert et al., 2000）。

低温のみならずエネルギー代謝を急速かつ可逆的に抑制できれば冬眠様の仮死状態になり，そこから蘇生が可能である。通常では冬眠しないマウスに適度な濃度の硫化水素ガスを吸入させると代謝と体温が低下し冬眠様状態になり，吸入を止めると覚醒する（Blackstone et al., 2005）。多くの毒物はエネルギー代謝を抑制するが，これが可逆的に行われ，かつ体重に対し体表面積の大きな小動物では，このような反応が可能なのかもしれない。

上述した裸体で生活していた沙漠の原住民たちは，夜間寒冷下の睡眠中，体温を高いレベルに維持せず，エネルギーの消費を小さくしていた。しかし，その彼らも時に目を覚まし，焚き火を維持していたという（Scholander et al., 1958）。体温低下に対し抵抗すべきレベルがあることを示唆する行動である。その抵抗すべき体温レベルをさらに下げるための情報・知識が得られれば，冬眠も可能かもしれない。マダガスカル島の原始的な霊長類では冬季でも30°C以上の環境温度であるが，7ヶ月もの間，樹木の巣穴で冬眠（夏眠？）様状態になるらしい（Dausmann et al., 2004）。われわれにも冬眠を可能にするための遺伝情報が受け継がれているかもしれない。とはいえ，ヒトを冬眠へ導入するための知識と技術が確立したとしても，地球時間で何年もかかる遠い星へ冬眠状態での宇宙旅行に利用できるか否か，帰国・覚醒後のカルチャーショックを考えると疑問は残る。

## 参考文献

Adams, T. and Smith, E. (1962) Effect of chronic local cold exposure on finger temperature responses. J. Appl. Physiol. 17: 317-322.

Arnold, J., LeBlanc, J., Cote, J., Lalonde, J. and Richard, D. (1985) Exercise suppression of thermoregulatory thermogenesis in warm- and cold-acclimated rats. Can. J. Physiol. Pharmacol. 64: 922-926.

Barnes, B. M. (1989) Freeze avoidance in a mammal: body temperatures below 0 degree C in an Arctic hibernator. Science 244: 1593-1595.

Blackstone, E., Morrison, M. and Roth, M. B. (2005) $H_2S$ induces a suspended animation-like state in mice. Science 308: 518.

Bolte, R. G., Black, P. G., Bowers, R. S., Thorne, J. K. and Corneli, H. M. (1988) The use of extracorporeal rewarming in a child submerged for 66 minutes. JAMA 260: 377-379.

Brück, K., Baum, E. and Schennicke, H. P. (1976) Cold adaptive modifications in man induced by repeated short term cold exposures and during a 10 day and night cold exposure. Pflügers Arch. 363: 123-133.

Cardasis, C. A., Blanc, W. A. and Sinclair, J. C. (1972) The effects of ambient temperature on the fasted newborn rabbit. II. Gross and microscopic changes in cervical and interscapular brown adipose tissue. Biol. Neonate. 21: 347-360.

Chan, P. H. (1996) Role of oxidants in ischemic brain

damage. Stroke 27: 1124-1129.
Chin, A. K., Seaman, R. and Kapileshwarker, M. (1973) Plasma catecholamine response to exercise and cold adaptation. J. Appl. Physiol. 34: 409-412.
Cottle, W. H. and Carlson, L. D. (1956) Regulation of heat production in cold-adapted rats. Proc. Soc. Exp. Biol. Med. 92: 845-849.
Cousin, B., Cinti, S., Morroni, M., Raimbault, S., Ricquier, D., Penicaud, L. and Casteilla, L. (1992) Occurrence of brown adipocytes in rat white adipose tissue: molecular and morphological characterization. J. Cell Sci. 103: 931-942.
Dausmann, K. H., Glos, J., Ganzhorn, J. U. and Heldmaier, G. (2004) Physiology: hibernation in a tropical primate. Nature 429: 825-826.
Dawe, A. R. and Spurrier, W. A. (1972) The blood-borne "trigger" for natural mammalian hibernation in the 13-lined ground squirrel and the woodchuck. Cryobiology 9: 163-172.
Dawe, A. R., Spurrier, W. A. and Armour, J. A. (1970) Summer hibernation induced by cryogenically preserved blood "trigger". Science 168: 497-498.
Drew, K. L., Toien, O., Rivera, P. M., Smith, M. A., Perry, G. and Rice, M. E. (2002) Role of the antioxidant ascorbate in hibernation and warming from hibernation. Comp. Biochem. Physiol. C. Toxicol. Pharmacol. 133: 483-492.
Enerback, S., Jacobsson, A., Simpson, E. M., Guerra, C., Yamashita, H., Harper, M. E. and Kozak, L. P. (1997) Mice lacking mitochondrial uncoupling protein are cold-sensitive but not obese. Nature 387: 90-94.
Foster, D. O. and Frydman, M. L. (1978) Brown adipose tissue: the dominant site of nonshivering thermogenesis in the rat. Experientia Suppl. 32: 147-151.
Gao, B., Kikuchi-Utsumi, K., Ohinata, H., Hashimoto, M. and Kuroshima, A. (2003) Repeated immobilization stress increases uncoupling protein 1 expression and activity in Wistar rats. Jpn. J. Physiol. 53: 205-213.
Gilbert, M., Busund, R., Skagseth, A., Nilsen, P. A. and Solbo, J. P. (2000) Resuscitation from accidental hypothermia of 13.7 degrees C with circulatory arrest. Lancet 355: 375-376.
Glass, L., Silverman, W. A. and Sinclair, J. C. (1968) Effect of the thermal environment on cold resistance and growth of small infants after the first week of life. Pediatrics 41: 1033-1046.
Golozoubova, V., Hohtola, E., Matthias, A., Jacobsson, A., Cannon, B. and Nedergaard, J. (2001) Only UCP1 can mediate adaptive nonshivering thermogenesis in the cold. FASEB J. 15: 2048-2050.

Habara, Y. and Kuroshima, A. (1983) Changes in glucagon and insulin contents of brown adipose tissue after temperature acclimation in rats. Jpn. J. Physiol. 33: 661-665.
Hashimoto, M., Sommerlad, U. and Pleschka, K. (1987) Sympathetic control of blood flow to AVAs and facial tissues supplied by the internal maxillary artery in dogs. Pflügers Arch. 410: 589-595.
Hashimoto, M., Schmid, H. A., Ohwatari, N. and Pleschka, K. (1998) Spontaneous activity of preoptic neurons in slice preparations of the hypothalamus of European hamsters (Cricetus cricetus) and Wistar rats under different states of hypothermia. Cryobiology 34: 254-262.
Hashimoto, M., Gao, B., Kikuchi-Utsumi, K., Ohinata, H. and Osborne, P. G. (2002) Arousal from hibernation and BAT thermogenesis against cold: central mechanism and molecular basis. J. Therm. Biol. 27: 55-67.
Hellgren, E. C. (1998) Physiology of hibernation in bears. Ursus 10: 467-477.
Holloway, B. R., Stribling, D,. Freeman, S. and Jamieson, L. (1985) The thermogenic role of adipose tissue in the dog. Int. J. Obes. 9: 423-432.
Hong, J., Sigg, D. C., Coles, J. A., Jr., Oeltgen, P. R., Harlow, H. J., Soule, C. L. and Iaizzo, P. A. (2005) Hibernation induction trigger reduces hypoxic damage of swine skeletal muscle. Muscle Nerve. 32: 200-207.
Ito, S. (1974) Physiology of Cold-adapted Man. Hokkaido University Medical Libraly Series vol. 7, Hokkaido University School of Medicine, Sapporo.
伊藤真次 (1974) 適応のしくみ. 北海道大学図書刊行会.
IUPS Thermal Commission (2001) Glossary of terms for thermal physiology, Third edition. Jpn. J. Physiol. 51: 245-280.
Jansky, L. (1973) Non-shivering thermogenesis and its thermoregulatory significance. Biol. Rev. 48: 85-132.
Kikuchi-Utsumi, K., Gao, B., Ohinata, H., Hashimoto, M., Yamamoto, N. and Kuroshima, A. (2002) Enhanced gene expression of endothelial nitric oxide synthase in brown adipose tissue during cold exposure. Am. J. Physiol. 282: R623-R626.
Kim, D. W., Kim, B. S., Kwon, H. S., Kim, C. G., Lee, H. W., Choi, W. H. and Kim, C. G. (2003) Atrophy of brown adipocytes in the adult mouse causes transformation into white adipocyte-like cells. Exp. Mol. Med. 35: 518-526.
近藤元治 (1992) フリーラジカル. メジカルビュー社.
近藤宣昭 (2000) 冬眠制御. 川道武男・近藤宣昭・森田哲夫編, 冬眠する哺乳類, 東京大学出版会, pp. 261-296.
Kuroshima, A., Habara, Y., Uehara, A., Murazumi, K., Yahata, T. and Ohno, T. (1984) Cross adaptation

between stress and cold in rats. Pflügers Arch. 402: 402-408.
Kvittingen, T. D. and Naess, A. (1963) Recovery from drowning in fresh water. Br. Med. J. 5341: 1315-1317.
Launay, J. C., Besnard, Y., Guinet, A., Hanniquet, A. M., Bittel, J. and Savourey, G. (2002) Thermoregulation in the cold after physical training at different ambient air temperatures. Can. J. Physiol. Pharmacol. 80: 857-864.
LeBlanc, J. (1975) Man in the cold. Charles C. Thomas Publisher, Springfield, USA.
LeBlanc, J. and Pouliot, M. (1964) Importance of noradrenaline in cold adaptation. Am. J. Physiol. 207: 853-856.
LeBlanc, J., Vallieres, J. and Vachon, C. (1972) Beta-receptor sensitization by repeated injections of isoproterenol and by cold adaptation. Am. J. Physiol. 222: 1043-1046.
Leppäluoto, J., Korhonen, I. and Hassi, J. (2001) Habituation of thermal sensations, skin temperatures, and norepinephrine in men exposed to cold air. J. Appl. Physiol. 90: 1211-1218.
Lewis, T. (1930) Observations upon the reactions of the vessels of human skin to cold. Heart 15: 177-208.
Lopez, M. I. and Leon N. A. (1989) Babies of the earthquake: follow-up study of their first 15 months. Hillside J. Clin. Psychiatry 11: 147-168.
Lowell, B. B., S.-Susulic, V., Hamann, A., Lawitts, J. A., Himms-Hagen, J., Boyer, B. B., Kozak, L. P. and Flier, J. S. (1993) Development of obesity in transgenic mice after genetic ablation of brown adipose tissue. Nature 366: 740-742.
Lyman, C. P., O'Brien, R. C., Greene, G. C. and Papafrangos, E. D. (1981) Hibernation and Longevity in the Turkish hamster Mesocricetus brandti. Sci. 212: 668-670.
Merklin, R. J. (1974) Growth and distribution of human fetal brown fat. Anat. Rec. 178: 637-646.
Minor, J. G., Bishop, D. A. and Badger, C. R., Jr. (1978) The golden hamster and the blood-borne hibernation trigger. Cryobiology 15: 557-562.
Modell, J. H., Idris, A. H., Pineda, J. A. and Silverstein, J. H. (2004) Survival after prolonged submersion in freshwater in Florida. Chest 125: 1948-1951.
永坂鉄夫 (1981) 熱放散・皮膚血管反応. 中山昭雄編, 温熱生理学, 理工学社, pp. 129-130.
Nagashima, T., Ohinata, H. and Kuroshima, A. (1994) Involvement of nitric oxide in noradrenaline-induced increase in blood flow through brown adipose tissue. Life Sci. 54: 17-25.
Nedergaard, J., Golozoubova, V., Matthias, A., Asadi, A., Jacobsson, A. and Cannon, B. (2001) UCP1: the only protein able to mediate adaptive non-shivering thermogenesis and metabolic inefficiency. Biochim. Biophys. Acta. 1504: 82-106.
Nizielski, S. E., Billington, C. J. and Levine, A. S. (1995) Cold-induced alterations in uncoupling protein and its mRNA are seasonally dependent in ground squirrels. Am. J. Physiol. 269: R357-R364.
Nozu, T., Okano, S., Kikuchi, K., Yahata, T. and Kuroshima, A (1992) Effect of immobilization stress on in vitro and in vivo thermogenesis of brown adipose tissue. Jpn. J. Physiol. 42: 299-308.
Oeltgen, P. R., Bergmann, L. C., Spurrier, W. A. and Jones, S. B. (1978) Isolation of a hibernation inducing trigger(s) from the plasma of hibernating woodchucks. Prep. Biochem. 8: 171-188.
Oeltgen, P. R., Nilekani, S. P., Nuchols, P. A., Spurrier, W. A. and Su, T. P. (1988) Further studies on opioids and hibernation: delta opioid receptor ligand selectively induced hibernation in summer-active ground squirrels. Life Sci. 43: 1565-1574.
Ortmann, S. and Heldmaier, G. (2000) Regulation of body temperature and energy requirements of hibernating alpine marmots (Marmota marmota). Am. J. Physiol. 278: R698-R704.
Osborne, P. G. and Hashimoto, M. (2003) State-dependent regulation of cortical blood flow and respiration in hamsters: response to hypercapnia during arousal from hibernation. J. Physiol. 547: 963-970.
Osborne, P. G. and Hashimoto, M. (2006) Brain antioxidant levels in hamsters during hibernation, arousal and cenothermia. Behav. Brain Res. 168: 208-214.
Osborne, P. G., Gao, B. and Hashimoto, M. (2004) Determination *in vivo* of newly synthesized gene expression in hamsters during phases of the hibernation cycle. Jpn. J. Physiol. 54: 295-305.
Osborne, P. G., Sato, J., Shuke, N. and Hashimoto, M. (2005) Sympathetic alpha-adrenergic regulation of blood flow and volume in hamsters arousing from hibernation. Am. J. Physiol. 289: R554-R562.
Pearce, S., Mostyn, A., Alves-Guerra, M. C., Pecqueur, C., Miroux, B., Webb, R., Stephenson, T. and Symond, M. E. (2003) Prolactin, prolactin receptor and uncoupling proteins during fetal and neonatal development. Proc. Nutr. Soc. 62: 421-427.
Perlstein, P. H., Hersh, C., Glück, C. J. and Sutherland, J. M. (1974) Adaptation to cold in the first three days of life. Pediatrics 54: 411-416.
Pleschka, K., Hashimoto, M., Sommerlad, U. and Lürkens, I. (1987) Distribution of facial and nasal blood flow in the cold loaded dog. J. Therm. Biol. 12: 113-117.
Sedin, G., Hammarlund, K., Nilsson, G. E., Stromberg,

B. and Oberg, P. A. (1985) Measurements of transepidermal water loss in newborn infants. Clin. Perinatol. 12: 79-99.

Scholander, P. F., Hammel, H. T., Hart, J. S., Lemessurier, D. H. and Steen, J. (1958) Cold adaptation in Australian aborigines. J. Appl. Physiol. 13: 211-218.

Shibata, H. and Nagasaka, T. (1987) The effect of forced running on heat production in brown adipose tissue in rats. Physiol. Behav. 39: 377-380.

Siebke, H., Rod, T., Breivik, H. and Link, B. (1975) Survival after 40 minutes; submersion without cerebral sequeae. Lancet 1: 1275-1277.

Smith, R. E. and Horwitz, B. A. (1969) Brown fat and thermogenesis. Physiol. Rev. 49: 330-425.

Smith, S. B., Carstens, G. E., Randel, R. D., Mersmann, H. J. and Lunt, D. K. (2004) Brown adipose tissue development and metabolism in ruminants. J. Anim. Sci. 82: 942-954.

Storey, K. B. and Storey, J. M. (2004) Metabolic rate depression in animals: transcriptional and translational controls. Biol. Rev. 79: 207-233.

Ward, J. S., Bredell, G. A. and Wenzel, H. G. (1960) Responses of Bushmen and Europeans on exposure to winter night temperatures in the Kalahari. J. Appl. Physiol. 15: 667-670.

Watts, P. D. and Cuyler, C. (1988) Metabolism of the black bear under simulated denning conditions. Acta. Physiol. Scand. 134: 149-152.

Wünnenberg, W., Merker, G. and Bruck, K. (1974) Do corticosteroids control heat production in hibernators? Pflügers Arch. 352: 11-16.

Wyndham, C. H. and Morrison, J. F. (1958) Adjustment to cold of Bushmen in the Kalahari Desert. J. Appl. Physiol. 13: 219-225.

Yahata, T. and Kuroshima, A. (1989) Metabolic cold acclimation after repetitive intermittent cold exposure in rat. Jpn. J. Physiol. 39: 215-228.

## 2-3　発　　熱

### はじめに

　人類は有史以前から疾病時に悪寒を感じたり身体が熱っぽくなったりすることに気づいていたであろう。発熱に関する記述はギリシャ時代にすでにみられる。それによると当時から，発熱は生体にとって有益な反応である，という考えがあったことがわかる。発熱は病状の回復が着実に進行している証拠である，という記載が残されている。この見解は現在でも通用するもので，古代の人々の深い洞察力をうかがわせる。また紀元前よりヤナギの樹皮の抽出物が発熱や痛みを和らげることも知られていた。19世紀にはその薬効成分がアスピリンとして合成され現在でも広く用いられている。しかし発熱に科学の光が当てられたのは20世紀後半になってからである。特に発熱の分子機構・神経機構の研究は1980年代から急展開した。これは分子生物学の発展によるところが大きい。

　これまでの発熱研究の成果の概要を図1に示す。どのようにして発熱が起こるのかという疑問に対しては以下のことがほぼ確立している。①病原菌由来の外因性発熱物質が免疫系の細胞を活性化し，これらの細胞から内因性発熱物質を血中に放出させる，②内因性発熱物質は何らかの経路で脳に作用しプロスタグランジン $E_2$($PGE_2$)の産生を促す，③ $PGE_2$ は視床下部の神経細胞に作用し，神経系・内分泌系を動員して体温を上昇させる。また何のために発熱するのかという疑問に対して④発熱の意義(＝生体防御機能の強化)が実験的および臨床的に示されている。本項では(1)で発熱を定義し，(2)で図1の④発熱の意義を解説する。そして(3)以降で発熱の仕組みについて①から③を項目順に解説する。

### (1)　発熱とは

　発熱は「何らかの疾病が原因で体温調節のセットポイントが上昇した結果引き起こされる体温の上昇」と定義できる。この定義により発熱と熱射病や悪性高体温(後2者ではセットポイントは正常なのに体温が上昇)を明確に区別することができる(図2)。また疾病が原因という点で日周リズム，女性の性周期，運動に伴う体温上昇(これらはセットポイントの上昇による)からも区別できる。

　発熱の体温上昇期には，実際の体温がセットポイントより低いために悪寒を感じ，より暖かな環境を好むようになる。それと同時にふるえ，皮膚血管収縮が起こる。これらの反応のすべてが体内の熱量を増加させ体温を上昇させる。体温が上昇してセットポイントに達するとこれらの反応は消え，高いレベルで体温が維持される。疾病の原因が排除されたり，解熱剤を服用したりすると，セットポイントが平常値に戻る。すると体温が

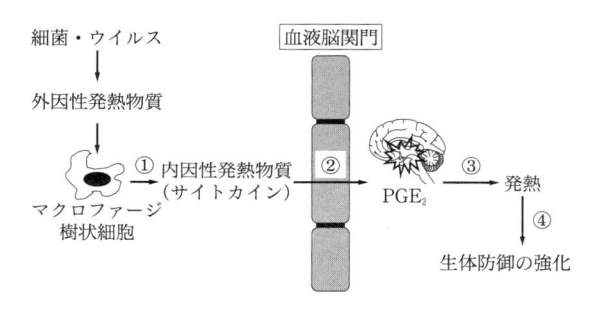

**図1**　発熱の分子機構。詳細は本文参照

セットポイントより高いため、暑く感じて涼しい環境を求め、同時に発汗や皮膚血管拡張により熱放散が増し、体温も平常値にまで回復する。

体温は脳によってコントロールされている。その中心的役割を担っているのが視床下部である。体温のセットポイントという概念は恒温槽のサーモスタットのアナロジーで理解しやすいものであるが、その脳内での実体は推測の域を出ない。おそらく視床下部の体温調節中枢にある神経細胞の活動性によって生まれるものであろう。後で詳しく述べるように、発熱時にはプロスタグランジン$E_2$（$PGE_2$）という生理活性物質が視床下部に作用して、体温のセットポイントを上昇させている。発熱も脳によってコントロールされているのである。

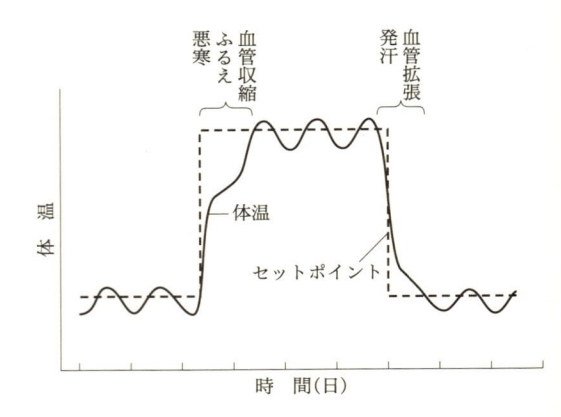

**図2** 発熱時のセットポイント、体温および体温調節反応

## (2) 発熱の意義

### 1) 発熱の系統発生

発熱は哺乳類にとどまらず、他の脊椎動物やさらに系統発生的に古い段階の生物（ザリガニやサソリなどの節足動物）にも認められる（図3）。節足動物などの変温動物が発熱する、ということが奇異に感じられるかもしれないが、彼らは行動性に発熱する。すなわち、変温動物はより高い環境温・放射熱を求めて身体を移動し、外部からの熱を取り込むことで平常より高い体温を実現する。変温動物であれ恒温動物であれ、体温が高くなると$Q_{10}$効果により代謝が増し、エネルギーを過剰に消費することになる。このように一見エネルギー的に無駄な反応が進化の過程で保存されていることから、発熱にはそれを補ってあまりある適応的意義があると考えられてきた。

### 2) 動物実験による検証

発熱の意義を実証した研究としてKluger et al.（1975）によるトカゲ（爬虫類）を用いた実験が有名である。変温動物であるトカゲは外部から熱を取り込むことで行動性に発熱する。しかし室温一定の実験室で飼育すると、その体温は室温に依存せざるをえない。Klugerの実験ではトカゲに生きた細菌を注射し、グループごとに異なった室温で飼育して生存率を比較した（図4）。その結果、高

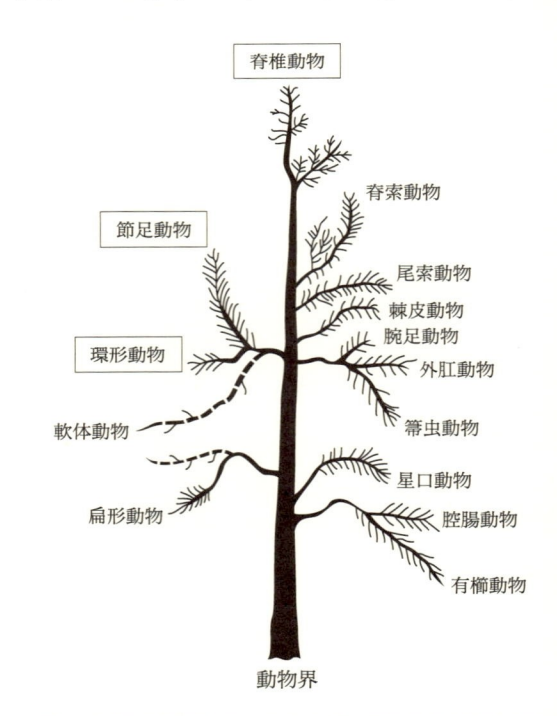

**図3** 発熱の系統発生。これまでに脊椎動物以外に節足動物（サソリ）と環形動物（ヒル）に発熱様の反応が確認されている。発熱はこれらの動物種が分岐する以前に獲得されたと考えられる（Mackowiak, 2000より改変）

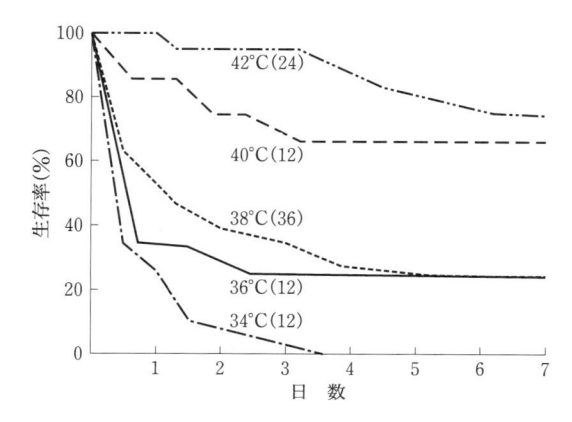

**図4** 生菌を注射され、種々の室温で飼育されたトカゲの生存率。括弧内は動物の数(Kluger et al., 1975 より改変)

い室温(42℃)で飼育したグループの生存率が最も高く(7日目で75%)、室温が下がるにつれて生存率も低下し、最も低い室温(34℃)で飼育した場合には4日以内に全個体が死亡した。すなわち高温で飼育すると体温も高くなり、それにより細菌に対する生体防御が強化されたと考えられる。同様の実験はマウスなどの小型哺乳動物や新生仔期の哺乳動物でも多数行われた。このような小さな哺乳類では体表面積/体積比が大きいので体温は室温に影響されやすい。ウイルスを接種して異なった室温で飼育すると、生存率はトカゲの場合と同様に高室温群で低室温群より高くなった。発熱が生体防御に有利に働く理由として、高体温が病原菌の増殖を抑制し、かつ免疫系細胞を賦活するからと考えられている(山内, 1989)。

### 3) 解熱剤の是非

発熱に意義があるならば、解熱剤の使用は生体防御に不利である、という考えが当然出てくる。この考えは動物実験およびヒトの臨床データにより支持されている。牛疫ウイルスを接種したウサギにアスピリンなど3種類の解熱剤を投与すると、発熱は弱まったが死亡率は高まった。また、生存した個体でも回復までの期間が延長した。ヒト小児では水痘の完治が解熱剤アセトアミノフェンで延長した。ライノウイルス(通常の風邪ウイルス)に感染した成人でも解熱剤を服用した場合に完治までの期間が延長した(山内, 1989)。これに対し、解熱剤の解熱作用そのものが感染性疾患からの回復に有利に働くという証拠は得られていない。

一方で現実には解熱剤は処方され続けている。これにはいくつかの理由が考えられる。解熱剤は解熱作用と同時に鎮痛作用も併せもち、悪寒や痛みなどの感染に伴う不快感を和らげてくれる。完治までの期間が多少延長しようとも、患者の生活の質(QOL)を高く保てることが解熱剤を用いる大きな理由であろう。もう1つの理由として、小児が発熱すると熱性痙攣を誘発し、それが小児の脳にダメージを与える、と信じられている背景があげられる。しかし英国で行われた大規模な追跡調査では、熱性痙攣が小児の脳の発達に悪影響を与えるという証拠は得られなかった(Verity et al., 1998)。この調査は1970年のある1週間の間に生まれた1万4676人の子供を追跡し(そのうち398人が熱性痙攣を発症)、10歳になったときに知能および行動の評価を行うという極めて信頼性の高いものである。さらに別の研究では解熱剤を使用しても熱性痙攣の発生は抑制されないことが報告されている。つまり、熱性痙攣を心配して解熱剤を使うことは2つの観点から無意味ということになる。むしろ小児で留意すべきは発熱によって体表からの水分蒸散が増加し脱水状態に陥りやすいことである。さらにそこに嘔吐や下痢が加わると、その危険性は増す。発熱している小児には十分な水と塩分の補給をすることが重要である。また欧米では発熱を冷水浴で治療する民間療法がある。これは発熱の意義や仕組みに真っ向から逆らうものである。実際に、今日では米国の多くの医療機関や医学書はこの療法に否定的である。もちろん冷水浴は熱射病などの高体温に対しては有効である。

## (3) 発熱の分子機構

### 1) 外因性発熱物質

発熱の原因の多くは病原菌の感染である。病原菌由来の物質で，それを動物に投与すると発熱を引き起こす物質を外因性発熱物質と総称する。代表的な外因性発熱物質としてはグラム陰性細菌の細胞壁を構成するリポ多糖（LPS），RNAウイルス由来の2本鎖RNA，細菌の細胞壁成分であるペプチドグリカンがある。真核生物は本来自分には存在しないこれらの分子を病原菌侵入のしるしとみなし，それに対して極めて鋭敏に反応するように進化してきた。外因性発熱物質を最初に検知するのが，免疫系の初動部隊であるマクロファージ系の細胞である。

### 2) 外因性発熱物質は Toll like receptor で受容される

マクロファージ系細胞はどのようにして外因性発熱物質を認識するのか。その仕組みは1990年代の後半になって初めて明らかとなった。そのきっかけは，ショウジョウバエのカビに対する抵抗性にTollという受容体蛋白が関係しているという発見である。その後Tollとの相同性に基づいて哺乳類のToll様分子が複数個クローニングされToll like receptors（TLRs）と名づけられた。まずTLR4がLPSに対する受容体であることが決定された。これを皮切りに，それぞれのTLRsがある種の病原菌群に共通した分子パターン（pathogen associated molecular patterns: PAMPs）を認識することが明らかとなった（表1）。

TLR3はウイルス由来2本鎖RNAの受容体である。すなわち現在確定している外因性発熱物質はPAMPsの一部であり，TLRsによって受容される。

TLRsはマクロファージ系の細胞や，病原菌の侵入を受けやすい身体部分の細胞に高発現している。どのタイプのTLRsがPAMPsで活性化されても，その細胞内シグナリングの下流では炎症に関連した転写調節因子NFkBの核移行という共通した反応が起こる。NFkBが核に移行すると，炎症性サイトカインと炎症関連蛋白質の遺伝子転写が促進される。後で述べるように発熱にかかわる蛋白質の転写もNFkBによって活性化される。したがって，LPSや2本鎖RNA以外のPAMPsも外因性発熱物質である可能性は高い（一方，外因性発熱物質の中で細菌の細胞壁成分であるmuramyl dipeptideはTLRs非依存性の経路でNFkBを活性化することが最近報告された）。

### 3) TLRsの活性化は内因性発熱物質（＝炎症性サイトカイン）を誘導する

マクロファージ系細胞のTLRsの活性化により炎症性サイトカインが誘導され，細胞外に分泌される。代表的な炎症性サイトカインとしてインターロイキン-1$\alpha$，$\beta$（IL-1$\alpha$, $\beta$），腫瘍壊死因子$\alpha$（TNF-$\alpha$），IL-6，インターフェロンがある。実は，これら炎症性サイトカインはその分子実体が同定される前から内因性発熱物質（endogenous pyrogen: EP）と呼ばれていた因子と同一物質な

表1 TLRsとそのリガンド

| TLRs | PAMPs | 由　来 |
| --- | --- | --- |
| TLR1/TLR2複合体 | リポ蛋白質 | グラム陽性菌細胞壁 |
| TLR6/TLR2複合体 | リポ蛋白質 | グラム陽性菌細胞壁 |
| TLR5 | フラジェリン | 細菌の鞭毛 |
| TLR4 | リポ多糖類（LPS） | グラム陰性菌 |
| TLR9 | 非メチル化CpG | 細菌のDNA，DNAウイルス |
| TLR7, TLR8 | 1本鎖RNA | RNAウイルス |
| TLR3 | 2本鎖RNA | RNAウイルス |

のである．現に炎症性サイトカインを動物に投与すると発熱が起こる．生体内で発熱物質(EP)が作られるという考えは1950年代に確立した．Bennett and Beeson (1953)は，白血球を無菌的に培養すると培養上清中に発熱活性をもつ物質が現れることを報告した．Atkins and Wood (1955)は細菌内毒素を投与したウサギの血中にBeesonらの報告と同様の物質を見出した．1970年代になってEPは，白血球由来で急性相反応を引き起こす因子，あるいはTリンパ球を活性化する因子として別々に研究されてきた分子と同一分子であることが判明した．そして1979年に，この多機能分子はインターロイキン-1と命名された．それに続いてTNF-$\alpha$，IL-6，インターフェロンもEPであることが判明した(本文中ではこれ以降，EPとサイトカインを同義語として扱う)．

マクロファージ系細胞で産生されたサイトカインは局所で他の免疫系細胞に作用し，好中球が主体となる初期の炎症反応と，リンパ球が主役を演ずる特異性の高い免疫反応の引き金を引く．それと同時に，サイトカインは血流に乗って全身の様々な細胞に作用し，多様な反応を引き起こす．その1つが発熱である．EP(サイトカイン)はその分子実体が同定される以前から，脳に作用して発熱を起こす，と考えられていたようである．その背景には体温は脳によってコントロールされている，という定説と，EPを脳に微量投与すると発熱が起こる，という実験があったと思われる．EPが分子レベルで同定されたことで，1980年代から新たな問題が研究者の興味を引きつけ始めた．EPは分子量1万5000から2万の蛋白質である．通常このような高分子は血液脳関門に阻まれ脳に入ることができない．EP(サイトカイン)はどのようにして脳に作用するのか．

## 4) サイトカインはどのようにして脳に作用するのか

この問題に対して4つの仮説が提唱された(図5)．①脳室周囲器官説：脳室周囲器官には血液脳関門がないので，そこからサイトカインが脳に入り神経系に作用する，②トランスポーター説：脳血管にサイトカイントランスポーター(輸送体蛋白)が存在し，これによりサイトカインは脳内に輸送される，③迷走神経説：内臓に分布する求心性迷走神経(知覚神経)が末梢組織でのサイトカインを検出し脳に伝える，④内皮細胞説：サイトカイン受容体が脳血管内皮細胞の管腔側に存在し，そこにサイトカインが作用すると内皮細胞で第2のシグナル分子が合成され，それが脳側に放出されて神経系に作用する．以下，①～③について概説し，筆者らが提唱してきた④について詳述する．

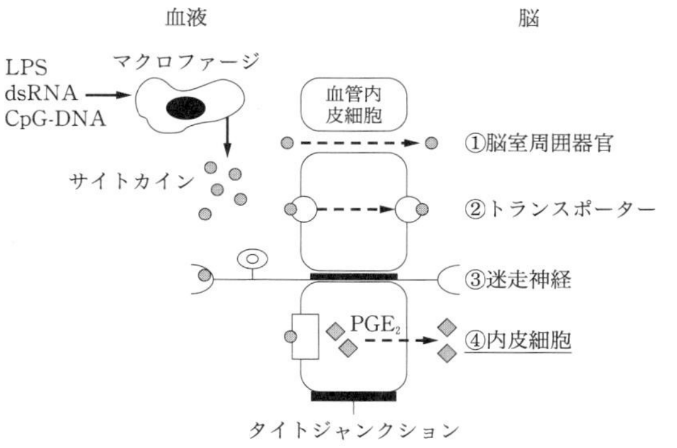

### ① 脳室周囲器官説

脳室周囲器官(circumventricular organs: CVOs)とは脳室に接した領域に存在し，典型的な中枢神経組織とは異なる構造をもつ7つの器官群を指す．CVOsは他の中枢神経組織とは異なり血液脳関門をもたない．すなわち，その部位の毛細血管は有窓で，血液中のサイトカインなどの高分子化合物はCVOsの実質に漏出する．ただし血液からCVOsに漏出したサイトカインがさらに隣接した脳実質や髄液中に拡散することはない．これはCVOsを上衣細胞の緻密な壁が取り囲んでいるからである．

1990年代から盛んになった組織化学実験は，極めて明確にCVOsが血中サイトカインのターゲットの1つであることを示した．すなわちCVOsでは，①種々のサイトカイン受容体が発現している，②LPS投与によりサイトカイン陽性

**図5** サイトカインが脳に作用する経路に関する4つの説

細胞が現れる，③ LPS やサイトカイン投与でサイトカイン信号伝達の下流反応，すなわち転写調節因子(NFkB や STAT3)の核移行(活性化)が起こる。ただし，これら組織化学レベルでの反応と発熱の因果関係は証明されていない。

組織化学実験よりも前に行われた生理学実験でも CVOs の発熱へのかかわりは明確にできていない。1980 年代，Stitt (1985) および Blatteis et al. (1983) は血液中の EP(サイトカイン)は CVOs の 1 つである終板器官(organum vasculosum laminae terminalis: OVLT)に作用して発熱を起こすという仮説を提唱した。OVLT は血液脳関門をもたないだけでなく，視索前野(体温調節中枢)に隣接している。この仮説を検証するために OVLT を破壊して発熱反応が抑制されるか，という実験が複数のグループによって行われた。しかしその結果は一様でなく，OVLT の損傷で発熱が抑制されるという報告と，逆に増強されるという報告がなされた。いまだ OVLT の発熱における役割は明確になっていない。

② トランスポーター説

この説は Banks et al. (1989) によって提唱された。彼らは放射性同位元素(RI)で標識したサイトカインを静脈注射し，その脳への集積を検討した。RI で標識した IL-1α，IL-1β，TNF-α，IL-6 由来の放射能は確かに脳に集積し，その量は単なる血管からの漏れで説明できる量を大きく超えた。この結果から彼らはサイトカイントランスポーターが脳血管に存在していると主張している。ただし，現段階ではそのトランスポーター分子は同定されていない。また，これらの実験では脳をすりつぶして放射能を測定しているので，本当にサイトカインが脳実質に入ったのか，脳血管にとどまっていたのかは不明である。脳血管内皮細胞にはサイトカイン受容体が発現している。したがって脳に集積した標識サイトカインの少なくとも一部は脳血管内皮の管腔側の受容体に結合したものである可能性がある。実際に彼らの行った $^{125}$I 標識 IL-1α の脳内分布を調べたオートラジオグラフィー実験では，放射能の大部分は血管，脈絡叢，脳室周囲器官にとどまっていた。今後トランスポーター説を推し進めるためには，トランスポーター分子を同定し，その働きと発熱の因果関係を明らかにする必要がある。

③ 迷走神経説

迷走神経とは延髄に発し，胸腔と腹腔の内臓に分布する神経線維の束である。その神経束には遠心性神経と求心性神経が含まれ，前者が内臓運動を調節する副交感神経，後者が内臓感覚を脳に伝える知覚神経である。このうちサイトカイン信号を脳に伝えると考えられているのは後者である。その最初の証拠は Niijima (1996) による電気生理学実験で示された。その実験ではラット肝臓に分布する迷走神経の求心性インパルスを記録しながら，IL-1β を肝門脈内に投与した。IL-1β 投与により迷走神経の求心性インパルスは増加した。この結果は組織化学実験でも裏づけられている。迷走神経の求心性神経の細胞体は頸部の nodose ganglion にある。IL-1β 投与によって nodose ganglion の神経細胞で Fos (神経活動を反映する転写調節因子)が増加した。

迷走神経を介した求心性信号がどのような生理反応に関与するのか，という問題に対して迷走神経切断(vagotomy)という手法がよく用いられる。1995 年に Watkins et al. (1995) は IL-1β による発熱が迷走神経切断で消失することを報告した。この結果に基づき，迷走神経が末梢のサイトカイン情報を脳に伝えて発熱を引き起こす，という発熱の迷走神経仮説を提唱した。その当時，発熱の OVLT 仮説はすでに色褪せており，新たな研究展開が模索されていた中でこの仮説は極めて新鮮で多くの研究者の注目を浴びた。そして複数のグループがそれぞれ習熟した発熱モデル(異なる動物種，発熱物質，投与量，投与経路)で追試を行った。初期には肯定的な報告もあったが，次第に否定的な結果が出されるようになり，現在では迷走神経求心系が発熱で果たす役割は，もしあったとしてもわずかである，という見解が主流となっている。

以上のようにサイトカイン情報が迷走神経を介して脳に伝わることは電気生理学的・組織化学的には確認されたが，その生理学的役割については

不明な部分が多い。この状況は脳室周囲器官説の状況と同様である。この不明瞭さは，切断や破壊という特異性の低い実験手技と，その効果が直接的なものか間接的なものかを判別することの困難なことに起因している。新たな方法論の導入が望まれる。

④ 内皮細胞説

内皮細胞は血管の内側の壁を作っている細胞で，常に血液と接している。そのため血液中のサイトカインが最も作用しやすい細胞である。サイトカインが脳血管の内皮細胞を刺激し，そこで第2のシグナル分子($PGE_2$)の合成を促す。そして$PGE_2$が脳側に分泌され，神経細胞に作用して発熱を引き起こす，という内皮細胞説は早い時期から提唱されていた。しかしその実験的証拠が出始めたのは1990年代後半になってからである。現時点で内皮細胞説は他の3つの説より説得力がある。というのは，内皮細胞説だけが，サイトカイン刺激による脳内$PGE_2$生合成促進をうまく説明できるからである。次の小項で$PGE_2$と発熱研究の流れを紹介し，内皮細胞説の妥当性を強調したい。

### 5) サイトカインは脳でPGE₂を増加させる

① $PGE_2$は発熱に必須の脳内メディエーターである

$PGE_2$は生体膜リン脂質を原料として生合成される生理活性物質で，身体の様々な部位で産生され多彩な生理反応にかかわっている。1970年にMilton and Wendlandt (1970)はネコにLPSを投与して発熱を起こし，その際に脳脊髄液中でPGE（その当時は$PGE_1$と$PGE_2$を判別することができなかった）が増加していること，そして微量の$PGE_1$を脳内に投与すると体温が上昇することを発見した。その後多くの研究者が$PGE_2$と発熱の関係について研究を行い，1980年代半ばまでに$PGE_2$が発熱に必須の脳内メディエーターであることを確実にした。その主な論拠は以下の3点である。

1) サイトカインあるいはLPSを動物に投与すると，脳内で$PGE_2$が増加する。

2) $PGE_2$を脳に投与すると発熱が起こる。

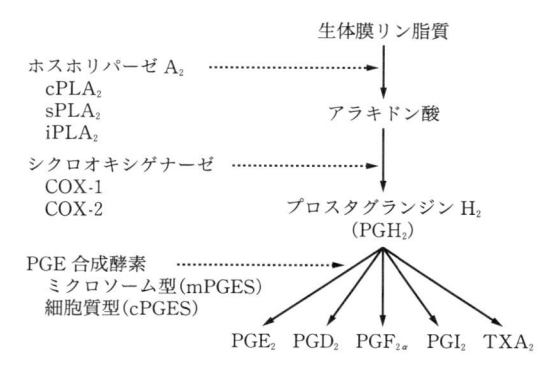

図6 アラキドン酸カスケード

3) 非ステロイド性抗炎症剤(nonsteroidal anti-inflammatory drugs: NSAIDs)は$PGE_2$合成阻害により解熱作用を発揮する。

② PGE₂産生機構

・アラキドン酸カスケード

サイトカインが脳のどこで，どのようにして$PGE_2$生合成を促すかは長い間不明であった。Van Dam et al. (1993)は1993年にLPSを投与したラットの脳血管に$PGE_2$様免疫活性が見出されることを報告した。筆者らも同様の実験を試みていたが不成功に終わった。そこで$PGE_2$免疫染色に代わるアプローチとして，$PGE_2$生合成にかかわるアラキドン酸カスケードの酵素群を組織化学的に検出するという方針で研究を展開した。

アラキドン酸カスケードとは生体膜リン脂質を出発物質として，3段階の酵素反応を経て$PGE_2$などの活性型プロスタグランジンを産生する一連の生化学反応のことである（図6）。3段階の酵素にはそれぞれ複数のサブタイプがある。この中で第2段階の酵素シクロオキシゲナーゼの1つCOX-2に注目した。COX-2は1991年に複数のグループにより発見された。COX-2の平常時の発現は低く，ウイルス感染，発がんプロモーター，電撃痙攣，サイトカイン刺激で速やかに誘導される。それに対してCOX-1は平常時にも発現しており，刺激によりその発現量はあまり変化しない。

・COX-2

1995年にCao et al. (1995)はLPSを投与したラットの脳全体で斑点状にCOX-2 mRNAが誘

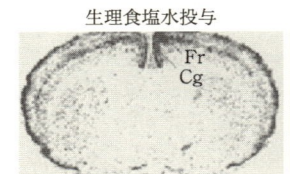

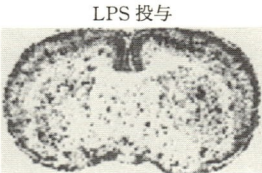

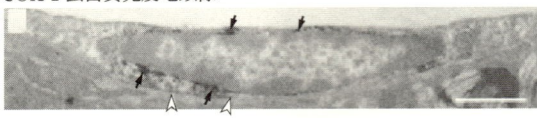

**図7** 上段：ラット脳における COX-2 mRNA の分布。左のコントロール群(生理食塩水注射)では COX-2 mRNA が大脳皮質の神経細胞に発現している。右の LPS 投与群では脳全体に斑点状に COX-2 mRNA が発現した。これはすべて血管に付随していた。下段：LPS で誘導された COX-2 蛋白の免疫電顕像。COX-2 陽性構造は脳血管内皮細胞の核周囲に発現した(黒矢印)。白の矢頭は血管とグリアの境界の基底膜を表す

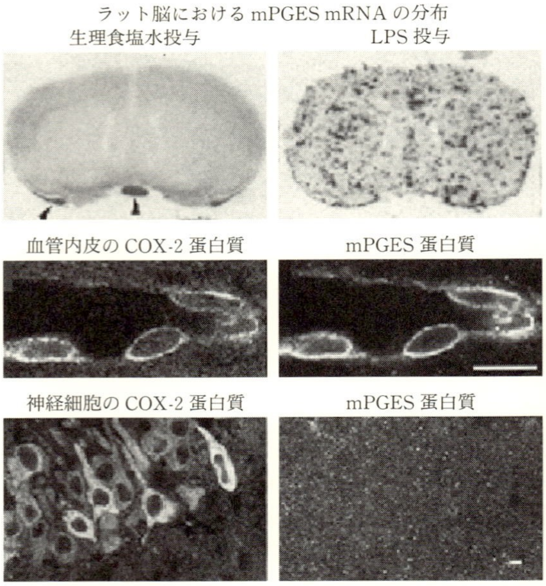

**図8** 上段：mPGES mRNA の脳内分布。左のコントロール群(生理食塩水投与)ではほとんど mRNA シグナルがみられない。右の LPS 投与群では，脳全体に斑点状に mPGES mRNA が発現した。中段：脳血管における COX-2 蛋白(左)と mPGES 蛋白(右)の2重染色。この2つの酵素の分布は大部分でオーバーラップする。下段：大脳皮質の神経細胞において COX-2 蛋白(左)は平常時から高レベルで発現しているが，mPGES 蛋白(右)はほとんど発現していない

導されることを発見した。この斑点状の COX-2 mRNA 信号はすべてが血管に由来していた(図7)。そして2重免疫組織化学および免疫電顕により，LPS で誘導される COX-2 は血管内皮細胞の核膜に分布することが明らかとなった。LPS による血管内皮での COX-2 誘導は別の動物種(マウス，guinea pig，ウサギ)でも同様に起こった。また，ラットに LPS 以外の発熱物質(IL-1$\beta$，TNF-$\alpha$ やテレピン油)を投与した場合でも起こった。つまり脳血管内皮細胞での COX-2 誘導は，動物種や発熱物質にかかわらず，発熱に普遍的な現象である。

一方，COX-2 が発熱に必須であることは複数の生理学実験で明確に示された。COX-2 特異的阻害剤で処置したラットや COX-2 遺伝子欠損マウスで LPS や IL-1$\beta$ に対する発熱反応が消失する。しかしながら，COX-1 特異的阻害剤や COX-1 遺伝子欠損マウスでは発熱は消失しない。LPS による脳脊髄液中 PGE$_2$ の増加反応も COX-2 特異的阻害剤で抑制される。

・mPGES

しかし COX-2 の発現だけで PGE$_2$ 産生を証明するのは不十分である。なぜなら COX-2 はアラキドン酸から PGH$_2$ への化学反応を触媒する酵素であり，PGH$_2$ から PGE$_2$ への化学反応にはさらに第3段階の酵素，PGE 合成酵素(PGES)が必要だからである。PGES が初めて分子レベルで同定されたのは2000年であった。その PGES はミクロソーム分画に存在したので microsomal PGES(mPGES)と命名された。mPGES は COX-2 と同様にサイトカインで誘導されるという性質をもつ。Yamagata et al. (2001)は mPGES が LPS によってラット脳血管内皮に誘導されること，そして血管内皮での細胞内局在が COX-2 とほぼ一致することを2重免疫組織化学で示した(図8)。つまり mPGES は COX-2 により産生された PGH$_2$ を効率よく利用できるような空間配置をとっていることになる。mPGES 発現の時間経過は発熱の時間経過を説明できるものであった。そして mPGES が発熱に必須の酵素であることの決定的証拠として，mPGES 遺伝子欠損マウスで発熱が起こらないことが報告された。

以上の組織化学，生理学実験の結果は，脳血管内皮細胞が発熱にかかわる $PGE_2$ 産生部位であることを強く示すものである．もう一度，サイトカインはどのようにして脳に作用するのか，という問題に立ち返ると，内皮細胞説だけがサイトカイン刺激による脳内 $PGE_2$ 生合成促進と発熱をうまく説明できる．サイトカイン受容体が脳血管内皮細胞に発現しているという事実もこの内皮細胞説を強く支持する．ただし，内皮細胞説はまだ完全なものではない．アラキドン酸カスケードの第1段階の酵素 $PLA_2$ のサブタイプは何か，その酵素活性がどのように調節されているか，細胞内で産生された $PGE_2$ がどのように細胞外に分泌されるのか，など未解決の課題が残されている．

## （4） 発熱の神経機構

### 1） $PGE_2$ 受容細胞

$PGE_2$ は視索前野に投与したときに最も強力な発熱作用を発揮する．したがって視索前野に $PGE_2$ 受容体をもった細胞が存在することは自明であったが，その細胞のタイプや分布は不明であった．1988年に Watanabe et al. (1988) は脳における $^3H$ 標識 $PGE_2$ 結合部位（おそらく受容体）のオートラジオグラフィーによる画像化に初めて成功した．それに続き同グループはラット脳における詳細な $PGE_2$ 結合部位のマッピングを行い，視索前野に高密度の $PGE_2$ 結合部位が存在することを示した．$PGE_2$ 受容体には EP1〜EP4 の4つのサブタイプがある．そのうち視索前野の $PGE_2$ 結合部位は EP3 であることも示された．詳細に観察すると $PGE_2$ 結合部位は neuropile と呼ばれる領域で高密度であった．neuropile は神経細胞の突起が豊富な領域なので，$PGE_2$ 結合部位は主に神経細胞の突起に存在することが示唆された．しかし，どの神経細胞の突起に $PGE_2$ 受容体が発現しているのかは依然不明であった．

1990年代半ばまでに $PGE_2$ 受容体の4つのサブタイプをコードする遺伝子がすべて同定された．これにより mRNA レベルで $PGE_2$ 受容体の分布を知ることが可能となった．EP3 受容体 mRNA の脳内分布は $^3H$-$PGE_2$ 結合部位とほぼ一致し，視索前野の神経細胞に高発現していた．さらに EP3 遺伝子欠損マウスは LPS で発熱せず，$PGE_2$ 脳内投与にも反応しない．一方，他の $PGE_2$ 受容体サブタイプを欠損したマウスは通常に発熱した．すなわち発熱は $PGE_2$ が視索前野の神経細胞の EP3 受容体に作用して起こる．

次いで Nakamura et al. (1999) は EP3 に対する抗体を作製し，免疫組織化学法で EP3 蛋白質の脳内分布を調べた．その結果，EP3 蛋白質の分布は $^3H$-$PGE_2$ 結合部位および EP3 mRNA の分布とほぼ一致した．EP3 受容体は神経細胞の細胞体と樹状突起に高密度に存在していた（図9）．免疫組織化学法はオートラジオグラフィー法と比べて空間解像度が高いだけでなく，実験が簡便で他の実験手法と組み合わせやすいという利点をもつ．実際，次に紹介するように，この EP3 免疫組織は発熱の神経回路の解析に貢献した．

### 2） 発熱の神経回路

動物の脳に $PGE_2$ を投与すると，体温を上昇させるための一連の効果器反応が起こる．すなわち，皮膚血管の収縮，褐色脂肪組織（BAT）の燃焼という交感神経性の反応，そしてもし動物が無麻酔・無拘束下にあるならば，暖かい環境を求める行動性の反応である．ヒトの脳に $PGE_2$ を投与することはできないが，われわれが発熱するときにはふるえを経験する．脳の視索前野ニューロンに $PGE_2$ が作用した後，どのような神経回路でこれらの効果器反応が引き起こされるのか．

Nakamura et al. (2002) は組織化学実験と生理学実験により視索前野の EP3 ニューロンから BAT までの神経経路の一部を解明した（図10）．それによると①視索前野 EP3 ニューロン→②淡蒼縫線核ニューロン→③脊髄中間外側核の交感神経節前ニューロン→④交感神経節後ニューロン→ BAT という経路が存在する．①のニューロンは

³H-PGE₂ 結合
(Matsumura et al., 1990)

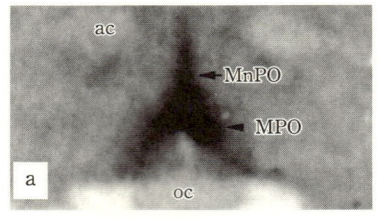

EP3 免疫染色
(EP3：PGE₂ 受容体のサブタイプ)
(Nakamura et al., 1999)

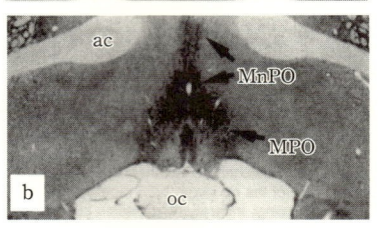

EP3 免疫染色
(Nakamura et al., 1999)

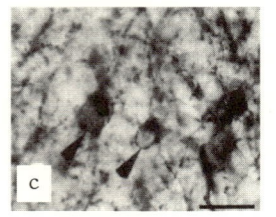

**図9** ラット視索前野における ³H 標識 PGE₂ の結合部位と EP3 受容体の分布。両者は極めて似た分布を示した

GABA 作動性，②はグルタミン酸作動性，③はアセチルコリン作動性，④はノルアドレナリン作動性である．

平常時には①のニューロンは②のニューロンを持続的に抑制している．感染により脳内で増加した PGE₂ は①に抑制的に作用し，その結果①から②への抑制が解除される(脱抑制)．すると②の神経活動が増し，交感神経系(③・④)を介して BAT の燃焼を促進する．①から②への経路はこのように直接的なもの以外に，視床下部の他の神経核を介した間接的な経路も想定されている⑤．確証はないが，皮膚血管の収縮も BAT と同様の神経経路で制御されていると考えられる．なぜなら皮膚血管の収縮も交感神経系を介するからである．一方，視索前野の EP3 ニューロンに発する，行動性体温調節やふるえの神経経路は未解明である．

筆者が発熱の研究にかかわって十数年が経過した．この間の発熱の分子・神経機構の研究はまるでジグソーパズルが完成しつつあるのを見ているかのようであった．1980 年代初頭にはほとんど空白だったパズルの面上に，鍵となるピース(発熱の鍵分子)が断片的に配置(同定)され，そのピースを中心にジグソーパズルが埋められつつある．鍵となったピースは，内因性発熱物質(サイトカイン)，サイトカイン受容体，PGE₂，PGE₂ 受容体，COX-2，mPGES，TLRs などである．現時点でこのパズルは 7 割がた完成した感がある．

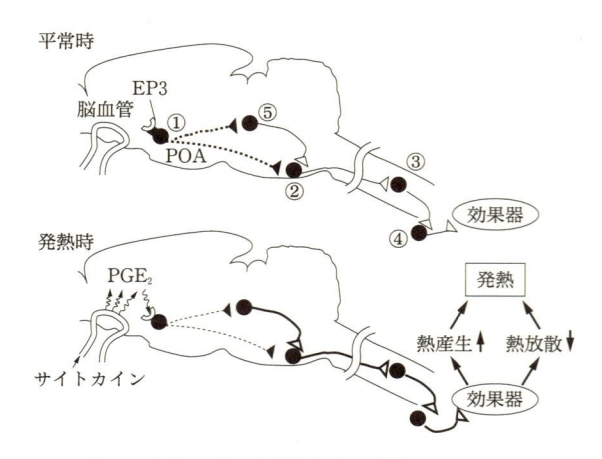

**図10** 発熱の遠心性神経回路。詳細は本文参照

まだ欠けている重要なピースとして，PLA$_2$，PGE$_2$ の膜透過にかかわる分子，行動性発熱にかかわる神経経路などがある。

## 参考文献

Atkins, E. and Wood, W. B., Jr. (1955) Studies on the pathogenesis of fever. I. The presence of transferable pyrogen in the blood stream following the injection of typhoid vaccine. J. Exp. Med. 101: 519-528.

Banks, W. A., Kastin, A. J. and Durham, D. A. (1989) Bidirectional transport of interleukin-1 alpha across the blood-brain barrier. Brain Res. Bull. 23: 433-437.

Bennett, I. L., Jr. and Beeson, P. B. (1953) Studies on the pathogenesis of fever. I. The effect of injection of extracts and suspensions of uninfected rabbit tissues upon the body temperature of normal rabbits. J. Exp. Med. 98: 477-492.

Blatteis, C. M., Bealer, S. L., Hunter, W. S., Llanos, Q. J., Ahokas, R. A. and Mashburn, T. A., Jr. (1983) Suppression of fever after lesions of the anteroventral third ventricle in guinea pigs. Brain Res. Bull. 11: 519-526.

Cao, C., Matsumura, K., Yamagata, K. and Watanabe, Y. (1995) Induction by lipopolysaccharide of cyclooxygenase-2 mRNA in rat brain; its possible role in the febrile response. Brain Res. 697: 187-196.

Dinarello, C. A. (1999) Cytokines as endogenous pyrogens. J. Infect Dis. 179 (Suppl. 2): S294-304.

入来正躬編（1989）発熱症候群．文光堂．

Kluger, M. J. (1991) Fever: role of pyrogens and cryogens. Physiol. Rev. 71: 93-127.

Kluger, M. J., Bartfai, T. and Dinarello, C. A., Eds. (1998) Molecular mechanisms of fever. New York Academy of Sciences, New York.

Kluger, M. J., Ringler, D. H. and Anver, M. R. (1975) Fever and survival. Science 188: 166-168.

Mackowiak, P. A. (2000) Temperature regulation and pathogenesis of fever. In: Principles and practice of infectious diseases, 5th ed., (eds.) G. L. Mandel, R. G. Douglas and J. E. Bennett, Churchill Livingstone, Philadelphia, pp. 604-622.

Matsumura, K. and Kobayashi, S. (2001) Neuroanatomy of fever: localization of cytokine and prostaglandin systems in the brain. In: Thermotherapy for neoplasia, inflammation, and pain, (eds.) M. Kosaka, Sugahara, T., Schmidt, K. L. and Simon, E., Springer-Verlag, Tokyo, pp. 290-299.

Matsumura, K., Watanabe, Y., Onoe, H., Watanabe, Y. and Hayaishi, O. (1990) High density of prostaglandin E$_2$ binding sites in the anterior wall of the 3rd ventricle: a possible site of its hyperthermic action. Brain Res. 533: 147-151.

松村潔・井上渉・岡村里香・川口陽・小林茂夫（2003）脳と免疫系の対話．板倉徹編，脳室およびその周囲器官，神経科学の基礎と臨床 XI，ブレーン出版，pp. 43-64．

Milton, A. S. and Wendlandt, S. (1970) A possible role for prostaglandin E$_1$ as a modulator for temperature regulation in the central nervous system of the cat. J. Physiol. (Lond.) 207: 76-77P.

村上惠（1988）発熱と生体防御．日本醫事新報社．

Nakamura, K., Kaneko, T., Yamashita, Y., Hasegawa, H., Katoh, H., Ichikawa, A. and Negishi, M. (1999) Immunocytochemical localization of prostaglandin EP3 receptor in the rat hypothalamus. Neurosci. Lett. 260: 117-120.

Nakamura, K., Matsumura, K., Kaneko, T., Kobayashi, S., Katoh, H. and Negishi, M. (2002) The rostral raphe pallidus nucleus mediates pyrogenic transmission from the preoptic area. J. Neurosci. 22: 4600-4610.

Nakamura, K., Matsumura K., Kobayashi S. and Kaneko, T. (2005) Sympathetic premotor neurons mediating thermoregulatory functions. Neurosci. Res. 51: 1-8.

Narumiya, S., Sugimoto, Y. and Ushikubi, F. (1999) Prostanoid receptors: structures, properties, and functions. Physiol. Rev. 79: 1193-1226.

Niijima, A. (1996) The afferent discharges from sensors for interleukin 1 beta in the hepatoportal system in the anesthetized rat. J. Auton. Nerv. Syst. 61: 287-291.

大村裕・堀哲郎（1995）脳と免疫―脳と生体防御系の関わりあい．共立出版．

Takeda, K. and Akira, S. (2005) Toll-like receptors in innate immunity. Int. Immunol. 17: 1-14.

Stitt, J. T. (1985) Evidence for the involvement of the organum vasculosum laminae terminalis in the febrile response of rabbits and rats. J. Physiol. (Lond.) 368: 501-511.

Stitt, J. T. and Nadel, E. R., Eds. (1986) An international symposium to debate current issue in thermal physiology. Yale J. Biol. Med. 59: 89-178.

Van Dam, A.-M., Brouns, M., Man-A-Hing, W. and Berkenbosch, F. (1993) Immunocytochemical detection of prostaglandin E$_2$ in microvasculature and in neurons of rat brain after administration of bacterial endotoxin. Brain Res. 613: 331-336.

Verity, C. M., Greenwood, R. and Golding, J. (1998)

Long-term intellectual and behavioral outcomes of children with febrile convulsions. N. Engl. J. Med. 338: 1723-1728.

Watanabe, Y., Watanabe, Y. and Hayaishi, O. (1988) Quantitative autoradiographic localization of prostaglandin $E_2$ binding sites in monkey diencephalon. J. Neurosci. 8: 2003-2010.

Watkins, L. R., Goehler, L. E., Relton, J. K., Tartaglia, N., Silbert, L., Martin, D. and Maier, S. F. (1995) Blockade of interleukin-1 induced hyperthermia by subdiaphragmatic vagotomy: evidence for vagal mediation of immune-brain communication. Neurosci. Lett. 183: 27-31.

Yamagata, K., Matsumura, K., Inoue, W., Shiraki, T., Suzuki, K., Yasuda, S., Sugiura, H., Cao, C., Watanabe, Y. and Kobayashi, S. (2001) Coexpression of microsomal-type prostaglandin E synthase with cyclooxygenase-2 in brain endothelial cells of rats during endotoxin-induced fever. J. Neurosci. 21: 2669-2677.

山内一也（1989）ウイルス．入来正躬編, 発熱症候群―発熱は生体に有利か, 文光堂, pp. 35-41.

# 3. 重力と気圧

## 3-1 宇　　宙

### はじめに

　約40億年前に地球上に生命が誕生して以来，生物は地球上の特異的な環境やその変化に応じて進化を繰り返してきた。水棲動物が重力加速度(gravity: G)が1-Gの地球上で陸に上がり，いかに適応してきたのかを追究する研究も実施されているが，詳細はいまだに明らかではない。バイコヌール宇宙基地から打ち上げられたボストーク1号に乗り，ロシアの宇宙飛行士ガガーリン少佐が1時間49分間の宇宙飛行をしたのは，約45年前のことである。その後，ヒトや各種の動物を宇宙空間に送り出し，宇宙の微小重力環境への生理的適応機構の解明や宇宙滞在中に起こる人体の変化を防止するための対処策(countermeasure)の開発が活発に行われるようになった。

### (1)　宇宙空間での変化にプラトーがある現象

・前庭・神経系

　図1は，NASAがまとめた宇宙空間への生理的適応過程を示す有名な図である(Nicogossian, 1989)。地球上の1-G環境に適応していた生理機構(1-Gセットポイント)が，0-G環境への再適応(0-Gセットポイント)前に，たとえば宇宙酔いなどのように臨床的にも課題の大きいレベル(臨床的限界)まで症状が進む現象もある。宇宙酔いは，旧ソ連の2人目の宇宙飛行士チトフにより初めて報告されたが，アメリカでもアポロ計画，スペースラブ，スペースシャトルと飛行士の居住空間が広がるにつれて発症頻度が増し，問題視されるようになった。悪心，嘔吐，頭痛，頭重感，食欲不振，顔面蒼白，顔面浮腫感，全身倦怠感，無気力，思考力低下等の症状が，微小重力空間に入って数分ないし数時間以内に起こるものである。一般的に，宇宙滞在初日から2日目に症状が強いが次第に軽減し，3～5日くらいで症状は消失する。宇宙酔いの発症仮説としては，感覚混乱説，体液シフト説，耳石器非対称仮説，空間識適応仮説などがあげられている。しかしながら，発症メカニズムはいまだに明らかではなく，効率的な予防策や薬品の開発にも至っていない(石井，1998より引用)。

・心循環器系

　地球上では1-Gの重力加速度による静水圧が身体に働くため，立位時には体液が下半身に貯留する(図2)(Charles and Lathers, 1991)。しかし，例えば歩行中は脚筋の収縮に伴い静脈をしごく(milking action)ため，心臓の右心房への静脈還流は維持され，左心室からの血液の拍出も正常に保たれる。ところが，静水圧の影響がない微小重

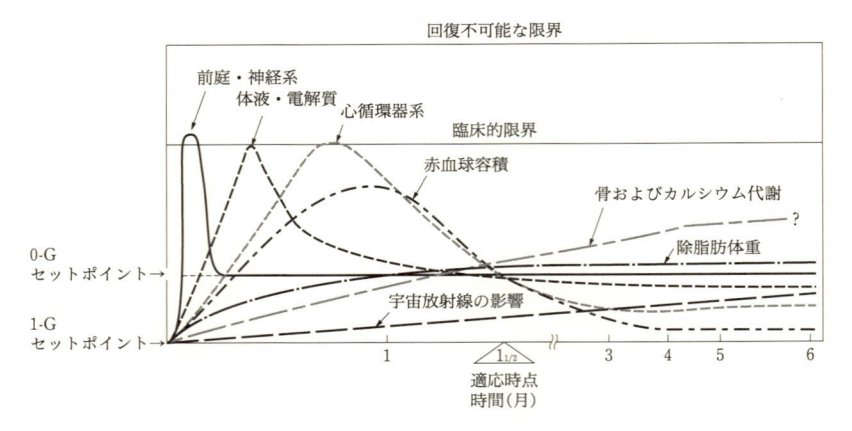

**図1** 無重力環境への生理的適応過程。1-Gセットポイントは地球上における状態を示す。0-Gセットポイントは、おそらく宇宙で生まれたヒトのみにみられるような宇宙空間に完全に適応した生理的状態を示す。適応時点は、地球から宇宙に行った場合にある程度の適応が起こる時期(約6週間)を示す(Nicogossian, 1989より)

力環境では下半身への体液貯留は起きないが、下肢筋によるmilking action等により、体液は逆に頭部方向にシフトする。その結果、顔面の浮腫や外頸静脈などの怒張に加えて、鼻閉感、頭重感、鼻声などのあたかも風邪をひいたような症状を訴えることもある。このような体液シフトに反応して、脳下垂体からの抗利尿ホルモン(ADH)の分泌抑制および心房細胞からの心房性Na利尿ホルモン(ANP)の分泌促進が起こり、腎臓からの尿排泄増加に伴い、体液量が減少する。その結果、顔面の浮腫などは軽減し、0-Gセットポイントに近づく。

人体には本来体重の約1/13の重量に相当する血液が分布しているが、このような体液量の減少は地球帰還時や帰還後に下半身への体液シフトに伴う起立耐性の低下を誘発してしまう原因となる。そこで、できるだけ早く地上に適応させるために、飛行中の運動や下半身陰圧(LBNP)装置(図3)を使った体液の下半身へのシフト、帰還直前の生理食塩水の飲用、帰還時から直後の耐G服の着用等が行われている(関口・村井、1998より引用)。

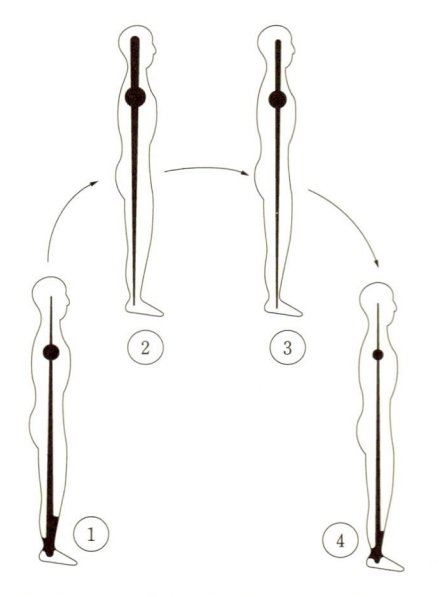

**図2** 宇宙飛行に伴う体液分布の変化(Charles and Lathers, 1991より)

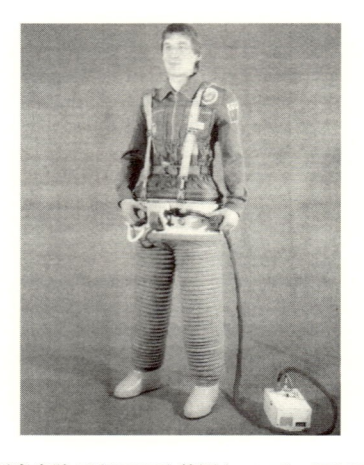

**図3** 下半身陰圧(LBNP)装置(ロシア、IBMP提供)

・赤血球容積

　上述のような体液シフトは血漿量の減少をもたらし，血液濃縮が起こる．10日間のスペースラブ-1 ミッションで赤血球数(濃度)が上昇したと報告されている(Leach and Johnson, 1984)．しかし，血清中赤血球合成ホルモンレベルが50％も減少したという報告(Leach et al., 1985)もあるように，その結果造血が抑制されるため，血液濃度は次第に地上レベルに近い値に戻っていく．ところが，地球に帰還すると，早期に起こる血漿量増加(Leach and Johnson, 1984)により貧血に似たような血液希釈が誘発されることになる(Legen'kov et al., 1977)．しかし，その後の造血により血液濃度も次第に回復していく(図16)．

## (2) 宇宙空間での変化がどこまでも進む可能性のある現象

・骨カルシウム代謝

　上述したように，宇宙空間での生理的変化は一般的に時間とともに0-Gセットポイントに近づいていくが，0-Gセットポイントがなく，宇宙滞在期間が長くなればなるほどその程度が進行していく可能性のある骨からのカルシウム喪失や宇宙放射線の影響も重大な問題として指摘されている．図4に示されるように，尿中カルシウム排泄量は宇宙飛行20日目くらいまで増加し，その後プラトーに達するが，糞便中への喪失は飛行中増加し続けたという報告がある(Rambaut and Johnston, 1979)．骨への荷重負荷が減少または消失する微小重力環境では，比較的短期間の飛行でも大量の骨量喪失(骨密度減少)が起こる(Mack et al., 1967; Mack and Vogt, 1971; Vose, 1974)．LeBlanc et al. (2000)はロシア人およびアメリカ人宇宙飛行士18人における4〜14.4ヶ月間の長期宇宙滞在前後の骨量をDEXA法により測定した結果，飛行前のベースラインから最も低下した骨は大腿骨転子部であり，その低下は平均すると1ヶ月間に−1.5％，次いで脊椎骨の−1.07％であったと報告している．一方，非荷重骨である腕や肋骨ではほとんど変化せず，むしろ頭蓋骨では増加したとしている．この頭蓋骨の骨量増加についてはベッドレスト実験でも報告されており，LeBlanc et al. (1990)は17週間のベッドレスト実験で頭蓋骨の骨量は3.2％増加したとしている．荷重負荷骨でないこの頭骨の骨量増加については，体液シフトによる頭部方向への血流増加もその一因ではないかとする説もあるが，その原因はいまだに不明である．

　このような現象は，骨形成の抑制，骨吸収の促進，またはそれら両者が原因となっているのは明らかであるが，詳細なメカニズムは必ずしも明らかでない．動物実験の結果によると，腱または神経切断により骨に対する物理的負荷を減少させた場合，骨吸収の促進や骨形成の低下に起因した骨量減少の進行は一過性であるという報告もある(Globus et al., 1984; Halloran et al., 1986; Weireb et al., 1989)．しかしながら図1にも示されるように，飛行期間に応じて0-Gセットポイントに適応していく他の生理機構と異なり，その喪失はどこまでも進行する可能性も指摘されている．飛行中の運動により，喪失度を抑制することは可能かもしれないが……．骨からのカルシウム喪失により高カルシウム尿症を引き起こし，その結果，尿路結石症を惹起する危険性もある．

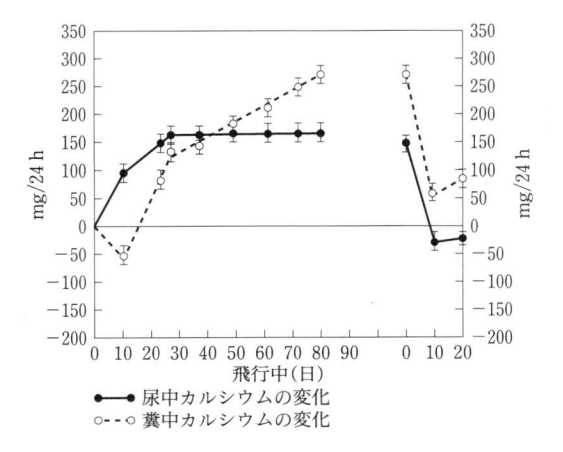

図4 スカイラブミッションに伴う尿および糞中へのカルシウム排泄量の変化．平均±SEM (Rambaut and Johnston, 1979 より)

地球帰還後の踵骨ミネラル回復は緩徐であり，元に戻るには宇宙飛行と同じくらいの期間が必要であるという報告もある(Vogel and Whittle, 1976)。ところが84日間飛行したスカイラブ4号のクルーの1人における踵骨骨密度は，帰還90日後でも半分しか回復しなかった。さらに，他の2人は回復しなかったと報告されており，宇宙飛行による骨の変化は回復不可能である可能性さえ指摘されている。また，ヒトの一生の骨量変動曲線は宇宙飛行によって下方にシフトするともいわれており，宇宙飛行士は年をとると骨粗鬆症を発症する確率が高くなるのではないかと懸念されている(関口・重松，1998より引用)。

このように宇宙空間への人体の反応には，適応に要する期間はそれぞれ異なるがそのうちに0-Gセットポイントに達するものと，常に進行し0-Gセットポイントに落ち着かないものがある。地上における様々なシミュレーションモデルを利用した研究も積極的に利用されている。本項では宇宙飛行実験および地上における様々なシミュレーションモデルを利用した研究結果をもとに，神経・筋系の微小重力環境への適応およびそのメカニズムについて述べてみたい。

## (3) 宇宙空間での神経・筋系の変化

1-Gの地球上で生活するわれわれは，重力に抗した姿勢保持・制御を余儀なくされている。したがって，特に抗重力筋の形態や機能は，重力に抗した筋活動と密接に関係している。ヒトやラット等を使った研究でよく利用される抗重力筋であるヒラメ筋は80〜90%が遅筋線維によって構成されている遅筋である。足底筋や腓腹筋など他の足関節底屈筋は一般的に速筋であるのに，なぜヒラメ筋のみが遅筋であるのかよく知られていない。しかし，生後間もない頃はラットヒラメ筋も他の筋と同じような特性を有しているが，3週間の授乳期における重力に抗したヒラメ筋のtonicな活動が遅筋線維の数を増やすという示唆も得られている(Ohira et al., 2001)。これに対し，後肢を懸垂して抗重力筋活動を抑制すると，遅筋化のみならず筋線維横断面積(CSA)の増大も進行しない。逆に，遅筋化がすでに起きたヒトやラットのヒラメ筋にかかる抗重力筋活動をベッドレスト(Ohira et al., 1999, 2000a; Yamashita-Goto et al., 2001)や宇宙飛行(Allen et al., 1996; Martin et al., 1988; Miu et al., 1990; Oganov and Potapov, 1976; Ohira et al., 1992)，後肢懸垂(Ohira et al., 1987, 1992; Winiarski et al., 1987)などにより抑制すると，速筋化を伴った筋線維の萎縮が誘発される。このようにヒラメ筋の特性は重力に抗した筋活動の有無によって大きく影響され，そのメカニズムを追究する研究にも着手されているが，必ずしも詳細な解明には至っていない。

### 1) 神経・筋協調能

#### ① 姿勢制御

Homick and Reschke (1977)は，スカイラブクルーメンバーで，宇宙飛行前後の姿勢維持能力を測定した(図5)。図の左側には3.2 cm幅のレールに開眼で立った場合，右側には5.7 cm幅のレールに閉眼で立った場合の立位保持時間を示してある。最大で50秒間の立位保持をそれぞれ3回行い，成績の良かった2回の合計(最高100秒)をデータとした。開眼の場合，2人の被験者には宇宙飛行による影響はみられなかったが，5人中3人では地球への帰還後1日目の立位時間が短縮した。閉眼での立位時間は，帰還1日目には全員の成績が極端に低下した。このような宇宙飛行の影響は，少なくとも帰還後4日目まで持続したが，11日目には回復した。

似たような立位バランステストは，4人のスペースラブ-1クルーメンバーでも実施された(Young et al., 1984)。その結果，5.7 cm幅のレール上での立位保持時間は，飛行前の約90秒から，帰還日およびその翌日には約20秒に減少した。しかし，3人は4〜6日後には飛行前値に回復した。台から飛び降りてバランスを保つ能力

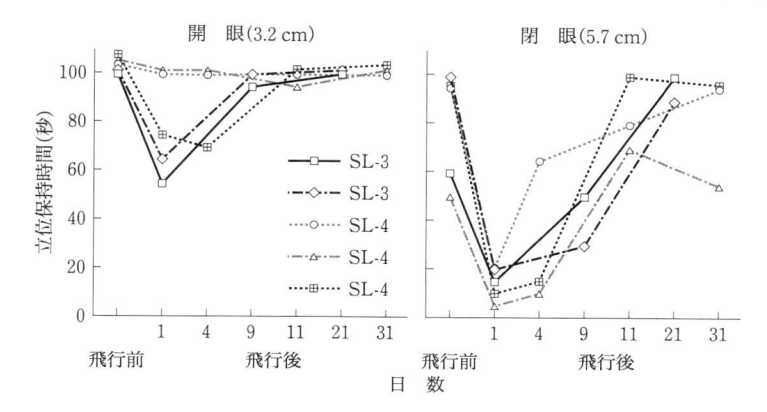

図5 59日(3)および84日(4)間のスカイラブ(SL)ミッション前後の宇宙飛行士における立位保持時間 (Homick and Reschke, 1977 より)

は，帰還直後では全員低下していたが，2〜3日後には回復した。このようなバランスの乱れは，筋力低下や着地に対する反応の鈍化，感覚能の低下などに影響されているものと思われる。

　小型ジェット機の弾道飛行(パラボリックフライト)により作製される$\mu$-Gに暴露された場合，一般的にラットは四肢を広げた姿勢で宙に浮き，後肢による抗重力筋活動が消失する(後述)。ラットにおける抗重力筋活動抑制の地上シミュレーションモデルとして，後肢懸垂がよく利用されるが(Ohira et al., 1987, 1992; Winiarski et al., 1987)，長期間にわたる抗重力筋活動抑制が頭部を下にした姿勢からの落下に対する姿勢制御および着地パターンを抑制するという結果もある(図6)(Kawano et al., 2002a)。ケージ内飼育したコントロールラットは四肢をショックアブソーバーとしてスムーズに着地したが，9週間懸垂したラットは床に腹部を打ちつけて着地した。約30cmの高さからの落下に伴い，コントロールラットは体幹を腹側に曲げ，後肢を前に引き寄せた。ところが懸垂ラットは，逆に体幹を背側に反らし，後肢を後方に伸展した。体幹の背屈は背筋に比べて腹筋の筋力が弱い可能性もある。しかし，後肢懸垂は受動的な背筋の短縮と腹筋のストレッチを誘発するので，腹筋または筋線維はむしろ肥大し，筋力は増大していてもおかしくない。また，背筋線維は逆に萎縮していたという結果も得られている(久米，2000)。したがって，上述したような背筋と腹筋の筋力の違いが，背屈の原因であるとは思えない。このような現象は約2週間でコントロールレベルに近づいたが，8週間後も完全な回

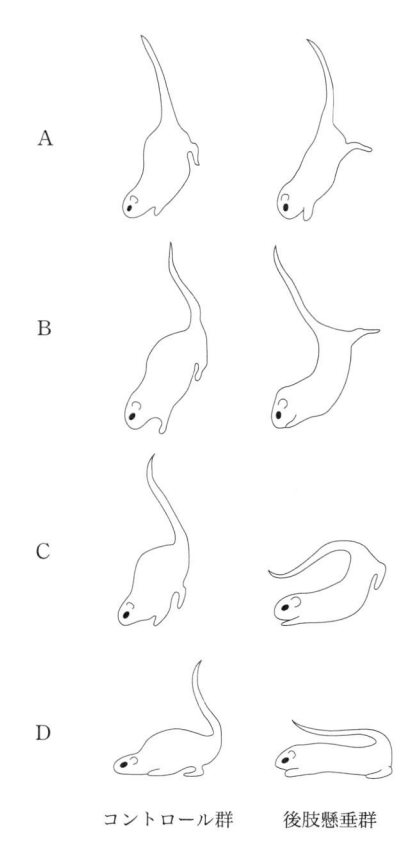

図6 9週間の抗重力筋活動抑制に伴う成熟ラットのhead-down positionからの落下に対する着地パターン(Kawano et al., 2002a より)

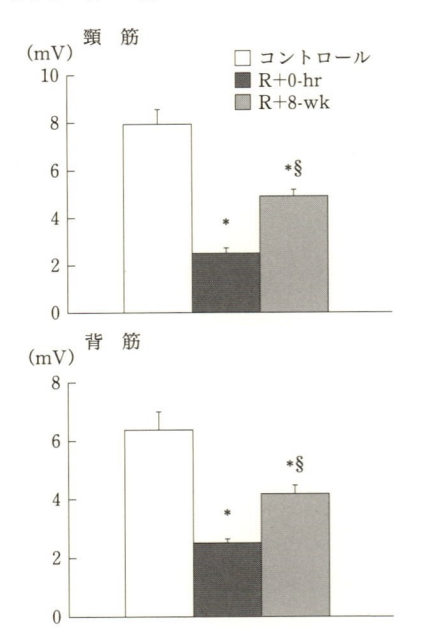

図7 9週間の抗重力筋活動抑制に伴う成熟ラットのhead-down positionからの落下に対する頸筋および背筋筋電図レベル。* and §：$p<0.05$ vs. コントロール and R+0-hr。R+0-hr：抗重力筋活動抑制解除直後，R+8-wk：回復8週間後(Kawano et al., 2002aより)

復には至らなかった。

② 筋の動因パターン

上述の落下に対するラットの姿勢制御機構を追究するために，落下中の頸筋と背筋の筋電図(EMG)をみると，コントロールラットに比べて懸垂ラットのEMGレベルは約61～68％も低かった(図7) (Kawano et al., 2002a)。残念ながら腹筋のEMGは記録しておらず，腹筋の動因パターンの詳細は不明であるが，腹側への体幹の屈曲ができない現象から推察すると，腹筋の動因はかなり抑制されているものと思われる。また，体幹は背屈したにもかかわらず背筋および頸筋の動因も抑制されているわけであり，落下時の筋の動因パターンに大きな乱れが生じているのは確かであろう。

③ 宇宙飛行実験

Kozlovskaya et al. (1981)は2人の宇宙飛行士を対象に宇宙飛行前後で測定した立位中のEMGパターンについて報告している。立位中の被験者がバランスを崩した場合の腓腹筋におけるEMG amplitudeは，140および185日間の宇宙飛行後増大した。バランスを回復する時間も，EMGが出現する時間も延長した。このような現象は帰還後5～6日間持続した。飛行前レベルまでの回復は被験者によって異なり，それぞれ11および42日を要した。帰還5～6日後には，バランスを崩した際，拮抗筋であるヒラメ筋と前脛骨筋が同時に収縮するco-contractionも認められた。

7日間のスペースシャトル飛行における前・中・後で，立位時のEMGをヒラメ筋と前脛骨筋で比較した研究もある(Clement and Lestienne, 1988)。床に固定した靴を履かせて，80秒間立位姿勢を保たせた場合，1-G下では前に4°傾いた姿勢で立つ被験者が多かった。ところが，この角度は宇宙では2～4倍も大きくなった。このような現象は飛行4～5日間が顕著で，7日目には軽減した。立位時のEMG amplitudeは，宇宙ではヒラメ筋が減少し，前脛骨筋が増大した。視覚を正常に保ってもブロックしても，似たような現象が認められた。このような前脛骨筋EMGの上昇は，KC-135によるパラボリックフライト中の$\mu$-G下でもみられた。宇宙飛行中減少したヒラメ筋のEMGは，帰還直後には飛行前値よりも亢進した。一方，飛行中漸増した前脛骨筋のEMGは，帰還1時間後には飛行前のレベルよりも低下し，少なくとも3日間は低いままであった。

宇宙飛行に伴うEMG activityの変化は，上述のような拮抗筋間だけでなく，共働筋の速筋・遅筋間にも認められている。サルに足関節底屈運動をさせ，そのとき内側腓腹筋とヒラメ筋のEMGを記録した研究がある(Hodgson et al., 1991)。ロシアの生物衛星(Cosmos)を使った宇宙飛行前後で比較すると，飛行2日後にはヒラメ筋に比べて腓腹筋のEMGが増大した。しかしこのような変化は，飛行後9日以内に回復したと報告されている。

④ 地上シミュレーション実験

宇宙飛行に伴いみられたEMGパターンの変化と似たような現象は，地上における体位変換でヒトの下肢血液量を減らした場合にも起きた(大平

は懸垂開始直後と同レベルになった。懸垂に伴うEMGレベルの減少は，足関節の底屈に伴う筋線維およびサルコメアの受動的短縮および張力発揮抑制と関連し，逆にその回復はサルコメアの再構築に伴うサルコメア長の延長および張力発揮の回復と密接に関係している(Kawano et al., 2004)。しかしなぜその後再び減少するのか，詳細は不明である。懸垂解除直後は，床上安静時にもこれらの筋は動員されなかった。しかし，(コントロールレベルに比べると少々低い傾向にあったが)EMGは8週間のケージ内飼育でかなり回復した。

足関節背屈筋である前脛骨筋のEMG activityは，後肢懸垂により逆に亢進した(図8)(Ohira et al., 2002a)。足関節底屈による筋の伸展と関係しているものと思われる。懸垂を継続すると徐々にコントロールレベルに低下する傾向がみられた。後肢懸垂解除直後の床上安静時には，顕著なEMGが認められたが，8週間後にはコントロールレベルに回復した。

歩行中のラット後肢筋EMGパターンは図9に示してある(Ohira et al., 2002a)。コントロールラットのEMGレベルはヒラメ筋で顕著であるが，後肢懸垂後はヒラメ筋に代わって前脛骨筋が使われていることがわかる。足底筋および外側腓腹筋の動員も後肢懸垂に伴い抑制された。また，コントロールラットでは拮抗筋は歩行中，決して同時に使われることはないが，懸垂ラットでは拮抗筋が同時に収縮するco-contractionも認められた。しかし，このような現象は1週間後には回復した。

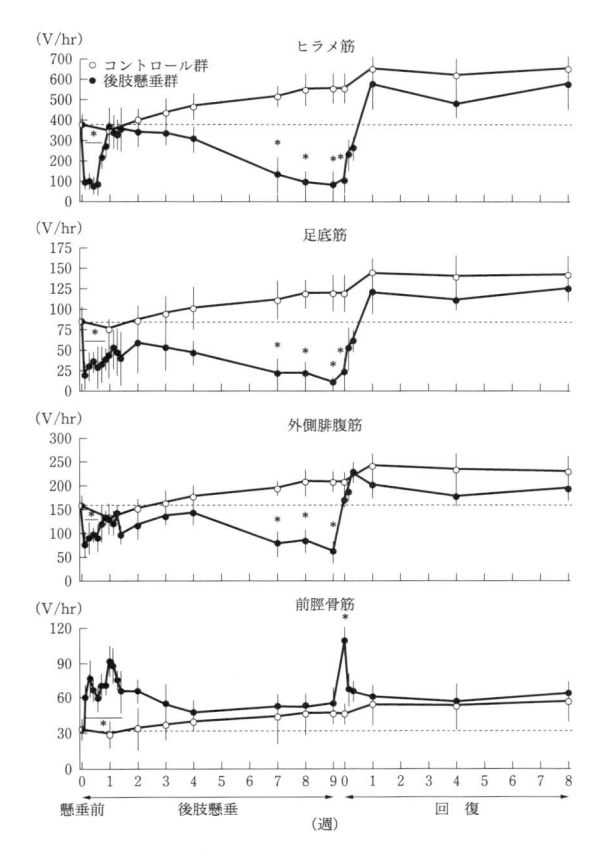

**図8** 9週間の抗重力筋活動抑制およびその後のケージ内飼育に伴うラット後肢筋筋電図の変化。＊：$p < 0.05$ vs. 同週齢コントロール群(Ohira et al., 2002aより)

ら，1995)。tilting tableにヒトを固定し，90° head-upおよびhead-down positionにおける足関節の底屈運動時にヒラメ筋と腓腹筋のEMGを分析した結果，発揮張力は等しくても，head-down時にはヒラメ筋に代わって腓腹筋の動因が増し，上述の宇宙飛行実験と同じような現象が認められた。

図8には，成熟ラットに9週間の後肢懸垂を施した場合の後肢筋EMGの変化を示してある(Ohira et al., 2002a)。足関節底屈筋であるヒラメ筋，足底筋，外側腓腹筋のEMGは，後肢懸垂したとたんに52〜76％減少した。2〜3日間は低レベルに保たれたが，その後徐々に回復し，1〜2週間後にはほぼ懸垂前の床上安静レベルに達した。ところがその後再び低下し始め，懸垂9週間目に

## 2) 骨格筋の反応

### ① サイズおよび筋線維タイプ

・ヒトにおける研究

宇宙飛行に伴う萎縮度には個人差もあり，筋の種類によっても様々であるが，宇宙飛行士の膝伸筋，屈筋，および足関節伸筋容積は，9〜16日間の宇宙飛行によりそれぞれ15.4〜5.5％，14.1〜5.6％，8.8〜15.9％減少した(Akima et al., 2000)。これらの萎縮度は，1日あたり0.62〜1.04％に相当する。また5〜11日間の宇宙飛行前後で，宇宙飛行士(男性5人，女性3人；年齢

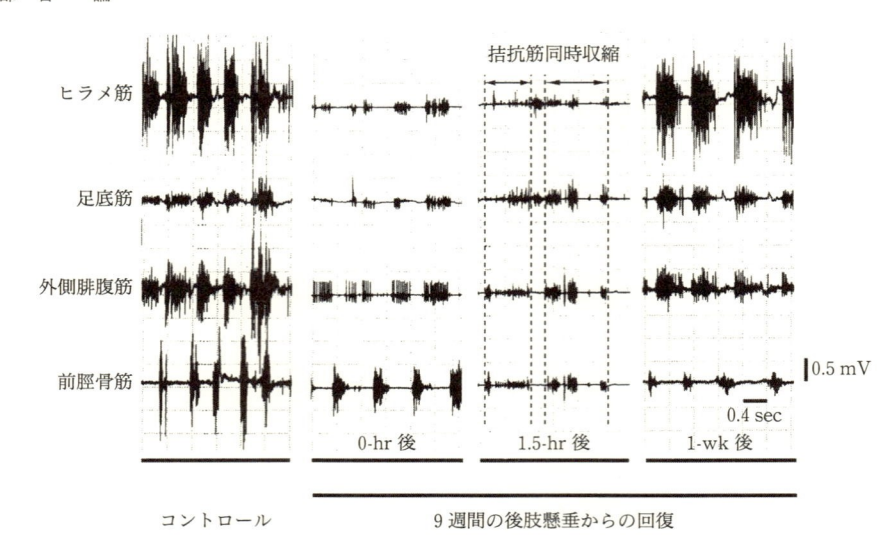

図9 9週間の抗重力筋活動抑制に伴うラット後肢筋の歩行時筋電図パターン(Ohira et al., 2002a より)

33〜47歳)の外側広筋より得たバイオプシーサンプルの分析結果によると，筋線維断面積は11日間の宇宙飛行により，16〜36％萎縮した(Edgerton et al., 1995)。外側広筋は遅筋(type I)および速筋(type II)線維の分布がほぼ等しい筋であるが，筋線維タイプごとの萎縮度は，IIb＞IIa＞Iの傾向にあった。5日間の飛行では有意ではなかったが，11日間の飛行ではtype I線維の分布も減少した。

これに対し，ヒラメ筋では$\mu$-G環境暴露のシミュレーションとして利用されるベッドレストへの反応結果が得られている(Ohira et al., 1999, 2000a; Yamashita-Goto et al., 2001)。健常な男性被験者に4ヶ月間ベッドレストさせると，有意ではないもののミオシン重鎖(MHC)発現がpure type Iである遅筋線維の分布が減少する傾向がみられた。また，ベッドレスト前にはみられなかった混在型のI＋IIa＋IIxおよびIIa＋IIx MHC線維が出現し，速筋化の進行が示唆された。筋線維断面積の減少はpure type I線維のみに認められた。上述の外側広筋とは異なる反応であるが，宇宙飛行およびベッドレスト中の両筋の活動(または非活動)パターンや筋の特性の違いによるものであろう。また1ヶ月の回復後，type I線維は代償的に肥大し，むしろベッドレスト前より大きく

なった。$\mu$-G暴露後の加Gが筋線維にダメージを起こすという現象(Riley et al., 1992, 1996)と関係があろう。しかし，抗重力筋活動抑制で減少した筋核数も増える傾向にあるので，ただダメージによる水分量の増加などによるものではなく，蛋白質合成の促進も起こっているものと思われる。

このようなベッドレスト中，負荷のかかった筋運動を処方すると筋線維の変化は防止されるという結果も得られた(Ohira et al., 1999, 2000a)。ベッドに寝たままの被験者に抗重力服(ペンギンスーツ)を着せ，さらにヒラメ筋をストレッチするために足関節を背屈させて，100 Nの負荷がかかる膝の伸展・屈曲運動(15分/時間，10回/日，2ヶ月)をさせた場合，筋線維の萎縮は起きなかった。しかし，足関節を強制的に背屈させなかった場合，膝の伸展・屈曲運動の効果は得られなかった。ベッドレスト中の足関節は一般的に底屈しており，後述するようにヒラメ筋は受動的に短縮し，張力発揮が抑制されるため，萎縮が進行するものと推察される。また，ヒラメ筋は膝の伸展・屈曲運動には直接関与しないので，膝の運動よりヒラメ筋のストレッチそのものが効果的であったといえよう。

・ラットにおける研究

Spacelab Life Sciences-2 Mission (Space

Transport System-58)で2週間宇宙飛行した成熟雄 Sprague-Dawley ラットの体重は同週齢の地上コントロール群と変わらなかったが，ヒラメ筋重量はコントロールの123±9(平均±SEM) mgに対し，87±2 mgと有意に低値であった(Allen et al., 1996)．宇宙飛行ラットの解剖は，地球帰還4～5時間以内に行われた．これらの筋重量はスペースシャトル(コロンビア)の打ち上げ直後にサンプリングされたコントロール群よりも有意に軽く，2週間の飛行中に萎縮が進行したことが明らかである．

宇宙飛行でも後肢懸垂でも，ラットヒラメ筋には同じような変化が誘発される(Ohira et al., 1992)．MHC アイソフォーム発現に対する宇宙飛行または後肢懸垂の影響は，図10に示してある．ヒラメ筋の横断切片をpH 8.75でプレインキュベーションし，ミオシンATPaseを染色すると，宇宙飛行および後肢懸垂群には，コントロール群にはほとんどみられないタイプの筋線維が多くみられた．モノクローナル抗体を使った分析によると，これらの筋線維のMHC発現はslowでもあり，fastでもあるということがわかった．図10におけるNo.1の筋線維はアルカリ性でのプレインキュベーションによるミオシンATPase染色は明るく，酸性では濃く染まっている．また，fast-type抗体に陰性，slow-type抗体に陽性な反応をしており，slow-typeであることがわかる．No.2はすべてが逆で，fast-typeである．ところが，No.3は slow-type 抗体にも fast-type 抗体にも陽性な反応を示している．

このような筋線維を電気泳動により分析してみると，宇宙飛行の結果，pure type Iおよび I+IIa MHC 線維が減り，I+IIa+IIx MHC 線維が増えていることがわかる(図11)(Allen et al., 1996)．また，地上コントロール群にはみられない各種のtype II MHC 発現を混在する筋線維も出現した．これらは，図10の結果と一致するものであり，宇宙飛行等に伴う速筋化は，筋線維タイプがslowからfastに完全に変わるのではなく，もともと slow (type I MHC)であった筋線維にfastな特性が混在してくるといえる．

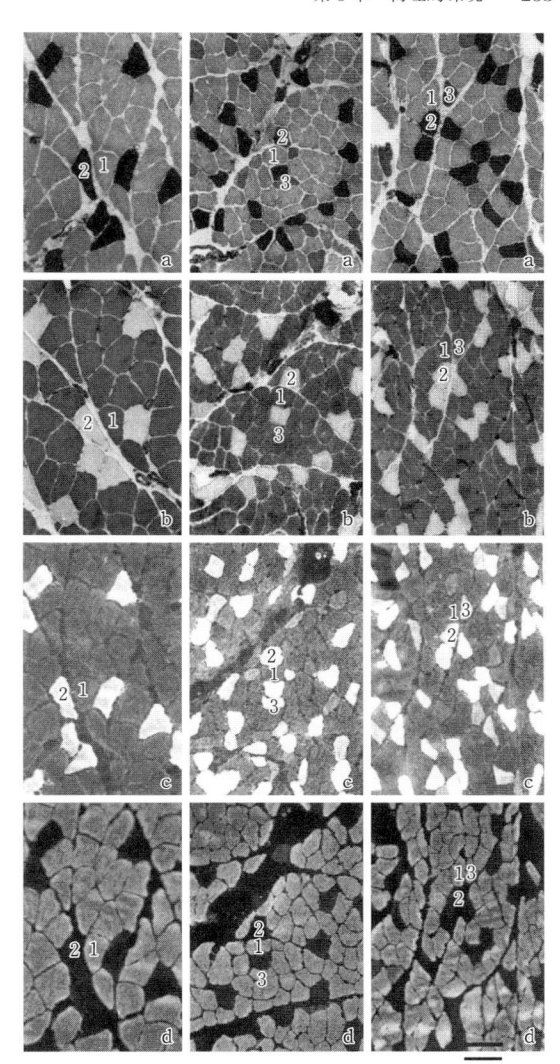

図10 抗重力筋活動抑制に伴うラットヒラメ筋筋線維の変化．地上コントロール群(左)，宇宙飛行群(中央)，後肢懸垂群(右)ラットのヒラメ筋におけるミオシンATPaseおよびミオシン重鎖発現の染色．a：pH 8.75でのプレインキュベーションによるミオシンATPase，b：pH 4.35でのプレインキュベーションによるミオシンATPase，c：fluoresceinラベルによるfastミオシン重鎖抗体の染色，d：rhodamineラベルによるslowミオシン重鎖抗体の染色．番号が1の筋線維はslowな抗体とのみ反応し，番号が2の筋線維はfastな抗体とのみ反応した．番号が3の筋線維はfastおよびslowの両抗体と反応した．Bar=100 μm (Ohira et al., 1992 より)

MHC発現パターンの分析により分類された筋線維タイプ別にみると，宇宙飛行による筋線維の萎縮はslow-typeであるtype I 線維に顕著で

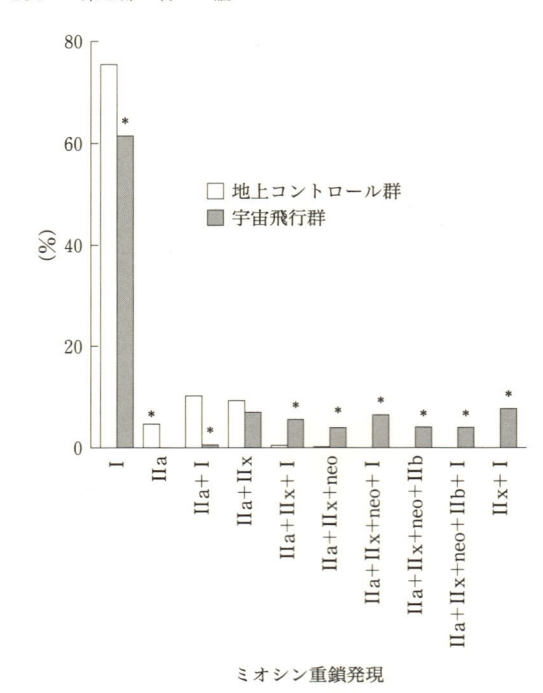

**図11** 宇宙飛行に対する抗重力筋の反応。ミオシン重鎖発現パターンより分類したラットヒラメ筋筋線維の分布。平均±SEM。＊：$p<0.05, 0.005$ vs. 地上コントロール群(Allen et al., 1996 より)

あった。なかでも，pure type I MHC 線維の萎縮度が大きく，pure type II MHC 線維には萎縮は認められなかった。上述したベッドレストに対するヒトヒラメ筋線維の反応と一致するものである。このように遅筋線維が萎縮しやすいので，主に遅筋線維によって構成されている筋ほど萎縮するといえる。

② 収縮特性

筋線維の萎縮に伴い，張力(peak twitch tension および maximum tetanic tension の絶対値)が低下する(Herbert et al., 1988; Ohira et al., 2000b; Yamashita-Goto et al., 2001)。また，筋線維タイプの速筋化により，収縮時間や 1/2 弛緩時間の短縮が起こる。しかし，最高収縮速度(Vmax)は高まるという報告(Diffee et al., 1991)と変化しないというもの(Herbert et al., 1988)に二分されている。単一筋線維における分析では，ヒラメ筋の遅筋線維ではVmaxが亢進したが，腓腹筋(Gardetto et al., 1989)や足底筋(Reiser et al., 1987)では変化しなかったと報告されている。宇宙飛行により，ラットヒラメ筋および長指伸筋の twitch/tetanus 比が上昇し，疲労耐性は低下したという報告もあるが(Oganov and Potapov, 1976)，後肢懸垂したヒラメ筋では変化しなかったという結果も得られている(Herbert et al., 1988)。萎縮により最大張力が低下したり，毛細血管から筋線維中央部までの距離が減少するため有酸素性代謝能はむしろ改善されることもその原因であろう。ちなみに，筋線維におけるミトコンドリア酵素活性は変化しないか，むしろ亢進するという報告もある(Martin et al., 1988; Miu et al., 1990; Ohira et al., 1992)。

③ 代謝特性

ラット後肢の全筋ホモジナイズにおけるミトコンドリア酵素活性は一般的に抗重力筋活動の抑制により減少するが(Desplanches et al., 1987; Oganov and Potapov, 1976; Ohira et al., 1987)，乳酸脱水素酵素活性等は変化しない(Desplanches et al., 1987; Ohira et al., 1987)。これに対し，単一筋線維ではコハク酸脱水素酵素(SDH)比活性は抗重力筋活動の抑制で低下したという報告もあるものの(Roy et al., 1987)，一般的に遅筋線維の SDH 活性は変化しないか，逆にむしろ上昇するという知見が多い(Martin et al., 1988; Miu et al., 1990; Ohira et al., 1992)。筋線維の萎縮と酵素の減少が並行しておれば，比活性値の変化はなく，萎縮の進行が酵素の減少を上回っておれば，比活性値は高まることになる。筋線維の萎縮と酵素の減少は進行しても，筋線維以外の結合組織は変化しないため，全筋で分析した比活性値は低くなるといえる。

### 3) 神経系の反応

① 神経細胞のサイズおよび酵素活性

宇宙飛行は神経系にも影響を及ぼすという結果が得られている(Ishihara et al., 1996, 1997)。2週間の宇宙飛行は，ラットの前角外側最後部(腰部の第5および第6セグメント)に分布する $\alpha$-運動ニューロンで，サイズが 500〜900 $\mu m^2$ の中型細胞体における SDH 活性の低下をもたらした

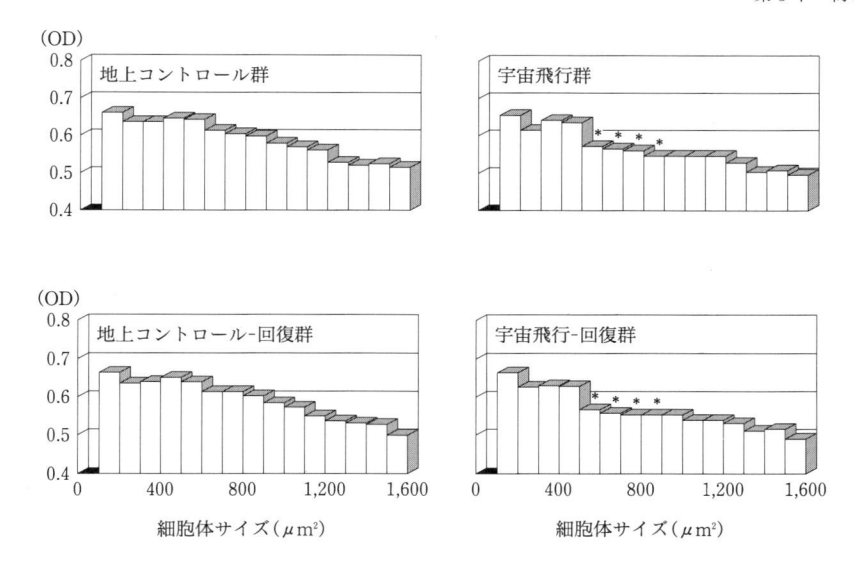

図12 ラット脊髄(腰部第6セグメント)の前角外側最後部における運動ニューロンの細胞体サイズとコハク酸脱水素酵素活性の平均値。OD：吸光度。＊：p＜0.05 vs. 地上コントロール群(Ishihara et al., 1996 より)

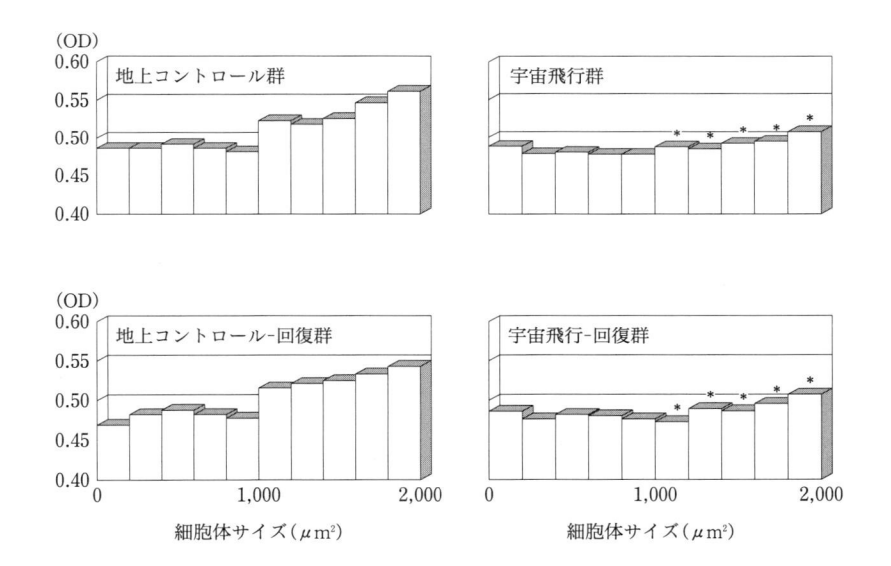

図13 ラット後根神経節(腰部第5セグメント)における感覚ニューロンの細胞体サイズとコハク酸脱水素酵素活性の平均値。OD：吸光度。＊：p＜0.05 vs. 地上コントロール群(Ishihara et al., 1997 より)

(図12)(Ishihara et al., 1996)。細胞体サイズとSDH活性からみて，これらのα-運動ニューロンの多くは遅筋線維を支配しているものと思われる。どちらが引き金となっているのかは不明であるが，μ-G暴露に対する遅筋線維に特異的な反応には神経の影響も関与していることが明らかである。

地球帰還後9日間の回復期間を与えても，低下したSDH活性は低いままであった。後根神経節(腰部第5セグメント)に分布する感覚ニューロンでは，細胞体サイズが1000 $\mu m^2$ 以上の大型ニューロンでSDH活性の低下が認められた(図13)(Ishihara et al., 1997)。このような宇宙飛行の影響は，9日間の回復期を経過しても継続していた。これらのニューロンは，筋感覚器(筋紡錘

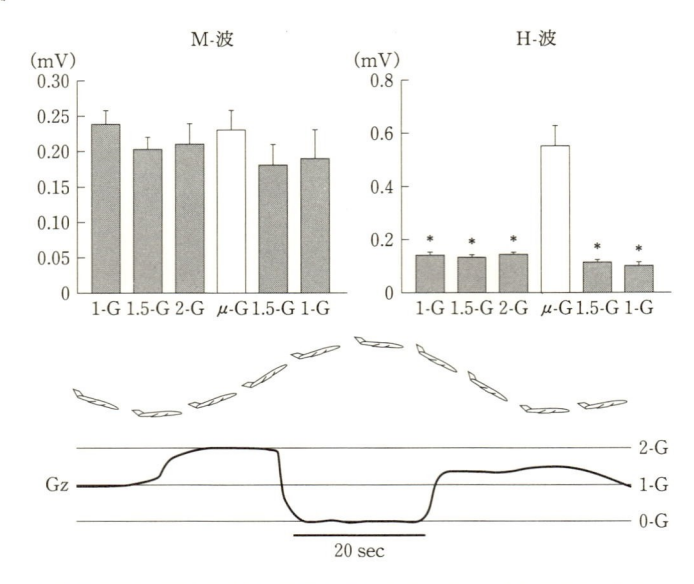

図14 小型ジェット機の弾道飛行による重力の変化に伴うヒトヒラメ筋におけるHoffman-reflex。平均±SEM。*：p<0.05 vs. $\mu$-G (Nomura et al., 2001 より)

より由来する主にIaまたはIIの求心性神経線維であると考えられる。SDH活性とニューロンサイズの調節因子は別であることを示唆する現象であるのかもしれないが，$\alpha$-運動ニューロンおよび感覚ニューロンのサイズは，まったく宇宙飛行の影響は受けなかった。

② 神経活動パターン

・Hoffman-reflex

図14に示されるように，小型ジェット機によるパラボリックフライトでは，機内に1～2-Gについで20～23秒間の$\mu$-G環境が得られた後，1.5～1-Gで1回のフライトが終了する。座位または立位で搭乗した場合，刺激からMおよびH波の発現までの時間（潜時）には，Gレベルの影響はみられなかった（Nomura et al., 2001）。1-G下での値に比べて，M波の振幅にも影響は認められなかったが，H波の振幅は$\mu$-G暴露中4倍以上も亢進した。しかし，その前後の2-または1.5-Gの影響は受けなかった。H/M比も$\mu$-G暴露中亢進したが，2-または1.5-G下の値は1-G下と同レベルであった。メカニズムの詳細は不明であるが，運動神経の興奮性が$\mu$-G下では亢進するものと推察される。インピーダンス法での測定によると，$\mu$-G下では頭部方向への体液シフトが起きた。しかし，地上でtilting tableを利用した体位変換により血液分布を変えてもこのような現象は起こらず，少なくとも下肢における体液分布の減少とは直接関係しないという結果も得られている（Ohira et al., 2002b）。

・筋電図

パラボリックフライト中記録したラットヒラメ筋EMGは，1-Gから2-Gに移行するにつれて漸増し，$\mu$-Gに暴露されたとたんに減少した（図15）(Kawano et al., 2002b）。共働筋である外側腓腹筋にも似たような反応がみられたが，前脛骨筋EMGは$\mu$-G暴露中むしろ亢進した。足関節の底屈による前脛骨筋のストレッチによるものと思われる。ヒトにおける僧帽筋および広背筋EMGの$\mu$-G下での低下は重力負荷の減少に起因するのは明らかであるが，ラットヒラメ筋におけるEMGの減少は足関節の伸展（底屈）に伴う筋線維およびサルコメアの短縮と密接に関連している（Kawano et al., 2004）。

・運動神経活動

ヒラメ筋およびそれを神経支配する運動ニューロンの活動に重力がいかなる影響を及ぼすか追究

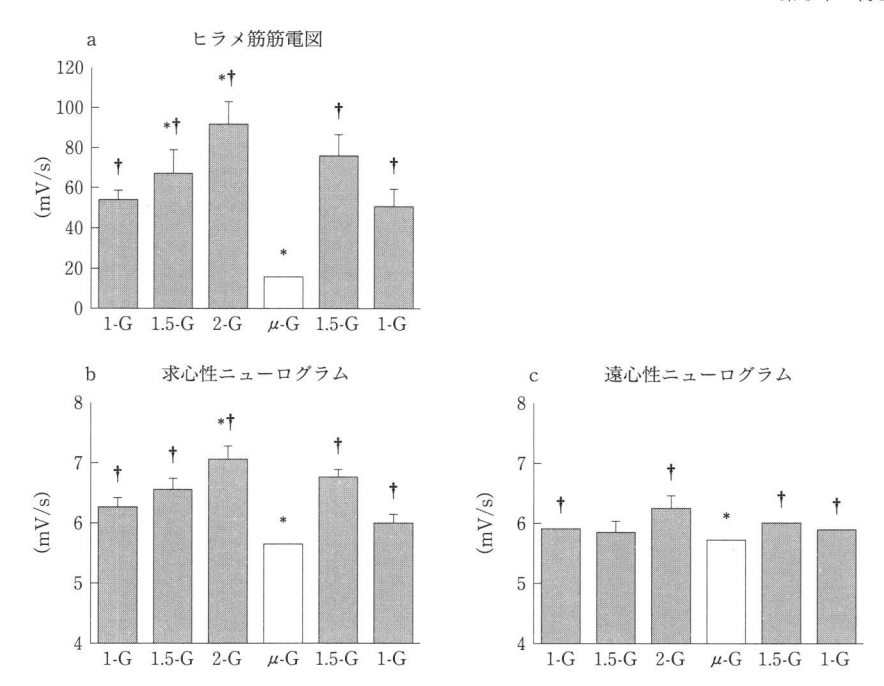

図15 小型ジェット機の弾道飛行による重力の変化に伴うラットヒラメ筋筋電図，求心性および遠心性ニューログラムの変化。平均±SEM。* and †：p＜0.05 vs. 1-G (Pre μ-G) and μ-G (Kawano et al., 2002b より)

された(Kawano et al., 2002b)。脊髄の $L_5$ レベルにおける遠心性および求心性線維に電極を装着し，覚醒下のラットでパラボリックフライト中記録したニューログラムは図15に示してある。遠心性のニューログラムにはGレベルに応じた変化は認められなかったが，求心性ニューログラムは，フライト中ヒラメ筋EMGと同じようなパターンで変化した。重力に抗した活動をするヒラメ筋EMGは，感覚神経活動と密接に関連していることを示す現象である。

## おわりに

以上述べたように，生体は形態的・機能的に宇宙空間に適応し，0-Gセットポイントに達するものと，0-Gセットポイントがなく，宇宙滞在が長くなればなるほどその程度が進行していく可能性のあるものがある。また，0-Gセットポイントに達する生理的現象でも，そのレベルに達する期間は様々である。ところが宇宙空間には適応しても，このような現象は1-Gの地球上では様々な支障が出る。図16(Nicogossian, 1989)に示されるように，地球の1-Gへの再適応に要する期間にも長短があり，果たして1-Gセットポイントに戻るのか否か懸念されている現象もある。したがって，宇宙空間への生理的適応は極力防止する必要がある，countermeasuresの開発が必須である。438日間の単独飛行記録をもつロシアの宇宙飛行士ポリアコフは，「われわれは将来火星への有人飛行を目指しているが，火星に到達できたとしても，1/3-Gの世界で活動できなければ意味がない。そこで，私は火星への片道飛行に要する期間宇宙に滞在し，毎日2時間のハードな身体的トレーニングをした。降り立ったところは火星でなく地球だったが，その結果1-G下での生活にもまったく不自由は感じなかった」と述べている。

上述した現象のほかに，内分泌・体液・電解質，栄養・代謝，血液・免疫系などにも宇宙空間への適応がみられる。深刻な問題の1つとして，0-G

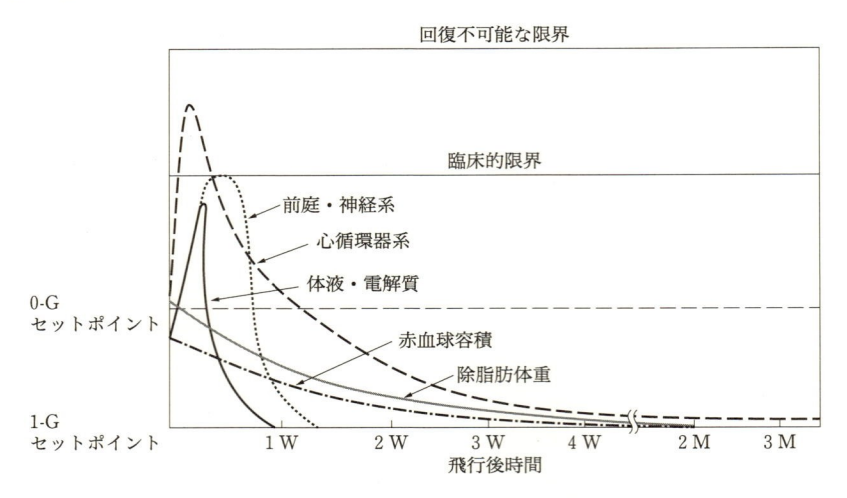

図16 無重力環境へいったん適応した生理的現象の地上1-G環境への再適応過程。1-Gセットポイントは地球上における状態を示す。0-Gセットポイントは，おそらく宇宙で生まれたヒトのみにみられるような宇宙空間に完全に適応した生理的状態を示す（Nicogossian, 1989 より）

セットポイントがない放射線の影響もある。さらに，このような宇宙空間への生理的適応を防止するためのcountermeasureにも様々なものがある。紙面の制約上すべての生理的適応については述べられなかったが，詳細については『宇宙医学・生理学』（関口千春他著，宇宙開発事業団編，社会保険出版社，1998）等が参考となろう。

### 参考文献

Akima, H., Kawakami, Y., Kubo, K., Sekiguchi, C., Ohshima, H., Miyamoto, A. and Fukunaga, T. (2000) Effect of short-duration spaceflight on thigh and leg muscle volume. Med. Sci. Sports & Exerc. 32: 1743-1747.

Allen, D. L., Yasui, W., Tanaka, T., Ohira, Y., Nagaoka, S., Sekiguchi, C., Hinds, W. E., Roy, R. R. and Edgerton, V. R. (1996) Myonuclear number and myosin heavy chain expression in rat soleus single muscle fibers after spaceflight. J. Appl. Physiol. 81: 145-151.

Charles, J. B. and Lathers, C. M. (1991) Cardiovascular adaptation to spaceflight. J. Clin. Pharmacol. 31: 1010-1023.

Clement, G. and Lestienne, F. (1988) Adaptive modification of postural attitude in conditions of weightlessness. Exp. Brain Res. 72: 381-389.

Desplanches, D., Mayet, M. H., Sempore, B. and Flandrois, R. (1987) Structural and functional responses to prolonged hindlimb suspension in rat muscle. J. Appl. Physiol. 63: 558-563.

Diffee, G. M., Caiozzo, V. J., Herrick, R. E. and Baldwin, K. M. (1991) Contractile and biochemical properties of rat soleus and plantaris after hindlimb suspension. Am. J. Physiol. 260 (Cell Physiol. 29): C528-C534.

Edgerton, V. R., Zhou, M.-Y., Ohira, Y., Klitgaard, H., Jiang, B., Bell, G., Harris, B., Saltin, B., Gollnick, P. D., Roy, R. R., Day, M. K. and Greenisen, M. (1995) Human fiber size and enzymatic properties after 5 and 11 days of spaceflight. J. Appl. Physiol. 78: 1733-1739.

Gardetto, P. R., Schluter, J. M. and Fitts, R. H. (1989) Contractile function of single muscle fibers after hindlimb suspension. J. Appl. Physiol. 66: 2739-2749.

Globus, R. K., Bikle, D. D. and Morey-Holton, E. (1984) Effects of simulated weightlessness on bone mineral metabolism. Endocrinology 114: 2264.

Halloran, B. P., Bikle, D. D., Wronski, T. J., Globus, R. K., Levens, M. J. and Morey-Holton, E. (1986) The role of 1,25-dihydroxyvitamin D in the inhibition of bone formation induced by skeletal unloading. Endocrinology 118: 948-954.

Herbert, M. E., Roy, R. R. and Edgerton, V. R. (1988) Influence of one-week hindlimb suspension and intermittent high-load exercise on rat muscles. Exp. Neurol. 102: 190-198.

Hodgson, J. A., Bodine-Fowler, S. C., Roy, R. R., de

Leon, R. D., de Guzman, C. P., Kozlovskaya, I., Sirota, M. and Edgerton, V. R. (1991) Changes in recruitment of Rhesus soleus and gastrocnemius muscles following a 14 day spaceflight. Physiologist (Suppl.): S102-S103.

Homick, J. L. and Reschke, M. F. (1977) Postural equilibrium following exposure to weightless space flight. Acta. Otolaryngol. 83: 455-464.

Ishihara, A., Ohira, Y., Roy, R. R., Nagaoka, S., Sekiguchi, C., Hinds, W. E. and Edgerton, V. R. (1996) Influence of spaceflight on succinate dehydrogenase activity and soma size of rat ventral horn neurons. Acta. Anat. 157: 303-308.

Ishihara, A., Ohira, Y., Roy, R. R., Nagaoka, S., Sekiguchi, C., Hinds, W. E. and Edgerton, V. R. (1997) Effects of 14 days of spaceflight and nine days of recovery on cell body size and succinate dehydrogenase activity of rat dorsal root ganglion neurons. Neuroscience 81: 275-279.

石井正則（1998）神経・前庭系・空間知覚について．宇宙開発事業団編，宇宙医学・生理学，社会保険出版社，pp. 29-41.

Kawano, F., Nomura, T., Ishihara, A., Nonaka, I. and Ohira, Y. (2002a) Effects of chronic hindlimb suspension on landing performance in response to head-down drop in rats. J. J. Aerospace Environ. Med. 39: 21-29.

Kawano, F., Nomura, T., Ishihara, A., Nonaka, I. and Ohira, Y. (2002b) Afferent input-associated reduction of muscle activity in microgravity environment. Neuroscience 114: 1133-1138.

Kawano, F., Ishihara, A., Stevens, J. L., Wang, X. D., Ohshima, S., Horisaka, M., Maeda, Y., Nonaka, I. and Ohira, Y. (2004) Tension- and afferent input-associated responses of neuromuscular system of rats to hindlimb unloading and/or tenotomy. Am. J. Physiol. Regul. Comp. Physiol. 287: R76-R86.

Kozlovskaya, I. B., Kreidich, YuV., Oganov, V. S. and Koserenko, O. P. (1981) Pathophysiology of motor functions in prolonged space flights. Acta. Astronaut. 8: 1059-1072.

久米秀和（2000）9週間の後肢懸垂がラットの背筋に及ぼす影響．鹿屋体育大学卒業論文．

Leach, C. S. and Johnson, P. C. (1984) Influence of space flight on erythrokinetics in man. Science 225: 216-218.

Leach, C. S., Chen, J. P., Crosby, W., Dunn, C. D. R., Johnson, P. C., Lange, R. D., Larkin, E. and Tavassoli, M. (1985) Spacelab 1 hematology experiment (1NS103): Influence of space flight on erythrokinetics in man (NASA TM-58268). Johnson Space Center, Houston, TX.

LeBlanc, A. D., Schneider, V. S., Evans, H. J., Engelbretson, D. A. and Krebs, J. M. (1990) Bone mineral loss and recovery after 17 weeks of bed rest. J. Bone Miner. Res. 5: 843-850.

LeBlanc, A., Schneider, V., Schackelford, L., West, S., Oganov, V., Bakulin, A. and Voronin, L. (2000) Bone mineral and lean tissue loss after long duration spaceflight. J. Musculoskelet. Neuronal. Interact. 1: 157-160.

Legen'kov, V. I., Kiselev, R. K., Gudim, V. I. and Moskaleva, G. P. (1977) Changes in peripheral blood of crewmembers of the Salyut-4 orbital station. Space Biol. Aerosp. Med. 11: 1-12.

Mack, P. B. and Vogt, F. B. (1971) Roentgenographic bone density changes during representative Apollo space flight. Am. J. Roentgenol. 113: 621-623.

Mack, P. B., LaChance, P. A., Vose, G. P. and Vogt, F. B. (1967) Bone demineralization of foot and hand of gemini-titan IV, V and VII astronauts during orbital flight. Am. J. Roentgenol. Radium Ther. Nucl. Med. 100: 503-511.

Martin, T. P., Edgerton, V. R. and Grindeland, R. E. (1988) Influence of spaceflight on rat skeletal muscle. J. Appl. Physiol. 65: 2318-2325.

Nicogossian, A. E. (1989) Overall physiological response to space flight. In: Space Physiology and Medicine, second edition, (eds.) A. E. Nicogossian, C. L. Huntoon and S. L. Pool, Lea & Febiger, Philadelphia, pp. 139-153.

Miu, B., Martin, T. P., Roy, R. R., Oganov, V., Ilyina-Kakueva, E., Marini, J. F., Leger, J. J., Bodine-Fowler, S. C. and Edgerton, V. R. (1990) Metabolic and morphologic properties of single muscle fibers in the rat after spaceflight, Cosmos 1887. FASEB J. 4: 64-72.

Nomura, T., Kawano, F., Ishihara, A., Sato, Y., Mitarai, G., Iwase, S., Kamiya, A., Mano, T. and Ohira, Y. (2001) Enhanced Hoffman-reflex in human soleus muscle during exposure to microgravity environment. Neurosci. Lett. 316: 55-57.

Oganov, V. S. and Potapov, A. N. (1976) On the mechanisms of changes in skeletal muscles in the weightless environment. Life Sci. Space Res. 14: 137-143.

Ohira, Y., Tabata, I., Shibayama, H. and Ohira, M. (1987) Effects of head-down tilt suspension on mass and enzymatic profiles in various types of muscles. In: Biological Sciences in Space 1986, (eds.) S. Watanabe, G. Mitarai and S. Mori, MYU Research, Tokyo, pp. 129-134.

Ohira, Y., Jiang, B., Roy, R. R., Oganov, V., Ilyina-Kakueva, E., Marini, J. F. and Edgerton, V. R. (1992) Rat soleus muscle fiber responses to 14 days of spaceflight and hindlimb suspension. J. Appl. Physiol. 73 (Suppl.): 51S-57S.

大平充宣・田中隆人・塩川勝行・井上尚武 (1995) ヒトにおけるヒラメ筋及び腓腹筋の活動に対する下肢血液分布の影響. 宇宙生物科学 9：174-175.

Ohira, Y., Yoshinaga, T., Ohara, M., Nonaka, I., Yoshioka, T., Yamashita-Goto, K., Shenkman, B. S., Kozlovskaya, I. B., Roy, R. R. and Edgerton, V. R. (1999) Myonuclear domain and myosin phenotype in human soleus following bed rest with or without loading. J. Appl. Physiol. 87: 1776-1785.

Ohira, Y., Yoshinaga, T., Nonaka, I., Ohara, M., Yoshioka, T., Yamashita-Goto, K., Izumi, R., Yasukawa, K., Sekiguchi, C., Shenkman, B. S. and Kozlovskaya, I. B. (2000a) Histochemical responses of human soleus muscle fibers to long-term bedrest with or without countermeasures. Jpn. J. Physiol. 50: 41-47.

Ohira, Y., Yoshinaga, T., Yasui, W., Ohara, M. and Tanaka, T. (2000b) Effects of hindlimb suspension with stretched or shortened muscle length on contractile properties of rat soleus. J. Appl. Biomech. 16: 80-87.

Ohira, Y., Tanaka, T., Yoshinaga, T., Kawano, F., Nomura, T., Nonaka, I., Allen, D. L., Roy, R. R. and Edgerton, V. R. (2001) Ontogenetic, gravity-dependent development of rat soleus muscle. Am. J. Physiol. Cell Physiol. 280: C1008-C1016.

Ohira, Y., Nomura, T., Kawano, F., Sato, Y., Ishihara, A. and Nonaka, I. (2002a) Effects of nine weeks of unloading on neuromuscular activities in adult rats. J. Gravit. Physiol. 9: 49-60.

Ohira, Y., Nomura, T., Kawano, F., Sudoh, M. and Ishihara, A. (2002b) Responses of Hoffman-reflex in human soleus to gravity. J. Gravit. Physiol. 9: P129-P130.

Rambaut, P. C. and Johnston, R. S. (1979) Prolonged weightlessness and calcium loss in man. Acta. Astronaut. 6: 1113.

Reiser, P. J., Kasper, C. E. and Moss, R. L. (1987) Myosin subunits and contractile properties of single fibers from hypokinetic rat muscles. J. Appl. Physiol. 63: 2293-2300.

Riley, D. A., Ellis, S., Giometti, C. S., Hoh, J. F. Y., Ilyina-Kakueva, E. I., Oganov, V. S., Slocum, G. R., Bain, J. L. W. and Sedlak, F. R. (1992) Muscle sarcomere lesions and thrombosis after spaceflight and suspension unloading. J. Appl. Physiol. 73: 33S-43S.

Riley, D. A., Ellis, S., Slocum, G. R., Sedlak, F. R., Bain, J. L. W., Krippendorf, B. B., Lehman, C. T., Macias, M. Y., Thompson, J. L., Vijayan, K. and De Bruin, J. A. (1996) In-flight and postflight changes in skeletal muscles of SLS-1 and SLS-2 spaceflown rats. J. Appl. Physiol. 81: 133-144.

Roy, R. R., Bello, M. A., Bouissou, P. and Edgerton, V. R. (1987) Size and metabolic properties in rat fast-twitch muscles after hindlimb suspension. J. Appl. Physiol. 62: 2348-2357.

関口千春・村井正 (1998) 循環器. 宇宙開発事業団編, 宇宙医学・生理学, 社会保険出版社, pp. 42-56.

関口千春・重松隆 (1998) 骨カルシウム代謝. 宇宙開発事業団編, 宇宙医学・生理学, 社会保険出版社, pp. 80-92.

Vogel, J. M. and Whittle, M. W. (1976) Bone mineral changes: the second manned Skylab mission. Aviat. Space Environ. Med. 47: 396-400.

Vose, G. P. (1974) Review of roentgenographic bone demineralization studies of the Gemini space flight. Am. J. Roent. 121: 1.

Weireb, M., Rodan, G. A. and Thompson, D. D. (1989) Osteopenia in the immobilized rat hind limb is associated with increased bone resorption and decreased bone formation. Bone 10: 187.

Winiarski, A. M., Roy, R. R., Alford, E. K., Chiang, P. C. and Edgerton, V. R. (1987) Mechanical properties of rat skeletal muscle after hind limb suspension. Exp. Neurol. 96: 650-660.

Yamashita-Goto, K., Okuyama, R., Kawasaki, K., Fujita, K., Yamada, T., Nonaka, I., Ohira, Y. and Yoshioka, T. (2001) Maximal and submaximal forces of slow fibers in human soleus after bed rest. J. Appl. Physiol. 91: 417-424.

Young, L. R., Oman, C. M., Watt, D. G., Money, K. E. and Lichtenberg, B. K. (1984) Spatial orientation in weightlessness and readaptation to Earth's gravity. Science 225: 205-208.

## 3-2 高地適応

### はじめに

　高地環境が生体に与える主な外的要因は，気圧（酸素分圧）と気温の低下である（図1）。気圧は海抜の上昇とともに低下し，海抜5500 mでは気圧および酸素分圧は海面位の約1/2となり，地球上の最高地点であるエベレスト頂上（海抜8848 m，大気圧253 mmHg）では約1/3となる。また気温も海抜の上昇とともに低下し，通常は100 m上がるごとに0.65℃の低下を示す。海面位の気温が15℃の場合，海抜8000 m地点では−37℃となる。このように高地環境では気圧の低下による低酸素と気温の低下による寒冷が生体に最も強く作用する。

　このような高地環境に対して，生体は積極的に適応し，その生存を可能にしている。1978年にメスナーらは近年まで生理学的に不可能とされていたエベレスト無酸素登頂に成功し，人間が酸素補給なしに8848 mまで到達できることを実証した。また南米およびチベットの5000 m以上の高地には硫黄鉱山で働く鉱夫や遊牧民が生活しており，哺乳動物ではウシの一種であるヤク，チベットヒツジおよびナキウサギなどが海抜6100 mの高地に生息している。

　生体は空気中から酸素を摂取し，食物の酸化反応のエネルギーを利用して生命活動を行っている以上，空気の希薄な高地では酸素をいかに効率よく摂取し，組織に供給するかが重要である。したがって，高地環境に対する生理反応は，呼吸・循環系からのアプローチが最も重要となる。高地への生理反応は暴露時間の長短やその強さで著しく異なる。なかでも幾世代にもわたって高地に生活している高地人や高地生息動物は長い生存の間に，適応できなかった個体は淘汰され，現存のものはほぼ完全に適応した形態と機能を備えている。ここでは主として，高地への適応状態を把握するために，高地住民および慢性的高地生息動物について呼吸・循環系を中心に概説し，さらに完全高地適応動物であるナキウサギやヤク，およびチベットヒツジの特性について述べる。

### (1) 高地環境と呼吸機能

　高地住民の生理機能については，ペルー大学のHurtado (1964)の平地（リマ，sea-level）住民および高地（モロコチャ，4540 m）住民についての研究がある。

　図2は平地住民（リマ）と高地住民（モロコチャ）について，気管内空気から混合静脈血に至るまでの酸素分圧の勾配を比較したものである。

　平地住民は，気管内空気から混合静脈血に至るまでの酸素分圧の総降下度が104.9 mmHgに対して，高地住民ではわずか48.6 mmHgで平地住民の半分以下になっている。したがって，吸気の気管内では平地住民と高地住民の間で68.3 mmHgの差があるのに，混合静脈血の段階ではわずか7.5 mmHgの差にすぎない。モロコチャ住民の肺胞気酸素分圧および炭酸ガス分圧はそれぞれ50 mmHg，30 mmHgであるが，動脈血の酸素飽和度は80%を維持している。この状態で幾世代にもわたって激しい鉱山労働をも可能にしている。高地住民は，このように肺胞→動脈血→毛細血管→混合静脈血に沿って酸素分圧の勾配を減少させることによって，組織に有効に酸素を供給し，組織での酸素不足を補う特別な仕組みを

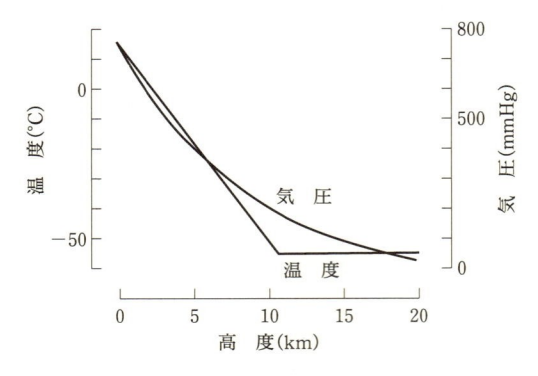

**図1** 海抜高度に伴う気圧と気温の変化

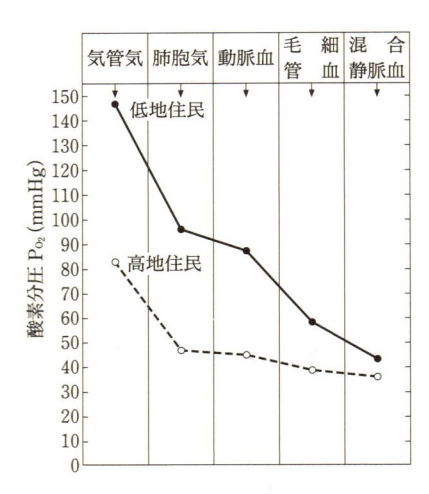

**図2** 平地住民(リマ)と高地住民(モロコチャ,4540 m)の気管気から混合静脈血までの酸素分圧勾配の比較。平地住民と高地住民の酸素分圧は,気管内では68.3 mmHg もの差があるのに,混合静脈血ではわずか 7.5 mmHg の差にすぎない(Hurtado, 1964 より)

もっている。両住民に,低圧タンクを用いて急性低圧暴露試験を行うと,高地住民は酸素吸入なしで9840 m まで減圧しても半数以上が意識混濁を起こさなかった。それに対して,平地住民はこれよりはるかに低い高度で意識混濁が出現し,有効意識時間も著しく短縮した。高地住民がこのような機能を発揮するためには,肺換気量の増加,循環血液量の増加,血液の酸素結合容量の上昇,肺血管の発達,血色素や呼吸酵素の増加などがあげられる。図3は低圧タンクを用いて海抜高度 4000 m に5日間滞在したときの換気量の変化である(万木,1985)。換気量は暴露開始とともに増大し,以後この増大は維持されている。同様な現象は低酸素吸入や登山においても一般に認められる。高地住民の換気量は平地住民に比して明らかに高い値を示している(表1)。このように高地環境では換気量の増大が最も重要なこととなる。

では高地環境で換気量が増大する機構はどのようになっているのだろうか。それは次のように考えられている。

高地に到達した初期に換気量が増大するのは動脈血中の酸素分圧の低下が末梢化学受容器を刺激するためとされている。この受容器で最も重要なのは頸動脈体で,これを切除または除神経を行うと急性低酸素に対する換気応答は起こらなくなる。換気が亢進すると $CO_2$ の排出が増し,血液は呼吸性アルカローシスとなる。この pH の変化は頸

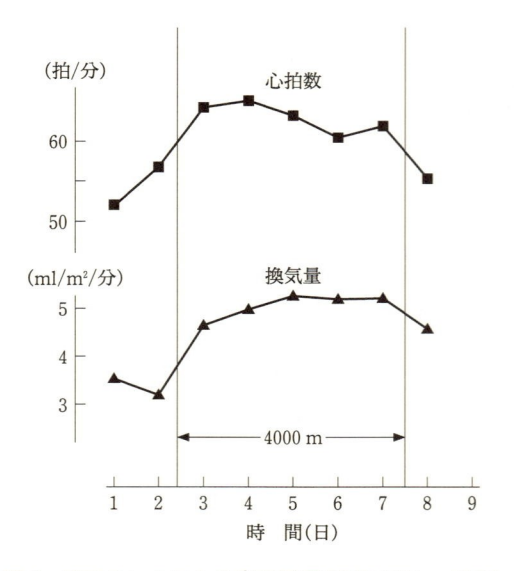

**図3** 低圧タンクによる高所暴露(海抜 4000 m 相当)中における心拍数と換気量の変化(万木,1985 より)

**表1** 高地住民と平地住民の換気量($V_E$)の比較

| 居住地高度(m) | $V_E$ (l/分) | 報告者 |
| --- | --- | --- |
| 0 | 6.40 | Banchero et al., 1966 |
| 0 | 6.68 | Rotta et al., 1956 |
| 3,100 | 8.50 | Grover, 1965 |
| 3,990 | 7.50 | Chiodi, 1957 |
| 4,267 | 8.12 | Banchero et al., 1966 |
| 4,515 | 8.20 | Chiodi, 1957 |
| 4,540 | 9.52 | Rotta et al., 1956 |
| 4,540 | 9.73 | Hurtado, 1964 |

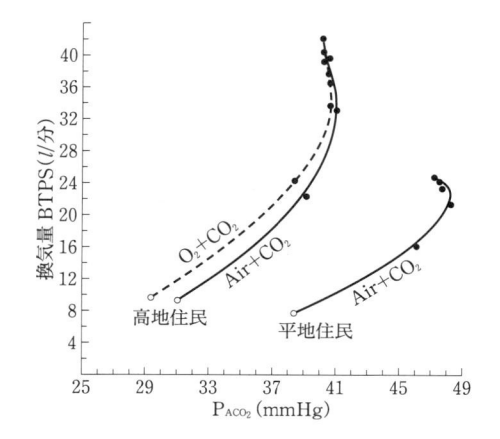

**図4** 平地住民(リマ)と高地住民(モロコチャ，4540 m)における肺胞気炭酸ガス分圧($P_{ACO_2}$)が換気量に及ぼす影響。高地住民は肺胞気炭酸ガス分圧に対する換気応答の感受性が高い(Hurtado, 1964 より)

動脈体や中枢の化学受容器に作用して換気応答はむしろ抑制されるはずであるが，実際には，換気増大は維持されている。この可能性こそ換気順応のメカニズムといえる。

高地における換気適応の機構を解明する上で重要なのが$CO_2$に対する換気応答である。図4は平地住民(リマ)28人と高地住民(モロコチャ)34人について，$CO_2$吸入による換気量の変化を比較したものである。この図からも明らかなように，$CO_2$吸入に対する換気増大反応は高地人で応答曲線が左方に移動して刺激閾値が下がり，より低い$CO_2$分圧に対しても反応するようになっている。また，換気増大反応も顕著である。これは適応している高地人で，血液中の$P_{CO_2}$に対する呼吸中枢の感受性が著しく亢進していることを示すものである。一方，高地人は平地人と比較して低酸素に対する感受性に違いがみられる。すなわち，高地住民の低酸素換気応答は平地住民や高地滞在初期者と比べると著明に低下する。

図5は高地住民に対する換気応答の違いをみるために，指標として $A=\Delta V_E(P_{O_2}-32)$ を縦軸に，居住地の高度(km)×滞在年数(年)を横軸にプロットして得られたものである(Hackett et al., 1984)。この図から明らかなように，低酸素に対する換気応答性は居住地の高度や滞在期間との間に負の相関があり，より高地に長期間居住する者

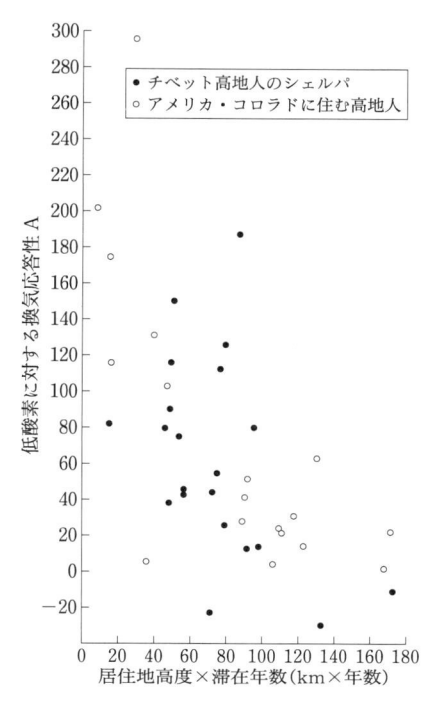

**図5** 高地滞在と低酸素に対する換気応答性の関係 (Hackett et al., 1984 より)

ほど低酸素に対する換気応答は低下することを示している。

この現象は高地での生活に対して不利のように思われるが，実際には高地人の方が低い酸素分圧にも耐え，高地での肉体的作業能力も優れている。これには他の適応機構，すなわち，肺毛細血管密度の増加，肺胞数の増加，ミトコンドリアの数と密度の増加，および末梢組織でのガス交換能の上昇などが考えられているが，明確な結論はまだ得られていない。このように高地住民は血液$CO_2$に対する呼吸中枢の感受性の亢進によって換気量の増大が維持され，一方，低酸素に対する応答性は著しく低いことが特徴である。

## (2) 高地環境と肺循環

### 1) 低酸素性肺血管収縮現象

肺を低酸素で換気すると肺動脈は収縮し，著しい肺高血圧を示す。この現象を低酸素性肺血管収縮(hypoxic pulmonary vasoconstriction: HPV)と呼んでいる。HPVは1946年にVon Eulerらによるネコの実験によって確かめられて以来，多くの報告がある。HPVは動物の種差にかかわりなく惹起され，低圧暴露によってはもちろんのこと，高地移住によってもみられる。しかし，吸入気の酸素濃度が十分であれば，たとえ高地環境下であってもHPVは生じない。また片肺または肺局所のみを低酸素で換気すると，その部位にHPVが起きる。したがって，肺の低酸素刺激がHPVを引き起こす必須の条件となる。またこの現象は摘出灌流肺標本でも起きることから，中枢からの神経的調節は考えられず，肺胞と微小肺動脈の間の関係となる。図6はラットの摘出灌流肺標本を用いて低酸素換気を行った際のHPVをみたものである(酒井，1988)。

このHPVは低酸素換気時の肺循環調節に重要な役割を占めているものの，その発生メカニズムに関しては諸論があり，まだはっきりした結論が出されていない。

HPVは生体にとって果たして有利な反応であるか否か，非常に興味ある問題である。生体がより有効に酸素を摂取するためには肺の換気に対する血流の比率(換気血流比，V/Q)を一定の良好な値に保つ必要があるが，栗山ら(1985)によれば，HPVは低酸素状態でのV/Qを調節するように作動しているとしている。またWagner(1985)による肺微小循環領域の血流を生体顕微鏡下に観察した結果によると，正常換気時は毛細管網の一部しか灌流されていないが，低酸素換気を行うと，ふだん流れていない毛細血管網に著明な灌流が起こること(再疎通現象，recruitment)を明らかにした。これは血液の流れる毛細血管床の増加を意味し，肺の局所ガス交換の面から有利な反応と考えられる。

一方，HPVが不利な反応と考えられるものに次のようなことがある。同一条件の低圧暴露でもHPV反応の大きさに著しい種間差および個体差がみられる。そして反応の大きな個体ほど低酸素暴露による肺動脈圧の上昇が大きく，右心不全を誘発しやすい。ウシにみられるbrisket diseaseはこの典型例として有名である(HPVの種間差および個体差については(3)で詳しく述べる)。

このように，HPVは程度に差があるが哺乳動物に共通して認められ，この現象が単なる低酸素に対する反応か生理学的に意義のある反応かは研究者によって解釈が異なる。

### 2) 右心室肥大と肺高血圧

高地住民および高地生息動物の心臓は平地のものと比較して有意に大きく，しかもこの心肥大は右心室の肥大によっている。

図7は野生ヒメネズミを標高別に捕獲して，海抜高度の上昇に伴う右心室の大きさを比較したものである(酒井ら，1968)。高地における右心室肥大の存在が明らかになって以来，原因解明には一躍肺循環動態の研究に目が向けられた。右心室肥

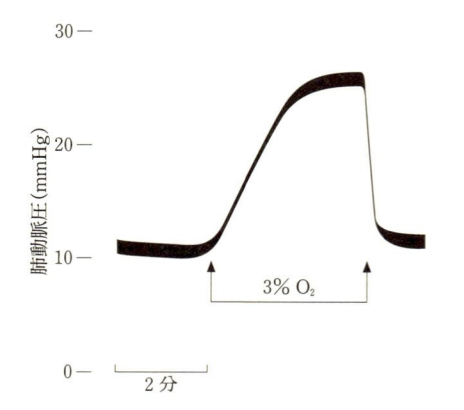

図6 ラットから摘出した灌流肺標本の低酸素性肺血管収縮(HPV)反応の一例。肺を低酸素(3% $O_2$)で換気すると肺血管は収縮し，肺動脈圧は著しく上昇する(酒井，1988より)

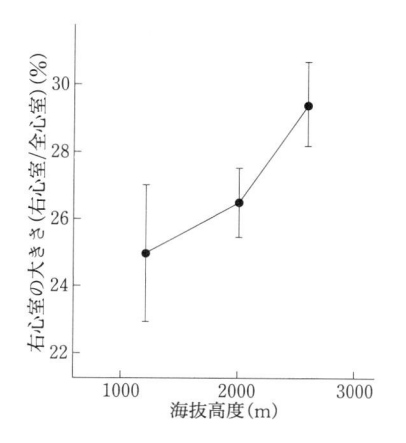

**図7** 野生ヒメネズミの海抜高度と右心室の大きさの関係。高海抜地に生息する個体ほど右心室肥大である（酒井ら，1968より）

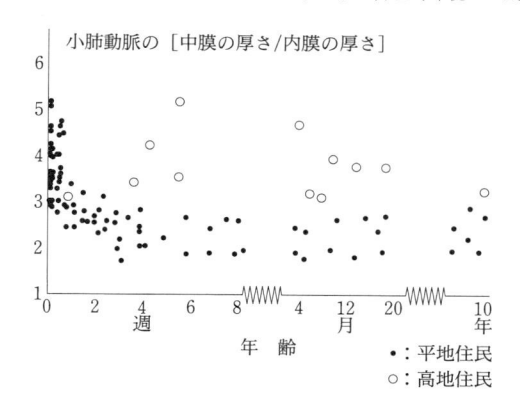

**図8** 高地住民（海抜3100 m）と平地住民（海抜0 m）の小肺動脈の［中膜の厚さ/内膜の厚さ］の年齢に伴う変化の比較。高地住民は出生後4週目頃から明らかに小肺動脈中膜が肥厚する（Naeye, 1965より）

大の直接の原因は肺動脈圧の上昇が考えられる。事実，高地住民および高地生息動物の肺動脈圧は平地のものに比して有意に高い。Cruz-Jibaja et al. (1964)は南米の各標高に生活している住民について肺動脈圧を測定し，居住地の標高と肺動脈圧の間に高い相関($r=0.86$)のあることを報告している。さらにこの右心室肥大や肺高血圧と関連して，肺動脈壁の形態，肺循環抵抗，肺血液量などについても検討されている(Naeye, 1965)。それによると，肺動脈壁は平地人より厚く，組織学的にも平滑筋層のよく発達した，いわゆる小肺動脈の中膜の肥厚像を呈している(図8)。

同様な変化はウシの低圧暴露実験によっても明らかにされている。肺循環抵抗についてもいくつかの報告があるが，いずれも高地人で有意な高値を示している。肺血液量についてはMonge et al. (1955)の報告がある。それによると，全血液量，肺血液量は平地人と比較して明らかに多く，肺血液量/全血液量の値も明らかに高い。高地人では肺血管床が増大し，不均衡に肺血量が多いことを示すものである。このように，高地環境下では，右心室肥大，肺高血圧，肺循環抵抗の増大，肺動脈壁の平滑筋層の肥厚，肺血液量の増大が認められ，これらの各項目は密接に関連し，相互に影響し合っている。

ここで重要なことは，これらの肺循環系を中心とした一連の生理・形態学的特徴の発現機序である。この点については，先のHPVがその主要因と考えられている。しかし筆者らはこのほかに，血液性状の変化も大きな要因の1つと考えている。すなわち，高地環境への適応としての赤血球数の増加がヘマトクリットの増大をもたらし，同時に血液粘度を上昇させる。この血液粘度の上昇が一連の肺循環系を中心とした変化を引き起こしていると考えている。事実，ヒツジに赤血球を輸血することによって人為的にヘマトクリットを上昇させると，ヘマトクリットの上昇に伴って体血圧も肺動脈圧も上昇するが，その上昇の度合いは肺動脈圧の方が顕著である(図9)。このことは高ヘマトクリットになるほど右心室負荷を増大させ，やがて右心室肥大を誘発する。

このように，高地にみられる右心室肥大を中心とした肺循環系の変化は，HPVと赤血球数の増加に伴う血液粘度の増加が相加的に影響した結果と考えられる。

### 3）寒冷暴露と肺循環

動物を寒冷環境に暴露すると心拍出量は著しく増大し，肺動脈圧も高値を示す。しかし体血圧にはあまり変化がみられない(図10)。

したがって左心仕事率($L\dot{V}W$)に対する右心仕事率($R\dot{V}W$)の割合($R\dot{V}W/L\dot{V}W$)は寒冷暴露に

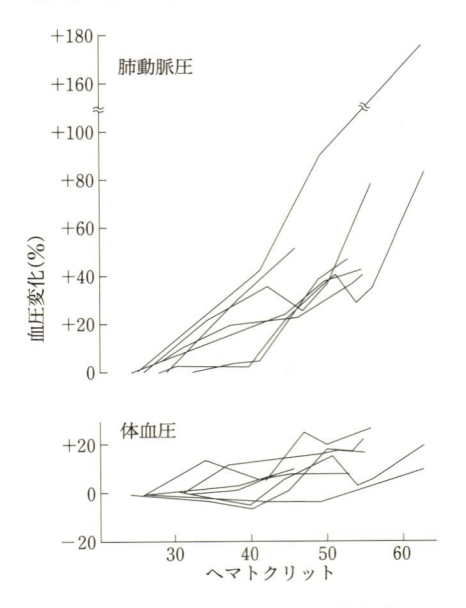

**図9** 実験的ヘマトクリットの上昇が肺動脈圧および体血圧に及ぼす影響。ヘマトクリットの上昇に伴って肺動脈圧も体血圧も上昇するが，上昇の度合いは肺動脈圧の方が顕著である（Sakai et al., 1984a より）

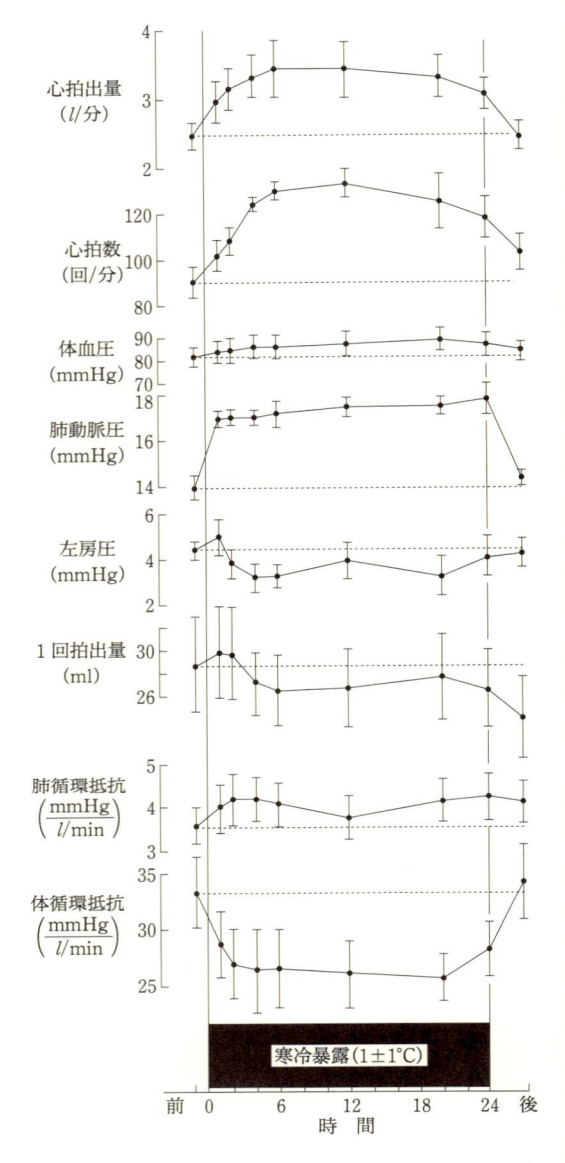

**図10** 覚醒時，ヒツジの寒冷暴露（1±1℃）による肺循環動態の変化。寒冷暴露によって心拍出量，心拍数，肺動脈圧は著しく上昇するが，体血圧の上昇は少ない（Sakai et al., 1984b より）

よって著しい高値を示す。このことは寒冷暴露によっても右心室肥大を誘発することを示唆するものである。事実，野外に生息する小哺乳類（ヒメネズミ）について心臓の大きさの季節変化をみると，図11に示すように，全心室重量，左心室重量，右心室重量は環境気温の変化とは対照的に，夏に小さく，冬に大きな値を示している。また，右心室肥大の指標である右心室重量/全心室重量も同様である。

このことは夏の個体と比較して，冬の個体は心肥大で，しかも右心室肥大といえる。調査地の海抜高度は同じであるから低酸素の影響は考えられず，単純に気温の影響ということになる。夏と冬の気温差は約25℃あり，冬にはかなりの低温になる。ここにみられる心室重量の季節変動は，このような厳しい気温の変化に対する適応的形態変化とみることができる。ここで注目したいことは，寒冷刺激のみによっても心肥大および右心室肥大が惹起されることである。

### 4）高地環境と赤血球

高地環境と赤血球の関係については非常に多くの報告がある。それによると，動物の種類，年齢，性，および低圧の条件などによって程度の差はあるが，いずれも赤血球数およびヘマトクリットは増大する。一般に低酸素環境下では酸素を有効に

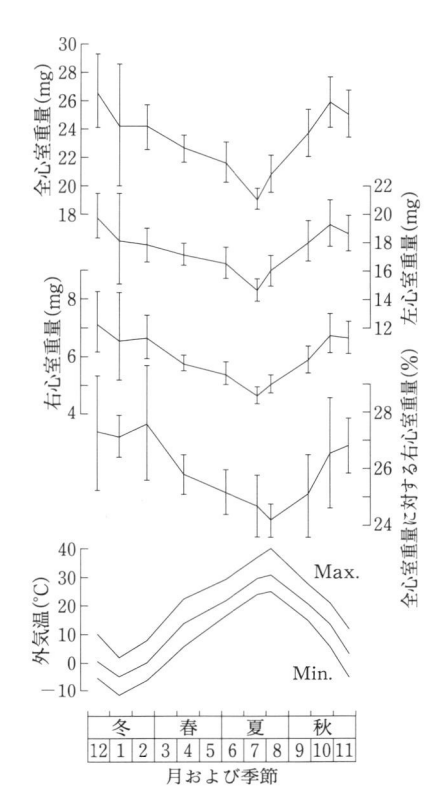

**図11** 野生ヒメネズミの各心室重量の季節変化。冬の個体の方が夏の個体と比較して心室肥大であり、しかも右心室肥大である（酒井、1976より）

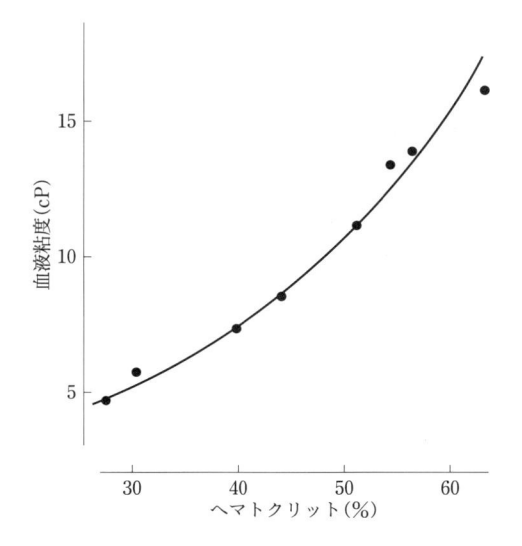

**図12** ヘマトクリットと血液粘度の関係。高ヘマトクリットになるほど血液粘度は上昇する（Sakai et al., 1984a より）

摂取するために、赤血球、ヘモグロビン、ヘマトクリット、循環血液量などが増加する。この変化は酸素結合容量を増加させて生体の酸素運搬能を増大させるように働き、低酸素環境に対する適応反応とみることができる。一方、この赤血球数やヘマトクリットの増加は血液粘度を増加させ（図12）、結果的には肺高血圧や右心室肥大を引き起こす。

Swigart (1965)はラットに塩化コバルトを投与して、人為的に多血症を起こさせた結果、有意な右心室肥大を認めている。また赤血球の輸血によって実験的に多血症を起こさせた結果でも（図9参照）、ヘマトクリットの上昇に伴って肺動脈圧は著しく上昇したが、体血圧にはあまり変化がみられなかった。この赤血球の増加に伴うヘマトクリットの上昇は血液粘度を著しく上昇させ、この粘度の増加が肺動脈圧の上昇および右心室肥大を惹起させるものと考えられる。

以上のように、高地環境の低圧・低酸素および低温の影響は図13に示すように、肺と血液への2つの経路が考えられ、肺ではHPV反応によって肺動脈圧を上昇させ、また血液側では赤血球数やヘマトクリットの増加に伴う血液粘度の増加によって肺動脈圧を上昇させている。この肺と血液への反応がともに肺動脈圧を上昇させ、やがて右心室肥大へと発展するものと考えられる。

### (3) 高地適応の種間差および個体差

同じ高地環境に暴露されても、すでに述べた種々の反応は、種（species）の違いや個体の違いによって差がみられる。これはいわゆる変異（variation）の問題で、適応現象を動的に把握する上で重要である。

まずはじめに、酸素解離曲線の違いをあげることができる。南米の高地住民は、平地（リマ）住民の解離曲線（正常曲線）より右にシフトするとされ

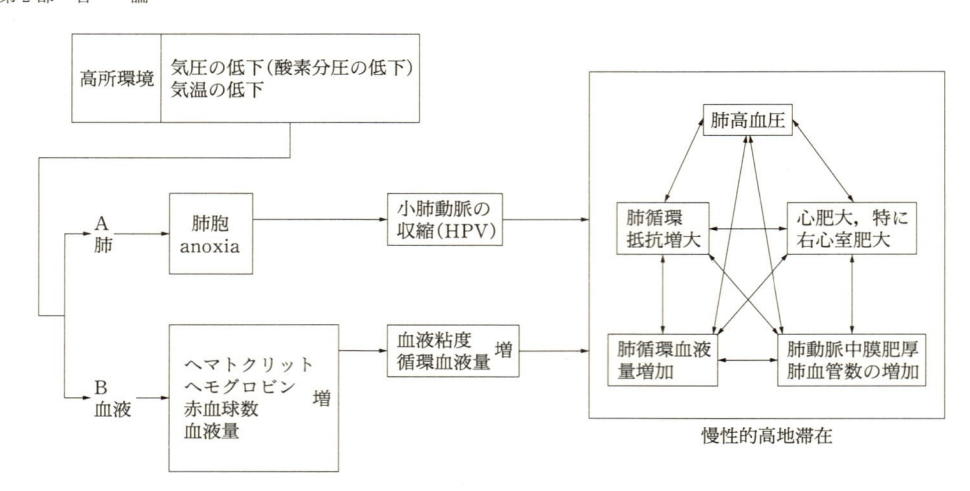

図13　高所環境下にみられる肺高血圧や右心室肥大の発現機序

ている。これは肺胞での酸素抱合能は低下するが，組織レベルでの酸素放出性が高まり，組織への酸素供給をより容易にしているとしている。同様な現象は登山や高地滞在者にも共通に認められ，高地適応のメカニズムの説明として一般に多く引用されている。ところが興味あることに，ほぼ完全に高地適応しているとみられる動物で，南米の高地に住むラマ(llama)やチベットの高地に住むヤク(*Bos grunniens*)およびチベットの高地人であるシェルパ(sherpas)は，先の南米の高地人とは反対に，正常曲線より左にシフトする(図14)。

また，図15は低地から高地まで分布する野生ネズミの$P_{50}$について，標高別にプロットしたものであるが，高地に生息する個体ほど$P_{50}$の値は低く，解離曲線は左にシフトすることを示している。このように，同じ高地人でありながらまったく逆の反応を示すことは，高地順応解明の上で今後大きな課題の1つである。

次に右心室肥大および肺高血圧の種間差である。表2は各種の高地生息動物および高地人の右心室肥大の程度を比較したもので，また図16は肺動

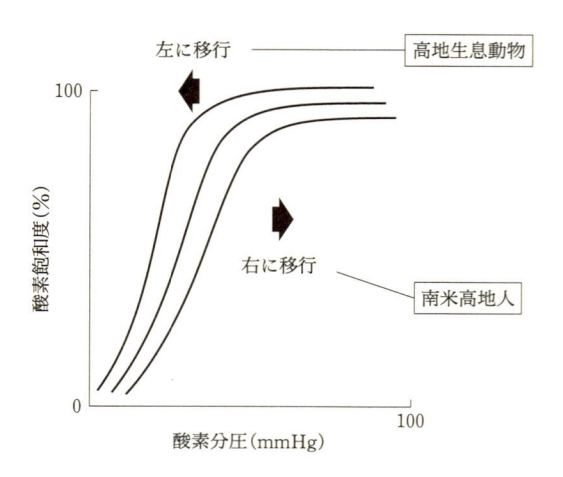

図14　高地生息動物(チベット高地人を含む)と南米高地人の酸素解離曲線の違い。南米高地人は正常解離曲線より右に移行するのに対して，高地生息動物やチベット高地人は左に移行する(Heath and Williams, 1981より)

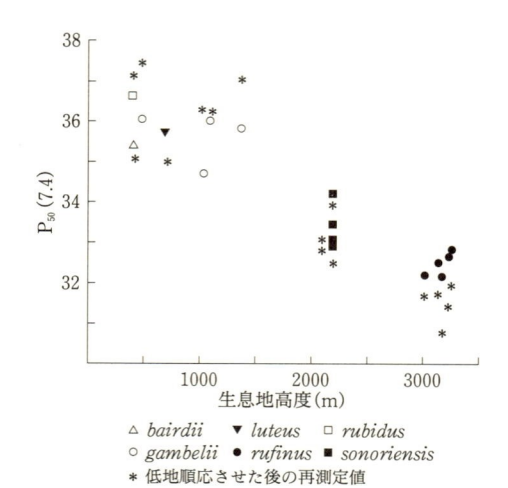

図15　各高度に生息する野ネズミ類の生息地高度と$P_{50}$の関係。高海抜地に生息する動物ほど$P_{50}$の値は小さく，酸素解離曲線は左に移行することを示す(Snyder, 1985より)

△ *bairdii*　▼ *luteus*　□ *rubidus*
○ *gambelii*　● *rufinus*　■ *sonoriensis*
＊低地順応させた後の再測定値

表2 高地住民および高地動物の右心室肥大の比較(Reeves et al., 1979)

| 種 | 低地 生息 n | 右心室/左心室 (%) | 高地 生息 n | 右心室/左心室 (%) | 滞在 n | 右心室/左心室 (%) |
|---|---|---|---|---|---|---|
| ヒ ト | 12 | 21±0.6 | 10 | 29±1.5 | | |
| モルモット | 12 | 20±1.8 | 10 | 27±2.3 | 5 | 49±2 |
| ウサギ | 12 | 23±1.1 | 10 | 31±3 | 6 | 35±2 |
| イ ヌ | 25 | 24±1.8 | 15 | 29±1.4 | 5 | 38±0.4 |
| ヒツジ | 11 | 22±0.8 | 20 | 26±3.9 | 6 | 39±1 |
| ブ タ | 10 | 23±1.9 | 12 | 27±1.5 | 6 | 57±2 |
| ウ シ | 10 | 22±1.5 | 10 | 26±1 | 5 | 76±8 |

脈圧の違いをグラフに示したものである。これからも明らかなように，高地に対する右心室肥大や肺高血圧の程度が動物の種の違いによって著しく異なる。特に，ウシやブタでは慢性的高地暴露によって，著しい肺高血圧を示すのに対し，ヒツジやラマは変化が少ない。

同様な現象は同一種内でも認められ，いわゆる個体差が著しい。Alexander et al. (1960)はウシを3000 mで6ヶ月間飼育したところ，肺動脈圧が著しく上昇する群と中等度の上昇を示す群の2群があることを見出した。その後，ウシには高地環境に対して感受性タイプと非感受性タイプの2型があることが明らかとなり，この原因として遺伝的要因の強いことが述べられている(図17)。同様な現象はヒトにもみられ，同じ高地に滞在しても，著しい肺高血圧を示す者と中等度の者が観察される。この極度な肺高血圧は右心不全を誘発し，やがて死に至る。ウシにみられる brisket disease はこの典型例として有名である。

最後に，南米高地人とチベットの高地人の違いについて述べる。両者は同じ高地人でありながら，その生理的反応に著しい差異がみられる。第1は，先にも述べた酸素解離曲線の違いである。南米の高地人は正常曲線より右にシフトするのに対して，チベット高地人は左にシフトしている(図14参照)。第2は換気量の違いである。Hackett et al. (1984)は低地(1377 m)と高地(4243 m)で，白人とチベット高地人であるシェルパの分時換気量($V_E$)を比較した。それによると白人では低地と高地でそれぞれ5.94±0.37，7.77±0.47 $l/min/m^2$であるのに対して，シェルパではそれぞれ7.37±

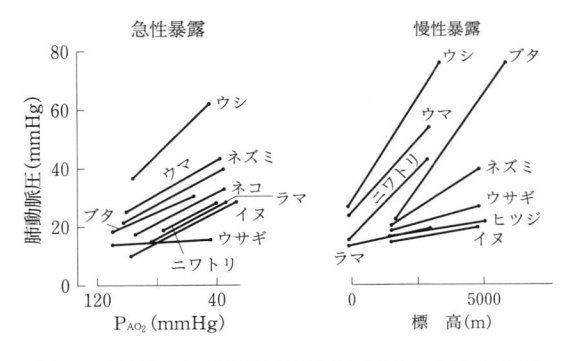

図16 急性低酸素暴露と慢性高地暴露による肺動脈圧上昇の種間性。ウシ，ウマ，ブタなどは慢性的高地暴露によって著しい肺高血圧を示すが，ラマ，イヌ，ヒツジ，ウサギなどは，その反応が鈍い(Reeves et al., 1979 より)

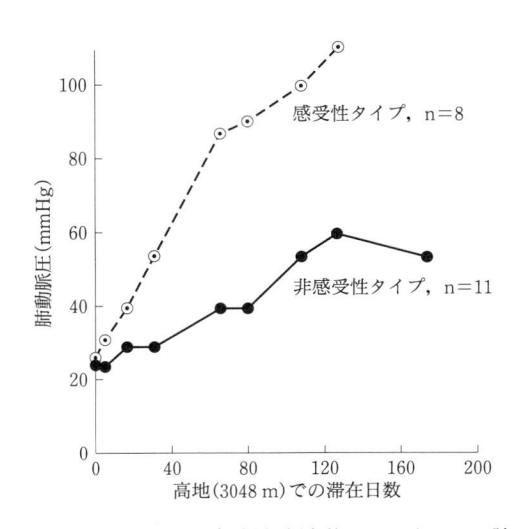

図17 ウシの慢性的高地暴露(海抜3048 m)による肺動脈圧の変化。ウシには高地暴露に対して反応しやすい型(感受性タイプ)と反応の鈍い型(非感受性タイプ)の2型がある(Reeves et al., 1979 より)

0.34, 9.8±1.0 $l$/min/m² で，低地・高地ともにシェルパの方が著しく換気量が大きい。しかし，胸の大きさは，南米高地人が平地人と比較して胸囲が著しく大きいのに対して，チベット高地人ではその差がみられない。第3は血液ヘモグロビン濃度の違いである。3600 m に住む南米高地人では，男子と女子でそれぞれ 16.5±0.2, 15.9±0.5 g/100 ml であるのに対し，3650 m のチベット高地人では，それぞれ 14.04±0.09, 12.1±0.1 g/100 ml で男女ともにチベット高地人の方が明らかに低値を示す。これと関連して，多血症患者の出現頻度もチベット高地人の方が著しく低い。このように同じ高地人でありながら，南米高地人とチベット高地人との間には著しい相違が認められる。この原因は，高地に移住してからの歴史の長さが重要と考えられる。チベット高地人は南米高地人よりも高地での生存の歴史が古く，この間に適応できなかった者は淘汰され，現在では最もよく高地に適応した集団と考えられる。チベット高地人は高高度における肉体労働能力も他の民族より著しく優れており，慢性高山病患者も少なく，高地肺水腫などの急性高山病患者の報告例も少ない。

### (4) チベット高地に生息するナキウサギの高地適応特性

いままで高地適応について肺循環を中心に概説してきたが，ここでは高地に最も適応している哺乳動物であるナキウサギ(pika)の特性について述べる。

チベット高地に生息するナキウサギは海抜6100 m の高地にまで生息しており，また3700万年も前のものと推定される化石が同地域から発見されている。またこのナキウサギの仲間は，日本，チベット，ネパール，アラスカおよび北米のロッキー山脈などに広く分布している。これらのことからナキウサギは高地環境に対して極めて高い適応能をもった動物と推定されると同時に，生存の歴史が長いことから各標高に生息するナキウサギはその環境に完全に適応した形態や機能を備えているものと考えられる。

筆者らはこの完全高地適応動物と考えられるナキウサギの生理学的特性を明らかにする目的で，チベット高地に生息するナキウサギを標高別に捕獲し，血液・循環の面から検討した。測定は標高別に 650 m(n=10, 日本)，2300 m(n=13, 中国

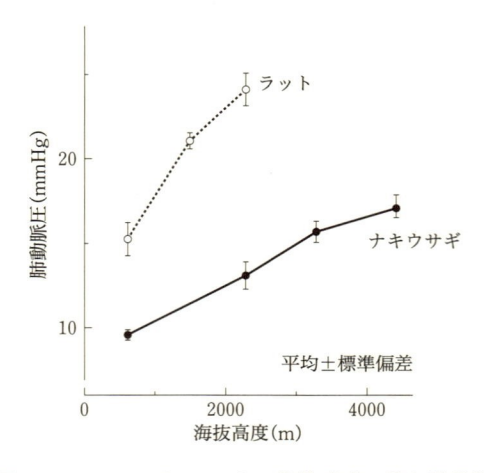

**図18** ナキウサギとラットの海抜高度に伴う肺動脈圧の比較。ナキウサギの肺動脈圧はラットより著しく低く，また海抜高度に伴う上昇の度合いも極めて少ない(Sakai et al., 1988 より)

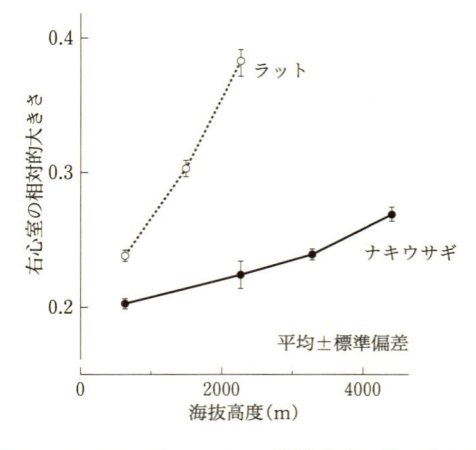

**図19** ナキウサギとラットの海抜高度に伴う右心室の相対的大きさ(右心室肥大の指標)の比較。ナキウサギの右心室の相対的大きさは，ラットより著しく小さく，また海抜高度に伴う増加の割合も極めて少ない(Sakai et al., 1988 より)

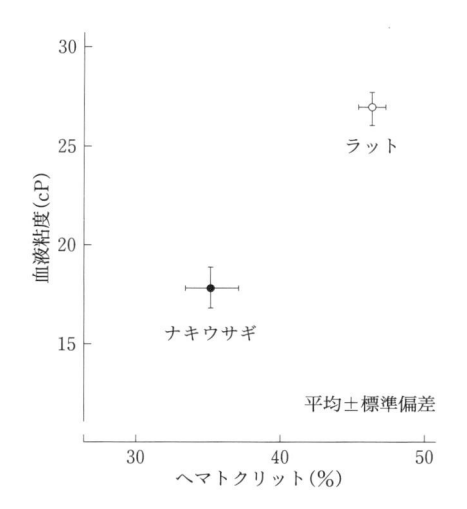

**図20** ナキウサギとラットのヘマトクリットと血液粘度の比較。ナキウサギはラットと比較してヘマトクリットも血液粘度も明らかに低い(Sakai et al., 1988より)

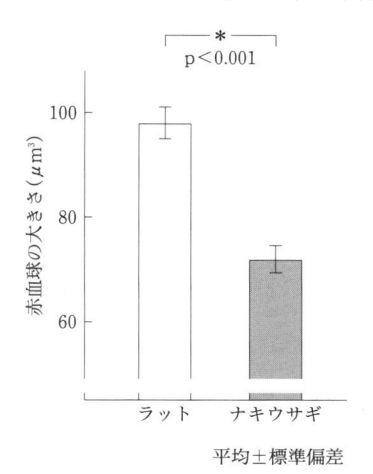

**図21** ナキウサギとラットの赤血球の大きさ(1個の赤血球の容積)の比較。ナキウサギの赤血球はラットと比較して著しく小型である(Sakai et al., 1988より)

青海省), 3300 m(n=15, 中国青海省), 4600 m(n=14, 中国青海省)の4地点の現地で行い, 比較実験として, ラットを650 m(n=10, 日本), 1600 m(n=8, 米国デンバー), 2300 m(n=10, 中国青海省)の3地点に置いたときの測定値と比較した。測定項目は, 体重(BW), 肺動脈圧($P_{pa}$), 右心室重量(RVW), 左心室重量(LVW), 右心室の重量比(RVW/LVW), 赤血球数(RBC), 平均赤血球容積(MCV), ヘマトクリット(Ht), 血液粘度, 赤血球変形能, 酸素消費量($V_{O_2}$)の11項目についてである。その結果, ナキウサギはラットと比較して肺動脈圧($P_{pa}$)(図18)および右心室肥大(RVW/LVW)の程度(図19)は極端に低く, また海抜高度の上昇に伴う増加の割合も極めて小さいことが明らかとなった。またこの肺動脈圧および右心室肥大の現象と関連してヘマトクリット(Ht)もまったく同様な傾向を示した。Htは血液粘度と密接な関係にあり, 高いHtほど血液粘度は高い(図20)。したがって, ここでみられたナキウサギの低いHtおよび低い血液粘度は循環の面から肺高血圧および右心室肥大を抑制するように作用している。この低いHtや低い血液粘度はナキウサギの赤血球の小型化が原因している。ナキウサギとラットの赤血球の大きさを比較

すると, 図21に示すようにナキウサギの赤血球の方が明らかに小さい。赤血球の小型化は単位容積あたりの赤血球の総表面積を増加させることになり, 酸素摂取の面から有利である。ナキウサギはこのように赤血球を小型化することによって高地環境での生存を可能にしている。これらのことが関連して, ナキウサギの肺動脈壁は著しく薄くなっている(図22)。また, 低温環境下での酸素消費量をみると, ラットと比較して明らかに少ない。これはナキウサギが極力少ない酸素消費で生

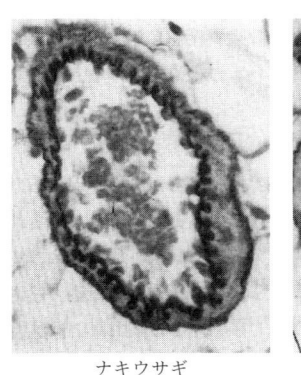

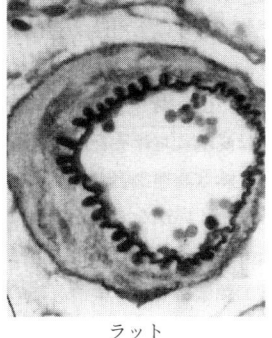

**図22** ナキウサギとラットの小肺動脈の比較。ナキウサギの肺動脈壁は, ラットと比較して著しく薄くなっている(酒井・吉田, 未発表データ)

理的状態を維持できることを示すものである(図23)。さらに，先に述べたHPV反応もラットと比較して有意に小さい。

　高地環境では，すでに述べたように，肺高血圧や右心室肥大は一般的な現象であるが，その反応が鈍い種または個体ほど高地環境に強いということができる(最近の研究によって，ヒマラヤ高地に生息するヤクやチベットヒツジもナキウサギと同様に，海抜高度に伴う肺高血圧や右心室肥大の現象が極めて鈍いことが明らかとなった)。このように，高地環境に対してはより少ない肺高血圧や右心室肥大で生理的状態を維持できる機構を備えたものほど高地環境に対して適応的といえる。

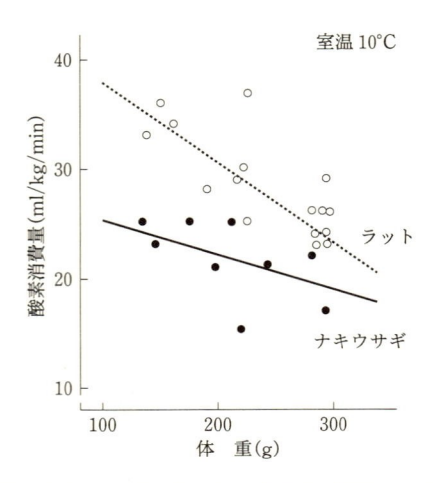

**図23** ナキウサギとラットの低温下(10℃)における酸素消費量の比較。ナキウサギはラットと比較して明らかに酸素消費量が少ない(Sakai et al., 1988 より)

## 参考文献

Alexander, A. F., et al. (1960) Pulmonary hypertension and right ventricular hypertrophy in cattle at high altitude. Am. J. Vet. Res. 21: 199-204.

Banchero, N., et al. (1996) Pulmonary pressure, caridiac output, and arterial oxygen saturation during exercise at high altitude and sea-level. Circulation 33: 249-262.

Burton, R. R., et al. (1968) Effect of chronic hypoxia on the pulmonary arterial blood pressure of the chicken. Am. J. Physiol. 214: 1438-1442.

Chiodi, H. (1957) Respiratory adaptations to chronic high altitude hypoxia. J. Appl. Physiol. 10: 81-87.

Crowell, J. W., et al. (1959) Oxygen transport in hemorrhagic shock as a function of the hematocrit ratio. Am. J. Physiol. 196(5): 1033-1038.

Cruz-Jibaja, J., et al. (1964) Correlation between pulmonary artery pressure and level of altitude. Diseases of the Chest 46: 446-451.

Grover, R. F. (1965) Pulmonary circulation in animals and man at high altitude. Ann. N.Y. Acad. Sci. 127: 632-639.

Hackett, P. H., et al. (1984) Ventilation in human populations native to high altitude. In: High Altitude and Man, (eds.) J. B. West and S. Lahiri, American Physiological Society, Maryland, pp. 179-191.

Heath, D. and Williams, D. R. (1981) Man at high altitude. Churchill Livingstone, Edinburgh, p. 22.

Frisancho, A. R. (1969) Human growth and pulmonary function of high altitude Peruvian Quechua population. Human Biology 41: 365-379.

Hultgren, H. N., et al. (1965) Pulmonary circulation in acclimatized man at high altitude. J. Appl. Physiol. 20: 233-238.

Hultgren, H. N. and Miller, H. (1965) Right ventricular hypertrophy at high altitude. Ann. N.Y. Acad. Sci. 127: 627-631.

Hurtado, A. (1964) Animals in high altitude: Resident man. In: Handbook of Physiology, Sect. 4, (ed.) D. B. Dill, American Physiological Society, Washington D.C., pp. 843-860.

Ishizaki, T., et al. (2004) Blunted effect of the Kv channel inhibitor on pulmonary circulation in Tibetan sheep: A model for studying hypoxia and pulmonary artery pressure regulation. Respirology 9: 125-129.

Kerwin, A. J. (1944) Observation on the heart size of native living at high altitude. Am. Heart J. 28: 69-80.

Koizumi T., et al. (2004) Contribution of nitric oxide to adaptation of tibetan sheep to high altitude. Respiratory Physiology & Neurobiology 140: 189-196.

Kuriyama, T., et al. (1984) Role of collateral ventilation in ventilation-perfusion balance. J. Appl. Physiol. 56: 1500-1506.

栗山喬之ら (1985) 肺高血圧症のレオロジー的考察. 脈管学 25：489-492.

Monge, C. C., et al. (1955) A description of the circulatory dynamics in the heart and lungs of people at sea level and at high altitude by means of dye dilution technique. Acta. Physiol. Latino. America 5: 198-210.

Morganroth, M. L., et al. (1984) Leukotriene synthesis and/or receptor blokers block hypoxic pulmonary vosoconstriction. J. Appl. Physiol. 56: 1340-1346.

Morganroth, M. L., et al. (1984) Leukotriene C4 production during hypoxic pulmonary vasoconstriction in isolated rat lungs. Prostaglandins 28: 867-875.

Naeye, R. L. (1965) Children at high altitude: Pulmonary and renal abnormalities. Circulation Res. 16: 33-38.

Nagasaka, Y., et al. (1984) Micro-puncture measurement of lung micro vascular pressure profiles during hypoxia in cats. Circ. Res. 54: 90-95.

Penaloza, D., et al. (1963) Pulmonary hypertension in healthy men born and living at high altitude. Am. J. Cardiol. 11: 150-157.

Recavarren, S. and Arias-Stella, J. (1964) Right ventricular hypertrophy in people born and living at high altitude. Brit. Heart J. 26: 806-812.

Reeves, J. T. et al. (1979) Physiological effects of high altitude on the Pulmonary circulation. Int. Rev. Physiol. 20: 289-310.

Rotta, A., et al. (1956) Pulmonary circulation at sea level and at high altitude. J. Appl. Physiol. 9: 328-336.

Ruan, Z., et al. (2004) Endogenous nitric oxide and pulmonary circulation response to hypoxia in high-altitude adapted Tibetan sheep. Eur. J. Appl. Physiol. 93: 190-195.

酒井秋男 (1976) ヒメネズミ *Apodemus argenteus* の右心室重量の季節に伴う変化. 哺乳動物誌 6：224-230.

酒井秋男 (1987) 高地順応の生理的メカニズム. Jpn. J. Sports Sci. 6(2): 94-105.

酒井秋男 (1988) 動物の高地への順応. 日本胸部臨床 47：647-654.

酒井秋男 (1990) 高地順応と赤血球. 信州医誌 38(3)：245-255.

酒井秋男ら (1968) 心臓重量における高山順応. 成長 7(2)：1-10.

Sakai, A., et al. (1984a) Effects of elevated-hematocrit levels on pulmonary circulation in conscious sheep. Jpn. J. Physiol. 34: 871-882.

Sakai, A., et al. (1984b) Cold exposure on pulmonary circulation in conscious sheep. 10th Int. Congress of Biometeorology, p. 225.

Sakai, A., et al. (1988) Physiological characteristic of Pika, *Ochotona*, high-altitude adapted animals. In: the High-altitude Medical Science, (eds.) G. Ueda, S. Kusama and N. F. Voelkel, Shinshu Univ. Press, Matsumoto, pp. 99-107.

Sakai, A., et al. (2003) Cardiopulmonary hemodynamics of blue-sheep, *Pseudois nayaur*, as high-altitude adapted mammals. Jpn. J. Physiol. 53: 377-384.

Saldana, M. and Arias-Stella, J. (1963) Studies on the structure of the pulmonary trunk. II. The evolution of the elastic configuration of the pulmonary trunk in people native to high altitude. Circulation 27: 1094-1100.

佐藤方彦ら (1981) 気圧環境. 生理人類学入門——人間の環境への適応能. 南江堂, pp. 177-225.

Sime, F., et al. (1963) Pulmonary hypertension in children born and living at high altitude. Am. J. Cardiol. 11: 143-149.

Snyder, L. R. (1985) Low P50 in deer mice native to high altitude. J. Appl. Physiol. 58 (1): 193-199.

Swigart, R. H. (1965) Polycythemia and right ventricular hypertrophy. Circulation Res. 17: 30-38.

Wagner, W. W. (1985) Pulmonary circulatory control through hypoxic vasoconstriction. Seminars in Respiratory Medicine 7: 124-135.

West, J. B., et al. (1983) Barometric pressures at extreme altitude on Mt. Everest: Physiological significance. J. Appl. Physiol. 54: 1188-1194.

万木良平 (1985) 低圧タンクテストで高所適性が推定できるか. 登山医学 4：7-19.

# 3-3 気　　圧

## はじめに

　地球規模で進む人口爆発や自然環境の劇的な変化のため，近未来には人類の生活圏がさらに拡大することが想像される。居住空間としては，都市部の超高層化が進むだけでなく，地下，高地，海底，さらには宇宙空間にまで広がる可能性が高いことから，生体に及ぼす環境圧力の影響を知ることが重要になってきた。近年，世界各地で異常気象が頻発し今後も増え続けることが予想されることから，気象変化による大気圧変動が生体機能に与える影響を知ることの重要性も増している。

　生体は全身に分布する感覚受容器を使って内外の環境変化を感知する。その中でも特に痛覚受容器は生体の存在を脅かす環境変化の最初の入り口であり，痛覚はその警告信号として重要である。そこで本項は，環境圧力が生体機能に与える影響を「痛覚」というキーワードでまとめ，様々な環境圧力の変化に伴って発生する痛みとそのメカニズムについて概説する。また，気象変化と痛覚に関する項目では，筆者らがこれまでの実験で得た知見も紹介する。

　まずはじめに痛覚の種類と特徴についてふれることにする。

### (1) 痛覚の種類と特徴

　痛覚(疼痛)は，病態分類において侵害受容性疼痛と病態生理学的疼痛に大きく分類される(Wall and Melzack, 1999)。侵害受容性疼痛は，正常組織の痛覚受容器がいろいろな侵害刺激(疼痛刺激)に反応して生じる正常疼痛である(炎症性疼痛を含める人もあるが)。一方，病態生理学的疼痛には，痛みの伝達経路と制御機構の異常によって生じる神経因性疼痛と，組織の炎症に伴う炎症性疼痛が含まれる。また，疼痛はその持続時間によって急性疼痛と慢性疼痛に分けられる。急性疼痛は短期間で消失する痛みで，組織を損傷する可能性をもった侵害刺激が生体に加わると，局所に分布する侵害受容器が興奮して警告信号としての痛覚を生じるものである。一方，慢性疼痛は一般的にはヒトでは3～6ヶ月を超えて持続する痛みと定義されている。慢性疼痛の中には，ただ急性疼痛が長引いているものもあるが，それとは発症メカニズムがまったく異なり，痛み自体が疾患といえる慢性痛症が含まれている。この代表的な疾患としては関節リウマチ，変形性関節症，線維筋痛症，三叉神経痛，片頭痛，慢性腰痛症などがあげられる。急性疼痛は警告信号としての意味があるが，慢性痛症の場合は痛みそのものが生活の質(QOL)に悪影響を及ぼすことが多いので，その場合は積極的な鎮痛を行う必要がある。

　痛覚の重要な現象としてアロディニア(異痛症)，痛覚過敏，自発痛がある。アロディニアと痛覚過敏は炎症部位や慢性痛症の患部が外的・内的刺激を受けた場合にみられる現象で，前者は通常では痛みを起こさない刺激(例えば衣類が触るなど)により起こる疼痛であり，後者は侵害刺激によって起こる疼痛が通常よりも強く現れるものをいう。自発痛は，疼痛を自覚している時点では特に刺激をまったく受けていないにもかかわらず自覚する疼痛と定義される。これらの現象は急性疼痛にも慢性疼痛にも出現する。

## (2) 環境圧力の変化と疼痛

### 1）急激な環境圧力の変化による痛み

　列車でトンネル内を通過したときや航空機で上昇・降下をしたときなど，環境圧力の急激な変化で耳が詰まったような感じ（充満感）や耳部の痛みを感じることは日常的に経験することである。中耳腔と咽頭部をつなぐ耳管は通常は閉じているので，環境圧力の急激な変化が起こると鼓膜の内側（中耳腔）と外側（外気）に圧力差が生じて鼓膜が緊張し，充満感や痛覚が生じるものと考えられる。これらの感覚は原因が取り除かれるか，嚥下・発声によって耳管が開通し内外圧が均一になると速やかに消失する。しかしながら，航空機による高度移動のように環境圧力が大きく変化すると耳管が閉じたままの状態になり（耳管狭窄症），鼓膜が過緊張して中耳腔内に炎症が起こり，強い痛みが数時間から数週間続くことがある。このような病態を航空性中耳炎という（Haines and Harris, 1946）。中耳腔が外気よりも低圧になる場合には耳管の構造から通気されにくいので，航空機では降下時に強い症状を示すことが多い。また，咽頭部の炎症や耳管機能の異常があると悪化しやすい。

　副鼻腔にも空気が存在するので，環境圧力の急激な変化によって内外の圧力の不均衡が起こると前頭部から鼻周囲に違和感や顔面痛，頭痛を生じる場合がある（航空性副鼻腔炎）。また，う歯や充填物の下に空間があると，環境圧力の変化でその部位の気体の膨張や圧縮が起こり，歯痛が発生することがある。そのほかに，環境圧力が大きく低下したときに腸内ガスの膨満による腹痛も問題となる。

### 2）減圧症に伴う痛み

　減圧症とは，体内に溶け込んでいた気体（特に窒素）が低圧に暴露されることにより液体から遊離し細胞内外の体液中に気泡を形成し（泡粒化），組織損傷や毛細血管内に塞栓が形成されることにより起こってくる病態をいう（黒島，1981）。減圧症には高高度にさらされることにより起こる高度減圧症と，地中や水中からの浮上により起こる潜函病がある。高度減圧症は与圧装置をもたない航空機での高高度飛行や急激な減圧の結果，人体が低圧に暴露されることで起こる。潜函病は深部（水中，地中）から急速に浮上すると起こる。重傷度が低い減圧症の場合，体内に発生した気泡によって組織・血管の圧迫や炎症，塞栓が形成され，身体のいろいろな部位に痛みが発生する（減圧痛）。特に，四肢の関節は気泡発生の好発部位で，気泡が関節内に発生すると局所に深部痛（鈍痛）が出現する。より重度の減圧症では脊髄が損傷され，四肢にしびれ感やうずくような痛みも生じてくる。皮膚内に気泡が発生すると，皮膚の痛みやかゆみ，虫がはうような異常感覚が出現する。肺の血管内で気泡が発生すると呼吸動作で悪化するような胸痛が出現する場合もある。職業ダイバーや炭坑夫のように繰り返し減圧を受けると減圧症が進行し，四肢の骨壊死や慢性関節炎などをきたす場合がある。これらの病態の痛みは強く慢性化する。

　以上，急激な環境圧力の変化によって出現する痛覚についてまとめた。

## (3) 気象変化による気圧変動と痛み

　(2)で示したように，生体は高度移動や深部移動によって比較的大きく急激な環境圧力の変化を受けるが，天気の移り変わりによる大気圧の変動にも常時さらされている。気象の変化に伴う大気圧の変動は概して930～1040 hPaの範囲であり，変化速度は最高でも毎時5 hPaを超えることは少なく，移動による環境圧力の変化の程度に比べれば微少である（名古屋気象台報告による）。しかしながら，関節リウマチに代表される慢性痛症の症状が気象変化によって悪化したり寛解したりす

ることが経験的によく知られている。

気象変化と慢性痛症についての初めての報告は *American Journal of Medical Sciences* (1887)に記載されているが，それによれば，切断肢にみられる痛み(幻肢痛)が雷，気圧低下，降雨によって増強したという(Shutty et al., 1992)。その後の諸報告をまとめてみると，気象要因のうち気圧，気温，湿度の変化と降雨，雷，風が痛みの増悪因子である。また，気象変化の影響を受けやすい慢性痛症としては関節リウマチ，変形性関節症，線維筋痛症の報告例が多い。Guedj and Weinberger (1990)はこの3疾患の痛みの増減と日常生活の変化を4週間記録し，天気変化との関係を調べた。患者は気圧と気温の変化に対して特に敏感であった。Jamison et al. (1995)はアメリカの4都市の557人の慢性痛症患者を対象に調査研究を行った。それによれば，67.9%の患者が何らかの形で，痛みが天気の変化に影響されると回答した。天気の移り変わる前と最中に痛みが悪化すると訴えた患者は全体の60%以上であった。これらの報告以外にも，片頭痛，三叉神経痛，ヘルペス後神経痛，神経絞扼症候群，慢性腰痛症，瘢痕痛，痛風など，多くの慢性痛症が気象変化に影響を受けることが報告されている(Anderson et al., 1965; Fors and Sexton, 2002; Hendler et al., 1995; Hollander, 1963; Hooshmand, 1993; Mitchell, 1877; Nurmikko and Bowsher, 1990; Prince et al., 2004; Rasker et al., 1986; Sulman et al., 1970; Yunus et al., 1981)。

一方，慢性痛症と気象変化の関係に否定的な研究もある。これらの報告では，個々の症例では確かに気象変化は疼痛悪化などの身体の変調を引き起こしてはいるが，集団としては統計学的に有意な相関性が証明されていない(Clarke and Nicholl, 1991; Gorin et al., 1999; Redelmeier and Tversky, 1996)。慢性痛症は病態メカニズムが複雑で精神的な変調をきたしやすく，ヒトを対象とした調査研究では一定の作用を見出しにくいと考えられる。筆者らは，この問題を明らかにするための動物実験がまったく行われていないことに注目した。ヒトと比べて個体差が少なく，社会・文化的影響のない実験動物(ラット)の疼痛行動を指標にすることで，ヒトを対象とした調査研究では見出せない変化を検出することができるのではないかと考えた。

## (4) 気象要因の変化による慢性痛の増強(動物実験による検証)

筆者らは，人工的に気象要因を変化させて慢性痛症のモデルラットの疼痛行動に対する影響を調べることにより，気象変化と痛覚の関係の科学的実証を試みてきた。これまでに，慢性痛症モデルとして神経因性疼痛モデルラットと慢性炎症性疼痛モデルラットに対して模擬環境暴露を行い，気象要因変化(環境圧力低下，気温低下)によってこれらの動物モデルで観察される痛覚過敏，アロディニアが増強することを示した。ここでは，環境圧力低下の効果について調べた研究成果について述べることにする。

### 1) 環境圧力の低下による慢性痛症モデルの疼痛行動の増強

実験は，筆者らが所属する名古屋大学環境医学研究所が所有する低圧低温環境シミュレーターと，ダイキン環境・空調技術研究所と共同開発した小型気圧調節装置を用いて行った。環境シミュレーターを用いた実験では，自然界で起こりうる程度の気圧低下への暴露(変化速度は速い)を行い，小型気圧調節装置を用いた実験では，実際の気象変動により近い緩徐な気圧変化に暴露した。

神経因性疼痛モデルとしてラットの坐骨神経損傷モデルと脊髄神経結紮モデルを用いた。坐骨神経損傷モデルは，坐骨神経を4/0の腸線縫合糸で4ヶ所軽く結紮し作製する(Bennett and Xie, 1988)。脊髄神経結紮モデルは，坐骨神経を形成する第5腰神経(L5)またはL5とL6を絹糸で結紮して作製する(Kim and Chung, 1992)。この2種類の慢性痛症モデルラットは，手術側の足底皮

膚への弱い圧刺激に対し逃避行動（足を引っ込める反応）を示し（アロディニア），通常でも痛みを生じる強さの圧刺激に過度に反応する痛覚過敏を示した．温冷刺激に対する逃避行動もより弱い刺激からみられ，また強い疼痛行動がみられた．安静時においても，手術肢を上げたり舐めたりする行動（自発痛関連行動）を示すことも知られている．これらのモデル動物を低圧低温環境シミュレーター内で8分かけて大気圧より27 hPa（20 mmHg）減圧したところ，自発痛様行動の増大と，機械刺激に対する痛覚過敏とアロディニアの増強などが観察された（図1）(Sato et al., 1999, 2001)．また，興味深いことに，気圧低下の疼痛増強効果は減圧環境に到達した直後に出現し，その後，速やかに減弱・消失することがわかった．われわれは別の実験系で，気温低下による疼痛増強効果が低温環境に到達してすぐには観察されず遅れて出現することを見出している（Sato et al., 2000）が，気圧低下の効果は気温低下の効果とは大きな時間的な差がある．これらの実験結果は減圧環境暴露による疼痛増強のメカニズムが低温暴露によるそれとは同一でないことを示唆している．

小型気圧調節装置を用いて大気圧より20 hPa減圧したところ，坐骨神経損傷モデルでは0.17 hPa/分以上の減圧速度で痛覚過敏が増強した．脊髄神経結紮モデルでは，さらに緩徐な（0.083 hPa/分）気圧低下でも痛覚過敏とアロディニアの増強がみられた（Sato et al., 2005）．

関節リウマチは，四肢の関節の腫脹，疼痛などを主症状とする全身性の慢性炎症性疾患である．筆者らは，この疾患の疼痛病態モデルとして，*M. Butyricum*を主成分としたフロイント完全アジュバントを足根関節内に注入して発症させた単関節炎モデルラット（Butler et al., 1992）を実験に用いてきた．このラットの足根関節とその周囲の皮膚は長期間にわたり慢性炎症病態を示し，その部位に機械的刺激，冷刺激を与えたときの疼痛逃避行動においてアロディニアと痛覚過敏がみられる．図2に示すように，単関節炎モデルラットが示すアロディニアと痛覚過敏行動は，気象変化相当の気圧低下（大気圧より27 hPa/8分で減圧）により増強した（Sato et al., 2004）．この疼痛増強効果は，神経因性疼痛モデルラットに観察されたように，低温環境暴露と異なり，減圧環境に到達した直後に出現しその後速やかに消失した．

実際の気象変化の範囲内である緩徐な気圧低下（0.083 hPa/分程度）でも神経因性疼痛モデルと慢性炎症性疼痛モデルの疼痛増悪を引き起こすことができたことで，ヒトの慢性痛症が低気圧接近時や前線通過に伴って悪化する現象を動物実験で再現できたと考えている．

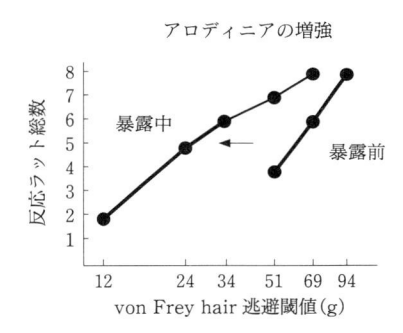

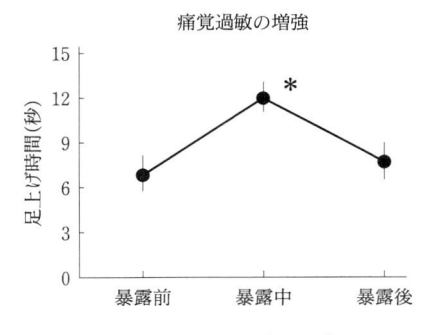

**図1** 環境圧力低下による坐骨神経損傷ラットのアロディニア，痛覚過敏の増強．上図：von Frey hair圧刺激毛を用いて段階的な機械刺激を足底皮膚に与えたときに逃避行動を示したラットの累積頭数を示す．暴露前に比べ暴露中は弱い刺激で足を上げるラットが増え，グラフは左にシフトする．下図：足底皮膚を安全ピンで押したときに示した逃避行動（足を上げる，舐める，振る）の総時間を示す．減圧前に比べ減圧中は疼痛行動時間が増加した（有意差検定は暴露前と比較，$p<0.05$）（佐藤, 2003 より）

## 2）環境圧力低下に対する自律神経系の応答

環境圧力の低下が慢性痛症モデルラットの疼痛行動を増強するメカニズムは何だろうか．これま

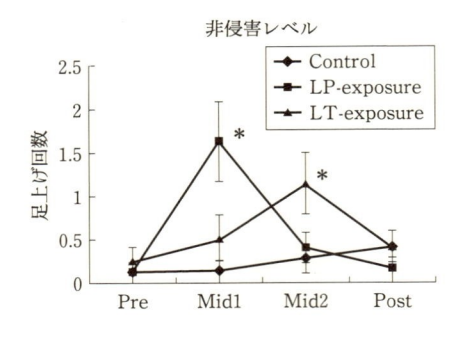

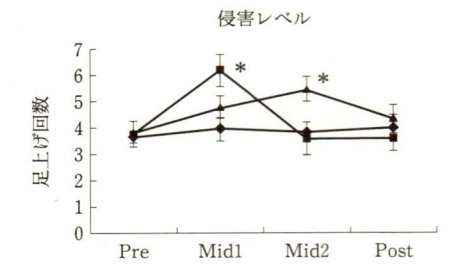

**図2** 気圧低下(LP-exposure)と気温低下(LT-exposure)による単関節炎ラットの圧痛覚過敏の増強。非侵害レベル(圧刺激毛で34.3 mN)と侵害レベル(同197.2 mN)の機械刺激を足底皮膚に10回与えたときの足上げ行動の回数を示す。Preは気圧低下(−27 hPa)または気温低下(−7℃)暴露前,Mid 1, 2は暴露中に30分間隔で2回,Postは暴露後の測定値を示す。Controlは暴露せずに同じタイムスケジュールで測定した値。気圧低下,気温低下はどちらも足上げ回数を有意(有意差検定はPreと比較,$p<0.05$)に増加させた。気圧低下はMid 1で,気温低下はMid 2で変化していることに注意(佐藤,2003より)

で,関節,血管など様々な組織に対する環境圧力の直接的な影響について論じられてきた。例えば気象要因の変化によって生体の構成成分に構造変化が起こるという仮説がある(Jamison et al., 1995)。筋,腱,骨,瘢痕部などの構成成分はそれぞれ密度が異なっているので,気圧,温度,湿度の変化によって起こる変形度に差があり,それが病態局所の炎症などで過敏になっている痛覚受容器を容易に興奮させ痛覚を引き起こすという考えである。別の仮説では,気圧変化による局所の圧力分布の不均衡が痛覚受容器を感作し,それが気温低下など他の疼痛刺激に対する受容器の反応性を促進し痛みを増強させるという(Rasker et al., 1986)。しかしながら,これらの推論はどれも確証には至っていない。

筆者らは,慢性痛症のメカニズムに交感神経系が深くかかわっている病態(交感神経依存性疼痛)が存在する点に注目し,環境圧力の変化による痛みの増強メカニズムも同様のプロセスが介在しているのではないかと考えた。そこでまず,環境圧力低下下に対するラットの自律神経系の応答について検討した。図3は自由行動下の健常ラットの血圧と心拍数に与える環境圧力低下の影響を表している。ここで示されたように,日常の気象変化に相当する程度の微少な気圧低下でも,これらの自律神経パラメーターの値を増加させる刺激となる(Sato et al., 2001)。また,交感神経末端から分泌されるノルアドレナリンの血中値も減圧環境下で上昇することがわかっており(Sato et al., 2002),環境圧力の低下はラットの交感神経系を興奮させるものと考えられる。

そこで,環境圧力低下時に慢性痛症モデルの疼痛行動が増強する現象が,実際に交感神経活動に依存したものであるかを調べるため,坐骨神経損傷に加えて腰部交感神経の除去手術を施したラットを減圧環境に暴露した(Sato et al., 1999)。結果として,坐骨神経損傷単独のみ施したラットでは観察された痛覚過敏行動の増強が,坐骨神経損傷＋交感神経除去ラットでは出現しなかった。以上の結果から,環境圧力の低下による疼痛増悪のメカニズムには交感神経興奮が関係していることが強く示唆される。筆者らはそのメカニズムの概要を図4のようなものだと考えている(水村・佐藤,2004)。

### 3) 気圧検出センサーの局在

環境圧力低下時に慢性痛が増強するためには生体内に気圧の変化を検出するセンサーの存在が不可欠である。そこで,筆者らは気圧センサーの検出部としては膜系が考えやすいので,まず鼓膜破壊を施した坐骨神経損傷ラットを減圧環境に暴露したが,疼痛増強効果は抑制できなかった(佐藤ら,1999)。そこで気圧検出器官が内耳に存在する可能性を考え,この点を中耳腔へのヒ素注入によって作製した内耳破壊ラットを用いて検証した。結果として,前庭破壊を施した坐骨神経損傷ラッ

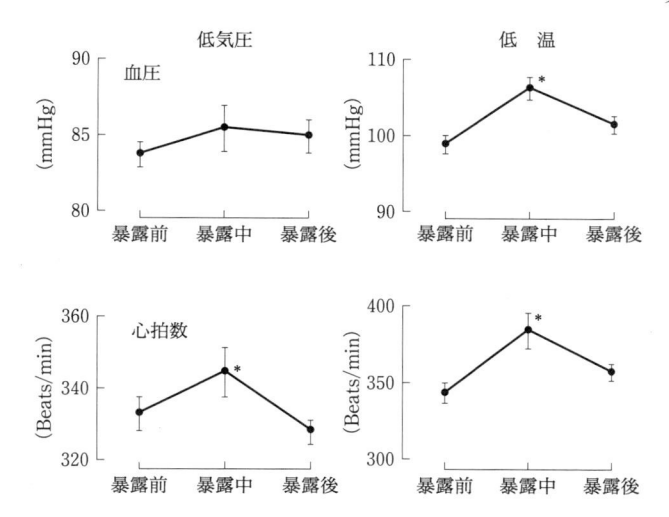

**図3** 気圧低下，気温低下による自由行動下ラットの血圧，心拍数の変化。テレメトリー血圧センサーを用いて5分ごとに3秒間の動脈圧波形記録を行い，その間の平均血圧，平均心拍数を計算した。環境圧力低下環境は45分間，気温低下環境は65分間で，暴露前後45分間の平均値と比較した。環境圧力低下と気温低下はともに血圧，心拍数を増加する（有意差検定は暴露前と比較，$p<0.05$）（佐藤，2003より）

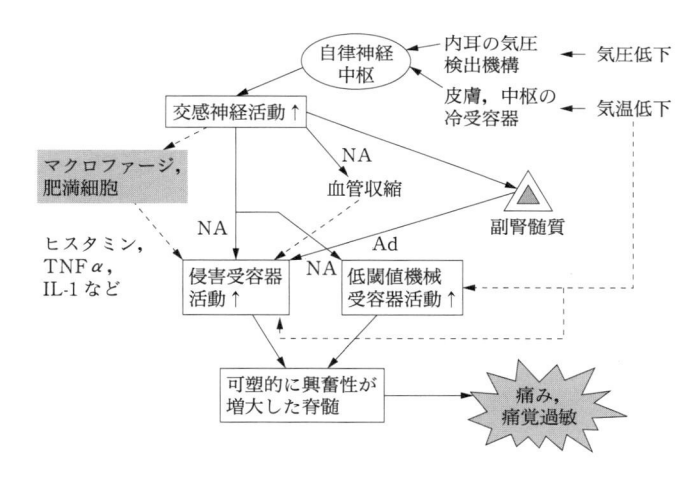

**図4** 神経損傷後の交感神経活動と感覚神経の相互作用と気象変化による疼痛増悪への関与（模式図）。NA：ノルアドレナリン，Ad：アドレナリン。詳細は本文参照（水村・佐藤，2004より改変）

トと脊髄神経結紮ラットの痛覚過敏行動は，どちらも気圧低下時に変化しないことを見出した（Funakubo et al., 2005）。以上より，ラットの気圧検出センサーは内耳（前庭器官）に存在する可能性が高い。この部位でどのようなメカニズムで気圧変化が検出されているかは今後の課題である。

## おわりに

高度移動，深部移動による急激な環境圧力の変化と，気象変化による緩徐な大気圧変動によって痛覚が出現，増強する現象についてこれまでの報告をまとめ，それらの考えられるメカニズムについて述べた。また，慢性痛症の症状が気象変化によって増悪する現象を，動物実験で再現すること

に成功したわれわれの研究成果について紹介した。各実験の詳細については，参考文献を参照して欲しい (Sato, 2003; 佐藤，2003)。

## 参考文献

Anderson, B., Jr., Heyman, A., Whalen, R. E. and Saltzman, H. A. (1965) Migraine-like phenomena after decompression from hyperbaric environment. Neurology 15: 1035-1040.

Bennett, G. J. and Xie, Y.-K. (1988) A peripheral mononeuropathy in rat that produces disorders of pain sensation like those seen in man. Pain 33: 87-107.

Butler, S. H., Godefroy, F., Besson, J.-M. and Weil-Fugazza, J. (1992) A limited arthritic model for chronic pain studies in the rat. Pain 48: 73-81.

Clarke, A. M. and Nicholl, J. (1991) Does the weather affect the osteoarthritic patient? Br. J. Rheumatol. 30: 477.

Fors, E. A. and Sexton, H. (2002) Weather and the pain in fibromyalgia: are they related? Ann. Rheum. Dis. 61: 247-250.

Funakubo, M., Sato, J. and Mizumura, K. (2005) Inner ear destruction inhibits the augmentation of mechanical hyperalgesia in nerve-injured rats induced by lowering barometric pressure but not lowering ambient pressure. Abstracts of 11th World Congress on Pain, p. 66.

Gorin, A. A., Smyth, J. M., Weisberg, J. N., Affleck, G., Tennen, H., Urrows, S. and Stone, A. A. (1999) Rheumatoid arthritis patients show weather sensitivity in daily life, but the relationship is not clinically significant. Pain 81: 173-177.

Guedj, D. and Weinberger, A. (1990) Effect of weather conditions on rheumatic patients. Ann. Rheum. Dis. 49: 158-159.

Haines, H. L. and Harris, J. D. (1946) Aerotitis media in submariners. Interval report No. 1. on Bureau of Medicine and Surgery Research Div. Project X-434 (Sub No. 90). Medical Research Dept. US Submarine Base, New London, CT.

Hendler, N. H., Jamison, R. N., Morrison, C. H., Piper, J. K. and Kahn, Z. (1995) The relationship of diagnoses and weather sensitivity in chronic pain patients. J. Neuromuscloskeletal System 3: 10-15.

Hollander, J. L. (1963) Environment and Musculoskeletal Diseases. Archiv. Eniviron. Health 6: 89-98.

Hooshmand, H. (1993) Chronic pain: reflex sympathetic dystrophy. Prevention and management. CRC Press, Inc., Florida.

Jamison, R. N., Anderson, K. O. and Slater, M. A. (1995) Weather changes and pain: perceived influence of local climate on pain complaint in chronic pain patient. Pain 61: 309-315.

Kim, S. H. and Chung, J. M. (1992) An experimental model for peripheral neuropathy produced by segmental spine nerve ligation in the rat. Pain 50: 355-363.

黒島晨汎（1981）環境生理学. 理工学社.

Mitchell, S. W. (1877) The relations of pain to weather, being a study of the natural history of a case of traumatic neuralgia. Am. J. Med. Sci. 146: 305-329.

水村和枝・佐藤純（2004）交感神経活動と痛み――神経損傷モデルの教えたもの. 末梢神経 15：1-9.

Nurmikko, T. and Bowsher, D. (1990) Somatosensory findings in postherpetic neuralgia. J. Neurol. 53: 135-141.

Prince, P. B., Rapoport, A. M., Sheftell, F. D., Tepper, S. J. and Bigal, M. E. (2004) The effect of weather on headache. Headache 44: 596-602.

Rasker, J. J., Peters, H. J. G. and Boon, K. L. (1986) Influence of weather on stiffness and force in patients with rheumatoid arthritis. Scand. J. Rheumatol. 15: 27-36.

Redelmeier, D. A. and Tversky, A. (1996) On the belief that arthritis pain is related to the weather. Proc. Natl. Acad. Sci. USA 93: 2895-2896.

Sato, J. (2003) Weather change and pain: a behavioral animal study of the influences of simulated meteorological changes on chronic pain. Int. J. Biometeorol. 47: 55-61.

佐藤純（2003）気象変化による慢性痛悪化のメカニズム. 日本生気象学会雑誌 40：219-224.

佐藤純・高成啓介・水村和枝（1999）低気圧暴露による慢性痛の増強に対する鼓膜破壊の影響. 日本生気象学会雑誌 36：S42.

Sato, J., Morimae, H., Seino, Y., Kobayashi, T., Suzuki, N. and Mizumura, K. (1999) Lowering barometric pressure aggravates mechanical allodynia and hyperalgesia in a rat model of neuropathic pain. Neurosci. Lett. 266: 21-24.

Sato, J., Morimae, H., Takanari, K., Seino, Y., Okada, T., Watanabe, M. and Mizumura, K. (2000) Effects of lowering ambient temperature on pain-related behaviors in a rat model of neuropathic pain. Exp. Brain Res. 133: 442-449.

Sato, J., Takanari, K., Omura, S. and Mizumura, K. (2001) Effects of lowering barometric pressure on guarding behavior, heart rate and blood pressure in a rat model of neuropathic pain. Neurosci. Lett.

299: 17-20.

Sato, J., Ito, A. and Mizumura, K. (2002) Lowering barometric pressure and ambient temperature increase the plasma norepinephrine release in unrestrained rats. Jpn. J. Physiol. 52: S217.

Sato, J., Aoyama, M., Yamazaki, M., Okumura, S., Takahashi, K., Funakubo, M. and Mizumura, K. (2004) Artificially produced meteorological changes aggravate pain in adjuvant-induced arthritic rats. Neurosci. Lett. 354: 46-49.

Sato, J., Funakubo, M., Taniguchi, A., Obata, K. and Mizumura, K. (2005) Artificial climate change (slow barometric pressure lowering) aggravates neuropathic pain in nerve-injured rats. Proceedings of 17th International Congress of Biometeorology, vol. 1, pp. 443-445. ICB 2005.

Shutty, M. S., Jr., Cundiff, G. and DeGood, D. E. (1992) Pain complaint and the weather: weather sensitivity and symptom complaints in chronic pain patient. Pain 49: 199-204.

Sulman F. G., Danon, A., Pfeifer, Y., Tal, E. and Weller, C. P. (1970) Urinalysis of patients suffering from climatic heat stress (Sharav). Int. J. Biometeorol. 14: 45-53.

Yunus, M., Masi, A. T., Calabro, J. J., Miller, K. A. and Feigenbaum, S. L. (1981) Primary fibromyalgia (Fibrositis): Clinical study of 50 patients with matched normal controls. Seminars in Arthritis and Rheumatism 11: 151-171.

Wall, P. D. and Melzack, R. (1999) Textbook of PAIN. Churchill Livingstone, London.

# 4. 水

## 4-1 水分欠乏

### はじめに

　水は，体内に最も多量に存在する分子である。「陸棲動物において生理学的に大きな脅威は，水分の不足である」と Schmidt-Nielsen がその著書 *Animal Physiology* の中で述べているように，生体機能を維持していく上で水は不可欠である (Schmidt-Nielsen, 1979)。生体機能を維持するために体液の組成および量がほぼ一定に維持されなければならない。

　体液は，その分布から細胞内液と細胞外液に区別され，それぞれの調節系が相互作用して機能することによりその量が保たれている。本項において，生体が水分欠乏に対してどのように調節を行っているのかについて，細胞外液量の調節(容量調節)および体液浸透圧の調節(浸透圧調節)について述べる。また，水分欠乏が，生命維持の脅威になるという事実は，生体内の水分の状態は，各種生理機能に大きな影響を与えるということを意味する。水分欠乏は，細胞機能そのものにも大きな影響を与えるが，個体における機能系に関してみると特に循環機能および体温調節機能に対する影響が大きいので，これらについても述べる。

### (1) 体液の量と体液の分布・組成

#### 1) 体液の区分

　総体液量は，体重の約55〜65％である(Edelman and Leibman, 1959)。総体液量の体重に占める割合は，各種の要因により影響されるが，その中でも特に加齢による影響と体組成の影響は大きい。単位体重あたりの体水分量は，成人に比べて乳幼児では多く，加齢により減少する。また，男性と女性を比較すると女性の方が体重あたりの総体液量が少ないが，これには体組成の影響も大きい。脂肪組織の水分含有率は，筋肉に比べて非常に低いため，体脂肪率の高い人の方が体重あたりの水分含有量は少なくなる。乳児において総体液量が多いのは主に細胞外液量が多いためである。体重あたりの体液量は，だいたい2歳くらいまでに成人のレベルと同程度になる(万木, 1987)。

　体液の各区画の容積およびその組成を図1に示す。総体液量の約2/3は細胞内液，残りの約1/3が細胞外液である。細胞内液における主な陽イオンはカリウムであるのに対して，細胞外液の陽イオンの約90％はナトリウムである(Lassiter, 1987)。細胞内外でこれらイオンの濃度が異なるのは，主に細胞膜に存在する $Na^+$-$K^+$ ATPase の働きによるものであり，細胞は能動的にこれら

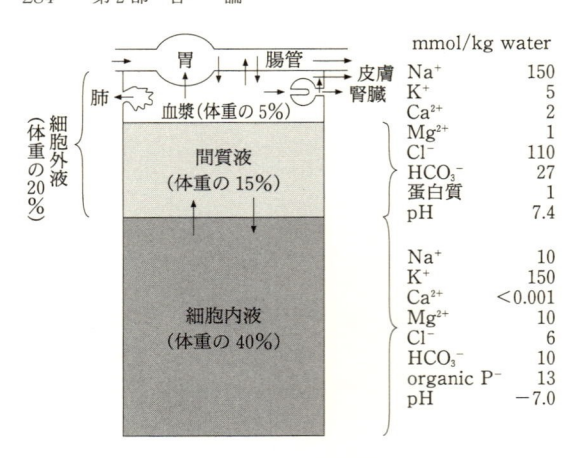

図1 体液の区分，量と組成(Gamble より)

イオンの濃度勾配を作り出している．細胞内外のナトリウムイオンの濃度差は，細胞内への栄養物の取り込み，細胞内 pH やカルシウム濃度を細胞が機能するために最適の状態に維持するのに不可欠である．細胞内外のイオン組成の違いは，細胞容積維持にも不可欠で，ウアバインを用いて $Na^+$-$K^+$ ATPase をブロックすると細胞がその容積を調節することができなくなり膨張する (Aronson, 1987)．また，細胞内外のイオン組成 (特にカリウム濃度)の違いは興奮性細胞が一定の静止膜電位を保ち，脱分極による活動電位を生み出すのに不可欠である．細胞内液の陰イオンとしては，リン酸イオン，蛋白質などが多く存在する．細胞内の多くの陰性荷電は fixed charge すなわち蛋白質などの大分子に結合した状態で存在していると考えられている．細胞外液の陰イオンとしては塩素イオン，重炭酸イオンが存在し，重炭酸イオン濃度は細胞外液の pH を決定する最も重要な因子となる(Aronson, 1987)．細胞外液の組成は，海水のそれに似通っているが，その濃度は海水の約 1/3 程度である．血漿の組成は間質液と組成はほぼ同じであるが，蛋白質濃度(5~7 g/dl)が間質液(1~2 g/dl)に比べてはるかに高い．蛋白質の濃度差によって生じる膠質浸透圧が血管内外の水分の移動を決定する重要な因子である (Lassiter, 1987)．ヒトを含めた高等生物においては細胞外液の組成を一定に保つことにより生体内の環境(細胞が直接さらされる環境)を一定に保

つことができる．このことにより，生物が沙漠のように極端に水分摂取が困難な環境においてさえ生存することが可能になったといえる．しかし，生体内環境である細胞外液の量は，細胞内液の量の 1/2 程度しかないために，積極的な調節が行われて初めて生体内環境が維持できることになる．

## 2) 細胞内外での水分の移動

細胞内外の水の移動は，細胞内外の浸透圧差による(Aronson, 1987)．これは，多くの細胞では水は比較的自由に細胞膜を通過することができるが，多くの溶質は細胞膜を自由に通過することができないからである．細胞内外の有効な浸透圧差は，細胞内外に存在する浸透圧活性物質がどの程度細胞を通過しやすいかで変わってくる．例えば，尿素のように細胞膜を比較的容易に通過できる物質を輸液等で細胞外に投与しても，細胞内外での尿素の濃度差ができないために，細胞内外に浸透圧差ができずに正味の水の移動は起こらない．物質の細胞膜の通過の程度は反撥係数($\sigma$)として表され，0 では自由に通過，1 ではまったく通過しないことを示す．この反撥係数と凝固点降下などで測定された浸透圧(理想的な半透膜において生じる浸透圧)との積を有効浸透圧として考えると，生体の浸透圧調節反応とよく対応する．細胞内外の浸透圧は通常，平衡状態では等しくなる．

## 3) 血管内外での水分の移動

細胞外液の血漿(脈管内液)と間質液の間の水分の移動は，スターリングの仮説によって説明される(Lassiter, 1987)．

$$J_v = K_f\{(P_c - P_{isf}) - \sigma(\Pi_p - \Pi_{isf})\} \quad (1)$$

ここで，$J_v$ は単位時間あたりの水の移動量，$K_f$ は毛細血管の水透過係数，$P_c$ は毛細血管内圧，$P_{isf}$ は間質圧，$\sigma$ は反撥係数，$\Pi_p$ は血漿膠質浸透圧，$\Pi_{isf}$ は間質液の膠質浸透圧を示す．

小分子は毛細血管の内皮を容易に通過することができるが，蛋白質のような大分子は通過できない．したがって，血管内外に浸透圧差が生じる．これを膠質浸透圧と呼ぶ．血管内外の水分の分布

すなわち細胞外液における血漿と間質液の水分の分布は基本的にスターリングの仮説にしたがうので，(1)式に出てくる変数のいずれが変化しても水分の移動が起こる。立位時には，下肢における静脈圧が上昇し，それより上流の毛細血管内圧が上昇することにより，血管内の水分が間質に移動する。立位で血漿量を測定すると横臥位よりも低い値を示し，体位の変化が血管内外の水分の移動を引き起こすことがわかる。また，$K_f$は，血流のある毛細血管の総表面積に影響され，これは血管のrecruitmentにより影響される。また，水および蛋白質の透過性は炎症やホルモンの作用などにもより変化する。血漿膠質浸透圧は，血漿蛋白質濃度により決定され，血漿の蛋白質濃度が低下すると血漿膠質浸透圧は低下し，血漿から間質への水分の移動が起こる。逆に血管内の総蛋白質量が増加すれば，細胞外液における血漿の占める割合が大きくなる。血管内外の水分の移動は，細胞内外の水分の移動と異なり，静水圧の影響を大きく受ける。

## (2) 水 分 出 納

生体内の水分量を一定に保つということは，長期的にみて水分出納をほぼ0に保つことである。成人の1日の平均的な水分出納を表1に示す(万木，1987)。体液量に変化がないときには水分の摂取量と損失量はバランスがとれており，摂取量，損失量ともに約2400 ml程度である。ここに示されているのは，激しい運動や，暑熱環境暴露による発汗がない状態における水分出納であり，環境条件や身体活動のレベルにより水分出納は変化する。体液調節機能が正常であれば，水分摂取量が増減しても尿量が変化して水分バランスは保たれ，発汗などにより大量に水分損失が増加しても水分摂取を増加させることにより長期的にみると水分バランスが保たれる。したがって，体液調節系の調節能力を超える摂取量の増減や損失量の変化，そして体液調節系の異常が長期的にみた体液バランスを変化させる原因となる。以下に，水分損失と水分摂取の様式について簡潔に述べる。

### 1) 水分損失

① 不感蒸泄

われわれは汗をかかなくとも皮膚および呼気から水分を損失している。これを不感蒸泄という。不感蒸泄の量は，外界の大気の水蒸気圧が低いほど大きくなるが，成人において皮膚からの水分損失量は，通常約600 ml程度である。呼気からの水分損失は，吸気が25℃，相対湿度50％として，1分間あたりの換気量が安静時では約6 $l$ とすると1日当たり約320 mlと算出される。身体活動により換気量が増加すると呼気からの水分損失量が増加する。以上より，不感蒸泄として損失する水分の総量は成人でだいたい900 ml程度と見積もられる。不感蒸泄の量を調節系が調節することはほぼ不可能である。

② 汗

汗は，主に体温を調節するために汗腺(エクリン腺)より分泌される。アポクリン腺は腋窩や陰部等に存在して水分の分泌，体液バランスにほとんど影響しない(小川，1981)。

表1 成人1日の水分出納(万木，1987より)

| 摂 取 | | 損 失 | |
|---|---|---|---|
| 飲 水 | 1,500 ml (500～12,000 ml) | 尿 | 1,400 ml (500～9,000 ml) |
| 食物中の水分 | 600 ml (350～660 ml) | 糞 便 | 100 ml (50～250 ml) |
| 代謝水 | 300 ml (280～320 ml) | 不感蒸泄 | 900 ml (0～10,000 ml) |
| 計 | 2,400 ml | | 2,400 ml |

発汗量は，主に核心温の上昇により調節されている。核心温の上昇が閾値を超えると発汗が始まり，閾値以上の体温では核心温の上昇に対してほぼ直線的に発汗量が増加する。また，核心温上昇だけでなく，皮膚温の上昇も発汗量に影響する(Nadel et al., 1971)。体温調節中枢において核心部と皮膚からの温度入力が統合され発汗量が決定されると考えられている。皮膚を局所的に暖めてもその皮膚部位の汗腺から発汗が起こることはないことから局所調節はない。

最大発汗量は，1時間に約2 $l$ 程度といわれているが，個人の暑熱馴化の程度により大きく影響され，暑熱馴化により最大発汗量は増加する(松本，2002)。一方，馴化が非常に長期になると(例えば熱帯に住んでいる民族)，逆に体温上昇に対する発汗量が減少する(松本，2002)。おそらく，これは発汗を伴わない伝導・対流による放熱量の寄与度が増加するのと，無効発汗量(蒸発しない汗の量)を減少させることにより体液量およびその組成を保持しながら有効に体温調節が行えるような適応が起こっているのだろうと推定されている。しかし，どのような機構が関与しているのかに関してはいまだに不明である。

③　尿

・尿量

尿量は，通常の生活においては1日あたり約1.5 $l$ 程度である(表1)。体液調節系が正常に機能しているときは，水分摂取量が多ければ尿量が増加するし，同じ水分摂取量でも発汗による水分の損失が増えれば尿量が減少し，水分バランスをほぼ0に保つことができる。

・不可避尿

尿素等の代謝産物を排泄するために，1日に最低約600 mosmoleの浸透圧活性物質を尿中に排泄しなければならない。ヒトの尿の最大濃縮能を1400 mOsm/kg $H_2O$ とすると(後述)，最大濃縮した際の尿量は，

$$\frac{600\,(\mathrm{mOsm/day})}{1400\,(\mathrm{mOsm}/l)} = 0.43\,(l/\mathrm{day})$$

となる。これを不可避尿量という(Vander, 1995)。

不可避尿量は大きく変化することはないが，必ずしも一定ではなく，例えば絶食時には異化反応が進むために多くなる。沙漠に棲むカンガルーラットは，尿の濃縮能力が極めて高いため，飲水や食物から水分を摂取することなしに代謝水(後述)のみで沙漠において生存することができる。しかし，カンガルーラットに大豆中心の餌を与えると水分摂取なしでは脱水状態になる(Schmidt-Nielsen, 1979)。これは，蛋白質摂取の増加に伴い蛋白質代謝により産生された尿素が増加するので，これを排泄するために不可避尿量が増加するためである。過度の脱水で尿量が著しく減少すると，高窒素血症，さらに尿毒症に陥る。

2) 水分摂取

① 代謝水および食物からの水分摂取

食物を摂取することにより，食物内に含まれる水分が同時に摂取される。食物の摂取量や食物の水分含有量によって食物からの水分摂取量は変化するが，通常は約700 ml程度である。また，エネルギー源である炭水化物，脂肪，蛋白質が生体内で酸化されると，最終的には二酸化炭素と水が産生される。代謝によって産生された水を代謝水という。代謝水は，1日あたり約200 ml程度産生される。

② 飲水

ヒトは，カンガルーラットのように代謝水のみで水分バランスを保つことができないので水分摂取は不可欠である。水分摂取のための飲水行動は，口渇感が引き金になる。口渇感は，主に細胞外液浸透圧の上昇により惹起されるが，細胞外液(血液)量の減少もその刺激となる(Ramsay and Thrasher, 1990; Verbaris, 1990)。しかし，われわれが日常生活で水分(例えばお茶やコーヒーなど)の摂取を行うのは，必ずしも生理学的欲求によるものではなく，社会的な要因が大きく関連している。これを2次的飲水という(Verbaris, 1990)。

## （3） 体液調節系

体液調節系は，大きく分類すると浸透圧調節系と容量調節系に分けられ（Verbaris, 1990），それぞれ水分の出納をコントロールしている。さらにこれらには自律性の調節と行動性の調節があるので各々について述べる。

### 1）浸透圧調節系

細胞内外の水の移動は細胞内外の浸透圧差によるため，細胞外液の浸透圧が上昇すると，水は細胞内外の浸透圧が等しくなるまで細胞内から細胞外に移動し，細胞の体積が小さくなる。細胞外の浸透圧が元に戻れば細胞の体積も元に戻る。このことから，浸透圧調節系は細胞内液量の調節系といえる（Aronson, 1987）。浸透圧調節系における主要な調節は，最終的に下垂体後葉から分泌されるバゾプレシンの作用による腎臓での自由水の再吸収の増加と口渇に伴う飲水行動による水摂取の促進である。

浸透圧受容器は中枢および肝/門脈系などの末梢にあると考えられている。Verney（1947）は，イヌの頸動脈の各分枝内に高張液を注入して尿量変化を観察した実験では，前脳を灌流する分枝に高張液を注入すると尿量が減少することから，前脳（前視床下部）に浸透圧受容器が存在することを示唆したが，具体的な脳の部位に関してはその後長い間不明であった（Johnson, 1990）。1978 年にJohnson らが，破壊実験により飲水を引き起こす中枢の浸透圧受容器は視床下部の第 3 脳室前壁腹側（AV3V）付近に存在すると報告した（Johnson and Buggy, 1978; Johnson, 1990）。これらの部位を破壊したラットでは，浸透圧上昇に対するバゾプレシンの分泌や飲水が起こらなくなる。しかし，破壊部位が終板器官（OVLT）だけでは浸透圧上昇に対する反応を完全に抑制することができず，より背側の正中視索前核（median preoptic nucleus: MnPO）の破壊が必須であった。終板器官は，血液-脳関門（blood-brain barrier）が欠如した構造をしており，浸透圧受容器の 1 つである

と考えられている（Ramsay and Thrasher, 1990）。脳弓下器官（subfornical organ: SFO）もやはり血液-脳関門が欠如しており，MRI を用いて測定したこの部位の血管の水透過性は極めて高い（Seo et al., 2002）。機能的研究および電気生理学的研究の結果から，脳弓下器官も浸透圧受容器であるという証拠が得られている。おそらく，正中視索前核は浸透圧調節系の情報を統合する部位であり，脳弓下器官を含む脳内の各所に存在する浸透圧受容器からの情報を統合しているものと考えられている（Johnson, 1990; Ramsay and Thrasher, 1990）。終板器官の破壊だけでは浸透圧調節を完全に抑制できないという事実は，機能的な浸透圧受容器が 1 つではない可能性を示唆する。また，バゾプレシン分泌を行う室傍核や視索上核の大細胞ニューロンそのものが浸透圧受容器であるという報告もされている。現在でも，浸透圧受容器の実体が不明なため，その局在に関して不明な点が多い。また，浸透圧調節系の受容器は，浸透圧受容器かナトリウム受容器であるかの議論があったが，現在では浸透圧受容器であるという考えが受け入れられている（Ramsay and Thrasher, 1990）。

浸透圧受容器からの浸透圧情報が，最終的には室傍核（PVN）や視索上核（SON）の大細胞ニューロン（magnocellular neurons）に伝えられ，大細胞ニューロン（バゾプレシンニューロン）の興奮により，神経終末のある下垂体後葉からバゾプレシンが血中に分泌される。また浸透圧刺激に対して，室傍核や視索上核の大細胞ニューロン（オキシトシンニューロン）が興奮して下垂体後葉からはオキシトシンも分泌される。これらの大細胞ニューロンの興奮と下垂体後葉からのこれらホルモンの分泌とはよく対応している。

浸透圧受容性のバゾプレシン分泌および口渇に伴う飲水行動には脳内アンギオテンシン II が関与していることが示されてきている（Phillips, 1987）。脳内のレニン-アンギオテンシン系は，腎から分泌されるレニンから始まる末梢のレニン-アンギ

オテンシン-アルドステロン系(後述)とは独立して存在することが1970年代以降明らかになってきており，アンギオテンシンIIは一種のニューロトランスミッターとしてAT1受容体を介して浸透圧上昇時の体液調節および交感神経活動の調節をしていると考えられている(Phillips, 1987)。

　血漿バゾプレシン濃度と血漿浸透圧の関係を高張性食塩水輸液によりヒトにおいて求めると，図2のようになる(Baylis, 1987; Ramsay and Thrasher, 1990; Verbaris, 1990)。血漿浸透圧が一定値(閾値)以上になると，血漿バゾプレシン濃度は，血漿浸透圧上昇に対して直線的に上昇する。血漿中のバゾプレシンの半減期は約20分ほどなので，血漿のバゾプレシン濃度の上昇は，バゾプレシンの分泌が増加したことを意味する。血漿浸透圧がわずかに1%ほど上昇しただけで，バゾプレシン分泌が起こる。口渇感の浸透圧閾値もバゾプレシン分泌の浸透圧閾値とほぼ同様であることが報告されている。バゾプレシンは，血圧の低下や細胞外液の減少によっても分泌されるが，これらは，10%以上の低下を必要とする(図3)。血漿浸透圧は，生体において最も精度よく調節されている変数の1つである(Verbaris, 1990)。

　バゾプレシンは，腎臓の集合管に作用(V2受容体)して水チャネルであるアクアポリン2を誘導して，集合管での自由水の再吸収を増加させることにより，尿量を減少させて濃縮した尿を排泄させる。この際の細胞内のセカンドメッセンジャーは，cAMPであることが知られている。バゾプレシンの分泌の調節により，尿の浸透圧は，120 mOsm/kg H$_2$O から，1400 mOsm/kg H$_2$Oにまで調節される(Vander, 1995)。図4に血漿バゾプレシン濃度と尿浸透圧の関係を示す。血漿バゾプレシン濃度が，4~5 pg/mlで腎における尿の濃縮能は最大になり，それ以上血漿バゾプレシン濃度が上昇しても尿の濃縮能は亢進しない(Verbaris, 1990)。

　以上のように，腎での調節は水分の損失を減少させるが，水分の摂取をしないと水分バランスを損失前の状態に戻すことはできない。浸透圧調節系における行動性調節である飲水行動は，体液の

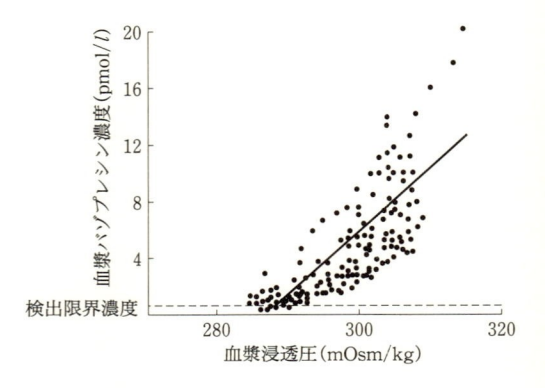

**図2** 血漿バゾプレシン濃度と血漿浸透圧の関係 (Baylis, 1987 より)

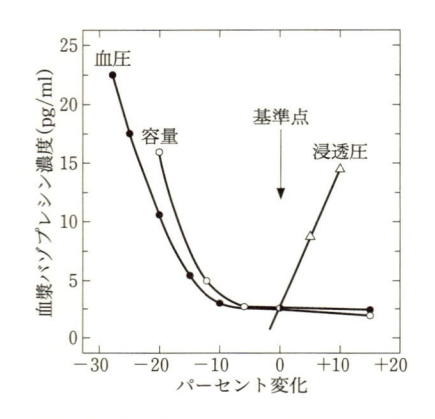

**図3** 血漿浸透圧，細胞外液量，血圧の総体的な変化と血漿バゾプレシン濃度との関係(Verbaris, 1990 より)

恒常性を維持する上で極めて重要である。通常は，血漿(細胞外液)浸透圧の上昇に対してバゾプレシン分泌と口渇感はパラレルな反応を示す。上述のように浸透圧性の口渇感およびそれに伴う飲水行動には脳内アンギオテンシンIIがAT1受容体を介して関与していることが示されている(Phillips, 1987; Ramsay and Thrasher, 1990)。

　飲水行動およびバゾプレシン分泌は，血漿浸透圧のみで調節されるのではなくその他の因子で調節される。その他の因子として体液調節系において特に重要な調節は，口腔・咽頭の受容器を介する反射性の調節である(Ramsay and Thrasher, 1990; Verbaris, 1990)。浸透圧上昇時には，口渇によって飲水行動が起こるが，飲んだ水は消化管

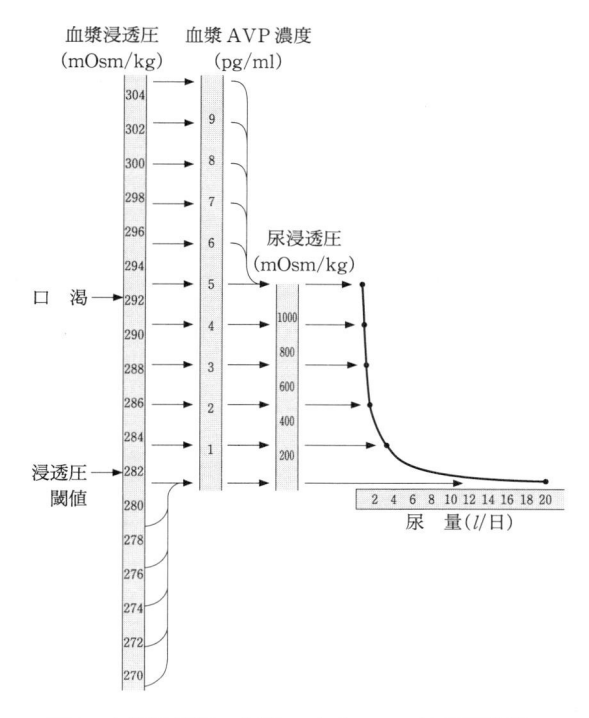

図4 血漿浸透圧，血漿バゾプレシン(AVP)濃度，尿浸透圧，尿量の関係(Verbaris, 1990 より)

## 2) 容量調節系

容量調節系は，浸透圧調節系が細胞内液量の調節であったのに対して，細胞外液量の調節を指す(Sealey and Laragh, 1990; Verbaris, 1990)。細胞外液における陽イオンの約90%はナトリウムであり，浸透圧調節系が正常に作動しているときには，細胞外液量は，ナトリウムとそれに対応する陰イオンの量で決定される。したがって，容量調節系においては体内のナトリウム量の調節が行われ，等張性に体液量を変化させて細胞外液量を調節する。細胞外液調節に主要な働きをするホルモンはレニン-アンギオテンシン-アルドステロン系である。また，心房性ナトリウム利尿ホルモン(atrial natriuretic peptide: ANP)は，レニン-アンギオテンシン-アルドステロン系とは逆の作用がある。行動性の容量調節としては，一部の動物種において食塩欲(salt appetite)がみられる(Stricker and Verbaris, 1990)。また，浸透圧刺激に比べるとその刺激の程度は低いが細胞外液量の減少(血圧の低下)はバゾプレシン分泌および口渇による飲水行動を引き起こす(図3)。

レニン-アンギオテンシン-アルドステロン系の律速は，通常はレニン分泌にあるので，容量調節はレニンの分泌の調節により行われているといえる(Sealey and Laragh, 1990)。レニンの分泌刺激は細胞外液量の減少であるが容量変化の受容から傍糸球体装置からのレニン分泌までのメカニズムとして以下のものがあげられる。①腎臓の圧受容器が腎臓の灌流圧低下を感受。②腎臓の緻密斑において，遠位尿細管へのナトリウム(クロライド)運搬量の減少を感受。③心房の伸展度合いの低下を感受し，延髄の循環中枢を介して腎の交感神経が亢進。交感神経の傍糸球体装置におけるレニン分泌に対する作用は，カテコラミンの$\beta$作用による。緻密斑へのナトリウム(クロライド)の輸送量の減少に対して糸球体濾過量の減少も起こるが，これを tubulo-glomerular feedback といい，この調節によってもナトリウムの保持が促進される。これらの中で容量調節系において最も重要な働きをしていると考えられているのは，心房

内に一時的に貯留するために，血漿の浸透圧が元の値になるまで飲水を続けると，その後消化管に溜っていた水が吸収され，血漿浸透圧は元の値よりも低下してしまう。そこで，血漿浸透圧が低下しすぎて水中毒にならないように，口腔・咽頭に水の摂取量をモニターする受容器があり，飲水量をコントロールしている。脱水または高張液の輸液により血漿浸透圧が上昇した状態で水を飲むと，血漿浸透圧の低下が起こる前に飲水は停止し，血漿バゾプレシン濃度の低下が起こることが，ヒトおよびイヌで示されている。この反射を口腔・咽頭反射と呼ぶ。血漿バゾプレシン濃度の低下は溶液の種類よりも飲んだ量に依存しているらしいことより，おそらく口腔・咽頭の容量受容器がこの反射性の飲水停止に関係していると考えられている。この反射は，飲水を停止させるだけでなく，バゾプレシン分泌も抑制することから，口腔・咽頭からの入力が浸透圧調節中枢の活動を減弱させるものと考えられるが，口腔・咽頭反射の受容器の本体については不明である。

の伸展受容器を介する調節である。したがって，細胞外液量の調節は，主に中心血液量の変化をモニターして行われていることになる。近位尿細管でのナトリウムの再吸収は不可避再吸収として糸球体でのナトリウム濾過量の約70%でほとんど変化しないといわれていたが，腎交感神経活動の亢進により近位尿細管でのナトリウム再吸収が促進されることがわかってきた(DiBona and Kopp, 1992)。心房の伸展は，一方では心房から心房性ナトリウム利尿ホルモンの分泌を増加させ，ナトリウムの排泄を促し細胞外液量調節に働く。心房性ナトリウム利尿ホルモンの作用機序は，糸球体濾過量の増加，腎髄質血流量の増加，尿細管のナトリウム輸送の抑制，バゾプレシンの作用の抑制などの複合した因子であると考えられている。細胞内セカンドメッセンジャーは，グアニルシクラーゼ活性化によるcGMPの増加であると考えられている(Sealey and Laragh, 1990)。

アルドステロンは，腎臓の遠位尿細管に作用してナトリウムの再吸収を亢進させる。アルドステロンによる遠位尿細管でのナトリウムの再吸収を亢進させるメカニズムとしては，以下のように考えられている。アルドステロンが細胞内のレセプターに結合し特定のmRNAの転写を促進して何種類かのアルドステロン誘導蛋白の合成を促す。その結果，遠位尿細管上皮細胞の管腔側にナトリウムチャネルが誘導・活性化され，Na⁺-K⁺ ATPaseの合成およびこのポンプの基底膜への転座，そしてミトコンドリアの酵素の合成の増加が起こる(今井，1996)。しかし，メカニズムの詳細に関しては，不明な点も多い。アルドステロンの作用は古典的なステロイドホルモンの作用機序では説明できない早い時間における反応もあり，アルドステロンには，特定の遺伝子の転写を介さないnon-genomic actionがあることも報告されてきている。

容量調節系の受容器は心房にあるため，実際に体液量が減少，増加しなくても心房の伸展の度合いが変化するとナトリウムの排泄量が変化する。例えば，立位では重力の影響により下肢の静脈に血液が貯留し，静脈還流量が減少して心房の伸展

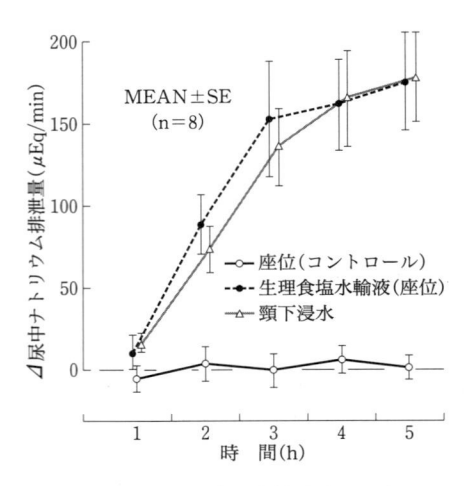

図5 頸下浸水時と生理食塩水輸液時の尿中ナトリウム排泄量(Epstein, 1992より)

度合いが小さくなる。一方，臥位，頸下浸水時や微小重力環境においては下肢に血液の貯留が起こらず，心房の伸展度合いが大きくなる。その結果，血液量(細胞外液量)に変化がないのにもかかわらず，細胞外液量が増えたときのようにナトリウム利尿が起こる(図5)(Epstein, 1992)。これが，長期間の宇宙での滞在により体液量(特に細胞外液量)が減少する原因の1つではないかと考えられている。頸下浸水時に血中のホルモン濃度を測定するとレニン-アンギオテンシン-アルドステロン系の各ホルモン(レニンはホルモンではないが)濃度が低下し，心房性ナトリウム利尿ホルモン濃度は上昇する(Epstein, 1992)。

容量調節系における行動性の調節は，salt appetite, すなわち，ナトリウム摂取の亢進である(Stricker and Verbaris, 1990)。ヒツジなどの草食動物では体内のナトリウム濃度が減少するとナトリウムを積極的に摂取する行動を起こす。この行動性の調節はラットのような雑食性の動物でもみられる。ヒトにナトリウム欠乏性のsalt appetiteがあるかに関してはいまだに不明な点も多い。現在，ヒトが摂取する食餌に含まれるナトリウム量は非常に多いため，多少のナトリウム損失があっても水分とともに食餌をとっているかぎりこの調節系が作動することはないと考えられる。しかし，ナトリウム損失後にナトリウムを摂取し

ないと細胞外液量は元の状態に回復することはない。また，ヒトにおいても，大量のナトリウム損失により，塩味に対する味の「好ましさ」に変化が起こることも報告されている(Takamata et al., 1994)。

## (4) 脱　水

脱水とは，体液量が減少した状態をいうが，その原因によって大きく2つの型に分けられる(万木，1987)。水だけを失った状態を水欠乏性脱水または1次的脱水という。この場合，溶質の損失は少ないので，細胞外液の浸透圧は上昇する(高張性脱水)。水分摂取ができないときや，多量に低張性に水が失われた(尿崩症など)ときなどに水欠乏性脱水が起こる。一方，ナトリウム欠乏性脱水または2次的脱水は，食塩摂取の不足，尿中へのナトリウム排泄量の増加(利尿剤，アジソン病)，下痢・嘔吐によるナトリウムの損失などが原因となって起こる。通常の脱水は，この2つの型の中間の状態であることが多い。脱水量が，体重の8%を超えると血圧の低下，意識の消失が起こり，約20%を超えると生命維持が困難になる(万木，1987)。

汗はナトリウムを含むが，細胞外液と比べると低張であるために(Sato, 1993)，温熱脱水の状態は1次的脱水と2次的脱水の中間になる。温熱脱水による体液各区画の減少の割合は，脱水の程度により異なり，脱水レベルの低いときには細胞外液量の減少の割合が高く，脱水レベルが高くなると細胞内液量の減少の割合が大きくなる(図6)(Costill et al., 1976)。

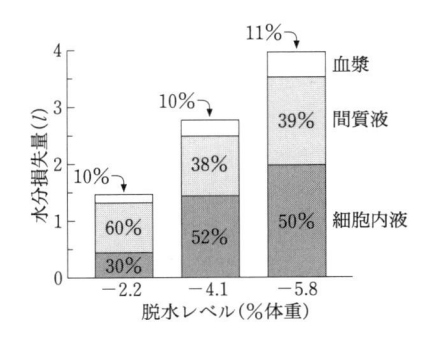

図6　脱水レベルと体液各区画からの水分損失の割合(Costill et al., 1976 より)

温熱性脱水時には，血漿浸透圧の上昇と血漿量の減少が起こり，血漿バゾプレシン濃度，血漿アルドステロン濃度は上昇する(Takamata et al., 1994)。温熱性脱水時には浸透圧調節系と容量調節系の両調節系に対する刺激が同時に存在しているが，浸透圧調節系が容量調節系に優先される。すなわち，血漿浸透圧を下げる調節がまず行われ，その後かなりの時間の遅れをもって容量調節系が働くという時間的分業が行われているようである。血漿浸透圧は飲水により直ちに低下し血漿バゾプレシン濃度も低下する。食塩を摂取しないと血漿量は脱水前の状態には回復せず，血漿アルドステロン濃度がもう一度上昇しナトリウムの排泄量を著しく減少させる(ナトリウムの再吸収を促進させる)(Takamata et al., 1994)。浸透圧刺激は，ナトリウム欠乏性の容量調節を抑制するという実験結果がヒトおよびラットで得られている。

### 1) 脱水が生体機能に及ぼす影響

#### ① 脱水と体温調節

脱水状態では，種々の生理機能が障害される。全身レベルでみたときには特に循環調節系，体温調節系に対する影響は極めて大きい。さらに運動時のようにこれらの機能が高いレベルで機能しなければならない状況においては，脱水の影響はより大きくなると考えられる。Adolphらの報告以来，暑熱環境下における体温調節反応は脱水により抑制されることはよく知られた事実である(Coyle and Montain, 1993; Sawka and Pandolf, 1990)。脱水による体温調節反応の抑制には，細胞外液量の減少，細胞外液浸透圧上昇のいずれもが関与している。これらの事実は，利尿剤を用いて等張性に脱水させた被験者や高張性食塩水を投与して体液量を減少させることなしに血漿浸透圧を上昇させた被験者の体温調節反応を研究するこ

とによって明らかにされた。

② 容量調節と体温調節

　容量調節系の刺激，すなわち細胞外液量が減少すると体温上昇時の体温調節反応は抑制される。利尿剤を用いて等張性脱水を惹起し，容量調節系だけを刺激すると，体温調節反応である皮膚血管拡張反応は顕著に抑制される（Nadel et al., 1980）。一方，あらかじめ体液量を増加させても体温調節性の前腕血流量増加反応にはほとんど影響しない。

　被験者が脱水状態ではなくとも，下半身陰圧（LBNP）負荷により容量受容器のある心房への血液の還流量を減少させてその伸展受容器を脱負荷すると，LBNP負荷の程度に応じて，体温調節反応としての前腕血流量や発汗量が減少し，LBNP負荷を止めると，この抑制が解除される（Mack et al., 1988, 1995）。したがって，血液量が減少したときの発汗および皮膚血管拡張反応の抑制は心房の容量受容器を介する反応であると考えられている。

　さらに，LBNPを用いて心房の伸展受容器を脱負荷させたことによる皮膚血管コンダクタンスの低下は，通常体温時には血管収縮性交感神経活動の上昇によるものであり，体温が上昇してすでに皮膚血管が拡張しているときには，血管拡張性交感神経活動の抑制によるという報告がある（Kellogg et al., 1990）。したがって，体温の状態にかかわらず，心房伸展受容器脱負荷は末梢血流量を減少させるが，そのメカニズムは体温の状態に依存し，体温上昇時には主に体温調節反応の抑制が末梢血管コンダクタンス低下の原因となっていることは興味深い。

③ 浸透圧調節と体温調節

　血漿高浸透圧は発汗および皮膚血管拡張の核心体温閾値を直線的に上昇させる（Takamata et al., 1997, 2001）。その結果，同じ温熱負荷を受けたときの体温上昇が血漿浸透圧上昇に対して直線的に大きくなる。血漿浸透圧1 mOsm/kg $H_2O$ 上昇に対して，発汗および皮膚血管拡張の核心体温閾値は0.03～0.04℃上昇する（Takamata et al., 1997, 2001）。動物を用いた実験では，高張液を脳室内に投与することにより，蒸発性熱放散やパンティングが抑制されることから，血漿浸透圧上昇は中枢性に体温調節反応を抑制すると考えられていた（Baker, 1987）。ヒトにおいては汗腺が発達し，血漿（細胞外液）浸透圧上昇は，直接汗腺に影響して発汗を抑制することも考えられる。血漿浸透圧上昇により抑制された発汗反応は，少量の水分を飲み込むことにより，口腔・咽頭反射が起こるのと同様に解除される（Takamata et al., 1995）。この事実は，血漿高浸透圧による発汗の抑制は，末梢における作用ではなく中枢性であり，その神経回路の一部は浸透圧調節系のそれと共有していることを示唆する。また，この事実は，細胞外液の浸透圧が直接体温調節中枢に作用するのではなく，体温調節中枢に浸透圧調節系からの情報が入力されて，体温調節反応が抑制されることを示唆する。

2）脱水と運動能

　脱水が，短時間の運動能に及ぼす影響は，主に血液量の減少が循環調節系に及ぼす影響によるものである（Rowell, 1986）。一方，長時間運動においては，循環機能を介する影響に加えて，脱水の体温調節系に対する抑制による体温上昇を介して運動能に影響を及ぼす（Coyle and Montain, 1993; Sawka and Pandolf, 1990）。

　有酸素運動能の指標である最大酸素摂取量と血液量の間には，高い正の相関が認められる（Convertino, 1991; Ito et al., 2001）。また，運動トレーニングを行うことにより，最大酸素摂取量の増加とともに血液量も増加することが報告されている（Convertino, 1991）。したがって，血液量は最大酸素摂取量を決定する1つの因子であると考えられている（Rowell, 1986）。血液量の減少は有酸素運動能を低下させ，血液量の増加は有酸素運動能を上昇させると考えられる。

　運動時には，活動筋に酸素を運搬するために，心拍出量の増加が起こる。心拍出量は，酸素摂取量の増加と高い正の直線関係を示し，最大運動時で酸素摂取量は安静時の10～15倍，心拍出量は安静時の4～5倍に増加する。このときの活動筋への血流量の増加は著しく，最大運動時の活動筋

への血流量は安静時の20倍にも達する。心拍出量の増加と血流の再分布により，活動筋への血流量の増加がもたらされるが，運動強度すなわち酸素の需要に見合った十分な血流（酸素運搬）が維持されないと運動の継続が困難または不可能になる(Rowell, 1986)。

心拍出量を決定する因子はいくつかあるが，心臓の内因性機構として重要なのはフランク-スターリング機構である(Rowell, 1986)。静脈還流量が増加すると心室の拡張期終末の容積が大きくなり，1回心拍出量も増加する。逆に静脈還流量が減少すると心1回心拍出量が低下する。血液量の減少は，静脈還流量を減少させ，1回心拍出量が減少する。1回心拍出量の低下が起こるため，血液量が減少すると同負荷の運動を行った際の心拍数が多くなり，より低い負荷で最大心拍数に到達するために最大酸素摂取量の減少が起こる。

また，長時間運動での体温上昇による発汗は血液量を減少させ，体温調節反応としての皮膚血流量の増加は末梢への血液の貯留を招き，ともに静脈還流量の減少を引き起こす(Nose et al., 1994)。長時間運動を行うと，同じ負荷で運動を行っていても核心温の上昇に平行して徐々に心拍数の増加がみられる。これをcardiovascular driftと呼ぶが，この原因は末梢への血液貯留による静脈還流量の低下であると考えられている(Coyle and Montain, 1993; Rowell, 1986)。すなわち，同じ強度で運動を行っていても体温が上昇すると相対的に高い運動強度で運動を行っていることと同じ状態になる(Rowell, 1986)。

長時間運動による静脈還流量の減少と血漿浸透圧の上昇は，ともに体温調節反応である皮膚血管拡張，発汗を抑制して体温上昇を大きくする。生理食塩水輸液や頸下浸水が，長時間運動時の体温上昇に対する皮膚血管拡張反応抑制をなくすという事実は，長時間運動時にみられる体温調節の抑制に静脈還流量の低下が関与していることを示す(Nose et al., 1990)。また，長時間運動時に血漿浸透圧を維持することにより体温調節反応の抑制が小さくなるという報告もあり(Coyle and Montain, 1993)，長時間運動時の体温調節反応の抑制には血漿浸透圧上昇も関与していると考えられる。体温上昇は，運動継続の制限因子であるという報告もあり，脱水は体温上昇を介しても長時間運動の継続を抑制すると考えられる。運動時の水分補給は，脱水によるこれらの悪影響を取り除くのに有効であり，マラソン等の長時間運動では水分補給は一定レベルでの運動能を保つのに役立つだけではなく，熱中症予防に非常に重要な役割を果たす。

## おわりに

水分欠乏は生体に機能を維持する上で極めて重大な問題である。したがって，体液調節系は，体液の状態を一定に保つような調節を行う。体液調節系は，浸透圧調節系と容量調節系からなり，これらが相互作用することにより体液調節が行われる。体液調節系は，体温調節系や循環調節系機能と極めて密接に相互作用している。したがって体液の状態が生体に及ぼす影響は，循環調節系や体温調節系が高いレベルで機能している運動中においてさらに大きくなる。これらの相互作用を明らかにすることは，各種機能系の相互作用や適応のメカニズムを理解するための1つのモデルになるのではないかと考えられる。今後，ますますこの分野の研究が発展することが期待される。

## 参考文献

Adolph, E. F., Associates (1947) Physiology of Man in the Desert. Interscience Publishers, New York.
Aronson, P. S. (1987) Distribution of sodium chloride across cell membranes. In: The Regulation of Sodium and Chloride Balance, (eds.) D. W. Seldin and G. Giebisch, Raven Press, New York, pp. 3-21.
Baker, M. A. (1987) Thermoregulation in dehydrated vertebrates. In: Milestones in Environmental Physiology: Progress in Biometeorology, vol. 7,

Hague, The Netherlands: Academic, pp. 101-107.

Baylis, P. H. (1987) Osmoregulation and control of vasopressin secretion in healthy humans. Am. J. Physiol. 253: R671-R678.

Convertino, V. A. (1991) Blood volume: its adaptation to endurance training. Med. Sci. Sports Exerc. 23: 1338-1348.

Costill, D. L., Coté, R. and Fink, W. (1976) Muscle water and electrolytes following varied levels of dehydration in man. J. Appl. Physiol. 40: 6-11.

Coyle, E. F. and Montain, S. J. (1993) Thermal and Cardiovascular responses to fluid replacement during exercise. In: Perspective in Exercise Science and Sports Medicine, Vol. 6, Exercise, Heat and Thermoregulation, (eds.) C. V. Gisolfi, D. R. Lamb and E. R. Nadel, Brown and Benchmark, Dubuque, IA, pp. 179-223.

DiBona, G. F. and Kopp, U. C. (1997) Neural control of renal function. Physiol. Rev. 77: 75-197.

Edelman, I. S. and Leibman, J. (1959) Anatomy of body water and electrolytes. Am. J. Med. 27: 256-277.

Epstein, M. (1992) Renal effects of head-out water immersion in humans: a 15-year update. Physiol. Rev. 72: 563-621.

今井正（1996）体液調節と尿の生成，排泄．本郷利憲・廣重力・豊田順一・熊田衛編，標準生理学第4版，医学書院, pp. 677-738.

Ito, T., Takamata, A., Yaegashi, K., Itoh, T., Yoshida, T., Kawabata, T., Kimura, M. and Morimoto, T. (2001) Role of blood volume in the age-associated decline in peak oxygen uptake in humans. Jpn. J. Physiol. 51: 607-612.

Johnson, A. K. (1990) Brain mechanisms in the control of body fluid homeostasis. In: Perspectives in Exercise Science and Sports Medicine, vol. 3, Fluid Homeostasis during Exercise, (eds.) C. V. Gisolfi, D. R. Lamb and E. R. Nadel, Benchmark, Chelsea, pp. 347-419.

Johnson, A. K. and Buggy, J. (1978) Periventricular preoptic-hypothalamus is vital for thirst and normal water economy. Am. J. Physiol. 234: R122-R129.

Kellogg, D. L., Jr., Johnson, J. M. and Kosiba, W. A. (1990) Baroreflex control of the cutaneous active vasodilator system in humans. Circ. Res. 66: 1420-1426.

Lassiter, W. E. (1987) Regulation of sodium chloride distribution within the extracellular space. In: The Regulation of Sodium and Chloride Balance, (eds.) D. W. Seldin and G. Giebisch, Raven Press, New York, pp. 23-58.

Mack, G., Nishiyasu, T. and Shi, X. (1995) Baroreceptor modulation of cutaneous vasodilator and sudomotor responses to thermal stress in humans. J. Physiol. 483: 537-547.

Mack, G., Nose, H. and Nadel, E. R. (1988) Role of cardiopulmonary baroreflexes during dynamic exercise. J. Appl. Physiol. 65: 1827-1832.

松本孝朗（2002）民族差と暑熱順化による修飾作用．平田耕造・井上芳光・近藤徳彦編，体温，ナップ, pp. 168-179.

Montain, S. J., Sawka, M. N. and Wenger, C. B. (2001) Hyponatremia associated with exercise: risk factors and pathogenesis. Exerc. Sport Sci. Rev. 29: 113-117.

Nadel, E. R., Bullard, R. W. and Stolwijk, J. A. J. (1971) Importance of skin temperature in the regulation of sweating. J. Appl. Physiol. 31: 80-97.

Nadel, E. R., Fortney, S. M. and Wenger, C. B. (1980) Effect of hydration state of circulatory and thermal regulations. J. Appl. Physiol. 49: 715-721.

Nose, H., Mack, G. W., Shi, X. R., Morimoto, K. and Nadel, E. R. (1990) Effect of saline infusion during exercise on thermal and circulatory regulations. J. Appl. Physiol. 69: 609-616.

Nose, H., Takamata, A., Mack, G. W., Oda, Y., Kawabata, T., Hashimoto, S., Horose, M., Chihara, E. and Morimoto, T. (1994) Right atrial pressure and forearm blood flow during prolonged exercise in a hot environment. Pflügers. Arch. 426: 177-182.

小川徳夫（1981）蒸発性熱放散．中山昭雄編，温熱生理学，理工学社, pp. 135-166.

Phillips, M. I. (1987) Functions of angiotensin in the central nervous system. Annu. Rev. Physiol. 49: 413-435.

Ramsay, D. J. and Thrasher, T. N. (1990) Thirst and water balance. In: Handbook of Behavioral Neurobiology, vol. 10, Neurobiology of Food and Fluid intake, (ed.) E. M. Stricker, Plenum Press, New York, pp. 353-386.

Rowell, L. B. (1986) Adjustments to upright posture and blood loss. In: Human circulation regulation during physical stress, Oxford University Press, Oxford, pp. 137-173.

Sato, K. (1993) The mechanism of eccrine sweat secretion. In: Perspectives in Exercise Science and Sports Medicine, vol. 6, Exercise, Heat, and Thermoregulation, (eds.) C. V. Gisolfi, D. R. Lamb and E. R. Nadel, Brown & Benchmark, Dubuque, pp. 85-117.

Sawka, M. N. and Pandolf, K. B. (1990) Effect of body water loss on physiological function and exercise performance. In: Perspectives in Exercise Science and Sports Medicine, vol. 3, Fluid Homeostasis during Exercise, (eds.) C. V. Gisolfi, D. R. Lamb and E. R. Nadel, Benchmark, Chelsea, pp. 1-38.

Schmidt-Nielsen, K. (1979) Water and osmotic regulation. In: Animal Physiology, second edition, Cambridge University Press, Cambridge, pp. 285-336.

Sealey, J. E. and Laragh, J. H. (1990) The regulation of electrolyte balance and blood pressure by the renin system. In: The Regulation of Sodium and Chloride Balance, (eds.) D. W. Seldin and G. Giebisch, Raven Press, New York, pp. 133-193.

Seo, Y., Takamata, A., Ogino, T., Morita, H., Nakamura, S. and Murakami, M. (2002) Water permeability of capillaries in the subfornical organ of rats determined by Gd-DTPA$^{2-}$ enhanced $^1$H magnetic resonance imaging. J. Physiol. 545: 217-228.

Stricker, E. M. and Verbaris, J. (1990) Sodium appettite. In: Handbook of Behavioral Neurobiology, vol. 10, Neurobiology of Food and Fluid intake, (ed.) E. M. Stricker, Plenum Press, New York, pp. 387-419.

Takamata, A., Mack, G. W., Gillen, C. M., Jozsi, A. C. and Nadel, E. R. (1995) Osmoregulatory modulation of thermal sweating in humans: reflex effects of drinking. Am. J. Physiol. 268: R414-R422.

Takamata, A., Mack, G. W., Gillen, C. M. and Nadel, E. R. (1994) Sodium appetite, thirst, and body fluid regulation in humans during rehydration without sodium replacement. Am. J. Physiol. 266: R1493-R1502.

Takamata, A., Morimoto, T. and Nose, H. (2001) Interrelationship between osmoregulation and thermoregulation in a hot environment and during exercise. In Exercise Nutrition, and Environmental Stress, Vol. 1, (eds.) H. Nose, C. V. Gisolfi and K. Imaizumi, Cooper Publishing Group, LLC, Traverse City, MI, pp. 179-202.

Takamata, A., Nagashima, K., Nose, H. and Morimoto, T. (1997) Osmoregulatory inhibition of thermally induced cutaneous vasodilation in passively heated humans. Am. J. Physiol. 273: R197-R204.

Vander, A. J. (1995) Basic renal processes for sodium, chloride, and water, Renal Physiology 5th edition. McGraw-Hill, Inc., New York, pp. 89-115.

Verbaris, J. G. (1990) Clinical aspect of body fluid homeostasis in humans. In: Handbook of Behavioral Neurobiology, vol. 10, Neurobiology of Food and Fluid intake, (ed.) E. M. Stricker, Plenum Press, New York, pp. 421-462.

Verney, E. B. (1947) The antidiuretic hormone and the factors which determine its release. Proc. R. Sot. Lond. Ser. B135: 25-106.

万木良平（1987）環境適応の生理衛生学．朝倉書店, pp. 241-275.

## 4-2 湿　　度

### はじめに

　湿度と健康もしくは疾病との関係について，紀元前5世紀にヒポクラテスは「疾病を生ずるものは，主として季節の変化であり，季節の中には寒暑の大きな変化がある。また，天候に関しては，旱魃(雨量の少ない年)は湿潤な天候に比べてより健康に適し，死亡が少ない」という観察を記したという(ランズバーグ，1970)。E. ハンチントンは，人間の生活に及ぼす気候の影響について，一般の死亡率が至適温度の上部または下部で，また至適湿度以上でも以下でも増加すると述べた(ハンチントン，1938)。疼痛は湿度が高くなると訴えが増加し，関節炎患者の自他覚症は気圧降下と湿度上昇に関連しているという報告もある。このように古くから温度だけではなく湿度が健康と関係が深いことが記され，気温との関係で湿度の悪影響が述べられている。

　湿度と健康との関連は，湿度が高く，細菌，カビやダニの繁殖に都合がよくなると，間接的にヒトの健康へ悪影響を及ぼす。直接的には，低湿度環境では風邪や喘息，アトピー性皮膚炎といった疾患が悪化することが知られている。また，高湿は不快感を導くことが知られており，夏季の高温多湿な気候のもとで生活している人々にとっては関心事の1つであるが，不明な点は多い。

　そこで，本項では，湿度の表現方法や単位，湿度の体熱放散への影響，高温・中等度・低温環境における湿度の生理的・心理的影響に関して概説する。

### (1) 湿度とは何か

　湿度とは，水が気化した蒸気であり，空気中に含まれる水蒸気の量またはその割合を指す。湿度にはいくつかの表現方法および単位があり，使用する分野，目的や場面によって使い分けられている(JIS Z8806, 2001)。例えば，生活場面において湿度はわかりやすい相対湿度(%)として示すことが多い。また，空調関連分野においては混合比と呼ばれる乾き空気1 kgに対して含む水蒸気 x kgの割合で表現することが多い。なぜなら，温度・圧力が変わって体積が変化しても，水蒸気量の変化がなければこの絶対湿度は変化しないので計算上便利なためである。

① 相対湿度(relative humidity: RH)

　ある温度における気体中の水蒸気分圧(e)と，その気体の飽和水蒸気圧(es)との比を百分率で表したものである。

$$RH = e/es \times 100 \quad [単位は，\%RH]$$

② 飽和水蒸気圧(saturation vapor pressure)

　ある温度の気体は含むことができる水蒸気の量に限界があり，これ以上水蒸気を含めない限界を飽和といい，このときの水蒸気の圧力を飽和水蒸気圧と呼ぶ。この値は温度により変化する。また，0℃以下においては，水と共存する場合と氷と共存する場合により値が異なる。

　各温度における飽和水蒸気圧は以下の式(Sonntag, 1990)で近似される。

$$\ln(es) = -6096.9385 T^{-1} + 21.2409642$$
$$- 2.711193 \times 10^{-2} T + 1.673952$$
$$\times 10^{-5} T^2 + 2.433502 \ln(T)$$

ここで，es：飽和水蒸気圧[Pa]，T：絶対温度

[K]。

③ 絶対湿度(absolute humidity)

単位が2つあり，1つは単位体積(1 m³)の気体中に含まれている水蒸気の質量(g)を指し，温度・圧力が変わると気体の体積も変わるので，水蒸気量が同じでも絶対湿度は変わる。単位は，g/m³。

もう1つは，水蒸気以外の気体(乾き空気)1 kgに対し，水蒸気をx kgの割合で含むときの質量の割合を指し，混合比(humidity mixing ratio)とも呼ぶ。単位は，kg/kg(DA)。

④ 露点温度(dew point temperature)

空気を冷却していくと相対湿度が100%，つまり，水蒸気分圧が飽和状態となる気温を露点温度という。露点が0℃以下で凍っている場合を霜点(frost point)という。

⑤ 湿球温度(乾球温度)

一定風速下で平衡に達した湿球温度計の示度を湿球温度という。単位は℃。また，そのときの気温を乾球温度という。

湿球温度，乾球温度および黒球温度から計算されるWBGTは，放射熱のある高温高湿環境を評価する指標であり，米国のスポーツ界では熱中症予防の限界温度として使われている。

⑥ 比エンタルピー

水蒸気を含んだ空気(湿り空気)の全熱量を指し，一般に0℃の乾き空気が保有する全熱量との差として比エンタルピーが用いられる。湿り空気には空気自体がもつ熱量(顕熱)とそれに含まれる水蒸気がもつ熱量(潜熱)とがあり，顕熱と潜熱の合計が，湿り空気の全熱量である。

標準大気圧下では，0℃の乾き空気1 kgの温度を1℃上げるために必要な熱(比熱)は1.006 kJ，0℃の水を蒸発させるのに必要な熱(蒸発熱)は1 kgあたり2501 kJ，また，0℃近傍の水蒸気の比熱は1.0805 kJ/hである。1 kgの0℃の乾き空気がもつ熱量を0とすると，x kg(DA)の水蒸気を含むt℃の湿り空気のもっている比エンタルピーは次のように表すことができる。

$$h = 1.006t + (1.0805t + 2501)x \quad [kJ]$$

## (2) 湿度の体熱放散への影響

体熱の放散は物理的な現象であり，体からの伝導・対流，放射，水分の蒸発によってなされる。体からは常に水分が蒸発しており，この水分の蒸発方法には2通りあって，呼吸するときに吐き出す息に含まれている水分と皮膚面から蒸発する水分がある。どんなに乾いた空気を吸っても肺や気管などでほぼ飽和した状態まで加湿され吐き出される。したがって，呼吸による蒸発量は外気の水蒸気量によって違ってくる。また呼吸の強さ(深さと回数)により異なるので，運動時などで呼吸が激しくなるとかなりの量になる。

呼吸に伴う蒸発放熱量(Eres)は代謝量Mとの関係により次式のようになる(Fanger, 1970)。

$$E_{res} = 0.00173 M(5.87 - p_a) \quad [W]$$

ここで，M：代謝量[W]，$p_a$：環境の水蒸気圧[kPa]。

さらに，呼吸気道からは水分蒸発のみでなく，呼吸による空気の流れ，つまり，対流による顕熱の移動も人体の熱放散にかかわっている。

呼吸に伴う対流放熱量(Cres)は次式のようになる。

$$C_{res} = 0.0014 M(34 - t_a) \quad [W]$$

ここで，$t_a$：気温[℃]。

暑くないときに体から蒸発する水分は，大部分が皮膚面からであり，自覚することなく，体から水分が蒸発することを不感蒸泄という。この皮膚からの不感蒸泄量は皮膚温での飽和水蒸気圧と環境の水蒸気圧の差に比例し，皮膚の透湿係数と水の気化熱から次式のように計算する。

$$E_{diff} = 0.407 A_{BS}(p_s - p_a) \quad [W]$$

ここで，$p_s$：皮膚温$t_s$における飽和水蒸気圧

[kPa]，$A_{BS}$：体表面積[m²]。
（ここで，27°C＜ts＜37°C においては，ps＝0.256 ts−3.37[kPa]で直線近似可能。3％未満の誤差）

暑いときには体の熱を効率よく逃がす必要があり，それには蒸発を増やす方法が最も適している。汗である水が1g/hで蒸発するとき0.672 Wの気化熱を奪う。

蒸発放熱量(E)は，体重減少量から無効発汗量を減じた有効蒸発量に蒸発潜熱を乗じた熱量である。

$$E = (WL - Wldrip) \cdot Lts \quad [W]$$

ここで，WL：時間あたりの体重減少量，Wldrip：時間あたりの無効発汗量，Lts：1時間あたり水1g蒸発した場合の皮膚温ts[°C]の水の蒸発潜熱(＝0.672 W/g)。

発汗の開始には，皮膚温と体温の両方が関与している。暑くなると皮膚血管は拡張し，血流量を増して皮膚温を上げ，発汗が起こり，体表面の水分の蒸発を増加させて体温の上昇を防ぐ。皮膚温が高い方が汗は早く出始め，たくさん出る(図1)(Ogawa and Sugenoya, 1993)。しかし，高湿環境下にあっては汗は蒸発しにくく，蒸発しそこねて流れて落ちてしまう汗(無効発汗)が多くなる。高湿環境で汗をかく場合，無効発汗量が多くなると，汗はそのうちだんだん減り始め，ついには出なくなってしまう。この現象は，以前は汗腺が疲労するために起こると考えられていたが，暑くても空気が乾燥していて汗が蒸発しやすい状態では

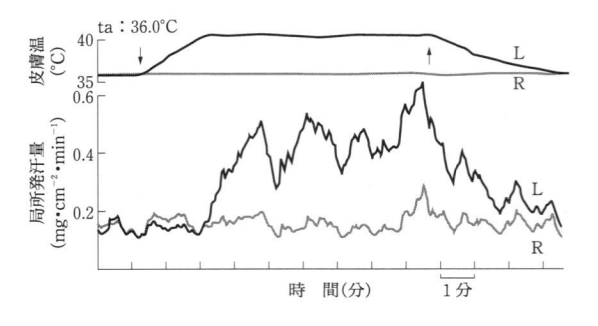

**図1** 放射暖房により左腕(L)を暖めたところ，左腕の皮膚温の上昇とともに発汗量の増加が観察される (Ogawa and Sugenoya, 1993より)

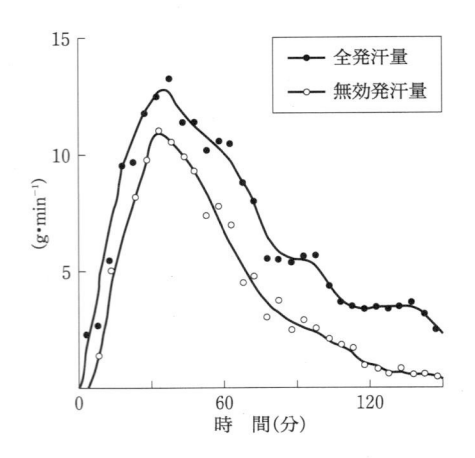

**図2** 気温40°C，相対湿度70％における全発汗量と無効発汗量との関係(Ogawa et al., 1984より)

起こりにくく，汗の蒸発が妨げられるような高温高湿の環境条件下で認められるため，発汗漸減と呼ばれる(図2)(Ogawa et al., 1984)。発汗漸減は皮膚が濡れた状態に置かれると1時間足らずで起こってくる現象であり，皮膚が乾けばまた元のように汗が出てくる。この現象は，皮膚の最表面にある表皮が水でふやけて汗腺の導管が外に開いている部分を狭め，ついには閉じてしまうために起こる。汗が蒸発しにくく，流れ落ちてしまうようなときには，汗はかき損であり，そんなとき汗が減っていくということは，むしろ体の水分を保存するのには好都合である。

汗による蒸発放熱と環境との関係を関連づける指標として，皮膚濡れ面積率と皮膚相対湿度がある。皮膚濡れ面積率とは，皮膚表面から環境へ蒸発可能な最大蒸発放熱量に対する実際の皮膚からの放熱量の割合と定義され(Gagge, 1937)，ある温熱環境にいる人の皮膚が汗によって濡れている皮膚面積と乾燥している皮膚面積に分けた場合の完全に濡れている皮膚面積の割合を示し，生理ストレスの指標として使用される。

$$\omega = Esk/Emax$$

皮膚からの蒸発放熱量(Esk)は，体重減少量から呼吸による蒸発量を減じて算出される。

$$Esk = E - Eres \quad [W]$$

皮膚表面からの蒸発可能な最大蒸発放熱量（Emax）は次式で算出される。

$$E_{max} = 16.5 \, h_c \cdot F_{pcl}(p_s - p_a) \quad [W]$$

ここで $h_c$：対流熱伝達率，$F_{pcl}$：衣服の透湿効率（裸体の場合=1），$F_{pcl} = 1/(1 + 0.143 \, h_c \cdot I_{clo})$ [ND]，$I_{clo}$：着衣量[clo]，1 clo = 0.155 m²℃/W。

皮膚相対湿度（RHsk）は，皮膚温での飽和水蒸気分圧に対する実際の皮膚表面の水蒸気分圧の割合として与えられる（Berglund and Cunningham, 1986）。

皮膚温における飽和水蒸気分圧に対する皮膚の水蒸気分圧の割合。

$$RH_{sk} = p_{sk}/p_s$$

ここで，$p_{sk}$：皮膚表面の水蒸気分圧[kPa]。

皮膚相対湿度は皮膚濡れ面積率に次式で関連づけられる。

$$\omega = [RH_{sk} - (p_a/p_s)]/[1 - (p_a/p_s)]$$

## （3） 湿度の人体影響

### 1） 高湿が及ぼす生理的影響

湿度が主観申告に及ぼす影響は，すべての温度範囲において観察されているわけではない。そのため，安静時において中立温感以下の低温環境ではほとんど影響されない，つまり，温冷感，快適感，許容度などには影響が認められていないという報告が多い（Fountain et al., 1996）。

湿り空気線図上に，気温と湿度の組み合わせ条件における安静時と運動時の裸体人体の実験結果を示し，等温感線を検討すると，等温感線の傾きが大きくなるほど湿度の影響が大きくなることを示す。安静時では，35℃以下の環境では皮膚温，直腸温には顕著な湿度による差は認められないが，皮膚濡れ面積率には，湿度による顕著な影響が認められ，高湿になればなるほど濡れ面積率は高くなった（図3）。また，温冷感は暑い側に，快適感は不快側に，湿り感覚は強く，許容割合は低くなった（早川，1989）。この高温環境においての高湿の影響は，不感蒸泄や発汗などが関係している。つまり，発汗しても高湿によってすべてが蒸発できないと皮膚に汗が滞留して無効発汗が増え，濡れている部分が増えてくる。すると，皮膚からの放熱を促すために，一層，皮膚血流は増え，皮膚温は高くなる。つまり，高湿は高温と結びつくことによって熱負荷となり，それが生理反応や主観申告へも影響を及ぼしていると考えられる。高温だけでなく，運動により代謝量が増すと，放熱を促進するために発汗が増し，皮膚濡れ面積率が高くなる。また，濡れ面積率が高くなるほど無効発

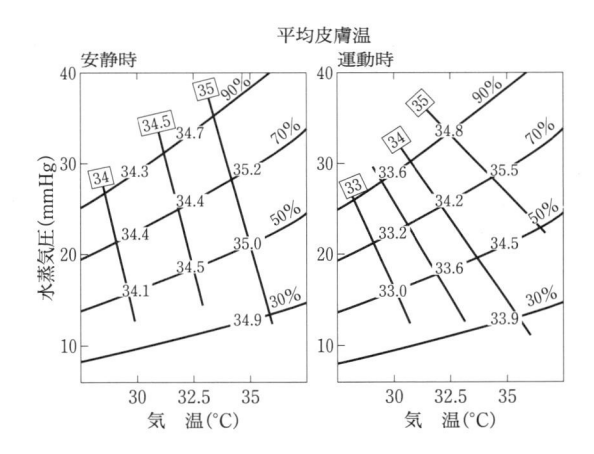

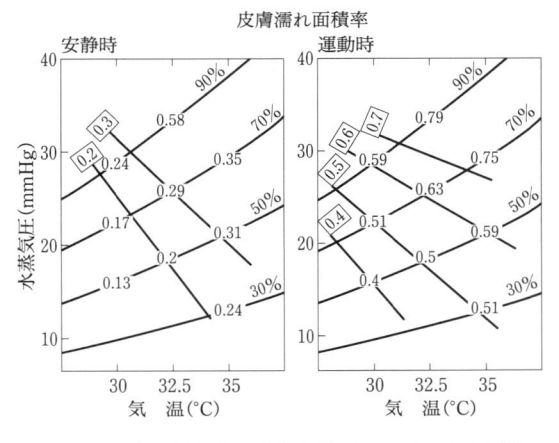

**図3** 湿り空気線図上の実験条件ごとに示された平均皮膚温（上）と皮膚濡れ面積率（下），および等温感線（早川ら，1989より）

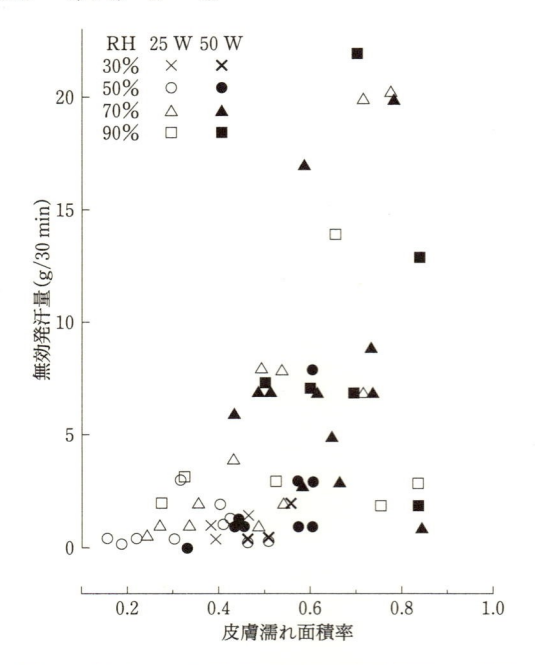

図4 運動中の皮膚濡れ面積率と無効発汗量との関係（早川ら，1989より）

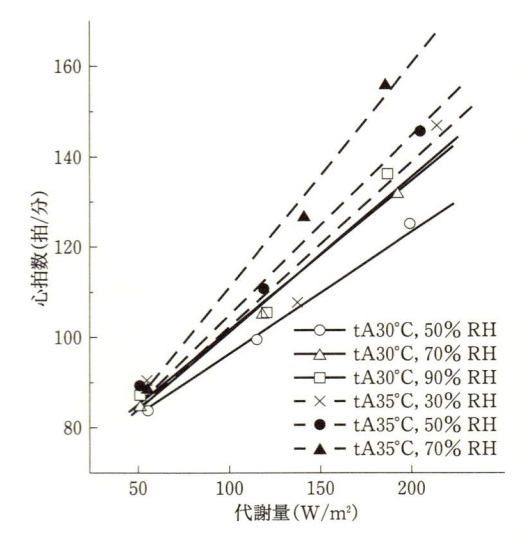

図5 気温と湿度の組み合わせ条件ごとに示した代謝量と心拍数との関係（早川ら，1989より）

汗量も増える（図4）。運動時の生理反応においては，代謝量には高湿による差は認められなかったが，心拍数は高湿になるほど高くなった（図5）。この高湿での心拍数の増加は，皮膚血流量の増加によるものと考えられる。

高齢者と青年について，気温27℃，椅子座安静状態，0.6 clo着用で比較すると，30%RHと60%RHでは有意な差を認めないが，90%RHでは青年は「やや暖かい」，高齢者は「どちらとも言えない」の申告となり，青年の方が1段階暑い側であり，中等温度域であっても高湿の影響は青年には認められたが，高齢者には認められなかった（JIS TR S0002, 2006）。

湿度が睡眠時の人体に及ぼす影響に関しては，裸体時の人体に関して気温と湿度の組み合わせ4条件である高温高湿（35℃，75%RH），高温中湿（35℃，50%RH），中温高湿（29℃，75%RH），中温中湿（29℃，50%RH）条件のもとで就寝した結果を比較している（Okamoto-Mizuno et al., 1999）。その結果，発汗量，直腸温，皮膚温は湿度による有意な差を認めず，高温高湿・高温中湿条件は中温高湿・中温中湿条件に比べると，発汗量は有意に高くなり，皮膚温は高く保たれ，直腸温の低下を阻害した。つまり，高温の影響は観察されたが，高湿による顕著な違いは認められなかった。しかし，睡眠に関しては，高温においてのみ高湿による影響が認められ，Stage 3，徐波睡眠，REM睡眠が有意に減少し，中途覚醒が有意に増えた。その結果つまり，睡眠効率は有意に低下した（表1）。この高温高湿環境下では，汗の蒸発効率が低下しているため，十分な体温調節ができないREMや徐波睡眠を減らして体温調節を維持するために覚醒を増やしている可能性を示唆している。

中温高湿条件（32℃，80%RH）で寝衣・寝具の使用による睡眠においては，睡眠開始とともに衣服内気候は上昇し，36℃，90%RHと周囲環境よりも高温高湿になった（Tsuzuki et al., 2004）。その結果，徐波睡眠を減少させ，中途覚醒を増やし，直腸温の低下を阻害して発汗を増加させた。これは，中等度温熱環境であっても寝具・寝衣の使用が熱負荷として加わったことを示しており，皮膚濡れ面積率が高くなるため，覚醒時と同様に不快感を生じ，それが中途覚醒を増やしている可能性も考えられる。衣服や寝具による衣服内気候の形

表1 気温と湿度の組み合わせ条件が睡眠深度に及ぼす影響(Okamoto-Mizuno et al., 1999 より)

|  | 29°C, 50%RH | 29°C, 75%RH | 35°C, 50%RH | 35°C, 75%RH |
|---|---|---|---|---|
| 合計時間(分) |  |  |  |  |
| Sleep onset | 11.5± 5.8 | 11.9± 8.3 | 11.8±10.2 | 13.3± 9.9 |
| Stage W | 32.5±13.4 | 52.1±41.1 | 76.8±54.3 | 123.5±52.5[ab] |
| Stage 1 | 33.9± 8.0 | 34.5±10.8 | 49.3±16.4 | 64.4±25.0 |
| Stage 2 | 207.2±17.2 | 204.6±27.0 | 181.0±47.3 | 172.9±50.8 |
| Stage 3 | 41.1± 9.6 | 32.7±10.7 | 34.9±17.8 | 16.7± 9.6[ac] |
| Stage 4 | 40.8±15.5 | 36.4±16.6 | 26.8±10.3 | 21.8±16.0 |
| SWS | 81.9±18.1 | 73.4±15.6 | 61.7±27.3 | 38.5±20.3[ab] |
| REM | 105.5±18.2 | 89.0±31.1 | 96.0±16.0 | 63.6±11.6[ac] |
| MT[1] | 2.6± 1.3 | 0.9± 1.0 | 2.9± 3.7 | 1.4± 1.5 |
| TST[2] | 428.7±17.3 | 415.7±46.5 | 388.1±56.9 | 339.5±51.3 |
| EMA[3] | 5.6± 8.7 | 0.0± 0.0 | 0.5± 0.9 | 3.1± 4.8 |
| SEI(%)[4] | 92.6± 2.6 | 88.7± 8.7 | 82.9±11.4 | 73.1±11.0[ab] |

[1] moving time, [2] total sleep time, [3] early morning awake, [4] sleep efficiency index: SEI = TST/Time in bed. a = differs from 29°C, 50%RH, b = differs from 29°C, 75%RH, c = differs from 35°C, 50%RH by at least $p<0.05$ by post-hoc test (Fisher's PLSD).

成と,それらの透湿性が体熱放散に関与し,発汗の蒸発を阻害する可能性もある.

## 2) 湿度の知覚と感覚への影響

上記で述べたように,湿度は汗の蒸発による放熱を阻害することにより高温環境や高代謝時における熱負荷を増し,他の生理反応や全身的な主観申告である温冷感や快適感などに影響を与えていた.睡眠時のようにセットポイントが下がった状態にあっても,発汗時には高湿度が放熱を阻害し,睡眠に影響を及ぼしていた.

湿り,蒸れや乾きといった湿度感覚を人は日常生活の中でたびたび感じる.皮膚には暑さ寒さを感じる温受容器と冷受容器があるが,湿度を検知する神経受容器は現在のところ見つかっていないため不明な点が多いが,皮膚の湿度感覚は不快感をもたらすことは明白である.また,湿った空気や乾いた低温の空気に長時間さらされることは,呼吸気道や目などの粘膜へ影響を及ぼし,不快感をもたらす.

### ① 皮膚湿度感覚への影響

濡れ,湿り,蒸れという感覚は日常生活ではよく経験され,皮膚が湿ったり,濡れているときや衣服内が蒸れているときに不快感が生じたり,不快感が増す.濡れは液相水分が付着した状態,湿りは液相を含んだ状態,もしくは,体温よりも低温の気相水分を感じるとき,また,蒸れは体温以上に高温の気相水分を感じるときに生じる感覚である.これら皮膚の濡れ感,湿り感,蒸れ感などは,被服分野において環境や被服材料に含まれる水分量に対応する着用感の1つとして調べられてきた.

前腕に接触させた布を引っ張るときの摩擦力と被験者の触覚や快適感を6つの布について中等度と高温低湿,高温高湿の環境で調べたところ,高温高湿環境は着用される衣服のざらざら感を高め,許容度を低下させていることから,皮膚表面の湿気が皮膚の摩擦を増加させている可能性を示唆した(Gwosdow et al., 1986).

局所的な濡れ感覚について,静的もしくは動的濡れ刺激を皮膚温と同温,皮膚温より3°C高温,3°C低温で与えることにより,濡れ感覚の部位差が調べられた(小柴・田村,1995).接触面積が大きく,周囲環境が低温の方が,濡れ感覚は大きくなった.また,刺激する水分量が多いほど,静的な刺激よりも動的な刺激の方が,濡れ感覚は大きくなった.さらに,刺激を押しつける圧力の影響はほとんど認められなかったが,湿り刺激の温度の影響は,低温,高温,等温の順に大きかった(図6).これらの結果は皮膚の濡れ感覚には,熱流量と触覚が関係していることを示唆している.また,部位差に関しては,頭部,頸部,胸・上腹や上腕などの上半身で感受性が高かった.

実験着衣と環境条件を組み合わせて,衣服アン

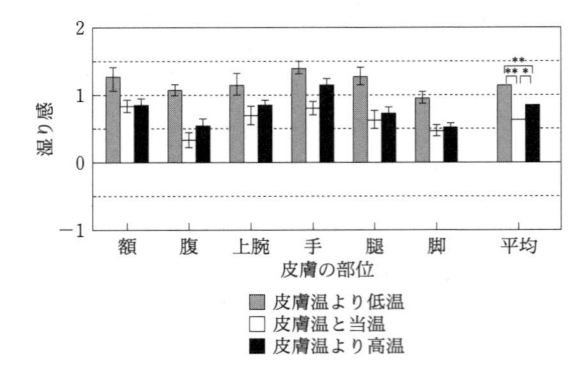

図6 湿り刺激が皮膚温より高温,皮膚温と当温,皮膚温より低温の場合の湿り感覚の部位差。＊：p＜0.05,＊＊：p＜0.01（小柴・田村，1995より）

サンプル内に形成される湿度環境をコントロールした実験では，上腕の皮膚相対湿度は低くても湿っていると感じる割合は高く，背中の皮膚相対湿度が高いと湿っていると感じる割合は高かった。皮膚相対湿度40％で湿っているとも乾いているとも感じない中性申告となり，40％以上となると湿っている側の申告となった（図7）（Toftum et al., 1998a）。

② 口腔・目の粘膜への影響

気温を一定にして相対湿度を変化させる条件（30％RH→80％RH→30％RH）において温冷感や快適感について調べると，気温25℃では湿度変化にかかわらず「やや乾いている」の申告だったが，中性温度域以上の31℃と37℃では湿り感が「やや湿っている」や「かなり湿っている」に変化するのみでなく温冷感も31℃では「普通」から「やや暖かい」，37℃では「暑い」から「非常に暑い」に変化した。つまり湿度が変化する過渡的な状態においても，高温環境における湿度が主観申告へ及ぼす影響は大きい。また，31℃条件では吸気を乾燥空気に変えて皮膚のみを湿度変化にさらした場合と，呼吸気道の粘膜と皮膚との両方を湿度変化にさらした場合を比較したところ，後者の方が湿り感覚は大きくなることを示し，全身湿り感覚には呼吸気道の感受性の寄与が大きいことを示した（図8）（田村・小柴，1995）。

低湿度の影響については，気温15.5℃,21℃,26.5℃で湿度16～90％の環境において被験者を

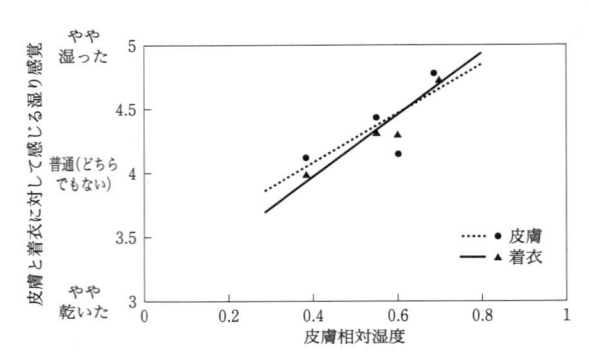

図7 皮膚相対湿度と，皮膚と着衣に対して感じる湿り感覚との関係（Toftum et al., 1998a より）

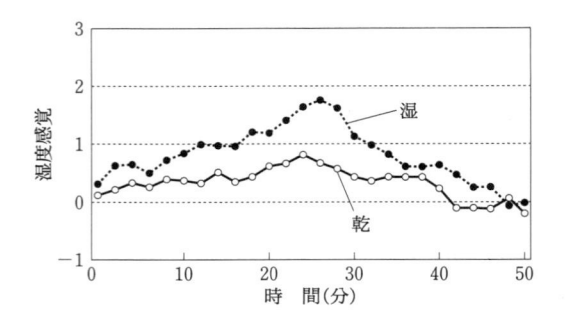

図8 吸い込む空気の乾湿度が全身の湿度感覚に及ぼす影響（田村・小柴, 1995 より）

3時間暴露後に口腔粘膜の表面の水分を吸取紙に5秒間接触させて粘膜の水分量を吸い取って測定した（Winslow, 1949）。その結果，粘膜の乾燥は絶対湿度と関係があり，絶対湿度が8.42 kg/kg（DA）以下では口腔粘膜が顕著に乾燥することを示した。

匂いの知覚に関しては，温度や湿度が低下すると空気の新鮮さが増すことが観察され（Berglund and Cunningham, 1986），空気の汚染レベルが一定である場合には，空気の許容度は空気のもつ比エンタルピーと直線的な相関関係があることが認められた（Fang et al., 1996）。

気温20～29℃，相対湿度25～90％（1002～3027 Pa）の範囲での温度・湿度条件の異なる組み合わせの空気が微風速で流れる箱の中に頭部を直接突っ込んで，吸気が呼吸気道の粘膜を直接冷却する状況を作り出し，温冷感，空気の新鮮感，許容できるかどうかを調べた。その結果，全身温冷

感はほぼ中立を維持できたが，暴露された空気の温度と湿度が低いほど涼しく，新鮮に，そして許容できると感じていた．気道がさらされた気温と湿度，あるいは，比エンタルピーとの関係から不満足率の計算式を導き出している(図9)(Toftum et al., 1998b)．

工場での加湿器導入の前後で温熱快適性や主観申告について比べた実態調査において，加湿器導入前の相対湿度は約10%から導入後は約40%へと30%上昇し，目・鼻・肌・のどの乾きやかゆみが減少し，静電気を感じない割合が高くなった．また，同じ気温で比べると加湿器導入後の方が約1段階「暖かい」側の申告であり，中立温感に相当するSET*(新標準有効温度)25℃近傍においては加湿器導入後の相対湿度30%の上昇は室温約2℃に相当していた(輿水ら，2002)．一方，中立温感で低湿度の影響を調べた実験室実験におい

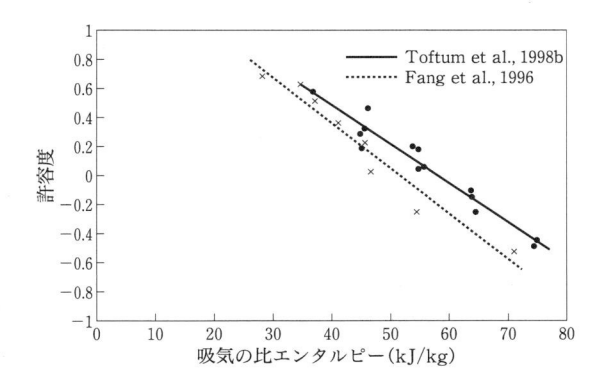

**図9** 吸気の比エンタルピーと許容度の関係(Toftum et al., 1998b より)

ては，中立なSET*で相対湿度30〜70%において，調査結果とは異なり，温冷感や湿度感覚には差を認めなかったが(堤ら，2003)，皮膚水分量は相対湿度に比例して増加した(大野ら，1987；堤ら，2003)．

## (4) 健康への間接的な影響

アレルギーは環境の湿度と関連があるといわれており，アレルギーの原因となるダニの生育条件は温度25〜30℃，相対湿度60%以上である．カビの発育条件は気温20〜28℃，相対湿度75%以上であるといわれている．特に冬季は，窓ガラスや北側の壁，押し入れ等が結露しやすく，結露した水が原因でカビが生える．このダニやカビは人の健康を脅かしたり，不快なジメジメした感じをもたらす．そこで，非暖房室の外気に面する，特に押し入れの内側の壁，家具裏面などでの結露防止の観点から，暖房室の湿度を60%以上にしな

いことが肝要である．また，湿度が人体に及ぼす影響として，相対湿度30%以下では，アトピー性皮膚炎の悪化，のどや気管支の粘膜が乾燥し荒れてのどを傷めたり，のどの保護作用が低下して風邪のウイルスが体内に侵入しやすく，細菌に感染しやすくなる．また，低湿度ではインフルエンザウイルスの生存率が高くなること，静電気が起きやすくなることがあげられる．相対湿度が高くても低くても問題があることから，暖房時の室内の相対湿度は45〜55%くらいが望ましい．

## おわりに

湿度は，体からの熱の放散のうち，汗による水分蒸発放熱にかかわる．発汗の開始や発汗量には環境温度と体温の両方が関与し，発汗が蒸発できるかどうかに関しては，環境の湿度の影響が大きい．発汗が起こっても高湿で蒸発できないと，皮膚の濡れている部分が増えるとともに無効発汗が増える．すると，皮膚からの放熱を増やすために，

血流量が増加して皮膚温が高くなり，心拍数の増加など身体への熱負担が認められる．湿度にかかわる湿りや蒸れの感覚は日常生活の中で頻繁に経験するものであり，湿度を知覚する神経終末はいまだ見つかっていないが，不快感との関係は深い．今後，さらなる研究の進展を切望する．

## 参考文献

Berglund, L. G. and Cunningham, D. J. (1986) Parameters of human discomfort in warm environments. ASHRAE Trans. 92: 732-745.

Candas, V., Libert, J. P. and Vogt, J. J. (1979) Human skin wettedness and evaporative efficiency of sweating. J. Appl. Physiol. 46(3): 522-528.

Fang, L., Clausen, G. and Fanger, P. O. (1996) The impact of temperature and humidity on perception and emission of indoor air pollutants. Proc. Indoor Air '96 4: 349-353.

Fanger, P. O. (1970) Thermal comfort. Danish Technical Press, Copenhagen, p. 28.

Fountain, M. E., Arens, E., Xu, T., Bauman, F. S. and Oguru, M. (1996) An Investigation of Thermal Comfort at High Humidities. ASHRAE Transactions, Research 4282: 94-103.

Gagge, A. P. (1937) A new physiological variable associated with sensible and insensible perspiration. Am. J. Physiol. 20(2): 277-287.

Gwosdow, A. R., Stvens, J. C., Berglund, L. G. and Stolwijk, J. A. J. (1986) Skin friction and fabric sensations in neutral and warm environments. Textile Res. J. 56: 574-580.

ハンチントン (1938) 気候と文明. 間崎万里訳, 岩波書店.

早川和代・磯田憲生・梁瀬度子 (1989) 夏期における気温と湿度が運動時の人体に及ぼす影響に関する研究. 日本建築学会論文報告集 405：47-54.

JIS TR S0002 (2006) 中等度温熱環境における高齢者及び青年の温熱感覚測定データ集.

JIS Z8806 (2001) 湿度-測定方法.

小柴朋子・田村照子 (1995) 皮膚濡れ感覚の支配要因. 繊維製品消費科学 36(1)：119-124.

興水ヒカル・栃原裕・池田耕一 (2002) 加湿器導入による冬期の工場勤務者の温熱環境快適性および主観的評価の変化に関する調査研究. 日本建築学会論文報告集 552：9-14.

三浦豊彦 (1969) 高温環境の変遷とその問題点―労働環境条件の変遷とその問題点(第1報). 労働科学 45(4)：184-205.

三浦豊彦 (1971) 湿度と健康. 労働科学 47(1)：1-11.

Okamoto-Mizuno, K., Mizuno, K., Michie, S., Maeda, A. and Iizuka, S. (1999) Effects of Humid Heat Exposure on Human Sleep Stages and Body Temperature. Sleep 22(6): 767-773.

Ogawa, T., Asayama, M., Sugenoya, J., Fujimatsu, H., Miyagawa, T. and Terai, Y. (1984) Temperature regulation in hot-humid environments, with special reference to the significance of hidromeiosis. J. Therm. Biol. 9(1/2): 121-125.

Ogawa, T. and Sugenoya, J. (1993) Pulsatile sweating and sympathetic sudomotor activity. Jpn. J. Physiology 43: 275-289.

大野盛秀・飯田宏・広瀬統・小島馨・長谷川和富 (1987) 皮膚生理機能におよぼす気温, 湿度, 季節, および洗顔の影響. 日皮会誌 97(8)：953-964.

ランズバーグ (1970) からだと天気―生気象学入門. 倉嶋厚・田崎允一訳, 河出書房新社.

Sonntag, D. (1990) Important new values of the physical constants 1986, Vapour pressure formulations based on the ITS-90, and psychorometer formulae. Z. Meteorolo. 70(5): 340-344.

田村照子・小柴朋子 (1995) 人体の湿り感覚(第1報)全身の湿り感覚感受性. 繊維製品消費科学 36(1)：125-131.

Toftum, J., Jorgensen, S. A. and Fanger, P. O. (1998a) Upper limits for indoor air humidity to avoid uncomfortably humid skin. Energy and Buildings 28: 1-13.

Toftum, J., Jorgensen, S. A. and Fanger, P. O. (1998b) Upper limits of air humidity for preventing warm respiratory discomfort. Energy and Buildings 28: 15-23.

堤仁美・田辺新一・秋元孝之・鈴木孝佳 (2003) 夏季における低湿度環境とコンタクトレンズ装用が在室者に与える影響に関する研究. 日本建築学会計画系論文集 564：17-23.

Tsuzuki, K., Okamoto-Mizuno, K. and Mizuno, K. (2004) Effects of humid heat exposure on sleep, thermoregulation, melatonin, and microclimate. Journal of Thermal Biology 29: 31-39.

Winslow, C.-E.A. and Herrington, L. P. (1949) Temperature and human life, Princeton University Press. (北博正・竹村望訳 (1966) 温度と人間―温熱の生理衛生学. 医歯薬出版, p. 182)

# 第6章
## 化学的環境

# 1. アレルギー

## はじめに

アレルギーは非自己環境物質に対する免疫学的反応によって起こってくる。免疫反応は元来個体を環境から防御する機能であるが，免疫反応が自己に障害を与えるときアレルギーと呼ばれる。免疫反応は抗原が免疫組織を介して液性の抗体(免疫グロブリン)または感作リンパ球を作り出し，その後同じ抗原に個体が暴露されると抗体ないし感作リンパ球と反応してアレルギー反応を起こす。喘息，アレルギー鼻炎，じんま疹，血管浮腫，アナフィラキシーなどはアトピー性疾患と呼ばれ，環境抗原にIgE抗体を作りやすい特性がある。IgE抗体を介するアレルギー反応は抗原暴露後速やかに反応を示すので即時型アレルギー反応と呼ばれる。

抗原は普通高分子蛋白であり，環境物質として花粉，真菌，室内塵ダニなど吸入抗原蛋白や経口抗原として食品蛋白などがある。低分子化学物質でも抗原になりうるが低分子であるため体蛋白と結合して抗原性を獲得することが多く，これらの低分子抗原は不完全抗原ないしハプテン(hapten)とも呼ばれる(Frank and Lawley, 1998; 村中，2003)。

本節では化学的環境としての低分子化学物質に対するアレルギーないしアレルギー様反応が関与すると考えられるシックハウス症候群と大気汚染による気道傷害を取り上げ，さらに物理的環境による物理的アレルギーないしアレルギー様反応についても若干記述する。特に物理的アレルギーに関与する因子として近年カプサイシン受容体を例とするような温熱，寒冷，機械的刺激に対する受容体(transient receptor potential)ファミリーの作用が明らかになった。化学的環境には食品・薬剤添加物，職業環境物質などもあるが，これらについては文献を参照いただきたい(Bush and Taylor, 1996; 土橋，2004)。

### (1) アレルギーないしアレルギー様反応の要因

① ハプテン(不完全抗原)(村中，2003)

蛋白抗原と異なり低分子化学物質は体成分の蛋白と結合してそれに対する抗体を産生させる(図1)。IgE抗体であれば即時型アレルギー反応を惹起する。また，ハプテンは感作リンパ球を誘導して抗原暴露24～48時間後に反応を示す(遅発型アレルギー反応)。ハプテンとしてはホルムアルデヒド(formaldehyde)，TDI (trimethylene diisocyanate)，HDI (hexamethylene diisocyanate)，エチレンヂアンミン(ethylendiamine)，金属塩(クローム，ニッケル，金，白金)などの化学物質が研究されている。

② アジュバント(adjuvant)効果

抗原との同時投与で抗原の抗体産生を促進することである。典型的な例は結核菌成分のfreund adjuvant，アルミゲルなどであるが，環境物質ではdiesel exhaust particleなどの大気汚染物質が抗スギ花粉IgE抗体産生を促進し，また動物の系でホルムアルデヒドが卵白アルブミンに対する抗体産生を促進したことが報告されている(後

述の大気汚染，シックハウス症候群参照)。

### ③ 単純刺激物質(simple irritants)

免疫学的機序を介しないで，気道などを刺激し，咳，鼻汁分泌，眼結膜刺激症状などアレルギー類似症状を惹起させることがある。また，同じ化合物が感作物質と刺激物質を兼ねる場合があり，MSIS (micromolecule substances having both irritating and sensitizing properties)とも呼ばれる。

### ④ トキシン

湿潤環境では真菌，細菌などが繁殖し，そのトキシンが局所および全身症状を起こす場合がある。LPSなどが代表的なものである(本節(2)「シックハウス症候群」参照)。

### ⑤ 心身医学的刺激・ストレス

環境化学物質はしばしば気道刺激，咽喉刺激，眼刺激，臭気などの刺激で直接の症状を惹起しなくても心身医学的刺激，ストレスとして局所ならびに全身症状を惹起することがある。

1) ハプテン・キャリア形成

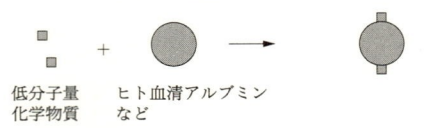

2) 新しい抗原決定基の形成

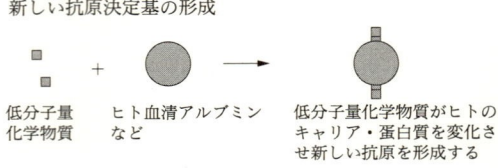

図1 化学物質の抗原性獲得の機序(土橋，2004より)

## (2) シックハウス症候群

### 1) 概念と定義

欧米では1970年代のオイルショックに端を発して建築物の気密化が進み，中で働く労働者が身体的不調を訴えることから，「シックビルディング症候群(SBS)」と呼ばれるようになった。1982年のWHOのシックビルディング症候群の定義は「ビルの居住者の20%以上が，不快感に基づくある特定の症状を示すもの，新築または改築後に一時的にその症状が出現し，半年ほどで症状が改善または消失するもの」とし(World Health Organization, 1982)，わが国でも住居の気密化が進むにつれて一般の住居でも類似した症状がみられるようになり，「シックハウス症候群 (sick house syndrome: SHS)」の語が用いられるようになった(鈴木，2003；鳥居，2005)。当初の概念としては建造物，住宅内に存在する物質が原因となって生じた健康被害すべてを含んでいた。しかし，感染症や原因アレルゲンが明らかな喘息や過敏性肺炎とは別に原因がはっきりしない不定愁訴の訴えを示す患者がおり，「シックハウス症候群」「シックビルディング症候群」の語はこのような従来の医学では説明できない症状を示す患者群に用いられるようになった。

シックハウス症候群の定義には広義と狭義がある。厚生労働省研究班で用いた定義は，広義のシックハウス症候群を「室内における化学物質，アレルゲン，微生物等の影響により健康被害が生じた状態」とし，狭義のシックハウス症候群を「特定の建物においてアレルゲン，微生物に起因する疾患を除外した環境原因因子による健康被害が生じた状態」としている(厚生労働省科学研究費補助金健康科学総合事業，2003)。

### 2) 原因因子

シックハウス症候群ないしシックビルディング症候群の主な原因因子として，生物学的因子と建築素材由来の揮発性有機化合物などの化学因子が考えられている(図2)。

#### ① 生物学的因子

Engvall et al. (2001)はストックホルムの多家族住宅で建物の高湿度を示す状況と居住者の7つの身体愁訴が関連することを示している。またGray et al. (2003)は浸水した住居，作業場，学

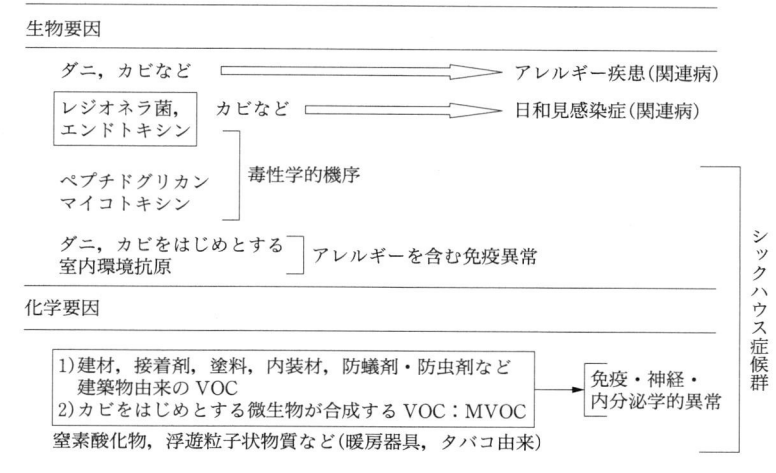

```
生物要因
────────────────────────────────────────
 ダニ，カビなど ═══════════════⇒ アレルギー疾患(関連病)
 ┌レジオネラ菌,┐ カビなど ═════⇒ 日和見感染症(関連病)
 │エンドトキシン│ ┐
 └───────┘ │
 ペプチドグリカン ├ 毒性学的機序 ┐
 マイコトキシン  ┘           │ シ
                      │ ッ
 ダニ，カビをはじめとする┐アレルギーを含む免疫異常│ ク
 室内環境抗原     ┘           │ ハ
化学要因                   │ ウ
────────────────────────────────────────│ ス
 1)建材，接着剤，塗料，内装材，防蟻剤・防虫剤など ┐免疫・神経・│ 症
  建築物由来のVOC              ├内分泌学的異常│ 候
 2)カビをはじめとする微生物が合成するVOC：MVOC ┘       │ 群
 窒素酸化物，浮遊粒子状物質など(暖房器具，タバコ由来)
```

**図2** シックハウス症候群およびその関連病の原因になる室内汚染物質(鳥居，2005より)

校などでの多様な真菌に暴露されると中枢神経系，免疫系の異常を惹起することを認めている。シックビルディング症候群の原因に真菌のトキシンがありうることを示した。

② 化学的因子

シックハウス症候群ないしシックビルディング症候群の原因物質としては揮発性有機化合物(volatile organic compounds: VOC)が注目され，新築や改造直後の住宅に居住した人に訴えが多く，その原因としてホルムアルデヒド，キシレン，トルエンなどがあげられる(表1)。現在のところシックハウス症候群は〝居住環境中の化学物質が原因となって生じたと考えられる健康被害(症状)〟を示しているので，VOCは主要原因因子である。これらの環境汚染は複合汚染物質であり，VOCがアレルゲンによる感作を促進したり，感作がVOCの過敏を修飾したり，あるいは個々のVOC間にも相互作用がみられることがある。

### 3) シックハウス症候群と化学物質過敏症(表2)

現在わが国ではシックハウス症候群と化学物質過敏症(multiple chemical sensitivity: MCS)を同義語として，また，前者は後者を包括する語と

**表1** わが国における揮発性有機化合物(VOC)ガイドライン値(厚生労働省2002年2月7日通達)(鳥居，2005より)

| VOCs | 主な発生源 | ガイドライン値 |
|---|---|---|
| ホルムアルデヒド | 合板，接着剤，塗料，断熱材など | 0.08 ppm |
| トルエン | 香料，塗料，接着剤，木材防腐剤 | 0.07 ppm |
| キシレン | 壁装材の可塑剤や防腐剤 | 0.2 ppm |
| パラジクロロベンゼン | 衣類防虫剤(ウールパラ，ネオパラなど)，トイレタリー(カラーボールなど) | 0.04 ppm |
| エチルベンゼン | 塗料，樹脂など | 0.88 ppm |
| スチレン | 樹脂，塗料，乾性油など | 0.05 ppm |
| クロルピリホス | シロアリ駆除剤(新建築基準法により使用禁止) | 0.07 ppm(ただし小児では0.007 ppm) |
| フタル酸ジ-n-ブチル | 塗料，顔料，接着剤，塩化ビニルの可塑剤 | 0.02 ppm |
| テトラデカン | 灯油，塗料など | 0.04 ppm |
| フタル酸ジ-2-エチルヘキシル | 壁材，床材，各種フィルム，電線被覆 | 7.6 ppb |
| ダイアジノン | 殺虫剤 | 0.02 ppb |
| アセトアルデヒド | 喫煙，一部の接着剤や防腐剤，写真現像の薬品 | 0.038 ppm |
| フェノブカルブ | 水稲や野菜の害虫駆除剤，防蟻剤 | 3.8 ppb |

**表2** シックビルディング症候群の愁訴(WHO 空気質調査小委員会による)(鳥居, 2005 より)

眼・鼻・咽頭の感覚刺激
　痛み，乾くような感じ，刺すような痛み，ヒリヒリする刺激，かすれた声など
神経毒性および全身健康問題
　頭痛，機能鈍化，精神疲労，記憶減退，注意力や集中力の低下，めまい，吐き気と嘔吐，疲労感など
皮膚刺激
　痛み，発赤，刺すような痛み，かゆみ，皮膚の乾燥感など
非特異的過敏反応
　鼻汁あるいは涙の流出，非喘息患者における喘息様症状など
悪臭および味覚異常

して用いられているようである。一般には，シックハウス症候群では化学物質がある程度高濃度になって症状が出現するものと理解されている。よって，揮発性化学物質濃度を一定程度以下にすれば予防できると理解される。一方，化学物質過敏症では非常に低濃度でも症状が出現しうると考えられている。シックハウス症候群の患者は問題の住居ないし建物を離れれば症状は改善ないし消失することが多い。これに対して化学物質過敏症では患者は多彩な環境で存在する微量化学物質に反応して症状が発現しうる。シックハウス症候群は多く吸入性化学物質によって惹起されるが，化学物質過敏症は食品や薬剤に添加された微量化学物質，ときに医薬品に反応して症状を起こすことがある(鈴木，2003)。

### 4) メカニズム

シックハウス症候群・化学物質過敏症は一般健常人が何らの症状を訴えない環境で身体の不調を訴えるもので，何らかの個人的素因(過敏性)をもつためと想像されている。アレルギー疾患も一般健常人が反応しない物質(アレルゲン)またはその微量でもアレルギー反応を惹起してアレルギー症状を示すものである。シックハウス症候群・化学物質過敏症の一部では環境の微量物質に対するアレルギー反応によるものがありうる。

一般人を対象とした調査では，人口の 35% に何らかのアレルギー性疾患様症状を訴えたのに対して，化学物質過敏症様症状を示す群ではその 48% にアレルギー性疾患様症状の存在がみられ，少なくとも部分的にはアレルギーのシックハウス症候群・化学物質過敏症への関与が示唆される(Meggs et al., 1996)。

これらの症状の原因物質はアレルゲンとなるとともに，例えばホルムアルデヒドは刺激物質として C-fiber の化学受容体を刺激してタキキニン(tachykinin)を遊離させて神経原性の炎症を惹起しうるので，アレルギー反応と非アレルギーメカニズムの並存も考えられる。アレルギー反応で遊離したヒスタミンなどの化学伝達物質は後述のように C-fiber を刺激するので，これらの過敏の機序の多様性を常に考慮する必要がある(Meggs, 1996; Barnes, 1996)。

近年，化学物質過敏症の機序として以下のようなものが提唱されている。つまり，まず低濃度化学物質の反復暴露によって大脳辺縁系の抑制性ニューロンの GABA 受容体が阻害される。すると，この部分の局所的ニューロンの興奮性が増加し，シナプス可塑性誘導・変化が起こる。この"ニューロンの条件付け"が行動異常，"化学キンドリング"を引き起こすというものである(図3)(Gilbert, 2001)。さらに，Ikeda らは functional MRI (fMRI)を用いて，トルエン負荷を行った健常群と患者群で脳内血流量の変化を検討し，健常群では負荷前後で有意な差異を認めなかったが，患者群では負荷前後で脳内の特定部位における血

```
微量環境化学物質の反復暴露
        ↓
大脳辺縁系の抑制性ニューロン GABA 受容体阻害
        ↓
局所的興奮性増加
シナプス可塑性誘導・変化，ニューロンの条件付け
        ↓
行動異常・化学キンドリング
```

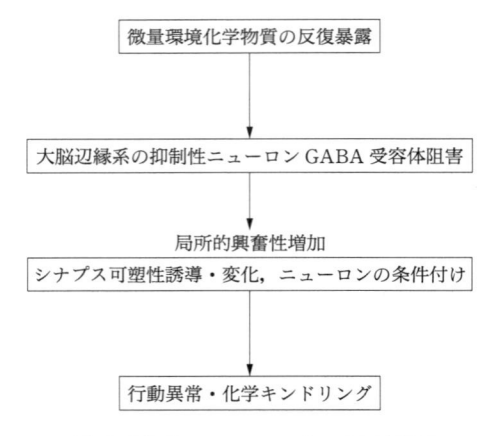

**図3** 環境化学物質によるシナプス可塑性誘導・キンドリング(坂部，2003 より)

流が有意に変動したことを認め，"ニューロンの条件付け"の考え方を支持した(Ikeda et al., 2003;坂部，2003)。

### 5）わが国でのシックハウス症候群の頻度

わが国でのシックハウス症候群の頻度調査は，子安らの厚生労働省生活安全総合研究事業シックハウス症候群に関する疫学的研究班により行われた(子安ら，2004)。すでに述べたように，かれらは広義のシックハウス症候群を「室内における化学物質，アレルゲン，微生物等の影響により健康被害が生じた状態」とし，狭義のシックハウス症候群を「特定の建物においてアレルゲン，微生物に起因する疾患を除外した環境原因因子による健康被害が生じた状態」とした。

同研究班の質問票を用いてシックハウス症候群の頻度と原因の調査が行われている。対象は成人8737人および小児7171人であった。狭義のシックハウス症候群の有病率は女性9.3％，男性4.3％であった。住居の築年は平均13年で0～80年に広く分布していた。原因環境因子は「シャンプー，化粧，香水など」「壁や床の建材のにおい」「塗料のにおい」などであった。アレルギー疾患の有無では何らかのアレルギーのある者は33.3％であった。小児の有病率は4.6％で，住宅の築年数は平均14年(0～80年)であった。何らかのアレルギーをもつ者は40.5％であった。地域別のシックハウス症候群の頻度は東京が高く，都市部では気密性の高いマンション住居者が多いためと推定している。アレルギーと環境化学物資との関連は明らかでないが，シックハウス症候群患者にアレルギー疾患が多いことはシックハウス症候群とアレルギーとの関連を示唆している。一方，シックハウス症候群を広義でとらえると原因環境因子は「ペット」，「エアコンのにおい」，「ファンヒーター」の順で多く，住宅環境ではアレルゲン，微生物も健康被害の原因となりうることが示唆されている。

### 6）シックハウス症候群のアレルギー的側面

シックハウス症候群・化学物質過敏症は，健常者が反応しない量の化学物質への暴露により多彩な症状を示すものである。アレルギー反応も一般の健常者が反応しない物質ないし反応しない量への暴露で起き，アレルギー疾患を惹起するものである。よって，シックハウス症候群は住宅環境に存在する低レベルの化学物質へのアレルギー反応が関与すると想像される。またすでに述べたように化学物質過敏症者ではそうでない人々に比べて高頻度でアレルギー疾患をもっていた(Meggs, 1996)。

このような背景からシックハウス症候群でのアレルギーの関与が広く検討されてきた。秋山，長谷川らは国立相模原病院臨床環境医学センターにおいて，以下の条件に合致する患者をシックハウス症候群患者としアレルギー的側面を検討した。つまり室内環境に起因した体調不調の原因となる室内環境因子として病原微生物，アレルゲン，化学物質特にVOCの3者を想定し，この中で微生物，アレルゲンを除き化学物質による化学物質過敏症をシックハウス症候群検討の対象とした。その可能性例として，①化学物質暴露の可能性があること(家の新築，増築，あるいは新しい家具の購入，職場や学校における同様な事態など)，②症状が多臓器にわたること，③症状を説明できるような他の疾患がないこと，の3点を満たすものを取り上げた。

シックハウス症候群の可能性例は女性35例(平均年齢45.1歳)，男性12例(平均36.7歳)であった。何らかのアレルギー性疾患の合併率は83％で，疾患は喘息，アレルギー鼻炎，アトピー性皮膚炎，じんま疹，アレルギー性結膜炎などであった。アレルギー性疾患で高値を示すIgE値は，正常値の200 iu/ml以下は57％で，1000 iu/mlの高値は2人(4％)であった。ホルムアルデヒドは典型的な化学物質過敏症の原因物質で，これに対するIgE抗体の存在が知られているが，この調査ではIgE抗体陽性者はみられていない。居住環境でのホルムアルデヒド濃度は対象の2例で基準値を上回っていた。

彼らはさらに非ブラインドではあるがホルムアルデヒドの暴露負荷試験(最大負荷濃度は居住環

境基準値である0.08 ppm)を実施した12例で10例に症状の再現をみている。その中の6例でホルムアルデヒド負荷試験を行った結果では，前後の末梢血単核球の無刺激下でのサイトカインの産生には一定の傾向はなかった。しかし，ホルムアルデヒド負荷試験後の末梢血ヒスタミン遊離に減少傾向がみられている。その原因は不明であるが，シックハウス症候群患者はホルムアルデヒドの暴露で程度は低いが何らかのアレルギー反応性の変化を惹起したことを示している。報告者らは化学物質過敏症がアレルギー反応に起因するとは考えられないが，化学物質過敏症はアレルギー疾患をもっている患者に起こりやすく，また，アレルギー疾患を顕在化させる可能性を示唆している（長谷川，2003；長谷川ら，2005）。

一方，特殊な環境では，ホルムアルデヒドが特異的IgE抗体を産生させる。水城・津田(2001)は，高濃度のホルムアルデヒドに暴露される解剖実習では実習者の中にホルムアルデヒド特異的IgE抗体が産生されたのを観察し，また，Wantke et al. (1996)は学童がparticle board(合成樹脂使用の合成板)を使用するとその多くで抗ホルムアルデヒドIgE抗体が産生されることを報告している。

動物実験では，卵白アルブミン(ovalbumin)吸入感作を行ったモルモットで低濃度ホルムアルデヒド(0.25 ppm)が抗卵白アルブミンIgG 1抗体の産生を促進し，また，卵白アルブミンに対する気道反応性を促進した。同様にマウスでもホルムアルデヒド暴露($2 mg/m^3$)が卵白アルブミン経鼻感作を促進した(Riedel et al., 1996; Tarkowski and Gorski, 1995)。

## (3) 大気汚染物質と喘息・アレルギー

わが国を含む先進諸国において喘息やアレルギー性鼻炎などのアレルギー性呼吸器疾患は増加しており，その原因の1つとして大気汚染物質増加が指摘されている。

生活環境中の大気汚染物質の起源は2つに分けられ，第1は自動車の排気で，一酸化炭素(CO)，浮遊粒子状物質(suspended particulate matter: SPM)，ディーゼル排気粒子(diesel exhaust particles: DEP)と刺激性ガスとして光学オキシダント(Ox)，特にオゾン($O_3$)，二酸化硫黄($SO_2$)，二酸化窒素($NO_2$)などがある。第2の発生源は石炭，石油を燃焼させる火力発電所，小規模の工場，家庭での木材の燃焼，山火事などで生ずる種々のガス，SPM，オゾンなどがある(山内・滝沢，2003; Trassande and Thurston, 2005)。

特に乳児および小児は呼吸器官の発育期であるため，吸入した大気汚染物質によって大きな影響を受ける(表3)(Fanucchi et al., 2000)。また，小児は成人に比べて活動が多いため，呼吸器により多くの有害物質が吸入される(Gent et al., 2003)。ロンドンでの喘息による小児の診療所受診は大気中$NO_2$濃度に相関し，成人では直径10μ以下粒子(PM 10)の量に比例した。相関は小児でより著明であった(Hajat et al., 1999)。

### 1) 浮遊粒子状物質(SPM)

SPMは肺内において気道系の炎症の引き金として重要であると報告されている。SPMは「大気中に浮遊する粒子状物質であって，その粒径が10μm以下のもの」と定義され，沈降速度が遅く，比較的長時間大気中に滞留し，経気道的に気道・呼吸器系に影響を及ぼすと考えられている。これはPM 10とも呼ばれ，環境基準により「1時間値の1日平均値が$0.10 mg/m^3$以下であり，かつ，1時間値が$0.20 mg/m^3$以下であること」と定められている。

わが国では，1997～99年度の粒子状物質中の主に微小粒子による健康影響に関する疫学的調査が行われ，学童の欠席率の変動が$NO_2$，気温，湿度とではなく，大気中のSPMの濃度と相関することが判明した(Makino, 2000)。また，SPM濃度が異なる6地域について家庭婦人を対象とした呼吸器症状有症状率への影響を検討した結果，SPMは咳，痰，喘鳴，慢性の咳，喘息の5症状

表3　小児への大気汚染の健康被害(Trassande and Thurston, 2005 より改変)

| 大気汚染物質 | 汚染濃度 | 結　果 | コメント |
| --- | --- | --- | --- |
| 酸化硫黄(SO$_x$) |  | 乳幼児死亡 |  |
| 酸化窒素(NO$_x$) |  | 気道症状 |  |
|  |  | 喘息悪化 |  |
|  |  | 呼吸機能増加障害 |  |
|  |  | リンパ腫(特にホジキン氏病)発症頻度 | 妊娠中での交通排気への暴露 |
|  | >250 ppb | アレルギー反応亢進 |  |
| PM 10* |  | 乳幼児死亡(特に呼吸器疾患による) |  |
|  |  | 乳幼児突然死症候群 |  |
| ディーゼル排気粒子 |  | 白血病および中枢神経腫瘍 | 交通排気への暴露 |
|  |  | リンパ腫(特にホジキン氏病)発症 | 妊娠中での交通排気への暴露 |
|  | 交通密度>2万台/日 | 小児期白血病 | 交通排気への暴露 |
| オゾン(O$_3$) | 種々 | 呼吸器疾患または喘息による入院 |  |
|  |  | 気道疾患による学校欠席(オゾン 20 ppb 増加で 63% 増加) |  |
|  | >110 ppb | 喘息による救急受診の 37% 増加 |  |
|  |  | 喘息の発病(高戸外活動グループでは大気中オゾン濃度増加により 3 倍) |  |
|  | >120 ppm | アレルギー暴露で喘息患者の 1 秒量の減少 |  |
|  |  | 喘鳴頻度の増加(50 ppb 増加ごとに 35% 増加) |  |
|  |  | アレルゲン反応性の増加 |  |
|  |  | 救急薬使用の増加 |  |
|  |  | 気道感染の増加、ピークフロー値の低下 |  |
| WTC (World Trade Centre)塵埃 | 2001年9月11日午前9時以後3週間内 WTC 付近 WTC より 2 マイル以内 | 妊娠期間に比して低体重 | 妊娠中暴露 |
|  |  | 出生時低体重・低身長 | 妊娠中暴露 |
|  |  | 妊娠期間の短縮と出生時の頭囲の低下 | 2001年9月11日に妊娠第1期 |

*：直径 10 μm 以下の粒子。

と有意に関連性がみられたが，NO$_2$ 濃度はいずれの症状とも有意な関連性が認められなかった(公害健康被害補償予防協会，1999)。また成人・総人口の死亡率と PM 10 が相関するといわれ，PM 10 の高い地域で新生児の死亡率が高い傾向がみられている(Woodruff and Schoendorf, 1997)。

SPM は様々な物質の複合体であり，その構成成分は地域や時代・季節などによりかなり異なっている。わが国においては，都市部における大気汚染の発生源であるディーゼル自動車保有状況からみて，ディーゼル排気粒子(DEP)が SPM の主要成分であると考えられている。

## 2) ディーゼル排気粒子(DEP)と喘息・アレルギー

都市近郊部におけるディーゼルエンジンから排出される微細粒子状物質(DEP)は，気道炎症誘発因子であるのみならず，アレルゲンに対する IgE 抗体産生促進作用(アジュバント作用)が示されている。DEP は，ディーゼルエンジンから排出される微細粒子状物質であり，平均径は 0.2〜0.3 μm である。すすのような色調，形状を有し，80% は炭素であり，周囲に脂肪族炭化水素群や硫酸塩など化学物質が吸着し無数の突起を形成している構造の集合体である。DEP 中に多く含まれる多環芳香族炭化水素類は化石燃料や動植物などの不完全燃焼によって発生する。

① DEPの抗体産生に対するアジュバント効果（動物実験）

栃木県日光市ではスギ花粉症の頻度と日光市を通過するディーゼルバスの台数は並行的に増加していた。そこでアレルギー性疾患の増加と環境因子としてディーゼル車の増加に着目し，DEPのIgE抗体産生亢進のアジュバント作用に関して検討が行われた。Muranaka et al. (1986)はDEPとともにスギ花粉の抗原をマウスに腹腔内投与で感作するとIgE抗体産生が増強されることを報告し，DEPに抗体産生のアジュバント作用があることを証明した。さらに，Takafuji et al. (1987)はDEPが経鼻腔的感作においてもIgE抗体誘導が促進されることを報告した。

② DEP暴露のヒトへの影響

DEPの抗体産生活性化作用はヒトにおいても同様であり局所のIgE産生を誘導する（Diaz-Sanchez et al., 1994）。

DEPとブタクサを同時に経鼻的投与すると，鼻分泌物中のブタクサ特異的IgEの上昇，IL-4，IL-5やIL-13などのTh2サイトカインの産生増加（Diaz-Sanchez et al., 1997）などが報告され，DEPのアレルギー性疾患の増加への寄与を推察させる。

ヒトへのDEP吸入効果は正常人と喘息患者で異なっている場合がある。Salviらは，ボランティアの健常成人に対し，高濃度のディーゼル排気を短時間暴露させた後，気管支肺胞洗浄（BAL）および気管支粘膜生検をした。BALでは，好中球，B細胞の増加，ヒスタミンとフィブロネクチンの増加，IL-8の増加，気管支粘膜生検では好中球，マスト細胞，ICAM-1，VCAM-1の増加が認められ，DEPが正常人の気道において炎症性サイトカイン産生を促進することを示した（Salvi et al., 2000）。しかし，喘息患者と正常人へのDEP暴露の検討では，DEP暴露は両群で気道収縮を示し，正常人群では上述の検討と同じく気管支肺胞洗浄液中の好中球，IL-8は増加したが，喘息患者ではすでに存在する好酸球浸潤の促進を起こさず，また，気管支肺胞洗浄液中のIL-8，好中球の増加もみられなかった。気道粘膜ではIL-10の増加のみがみられている。DEPの正常人と喘息患者気道での反応の差異の原因はさらに検討を要する問題である（Stenford et al., 2004）。

③ DEPの気道上皮細胞に対する in vitro 作用

DEPは気道上皮細胞を刺激して，IL-8，IL-6やGM-CSF，さらにRANTES，エオタキシンといった炎症性サイトカインやケモカインを産生し気道炎症，アレルギー反応を惹起する。DEPによる刺激で，ヒトの鼻腔上皮細胞および気道上皮細胞株（8EAS-28）は，IL-8，GM-CSFの産生を亢進させるが，活性炭や黒鉛といった粒子では認められなかった（Ohtoshi et al., 1998）。ヒト肺胞上皮細胞株でDEPは好中球刺激因子であるIL-8の産生を亢進させる（Seagrave et al., 2004）。手術材料から得られたヒトの気道上皮細胞でも，DEPは気道上皮の線毛運動を阻害し，また，IL-8，GM-CSF，sICAM-1の産生を亢進させる（Bayram et al., 1998a）。

さらに軽度のアトピー喘息の患者と非アトピーで喘息でない患者の培養気道上皮細胞を用いてDEPの効果を比較検討したところ，喘息患者の気道上皮からは低濃度のDEPでもIL-8，GM-CSF，sICAM-1の産生が亢進し，非喘息患者の気道上皮からは高濃度のDEPでのみIL-8，GM-CSFの産生が亢進し，喘息患者の気道上皮がDEPに対して過敏である可能性が示された（Bayram et al., 1998b）。このようなDEPによるIL-8，GM-CSF産生亢進のメカニズムとしてDEP刺激がNF$\kappa$-Bを活性化することによる可能性が示唆されている（Takizawa et al., 1999）。

DEPは一般にIL-8産生を介して気道に好中球を増加させる。喘息では気道の好酸球浸潤が特徴的である。DEP暴露が喘息での気道好酸球浸潤を増加させうる可能性を示すものとして，Diaz-Sanchez et al. (1997)は，経鼻的に投与したDEPが好酸球浸潤を促進するTh2 typeのサイトカイン産生を誘導することを認めた。Hashimoto et al. (2000)は，気道上皮細胞株（BET-1A）でDEP刺激により，好酸球遊走因子であるRANTESの産生亢進を認めた。さらにTakizawa et al.

(2003)は健常人気道上皮細胞および気道上皮細胞株(BET-1A)を用いて，DEP刺激によりエオタキシンの産生亢進を認めた。また，IL-13の存在下でエオタキシン産生が相加的に亢進することを報告している。さらに，エオタキシン産生亢進のメカニズムについても，DEPがNF-$\kappa$Bの活性を介していることを報告している(Takizawa et al., 2003)。

このように in vitro の系においても，大気汚染物質DEPの気道系への暴露は，気道炎症を誘導し，アレルギー性の炎症を増悪することが示唆され，分子レベルでの機序も解明されつつある。

## (4) 物理的環境ないし刺激によるアレルギー

本節は主として化学的環境でのアレルギーについて述べるものであるが，さらに寒冷，温熱，運動などの物理的環境ないし刺激によるアレルギーないしアレルギー様反応について簡単に説明する。主なアレルギーないしアレルギー様反応はじんま疹，血管浮腫，アナフィラキシー，喘息ないし喘息様反応である。

### 1) 寒冷じんま疹・本態性寒冷じんま疹

寒冷によるじんま疹の中では，cryoproteinsなどがみられない本態性寒冷じんま疹患者が大多数を占め，寒冷でその相当数で何らかの機序により活性化されるIgEの存在が示唆されている。Kaplanは40人の寒冷じんま疹患者の手を氷水に4分間浸し，氷水より手を出してから連続的に前腕の静脈内のヒスタミン量を測定した。氷水より手を出して4～8分間で全身的な寒冷暴露によって全身の高度のじんま疹の発症がみられる(systemic cold urticaria)(Kaplan, 1998)。

### 2) コリン性じんま疹・局所熱じんま疹

熱じんま疹は局所性と全身性の2型があるが(Kaplan, 1998; 山本・秀, 2003)，全身性熱じんま疹(コリン性じんま疹)が一般的である。

コリン性じんま疹は運動，入浴，熱いシャワー，発汗，不安などで惹起され，最初は上胸部から頸部に出現し，次第に全身に広がる。全身性熱じんま疹は血中ヒスタミン値の上昇を伴い，その発症にヒスタミンが関与することが示されている(Kaplan, 1998)。

### 3) 運動誘発アレルギー

#### ① 運動誘発性アナフィラキシー

運動誘発性アナフィラキシーでは激しい運動によって，かゆみ，じんま疹，血管浮腫，喘鳴，そして血圧低下のアナフィラキシーショック状態を示す。コリン性じんま疹も運動によって起きるが，運動誘発性アナフィラキシーは温熱，入浴，不安などでは症状は起きない。また，じんま疹はコリン性じんま疹に比べて大きい(Grant et al., 1981)。

表4　じんま疹，血管浮腫の原因(粕川・牧野，1985より)

1. 薬剤反応：抗原，ヒスタミン遊離性物質，アスピリンなど非ステロイド系抗炎症剤
2. 食物，食品添加物，自然のサリチル酸化合物
3. 吸入性・嚥下性・接触性抗原
4. 輸血反応
5. 感染：細菌性，真菌性，ウイルス性，寄生虫性
6. 昆虫(固定じんま疹)
7. 膠原病性血管疾患
   a．皮膚血管炎
   b．血清病
8. 悪性新生物：後天性のC1 INHの除去による血管浮腫
9. 物理性じんま疹
   a．寒冷じんま疹
   b．コリン性じんま疹
   c．皮膚描記症(デルモグラフィー)
   d．圧迫性じんま疹(血管浮腫)
   e．振動性血管浮腫
   f．日光じんま疹
   g．水じんま疹
10. 色素性じんま疹(全身性肥満細胞症)
11. 遺伝性
    a．遺伝性血管浮腫(C1 INH欠損)
    b．家族性寒冷じんま疹
    c．C3b inactivator欠損
    d．難聴とじんま疹を伴うアミロイド症
12. 慢性本態性じんま疹(血管浮腫)

### ② 運動誘発喘息

運動誘発喘息でも血中ヒスタミン値の上昇が報告されている。運動誘発喘息は他の物理的じんま疹と異なりアトピー疾患を合併することが多い。運動誘発喘息は冷たく乾燥した環境下での強い運動で起こりやすい。発症機序として過換気による気道の水分喪失，運動終了後の気道の再加熱による気道の浸透圧変化とメディエーター遊離が考えられている(Sheffer et al., 1983; 厚生労働省免疫・アレルギー研究班, 2003)。

### ③ 食物依存性運動誘発性アナフィラキシー/喘息

特定の食物を摂取後に激しい運動を行うとじんま疹，血管浮腫，喘鳴，血圧低下，意識障害などを起こすものである。このアナフィラキシー症候群は，運動のみ，食物のみでは誘発されない(Sampson, 1998)。

## 4) 圧迫性じんま疹・血管浮腫

圧迫で誘発される圧迫性じんま疹は圧迫が加わって4～6時間後に局所にじんま疹，ないし血管浮腫を起こすものである。症状は圧迫が加わった衣服，ハンマーで叩打したときの手，歩行後の足底，1～2時間椅子に座ったときの臀部などに出現する。組織学的には慢性じんま疹と同じく発疹部位の血管周囲に単核球の浸潤がみられる(Estes, 1981)。

## 5) 日光じんま疹・薬剤性光線過敏症

### ① 日光じんま疹

日光にさらされると1～3分でかゆみ，発赤，浮腫の順で局所に出現し，1～3時間で消失する。全身がさらされた場合は喘息症状，血圧低下が起こりうる。原因の日光の波長によって6種に分けられる。I型とIV型は抗体依存性の可能性がありマスト細胞が関与しているようである(Kaplan, 1998; 山本・秀, 2003; 福永, 2005)。

### ② 薬剤性光線過敏症

中高年者の光線過敏症の大半を占める。症状は露光部に局限するのが特徴的である。原因薬剤は種々あるが，作用波長はほとんどが長波長紫外線である。作用機序は光毒性反応と光アレルギー反応に大別される。光毒性反応は感作が不要ですべての健常人に生じる可能性がある。光アレルギー反応はT細胞性免疫を介して生じる(西尾・戸倉, 2005)。

## 6) 物理刺激応答のメカニズム

物理アレルギーでは圧迫，熱，寒冷などの刺激でじんま疹，気道収縮，アナフィラキシーなどが惹起されるが，物理アレルギーのメカニズムは多く不明である。その機序の理解を進めるものとして期待されるのが，末梢感覚神経に特異的に発現する機械刺激受容体，温度受容体で，近年，遺伝子がクローニングされ，その分子構造と機能が明らかにされつつある(表5)。特に温度受容は，温熱ないし清涼を含めて6つのイオンチャネル型受容体の存在が明らかになっている。

表5 6つのイオンチャネル型温度受容体の種々の性質(Tominaga, 2003 より)

| 温度受容体 | 活性化温度閾値 | 発現部位 | 他の有効刺激 |
|---|---|---|---|
| TRPV1(VR1) バニロイド受容体 | 43°C< | 皮膚神経，皮膚 | カプサイシン，プロトン，脂質 |
| TRV2(VRL-1) | 52°C< | 感覚神経，脳，脊髄，肺，肝，脾，大腸など | ? |
| TRPV3 | 30～35°C< | 感覚神経，脳，下垂体，脊髄，皮膚，胃，腸など | ? |
| TRPV4 | 35°C< | 感覚神経，視床下部，皮膚，腎，肺，内耳など | 低浸透圧，機械刺激，プロトン，メントール |
| TRPM8 | <28°C | 感覚神経 | |
| ANKTM1 | <17°C | 感覚神経 | |

## おわりに

　環境化学物質は種々の経路で生体に影響を与える。また，アレルギー反応の特色は反応性をもつ一部の人々が環境に反応して症状を示すことである。シックハウス症候群では，健常人は反応しない低いレベルの屋内の化学物質，特に VOC に反応して不定の局所，全身反応を示す。シックハウス症候群はアレルギー性疾患に罹患ないし罹患したことがある人々に出現しやすいが，これらのシックハウス症候群が化学物質に対するアレルギー反応によって発症するエビデンスは少ない。アレルギー疾患をもつヒトが環境化学物質の刺激で非特異的に症状を示しやすくなるのかもしれない。これに関連して低濃度化学物質への反復暴露により末梢神経末端の C-fiber が過敏になり，神経ペプチドの遊離亢進，中枢神経系での "ニューロンの条件付け" などの神経生理学的異常を引き起こし，これがシックハウス症候群発症につながる可能性がある。大気汚染は喘息・アレルギーの増悪因子であり，その影響は乳幼児および小児でより明らかである。多くの大気汚染物質の中でも DEP は気道炎症，アレルギーを促進する作用が強い。しかし，オゾン，$SO_2$ などの化学物質も健康被害を与えることが知られている。寒冷，温熱，圧迫，運動，日光などの物理的刺激はアレルギーないしアレルギー様反応を惹起させる。その中の一部では IgE 抗体，T 細胞，クリオグロブリンなどの関与が示唆されているが，ほとんどでその機序は確立していない。

### 謝　辞

　本稿作成にあたって，資料提供また示唆をいただいた鳥居新平先生(総合上飯田第一病院)，上川雄一郎先生(独協医科大学薬理学教室)に深甚の謝意を示します。

### 参考文献

Barns, P. J. (1996) Neuroeffector mechanisms: the interface between inflammation and neuronal responses. J. Allergy Clin. Immunol. 98(5 Pt 2): S73-81.

Bayram, H., Devalia, J. L., Sapsford, R. J., Ohtoshi, T., Miyabara, Y., Sagai, M. and Davies, R. J. (1998a) The effect of diesel exhaust particles on cell function and release of inflammatory mediators from human bronchial epithelial cells in vitro. Am. J. Respir. Cell Mol. Biol. 18: 441-448.

Bayram, H., Devalia, J. L., Khair, O. A., Abdelaziz, M. M., Sapsford, R. J., Sagai, M. and Davies, R. J. (1998b) Comparison of ciliary activity and inflammatory mediator release from bronchial epithelial cells of nonatopic nonasthmatic subjects and atopic asthmatic patients and the effect of diesel exhaust particles in vitro. J. Allergy. Clin. Immunol. 102(5): 771-782.

Bush, R. K. and Taylor, S. L. (1998) Adverse reaction to food and drug additives. In: Allergy: Principles and Practice, (eds.) E. Middleton, C. E. Reed, et al., Mosby, St.Louis, pp. 1183-1198.

Diaz-Sanchez, D., Dotson, A. R., Takenaka, H., et al. (1994) Diesel exhaust particulates induce local IgE production in vivo and alter the pattern of IgE messenger RNA isoforms. J. Clin. Invest 94: 1417-1425.

Diaz-Sanchez, D., Tsien, A., Fleming, J., et al. (1997) Combined diesel exhaust particulate and ragweed allergen challenge markedly enhanced human in vivo nasal ragweed-specific IgE and skews cytokine production to a T helper cells 2-type pattern. J. Immunol. 158: 2406-2413.

土橋邦生 (2004) 職業アレルギーの新しい概念と発症機序. アレルギー科 18：430-437.

Engvall, K., Norrby, C. and Norbeck, D. (2001) Sick building syndrome in relation to building dampness in multi-family residential buildings in Stockholm. Int. Arch. Occup. Environment Health 74: 270-278.

Estes, S. A. and Yung C. W. (1981) Delayed pressure urticaria: an investigation of some parameters of lesion induction. J. Am. Acad Dermatol. 5(1): 25-31.

Fanucchi, M. V., Wong, V. J., Hinds, D., Tarkington, B. K., Van Winkle, L. S. and Evance, M. J. (2000) Repeated exposure to ozone alters postnatal development of distal conducting airways in infant rhesus monkey. Am. J. Respir. Crit. Care Med. 161: A615.

Frank, M. M. and Lawley, T. J. (1998) Immune Complexes and allergic disease. In: Allergy: Principles &

Practice, (eds.) E. Middletron, Jr., C. E. Reed, et al., Mosby, St.Louis, pp. 702-712.

福永敦 (2005) 日光蕁麻疹. アレルギーの臨床 25：779-783.

Gent, F., Triche, E. W., Holford, T. R., Belanger, K., Brocken, M. B. and Leaderer, W. S. (2003) Association of low-level ozone and fine particles with respiratory symptoms in children with asthma. JAMA 290(14): 1915-1917.

Gilbert, M. E. (2001) Does the kindling model of epilepsy contribute to our understanding of multiple chemical sensitivity? Ann. N.Y. Acad. Sci. 933: 68.

Grant, J. A., Findlay, J. R., Thueson, D. O., Fine, D. P. and Krueger, G. G. (1981) Local heat urticaria/angioedema: evidence for histamine release without complement activation. J. Allergy Clin. lmmunol 67: 75.

Gray, M. R., Thrasher, J. D., Crago, R., Madison, R. A. and Arnold, L. (2003) Mixed mold mycotoxicosis: Immunological changes in human following exposure in water-damaged buildings. Arch. Environ. Health 58: 410-419.

Hajat, S., Haines, A., Goubet, S. A., Atkinson, R. W. and Anderson, H. R. (1999) Association of air pollution with daily GP consultations for asthma and other respiratory conditions in London. Thorax 54: 597-605.

長谷川真紀 (2003) アレルギーの立場から，シックハウス症候群．アレルギー・免疫 10(12)：1562-1567.

長谷川真紀・大友守・三田晴久・秋山一男 (2005) 化学物質過敏症可能性例の検討——アレルギーの観点から．アレルギー 54(5)：478-484.

Hashimoto, S., Gon, Y., Takeshita, I., Matsumoto, K., Jibiki, I., Takizawa, H., Kudoh, S. and Horie, T. (2000) Diesel exhaust particles activate p38 MAP kinase to produce interleukin 8 and RANTES by human bronchial epithelial cells and N-acetylcysteine attenuates p38 MAP kinase activation. Am. J. Respir. Crit. Care Med. 161: 280-285.

Horton, B. T., Brown, G. B. and Both, G. M. (1936) Hypersensitivities to cold with local and systemic manifestations of a histamine-like character: its amenability to treatment. JAMA 107: 1263.

Ikeda, A., Saito, N., et al. (2003) Sick-house/building syndrome: Its relationship with olfaction. Proceeding 2003 International Symposium in Indoor Air Quality and Health hazards, p. 242.

Kaplan, A. P. (1998) Urticaria and angioedema. In: Allergy, Principles & Practice, (eds.) E. Middleton, C. E. Reed, E. F. Ellis, N. F. Adkinson, J. W. Yunginger and W. W. Busse, Mosby, St. Louis, pp. 1104-1122.

粕川禮司・牧野荘平 (1985) エッセンシャルアレルギー・膠原病（増補版）. 医歯薬出版.

公害健康被害補償予防協会 (1999) 生活環境中の健康被害に関する研究報告書.

厚生労働省科学研究費補助金健康科学総合事業 (2003) シックハウス症候群に関する疫学的研究総合報告書, pp. 3-26, 184-208.

厚生労働省免疫・アレルギー研究班, 牧野荘平・古庄巻史・宮本昭正監修 (2003) 喘息予防・管理ガイドライン. 協和企画, p. 116.

子安ゆうこ・酒井菜穂・今井孝成・神田晃・川口毅・小田嶋安平 (2004) 本邦に於けるシックハウス症候群の大規模疫学調査．アレルギー 53(5)：484-493.

Makino, K. (2000) Association of school absence with air pollution in areas around arterial roads. J. Epidemiol. 10: 292-299.

Meggs, W. J. (1996) Mechanisms of allergy and chemical sensitivity. Toxicol. Ind. Health 15: 331-338.

Meggs, W. J., Dunn, K. A. and Block, R. M. (1996) Prevalence and nature of allergy and chemical sensitivity in a general population. Arch. Enivorn. Health 51: 275-282.

水城まさみ・津田冨康 (2001) 人体解剖実習中のホルムアルデヒド暴露による身体症状発現とアトピー素因との関係について．アレルギー 50：21-28.

村中正治 (2003) 薬物アレルギー. 宮本昭正監修, 臨床アレルギー, 南山堂, pp. 402-415.

Muranaka, M., Suzuki, S. and Koizumi, M. (1986) Adjuvant activity of diesel-exhaust particulates for production of IgE antibody in mice. J. Allergy Clin. Immunol. 77: 616-623.

西尾大介・戸倉新樹 (2005) 薬剤性光線過敏症．アレルギーの臨床 25：774.

Ohtoshi, T., Takizawa, H., Okazaki, H., Kawasaki, S., Takeuchi, N., Ohta, K. and Ito, K. (1998) Diesel exhaust particles stimulate human airway epithelial cells to produce cytokines relevant to airway inflammation in vitro. J. Allergy Clin. Immunol. 101(6 Pt 1): 778-785.

Riedel, F., Hasenauer, E., Barth, P. J., Koziorowski, A. and Riedel, C. H. I. (1996) Formaldehyde exposure enhances inhalative allergen sensitization in the guinea pig. Allergy 51: 94-99.

坂部貢 (2003) シックハウス症候群と化学物質過敏症——オーバービュー．アレルギー・免疫 10(12)：1557-1561.

Salvi, S. S., Nordenhall, C., Blomberg, A., Rudell, B., Pourazar, J., Kelly, F. J., Wilson, S., Sandstrom, T., Holgate, S. T. and Frew, A. J. (2000) Acute exposure to diesel exhaust increases IL-8 and GRO-$\alpha$ production in health human airways. Am. J. Respir. Crit. Care Med. 161: 550-557.

Sampson, H. A. (1998) Adverse reactions to foods. In: Allergy, Princeples & Practice, (eds.) E. Middleton,

C. E. Reed, E. F. Ellis, N. F. Adkinson, J. W. Yunginger and W. W. Busse, Mosby, St. Louis, pp. 1162-1182.

Seagrave, J., Knall, C., McDonald, J. D. and Mauderly, J. L. (2004) Diesel particulate material binds and concentrates a proinflammatory cytokine that causes neutrophil migration. Toxicol. 16(Suppl. 1): 93-98.

Sheffer, A. L., Soter, N. A., McFadden, E. R., Jr. and Austen, K. F. (1983) Exercise-induced anaphylaxis: a distinct form of physical allergy. J. Allergy Clin. Immunol. 71: 311.

Stenford, N., Nordenhall, C., Salvi, S. S., Mudway, I., Sorderberg, M., Blomberg, A., Helleday, R., Levin, J. O., Holgate, S. T., Kelly, F. J., Frew, A. J. and Sandstrom, T. (2004) Different airway inflammatory responses in asthmatic and healthy humans exposed to diesel. Eur. Respir. J. 23: 82-86.

鈴木直仁（2003）シックハウス症候群・化学物質過敏症，総論．アレルギー・免疫 10(12)：1551-1556.

Takafuji, S., Suzuki, S., Koizumi, M., Tadokoro, K., Miyamoto, T., Ikemori, R. and Muranaka, M. (1987) Diesel-exhaust particulates inoculated by the intranasal route have an adjuvant activity for IgE production in mice. J. Allergy Clin. Immunol. 79: 639-645.

Takizawa, H., Ohtoshi, T., Kawasaki, S., Kohyama, T., Desaki, M., Kasama, T., Kobayashi, K., Nakahara, K., Yamamoto, K., Matsushima, K. and Kudoh, S. (1999) Diesel exhaust particles induce NF-kappa B activation in human bronchial epithelial cells in vitro: importance in cytokine transcription. J. Immunol. 162: 4705-4711.

Takizawa, H., Abe, S., Okazaki, H., Kohyama, T., Sugawara, I., Saito, Y., Ohtoshi, T., Kawasaki, S., Desaki, M., Nakahara, K., Yamamoto, K., Matsushima, K., Tanaka, M., Sagai, M. and Kudoh, S. (2003) Diesel exhaust particles upregulate eotaxin gene expression in human bronchial epithelial cells via nuclear factor-kappa B-dependent pathway. Am. J. Physiol. Lung Cell Mol. Physiol. 284: 1055-1062.

Tarkowski, M. and Gorski, P. (1995) Increased IgE antiovalubumin level in mice exposed to formaldehyde. Int. Arch. Allergy Immunol. 106: 422-424.

鳥居新平（2005）現時点におけるシックハウス症候群の疾患概念と今後の課題．アレルギーの臨床 25(7)：542-546.

Trassande, L. and Thurston, G. D. (2005) The role of airpollution in asthma and other pediatric morbidity. J. Allergy Clin. Immunol. 115: 689-699.

Wantke, F., et al. (1996) Exposure to formaldehyde induced IgE-mediated sensitization to formaldehyde in school children. Clin. Exp. Allergy 26: 276-280.

Woodruff, T. J. and Schoendorf, K. C. (1997) The relationship between selected causes of postnatal infant mortality and particulate air pollution in United States. Environ. Health Perspect. 105(6): 608-612.

World Health Organization (1982) Indoor air pollutants exposure and health affects exposure and health effects. EURO Reports and Studies 78, Copenhagen; World Health Organization Regional Office for Europe.

山本昇壮・秀道弘（2003）蕁麻疹と血管性浮腫．宮本昭正監修，臨床アレルギー学，南江堂, pp. 365-375.

山内康広・滝沢始（2003）大気汚染と喘息．喘息 16(3)：75-78.

# 2. 内分泌攪乱物質

## はじめに

　内分泌攪乱物質は環境ホルモンとも呼ばれ、体内に入ってホルモン様の作用を示す人工および自然の化学物質の総称である。農薬やプラスチック可塑剤、ダイオキシンやPCBなど100種類を超える化学物質がリストアップされ（表1）、調査が進められている。合成エストロゲン製剤であるジエチルスチルベストロールの胎児期暴露で、生殖器の機能的・形態的異常のほかに、不安やうつ、喘息、自己免疫疾患の発症率が上昇することが報告されている（Vessey et al., 1983）。PCBに暴露された母親から生まれた子供でIQが低下したという研究も報告されており、内分泌攪乱物質が内分泌系だけでなく神経系や免疫系の機能発達にも障害を与える可能性が憂慮されている。しかし、そのメカニズムは十分解明されておらず、そのリスク評価法もまだ確立していない。最近、生殖毒性を示さない無毒性量以下の微量の内分泌攪乱物質が探索行動や性分化を障害し、脳内の様々な領域あるいは神経伝達物質の性分化を障害することが見出されている。

## (1) 内分泌攪乱物質の基礎知識

### 1) 内分泌攪乱物質を考える上で注意すべき点

　内分泌攪乱物質は従来の毒性学の「常識」が通用しない領域で起きた現象といっても過言ではない。ヒト、野生動物、実験動物、環境にこれまで知られていなかった形で攪乱作用が誘発される。毒性学では、従来、化学物質はある濃度（無毒性量）までは無害で、その後は濃度の上昇に応じて毒性も線形に増加することが「常識」とされていた。しかし、多くの生体内生理活性分子の作用が非線形の濃度依存性があるように、内分泌攪乱物質も非線形の濃度依存性を示すことがしばしば認められる（図1）。以下に内分泌攪乱物質を論ずる上での注意すべき点を列記する。

1) 内分泌攪乱物質の作用は濃度だけでなく暴露された時期および期間、ならびに標的臓器により異なる。毒性評価で認められる多くの有害作用は日常ではありえない量で起こる現象である。また、「無害」といってもある指標で調べた結果であり、完全に「無害」であるとは限らない。普通の人には影響を与えなくても、感受性の高い人や胎児には影響を及ぼすこともある。

2) これまで知られている内分泌攪乱物質の多くは存在量としてはピークを過ぎており、その物質単独の有害作用もピークを過ぎている可能性が高い。複合作用がある可能性は高いが、現在のところ否定もされていないが、証明も困難である。

3) 一方、調査されていない、あるいは新しいタイプの化学物質が年々増加の一途をたどっており、それらについての情報が決定的に不足している。食品、化粧品、薬剤中の環境ホルモンはまだ十分情報開示されたとはいえない。また、塩素系のダイオキシンは減っているが、臭素系のダイオキシンが増えている。

4) 臓器毒性や生殖毒性を起こす濃度よりもさら

## 表1 内分泌攪乱作用が疑われている環境化学物質

1) 農薬／殺虫剤／除草剤／殺菌剤／防カビ剤
   DDT，BHC，アルドリン，ジエルドリン，エンドリン，パラチオン，クロルダン，リンダン，トキサフェン，ヘプタクロル，ディコフォル，ヘキサクロロベンゼン，ヘトキシクロル，アトラジン，ダクタル，トリアジン除草剤，エンドサルファン，ケポン，ケルサン，ヘキサクロロシクロヘキサン類，メトキシクロル，オクタクロロスチレン，合成ピレスロイド，EBDC殺菌剤，ビンクロゾリン
2) プラスチック／塗料／インク／接着剤／洗剤／化粧品の材料あるいは保存／酸化防止剤
   フタル酸，アルキルフェノール（ノニルフェノール，オクチルフェノール，ビスフェノールA），ブチルヒドロキシアニソール，ベンゾフェノン
3) PCBs
   潤滑剤，作動油，切削油，不燃木材，プラスチック，ゴム，ペンキ，ニス，トランジスタ等
4) ダイオキシンおよびフラン類
   殺虫剤や木材用防腐剤用の塩素含有化学物質の製造，プラスチックや紙の焼却，化石燃料の燃焼，塩素による紙の漂白
   （生ごみとプラスチックを一緒にして燃やすときに生じやすい。魚類からの摂取が最も大きな比重を占める）
5) 多環芳香族炭化水素
   3,9-ジヒドロキシベンツアントラセン
6) 薬物
   シメチジン，ジギタリス，ジエチルスチルベストロール（DES）
7) 経口避妊薬
   17α エチルエストラジオール，メストラノール，エチニルエストラジール
8) その他
   カドミウム，鉛，水銀，トリブチルチンおよびその他の有機スズ化合物，スチレン2量体，スチレン3量体，大豆製品，実験動物およびペット用食品
9) 植物エストロゲン
   ゲニスタイン，ダイゼイン，レスベラトロール

に低い濃度で免疫系や中枢神経系あるいは行動が影響を受けている可能性がある。つまり，内分泌攪乱物質に関する問題は毒性（致死性，発がん性，催奇形性，臓器障害，生殖毒性）から神経系を含めた生理機能攪乱作用へ視点をシフトする必要がある。そこでは，①「量を減らせば害はない」という毒性学の「常識」があてはまらない。また，②ある臓器や細胞で害がないからといって，個体レベルで害がないとはいえず，さらに，③作用する部位と時期でその影響が大きく異なる。

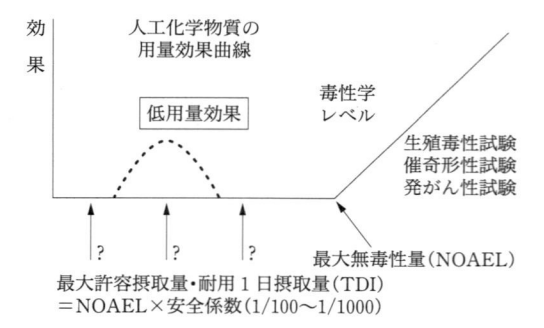

**図1** 人工化学物質の用量依存性。生理機構では常識的特性としてU字型，逆U字型，2相性の用量曲線が観察される

現在，リスク評価のペースをはるかに上回るスピードでおびただしい新規化学物質が開発・合成され，環境中に排出されている。生物がこれまでの系統発生の過程で暴露経験のない物質である。そのリスクをゼロにすることはすでに不可能といわざるをえない。したがって，コストと効果のバランスをとりながら，トータルでリスクが最小となり，環境と生活が守られる方策を見つけることが必要である。リスク評価から，リスクコミュニケーションを経て，リスクマネジメントに至る方法論の確立が急務である。

## 2) 内分泌攪乱物質研究における毒性学の用語と略号

内分泌攪乱物質研究が毒性学と異なる常識があるものの，研究の上では同じ用語で論ずることも多い。それが誤解を生む原因にもなっているが，その定義を理解することも重要である。以下に基本的な用語を説明する。

1) TDI（耐用1日摂取量，tolerable daily intake）：人が一生涯にわたり摂取しても健康に対する有害な影響が現れないと判断される体重1

kg あたりの1日あたり摂取量。無毒性量（NOAEL）を安全係数100〜1000で割ったもので表される。米国では reference dose という用語が使われている。
2）NOAEL（無毒性量，no observed adverse effect level）：その投与量までは，毒性影響が現れない投与量。
3）LOAEL（最小毒性量，lowest observed adverse effect level）：毒性影響が現れる最小の投与量。
4）LOEL（最小影響量，lowest observed effect level）：投与物質による影響が現れる最小の投与量。
5）NOEL（無影響量，no observed effect level）
6）TEQ（毒性等量，toxic equivalent quantity 2,3,7,8-TCDD 毒性等価量）（毒性換算量）：TEQとは，各ダイオキシン類の実測した濃度に，毒性等価係数（TEF）を乗じた値の総和を表す。つまり，一番毒性の強い 2,3,7,8-TCDD の量に換算した値。
7）TEF（毒性等価係数，toxic equivalency factor　2,3,7,8-TCDD 毒性等価係数）

### 3）内分泌攪乱物質の基本的作用機序

内分泌攪乱物質の多くはエストロゲン受容体，アンドロゲン受容体，甲状腺受容体などの核内受容体に結合し，本来のホルモン作用を修飾したり阻害したりする。ダイオキシンやPCBはアリルハイドロカーボン（Ah）受容体に結合する。最近 Ah 受容体とエストロゲン受容体のクロストークがあることが明らかになった。ダイオキシンやPCBなどの Ah 受容体アゴニストが Ah 受容体に結合すると，弱いエストロゲン作用を示し，逆にエストロゲン存在下では，Ah 受容体にアゴニストが結合すると，エストロゲン作用を弱める。

ホルモンの生合成を修飾することにより内分泌攪乱作用を示すものもある。トリブチルスズはアンドロゲンをエストロゲンに変換する芳香化酵素（アロマターゼ）の活性を抑制する。逆に除草剤のアトラジンはアロマターゼ活性を上げることが知られている。

## (2) 内分泌攪乱物質の有害作用

内分泌攪乱物質問題では，ヒトや野生動物を対象としたフィールドワークで多くの有害作用が示唆されている（表2）。ただし，因果関係を証明するには多くの困難が伴う。その中で，①ダイオキシン類やコプラナPCB類による米国の五大湖のマスの発生異常と繁殖低下，②農薬殺虫剤によるアポプカ湖のアメリカワニの生殖異常，PCB類によるヨーロッパのバルト海やアラスカでの生殖機能低下と免疫異常，③有機スズによる日本の海岸における巻貝のオス化（インポセックス），など高濃度汚染環境では因果関係が明確にできた例である。

ヒトの場合，複雑な要因が絡むことが多いのでその証明には多くの困難が伴い，適切な対応がとれないことも多い。しかし，下記に述べるようなダイオキシンやPCB暴露患者にみられる免疫機能低下や神経行動発達異常は強い相関が認められ，生殖器系のがんや形態異常および機能異常とも疫学的に関連が明らかになっている。

表2　危惧されている内分泌攪乱物質の攪乱作用

| | |
|---|---|
| ヒト，動物 | 精子数↓，性行動↓，生殖器の形態異常（奇形）や機能異常，停留精巣，思春期早発 |
| ヒト | 精巣腫瘍，前立腺がん，卵巣腫瘍，乳がんの増加 |
| 動物 | 中性化 |
| ヒト，動物 | 免疫能↓，ストレスに対する過剰反応，否定的なできごとに対する過剰反応 |
| ヒト，動物 | 育児行動↓ |
| 動物 | つがい行動↓，なわばり行動↑，攻撃性↑ |
| ヒト | 学習障害，IQ↓，短期記憶障害，注意散漫，多動 |

## (3) 内分泌撹乱物質の古くて新しい問題

### 1) ダイオキシン問題

ダイオキシンのヒトへの作用は主として事故などで高濃度暴露された場合の影響が比較的よくわかっている。例えば，ダイオキシン高濃度暴露の発がんへの影響として，化学工場従業員で職業上1年以上の暴露を受け，20年以上経過した対象者のみの解析で，軟組織肉腫や呼吸器系がん増加が報告されている。また20年以上の従業歴のある対象者では全がん死亡率は有意に増加する。

イタリアのセベソでの爆発事故では，呼吸器がんの過剰発生，非ホジキンリンパ腫，胃がんの発症率増加が知られている。油症では肺がんおよび肝がんが増加する。

ダイオキシンの日常レベルの暴露の影響については不明の点が多い。母乳中の 2,3,7,8-TCDD 等価換算濃度(TEQ)と乳児血中の CD4 陽性細胞/CD8 陽性細胞の比率に関して，TEQ 濃度に依存的に CD4/CD8 が増加したり，母乳中の 2,3,7,8-TCDD 等価換算濃度が高い乳児血中の甲状腺ホルモンレベルが低い傾向が報告されている。

ダイオキシンの発生源の約8割は旧来の焼却場であることがわかり，多くの予算が使われ，ダイオキシンを発生しない焼却場に変わった。しかし，われわれの体内に入るダイオキシンの9割は食物，特に魚から摂取している。食物中のダイオキシンの起源はまだよくわかっておらず，1960〜80年代に使用された農薬に不純物として含まれていたダイオキシンが，推定でベトナム戦争で散布された量に匹敵する約 500 kg が水田や畑に残留し，それが徐々に川から海に流れているという推測がなされている。

ダイオキシンは猛毒とされているが，その致死率は種差が大きく，モルモット(雄)の半数致死量が 0.6 μg/kg に対して，ハムスター(雄)の半数致死量 5000 μg/kg と異なっている。動物への有害作用を表3にまとめている。

Gordon and Miller (1998)は，GD15 に最も毒性の強いダイオキシンである 2,3,7,8-TCDD を経口1回投与(1 μg/kg)したラットの仔で，深部体温が恒久的に低下していることを認め，体温中枢の体温設定ポイントがシフトしている可能性を示した。また褐色脂肪組織のノルエピネフリンに対する発熱反応が 2,3,7,8-TCDD で抑制されることも報告されている(Weber et al., 1987)。ラット褐色脂肪組織の発熱反応は交感神経を介しており，2,3,7,8-TCDD の体温低下の理由の少なくとも一部は褐色脂肪組織の発熱反応の低下によるものと考えられる。体重のセットポイントが変化することも示唆されており，恒常性を維持する自律機能が内分泌撹乱物質に種々の影響を受けている可能性がある。

### 2) 有機臭素系ダイオキシン問題

ベンゼン環をBで表すと，B-Bに塩素がついたのが PCB であり，BとBの間に酸素が2つあ

表3 ダイオキシンの動物への作用

| 発表者等 | 動物種 | 観察される主な健康影響 | 影響を生じない量等 |
|---|---|---|---|
| 慢性毒性試験 Toth(1979) | スイス系マウス | アミロイドーシス，皮膚炎 | 1000 pg/kg 体重/日(影響を生じる最低量) |
| 発がん性試験 Kociba(1978) | SDラット | 肝過形成結節<br>肝がん | 1000 pg/kg 体重/日<br>1万 pg/kg 体重/日 |
| 生殖毒性試験 Murray(1979) | SDラット | 妊娠率の低下，出生仔の低体重 | 1000 pg/kg 体重/日 |
| 生殖毒性試験 Rier(1993) | アカゲザル | 子宮内膜症 | 126(100〜180) pg/kg 体重/日(影響を生じる最低量) |

このほかに：マウス水腎症　10万 pg/kg 体重/日，マウス口蓋裂　30万 pg/kg 体重/日
CYP1A1 mRNA　1000 pg/kg 体重/日で有意に増加，100 pg/kg 体重/日で増加傾向

り，塩素がついたのがダイオキシンである。B-O-B と，2つのBの間に酸素があり，さらに臭素が多くついたものが，臭化物難燃剤として利用されている。電気製品（テレビやコンピューター）のプラスチックや建材，カーテンなどの繊維製品に添加されている。臭素の位置や数によって，多くの異性体があり，その一部に内分泌攪乱作用が見出されており，臭素系ダイオキシンとして問題視されている。

環境中の存在としては，河川の底質，湖や海域の魚介類，人体，大気などで検出されている。検出されている場所は，概ねプラスチック工場，繊維工場，湖，湾というところである。ダイオキシンのように，不純物で入っているのではなく，そのものが製品として作られ，添加されている。底質，魚，人体中の濃度は，だいたい PCB の 1/10。モル数で考えると，PCB の 1/20 程度である。

その作用としては，高濃度暴露実験で甲状腺機能，脾臓リンパ球数への影響，胎児への神経毒作用が報告されている。

### 3）代替物質問題

缶コーヒーや歯科充填剤のビスフェノール A，クッキングシートのトリブチルスズなど，身近なところから内分泌攪乱物質が検出されると速やかにその商品から排除される。その際，代替物質が使われるが，その材質は開示されないことが多い。主作用が同じ代替物質が副作用ともいえる内分泌攪乱作用も同じようにもっている可能性があり，実際そのような例も報告されている。

## （4）トキシコジェノミクス

内分泌攪乱物質の作用機序解明のため，最新の遺伝子技術を応用したトキシコジェノミクスが注目されている。環境科学に遺伝学・分子生物学の手法を導入したもので，特に多くの遺伝子発現を同時に網羅的に調べる DNA マイクロアレイが盛んに利用され始めている。DNA マイクロアレイによる多元的な遺伝子解析は生体の多様な分子応答プロセスを示しており，エストロゲンやビスフェノール A などの内分泌攪乱物質の種々の DNA アレイの遺伝子発現の相違が解析されており，スクリーニング法として利用する可能性も指摘されている。脳内でもドーパミン D4 受容体やトランスポーターの遺伝子発現の抑制など多彩な変化が見出されている（Ishido et al., 2004）。生体内のあらゆる構造的あるいは機能的な変化は遺伝子発現を伴うので，様々な遺伝子発現パターンの変化が認められる。現時点では定量性や再現性，感度などにも問題点があるが，作用機序の解明だけでなく，予防法や治療法の開発にもつながる用途が期待されている。

## （5）内分泌攪乱物質の中枢影響

### 1）脳の発達

脳は内外界環境の情報を瞬時に把握し，時々刻々とその状況にあわせて行動および生体内諸機能を調節して生体を適応させていく器官である。脳が正常に発達するためには胎児期から乳児期にかけて適切な外界感覚刺激と，ホルモンや成長因子などの内界化学信号が適切な時期に適切な量作用することが必要である。特に内界化学信号についてはヒトでは新生児から乳児期（6ヶ月齢）までは血液脳関門が発達しておらず（Saunders and Mollgard, 1984），血液中の化学物質が直接脳内に進入しやすくなっている。そのため，胎児期および乳児期は様々な環境の変化に非常に敏感であり，この時期の内外界環境の影響は一生に及ぶ。

特に脳はこの時期に一生に及ぶ影響を感覚神経入力および液性情報の両方から受ける。胎生3〜4ヶ月に男性ホルモンに神経細胞が暴露されると脳および行動の男性化が起こる。胎児の血中アンドロゲンは妊娠8週頃から分泌され始め，16

週を頂点にして12週から22週にかけて大量に分泌される。このときに脳の性分化が進む。ただし，その後もアンドロゲンは分泌されており，視床下部性的2型核の形態的性差の完成は生後5歳である。そして，性行動だけでなくホメオスタシス機能やストレス応答性，中枢自律機能，さらには情動や学習記憶などの高次機能の性差が形成される。甲状腺ホルモンや種々の成長因子も脳の発達に必要不可欠な役割を果たしており，ダイオキシンやPCBはアリルハイドロカーボン(Ah)受容体を介してこれらの過程を修飾する。

### 2) 内分泌攪乱物質の多彩な中枢影響

内分泌攪乱化学物質は妊娠中や授乳期に暴露されると，成熟後まで続く永続的な神経行動学的・内分泌学的・免疫学的変化を引き起こす。合成エストロゲン剤であるジエチルスチルベストロールを服用した母親から生まれた子供は，成長後，不安，うつ，強迫神経症の発生率や神経性食欲不振症の診断基準の1つである「20%以上のやせ」が上昇するとされている(Vessey et al., 1983)。台湾油症や五大湖の魚を多食する母親から生まれた子供のIQの低下や学習障害も報告されている(Golden et al., 1998)。

動物実験では中枢神経系への直接作用も調べられている。ダイオキシン暴露は，縫線核のセロトニン神経の数を減少させたり(Kuchiiwa et al., 2002)，小脳の発達を阻害する。また，PCB暴露は海馬の長期増強現象(LTP)を抑制し(Gilbert and Crofton, 1999; Niemi et al., 1998)，小脳ニューロンを障害する(Mariussen et al., 2002)。ラットに五大湖の魚を与えると，ノルアドレナリン，ドーパミン，セロトニンといったモノアミン系の活動が低下する(Seegal et al., 1998)。

農薬系化学物質においても，ヘプタクロルは線条体のドーパミントランスポーターを増やし(Miller et al., 1999; Purkerson-Parker et al., 2001)，ペルメトリンは活動時に上昇する小脳のc-fos mRNAを減少させる(Imamura et al., 2002)。行動レベルでもデルタメトリン暴露は学習障害を起こし(Husain et al., 1996)，クロルダン暴露は仔ラットを過活動にさせる(Cassidy et al., 1994)。メトキシクロルに胎児期から暴露され続けると，行動パターンが雄へシフトする。

ただし，これらの結果の多くは実際の環境中の濃度よりもはるかに高い濃度での結果であり，われわれが危惧する日常レベルの濃度での内分泌攪乱化学物質が脳機能や神経発達にどのような影響を及ぼしているかはよくわかっていない。最近，環境中に存在する程度の極微量の内分泌攪乱物質が脳の性分化を障害することが明らかになっており，以下に紹介する。

### 3) 耐用1日摂取量以下の極微量ビスフェノールAによる脳と行動の性分化障害

ビスフェノールA (BPA)は，1891年フェノールとアセトンから初めて合成された。1923年ドイツでコーティング用に生産されるようになり，いまではポリカーボネート樹脂，エポキシ樹脂の成分として，自動車部品，CD，プラスチック食器，コーティング，接着剤など幅広く使用されている。世界中で約170万t，国内では約35万tが生産されている。これまで，ビスフェノールAは女性ホルモンの1つであるエストラジオールと構造が似ているために女性ホルモン様作用が懸念されるが，実際にはその作用は極めて弱く，さらに体内で代謝，排泄されやすいため，仮にヒトの体内に取り込まれても有害な影響はほとんどないと考えられてきた。ビスフェノールAの安全基準については，生殖毒性試験，慢性毒性試験，発がん性試験など各種試験の結果，生殖毒性試験では50 mg/kg/dayで影響がみられず，慢性毒性試験では50 mg/kg/dayでわずかな体重の減少がみられただけであったため，50 mg/kg/dayが最大無毒性量(NOAEL)として定められた。これに安全係数1/1000をかけた50 μg/kg/dayが耐用1日摂取量(TDI)とされている。

ビスフェノールAが，無毒性量の1/1000である耐用1日摂取量よりも低い濃度でも，周産期暴露で，成長後の非生殖行動および青斑核の性分化を障害する(Kubo et al., 2003)。耐用1日摂取量以下の量(0.1 ppm)のビスフェノールAを飲水中

に混ぜ，妊娠ラットに妊娠初日から離乳（生後21日）までの6週間にわたり投与し，仔ラットでオープンフィールド試験を行って行動の性分化に与える影響を調べ，さらに脳の形態的性差に及ぼす影響を調べるため13週齢で脳組織を取り出し視索前野性的2型核および青斑核の大きさを評価した。これらの濃度では，生殖器を中心とした生殖器系には影響はみられない。

オープンフィールド試験で，囲いの中にラットを入れると，ラットは主として囲い沿いを動き回ったり，立ち上がったりするが，その反応には性差が存在する(Leret et al., 1994)。活動性は対照群では雌の方が雄より運動量が多く，雌雄差があったが，ビスフェノールA（1 ppm）投与群ではこの性差が消失する（図2）。また，探索行動の指標である立ち上がり回数でも，対照群では雌の方が増加しており，投与群では0.1 ppm群でも1 ppm群でもその差が消失する。

脳重量に性差（雄＞雌）があることはよく知られており，脳梁，視床下部，青斑核などにも体積や断面積に性差が認められる（新井，1999）。脳重量はビスフェノールAによっては影響を受けなかった。脳内の視索前野性的2型核および青斑核の体積を調べると，対照群で前者は雄の方が雌よりも大きく，この傾向はビスフェノールA投与群でも変化なく，影響を受けなかった（図3，図4）。しかしながら，青斑核は対照群で雌の方が雄よりも大きかったが，ビスフェノールA投与群では核の体積ならびに細胞数が雌雄で逆転し，青斑核の性分化が障害されることが明らかになって

いる（図5，図6）。

本研究で用いた用量では生殖臓器重量，性ホルモンレベル，性行動には影響は認められず，生殖機能の調節に重要な役割を果たしている視床下部の内側視索前野の性的2型核に影響がまったくなかったことと一致する。一般的に発達期の中枢神経系は内分泌攪乱物質に対して感受性が高いが，部位により感受性が異なる。ノルアドレナリンニューロンが90%以上を占め，中枢神経全域に線維を投射している青斑核は視床下部よりも感受性が高いことが示された。

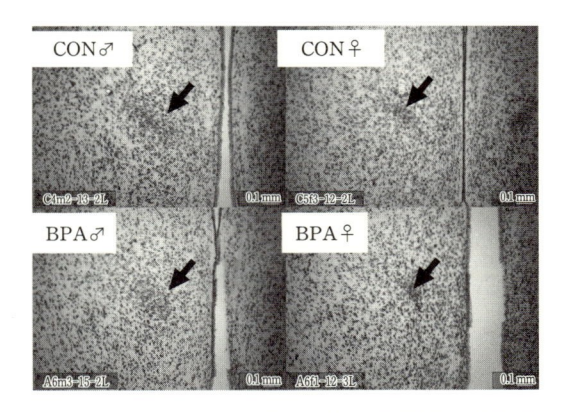

**図3** 内側視索前野性的2型核の組織像。対照群（CON）およびビスフェノールA暴露群（BPA）ともに雄の方が大きい（矢印）

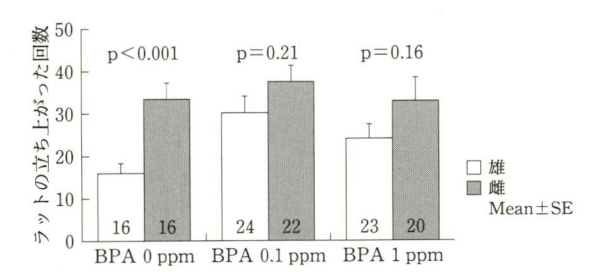

**図2** ビスフェノールA（BPA）の周産期暴露による性分化障害。オープンフィールド試験における立ち上がり行動の性差が消失

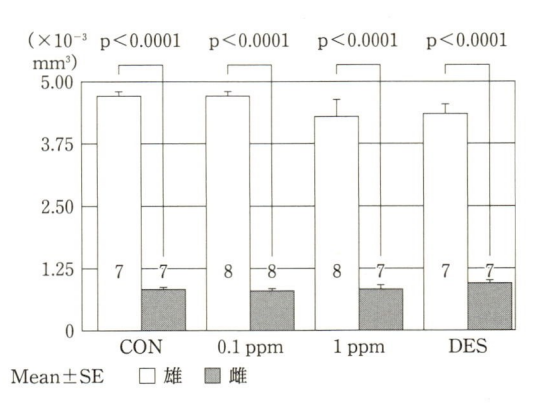

**図4** ビスフェノールAの周産期暴露の視床下部への影響。対照群（CON）およびビスフェノールA暴露群（0.1 ppm，1 ppm）ともに雄の内側視索前野性的2型核の方が大きく，ビスフェノールAの影響は認められない。合成エストロゲン製剤のジエチルスチルベストロール（DES）も同様

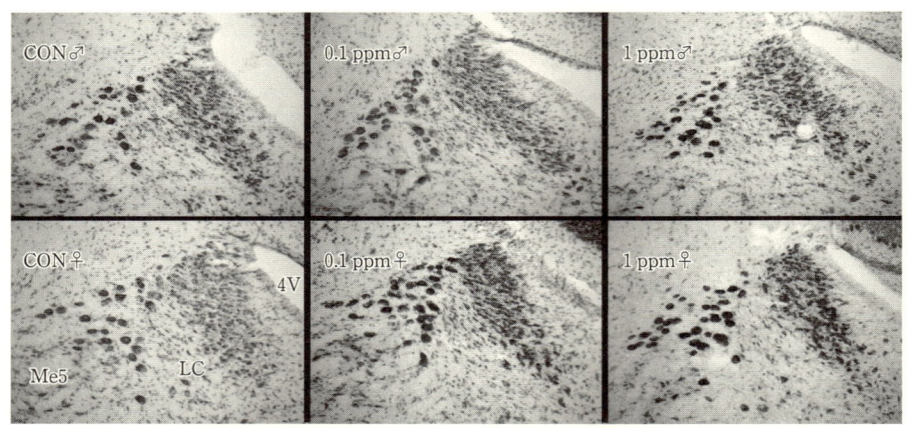

LC：青斑核，4V：第4脳室，Me5：中脳三叉神経核

図5　青斑核の組織像。対照群(CON)では雌が大きく，ビスフェノールA暴露群(0.1 ppm，1 ppm)では雄の方が大きい

類似の結果はトリブチルスズでも得られており，これまで毒性が報告されていない5 ppmの塩化トリブチルスズの母ラットへの暴露が，そのラットから生まれた仔ラットの成長後の活動性や空間学習の性差を消失させる(粟生ら，2000)。また青斑核についてもビスフェノールAと同様の結果が得られている。

以上のことから生殖毒性を示さない比較的低濃度の内分泌攪乱物質でも非生殖的行動の性分化を障害し，ストレス応答性を修飾することが明らかになった。脳内の行動調節系は内分泌攪乱物質に対して生殖調節系よりも感受性が高いと考えられる。

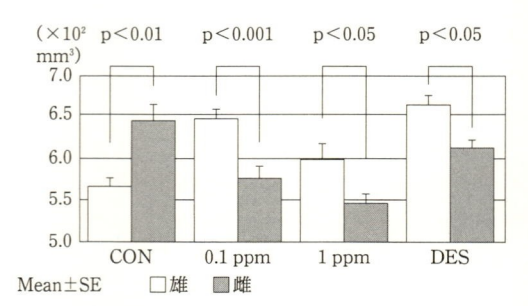

### 4) 青斑核におけるビスフェノールAの作用機序

青斑核の性分化は，雄は胎生期のテストステロンの存在が必要で，生後に精巣を摘出しても雄の青斑核は影響を受けない。一方，雌の場合，出生後のテストステロンやエストロゲン処置はもちろん，思春期以降の卵巣摘出でも雌の青斑核の性分化が障害されることから，胎生期から思春期以後の長期にわたる持続的なエストロゲンの存在が性分化に必要であることが明らかにされている(Pinos et al., 2001)。ビスフェノールAは雄の場合は胎生期の性分化過程を障害し，雌では周産期

図6　ビスフェノールAの周産期暴露の青斑核への影響。対照群(CON)では雌の青斑核の方が大きいが，ビスフェノールA暴露群(0.1 ppm，1 ppm)では雄の青斑核の方が大きくなり性差が逆転する。合成エストロゲン製剤のジエチルスチルベストロール(DES)も同様の効果を示す

からそれ以降の性分化過程を障害している可能性がある。

視床下部の性的2型核に影響を及ぼさない極低濃度でも青斑核は影響を受けることから，青斑核にはビスフェノールAに対する高感受性機構が存在することが示唆される。青斑核ニューロンの90%以上を占めるノルアドレナリンニューロンは，視床下部ニューロンと同じく，エストロゲン受容体，アンドロゲン受容体，さらにアロマターゼを発現している。視床下部にない青斑核特有の要因が高感受性を規定していると思われるが，その詳細は現時点では不明である。視床下部と異な

る要因は，青斑核が作っているノルアドレナリン自体にアロマターゼ抑制作用があることである(Jimbo et al., 1998)。また青斑核では，ベンゾジアゼピン受容体作動薬であるジアゼパムを周産期に暴露させても性分化を障害する。ベンゾジアゼピン受容体はGABA受容体と共役してクロライドイオンチャネルを開く。したがってGABA系が性分化に重要な役割を果たしていることが推測される。エストロゲンがGABAの作用を増強することは昔から知られているが，GABA受容体を介するクロライドイオンの動態が性分化に深く関与していることも最近明らかになっており，今後さらに検討する必要がある。

## (6) 内分泌攪乱物質の今後の問題

胎児期および授乳期の内分泌攪乱物質暴露が脳機能を永続的に修飾する問題は，行動と青斑核の性分化障害以外に，ドーパミン産生やドーパミン受容体の変化としてもとらえられている(Suzuki et al., 2003)。しかし，脳の情報処理過程やニューロン活動，イオンチャネル特性の変化としてはまだ明らかになっていない。また作用機序も明らかになっていない。視床下部視索前野の性的2型核も青斑核も発達期のエストロゲン受容体を介する機構で性分化が進行するが，ビスフェノールAが青斑核の性分化だけを障害し，視索前野には影響を与えない。このメカニズムもまったくわかっていない。同じエストロゲンが視索前野では雄の方を大きくし，青斑核では雌の方を大きくする理由も不明である。エストロゲン受容体(ER)にはER$\alpha$とER$\beta$があり，アポトーシスに関する影響が両者で逆であることは興味深い。

これまでに述べたビスフェノールAの作用の多くは核内エストロゲン受容体と結合して標的遺伝子の転写調節を行うことによるゲノミック作用であると推測されている。しかし，膜受容体を介する急性作用も示唆されている。また，エストロゲン受容体を介さないビスフェノールA作用としても，①甲状腺ホルモン受容体に結合してアンタゴニストとして作用し，神経発達を障害する(Moriyama et al., 2002)，②フリーラジカルを産生し，カテコラミンニューロンの細胞死を誘発する(Obata et al., 2002)という可能性が考えられる。しかし，明確な学習障害や中枢機能低下は認められないので甲状腺ホルモン阻害作用による結果とは考えにくい。また，フリーラジカル産生による神経細胞死については，雄青斑核の細胞数の増加を説明できない。ビスフェノールAはカテコラミン代謝経路へ作用し，ドーパミン合成酵素であるチロシン脱水酸化酵素の活性を上げ，ノルアドレナリントランスポーターの働きを抑制することが副腎髄質細胞で明らかになった(Toyohira et al., 2003)。青斑核にも同様の影響があるのか今後の検討課題である。

内分泌攪乱化学物質の複合作用の評価として，臓器毒性，生存率や発がん性など従来の毒性学の評価法から脱して，新たな視点の定量的評価法を開発する必要がある。行動レベルから遺伝子レベルに至る統合的なアプローチが今後ますます重要になり，発達期の中枢神経系は環境化学因子に対する高感受性標的部位として今後ますます多くの知見がもたらされると思われる。

内分泌攪乱物質の実験的研究は，これまでほとんどの場合，環境に実際に存在する濃度よりもはるかに高濃度の条件で調べられている。また単独の物質の評価がほとんどである。現実には非常に多くの「内分泌攪乱候補物質」が様々な組み合わせで環境に存在している。現在の方法論では，このような複合暴露に対する評価法はまったく確立していない。現実の問題に対する有効な解答を出せる状況にないのは科学が社会のニーズに応えていないことを意味している。内分泌攪乱物質の複合作用の評価として，生存率や発がん性など従来の毒性学の評価法から脱して，生活の質(quality of life: QOL)を基準にした定量的評価法を開発する必要がある。

## 参考文献

粟生修司・久保和彦・大村実・荒井興夫（2002）内分泌撹乱物質の脳機能への影響と心身症への関与．赤池紀扶・東英穂・阿部康二・久保千春編，脳機能の解明，ガイア出版会（福岡），pp. 399-408.

粟生修司・久保和彦・尾方里香・大村実・大嶋雄治・島崎洋平・堀哲郎（2000）有機スズの二世代長期曝露のラット行動に及ぼす影響．Biomed. Res. Trace Elements 11: 253-258.

新井康允（1999）脳の性差―男と女の心を探る，ブレインサイエンスシリーズ 16. 共立出版．

Cassidy, R. A., Vorhees, C. V., Minnema, D. J. and Hastings, L. (1994) The effects of chlordane exposure during pre- and postnatal periods at environmentally relevant levels on sex steroid-mediated behaviors and functions in the rat. Toxicol. Appl. Pharmacol. 126: 326-337.

Gilbert, M. E. and Crofton, K. M. (1999) Developmental exposure to a commercial PCB mixture (Aroclor 1254) produces a persistent impairment in long-term potentiation in the rat dentate gyrus in vivo. Brain Res. 850: 87-95.

Golden, R. J., Noller, K. L., Titus-Ernstoff, L., Kaufman, R. H., Mittendorf, R., Stillman, R. and Reese, E. A. (1998) Environmental endocrine modulators and human health: an assessment of the biological evidence. Crit. Rev. Toxicol. 28: 109-227.

Gordon, C. J. and Miller, D. B. (1998) Thermoregulation in rats exposed perinatally to dioxin: core temperature stability to altered ambient temperature, behavioral thermoregulation, and febrile response to lipopolysaccharide. J. Toxicol. Environ. Health 54: 647-662.

Husain, R., Husain, R., Adhami, V. M. and Seth, P. K. (1996) Behavioral, neurochemical, and neuromorphological effects of deltamethrin in adult rats. J. Toxicol. Environ. Health. 48: 515-526.

Imamura, L., Hasegawa, H., Kurashina, K., Matsuno, T. and Tsuda, M. (2002) Neonatal exposure of newborn mice to pyrethroid (permethrin) represses activity-dependent c-fos mRNA expression in cerebellum. Arch. Toxicol. 76: 392-397.

Ishido, M., Masuo, Y., Kunimoto, M., Oka, S. and Morita, M. (2004) Bisphenol A causes hyperactivity in the rat concomitantly with impairment of tyrosine hydroxylase immunoreactivity. J. Neurosci. Res. 76: 423-433.

Jimbo, M., Okubo, K., Toma, Y., Shimizu, Y., Saito, H. and Yanaihara, T. (1998) Inhibitory effects of catecholamines and maternal stress on aromatase activity in the fetal rat brain. J. Obstetr. Gynaecol. Res. 24: 291-297.

Kuchiiwa, S., Cheng, S. B., Nagatomo, I., Akasaki, Y., Uchida, M., Tominaga, M., Hashiguchi, W. and Kuchiiwa, T. (2002) In utero and lactational exposure to 2,3,7,8-tetrachlorodibenzo-p-dioxin decreases serotonin-immunoreactive neurons in raphe nuclei of male mouse offspring. Neurosci. Lett. 317: 73-76.

Kubo, K., Arai, O., Ogata, R., et al. (2001) Exposure to bisphenol A during the fetal and suckling periods disrupts sexual differentiation of the locus coeruleus and of behavior in the rat. Neurosci. Lett. 304: 73-76.

Kubo, K., Arai, O., Omura, M., Watanabe, R., Ogata, R. and Aou, S. (2003) Low dose effects of bisphenol A on sexual differentiation of the brain and behavior in rats. Neurosci. Res. 45: 345-356.

Leret, M. L., Molina-Holgado, F. and Gonzalez, M. I. (1994) The effect of perinatal exposure to estrogens on the sexually dimorphic response to novelty. Physiol. Behav. 55: 371-373.

Mariussen, E., Myhre, O., Reistad, T. and Fonnum, F. (2002) The polychlorinated biphenyl mixture aroclor 1254 induces death of rat cerebellar granule cells: the involvement of the N-methyl-D-aspartate receptor and reactive oxygen species. Toxicol. Appl. Pharmacol. 179: 137-144.

Miller, G. W., Kirby, M. L., Levey, A. I. and Bloomquist, J. R. (1999) Heptachlor alters expression and function of dopamine transporters. Neurotoxicology 20: 631-637.

Moriyama, K., Tagami, T., Akamizu, T., Usui, T., Saijo, M., Kanamoto, N., Hataya, Y., Shimatsu, A., Kuzuya, H. and Nakao, K. (2002) Thyroid hormone action is disrupted by bisphenol A as an antagonist. J. Clin. Endocrinol. Metab. 87: 5185-5190.

Niemi, W. D., Audi, J., Bush, B. and Carpenter, D. O. (1998) PCBs reduce long-term potentiation in the CA1 region of rat hippocampus. Exp. Neurol. 151: 26-34.

Obata, T., Kinemuchi, H. and Aomine, M. (2002) Protective effect of diltiazem, a L-type calcium channel antagonist, on bisphenol A-enhanced hydroxyl radical generation by 1-methyl-4-phenylpyridinium ion in rat striatum. Neurosci. Lett. 334: 211-213.

Pinos, H., Collado, P., Rodriguez-Zafra, M., Rodriguez, C., Segovia, S. and Guillamon, A. (2001) The developmengt of sex differences in the locus coeruleus of the rat. Brain Res. Bull. 56: 73-78.

Purkerson-Parker, S., McDaniel, K. L. and Moser, V. C. (2001) Dopamine transporter binding in the rat striatum is increased by gestational, perinatal, and adolescent exposure to heptachlor. Toxicol. Sci.

216-223.

Saunders, N. R. and Mollgard, K. (1984) Development of the blood-brain barrier. J. Dev. Physiol. 6: 45-57.

Seegal, R. F., Pappas, B. A. and Park, G. A. (1998) Neurochemical effects of consumption of Great Lakes salmon by rats. Regul. Toxicol. Pharmacol. 27: S68-S75.

Suzuki, T., Mizuo, K., Nakazawa, H., et al. (2003) Prenatal and neonatal exposure to bisphenol-A enhances the central dopamine D1 receptor-mediated action in mice: enhancement of the methamphetamine-induced abuse state. Neuroscience 117: 639-644.

Toyohira, Y., Utsunomiya, K., Ueno, S., Minami, K., Uezono, Y., Yoshimura, R., Tsutsui, M., Izumi, F. and Yanagihara, N. (2003) Inhibition of the norepinephrine transporter function in cultured bovine adrenal medullary cells by bisphenol A. Biochem. Pharmacol. 65: 2049-2054.

Vessey, M. P., Fairweather, D. V., Norman-Smith, B. and Buckley, J. (1983) A randomized double-blind controlled trial of the value of stilboestrol therapy in pregnancy: long-term follow-up of mothers and their offspring. Br. J. Obstet. Gynaecol. 90: 1007-1017.

Weber, L. W., Haart, T. W. and Rozman, K. (1987) Effect of 2,3,7,8-tetrachlorodibenzo-p-dioxin (TCDD) on thermogenesis in brown adipose tissue of rats. Toxicol. Lett. 39: 241-248.

# 3. フェロモン

## はじめに

　人類は，文明の黎明とともに生活を快適にしたり，自分の匂いを隠すために「香り」を使い始めた。一方，野生動物の世界ではフェロモンを用いたコミュニケーションが頻繁に行われている。しかし，ヒトではフェロモン受容器である鋤鼻器は痕跡的に残っているにすぎないので，フェロモンを介したコミュニケーションが行われていないのではないかともいわれている。一方で，化学的コミュニケーションに対する関心は広まっており，ヒトが他の哺乳類と同様，性別，生殖状態，情動，血縁関係，人種などの情報をフェロモンから得ていることを示唆する知見が集結してきた。そこで，本節では哺乳類におけるフェロモンの(1)フェロモン情報の受容から中枢への伝達，(2)哺乳類（ヒトを除く）におけるフェロモンの分泌と効果，を概説した上で，(3)ヒトにおけるフェロモン候補物質の作用について解説する。

## (1) フェロモン情報の受容から中枢への伝達

### 1) 主嗅覚系と鋤鼻嗅覚系

#### ① 主嗅覚系

　多くの哺乳類は，2種類の独立した嗅覚系を有している。その1つは，主に匂いの識別および認識を行う「主嗅覚系」である。主嗅覚系では，匂い物質は嗅上皮に存在する嗅神経細胞上の嗅覚受容体に結合し，電気信号に変換され，嗅神経を介して主嗅球に送られる。この嗅覚情報は外側嗅索を経由して梨状皮質へと向かう。その後は，視床背内側核などの広範な領域を経て最終的には大脳新皮質嗅覚野へ到達する（図1）。嗅覚情報は大脳新皮質嗅覚野に到達して初めて「匂い」の感覚として意識にのぼり，認知される。

#### ② 鋤鼻嗅覚系

　もう一方の嗅覚系は，主にフェロモンを感受する「鋤鼻嗅覚系」である。フェロモンとは，体外に分泌され，同種個体間で伝達されるもので，それを受容した個体の行動もしくは生理環境に何らかの影響を及ぼすものである（Karlson and Luscher, 1959）。鋤鼻嗅覚系では，フェロモンは鋤鼻器上に存在する鋤鼻嗅覚神経細胞上の鋤鼻受容体に結合し，電気信号に変換され，鋤鼻神経を介して嗅球の後側背部にある副嗅球に到達する。この鋤鼻嗅覚情報は，扁桃体内側核に達し，その後は分界条を経て，分界条床核および視索前野に至り，内分泌系の最高中枢である視床下部へと到達する（図1）（Scalia and Winans, 1975）。鋤鼻嗅覚情報は嗅覚情報と異なり，大脳新皮質を経由しない（Wysocki, 1979）ため，意識にのぼらず，「匂い」として認知されない。

### 2) 嗅覚受容体とその情報伝達機構

#### ① 嗅覚受容体

　主嗅覚系の嗅覚受容体をコードする遺伝子群ORは，1991年にAxelらによってクローニングされた（Buck and Axel, 1991）。ラットおよびマウスのORは，7回膜貫通型の蛋白質をコードし

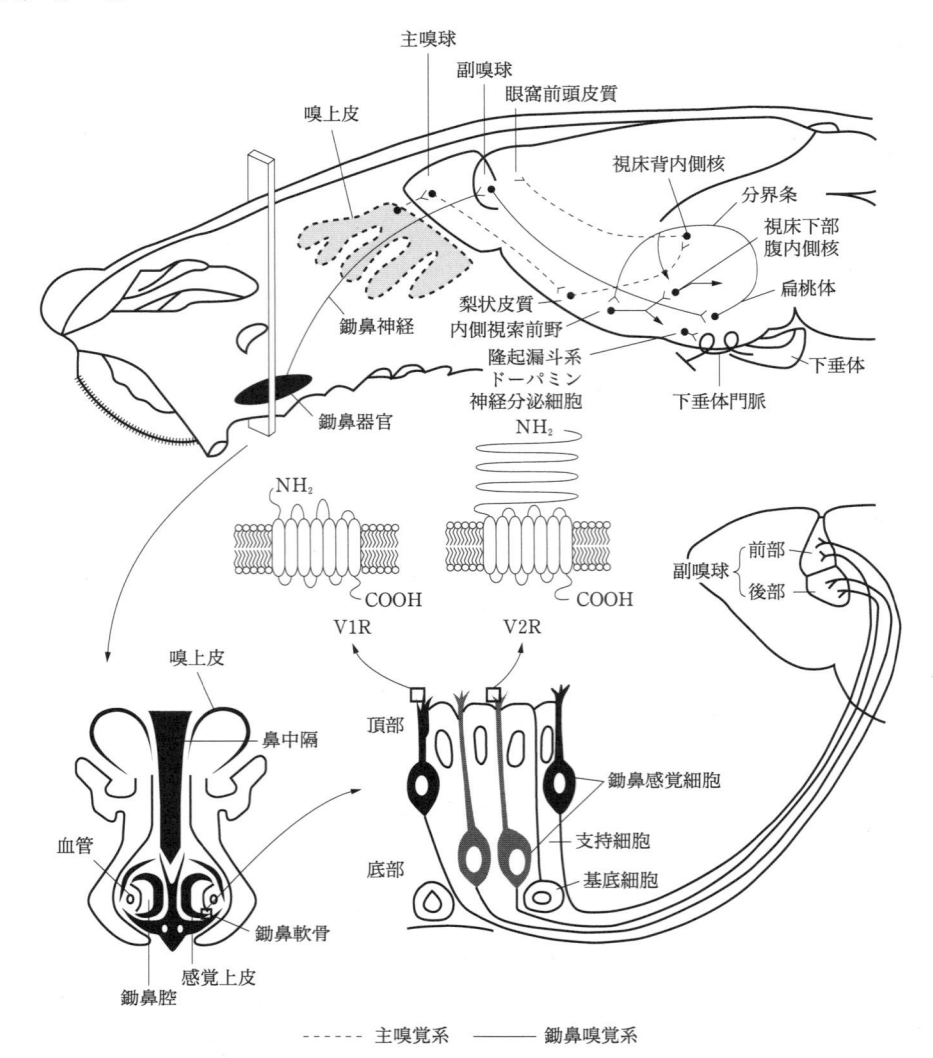

**図1** 主嗅覚系と鋤鼻嗅覚系の中枢神経系回路（椛, 2003 より）

G蛋白質と共役しており，約1000種類からなるスーパーファミリーを形成している。また，ヒトの嗅覚受容体遺伝子ファミリーは347個（偽遺伝子を含めると910個）であることが報告されている（Glusman et al., 2001; Zozulya et al., 2001）。これは約3万5000個と予想されているヒト遺伝子の数を考えると，全ヒト遺伝子の約1％に相当し，ヒトにおいても嗅覚がいかに重要であるかが推測される。これらの遺伝子にコードされている蛋白質は，嗅神経細胞の嗅線毛に限局して発現し，特定の匂い物質に対して反応するため，嗅覚受容体として機能していることが示唆されている（Touhara et al., 1999）。AxelとBuckは，この嗅覚受容体をコードする遺伝子群の発見により2004年度のノーベル医学生理学賞を受けている。

② 主嗅覚系細胞内情報伝達

匂い物質は嗅線毛に局在する嗅覚受容体の膜貫通領域で認識され，G蛋白質を活性化する。嗅神経細胞には，部位特異的にアデニル酸シクラーゼ（AC）を活性化するG蛋白質，$G_{olf}$ が発現している（Menco et al., 1992）。活性化された $G_{olf}$ によってタイプⅢのアデニル酸シクラーゼ（AC

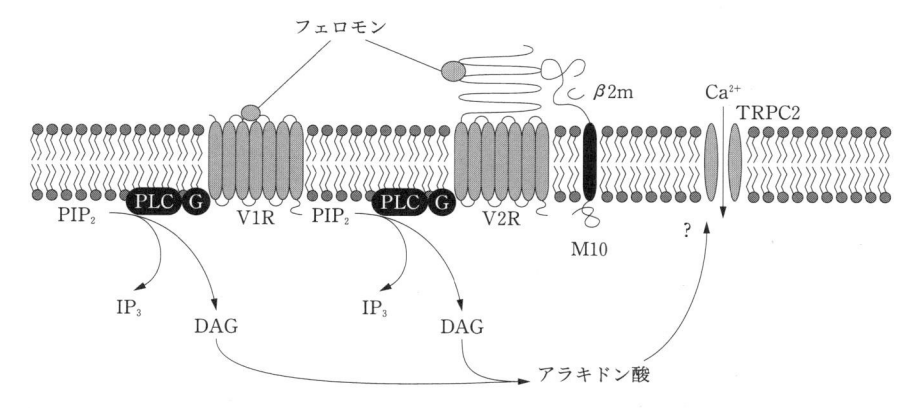

**図2** 鋤鼻神経細胞におけるフェロモン受容機構．DAG：ジアシルグリセロール，G：G蛋白質，IP$_3$：イノシトール 1,4,5-三リン酸，PIP$_2$：ホスファチジルイノシトール 4,5-二リン酸，PLC：ホスホリパーゼC，$\beta$2m：$\beta$2-ミクログロブリン（椛，2003より）

III）が活性化され，それによってcAMP濃度が増加し，環状ヌクレオチド感受性（CNG）イオンチャネルやCa$^{2+}$依存性のCl$^-$チャネルを開口させる（Bradley et al., 1994; Liman and Buck, 1994）．これに伴い脱分極した嗅神経細胞は，その電気的興奮を嗅神経軸索に伝え，主嗅球を介して高次脳神経回路に情報を伝達する．

### 3）鋤鼻受容体とその情報伝達機構

#### ① 鋤鼻受容体

1995年にDulacとAxelによって鋤鼻受容体をコードする遺伝子群，1型鋤鼻受容体（V1R）がクローニングされた（Dulac and Axel, 1995）．その後，1997年には，2型鋤鼻受容体（V2R）が同定された（Herrada and Dulac, 1997; Matsunami and Buck, 1997; Ryba and Tirindelli, 1997）．V1Rは，特定の鋤鼻神経群に特異的に発現し，既知の7回膜貫通型受容体のどのファミリーにも属していない7回膜貫通型蛋白質をコードしている（図1，図2）．V2Rは，ORやV1Rとは異なり，細胞外領域に非常に長いN末端を有している（図1，図2）．これら2群の受容体ファミリー間で遺伝子配列の相同性はまったく認められず，それぞれが別に進化してきた遺伝子ファミリー群と考えられる．

#### ② 鋤鼻嗅覚系細胞内情報伝達

V1RとV2Rは，その発現分布も異なることが示されている．V1R受容体はG$_{i2}$に共役し，V2R受容体はG$_o$に共役するG蛋白質共役型受容体である（図2）．しかし鋤鼻嗅覚系には，主嗅覚系において細胞内情報変換機構にかかわるG$_{olf}$，AC IIIなどをコードする遺伝子は存在しておらず，代わりにG$_{i2}$やG$_o$，AC（タイプII）およびCNGイオンチャネルサブユニットのうちの1つが発現しており，異なる細胞内情報伝達系を用いていることがわかる（Berghard and Buck, 1996）．また，鋤鼻神経細胞では，嗅神経細胞とは異なり，cAMP系を介さずにイオンチャネルを開口させる一過性受容体電位（TRP）イオンチャネルファミリーのうちのTRPC2機構が働いていることが示唆されている（Liman et al., 1999）．フェロモンが受容体に結合すると，G$_{i2}$もしくはG$_o$が活性化され，ホスホリパーゼC（PLC）を活性化し，その結果，イノシトール1,4,5-三リン酸（IP$_3$）およびジアシルグリセロール（DAG）が産生され，DAGがTRPC2を開口し，脱分極を引き起こすのではないかと考えられている（図2）．

### 4）ヒト鋤鼻嗅覚系

ヒトの場合，成人でも鋤鼻器の存在は示唆されているが（Smith et al., 2001），鋤鼻神経細胞の存在が確認できるのは胎生期までであり，成人の鋤鼻器に神経細胞は存在しないとの報告が多い（Trotier et al., 2000; Witt et al., 2002）．また，

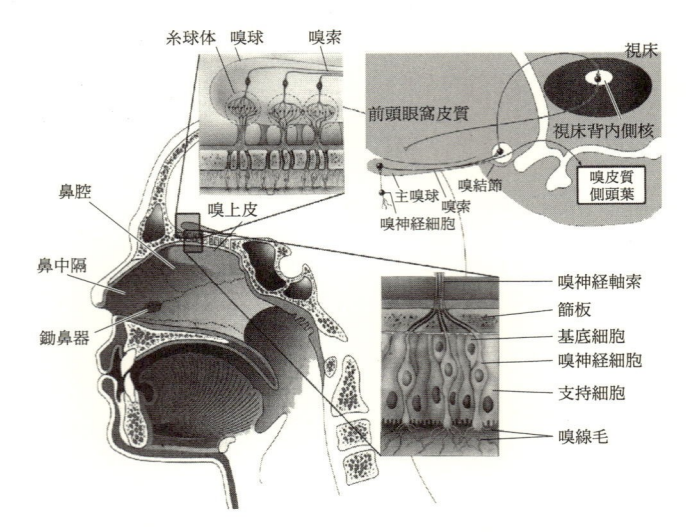

**図3** ヒト嗅覚系と神経回路。嗅上皮拡大図(右下)，嗅球拡大図(左上)，嗅覚中枢神経系回路(右上)(Bear, 2002より改変)

鋤鼻器から嗅球への投射神経は，胎生期には存在するが，成人では存在しないことが報告されている(Boehm and Gasser, 1993)。さらに，成人においては副嗅球の存在も確認できていないため，鋤鼻嗅覚系の存在を示唆するデータはほとんどない(Meisami et al., 1998)。

また，フェロモン受容体遺伝子候補として，V1RL1 mRNAの嗅上皮粘膜での発現が確認され，クローニングされた。このV1RL1 mRNAは嗅上皮粘膜に発現していることは示されたが，鋤鼻器での発現は調べられていない(Rodriguez et al., 2000)。そのほか，マウスV1RおよびV2Rと相同性をもつヒト鋤鼻受容体をコードしていると思われる遺伝子が多くクローニングされたが，そのほとんどは偽遺伝子であることがわかった(Kouros-Mehr et al., 2001)。鋤鼻嗅覚系の細胞内情報変換にかかわるTRPC2についても，ヒトをはじめとする狭鼻猿類においては偽遺伝子であり，機能を果たしていないという報告がある(Liman and Innan, 2003)。

従来，「フェロモンは鋤鼻嗅覚系を介し，匂いとして認知されない」ということが暗黙の了解となっていたが，これはフェロモンの定義ではなく，フェロモンの必要条件でもないことが強調されている(Stowers and Marton, 2005)。最近では，鋤鼻嗅覚系を介さないフェロモン情報伝達も報告されている。例えば，フェロモンによって誘発される行動として知られている，雄ヒツジのフェロモンによる雌ヒツジの排卵の誘発や，雄ブタのフェロモンによる雌ブタの交尾姿勢(ロードーシス)反射などは，鋤鼻器機能を障害しても抑制されない(Cohen-Tannoudji et al., 1989; Dorries et al., 1997)。また，母ウサギの母乳フェロモンに対する仔ウサギの吸い付き行動も，鋤鼻器機能を障害しても抑制されないことが報告されている(Hudson and Distel, 1986)。反対に，主嗅覚系を介するはずの匂い物質も鋤鼻嗅覚系を介する場合があることが報告されている。ACIIIノックアウトマウスに様々な匂い物質を暴露すると，鋤鼻神経細胞からの電気活動が記録されたことが報告されている(Trinh and Storm, 2003)。つまり，鋤鼻器がフェロモン以外の匂い物質に対して反応する可能性も示唆されている。

以上のことから，ヒトフェロモンが存在する場合，その受容は主嗅覚系を介して行われている可能性が高いと考えられるが，まだ議論の余地は残されている(図3)。

## (2)　哺乳類(ヒトを除く)におけるフェロモンの分泌と効果

### 1) シグナリング効果

フェロモンの効果は 2 つに大別される。1 つは，フェロモンが中枢神経系に働いて直接行動を変化させる，シグナリング効果である。例えば，ウマ，ヤギ，ヒツジなどの雄が雌の尿や外陰部の匂いを嗅いだ後，頭を上げ上唇をめくりあげ，目をむいてしばらく陶酔に浸るようにじっとその姿勢を保ち続ける行動(フレーメン反応)や，雄ブタの吐息を嗅ぐことによって雌ブタが背を反らして腰を上に挙げたままの姿勢を保持する行動(ロードーシス)，そのほかにもイヌが電柱や垣根等に尿を振りかける行動や，ネコが顔をこすりつける行動(マーキング)などが知られている(ワトソン，2000)。また，シグナリング効果を誘起するフェロモン(シグナリングフェロモン)がすでに同定されている例もある(図 4)。

これまでに同定された哺乳動物のフェロモンについて特筆すべきことは，まったく同じ物質，あるいは非常に似ている物質を異なった種同士がフェロモンとして共有している場合があることである。例えば，雄マウスのフェロモンである dehydro-*exo*-brevicomin の二重結合が一重になった *exo*-brevicomin は，キクイムシの集合フェロモンである。また，(Z)-7-dodecen-1-yl acetate は蛾のフェロモンとして同定されていたが，最近，ゾウでも雌のフェロモンとして同定された(Rasmussen et al., 1996)。

一方，5$\alpha$-androst-16-en-3-one (5$\alpha$-AND)および 3$\alpha$-hydoroxy-5$\alpha$-androst-16-ene (3$\alpha$-AND)は，雄ブタの顎下腺から分泌され，雌ブタにロードーシスを誘発するシグナリングフェロモンであ

| 動物 | 匂い源 | フェロモン | 効果 |
|---|---|---|---|
| マウス | 雄の尿 | 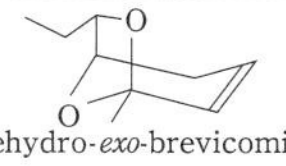 dehydro-*exo*-brevicomin 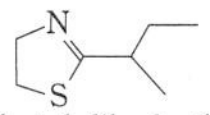 2-sec-butyl dihydrothiazole | 雄の攻撃<br>雌の誘引<br>発情の誘起 |
| スナネズミ | 雄の腹腺 | 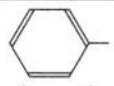 $CH_2COOH$ phenyl acetate | 他の雄の探索 |
| ラット | 雄の包皮腺<br>子の包皮腺 | aliphatic acetates 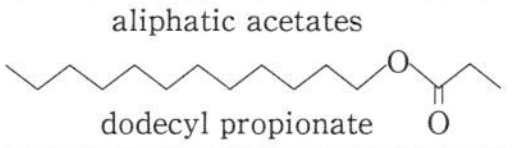 dodecyl propionate | 雌の誘引<br>母親の仔舐め |
| ハムスター | 膣分泌物 | $CH_3-S-S-CH_3$<br>dimethyl disulfide aphrodisin<br>(151 アミノ酸残基) | 雄の誘引<br>雄のマウンティング |
| ゾウ | | 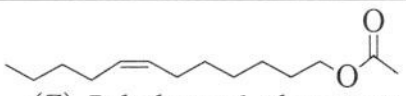 (Z)-7-dodecen-1-yl acetate | 雄のフレーメン |
| ブタ<br>(ヒト) | 雄の顎下腺<br>(腋下) | 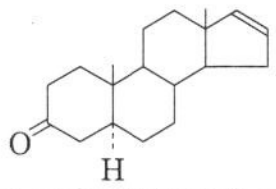 5$\alpha$-androst-16-en-3-one 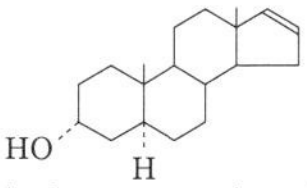 3$\alpha$-hydroxy-5$\alpha$-androst-16-ene | 雌の誘引<br>ロードーシス<br>(?) |

| 動物 | 匂い源 | フェロモン | 効果 |
|---|---|---|---|
| オグロジカ | 雄の尿 | 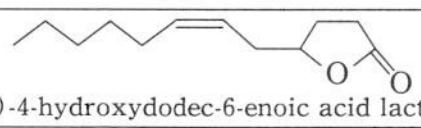 (Z)-4-hydroxydodec-6-enoic acid lactone | 性，個体，仲間などの認知 |
| プロングホーン | 雄の耳下腺 | $(CH_3)_2CHCH_2COOH$<br>isovaleric acid | 性，個体，仲間などの認知 |
| ヤギ | 雄の頭頸部の皮脂腺 | 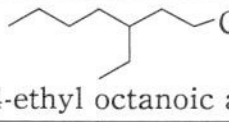 COOH 4-ethyl octanoic acid | 雌の誘引 |
| イヌ | 膣分泌腺 | HO– –$COOCH_3$ *p*-hydroxy methylbenzoate | 雄の誘引 |
| ウサギ | 母乳 | $CH_2=CHCH_2CH_2CHO$<br>2-methylbut-2-enal | 仔の吸い付き誘起 |
| ヒト | 腋下<br>精子 | 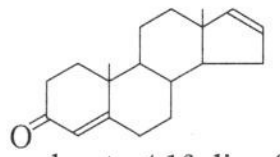 androsta-4,16-dien-3-one | ? |
| | 妊婦尿 | 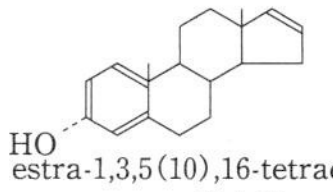 estra-1,3,5(10),16-tetraen-3-ol | ? |
| | ? | 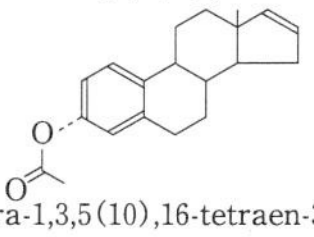 estra-1,3,5(10),16-tetraen-3-yl acetate | ? |
| | ? | 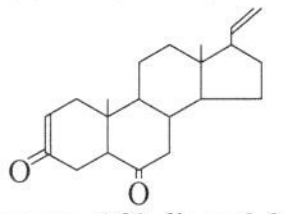 pregna-4,20-diene-3,6-dione | ? |

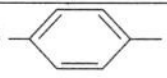

**図 4**　哺乳動物のフェロモン同定物質(椛，1999 より改変)

る(Gennings et al., 1977). かつては, 高級食材で知られるトリュフの香気成分が5α-ANDおよび3α-ANDであるため, トリュフを掘り起こすのにあえて雌ブタが使われていた. また, 今日の畜産業では5α-ANDおよび3α-ANDのシグナリング効果を利用し, ブタの人工授精を補助するスプレー(Boarmate®)が市販されている.

しかし, ブタに限らず, われわれヒトもまたトリュフへの嗜好性が高いことから, 5α-ANDおよび3α-ANDは, ヒトにおいても特別な意味をもつ物質なのかもしれない. その後, ヒトの汗や尿の中にも5α-ANDおよび3α-ANDが含まれていることが明らかにされ, ヒトフェロモンの探索はさらに加速していった.

5α-ANDおよび3α-ANDがヒトフェロモンである可能性については, (3)-3)-①「推定ヒトフェロモン第1期」で詳しく解説する.

## 2) プライマー効果

動物の行動を直接変化させるフェロモンの効果をシグナリング効果と呼ぶことに対し, 神経内分泌系を介して生理的変化を誘起するフェロモンの効果をプライマー効果と呼ぶ. フェロモンのプライマー効果は, 主にマウス, ラットおよびヤギにおいて報告されている(椛, 1999). 雄マウスの尿中フェロモンは, 幼若雌マウスの性成熟を速め(Vandenberg効果), 雌マウスだけの群居生活で非発情状態にある成熟雌マウスに発情を誘起する(Witten効果). ヤギおよびヒツジの場合においても, 雄のフェロモンは非繁殖期にある雌の発情を誘導する(Male効果). また, 交尾後着床までの間にある妊娠雌マウスの場合, 交尾相手と異なる雄マウスの尿中フェロモンに暴露されると, 着床が阻害され, 妊娠の維持が不可能になる(Bruce効果).

一方, 雌マウスの尿中フェロモンは, 他の雌マウスの性成熟を遅らせ(Lee-Boot効果), 雌のマウスやラットの集団飼育は他の雌同士の性周期を同期させる(Dormitory効果). Dormitory効果は, ヒト女性の場合でも月経周期の同期化という現象として知られている. ヒト女性の月経同期については, (3)-2)-⑥「月経周期に及ぼすフェロモンの効果」にて解説する.

## (3) ヒトにおけるフェロモン候補物質の作用

### 1) 母と子の匂いを介したコミュニケーション

#### ① 羊水と母乳の匂い

新生児の匂いの嗜好性は, 新生児を仰向けに寝かせ, その両頬の側に異なる匂いを染み込ませた2枚のガーゼを提示し, どちらの方向を向いて過ごした時間が長いかを計測することによって調べられている. 生後2〜3日齢の新生児は, 生後の哺乳経験に関係なく, 羊水の匂いを好み, 他人の羊水よりも自分の羊水の匂いを好む. 一般的に, 羊水は98%以上が水分であるが, 残りの2%は胎児成分(産毛, 脱落細胞, 胎脂)を含んでいるため, 少し生臭い匂いがあるといわれている. このような生後2〜3日齢における自分の羊水の匂いへの嗜好性は, 胎生期中に獲得していると考えられ, ヒトの匂いの記憶は胎生期から始まっていることを示唆する.

また, この時期の新生児は, 生理的食塩水と比べると, 羊水の匂いと同様に, 母乳の匂いに対しても嗜好性を示すが, どちらの匂いをより好むということはない. ところが, 生後4日齢以降になると, 羊水の匂いと母乳の匂いに対する嗜好性に変化が生じ, 新生児は羊水の匂いよりも母乳の匂いを好むようになる. さらに, 生後5日目の新生児に母乳の匂いを嗅がせると, 唾液中コルチゾールの分泌が抑えられ, ストレスが軽減されることが報告されている. 羊水が自分の成分由来であることを考えると, 初めて他者の匂いに惹かれるのは生後4日目であるといえるのかもしれない(西谷・篠原, 2003).

新生児は母乳の匂いに限らず, 母親の体臭に対

しても嗜好性をもつ。生後2～7日の新生児は，母親の胸に触れたガーゼと胸に触れていないガーゼに対し，20人中17人（85％）の割合で，母親の胸に触れたガーゼの方向を向いて過ごす時間が長いことが調べられている。さらに，自分の母親の胸の匂いと他の授乳中の女性の胸の匂いを区別するかどうかが調べられ，新生児は，生後2日目では，自分の母親と他の授乳中の女性を匂いで区別することはできないが，生後6～10日になると，自分の母親を識別できるようになることが報告されている（Macfarlane, 1975）。また，新生児は生後2週を過ぎると，母親の腋下にあてたガーゼによっても母親の匂いを識別することができる（Cernoch and Porter, 1985）。これは新生児に限らず，3～5歳の幼児にもみられる。しかし，これらは母乳で育てられた新生児に限られたことで，人工乳で育てられた新生児は腋下の匂いからは母親を識別できない。

これらのことから，まず，授乳中の女性は新生児が認知しやすい匂いを放出している可能性が考えられる。実際に，臨床の場面においても母親の匂いや授乳中の女性の匂いは，新生児を泣き止ませる作用があることも報告されている（Sullivan and Toubas, 1998）。また，母乳児は人工乳児に比べ，母親とのスキンシップが多いために，母親の匂いを記憶するという可能性も考えられる。いずれにせよ，母乳で育てることで母子間のコミュニケーションが深まるのは確実である。

② 新生児の匂い

母親も，自分の出産した子と他の子とを，匂いだけで識別する能力が出産直後に確立される。母親は，普通分娩で出産した生後2～10日齢の自分の子を，24～48時間身につけたTシャツの匂いによって識別することができることが報告されている（Schaal et al., 1980）。また，帝王切開で分娩した母親は，自分の子とほとんど接触していないにもかかわらず，分娩2日後に，Tシャツの匂いによって自分の子を識別することができる（Porter et al., 1983）。さらに驚くべきことに，母親は出産後6時間で，他の子の匂いの中から自分の子の匂いを識別できることも報告されている。

あらかじめ10～60分間，自分の子と接していれば，90％の母親は自分の子の匂いを識別でき，60分間以上あれば，100％の母親が自分の子の匂いを識別するという（Kaitz et al., 1987）。また，この母親の子の匂いの識別能力は，出産直後に限らず，3～8歳の子に対しても発揮される（Porter and Moore, 1981）。しかしながら，父親は自分の子の匂いを識別できないようである。

③ 母と子の匂いの識別機構

ヒトと同様に，マウス，ラット，ヒツジなどでも，母親が自分の仔の匂いと他の仔の匂いを識別することが報告されている（Fleming et al., 1999）。山崎らは，母親のマウスが自分の仔の匂いを嗅ぎ分ける原因の1つに，主要組織適合抗原複合体（MHC）遺伝子群の違いが関与していることを報告している（Yamazaki et al., 2000）。

本来，MHC遺伝子群は，免疫細胞による自己と非自己の識別に関与する遺伝子群であり，ヒトの場合，臓器移植を行う際の免疫拒絶反応の有無を決める（ヒトの場合は，ヒト白血球抗原（HLA）遺伝子という）。このHLA型には何万通りものバリエーションがあり，実際に日本人で家族以外の他人の中からHLA型がすべて一致する人を探すとなると，2万～3万人に1人という割合になるようである。また，臓器移植の際は，このHLA型の6つある遺伝子座のうちの1つが異なるだけで拒絶反応が生じ，成功率が激変するといわれている。このようにMHC遺伝子群は，それぞれの個体の固有の目印であり，自己と非自己の識別に関与している。しかし，MHCによる自己と非自己の識別機構は，免疫反応だけに関与しているのではなく，母親が仔の匂いを識別する現象にも関与することが明らかにされた。

母親のマウスに，近親交配を繰り返すことでMHC遺伝子が限りなく母親と同じになるように作製された近交系マウスの新生仔と，同様な近交系ではあるがMHC遺伝子だけが異なるように作製されたコンジェニックマウスの新生仔を与え，母親のマウスが新生仔マウスをくわえて巣へ連れ戻す順序を観察した。その結果，母親のマウスは近交系の新生仔マウスを最初に連れてくる割合が

高かった(Yamazaki et al., 2000)。これは母親のマウスが近い血縁の仔を主嗅覚系によって認知し,好んでそれらに母性的な行動をとっていることを示す。

したがって,ヒトにおいても,この遺伝子型が母子間の匂いによる識別に関与しているという可能性が高い。

## 2) ヒト成人における匂いを介したコミュニケーション

### ① 女性の匂い

哺乳類では,雌の匂いは発情期に雄を最も惹きつけるといわれている(Dixon, 1998)。この生物学的意義は,交尾が妊娠に至るような時期に雄が雌に発情する確率を増すことによって,生殖効率を上げることにある。雄アカゲザルは発情した雌アカゲザルの(性ホルモン依存的)膣分泌物によって発情する(Michael and Keverne, 1970)。一方,ヒトの場合も,若い女性の膣分泌物に含まれる脂肪酸の成分はアカゲザルと同じであり,排卵前後に最も多く分泌される(Michael et al., 1974)。そこで,各月経ステージごとの女性の膣分泌物に対する匂いの快-不快,強-弱の評価が行われた。その結果,4人の女性から採取された膣分泌物は,総じて不快な匂いとして評価され,男性の性欲を増さなかったが,排卵期,排卵前期の匂いは,他の月経ステージに比べて弱く,不快さが少ないようだった(Doty et al., 1975)。また,その後,4月経周期にわたって毎晩女性の胸に6種類の脂肪酸あるいは対照の匂いを塗布し,性交の頻度と性欲の強さについても調べられたが,塗布した物質による影響はみられなかった(Morris and Udry, 1978)。一方,女性の体臭を各月経ステージにおいて評価したところ,男性は排卵期の女性の匂いを最も好むことが示された(Poran, 1994)。しかし,現在のところ,女性の匂いについてこれ以上詳しい研究はされていない。

### ② 授乳中の女性の匂い

授乳中の女性は,正常に月経が回帰している女性とは異なる匂い物質を発している。授乳中の女性の腋下および胸から匂いを集め,その匂いを未経産で現在も妊娠していない女性に2ヶ月間嗅がせ続けたところ,月経周期が理想的な29日に収束することがわかった(Jacob et al., 2004)。すなわち,月経周期の長すぎる女性は短縮し,短すぎる女性は延長したのである。また,同様な方法で授乳中の女性の匂いを未経産で現在も妊娠していない女性に嗅がせたところ,性的な親密度が高まったことも報告されている(Spencer et al., 2004)。授乳中の女性の匂いは,未経産の女性の月経周期を安定化させ,性的な親密度を高めることによって妊娠しやすい状態にするのかもしれない。

### ③ 男性の匂い

HLA遺伝子は,母親による子の匂いの識別に関与することは上述したが,それだけではなく,女性の男性の匂いに対する好みにも関与している。44人の男性に2晩Tシャツを着せ,その翌日,50人の女性にそのTシャツの匂いの「快-不快」を評価させた結果,女性は自分のHLA型に似ているHLA型の男性の匂いよりも,自分のHLA型とは異なるHLA型の男性の匂いを快く感じることが明らかにされた(Wedekind et al., 1995)。逆に,女性が経口避妊薬を服用している場合(偽妊娠状態)は,反対に,自分のHLA型とは異なるHLA型の男性の匂いよりも,自分のHLA型に似ているHLA型の男性の匂いを快く感じることも示されている。

ところが,被験者に男性が着用したTシャツの匂いを嗅いでもらっていることを告げず,リラックスする匂いの選別を行わせると,女性が両親から受け継いだHLAの対立遺伝子のうち,父親由来の遺伝子に近い匂いを好むことがわかった(Jacob et al., 2002b)。

以上のことから,女性はリラックスできる男性としては,父親に近いHLA型をもつ男性を選ぶが,子供を産みたいと思う男性は父親と遠いHLAをもつ男性を選ぶということが考えられる。

これは厳密な動物実験においても明らかにされている現象である。上述の近交系マウスと,コンジェニックマウスを用いて,マウスの交配嗜好にMHC型の違いが関与するかどうかが調べられた

(Yamazaki et al., 1998)。その結果，雄のマウスは自分のMHC型とは異なるMHC型をもつ雌マウスへの交配嗜好が高いことがわかった。このことから，MHC型が異なる相手を選択することは，相手との交配によって，自分の子孫にMHC遺伝子の多様化を促し，結果として免疫系の適応能力を高めることが示唆される。

④ 加齢臭

ヒトは加齢に伴って精神・身体的な状態が変化するが，加齢に伴った変化は体臭についても例外ではない。この加齢臭は，10〜20代の女性が特に嫌うことが知られているが，最近，加齢臭が2-nonenalであることが明らかにされた。2-nonenalは，パルミトオレイン酸の皮膚常在菌分解産物であり，30代までにはほとんど分泌されないが，40代以降になると，分泌されることが明らかにされた(Haze et al., 2001)。2-nonenalは，脂臭い匂いがあり，男性に特異的な匂いであると誤解されがちだが，実際は男女を問わず，単に加齢に伴って変化する体臭成分である。

一方，各年代の体臭にはどのような特徴があるのかが調べられている。児童，大学生，高齢者の各年代の男女から腋下の汗を採取し，その匂いを308人の被験者(男性154人，女性154人)に嗅いでもらい，匂いの評価を行った(Chen and Haviland-Jones, 1999)。その結果，男子大学生および高齢者の女性の匂いは，匂いが強く，不快であると評価された。しかし，高齢者の女性の匂いは，被験者の抑うつ気分を軽減する効果があることがわかった。核家族化が進む現在，祖母と同居することがなくなり，子供は何らかの影響を受けているかもしれない。

⑤ 恐怖の匂い

身の危険を察知し，仲間に危険を知らせることは種の保存という観点からすると重要な行為である。多くの野生動物では，敵の存在を察知すると警報フェロモンを発し，仲間に身の危険を知らせる(ワトソン，2000)。ラットの警報フェロモンは，部位特異的に少なくとも2種類の存在が示唆されており，顔周辺からの警報フェロモンは，立ち上がったり，周りの匂いを嗅ぎ回る，などの不安行動を促進し，肛門周辺部からの警報フェロモンは，交感神経を促進し，体温を上昇させる効果があることがわかった(Kiyokawa et al., 2004)。また，ヒトにおいても警報フェロモンの存在を調べた実験がある。女性がホラー映画と娯楽映画を見ている間，腋下に放出される物質を集め，それを別の女性に嗅がせたところ，ホラー映画を見ているときに放出された腋下物質が識別されるという(Ackerl et al., 2002)。したがって，ヒトにおいても，身の危険を伝える手段として警報フェロモンが用いられている可能性が示唆され，サッカー観戦中の暴動などは，このフェロモンによると考える学者もいる。

⑥ 月経周期に及ぼすフェロモンの効果

月経周期には社会的な同調があることが知られている。正常な月経周期を示す女性同士(ルームメイト，母娘，レズビアンカップルなど)が集団で生活していると，ランダムに分散していた月経周期が収束してくるという現象が観察される(McClintock, 1971; Weller and Weller, 1993)。われわれも寮で共同生活(2人部屋)をしている女子大学生の月経周期について調べたところ，3ヶ月間の共同生活で64人中24人(38％)に月経周期の同期がみられ，コーカシアンだけでなく，アジア人でも月経同期が認められることを報告した(Morofushi et al., 2000)。この月経同期は，腋下から放出されるフェロモンによってもたらされる可能性が，1998年にSternとMcClintockによって示された(Stern and McClintock, 1998)。彼女らは，女性の腋下から放出される物質を2月経周期にわたり，被験者の鼻の下に塗り続けると，排卵や月経のタイミングが系統的に変化することを報告している。すなわち，卵胞期の腋下物質は女性の排卵のタイミングを前進することで月経周期を短縮し，また，排卵期の腋下物質は女性の排卵のタイミングを後退させることで月経周期を延長したのである。その後，われわれは腋下物質がいかに排卵のタイミングを調節しているのかを知る目的で，腋下物質が黄体形成ホルモン(LH，卵胞の発育や成熟を促す下垂体ホルモン)のパルス状分泌にいかなる影響を及ぼすかを調べた

(Shinohara et al., 2001)。その結果，卵胞期の腋下物質を嗅がせるとLHパルス頻度は増加し，排卵期の腋下物質を嗅がせるとLHパルス頻度は減少した。以上のことから，卵胞期の腋下物質はLHパルス頻度を増加させることによって，排卵のタイミングを速め，排卵期の腋下物質はLHパルス頻度を減少させることによって，排卵期のタイミングを遅らせていることが示唆された。

また，男性の腋下物質は女性の月経周期を理想的な約 $29.5 \pm 3$ 日に収束させることが報告されている(Cutler et al., 1986)。Pretiらがこの男性の腋下物質について，同様にLHのパルス状分泌にいかなる影響を及ぼすかを調べたところ，男性の腋下物質は次に出現するLHパルス分泌までの潜時を短くすることがわかった(Preti et al., 2003)。しかし，なぜ潜時を短くすることが，月経周期の長い女性の月経周期を短縮し，短い女性の月経周期を延長するのかは明らかにされていない。

### 3) ヒトフェロモンの同定

#### ① 推定ヒトフェロモン(5α-AND，3α-AND)第1期

雄ブタのフェロモンである 5α-AND および 3α-AND は，ヒトの汗と尿中にも含まれている(Gower and Ruparelia, 1993)ことから，ヒトフェロモンである可能性が考えられてきた(篠原ら，2000)。

3α-AND を染み込ませたマスクをかけ，他人に対する好意的な感情の度合いを調べると，3α-AND は女性の男性に対する評価を好意的にすることがわかった。また，普通に服を着た人物，動物，建物の写真について意見を述べさせるという研究によると，マスクをかけて 3α-AND を嗅いだ被験者は，男女ともに写真に写っている女性に対して魅力的に感じられるようになったが，写真に写っている男性の魅力に関する評価にはあまり影響がなかったことが報告されている。

一方，匂いの嗅がせ方をより自然な方法にした研究では，男女のペアの片方は香水として 3α-AND あるいは合成したムスク香である Exaltolide™ (ω-penta-decalactone) を塗布し，各ペアに15分間一緒にスライドを見てからパートナーの肉体的魅力に関する質問をしたところ，3α-AND および Exaltolide™ の効果は何も証明されなかった。また，100人の女性に，450語からなる性的に覚醒する文章を読ませ，あらかじめ被験者を性的に覚醒させた後，3α-AND を染み込ませたマスクをかけ，性的覚醒レベルを調べると，確かに性的に覚醒する文章は性的覚醒レベルを増加させたが，3α-AND がそれ以上に性的覚醒レベルの増加をもたらすことはなかった。

さらに別の研究によると，プラスチックガラスで仕切られた休憩室を用意し，そのドアに 5α-AND あるいは 3α-AND を塗布し，男性と女性がその休憩室を使った時間を 5 日間にわたって測定したところ，どちらも女性には影響を与えなかったが，男性は 3α-AND を塗布した部屋を避けたという。また，歯科の待合室の椅子に $3.2\,\mu g$，$16\,\mu g$，$32\,\mu g$ の 5α-AND を異なった時間にスプレーし，何人がその椅子を使用したかを 840 人分観察すると，多くの女性が $3.2\,\mu g$，$32\,\mu g$ の 5α-AND をスプレーした椅子を利用したが，男性が $32\,\mu g$ の 5α-AND をスプレーした椅子を利用することは少なかった。知覚できない匂いがヒトの行動に影響を及ぼすことを考えると，好感，嫌悪感を抱かせる効果は，意識下で起きたのではないかと考えられる。

このように，5α-AND および 3α-AND に関する研究は多くなされたが，その結果は雑多であり，時には矛盾を含んでいた。しかし，5α-AND および 3α-AND がヒトフェロモンである可能性の検証は，その後も続けられている。月経周期の同期を示す女性と同期を示さない女性の 5α-AND および 3α-AND に対する嗅覚感受性を調べると，3α-AND に対する嗅覚感受性は同期群の方が高かったが，5α-AND に対する嗅覚感受性は両群間で異ならなかった(Morofushi et al., 2000)。このことから，3α-AND は月経周期の同期に関与している可能性が示唆された。そこで，上述と同様な方法で，3α-AND の LH パルス頻度に及ぼす影響が調べられた。その結果，3α-AND は LH パルス頻度を減少させた(Shinohara et al.,

2000)。これは排卵期の女性の腋下物質と同様の効果である。したがって，3α-ANDはヒトフェロモンである可能性が考えられる。

② 推定ヒトフェロモン(AND, EST, ESTac, PDD)第2期

推定ヒトフェロモンの次なる候補物質は，Berlinerらによる一連の研究およびそのベンチャービジネスが始まりである。1991年，彼らはヒト鋤鼻器に推定ヒトフェロモンを作用させ，鋤鼻神経細胞からの電気活動を記録している。この研究に用いられた推定ヒトフェロモンがANDおよびESTである。また，ANDは女性に特異的に作用し，ESTは男性に特異的に作用するようである(Monti-Bloch et al., 1998)。彼らは，その後も推定ヒトフェロモンとして，ESTacおよびPDDの2種類の物質を同定している(Berliner et al., 1996)。しかし，上述の通り，ヒト成人では①形態学的には鋤鼻神経および副嗅球が存在しないこと，②分子生物学的にもヒト鋤鼻受容体をコードする遺伝子が偽遺伝子であったこと，③他の研究機関からは彼らと同じデータが記録できていないこと，などから，彼らの主張にはいくつかの矛盾が含まれている。ところが，彼らが報告した物質は，まだ推定ヒトフェロモンとしての可能性を失っていない。

ANDあるいはESTをクローブオイルの匂いでマスクした溶液(AND, ESTは9 nmol)を嗅がせ，男女37人の気分を心理学的に調べたところ，ANDは男性のポジティブな気分を減少させたが，女性のポジティブな気分を増加させ，ネガティブな気分を減少させた(Jacob and McClintock, 2000)。しかし，このような効果は，同じムスク様の芳香をもつmusconおよび3α-ANDでは得られなかった(Jacob et al., 2002a)。また，別の報告でも，ANDは，やはり性特異的に女性のポジティブな気分を増加させた(Bensafi et al., 2004b)。一方，生理学的反応を調べると，ANDおよびESTは，男女ともに皮膚温度，皮膚電位を上昇させ，ANDは男性の呼吸数を減少させた(Jacob et al., 2001; Bensafi et al., 2004a)。

さらに，機能的核磁気共鳴画像(functional magnetic resonance image: fMRI)装置，陽電子放射断層法(positron emission tomography: PET)装置などの最新の画像診断装置を用いて，推定ヒトフェロモンの脳活動部位が調べられている。嗅覚閾値下のESTac(高濃度$10^{-2}$M，低濃度$10^{-8}$M)を男性8人に嗅がせた際の脳活動部位をfMRIによって調べると，前視床内側核，下前頭回に反応がみられ，また，鋤鼻嗅覚系の脳部位である扁桃体および視床下部にも強い反応がみられることがわかった(Sobel et al., 1999)。また，クローブオイルの匂いでマスクした9 nmolのANDを，女性10人に嗅がせた際の脳活動部位をPETによって調べると，情動の調節に関与している前頭葉および扁桃体に活性化反応がみられた(Jacob et al., 2001)。さらに，より深部の脳活動を調べた報告によると，ESTを嗅いだ男性12人は，視床下部室傍核および視床下部背内側核が活性化されるが，ANDを嗅いでも活性化されない。一方，ANDを嗅いだ女性12人は，視床下部内側視索前野，視床下部腹内側核が活性化されるが，ESTを嗅いでも活性化されない(図5)(Savic et al., 2001)。また，同性愛男性12人は，異性愛男性とは反対で，ANDを嗅ぐと視床下部

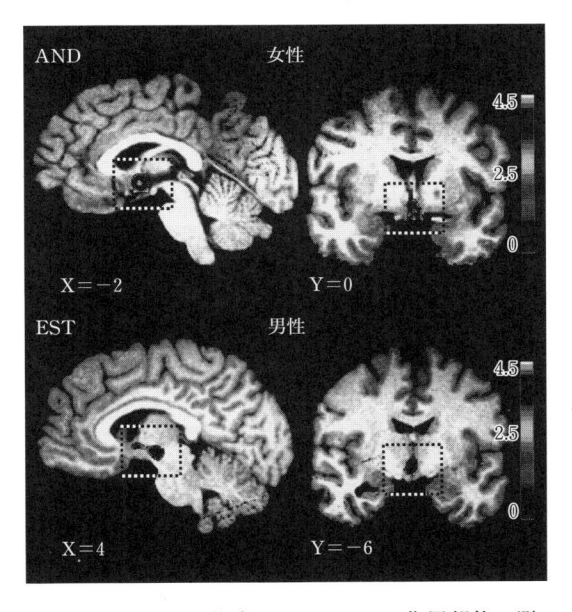

図5 PETによる推定ヒトフェロモン作用部位の測定。……枠内は視床下部(Savic et al., 2001より改変)

が活性化されるが, EST を嗅いでも活性化されない(Savic et al., 2005)。したがって, AND および EST の中枢作用部位は, 他の哺乳動物におけるフェロモンの中枢作用部位とほぼ一致していることから, AND および EST は, ヒトフェロモンである可能性が考えられる。

現在まで同定されている推定ヒトフェロモンは, 心理学的・生理学的・核医学的に従来の匂い物質にはない反応性があるようである。ヒトフェロモンの同定には今後のさらなる研究が期待される。

## おわりに

哺乳動物におけるフェロモンの研究は, 2004年度のノーベル医学生理学賞を受賞に至ったAxel と Buck による 1990 年代の「嗅覚受容メカニズムの解明」に関する分子生物学的研究を発端として飛躍的な発展を遂げた。彼らは, 万単位の匂いの種類を千単位の匂い受容体によって認知することを示した。また, ヒトゲノムの解読に伴って, これまでに哺乳動物で発見されたフェロモン受容体遺伝子と相同なヒトフェロモン受容体遺伝子がクローニングされ, その遺伝子が鼻粘膜に存在することから, ヒトにおいてもフェロモンを介したコミュニケーションが示唆された。同時に, ヒトでも生理学的・行動学的な研究が精力的に行われ, フェロモンを介したコミュニケーションが強く示唆されている。とりわけ, McClintock らと Shinohara らによる月経同期メカニズムの解明は, 他の哺乳動物と同様に, ヒトにおいてもフェロモンのプライマー効果の存在を強く支持する現象といえよう。一方, 最近では PET や fMRI といった非侵襲的脳機能イメージングの急速な普及により, 様々なヒト脳機能の測定が可能になったので, 今後は, ヒトのフェロモンを介したコミュニケーションの脳内メカニズムが解明されることが期待される。

### 参考文献

Ackerl, K., Atzmueller, M. and Grammer, K. (2002) The scent of fear. Neuro Endocrinol. Lett. 23: 79-84.
Bear, M. F. (2002) Neuroscience: Exploring the Brain, 2nd ed. Lippincott Williams & Wilkins, Baltimore and Philadelphia.
Bensafi, M., Brown, W. M., Khan, R., Levenson, B. and Sobel, N. (2004a) Sniffing human sex-steroid derived compounds modulates mood, memory and autonomic nervous system function in specific behavioral contexts. Behav. Brain Res. 152: 11-22.
Bensafi, M., Tsutsui, T., Khan, R., Levenson, R. W. and Sobel, N. (2004b) Sniffing a human sex-steroid derived compound affects mood and autonomic arousal in a dose-dependent manner. Psychoneuroendocrinology 29: 1290-1299.
Berghard, A. and Buck, L. B. (1996) Sensory transduction in vomeronasal neurons: evidence for G alpha o, G alpha i2, and adenylyl cyclase II as major components of a pheromone signaling cascade. J. Neurosci. 16: 909-918.
Berliner, D. L., Monti-Bloch, L., Jennings-White, C. and Diaz-Sanchez, V. (1996) The functionality of the human vomeronasal organ (VNO): evidence for steroid receptors. J. Steroid Biochem. Mol. Biol. 58: 259-265.
Boehm, N. and Gasser, B. (1993) Sensory receptor-like cells in the human foetal vomeronasal organ. Neuroreport 4: 867-870.
Bradley, J., Li, J., Davidson, N., Lester, H. A. and Zinn, K. (1994) Heteromeric olfactory cyclic nucleotide-gated channels: a subunit that confers increased sensitivity to cAMP. Proc. Natl. Acad. Sci. USA 91: 8890-8894.
Buck, L. and Axel, R. (1991) A novel multigene family may encode odorant receptors: a molecular basis for odor recognition. Cell 65: 175-187.
Cernoch, J. M. and Porter, R. H. (1985) Recognition of maternal axillary odors by infants. Child Dev. 56: 1593-1598.
Chen, D. and Haviland-Jones, J. (1999) Rapid mood change and human odors. Physiol. Behav. 68: 241-250.
Cohen-Tannoudji, J., Lavenet, C., Locatelli, A., Tillet, Y. and Signoret, J. P. (1989) Non-involvement of the accessory olfactory system in the LH response of anoestrous ewes to male odour. J. Reprod. Fertil. 86: 135-144.
Cutler, W. B., Preti, G., Krieger, A., Huggins, G. R., Garcia, C. R. and Lawley, H. J. (1986) Human axillary

secretions influence women's menstrual cycles: the role of donor extract from men. Horm. Behav. 20: 463-473.

Dixon, A. F. (1998) Primate sexuality: compareative studies of the prosimians, monkeys, apes, and human beings. Oxford University Press, Oxford.

Dorries, K. M., Adkins-Regan, E. and Halpern, B. P. (1997) Sensitivity and behavioral responses to the pheromone androstenone are not mediated by the vomeronasal organ in domestic pigs. Brain Behav. Evol. 49: 53-62.

Doty, R. L., Ford, M., Preti, G. and Huggins, G. R. (1975) Changes in the intensity and pleasantness of human vaginal odors during the menstrual cycle. Science 190: 1316-1318.

Dulac, C. and Axel, R. (1995) A novel family of genes encoding putative pheromone receptors in mammals. Cell 83: 195-206.

Fleming, A. S., O'Day, D. H. and Kraemer, G. W. (1999) Neurobiology of mother-infant interactions: experience and central nervous system plasticity across development and generations. Neurosci. Biobehav. Rev. 23: 673-685.

Gennings, J. N., Gower, D. B. and Bannister, L. H. (1977) Studies on the receptors to 5alpha-androst-16-en-3-one and 5alpha-androst-16-en-3alpha-ol in sow nasal mucosa. Biochim. Biophys. Acta. 496: 547-556.

Glusman, G., Yanai, I., Rubin, I. and Lancet, D. (2001) The complete human olfactory subgenome. Genome Res. 11: 685-702.

Gower, D. B. and Ruparelia, B. A. (1993) Olfaction in humans with special reference to odorous 16-androstenes: their occurrence, perception and possible social, psychological and sexual impact. J. Endocrinol. 137: 167-187.

Haze, S., Gozu, Y., Nakamura, S., Kohno, Y., Sawano, K., Ohta, H. and Yamazaki, K. (2001) 2-Nonenal newly found in human body odor tends to increase with aging. J. Invest Dermatol. 116: 520-524.

Herrada, G. and Dulac, C. (1997) A novel family of putative pheromone receptors in mammals with a topographically organized and sexually dimorphic distribution. Cell 90: 763-773.

Hudson, R. and Distel, H. (1986) Pheromonal release of suckling in rabbits does not depend on the vomeronasal organ. Physiol. Behav. 37: 123-128.

Jacob, S. and McClintock, M. K. (2000) Psychological state and mood effects of steroidal chemosignals in women and men. Horm. Behav. 37: 57-78.

Jacob, S., Hayreh, D. J. and McClintock, M. K. (2001) Context-dependent effects of steroid chemosignals on human physiology and mood. Physiol. Behav. 74: 15-27.

Jacob, S., Garcia, S., Hayreh, D. and McClintock, M. K. (2002a) Psychological effects of musky compounds: comparison of androstadienone with androstenol and muscone. Horm. Behav. 42: 274-283.

Jacob, S., McClintock, M. K., Zelano, B. and Ober, C. (2002b) Paternally inherited HLA alleles are associated with women's choice of male odor. Nat. Genet. 30: 175-179.

Jacob, S., Spencer, N. A., Bullivant, S. B., Sellergren, S. A., Mennella, J. A. and McClintock, M. K. (2004) Effects of breastfeeding chemosignals on the human menstrual cycle. Hum. Reprod. 19: 422-429.

椛秀人 (1999) 哺乳動物のフェロモン. 神経研究の進歩 43-5：762-770.

椛秀人 (2003) フェロモン情報処理と学習制御. 実験医学 21-17：139-145.

Kaitz, M., Good, A., Rokem, A. M. and Eidelman, A. I. (1987) Mothers' recognition of their newborns by olfactory cues. Dev. Psychobiol. 20: 587-591.

Karlson, P. and Luscher, M. (1959) Pheromones': a new term for a class of biologically active substances. Nature 183: 55-56.

Kiyokawa, Y., Kikusui, T., Takeuchi, Y. and Mori, Y. (2004) Alarm pheromones with different functions are released from different regions of the body surface of male rats. Chem. Senses 29: 35-40.

Kouros-Mehr, H., Pintchovski, S., Melnyk, J., Chen, Y. J., Friedman, C., Trask, B. and Shizuya, H. (2001) Identification of non-functional human VNO receptor genes provides evidence for vestigiality of the human VNO. Chem. Senses 26: 1167-1174.

Liman, E. R. and Buck, L. B. (1994) A second subunit of the olfactory cyclic nucleotide-gated channel confers high sensitivity to cAMP. Neuron 13: 611-621.

Liman, E. R. and Innan, H. (2003) Relaxed selective pressure on an essential component of pheromone transduction in primate evolution. Proc. Natl. Acad. Sci. USA 100: 3328-3332.

Liman, E. R., Corey, D. P. and Dulac, C. (1999) TRP2: a candidate transduction channel for mammalian pheromone sensory signaling. Proc. Natl. Acad. Sci. USA 96: 5791-5796.

Macfarlane, A. (1975) Olfaction in the development of social preferences in the human neonate. Ciba Found Symp., pp. 103-117.

Matsunami, H. and Buck, L. B. (1997) A multigene family encoding a diverse array of putative pheromone receptors in mammals. Cell 90: 775-784.

McClintock, M. K. (1971) Menstrual synchorony and suppression. Nature 229: 244-245.

Meisami, E., Mikhail, L., Baim, D. and Bhatnagar, K. P. (1998) Human olfactory bulb: aging of glomeruli and mitral cells and a search for the accessory olfactory bulb. Ann. N.Y. Acad. Sci. 855: 708-715.

Menco, B. P., Bruch, R. C., Dau, B. and Danho, W. (1992) Ultrastructural localization of olfactory transduction components: the G protein subunit Golf alpha and type III adenylyl cyclase. Neuron 8: 441-453.

Michael, R. P. and Keverne, E. B. (1970) Primate sex pheromones of vaginal origin. Nature 225: 84-85.

Michael, R. P., Bonsall, R. W. and Warner, P. (1974) Human vaginal secretions: volatile fatty acid content. Science 186: 1217-1219.

Monti-Bloch, L., Jennings-White, C. and Berliner, D. L. (1998) The human vomeronasal system. A review. Ann. N.Y. Acad. Sci. 855: 373-389.

Morofushi, M., Shinohara, K., Funabashi, T. and Kimura, F. (2000) Positive relationship between menstrual synchrony and ability to smell 5alpha-androst-16-en-3alpha-ol. Chem. Senses 25: 407-411.

Morris, N. M. and Udry, J. R. (1978) Pheromonal influences on human sexual behavior: an experimental search. J. Biosoc. Sci. 10: 147-157.

西谷正太・篠原一之 (2003) 匂う．根ヶ山光一・川野健治編著, 身体から発達を問う―衣食住のなかのからだとこころ．新曜社, pp. 159-176.

Poran, N. S. (1994) Cyclic attractivity of human female odors. Advances in the Biosciences 93: 555-560.

Porter, R. H., Cernoch, J. M. and McLaughlin, F. J. (1983) Maternal recognition of neonates through olfactory cues. Physiol. Behav. 30: 151-154.

Porter, R. H. and Moore, J. D. (1981) Human kin recognition by olfactory cues. Physiol. Behav. 27: 493-495.

Preti, G., Wysocki, C. J., Barnhart, K. T., Sondheimer, S. J. and Leyden, J. J. (2003) Male axillary extracts contain pheromones that affect pulsatile secretion of luteinizing hormone and mood in women recipients. Biol. Reprod. 68: 2107-2113.

Rasmussen, L. E., Lee, T. D., Roelofs, W. L., Zhang, A. and Daves, G. D., Jr. (1996) Insect pheromone in elephants. Nature 379: 684.

Rodriguez, I., Greer, C. A., Mok, M. Y. and Mombaerts, P. (2000) A putative pheromone receptor gene expressed in human olfactory mucosa. Nat. Genet. 26: 18-19.

Ryba, N. J. and Tirindelli, R. (1997) A new multigene family of putative pheromone receptors. Neuron 19: 371-379.

Savic, I., Berglund, H., Gulyas, B. and Roland, P. (2001) Smelling of odorous sex hormone-like compounds causes sex-differentiated hypothalamic activations in humans. Neuron 31: 661-668.

Savic, I., Berglund, H. and Lindstrom, P. (2005) Brain response to putative pheromones in homosexual men. Proc. Natl. Acad. Sci. USA 102: 7356-7361.

Scalia, F. and Winans, S. S. (1975) The differential projections of the olfactory bulb and accessory olfactory bulb in mammals. J. Comp. Neurol. 161: 31-55.

Schaal, B., Montagner, H., Hertling, E., Bolzoni, D., Moyse, A. and Quichon, R. (1980) Olfactory stimulation in the relationship between child and mother. Reprod. Nutr. Dev. 20: 843-858.

Shinohara, K., Morofushi, M., Funabashi, T., Mitsushima, D. and Kimura, F. (2000) Effects of 5alpha-androst-16-en-3alpha-ol on the pulsatile secretion of luteinizing hormone in human females. Chem. Senses 25: 465-467.

篠原一之・舩橋利也・美津島大・貴邑冨久子 (2000) ヒトにおける体臭を介したコミュニケーション. Jpn. J. Taste Smell Res. 7: 11-17.

Shinohara, K., Morofushi, M., Funabashi, T. and Kimura, F. (2001) Axillary pheromones modulate pulsatile LH secretion in humans. Neuroreport 12: 893-895.

Smith, T. D., Buttery, T. A., Bhatnagar, K. P., Burrows, A. M., Mooney, M. P. and Siegel, M. I. (2001) Anatomical position of the vomeronasal organ in postnatal humans. Ann. Anat. 183: 475-479.

Sobel, N., Prabhakaran, V., Hartley, C. A., Desmond, J. E., Glover, G. H., Sullivan, E. V. and Gabrieli, J. D. (1999) Blind smell: brain activation induced by an undetected air-borne chemical. Brain 122 (Pt 2): 209-217.

Spencer, N. A., McClintock, M. K., Sellergren, S. A., Bullivant, S., Jacob, S. and Mennella, J. A. (2004) Social chemosignals from breastfeeding women increase sexual motivation. Horm. Behav. 46: 362-370.

Stern, K. and McClintock, M. K. (1998) Regulation of ovulation by human pheromones. Nature 392: 177-179.

Stowers, L. and Marton, T. F. (2005) What is a pheromone? Mammalian pheromones reconsidered. Neuron 46: 699-702.

Sullivan, R. M. and Toubas, P. (1998) Clinical usefulness of maternal odor in newborns: soothing and feeding preparatory responses. Biol. Neonate. 74: 402-408.

Touhara, K., Sengoku, S., Inaki, K., Tsuboi, A., Hirono, J., Sato, T., Sakano, H. and Haga, T. (1999) Functional identification and reconstitution of an odorant receptor in single olfactory neurons. Proc. Natl. Acad. Sci. USA 96: 4040-4045.

Trinh, K. and Storm, D. R. (2003) Vomeronasal organ detects odorants in absence of signaling through main olfactory epithelium. Nat. Neurosci. 6: 519-525.

Trotier, D., Eloit, C., Wassef, M., Talmain, G., Bensimon, J. L., Doving, K. B. and Ferrand, J. (2000) The vomeronasal cavity in adult humans. Chem. Senses 25: 369-380.

ワトソン, R.（2000）匂いの記憶—知られざる欲望の起爆装置：ヤコブソン器官. 旦敬介訳, 光文社.

Wedekind, C., Seebeck, T., Bettens, F. and Paepke, A. J. (1995) MHC-dependent mate preferences in humans. Proc. Biol. Sci. 260: 245-249.

Weller, A. and Weller, L. (1993) Menstrual synchrony between mothers and daughters and between roommates. Physiol. Behav. 53: 943-949.

Witt, M., Georgiewa, B., Knecht, M. and Hummel, T. (2002) On the chemosensory nature of the vomeronasal epithelium in adult humans. Histochem. Cell Biol. 117: 493-509.

Wysocki, C. J. (1979) Neurobehavioral evidence for the involvement of the vomeronasal system in mammalian reproduction. Neurosci. Biobehav. Rev. 3: 301-341.

Yamazaki, K., Beauchamp, G. K., Curran, M., Bard, J. and Boyse, E. A. (2000) Parent-progeny recognition as a function of MHC odortype identity. Proc. Natl. Acad. Sci. USA 97: 10500-10502.

Yamazaki, K., Singer, A. and Beauchamp, G. K. (1998) Origin, functions and chemistry of H-2 regulated odorants. Genetica. 104: 235-240.

Zozulya, S., Echeverri, F. and Nguyen, T. (2001) The human olfactory receptor repertoire. Genome Biol. 2, RESEARCH0018.

# 4. 森林と草原の物質

## はじめに

　18世紀後半の産業革命以来，多くの人がそれまで住んでいた森林や草原を離れ，都市に移住することを余儀なくされてきた。都市ではそれまで人が数千年間適応してきた農村や山村と比べ，物理的あるいは化学的外部環境が異なる。例えば，居住空間，日射量，木や草が発する化学物質などである。化学物質に焦点を当てると，嗅覚系を介した情報は意識下のレベルで処理されることが多く，食物摂取や生殖における場合を除き，嗅覚情報の関与に気づかない場合がほとんどである。そのため，われわれは意識することなく生理活性をもつ多様な匂い物質を化学合成し，人を取り巻く環境を変化させてきた。現在，われわれは意識することなく，従来とは異質の化学環境の中で生活しているのである。

　20世紀に至り，技術は飛躍的に進歩したが，多くの人は充足感のない不安感に満ちた日々を送っている。一例として，1998年時点で，うつ病の有病率が米国では10%を超え（Nemeroff, 1998），現在，増加し続けており，日本でも同様の傾向にある。うつ病を引き起こす原因の1つにストレスがあげられている。ストレスは生体内のひずみの状態とされ，カテコールアミンやコルチコイドの分泌過剰により，胃潰瘍，腹部への脂肪蓄積，高血圧，骨組織のミネラル減少などの悪影響を引き起こす。これに加えて，繰り返し激しいストレスを受けるとうつ病の症状が現れることがサルを用いた研究で明らかにされた（McEwen, 2002）。ストレスにより血液中で増加するグルココルチコイドの調節異常により，うつ病が発症すると考えられている。

　ここで，われわれが森林や草原の近傍に居住していた数千年の間に木や草が発する化学物質，つまり匂い物質が外部環境に存在することを前提にヒトの体内の調節系が適応しており，現代の都市生活者はその環境必須物質の欠乏により過度のストレスを受けているとの仮説を立ててみた。この仮説が正しければ，森林や草原で感じる安らぎと爽快感は単に情動性のものばかりではなく，生理学的に必須な物質の充足によると考えられる。

## (1) フィトンチッドとアレロパシー

### 1) フィトンチッド

　1930年頃，当時ソ連のモスクワ動物園実験生物研究所に属していたトーキンが「高等植物が傷つくと，その周囲の環境にある他の生物を殺す何らかの物質を出す」という現象を発見し，フィトンチッド（phytoncide）という用語を提唱した。この用語はフィトン（植物）と，チッド（殺す）に由来している。その後，トーキンは，フィトンチッドの定義を拡張し，「すべての植物が産生する揮発性および不揮発性物質で，ほかの生物に影響を与える物質」とした（トーキン・神山，1980）。揮発性成分に注目すると，普通の自然環境下で，針葉樹のマツ，モミ，トドマツ，ネズ，広葉樹のエゾノウワミズザクラ，ポプラ，カシなどは揮発成分を分泌し，微生物の成長や増殖を遅らせたり殺

したりすることが知られている。その揮発性物質の主成分はテルペン系物質である。ちなみに，1 ha の針葉樹林は1昼夜に3～5 kg のテルペン類が大気中に放出され，広葉樹林では約2 kg が放出されるという。フィトンチッドは傷つけた植物からの作用が強力であり，よく知られているが，傷ついていない植物からも微量ながらフィトンチッド作用のある物質が放出されている。また，トーキン自身が述べているが，フィトンチッドの多くが，空気中の酸素に触れると，酸化，樹脂化が生じ，速やかに失活する。これはフィトンチッドを研究したり応用する場合に非常に重要な点である。植物の揮発性成分からフィトンチッド物質を抽出する過程において目的物質が失活しやすいことを念頭に置く必要がある。

### 2) アレロパシー

植物は発芽した場所から移動することがない。そこで，ある種の植物はその周囲の植物の生育を妨害する自己防衛手段を確立している。この自己防衛のための攻撃手段に化学物質を用いる場合，その現象をアレロパシー（allelopathy）と呼んでいる。アレロパシーという単語は1937年にドイツの Molisch により作られた造語で(Molisch, 1937)，相互の(allelo)と感じる(pathy)という単語をつなぎ合わせた言葉とされている。その最初の定義は「植物が放出する化学物質が，他の植物に，阻害的，あるいは促進的な何らかの作用を及ぼす現象」であったが，現在は，作用を受ける対象が動物も含まれるようになってきている。例えば，食用性昆虫に食べられたポプラの葉や引き裂かれた葉に隣接した葉において，食用性昆虫が嫌い，避けようとするタンニン酸やフェノールが急速に増大する(Baldwin and Schultz, 1983)という現象もアレロパシーの例とされている。

現在，フィトンチッド，アレロパシーともに広義に解釈され，「植物が発する化学物質による他の生物に対する抑制性および促進性の作用」を指す言葉として用いられている。

## (2) 森林の物質

樹林から発散される気体の主成分はテルペン類とされている。そのうち多くは，モノテルペン類であるが，セスキテルペン類にも香気があるものが多い。具体的にはどのような物質が樹木から発散されているのだろうか。鐘紡化粧品研究所の沢田らは，針葉樹であるヒバの枝と葉を10 l 容のバッグで覆い，吸着管を取りつけ，ヘッドスペースガスを捕集し，ガスクロマトグラフィー分析を行った。その結果，成分比で1%以上の濃度を示した物質はモノテルペン化合物として，サビネン(sabinene)，ミルセン(myrcene)，リモネン(limonene)，$p$-シメン($p$-cymene)であり，$\alpha$-ピネン($\alpha$-pinene)，$\Delta^3$-カレン($\Delta^3$-carene)もそれに次ぐ濃度で検出された。セスキテルペン化合物で成分比1%を超えた物質はツヨプセン(thujopsene)，ファルネセン(farnesene)であった(沢田ら，2000)。さらに，ヒバ林の地上1 m のところに吸着管を仕掛け，流量毎分1 l で2時間にわたり森林中の大気を捕集し分析したところ，サビネン，ミルセン，リモネン，$p$-シメンといったモノテルペン類が検出された。

さらに，農業環境技術研究所の安田は針葉樹のアカマツとサワラ，広葉樹のスズカケ，アメリカフウ，エンジュ，タカオモミジおよびイチョウの長さの等しい枝をチャンバーに入れ，チャンバー内の空気を採取して成分分析を行った(安田，1987)。その結果を表1に示す。樹木より放出される揮発成分の比率は樹木の種類により大きな違いがあるものの，そのほとんどがテルペン類であった。また，テルペン類のほかに少量ながら炭素数6のアルデヒド(hexanal)，エステル(cis-3-hexenyl acetate)，およびアルコール(cis-3-hexenol)が樹木から放出されていることは興味深い。

ここで，『理化学辞典』(岩波書店)でテルペンの項をみると，テルペン(terpen)とは，「種々の植

表1 樹木の枝から放出された揮発性物質（長さ30 cm，重さ30〜50 g）（安田，1987より） (ng/min)

| 物質名 | 針葉樹 | | 広葉樹 | | | | |
|---|---|---|---|---|---|---|---|
| | アカマツ | サワラ | モミジバスズカケ | アメリカフウ | エンジュ | タカオモミジ | イチョウ |
| $\alpha$-ピネン | 26.4 | 29.4 | 3.2 | 80.0 | 76.3 | 95.0 | 0.3 |
| $\beta$-ピネン | 21.8 | 5.1 | 6.5 | 133.3 | 48.4 | 10.7 | — |
| ($l$)-3-カレン | — | — | — | — | — | 18.8 | — |
| ミルセン | 34.1 | 4.5 | 10.3 | 21.7 | 31.1 | 53.3 | — |
| リモネン | 26.0 | 1.9 | — | — | 49.2 | 34.3 | — |
| $\beta$-フェランドレン | 16.5 | — | 15.0 | 25.0 | — | — | — |
| テルピネン | — | — | — | 32.5 | 4.7 | 21.2 | — |
| $p$-シメン | — | 1.6 | — | 9.6 | — | 7.5 | — |
| ペリレン | — | — | 2.4 | — | — | 16.7 | — |
| ヘキセナール | — | — | — | — | — | — | 0.3 |
| 酢酸シス-3-ヘキセニル | 1.8 | — | — | 3.1 | 18.6 | 1.8 | — |
| シス-3-ヘキセノール | — | — | 1.1 | 9.5 | 3.9 | — | 3.8 |

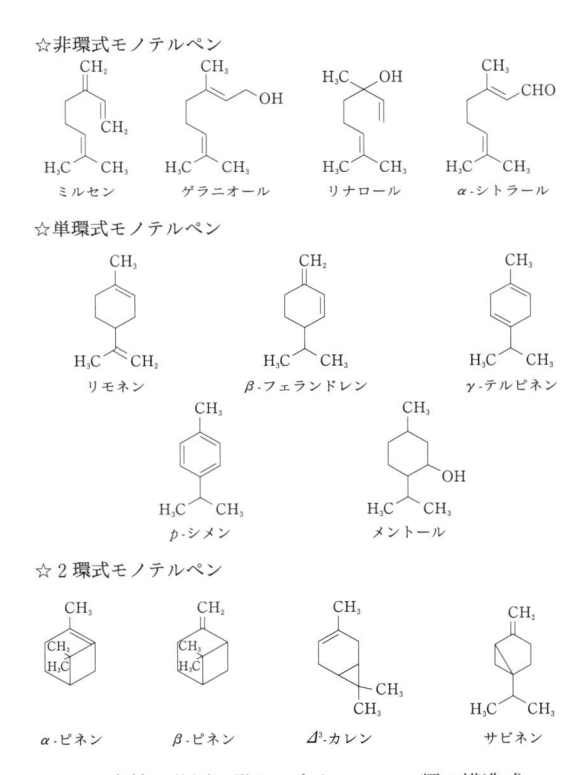

物（まれに動物）から得られる有機化合物のうち，炭素数が5の倍数5nで，生合成的見地からはイソプレンあるいはイソペンタンから構成される前駆物質に由来すると考えられる物質をテルペンと総称する」とある。n＝2つまり炭素数10個のテルペンをモノテルペンといい，環状構造をもたない非環式および環状構造を示す単環式から5環式に分類される。非環式モノテルペンとしてミルセン，ゲラニオール(geraniol)，リナロール(linalool)，シトラール(citral)がよく知られている。次に，森林で出会う単環式モノテルペンとしてリモネン(limonene)，フェランドレン(phellandrene)，$p$-シメンなどがあり，2環式モノテルペンには$\alpha$-ピネン，$\beta$-ピネン($\beta$-pinene)，$\Delta^3$-カレン，サビネンがある。n＝3つまり炭素数15個のテルペン類はセスキテルペンと呼ばれる。非環式セスキテルペンにはファルネセン，ネロリドール(nerolidol)があり，単環式セスキテルペンの物質としてビサボレン(bisabolene)，2環式セスキテルペンにはツヨプセン，サントニン(santonin)などがある。このサントニンは駆虫薬として知られる物質である。主なモノテルペン類

☆非環式モノテルペン
ミルセン　ゲラニオール　リナロール　$\alpha$-シトラール

☆単環式モノテルペン
リモネン　$\beta$-フェランドレン　$\gamma$-テルピネン
$p$-シメン　メントール

☆2環式モノテルペン
$\alpha$-ピネン　$\beta$-ピネン　$\Delta^3$-カレン　サビネン

図1　森林や草原が発する主なテルペン類の構造式

の構造式を図1に示す。

## (3) 草原の物質

草花から放散される揮発性成分は多種にわたり，その多くは香料に用いられており（中島，2000），精油(essential oil)と呼ばれる。精油は植物から得られるそれぞれ特有の芳香をもつ揮発性の油であり，その主なものはテルペン族またはベンゼン族の炭化水素，アルコール，アルデヒドおよびケ

表2 天然香料の主成分

| 香料名 | 主成分 |
| --- | --- |
| ゼラニウム(geraniumu oil) | l-シトロネロール(20〜50%),ゲラニオール(10〜15%),リナロール,メントン |
| グレープフルーツ(grapefruit) | d-リモネン(90%以上) |
| ジャスミン(jasmin absolute) | 酢酸ベンジル(15〜30%),リナロール,シス-ジャスモン,ジャスミンラクトン |
| ラベンダー(lavender oil) | 酢酸リナリル(30〜60%),リナロール(10〜20%),カンファー,ラバンジュロール,酢酸ラバンジュロール |
| レモン(lemon oil) | d-リモネン(90%),シトラール,シトロネラール,ピネン,ミルセン |
| ローズ(rose absolute) | フェニルエチルアルコール,シトロネロール,ゲラニオール,ネロール<br>産地により成分に差が激しい |
| スミレ(violet leaf oil) | バイオレットリーフアルデヒド(2-trans-6-cis-nonadienal),バイオレットリーフアルコール(2-trans-6-cis-nonadienol),イオノン,ヘキセノール |

トン,フェノール類,各種のエステル類である。著名な天然香料の主成分を表2に示す。ここでもモノテルペン類が多くの香りの主成分である。例えば,グレープフルーツやレモンの香り成分の90%以上がリモネンであり,ゲラニオール,リナロール,ピネンなどが種々の香りの成分となっている。しかし,環状ケトンであるシス-ジャスモンはジャスミンの香りの主成分であり,炭素数9個のアルコール(violet leaf alcohol)や,アルデヒド(violet leaf aldehyde)がスミレの香りの成分であるというように,テルペン以外の物質がその香りの特徴を決定しているものが多い。さらに,抽出した植物の産地により,精油に含まれる化学物質の種類と濃度が異なり,生理作用を解析するには困難が伴う。

これらの香りとは別に,草原を歩くと青臭い匂いがする。この草の香りの正体をはじめに突き止めたのは,ハイデルベルク大学のクルチウスらであり1912年のことである(von Curtius and Franzen, 1912)。この物質は炭素数6個のアルデヒド trans-2-hexenal であり,青葉アルデヒド(Blätteraldehyd)と名づけられた。次に,京都大学の武居らの1933年に始まる一連の研究(武居・酒戸, 1933)により緑茶の茶葉から炭素数6個のアルコールである cis-3-hexenol が抽出された。その後,山口大学の畑中により,これらみどりの香りに8種類の炭素数6個のアルコールおよびアルデヒドがあること,また,その生合成系が解明された(Hatanaka, 1999)。

青葉アルデヒドの動物に対する作用の例として,アメリカクスサン(Antheraea polyphemus)の生殖行動がある。実験室で飼育しているアメリカクスサンはオークの葉が発する揮発成分がないと生殖行動を起こさない。雌が触覚でオークの葉から放出される揮発成分を受容すると性フェロモンを放出し雄を誘引して生殖行動が成立する。1967年,ハーバード大学のリディフォードらは,この生殖行動の引き金を引くオークの葉が発する匂い物質は青葉アルデヒドであることを解明した(Riddiford, 1967)。アメリカクスサンの生殖行動の引き金を引く青葉アルデヒドの最適濃度は0.05〜0.005%,それより薄くても濃くてもその作用は低下した。匂い物質の生理作用には最適濃度があり,それより低濃度では当然効果が低下するが,最適濃度より高濃度でも効果が低くなり,ある場合は逆の効果を生じることがある。

## (4) ストレス応答

### 1) HPA axis

ストレスが引き起こす応答のうち,最も重要で詳細に研究されている系は視床下部-下垂体-副腎基軸(hypothalamo-pituitary-adrenal axis: HPA axis)である(図2)。ストレス刺激(ストレッサー)により,扁桃体や海馬を含む神経回路の活動が変化し,これらの神経核から投射を受ける視床下部室傍核の副腎皮質刺激ホルモン放出ホルモン(corticotropin-releasing hormone: CRH)含有

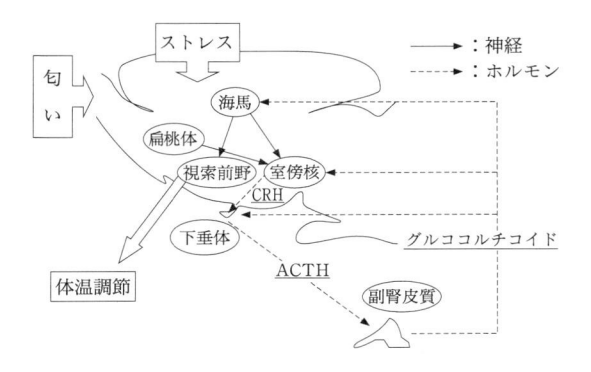

図2 ストレスに関与する脳内部位とHPA axis

ニューロンの活動が上昇する。その結果，CRHが正中隆起より下垂体門脈へ放出される。この門脈の下流に位置する下垂体前葉でCRHにより副腎皮質刺激ホルモン(adrenocorticotropic hormone: ACTH)産生が促進され，静脈中へACTHが分泌され，全身へ循環する。近年の研究により，ACTH分泌促進はCRHのみならず，下垂体後葉ホルモンとして知られるバゾプレシンも関与していることが明らかとなった。

血中へ分泌されたACTHは副腎皮質へ作用し，グルココルチコイド(glucocorticoid)，ミネラルコルチコイド，性ホルモン分泌を促進する。このうちグルココルチコイドの主成分はヒトではコルチゾル(cortisol)，ラットなどの齧歯類ではコルチコステロン(corticosterone)である。グルココルチコイドの作用には，広範な組織における蛋白質異化，血糖上昇，抗炎症，抗アレルギー作用などが知られている。グルココルチコイドはこれらの作用のほかに，室傍核のニューロンや下垂体ACTH分泌細胞への抑制作用があり，HPA axisにおけるネガティブフィードバック系を形成し，ストレス応答を終了させる重要な役割を担う。

多岐にわたるストレス刺激のうち，心理学的ストレス刺激として，ラットにネコの匂いを嗅がす手法が用いられてきた。匂い刺激がストレス刺激となりうることは，嗅覚系とストレス応答系との間に神経連絡があり，生理学的に機能していることを示す。近年，捕食者であるキツネの排泄物から抽出されたTMT(2,5-dihydro-2,4,5-trimethylthiazoline)がストレス刺激として多くの研究に用いられている(Morrow et al., 2000)。興味あることに，生まれてからキツネに一度も会ったことがない実験用に飼育されたラットにもTMTはストレス刺激として作用し，血漿ACTH濃度およびグルココルチコイド濃度が劇的に上昇する。ある種の匂いによりストレス応答を発現することは生得的反応であると考えられる。

### 2）自律神経系

室傍核のニューロンは下垂体へ液性調節の情報を出力するばかりでなく，自律神経系へ神経性情報を出力する。そこで，自律神経活動がストレス応答の指標として用いられる場合がある。その例として，心拍数，血圧，呼吸，対光瞳孔反応，皮膚血流量，その結果生じる末梢皮膚温の変化などが計測される。しかし，ストレスのみならず情動性の怒りや恐れなどによっても交感神経活動が上昇する。さらに，何かに興味を示すことにより自律神経活動は変化し，散瞳を引き起こすことは周知の事実である。また，自律神経発動変化の指標の間にも乖離がみられ，自律神経活動変化のみからストレス応答を議論するのは危険である。

### 3）ストレス性高体温

ストレス性高体温(stress-induced hyperthermia)は情動性発熱(emotional fever)とも呼ばれるストレス後にみられる一過性の体温上昇であり，ラット，マウス，ヒトにおいて確認されている。恒温動物は高温環境では水分蒸発による熱放散により体温上昇を抑制する。ヒトにおける発汗やラットでの唾液塗布がこれにあたる。逆に低温環境では，ふるえ，および非ふるえ熱産生により体温低下を防ぐ。これらの体温調節反応が発現しない範囲の環境温度，つまり中性温環境においては，体温は主として末梢血管反応により維持されている。末梢血管の収縮と拡張は自律神経活動の支配下にあり，環境温が低下すると，交感神経活動上昇により血管を収縮させ，末梢の血流量を減少させ，体表面からの熱放散を抑制し深部体温を保持

する．逆に環境温が上昇すると，交感神経活動の低下により血管を拡張させ，体表面からの熱放散を促進し深部体温の上昇を防ぐ（彼末・中島，2000）．ここで，中性温環境において恒温動物の深部体温や皮膚温を計測することにより交感神経活動を推測することが可能である．つまり，皮膚温の低下および深部体温の上昇は交感神経活動亢進の指標として用いられている．

2002年，東京大学農学部の阿久津らは体温と心拍数を計測しながらラットにストレスを与え，ストレス応答に対するα-ピネン，みどりの香りおよびラベンダー精油の影響を環境温 21±2°C にて計測した（Akutsu et al., 2002）．ストレス刺激は，慣れ親しんだホームケージから新規のケージに移動させる，新奇環境ストレスを用い，各匂い物質は 0.03% に希釈したものを 0.2 ml 新奇環境ケージに撒いておいた．つまり，ラットはストレスを受けると同時に匂い物質を嗅ぐことになる手法である．ラットの体温は新奇環境に入れられるとすぐに上昇し始め，約20分後にピークに至り，約 1.0°C の上昇を示した．その後60分前後で元の体温に戻った．新奇環境にラベンダーの香りが存在してもこの体温上昇に影響がなかったが，α-ピネンとみどりの香りはストレスによる体温上昇を有意に抑制した．興味あることに，この2種類の匂い物質の抑制パターンの間には相違があり，α-ピネンは応答全体を抑制するのに対し，みどりの香りは応答のピーク値には影響を及ぼさず，その後の通常体温の戻りを促進し，応答の持続時間のみを短縮した．これらの匂い物質のストレス系に対する作用機序は異なることが想定される．なお，心拍数も新奇環境ストレスにより顕著に増加したが，3種類のどの匂いも，その増加に影響を及ぼさなかった．ストレス性高体温も心拍数増加も交感神経活動上昇の指標と考えられるのに，多くの研究結果と同様，ここでも自律神経指標間の応答の乖離がみられた．

### 4）単一ストレスによる長期応答

ストレス応答の脳内調節系は CRH-ACTH 分泌系がよく調べられているが，主として単一ストレスに対する即時応答が解析されており，ストレス後の長期にわたる調節系の解析は最近始められたばかりである．それらの研究の一部を紹介すると，フットショックを短時間ラットに与えると行動量や立ち上がり行動がストレス後7日で最も低下し，4週間後でも元のレベルに戻らない．またこのフットショック後2週間で音ストレスを与えると，コルチコステロンの反応には影響がみられないが，ACTH 応答は増大している．さらに，1回の拘束ストレスにより CRH 産生核である室傍核の CRH とバゾプレシン mRNA レベルが拘束後1週間たっても高レベルに保たれていることが報告されている（Aubry et al., 1999）．

これらの知見をもとに，われわれは単一ストレスに対する長期応答を解析した（Nakashima et al., 2002）．HPA axis 活性の指標である血漿 ACTH 濃度は概日リズムを示し，同時刻に計測しないと基礎となる値が変動する．そこで，ラットに拘束ストレスを午前10時から12時まで与え，ストレス直後から毎日12時に血漿 ACTH 濃度を測定した．その結果，ストレスを与えた翌日の血漿 ACTH 濃度はストレス直後に比べ半分以下に減少するものの，ストレスを与えなかったコントロール動物に比べ，有意に高く，この高レベルはストレス後少なくとも6日間持続し，その後，元のレベルに戻った．これまでの膨大な数の研究では1回のストレスによる血漿 ACTH 増加はストレス後数時間で元のレベルに戻り，その後の変動については言及されていない．おそらく ACTH の概日リズムを考慮した研究が少数であることに起因すると考えられる．

## (5) 草原の物質のストレス応答に対する生理作用

草原の物質であるみどりの香りがストレス応答を軽減することを，ラットの血漿 ACTH 濃度およ び深部体温変動を測定することにより，生理学的に実証した（Nakashima et al., 2004）．阿久津

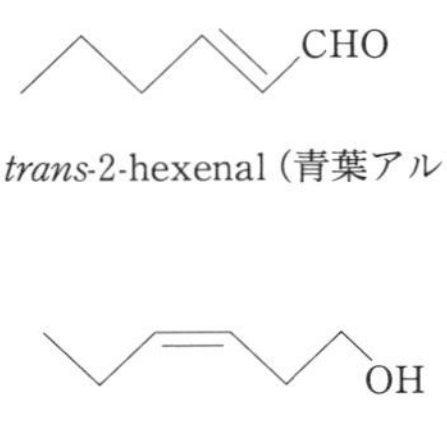

trans-2-hexenal（青葉アルデヒド）

cis-3-hexenol（青葉アルコール）

図3　みどりの香りの構造式

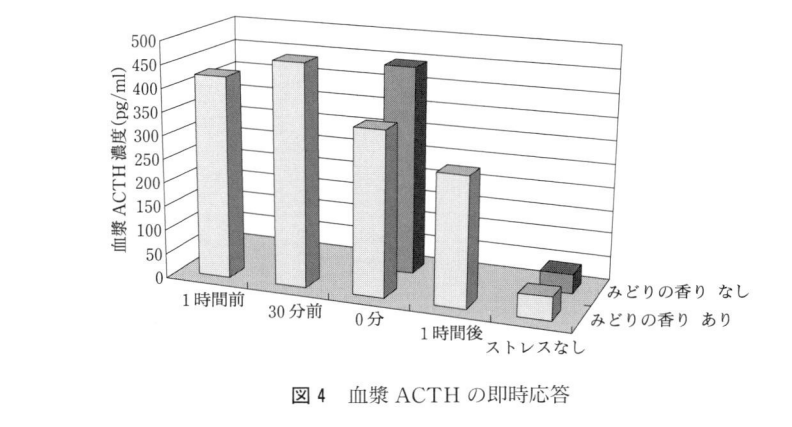

図4　血漿 ACTH の即時応答

らの研究は深部体温に概日リズムがあることを考慮せずに行われていた。そこで詳細なデータを得るためにストレスを与える時刻を正確に一致させた実験手法を用い，より強度なストレス刺激とされる拘束ストレスを用いた。実験室と飼育室は点灯6時，消灯18時の明暗周期で，24±1°Cに保った。みどりの香りは青葉アルデヒド（trans-2-hexenal）と青葉アルコール（cis-3-hexenol）各々0.03％を等量混合して用いた。この液0.2 ml を脱脂綿に吸わせ，ラットの鼻先3 cm に30分間置くことにより匂い刺激とした。ストレス刺激としては拘束ストレスを1回だけラットに与えた。すべての実験において，動物にストレスを与える時刻を午前10時から12時までとした。青葉アルデヒドと青葉アルコールの構造式を図3に示す。

## 1）ACTH 即時応答におけるみどりの香りの作用

ラットを4グループに分け，拘束開始前1時間，開始前30分，開始時，開始後1時間から各々30分間みどりの香りを嗅がせ，拘束直後の12時に採血した。

図4の濃いグレーのバーはみどりの香りを嗅がせなかったラット，グレーのバーはみどりの香りを嗅がせたラットから得られたデータである。まず，みどりの香りがないと，12時では通常約42 pg/ml である血漿 ACTH 濃度がストレスにより約10倍に増加する。この結果はこれまでの多くの報告と一致する。ここで，みどりの香りをスト

レス前1時間および30分に嗅がせたが，増加したACTH 濃度にみどりの香りを嗅がせなかったグループとの間に有意差はみられなかった。ところが，ストレス開始時およびストレスを与えている途中であるストレス開始後1時間でみどりの香りを嗅がせると有意に ACTH 濃度増加を抑制した（$p<0.05$, ANOVA）。この結果より，みどりの香りはストレス前に嗅いでも効果がなく，ストレスを受けているときに嗅ぐと，ストレスによるACTH 濃度上昇を軽減する効果があることがわかった。また，ストレスを与えていないラットにみどりの香りを嗅がせても ACTH 濃度に変化はなかった。よって，みどりの香りが血漿 ACTH 濃度に及ぼす作用はストレス応答に特異的であると考えられる。

## 2）ACTH 長期応答におけるみどりの香りの作用

ストレスを受けた後ラットをホームケージに戻し，2日間通常の生活をさせた後，ストレス終了と同時刻の12時に採血した。この実験の利点はストレスを受けた後，嗅がせた香りの影響を調べることができる点である。ラットを7グループに分け，拘束開始前1時間，開始前30分，開始時，開始後1時間，2時間，4時間，6時間から各々30分間みどりの香りを嗅がせた。また，コントロールグループのラットにはストレスを与えず，12時に採血した。

拘束ストレス後同時刻に測定すると約1週間血

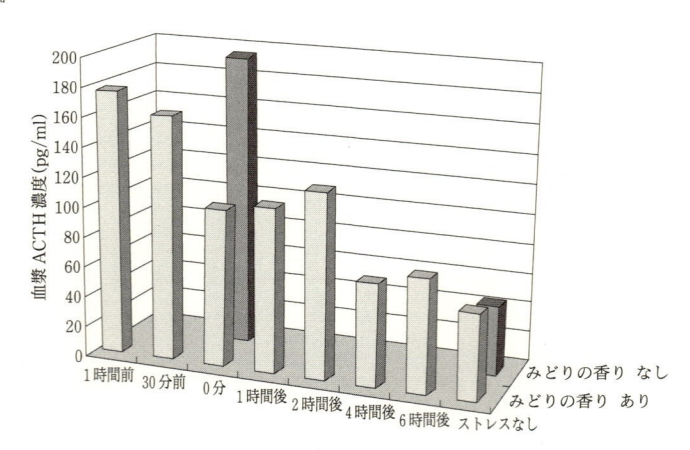

図5 血漿ACTHの長期応答

漿ACTH濃度が高いレベルを示すことを(4)-4)で述べた。そこで，ストレス後2日の高レベルのACTH濃度が，ストレスの前後に嗅がせたみどりの香りにより影響を受けるか否かを調べた(図5)。図中，濃いグレーのバーはみどりの香りを嗅がせなかったグループ，グレーのバーはみどりの香りを嗅がせたグループを示す。ストレス直後のデータと同様に，ストレス前1時間あるいは30分にみどりの香りを嗅がせても，香りを嗅がせなかった群と比較して有意差はみられなかった。これに対し，ストレス後0分，1時間，2時間，4時間および6時間に嗅がせると，みどりの香りはACTHレベルを有意に抑制した($p<0.05$, ANOVA)。この抑制された値とストレスを受けなかったラットの値を比較すると，ストレス後4時間と6時間にみどりの香りを嗅がせたグループにおいて有意差がみられなかった。この結果は，ストレス終了後2から4時間でみどりの香りを嗅ぐと，ストレス後2日の時点でストレスを受けなかった動物と同じレベルまで血漿ACTH濃度を回復することを示している。なお，ストレスを与えなかったラットにみどりの香りを嗅がせてもACTH濃度に変化はなかった。

## 3) ストレスによる体温変化とみどりの香り

深部体温測定に用いるラットには実験の10日以上前に，腹腔内に温度センサー／送信機を挿入しておき，体温測定は自由行動状態で行った。拘束ストレスは10時から12時まで与え，水と固形飼料を自由に与えた。

### ① 体温へのストレスの影響

ストレスを与える前日の10時から24時間深部体温を測定し，これをコントロールとしてストレスを与えた後の同時刻の体温と比較した。また，ストレス翌日の体温も測定し，血漿ACTH濃度でみられる長期応答が深部体温でも観察されるか解析した。

ラットの深部体温はヒトとは逆に明期に体温が低く，暗期に高い概日リズムを示す(図6の黒丸)。ストレス前日のコントロール期間の最低体温は12時30分の37.0±0.10°Cで，最高体温は2時50分の38.1±0.12°Cであった。ストレス直後の体温は38.6±0.13°Cで，前日同時刻のコントロール値37.1±0.09°Cに比べ1.5°C上昇した。この高体温は21時40分までストレス後約10時間持続する。その後，コントロール期と同様の体温変動を示すが，翌日の明期における体温の下降がみられず，11時20分から20時40分にわたりコントロール期と比較して有意に体温が高い状態が持続した。この間，最大0.5°C高い値を示した。その後はコントロールとの間に有意差はみられず，血漿ACTH濃度に差がみられるストレス後2日の12時においてもコントロールとの間に差がなかった。

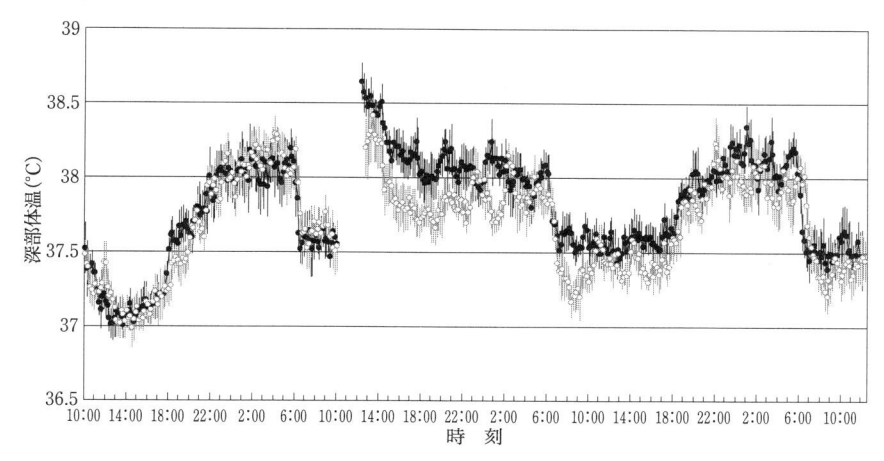

図6 ストレス性高体温とみどりの香りの効果

## ② みどりの香りと体温

ストレス開始時に30分間みどりの香りを嗅がせたグループ（図6の白丸）と，嗅がせなかったグループ（図6の黒丸）を比較した。12時に拘束ストレスを終了し，12時20分から体温測定を再開した。12時20分は香りを嗅がせていないラットが高体温を示したが，12時30分からは両グループの体温に差はみられなかった。その後，14時10分から22時にかけてみどりの香りを嗅がせたラットは嗅がせなかったものより低体温，つまり，コントロールに近い値を示した。この実験結果は，みどりの香りはストレス性高体温のピーク値には影響しないが，通常体温への回復を促進する点において，阿久津のデータとよく一致する。みどりの香りは新奇環境ストレスと拘束ストレスの双方に対し同様の作用機序でストレス応答を緩和すると考えられる。さらに，ストレス翌日の明期において7時50分から10時20分と15時40分から16時20分にわたりみどりの香りを嗅がせたグループは，嗅がせなかったグループと比較して有意に低い体温を示し，体温のストレスに対する長期応答にもみどりの香りは応答軽減作用を示した。

ストレス2日目の長期応答に対するみどりの香りの効果を解析したところ，血漿ACTH濃度レベルはみどりの香りにより有意に抑制され，ストレス応答の軽減効果がみられたが，そのとき，深部体温はみどりの香りの有無により差がみられなかった。この結果について，深部体温ではACTH応答よりストレスに対する長期応答が小さいのか，あるいは，自律神経系の長期応答がACTHのそれより短期間に終了することが考えられる。

ストレス応答は生体防御反応の一部である。みどりの香りという化学物質を嗅ぐことで，本来発現する生体防御反応を修飾し生体に悪影響が出るのではないかと思うのは当然の危惧である。しかし，考えてみると，みどりの香りは緑葉の成分である。われわれはもともとみどりの香りの中で生活していたので，動物の生体調節系はこの香りの存在を前提に成り立っている可能性がある。本来，緑葉と共存してきたヒトがコンクリートと化学合成物質の檻の中に閉じ込められたことによりストレス応答が過剰となり，それが蓄積することにより精神性疾患を発症させる人が増加しているのではないだろうか。これまで，環境生理学では温度，湿度，気圧，光度などの物理量がヒトに及ぼす問題が主として研究されてきた。今後，化学的環境，社会的環境とヒトとの関係に研究を広げることも必要であろう。

## 参考文献

Akutsu, H., Kikusui, T., Takeuchi, Y., Sano, K., Hatanaka, A. and Mori, Y. (2002) Alleviating effects of plant-derived fragrances on stress-induced hyperthermia in rats. Physiol. Behav. 75: 355-360.

Aubry, J. M., Bartanusz, V., Jeziva, D., Belin, D. and Kiss, J. Z. (1999) Single stress induces long-lasting elevations in vasopressin mRNA level in CRF hypophysiotrophic neurons, but repeated stress is required to modify AVP immunoreactivity. J. Neuroendocrinol. 11: 377-384.

Baldwin, I. T. and Schultz, J. C. (1983) Rapid changes in tree leaf chemistry induced by damaging: evidence for communication between plants. Science 221: 277-279.

Hatanaka, A. (1999) Biosynthesis of so-called "green odor" emitted by green leaves. In: Comprehensive natural products chemistry, (eds.) D. Barton and K. Nakanishi, Elsevier, Oxford, vol. 1, pp. 83-116.

彼末一之・中島敏博（2000）脳と体温. ブレインサイエンスシリーズ 23. 共立出版.

McEwen, B. S. (2002) The neurobiology and neuroendocrinology of stress: Implications for post-traumatic stress disorder from a basic science perspective. Psychiatr. Clin. North Am. 25: 469-494.

Molisch, H. (1937) Der Einfluß einer Pflanze auf die andere Allelopathie. Fischer, Jena.

Morrow, B. A., Redmond, A. J., Roth, R. H. and Elsworth, J. D. (2000) The predator odor, TMT, displays a unique, stress-like pattern of dopaminergic and endocrinological activation in the rat. Brain Res. 864: 146-151.

Nakashima, T., Noguchi, T., Furukawa, T., Yamasaki, M., Makino, S., Miyata, S. and Kiyohara, T. (2002) Brain oxytocin augments stress-induced long-lasting plasma adrenocorticotropic hormone elevation in rats. Neurosic. Lett. 321: 161-164.

Nakashima, T., Akamatsu, M., Hatanaka, A. and Kiyohara, T. (2004) Attenuation of stress-induced elevations in plasma ACTH level and body temperature in rats by green odor. Physiol. Behav. 80: 481-488.

中島基貴（2000）香料と兆候の基礎知識. 産業図書.

Nemeroff, C. B. (1998) The neurobiology of depression. Scientific American 278: 42-49.

Riddiford, L. M. (1967) Trans-2-hexenal: mating stimulant for polyphenus moths. Science 158: 139-141.

沢田和彦・駒木享一・山下嘉邦・鈴木靖（2000）森林の香りと生理効果. Aroma Research 1: 67-71.

武居三吉・酒戸彌二郎（1933）緑茶の香りの研究（第1報）. 理化学研究所彙報 12：13-21.

トーキン, B. P.・神山恵三（1980）植物の不思議な力＝フィトンチッド. ブルーバックス, 講談社.

von Curtius, T. and Franzen, H. (1912) Über die chemischen Bestandteile grüner Pflanzen: Über den Blätteraldehyd. Justus Liebigs Annales der Chemie 390: 89-121.

安田環（1987）植物の化学情報――アレロパシー. フレグランス・ジャーナル 86：32-36.

# 第7章
# 社会的環境

# 1. ライフスタイル

## 1-1 運動と体力

### はじめに

　人類は熱帯から寒帯まで地球上の広い範囲に分布しているが，これには人類が2足歩行という運動形態を有することで森林帯から平野部へ生活範囲を拡大したこと，さらに大量の発汗，皮膚血流量など暑熱環境に適した遺伝形質を有すること，が有利に働いたと考えられる．しかし，近代科学によるアメニティー(快適環境)の追求は人類の運動能，環境適応能を劣化させる一方，アメニティー獲得のための資源エネルギー消費量の増大は地球温暖化を促進させた．その結果，人類の運動能，環境適応能をますます劣化させるという悪循環を呈し，生活習慣病や熱中症の増加は社会問題となっている．すなわち，人類は，現在まで繁栄をもたらした遺伝形質と人類が自ら作り出した新しい環境との間に，今後どのような関係を作り上げるのか，という非常に皮肉な問題に直面しているように思える．

　ヒトは立位で運動し，大量の皮膚血流，発汗で体温調節を行う点で他の4つ足動物とは運動時の代謝量，循環，体温調節機構が著しく異なる．例えば，運動時の酸素消費量は，最大運動負荷時で安静時の8倍，トップアスリートでは16倍に達する．したがって，ヒトでは運動時に発生する大量の熱量の放散機構が著しく発達している．例えば，よくトレーニングされたヒトについていえば，皮膚血流量は安静時の心拍出量(5 $l$/min)に匹敵

し，発汗量は50 ml/minと片方の腎臓の糸球体濾過量に匹敵する．しかし一方，大量の皮膚血流，発汗量は末梢への血液貯留，血液量の減少を引き起こし，心臓への静脈還流量が減少して動脈血圧維持を困難にする．特に，立位で運動するヒトにとっては体温と血圧調節を両立させることは大問題であった．そのため，ヒトでは他の動物種に比べ血圧調節機構がよく発達し，これが優れた持久性運動能，体温調節能獲得の決定因子の1つと考えられている．最近，この血圧調節機構として，圧受容器を介する血圧反射だけではなく(Nagashima et al., 1998; Kamijo et al., 2000)，中枢性浸透圧受容機構(Takamata et al., 1998; Nakajima et al., 1998)が運動時の皮膚血流を抑制して血圧維持に働いていることが明らかになりつつある．このように，ヒトの優れた持久性運動能，体温調節能は，発達した複数のホメオスタシス調節系の結果であり，これは人類が地球上に広く分布することを可能にした最大の原因と考える．

　ポストゲノムシークエンス時代を迎え，これらのヒトに特異的な遺伝形質に着目した研究が今後進むことが期待される．さらに，次の段階として，それらの遺伝形質を，今後人類が地球上で生存していくためにどのように活用するかについても議論される時代が来るように思う．

　本項では，まず，ヒト運動能の特殊性について，

循環, 体液, 体温調節の面から論じる。次に, 高齢社会における医療費削減に向けて, われわれが実践している中高年のための健康スポーツ教室の現状と課題, さらにそれを研究フィールドとして, 将来運動処方の個体差から遺伝的背景を明らかにする研究戦略についても述べる。

## (1) ヒトの好気的運動能と血液量

急性に血液量を増加させると最大酸素摂取量が増加することが知られている。例えば, Coyle et al. (1990) は血漿量を輸液によって7%(200 ml)増加させると最大酸素摂取量が4%増加しさらに一定の運動強度での運動継続時間が6%延長したことを報告している。これは血液量増加に伴う心臓への静脈還流量の増加が1回心拍出量を増加させた結果だとしている。Takeno et al. (2001) は10日間持久性トレーニングを行うと約200 ml血液量が増加し, それに伴って最大酸素摂取量が5～10%上昇することを報告した。また Kamijo et al. (2000) は陰圧呼吸法によって心臓への静脈還流量を増加させ, 1回心拍出量を10%上昇させて運動させると, 乳酸閾値が10～20%上昇することを報告している。さらに, 彼らはハンドグリップ運動時の前腕筋血管コンダクタンスを測定した結果, 陰圧呼吸時にはコントロールに比べコンダクタンスがより上昇した。以上の結果から, 陰圧呼吸による心臓への静脈還流量の増加は, 心肺圧受容器反射を介して活動筋への血流を増加させ乳酸産生を低下させたと報告している。このように, ヒトでは, わずかな血液量の増加でも, 1回心拍出量を増加させ, また圧反射性に筋血管を拡張し, 好気的運動能を上昇させる。逆に, 脱水等による血液量のわずかな減少でも好気的運動能を劇的に低下させる。

## (2) 運動時のヒトの体温調節能と血液量および血漿浸透圧

皮膚血管運動は体液成分の影響を強く受ける。Adolph et al. (1947) は第2次世界大戦中に米国のネバダ沙漠で行った実験から発汗による体重減少に比例して安静時の直腸温が上昇することを明らかにした。すなわち, 体重の1%の減少に対して安静時の直腸温が0.25℃上昇することを報告した。この脱水時の体温上昇の原因について, その後 Nadel et al. (1980) は運動時の皮膚血管拡張を引き起こす深部温(食道温)閾値が脱水時には高体温側に移動するとともに最大皮膚血流量も低下することを報告した。すなわち, 深部体温の皮膚血管拡張閾値の上昇は体温がその閾値以上に上昇しないと熱放散反応が起きないことを意味し, さらに最大皮膚血流量の低下は運動時の体温調節能の低下を意味する。その後の研究によって, 臥位から立位へ姿勢変換を行ったり (Johnson et al., 1974) 下半身陰圧法によって心臓への静脈還流量を低下させると (Mack et al., 1988), 脱水時と同様の変化が現れることや, 逆に輸液によって血液量を増加させたり (Nose et al., 1990), 頸下浸水によって心臓への静脈還流量を増加させると食道温の皮膚血管拡張閾値の低下や最大皮膚血流量が増加することが報告された (Nielsen et al., 1984)。以上の結果は手法の違いはあるが, 心臓への静脈還流量の増減がそのまま食道温の皮膚血管拡張閾値と最大皮膚血流量を変化させることで一致している。

しかし, 静脈還流量の低下が, 動脈圧受容器および心肺圧受容器のどちらを介して運動時の皮膚血流調節を行っているのか不明であった。そこで, われわれは暑熱環境下での運動時の右心房圧を連続測定し, その低下が皮膚血管コンダクタンスを低下させることを明らかにした (Nose et al., 1994)。さらに, Nagashima et al. (1998) は暑熱環境下における運動時に陰圧呼吸が皮膚血流に及ぼす影響について検討した。その結果, 陰圧呼吸時に動脈血圧が低下したにもかかわらず皮膚血管コンダクタンスが上昇したことから, 陰圧呼吸が

心肺圧受容器を伸展させることで皮膚血管が拡張し，その結果動脈血圧が低下することを報告した．すなわち，動脈圧受容器の除伸展よりも心肺圧受容器の伸展の方が強力に皮膚血管拡張を引き起こすことが明らかとなった．

同様に脱水時の体液の高浸透圧が皮膚血流調節に及ぼす影響についても報告されている．汗は低張であり発汗による自由水の喪失は体液浸透圧の上昇を招く（Nose et al., 1988）．Fortney et al. (1984)は温熱脱水時の体液浸透圧の上昇は暑熱下運動時の体温上昇に対する皮膚血管拡張閾値を上昇させることを報告した．その後，Takamata et al. (1997)はこの問題についてより詳細な検討を行った．すなわち，高張性食塩水を輸液してあらかじめ体液浸透圧を増加させた被験者について，下腿を温水に浸し体温を上昇させ，食道温と皮膚血管コンダクタンスの関係を求めた．その結果，体液浸透圧の上昇に比例して食道温の皮膚血管拡張閾値が高体温側に移動した．彼らはこのメカニズムとして，高浸透圧が直接皮膚血管に作用したものでなく視床下部の浸透圧受容器を介するものであると推測している．最近，Mitono et al. (2005)は，運動強度の上昇に伴う皮膚血管拡張閾値の高体温側移動に，この血漿浸透圧の上昇が関与しているのではないかという仮説を検討した．すなわち，運動強度の上昇にしたがって，活動筋内に血漿自由水の流入が起こり，その結果，血漿浸透圧の上昇，血漿量の低下が起きるが，これと食道温の皮膚血管拡張閾値の上昇との関連を調べた．その結果，運動に先立ち，あらかじめ低張性食塩水を投与して運動時の血漿浸透圧の上昇を抑制すると，運動による食道温閾値の上昇が抑制された（図1）．

以上，低血液量，高血漿浸透圧の両方が，食道温の皮膚血管拡張を抑制するが，それらの遠心路は同一なのであろうか．最近，Kamijo et al.

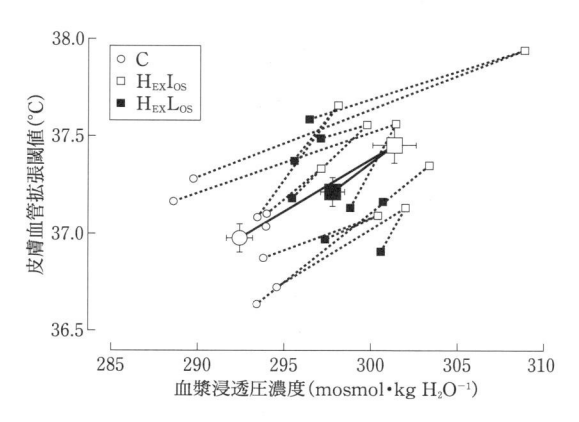

図1 運動強度の上昇に伴う血漿浸透圧の上昇が，食道温の皮膚血管拡張閾値に及ぼす影響．気温30°C，相対湿度50%の環境条件で，最大酸素摂取量（VO$_{2peak}$）の30%の自転車エルゴメーターを用いた運動をした場合（C，○），65% VO$_{2peak}$で運動した場合（H$_{EX}$I$_{OS}$，□），あらかじめ低張性食塩水をして血漿浸透圧を低下させ，その後65% VO$_{2peak}$で運動した場合（H$_{EX}$L$_{OS}$，■），の3条件で両者の関係を求めた．3条件で8人の各被験者について，両者が同一線上に乗っていることに注目してほしい（Mitono et al., 2005より）

(2005)は，飲水による口腔咽頭部刺激がこの皮膚血管拡張抑制に及ぼす影響について検討した．すなわち，若い男性被験者を，①コントロール，②低血液量正常血漿浸透圧，③正常血液量高血漿浸透圧，④低血液量高血漿浸透圧，の4条件について，最大酸素摂取量の60%の運動強度で運動させ，運動開始20分後，体温が平衡に達してから，体温に温めた水200 mlを摂取させた．すると，血液量，血漿浸透圧は変わらないにもかかわらず，③，④の高浸透圧の2条件で，皮膚血管が拡張し（図2），血圧が低下した．一方，②の低血液量正常血漿浸透圧では，血管拡張が起こらなかった．以上の結果は，飲水による口腔咽頭刺激が，運動時の高浸透圧による皮膚血管拡張抑制を解除するが，低血液量による抑制を解除しないことを示し，低血液量，高浸透圧それぞれの皮膚血管拡張抑制の遠心路が別々であることが明らかとなった．

### (3) 運動トレーニングの効果

運動時に賦活化されたrenin-angiotensin-aldosterone系や抗利尿ホルモン（ADH）は，脱水後に摂取した水分および電解質を体内に貯留し，好気的運動トレーニングによる血液量増加を引き

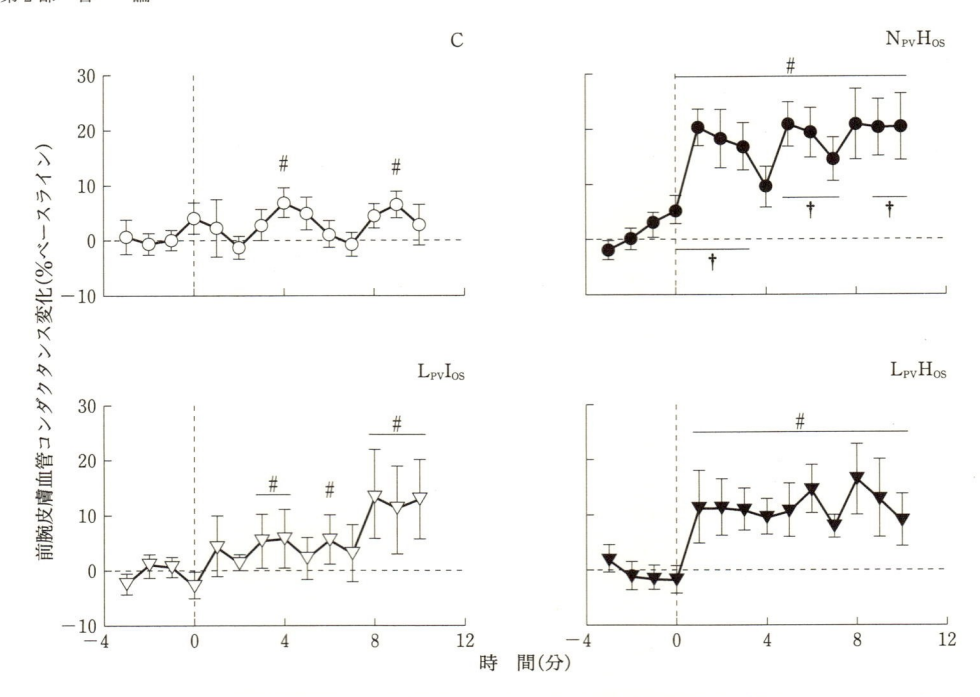

**図2** 高血漿浸透圧または低血液量状態での運動時にわずかの飲水で口腔咽頭部を刺激したときに皮膚血管の拡張が起きる。被験者は，気温30℃，相対湿度50%の環境条件で，最大酸素摂取量($VO_{2peak}$)の60%の運動強度で40〜50分間自転車エルゴメーターを用いた運動をし，運動開始後20分目で，体温調節反応がほぼ定常状態に達してから，37℃に温めた水を200 ml摂取した。その結果，対照群(C，○)，低血液量正常浸透圧群($L_{PV}I_{OS}$，▽)では，まったく皮膚血管コンダクタンスは変化しなかったが，低血液量高浸透圧群($L_{PV}H_{OS}$，▼)，高浸透圧正常血液量群($N_{PV}H_{OS}$，●)では，飲水直後から皮膚血管コンダクタンスが上昇した。7人の平均値とSEで表す(Kamijo et al., 2005より)

起こす。実際，横断的な研究によれば，血液量と最大酸素摂取量との間には非常に高い正の相関があり(Mack et al., 1988)，また，左心房の充満圧と1回心拍出量に正の相関があることから(Reeves et al., 1990)，血液量増加が好気的運動能改善のために最も重要な因子であることは明らかである。また，好気的運動能の上昇に伴う乳酸閾値の上昇は，運動時の血漿浸透圧の上昇を抑制し，体温調節反応に有利に働く(Takamata et al., 1998)。このように，運動トレーニングによる好気的運動能の上昇と体温調節反応の改善は，血液量増加と浸透圧低下とほぼ並行して起きる。最近，われわれは運動トレーニングが血液量，好気的運動能，体温調節能に与える効果についてより詳細に検討したので，以下その結果を述べる。

Takeno et al. (2001)は，持久性トレーニングによる血液量増加が体温調節能に与える効果を明らかにする目的で，20人の男性大学生被験者を，平圧涼(610 m，20℃)，低圧涼(2000 m，20℃)，平圧暑熱(610 m，30℃)，低圧暑熱(2000 m，30℃)の4群に5人ずつ分け，最大酸素摂取量の60%の運動強度で毎日1時間，計10日間，それぞれの環境条件で自転車エルゴメーターによる運動トレーニングを行った。低圧環境下で運動トレーニングを行った理由は，高地トレーニングによる赤血球量の増加が皮膚血管拡張能に与える影響を検討するためである。

図3はトレーニング前後で，高度610 m，気温30℃，相対湿度50%の環境条件で，トレーニング前の最大酸素摂取量の60%の強度で運動させた場合の食道温と皮膚コンダクタンスの関係を示す。トレーニング後には，低圧涼群以外のすべての群で高体温時の皮膚血管拡張反応が亢進し，それは低圧暑熱群で最も高かった。一方，血漿量は

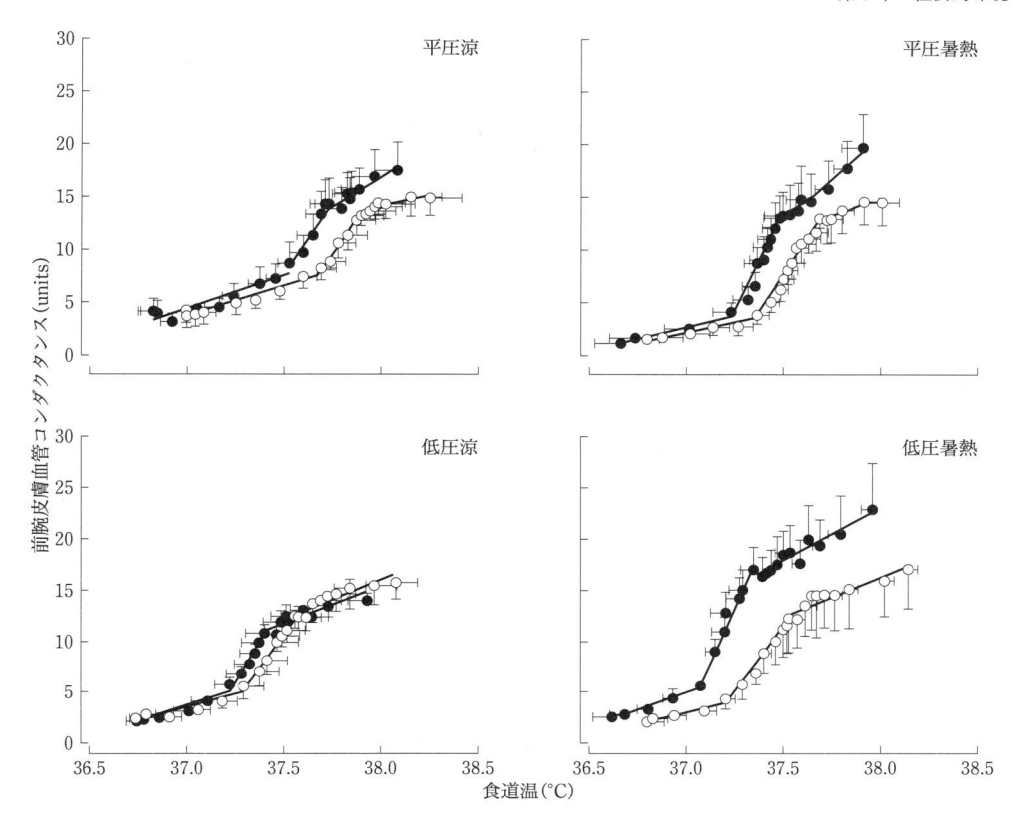

図3 4つの異なった環境条件：平圧涼(610 m, 20℃)，平圧暑熱(610 m, 30℃)，低圧涼(2000 m, 20℃)，低圧暑熱(2000 m, 30℃)で最大酸素摂取量の60%の運動強度で10日間，好気的運動トレーニングをした後，高度610 m，30℃，相対湿度50%の環境下で，トレーニング前の最大酸素摂取量の60%の運動強度で運動した際の食道温と前腕皮膚血管コンダクタンスの関係。トレーニング前値(○)，後値(●)をそれぞれ5例の平均値とSEで示す(Takeno et al., 2001 より)

4群すべてで100〜200 ml増加したが，赤血球量は低圧2群のみで60〜100 ml増加した。すなわち，平圧2群では血漿量が同程度増加したにもかかわらず平圧暑熱群で皮膚血管拡張能が亢進したこと，また，低圧2群では血漿量，赤血球量がともに増加したにもかかわらず低圧涼群では皮膚血管拡張能が劣化し，逆に低圧暑熱群では亢進した。以上の結果から，彼らは運動時の皮膚血管拡張能を決定する因子として，血液量以外の要因，例えばトレーニング中の気温，気圧が1次的因子であり，血液量増加は，脱水による影響を防止するなど，2次的因子として作用することを報告している。

このように，運動トレーニングによる皮膚血管拡張反応の亢進には，血液量の増加が大きく関与しているが，一方，上で述べたように，運動時の血漿浸透圧の上昇も皮膚血管拡張閾値に大きく関与する。この高血漿浸透圧の感受性が運動トレーニングによって低下することが，最近，Ichinose et al. (2005)の研究によって明らかになった。すなわち，彼らは10日間の持久性トレーニング前後において，高張性の食塩水を輸液し，高血漿浸透圧が食道温の皮膚血管拡張閾値に及ぼす影響について検討した。その結果，運動トレーニング後には高浸透圧に対する感受性が低下し(図4)，しかも，その感受性の低下は，血漿量の増加に比例することを明らかにした。さらに，彼らは，持久性トレーニングによる血漿量の増加によって，運動時の心臓への静脈還流量が増加し，1回心拍出量も増加するが，その増加量と，食道温上昇に対

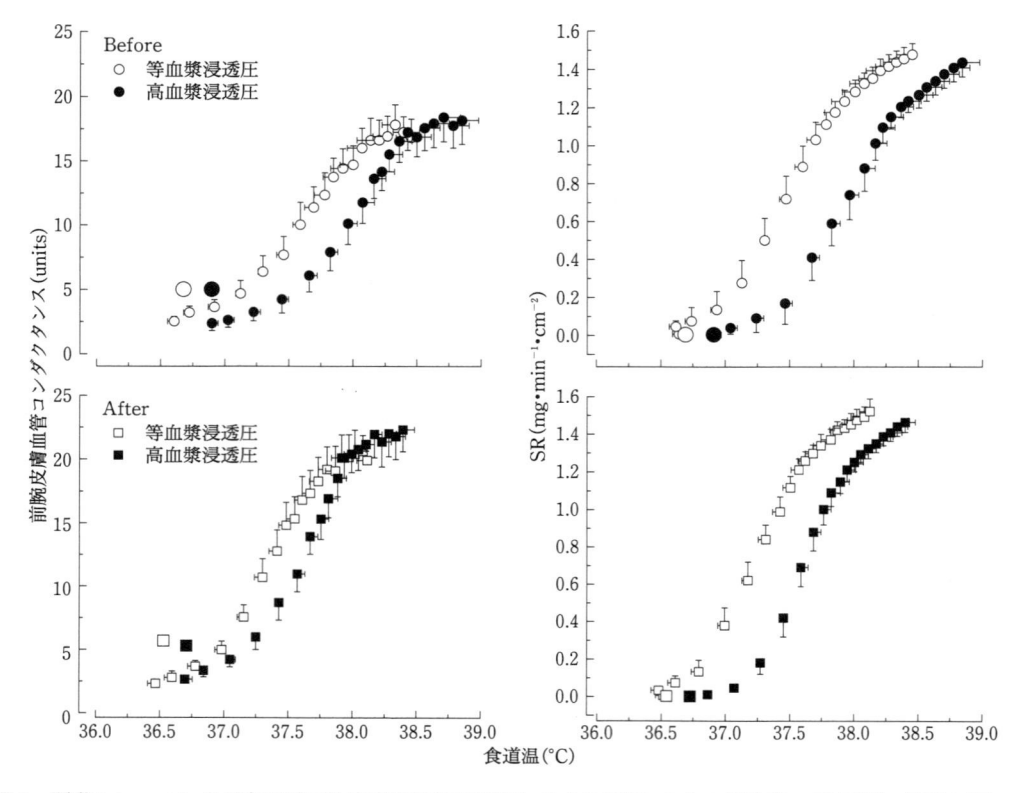

**図4** 運動トレーニングが高浸透圧性皮膚血管拡張抑制に与える影響。7人の被験者に10日間，気温30°C，相対湿度50％の環境条件で，最大酸素摂取量の60％に相当する自転車エルゴメーターによる運動トレーニングを実施し，その前（上段グラフ）後（下段グラフ）で，同一環境条件でトレーニング前の最大酸素摂取量の60％に相当する運動をさせ，食道温の皮膚血管コンダクタンスの変化を検討した。さらにその際，高張性食塩水によって血漿浸透圧を上昇させた場合（HC）と，そうでない場合（IC）について皮膚血管拡張閾値を調べ，高浸透圧性皮膚血管拡張抑制がトレーニングによってどのような影響を受けるかを調べた。その結果，高浸透圧性皮膚血管拡張抑制は，トレーニングによって減弱した。一方，発汗閾値は影響を受けなかった（Ichinose et al., 2005 より）

する皮膚血管コンダクタンス増加の感受性が比例することを発見した。このように運動トレーニングによる血漿量の増加が，体温調節能を改善させることが明らかとなった。また，従来，運動トレーニングによる体温調節能の改善は，温度感受性ニューロンの可塑性に起因するとの考え方が有力であったが，本実験結果は，血漿量の増加，浸透圧受容器の感受性の低下が，ヒトの体温調節能を向上させることを強く示唆する。

さらに，Okazaki et al.（2002）は高齢男性を対象とし，室温（25°C）においてACSMのガイドラインに沿った18週間に及ぶ持久性および筋力トレーニングが好気的運動能，血液量，体温調節能に与える効果について検討した。その結果，トレーニング後，最大酸素摂取量は，持久性，筋力トレーニングの両群で10～20％，大腿筋力は約10％増加したが，血液量は両群で変化しなかった。図5はトレーニング前，8週間後，18週間後における運動時の食道温と発汗速度，皮膚血管コンダクタンスの関係を示すが，食道温の皮膚血管拡張，発汗閾値がトレーニング両群で低下しているのがわかる。この閾値の低下と最大酸素摂取量の上昇の程度は有意に相関した。しかし，食道温上昇に対する発汗，皮膚血管拡張の感受性はトレーニング前後で変化しなかった。図6に運動トレーニング前後における血液量変化と体温調節反応の感受性変化との関係を示した。運動トレーニングの有無に関係なく血液量の増減がそのまま体温調節反応の感受性に反映することがわかる。以上の結果から，Okazaki et al.（2002）はこの運動

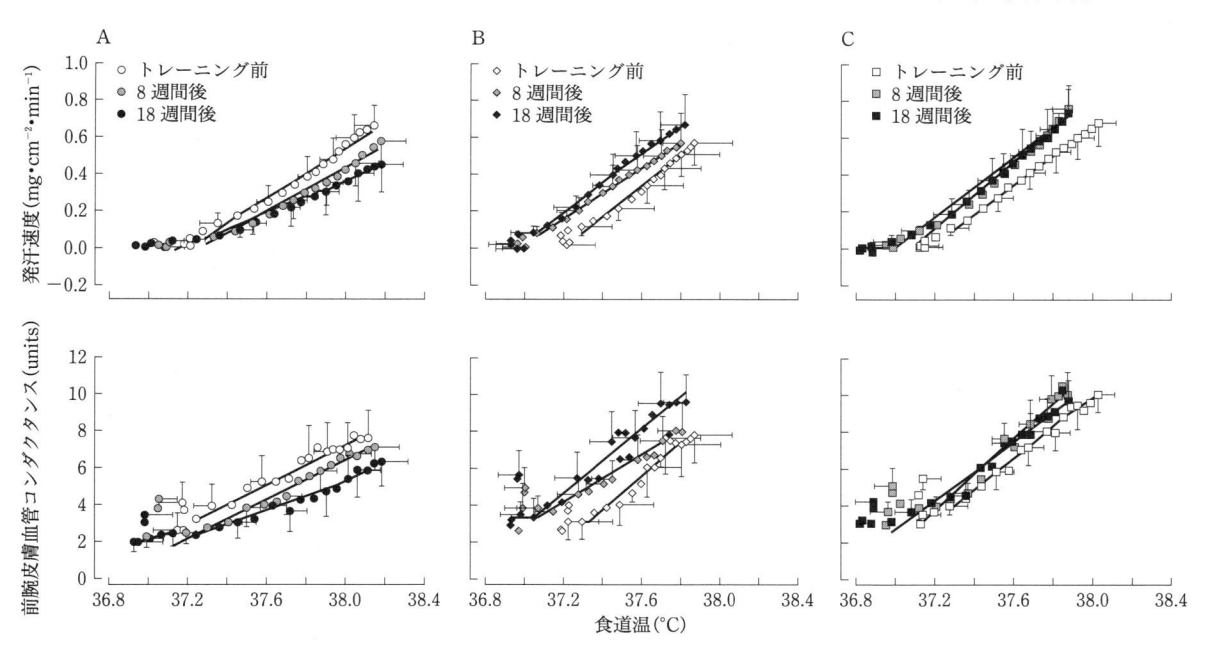

図 5 平均 64 歳の高齢男性について，8 週間，18 週間のコントロール(A, n=7)，筋力トレーニング(B, n=8)，好気的トレーニング(C, n=8)を行った後，30℃の環境下で，トレーニング前の最大酸素摂取量の 60% の運動強度で運動した際の食道温と前腕皮膚血管コンダクタンスおよび発汗速度との関係．それぞれ平均値と SE で示す(Okazaki et al., 2002 より)

トレーニングのプロトコルでは，高齢者の好気的運動能の改善を決定するのは血液量ではなく大腿筋力の増加によること，さらに，この大腿筋力の上昇が体温調節反応の改善に直接関係していることを明らかにした．また，若年者と異なり，高齢者では運動トレーニング後に血液量の増加が認められなかったのは，血漿蛋白質量が高齢者では増加しなかったためとしている．以上，若年者では運動トレーニングによる血液量の増加は好気的運動能を増加させるが，体温調節能への効果は 2 次的である．一方，高齢者では，血液量よりも大腿筋力の増加がトレーニング後の好気的運動能，体温調節反応の改善に大きく貢献する．

では，高齢者でも若年者と同様に血液量を増加すれば，体温調節能もより向上するのであろうか．最近，Okazaki et al. (2004)は，高齢者を対象として，自転車エルゴメーターを用いて，週に 3 日間，2 ヶ月間，最大酸素摂取量の 60% に相当する運動強度で，運動トレーニングを実施し，運動トレーニング後に蛋白質サプリメントを投与した群と，しない群について，トレーニング後の血漿量，体温調節能を比較した．その結果，摂取群では非摂取群に比べ，血漿量，体温調節能の改善が有意に高かった．さらに，1 回心拍出量も有意に高かった．以上の結果は，高齢者においてもトレーニング効果における血液量増加の重要性，さらに高齢者の蛋白質摂取の重要性を示唆している．

## (4) 高齢者の体力低下とカウンターメジャー：松本市熟年体育大学の試み

世界一の長寿国であるわが国はこれから未曾有の速度で超高齢社会を迎えることとなり，医療，介護制度の充実が緊急の課題となっている．実際，介護保険制度が2000年4月に施行されて以来，現在，要支援，要介護1，2にランクされる軽度の要介護認定者の数が急増している．しかし，こ

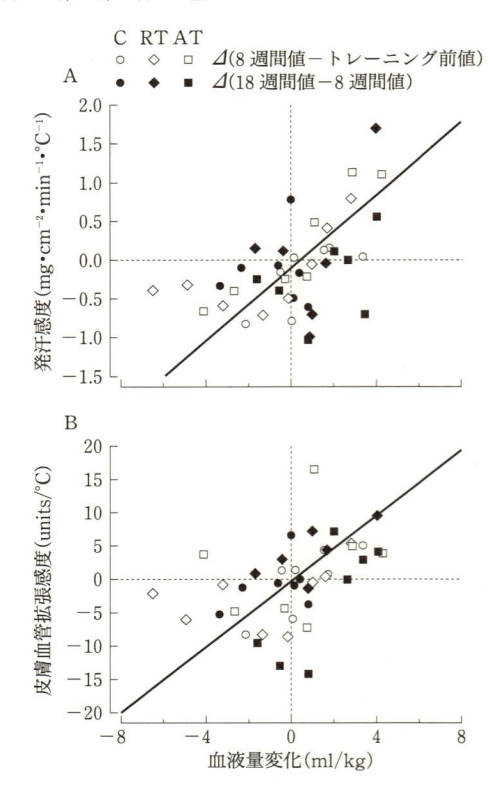

**図6** 図5と同じ実験。トレーニング前後における血液量変化に対する発汗感度(発汗速度/食道温)変化および皮膚血管拡張感度(皮膚血管コンダクタンス/食道温)変化。コントロール群(C), 筋力トレーニング群(RT), 好気的トレーニング群(AT)(Okazaki et al., 2002より)

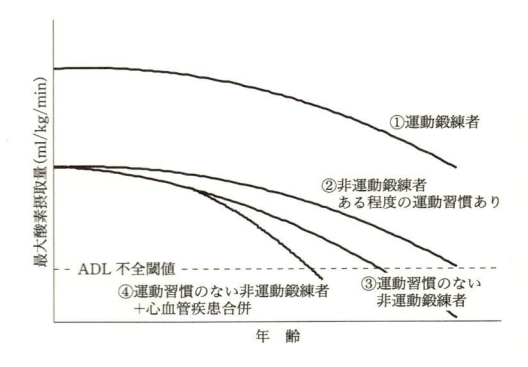

**図7** 加齢と老化が最大酸素摂取量に与える影響。カーブ①, ②の勾配が等しいことから, これが加齢による影響と考える。一方, カーブ③, ④の勾配が①, ②に比べて急峻なことから, これを老化によるものと考え, 運動トレーニングによって改善できる範囲と考えてよい(Dempsey and Seals, 1995; Haskell and Phillips, 1998 より改変)

れら高齢者が要介護状態に至る原因として, 加齢による生理機能の低下だけでなく, それに低活動による廃用性機能低下が重なっていることを忘れてはならない。すなわち, 高齢者人口の増加がそのまま要介護者の増加につながり, 若年世代の負担を倍増させるという考え方は, 高齢者体力の可塑性に関する認識に欠けている。事実, わが国の高齢者の80%は自立して暮らしており, しかもそのうちの25%は介護の必要な高齢者を支援できるほど体力に余裕があるとされる。それでは, 超高齢社会において元気な高齢者が占める割合を増加させるにはどうすればよいか。ここでは, 老化による体力低下と, 低活動に起因する廃用による体力低下の区別を述べ, 介護予防を目的とした高齢者の運動トレーニング方法について, 現在われわれが松本市で実践している事業を中心に紹介する。

図7に, ヒトの思春期以降の年齢と好気的運動能の指標である最大酸素摂取量について, 次の4つのパターンについて示した(Dempsey and Seals, 1995; Haskell and Phillips, 1998)。すなわち, ①運動習慣のある持久性運動鍛練者, ②ある程度の運動習慣のある非運動鍛練者, ③運動習慣のない非運動鍛練者が病気を患わなかった場合, ④運動習慣のない非運動鍛練者が心血管疾患を患った場合, である。運動鍛練者, 非運動鍛練者の体力が20歳代を100%として, 30歳以降10歳加齢するごとに約5〜10%ずつ低下する。そして, 非運動鍛練者の20歳代の25%以下に到達すると自立した生活が不可能となる。これをADL (activity of daily life)不全閾値と呼ぶ。運動鍛練者や運動習慣のある非運動鍛練者は, 30歳以降運動トレーニングを実施することで, このADL不全閾値を高年齢側にシフトさせることができる。一方, 疾病などで日常の運動制限を受けた場合には急速に体力は低下しADL不全閾値が低年齢側にシフトする。ところで, ①と②のカーブを比べれば理解できるように, 運動鍛練者, 非鍛練者にかかわりなく加齢による体力の低下速度は一定で, この加齢による体力低下は遺伝的に決

定されていることが推察され，これを「老化」による体力低下と考えることができる。一方，②，③，④のカーブを比較すればわかるように，運動習慣がないか，または疾病により運動を阻害されると，加齢による体力の低下が加速される。これが，「廃用」による体力低下と考えることができる。高齢者の体力低下を問題にする場合，この2つを厳密に区別する必要があり，高齢者の運動トレーニングとはこの「廃用」による体力低下を防止することにほかならない。

では，そのために高齢者の運動トレーニング方法はどのようにすればよいのだろうか。80歳では大腿筋の横断面積は20歳の50%にまで低下する。好気的運動能についても，図7からわかるように，若いときの最大酸素摂取量は高齢者ではその30%にまで低下する。この最大酸素摂取量の低下の最大の原因は最大心拍数の低下によるもので，最大心拍数＝220－年齢で推定することができる。この加齢による最大酸素摂取量の低下には，最大心拍数のほか，心筋の収縮力，骨格筋量，血液量の低下による心拍出量の低下も関与するとされる。

現在，高齢者の運動トレーニング効果については，若齢者と同様，積極的に行うべきであるとの考えが大勢を占め，ほぼトレーニング強度の設定基準は確立されている(Haskell and Phillips, 1998)。例えば，60～70歳の健常な高齢者を対象に膝関節の屈曲進展運動を1RM(one repetition maximum)の運動強度で，1日8回を3セット，週3日，3ヶ月行うと等尺性筋力が10～15%増加する。さらに，好気的運動トレーニングについては，最大心拍数の80%の運動強度で1日45分間，週4日，6ヶ月運動を行うと，最大酸素摂取量が20～30%増加する。数ヶ月間までの比較的短期間の運動トレーニングによる高齢者の好気的運動能の改善メカニズムについては，若齢者の場合と異なり，血液量増加に伴う心拍出量の増加よりも，筋力量の増加，動静脈酸素較差の増大によるという報告が多い(Okazaki et al., 2002)。しかし，横断的な研究では，若齢者の場合と同様，最大酸素摂取量と血液量との間に高い正相関がある

ことから，より長いトレーニング効果としては血液量の増加による心拍出量の増加も関与することが推察される。

さて，高齢者の筋力向上にはどのような方法が望ましいのだろうか。ここで，われわれが過去11年間実施してきた「松本市熟年体育大学」を紹介しておく(岩下・能勢, 2003; http://www.jukudai.com/)。1997年に開始された本事業では，当初，40歳以上の中高年者で，5ヶ月間，ほぼ毎日，9000歩のウォーキングを行った被験者を対象に，通常のウォーキングで達成できる最大効果を検討した。その結果，トレーニング前後で，血圧の低下やHDLコレステロール値の増加などいわゆる動脈硬化危険因子の低下を認めたものの，持久力，ジャンプ力，下肢筋力等については明らかな改善を認めなかった。このことから，一般に行われているいわゆるウォーキングの運動強度は，せいぜい最大酸素摂取量の40%の運動負荷強度であり，この運動強度では，中高年者の下肢筋力，最大酸素摂取量の改善には不十分であることが明らかとなった。

そこで，2001年度から平均年齢64歳の中高齢者に対して持久性トレーニングと筋力トレーニングを合わせた積極的な運動トレーニングプログラムを週に1回行わせた。すなわち，表1に示すように，柔軟体操とウォーキングを中心としたウォーミングアップ，続いて，各個人の体力に応じた筋力トレーニングと持久性トレーニングを実施し，クーリングダウンで終了する。全体で90分間のプロトコルである。その結果，10ヶ月後，下肢筋力は平均15%増加，最大歩行速度も約10%上昇し，それに伴って，血中コレステロール値の改善，血圧の低下が観察された(図8)。このように，高齢者であっても，一定以上の負荷で運動させると若年者と同様，筋力が増加することがわかった。

しかし，このようなマシンを用いた運動処方を展開するには，体育施設，スタッフの充実が重要で，運動処方の医療費削減効果を検証するには新しい運動処方システムを開発する必要があった。そこで開発されたのが，携帯型運動量測定装置

表1 マシンによる週1回の運動トレーニングメニュー

|  | 1ヶ月目 | 2ヶ月目 | 3ヶ月目以降 |
|---|---|---|---|
| 1. ウォーミングアップ<br>　・ストレッチ<br>　・ゆっくり歩行 | | 5分<br>6分 | |
| 2. 自重負荷筋力トレーニング<br>　・腹　筋<br>　・背　筋<br>　・骨盤挙上<br>　・かかと上げ<br>　・スクワット | ・各5秒ずつを10回繰り返す<br>・これを1セットとして，2セット行う | | |
| 3. 持久性トレーニング<br>　（マシントレーニング） | 40% W max | 50% W max | 60% W max |
| | ・15分間の運動を，2回繰り返す。 | | |
| 4. 筋力トレーニング<br>　（マシントレーニング） | 40% 1RM | 50% 1RM | 60% 1RM |
| | ・10回を1セットにし，2セット実施<br>（3ヶ月目以降は3セット） | | |
| 5. クーリングダウン<br>　・ストレッチ<br>　・アイシング | | 5分<br>6分 | |

「熟大メイト」(Iwashita et al., 2003)を用いた「インターバル速歩」である。図9に熟大メイトの概観，図10にインターバル速歩の概略を示す。まず，参加者の腰に熟大メイトを装着させ，3分間全速力で歩行させる。そのとき，熟大メイトで測定した，単位時間あたりのカロリー消費量を100%とし，その70%の運動強度を熟大メイトに記憶させる。すなわち，参加者は70%の運動強度と30%の運動強度をそれぞれ3分間ずつ交互に繰り返し，トータルで30〜60分間運動を行う。70%の運動強度を超えると，熟大メイトが祝福音を発し，そのレベルに達したことを参加者に知らせてくれる。これを，週に4日間繰り返す。参加者は，2週間ごとに指定された「福祉ひろ

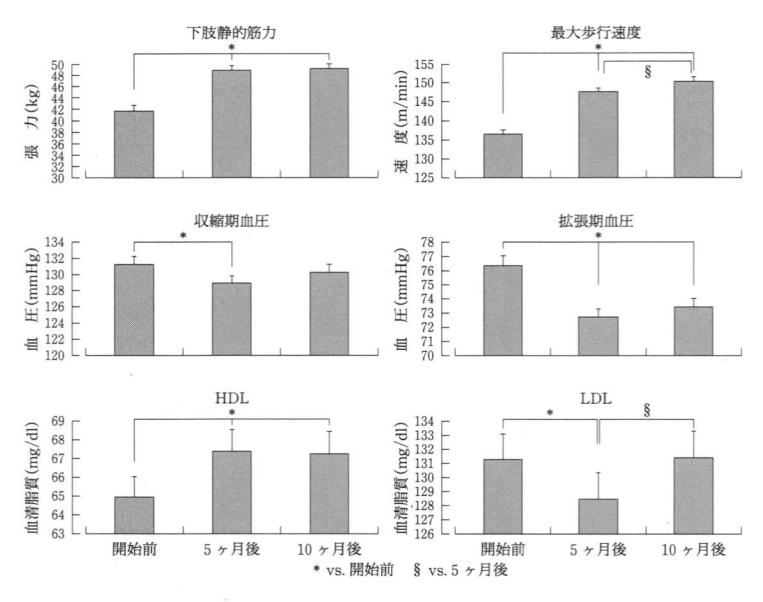

図8 マシントレーニングによる効果：2001年度から2003年度のマシンによる運動トレーニングを実施した際の効果。被験者273人，平均年齢64±6(SD)歳の結果。*，§：$p<0.05$

ば」と呼ばれる地区公民館に行き，そこに設置されているコンピューター端末から自らのデータをインストールする。この操作はすべて自動で行われる。すると，ホストコンピューターから，それに対する評価がフィードバックされる。そのとき，健康推進コーディネーターが同席し，その結果に対し，専門的な立場から参加者にアドバイスを行う。また，保健師も同席し，栄養指導，メンタル指導を行う（図11）。

図12にその効果結果を示す。300人の中高年を対象に，①インターバル速歩群，②通常歩行群，

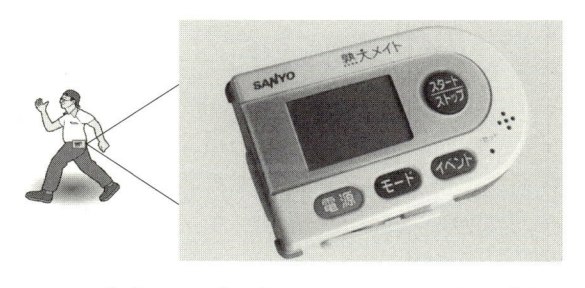

**図9** 熟大メイト®の概観。イヤーピックアップによって心拍数を測定でき，単位時間あたりの心拍数との関係から持久力を推定できる。また，垂直方向とトータルの力積比から最大筋力も推定できる（Iwashita et al., 2003 より）

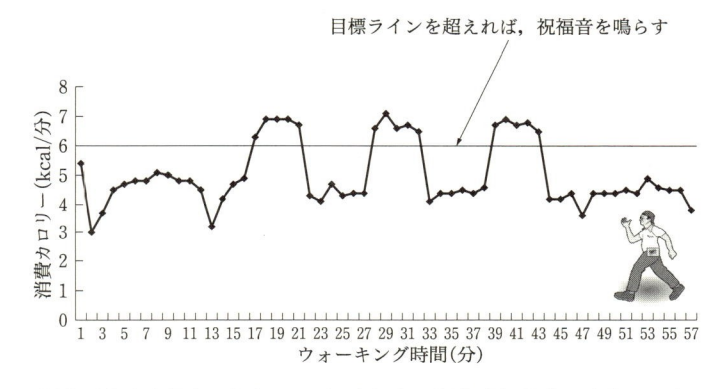

**図10** 熟大メイトの標的運動強度設定の仕方。まず，各個人で最大歩行強度を決定し，次に，その70%の運動強度を熟大メイトに記憶させる。その強度で歩くと祝福音が鳴る

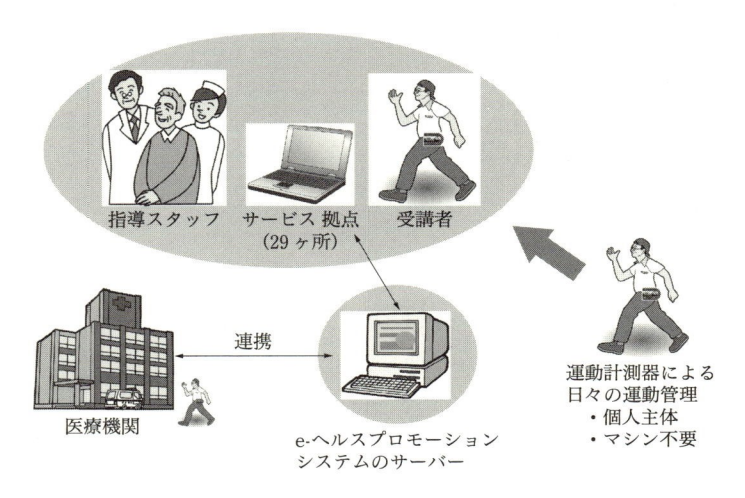

**図11** 2005年度「いきいき健康ひろば事業」の内容。まず，個人の筋力，持久力を測定後，そのレベルに応じた個別運動処方を「インターバル速歩」で実施する。その後，参加者は携帯型カロリー測定器「熟大メイト」を用いてトレーニングを行うが，2週間に1度，指定された「福祉ひろば」に来て，熟大メイトに記録されたトレーニングの内容をコンピューター端末から入力する。それによって，健康推進コーディネーターは参加者が処方通りのトレーニングをしているかをチェックし，フィードバックすることができる。さらに，その機会に，参加者は保健師から栄養指導，メンタル指導を受けることができる。また，参加者として，医療機関から生活習慣病患者，福祉事務所から要介護者の紹介も受け付けている

③何もしない群，の3群に，群間で個人属性に差が生じないようにそれぞれ100人ずつに分けた。インターバル速歩群は，最大歩行速度の70%の速度と30%の速度を3分ずつ交互に繰り返す歩行を1日30分間，週に4日間以上実施した被験者44人(男性13人，女性31人)，通常歩行群は，最大歩行速度の40%程度の歩行を1日1時間，週に5日以上実施した被験者54人(男性10人，女性44人)，また，何もしない群は，聞き取り調査によって，トレーニング期間中特別な運動をしなかった44人(男性5人，女性39人)を対象に，それぞれ解析を行った。その結果，静的な膝伸展筋力は，インターバル速歩群でのみ，10%上昇し，それに伴って，自転車エルゴメーターと呼気ガス採取法で測定した最大酸素摂取量も10%上昇した。以上の結果から，インターバル速歩によってマシンに匹敵する体力アップが図れることが明らかとなった(Nemoto et al., 2005)。

最近，運動処方効果に関する縦断的な研究結果が報告されつつある。例えば70歳以上で，週に4回以上の運動習慣のある高齢者では，7年後の77歳のときにも自立した生活が維持されたという報告がある(Stessman et al., 2002)。また，65歳以上の高齢者について実施された5年間の追跡調査では，活動性の低い群と高い群を比較すると，低い群では死亡相対危険率が1.53と有意に危険率が高かったことも報告されている(Ruigomez et al., 1995)。これらの研究は，高齢者が運動トレーニングをすることのメリットを明らかにした点で一応評価できる。しかし，各個人がどれくら

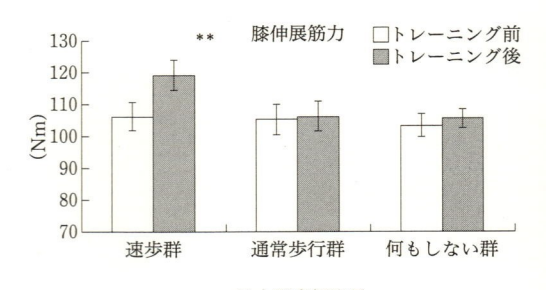

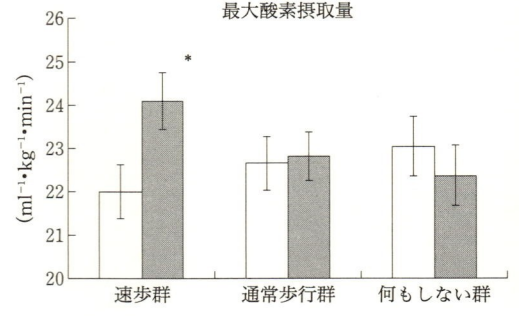

図12 5ヶ月間の運動トレーニング効果。インターバル速歩(n=44)によって膝伸展筋力，最大酸素摂取量は有意に上昇したが，通常歩行群(n=54)，何もしない群(n=44)では変化がなかった。＊：$p<0.05$ (Nemoto et al., 2005 より)

いの運動強度の運動を，どれくらいの頻度で，どれくらいの期間実施すれば，体力，血液成分，血圧，体温調節能など，それぞれのパラメーターにどれほどの効果が得られるのか，さらに，運動トレーニング前のこれらのパラメーターの初期値によって，効果がどのように異なるのか，は不明であった。今回，熟年体育大学の事業によって，運動処方の効果についての研究フィールドが確立されたと考えてよい。

## (5) ポストゲノムシークエンス時代に向けての戦略

運動処方の効果には個体差が存在するが，その遺伝的背景はどうか。松本市熟年体育大学の研究フィールドは，数千人に対する個別運動処方を可能にし，今後，運動処方に対する遺伝子(gene)と生理学的表現型(epigenesis)の関連に関する研究アプローチが期待されている。ここでは，Masukiらの運動時の筋血流調節に関する成果を報告し，その可能性について述べる。

運動時の筋血流の目的は筋収縮で消費される酸素を供給することであるが，その詳細な調節機構は不明である。筋の血管拡張は，収縮筋や，血管内皮から分泌される局所性血管拡張物質によって行われるが，一方，筋組織の全身に占める割合は非常に高く，例えば，全身の筋血管が最大限に拡張すれば，心臓はそれに必要な筋血流を補うことができず体血圧は低下する。それを防止するため

に，活動筋の血管拡張は圧反射性に絶えずフィードバック的に抑制されている．すなわち，運動時の筋血流は骨格筋の局所性血管拡張と圧反射性血管収縮のバランスの上に成立している（Masuki and Nose, 2003）．

ところで，従来から運動時の筋血流調節を論じる上で重要な機構の1つに，運動時の筋交感神経活動の増加があり，これは圧反射ゲインの中枢性リセットに起因するとされる．もう1つは，筋肉における交感神経によって血管収縮作用は抑制されるが，これは，局所性血管拡張物質が交感神経終末からのノルアドレナリンの分泌を抑制するためとされる．この2つのメカニズムによって運動時の活動筋への血流の再分布が起きると考えられてきた．

ところが，最近，Masuki et al. (2005)はマウスの夜間活動期には「安静時」であっても，非活動期に比べ$\alpha$-アドレナリン性血管収縮が抑制されること，しかも，時間遺伝子の1つのCRYを欠損したマウスでは，$\alpha$-アドレナリン性筋血管収縮の消滅とともに，末梢血管の$\alpha$-アドレナリン受容器のmRNAの発現も消滅していることを発見した．さらに，この際，$\alpha$-アドレナリン性血管収縮抑制の程度に比例して圧反射ゲインが上昇し，一定の血圧変化に対する心拍応答が著しく増加していた（図13）．しかも，この現象は，時計遺伝子は正常で，$\alpha$-アドレナリン性収縮が阻害されたカルポニン遺伝子欠損マウスによっても確認された（図14）（Masuki et al., 2003a, 2003b, 2005）．これらの結果は，運動時の筋血流調節が従来の生理学の範疇で考えられていた機構ではなく，まず，末梢血管平滑筋において時計遺伝子などの働きによって，$\alpha$-アドレナリン受容器の発現に変化が起き，それを補償するために圧反射ゲインが変化する，という新しいフィードバック機構の存在を示唆する．

さらに，これらの結果を目的論的にみれば，「活動期」には，たとえ安静状態であっても，骨格筋は「運動開始準備状態」で代謝量が高く，いわゆる「アイドリング状態」にあることが従来から知られており，その際，筋血管において，$\alpha$-アドレナリン受容器発現低下による交感神経性血管収縮の抑制が起きれば，運動開始時の骨格筋への迅速な酸素供給が可能となる．一方，圧反射ゲインの上昇による心拍数応答の亢進は心拍出量を増加させ，筋血管拡張による血圧低下を補償するための「適応」と考えられる．すなわち，以上の結果は，活動期には血圧調節が，末梢血管抵抗調節から心拍出量調節に移行することを示唆する．また，従来，運動時の圧反射性筋血流調節は，まず中枢性に圧反射ゲインが変化し，それに末梢が追従するという考えが一般的であったが，本研究では，「末梢」が「中枢」を変化させる，という逆転の考え方を支持する．さらに最近，Masuki et al. (2006)は，マウスで得られた結果が，ヒトにおいてもあてはまるか否かを検証した結果，図15に示すように，ヒトにおける末梢の$\alpha$-アドレナリン性血管収縮の感受性が低い被験者ほど圧反射ゲインが高いことを示す結果を得ている．

以上，$\alpha$-アドレナリン性血管収縮に関与する遺伝子（群）と圧反射ゲインとの関連についてMasukiらの結果を紹介したが，今後の展開として，例えば，*in vitro*実験で，末梢の時計遺伝子発現は運動等の外界刺激によって同調することが報告されているので，日常の規則的な運動トレーニングの実施は，活動期安静状態の筋代謝を向上させるだけではなく，時計遺伝子を介して，$\alpha$-アドレナリン受容器発現を低下させ，動脈血圧を低下させることが期待できるかもしれない．また，もう少し想像力を逞しくして，運動トレーニングによる持久性体力，体温調節能などの生理学的表現型の個体差にかかわる遺伝子群の解明につながる可能性がある．このことは，運動処方による高血圧症などの生活習慣病の予防方法の開発につながるばかりか，新しい治療薬の開発にも貴重な情報となる．

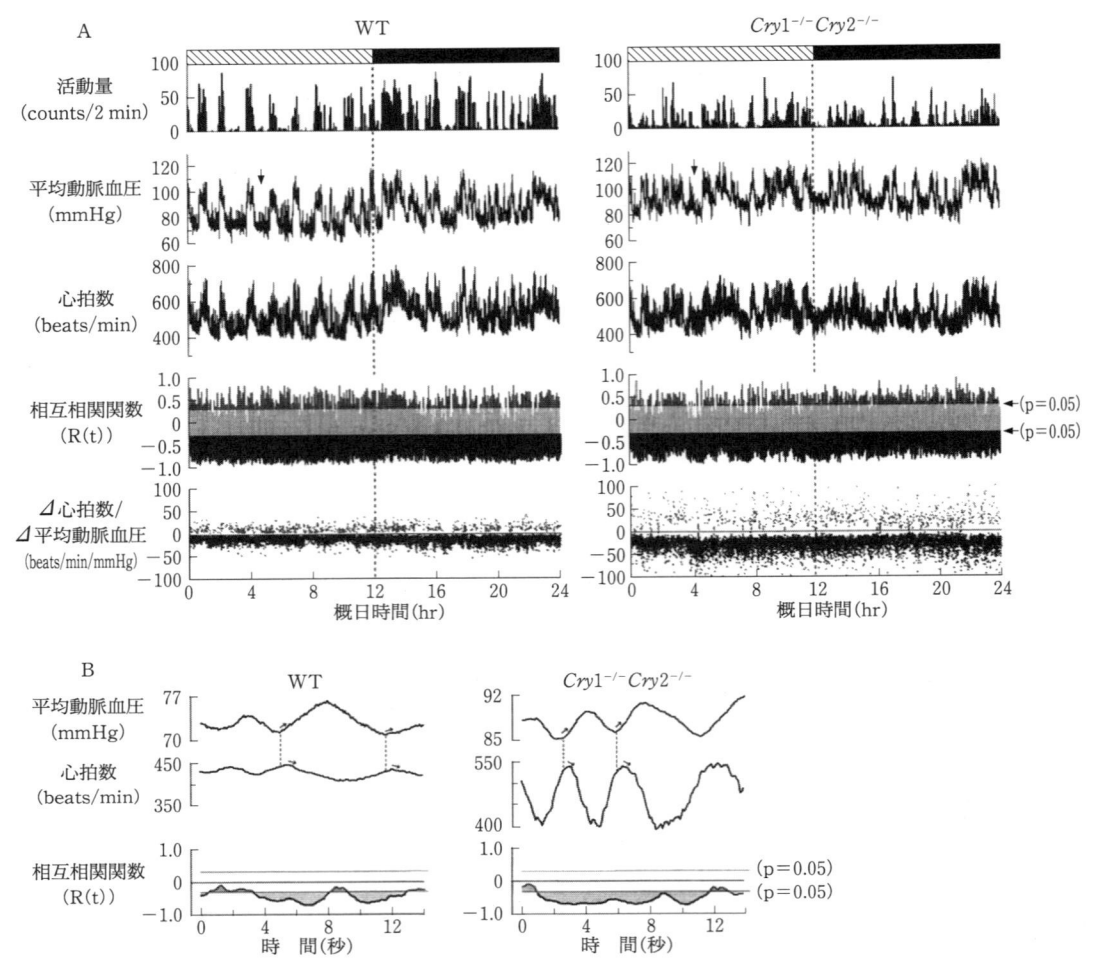

**図13** 時計遺伝子の1つである CRY 遺伝子を欠損したマウス($CRY1^{-/-}CRY2^{-/-}$)と正常マウス(WT)について，2分間あたりの活動量，平均動脈血圧，心拍数，平均動脈血圧と心拍数の相互相関関数($R(t)$)を表す。$\Delta$心拍数/$\Delta$平均動脈血圧は，相互相関関数について有意相関が認められた期間ごとに，$\Delta$心拍数に対する$\Delta$平均動脈血圧の回帰係数を表す(A)。また下図(B)に，平均動脈血圧変動に対する心拍数変化を，両マウスについて，図Aの↓部を拡大して示す。遺伝子欠損マウスでは$\Delta$心拍数/$\Delta$平均動脈血圧を指標とした圧反射ゲインが上昇していることに注目(Masuki et al., 2005 より)

## おわりに

ヒトの運動能は運動時の恒常性維持能力に依存する。すなわち，運動時の代謝向上に伴う様々な刺激が細胞に働き，その応答の総和として生理反応があり，それは生体の恒常性維持に働き，それが優秀であればあるほど体力があることになる。また，トレーニング効果，脱トレーニング効果があるように，その入力・出力系は，線形ではなく，刻一刻と変化している。さらにそれらは，加齢(遺伝子)の大きい流れの上で成長，成熟，老化している。これら，空間的・時間的に変化する生命現象を，遺伝子レベルにまで還元していくためには，膨大なデータを「生体のすべての機能は恒常性維持のためにある」という生理学のセントラルドグマにしたがって蓄積整理し，それらから導き

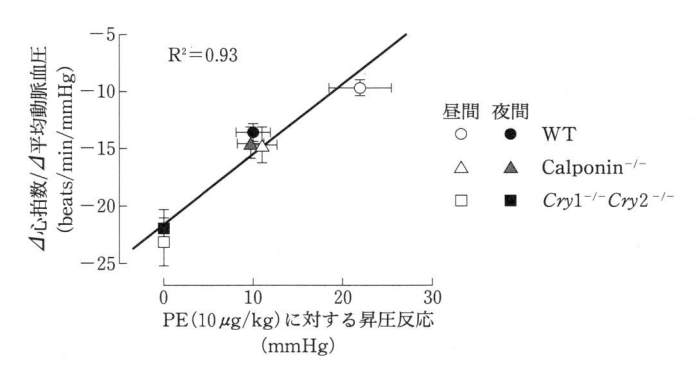

**図14** phenyleprine (PE)の末梢動脈内投与に対する昇圧応答と，図13の⊿心拍数/⊿平均動脈血圧から求めた，圧反射ゲインとの関係。コントロールマウスでは，夜間には昇圧応答の減弱とともに圧反射ゲインが上昇する。α-アドレナリン性血管収縮が抑制されたカルポニン遺伝子欠損マウスでは，中等度の昇圧反応の減弱と中等度の圧反射ゲインの向上が観察された。また，CRY遺伝子の欠損マウスでは，昇圧応答の著しい消滅と，圧反射ゲインの増加が観察された (Masuki et al., 2005 より)

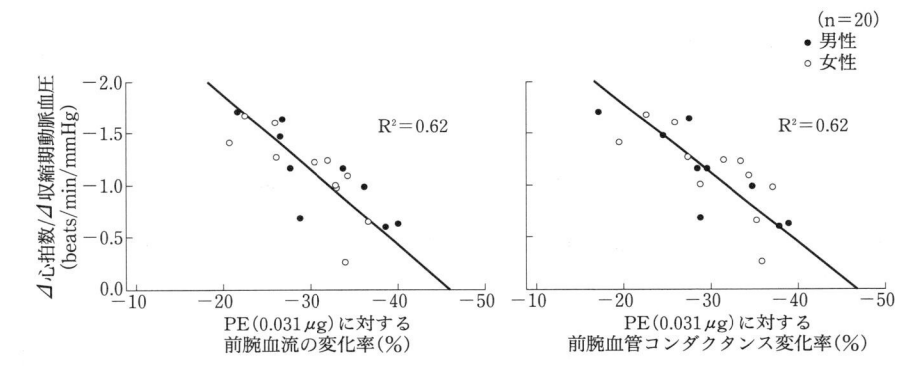

**図15** ヒトの上腕動脈に一定量の phenyleprine (PE)を注入した際の筋血流量の変化(左図)と筋血管コンダクタンス変化(右図)を注入前からの相対値で X 軸に表し，自発性動脈血圧変動に対する心拍数応答(⊿心拍数/⊿収縮期動脈血圧)を Y 軸に表す。末梢の α-アドレナリン性血管収縮の感度に反比例して圧反射ゲインが増加していることに注目 (Masuki et al., 2006 より)

出される結果を社会に還元せねばならない。いいかえれば，社会に還元する，という強い「意志」がなければ，この膨大な知識を系統立てて整理することは到底不可能なように思える。そのためには，明確な目的をもった秩序ある研究体制が必要である。高齢社会に向け，環境生理学は何ができるのか。われわれの立ち上げた「松本市熟年体育大学」は，それに向けての挑戦である。この事業には，産，官，学の異なった組織のスタッフが多数参画しているが，その個々のスタッフを細胞と考えれば，彼らの行為は長寿健康という「高齢社会の恒常性」を目指す，極めて生理学的な行為だと思えてくる。

## 参考文献

Adolph, E. F. and his associates (1947) Physiology of man in the desert. Interscience, New York.

Coyle, E. F., Hopper, M. K. and Coggan, A. R. (1990) Maximal oxygen uptake relative to plasma volume expansion. Int. J. Sports Med. 11: 116-119.

Dempsey, J. A. and Seals, D. R. (1995) Aging, Exercise, and Cardiopulmonary Function. In: Perspectives in Exercise Science and Sports Medicine, vol. 8, Exercise in Older Adults, (eds.) C. V. Gisolfi, D. R.

Lamb and E. R. Nadel, Cooper Publishing, Carmel, IN, pp. 237-298.

Fortney, S. M., Wenger, C. B., Bove, J. R. and Nadel, E. R. (1984) Effect of hyperosmolality on control of blood flow and sweating. J. Appl. Physiol. 57: 1688-1695.

Haskell, W. L. and Phillips, W. R. (1998) Effects of Exercise Training on Health and Physical Functioning in Older Persons. In: The 1997 Nagano Symposium on Sports Sciences, (eds.) H. Nose, E. R. Nadel and T. Morimoto, Cooper Publishing, Carmel, IN, pp. 399-417.

http://www.jukudai.com/

Iwashita, S., Takeno, Y., Okazaki, K., Itoh, J., Kamijo, Y., Masuki, S., Yanagidaira, Y. and Nose, H. (2003) Triaxial accelerometry to evaluate walking efficiency in older subjects. Med. Sci. Sports Exerc. 35: 1766-1772.

Ichinose, T., Okazaki, K., Masuki, S., Mitono, H., Chen, M., Endoh, H. and Nose, H. (2005) Ten-day endurance training attenuates hyperosmotic suppression of cutaneous vasodilation during exercise but not sweating. J. Appl. Physiol. 99: 902-908.

Ichinose, T., Okazaki, K., Masuki, S., Mitono, H., Chen, M., Endoh, H. and Nose, H. (2005) Enhanced sensitivity of cutaneous vasodilation and cardiac stroke volume after 10-day exercise training in humans. The FASEB J. 19: A376.

岩下聡・能勢博 (2003) 熟年体育大学実践マニュアル. オフィスエム (長野), pp. 1-78.

Johnson, J. M., Rowell, L. B. and Brengelmann, G. L. (1974) Modification of the skin blood flow-body temperature relationship by up right exercise. J. Appl. Physiol. 37: 880-886.

Kamijo, Y., Takeno, Y., Sakai, A., Inaki, M., Okumoto, T., Itoh, J., Yanagidaira, Y., Masuki, S. and Nose, H. (2000) Plasma lactate concentration and muscle blood flow during dynamic exercise with negative pressure breathing. J. Appl. Physiol. 89: 2196-2205.

Kamijo, Y., Okumoto, T., Takeno, Y., Okazaki, K., Inaki, M., Masuki, S. and Nose, H. (2005) Transient cutaneous vasodilation and hypotension after drinking in dehydrated and exercising men. J. Physiol. (Lond.) 568: 689-698.

Mack, G. W., Nose, H. and Nadel, E. R. (1988) Role of cardiopulmonary baroreflexes during dynamic exercise. J. Appl. Physiol. 65: 1827-1832.

Masuki, S. and Nose, H. (2003) Arterial baroreflex control of muscle blood flow at the onset of voluntary locomotion in mice. J. Physiol. (Lond.) 553: 191-201.

Masuki, S., Takeoka, M., Taniguchi, S. and Nose, H. (2003a) Enhanced baroreflex sensitivity in free moving calponin knockout mice. Am. J. Physiol. 284: H939-H946.

Masuki, S., Takeoka, M., Taniguchi, S., Yokoyama, M. and Nose, H. (2003b) Impaired arterial pressure regulation during exercise due to enhanced muscular vasodilation in calponin knockout mice. J. Physiol. (Lond.) 553: 203-212.

Masuki, S., Todo, T., Nakano, Y., Okamura, H. and Nose, H. (2005) Reduced $\alpha$-adrenoceptor responsiveness and enhanced baroreflex sensitivity in CRY-deficient mice lacking a biological clock. J. Physiol. (Lond.) 566: 213-224.

Masuki, S., Eisenach, J. H., Dienno, F. A. and Joyner, M. J. (2006) Reduced $\alpha_1$-adrenergic vasoconstriction is associated with enhanced heart rate fluctuations in humans. J. Appl. Physiol. 100: 792-799.

Mitono, H., Endoh, H., Okazaki, K., Ichinose, T., Masuki, S., Takamata, A. and Nose, H. (2005) Acute hypoosmolality attrenuates the suppression of cutaneous vasodilation with increased exercise intensity. J. Appl. Physiol. 99: 902-908.

Nadel, E. R., Fortney, S. M. and Wengwe, C. B. (1980) Effect of hydration state on circulation and thermal regulations. J. Appl. Physiol. 49: 715-721.

Nagashima, K., Nose, H., Takamata, A. and Morimoto, T. (1998) Effect of continuous negative-pressure breathing on skin blood flow during exercise in a hot environment. J. Appl. Physiol. 84: 1845-1851.

Nakajima, Y., Nose, H. and Takamata, A. (1998) Plasma hyperosmolality and arterial pressure regulation during heating in dehydrated and awake rats. Am. J. Physiol. 275: R1703-R1711.

Nemoto, K., Isawa, M., Genno, H. and Nose, H. (2005) New training regimen to increase physical fitness for older people by accelerometry and IT net work. Jpn. J. Physiol. 55 (Suppl.): S224.

Nielsen, B., Rowell, L. B. and Bonde-Petersen, F. (1984) Cardiovascular responses to heat stress and blood volume replacements during exercise in man. Eur. J. Appl. Physiol. Occu. Physiol. 52: 370-374.

Nose, H., Mack, G. W., Shi, X. and Nadel, E. R. (1988) Shift in body fluid compartments after dehydration in humans. J. Appl. Physiol. 65: 318-324.

Nose, H., Mack, G. W., Shi, X., Morimoto, K. and Nadel, E. R. (1990) Effect of saline infusion during exercise on thermal and circulatory regulations. J. Appl. Physiol. 69: 609-616.

Nose, H., Takamata, A., Mack, G. W., Oda, Y., Kawabata, T., Hashimoto, S., Hirose, M., Chihara, E. and Morimoto, T. (1994) Right atrial pressure and forearm blood flow during prolonged exercise in a hot environment. Pfluegers Archiv. 426: 177-182.

Okazaki, K., Kamijo, Y., Takeno, Y., Okumoto, T.,

Masuki, S. and Nose, H. (2002) Effects of exercise training on thermoregulatory responses and blood volume in older men. J. Appl. Physiol. 93: 1630-1637.

Okazaki, K., Ichinose, T., Mitono, H., Masuki, S., Endoh, H., Chen, M., Hayase, H., Doi, T. and Nose, H. (2004) Protein and CHO supplementation during aerobic training increased plasma volume and thermoregulatory capacity in older men. The FASEB Journal 18: A1099.

Reeves, J. T., Groves, B. M., Cymerman, A., Sutton, R. J., Wagner, P. D., Turkevich, D. and Houston, C. S. (1990) Operation Everest II: cardiac filling pressure during cycle exercise at sea level. Resp. Physiol. 80: 147-154.

Ruigomez, A., Alonso, J. and Anto, J. M. (1995) Relationship of health behaviours to five-year mortality in an elderly cohort. Age Ageing 24: 113-119.

Stessman, J., Hammerman-Rozenberg, R., Maaravi, Y. and Cohen, A. (2002) Effect of exercise on ease in performing activities of daily living and instrumental activities of daily living from age 70 to 77: the Jerusalem longitudinal study. J. Am. Geriatr. Soc. 50: 1934-1938.

Takamata, A., Nagashima, K., Nose, H. and Morimoto, T. (1997) Osmoregulatory inhibition of thermally induced cutaneous vasodilation in passively heated humans. Am. J. Physiol. 273: R197-R204.

Takamata, A., Nagashima, K., Nose, H. and Morimoto, T. (1998) Role of plasma osmolality in the delayed onset of thermal cutaneous vasodilation during exercise in humans. Am. J. Physiol. 275: R286-R290.

Takeno, Y., Kamijo, Y. and Nose, H. (2001) Thermoregulatory and aerobic changes after endurance training in a hypobaric hypoxic and warm environment. J. Appl. Physiol. 91: 1520-1528.

# 1-2 栄　　養

## はじめに

　稲作が伝播する以前のわが国の人口は数万人程度で安定していたと推定されているが，原始的農業生産に比べ単位面積あたりの生産性の高い稲作の普及により短期間に 100 万人を超えたと考えられる。江戸時代は鎖国により対外交易もほとんどない状態で 3500 万人の人口を抱えていたが食料は自給していた。しかし，いったん巨大火山の噴火などによる日照不足や気温の低下などの天候不順が起こると亜熱帯モンスーン気候に由来する稲作は北日本を中心に壊滅的打撃を受けた。米本位制のもと，米のみの生産に頼っていたことが災いし，米の収穫が低下すると直ちに食料不足に陥り，北日本の寒冷地を中心に高騰した米を手に入れられない人々の中から大量の餓死者を出した。

　北欧州でも同様に，16 世紀，南米熱帯高地よりもたらされた寒冷でやせた土地でも生長するジャガイモにより食料事情が好転し，急激な人口増加が起こっている。しかしジャガイモがウイルス病にかかり生産が急激に減少したことにより農村地帯から都市へ人口が流出し，工場活動を支え結果的に産業革命をもたらした。農村から都市に流出した人々によって工業生産は拡大し，経済の発展は食料の輸入を可能にした。また，農村地帯から新大陸へ渡った移民によって生産された大量の食料が工業生産によって経済的に豊かになった欧州へ輸出されて食料事情が好転し，これが再び人口の増大をもたらした。

　すなわち，人口の増加と食料の増産が並行している間は，人々は安心して生活することができるが，いったんその均衡が崩れると飢餓に陥ることになる。

　わが国の食料自給率はカロリー換算で 40% を下回っており，農業生産国の余剰食料が枯渇してしまえば食料の輸入は困難となり，現在のような豊かな食生活は絶望的になるかもしれない。地球の陸地は常に 1/3 は沙漠であったといわれており，大河をせき止めて作ったダム湖の水を沙漠や乾燥地帯の農業用水として利用すれば同じ面積の新たな沙漠化が進行することになる。それを救う手段としては，現在家畜の飼料として消費されている大量の穀物をわれわれがおいしく調理し，不足している必須アミノ酸を安価に工業生産して補完することにより無理な農地の拡大による食料生産の必要性が減じ，環境破壊を防げると考える。

## (1) 蛋白質栄養と食欲

### 1) 蛋白質栄養と嗜好性の変動

　体構成成分で水分に次いで多い蛋白質の消費と摂取のバランスが乱れたり食事性蛋白質の構成アミノ酸の過不足などにより，血中の必須アミノ酸濃度が乱高下すると食欲が強く抑制される。食事性蛋白質を構成する必須アミノ酸は摂取した食物の種類により異なるので，それぞれの摂取量は個々のアミノ酸にまで小腸で消化し吸収して，脳は初めてその全体像を認識することになる。

　一方，われわれの身体を形づくる 70～80 兆個の細胞は体液（細胞外液）よりアミノ酸を得て生命活動に必要な蛋白質を生合成しているので，体液中の 20 種類のアミノ酸濃度はグルコースや遊離脂肪酸と異なり，一定の水準に厳密に維持されている。成長期のラットは体蛋白質の生合成が盛ん

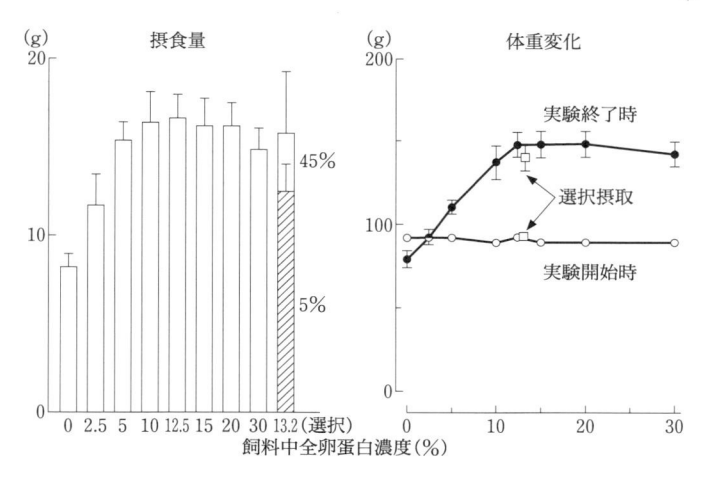

図 1 全卵蛋白質含有量の異なる飼料を摂取させたラットの食欲および成長，低・高蛋白食摂取時との比較

で蛋白質に対する欲求が強く無蛋白食の摂取量は正常食に比べ半減する（図1）。成長期の動物が摂取するとほぼ全量が体蛋白に生合成される蛋白質（理想蛋白質）である全卵蛋白を用いてラットの正常成長に必要とする食餌性蛋白質の飼料中含量を調べた。摂取全卵蛋白質の増加に伴って食欲も増大し，飼料に含まれる蛋白質が 13% を超えると飼料摂取量は一定値になり，変曲点を計算すると 12.5%（w/w）が要求量であると考えられる。また，ラットに 5% と 45% の全卵蛋白を含む飼料を同時に与えると，平均飼料中蛋白質濃度は 13.2% であった。この値は成長（増体重）の変曲点（要求量）ともよい一致をみた（図1）。この現象は，脳は個々のアミノ酸の体液中濃度を一定範囲に維持し個体全体での消費と摂取のバランスを判断し，食餌性蛋白質に過不足が生じないよう，食欲を調整していることを示している。

われわれは蛋白質欠乏に際して，食事性の蛋白質は他の生命体の組織に存在し遊離のアミノ酸や核酸が共存するので，これらの特有な味である「うま味」により蛋白質の存在を知り，うま味のある食物を通常より余分に摂取することにより充足する。また，必須アミノ酸の1つであるリジン欠乏下では，ラットの食欲が著しく低下する一方，苦味を呈し本来好まないリジンを多数の栄養素の中から自ら選択し，欠乏に見合う量を摂取するとともに食欲は正常に回復する。必須栄養素の欠乏に伴う食欲抑制は古くから知られ，本現象の脳内機序の解明は食欲調節のみならず栄養学，生理学両面での有用情報をもたらしてくれると考えられる。リジンは生体内でまったく生合成できない代表的必須アミノ酸で血中および脳内必須アミノ酸の中で最も濃度が高く，かつ脳機能に関するモノアミンの前駆体でもないので必須アミノ酸欠乏に伴う食欲や嗜好性の変化の仕組みが理解しやすく，加えて先進国でも発展途上国でも最も欠乏が生じる可能性が高い。

そこで必須アミノ酸の1つであるリジンの欠乏したラットをモデルに，脳による食欲調節の仕組みの解明，特に必須栄養素欠乏の認知と欠乏栄養素の定量的摂取機序について，最近のわれわれの一連の研究の成果について述べてみたい。

## 2）リジン欠乏による食欲抑制と適応

リジン含有量の少ない精製小麦グルテンに理想的蛋白質と考えられている精製全卵蛋白の必須アミノ酸組成と同等になるよう個々のアミノ酸を添加した混合物を食餌性蛋白質とした飼料（リジン正常食）およびリジンの代わりに等窒素のグルタミンを添加した飼料（リジン欠乏食）を調整した。リジン正常食と欠乏食を毎週切り替えてラットに与えたところ，食欲は飼料に対応して大きく変化した。飼料に甘味，うま味，塩味，苦味物質で味を付与しても，食欲抑制は改善しなかった（図2）。

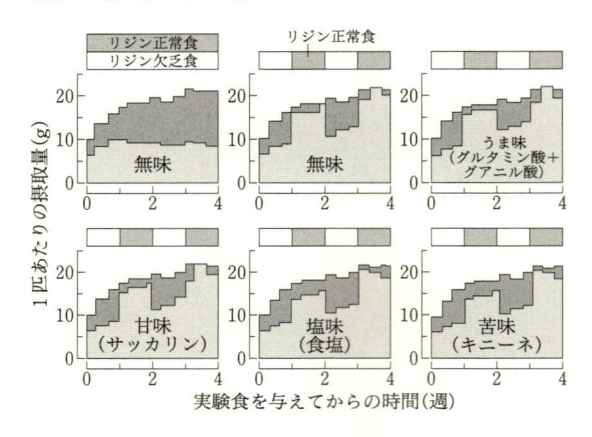

図2 ラットにおけるリジン欠乏食およびリジン正常食摂取量と呈味物質添加の影響

蛋白合成そして成長を抑制するように調整していることが明らかとなった。

ラットにリジン正常食および欠乏食を自由に摂取させたところ、前者の血中および脳内アミノ酸濃度は1日中一定水準を保ったが、後者ではリジンのみ摂食時間帯である暗期直後より低下し、5時間後には血中のリジンはほぼ消失し、脳内リジン濃度も半減したが、他のアミノ酸は1日中ほぼ一定水準を維持した（図4）。また、夜行性のラットは明期に摂食せず就寝するので血中・脳内ともにリジン濃度は上昇し、摂食を始める暗期直前には正常化した。必須アミノ酸の中で特にリジンは血中および脳内濃度が高く、厳密に恒常性が維持されており、欠乏の影響が濃度変化として強く発現することが明らかになった。

次に血中や脳内のリジン濃度が飼料中のリジン含量によりどのように変化するかについて調べた。リジン欠乏食にリジンを正常食の2倍まで段階的に添加してラットに与えたところ、血中レベルは飼料中リジンの増加に並行して直線的に上昇したが、脳内はリジン欠乏の場合のみ低下し、過剰の場合でも一定の水準を保った。また、リジン摂取の増加に応じて増体重と摂取量は並行して改善するが、かなり正常に近く成長している場合でも血中リジン濃度は有意に低かった。飼料中濃度上昇に伴って血中リジン濃度は直線的に増加するが、体蛋白質の蓄積はより高いリジンの摂取で正常値に至ることが理解できる（図5）。体蛋白質の蓄積

ラットに与える飼料をリジン正常食からリジン欠乏食に切り替え、食欲抑制時の消化吸収や蛋白質代謝を調べると、食餌性リジン量が約1/5に低下したことにより、摂取量が40％低下、成長も強く抑制された（図3）。これは、ラットがリジンの欠乏を認識し、成長ホルモンの分泌を抑制し、食欲を低下させ、とりあえず生き残ろうとリジン欠乏状態に適応した結果であろう。その際の消化吸収に関しては、窒素の糞中および尿中排泄に変化がみられ、リジン欠乏の有無は消化吸収に関しては影響はなかった。水溶液で自由に選択摂取したリジン量に対応して、窒素の体内貯留、すなわち体蛋白質蓄積の低下が認められたことにより、ラットは食餌性リジンの欠乏の程度を判断して体

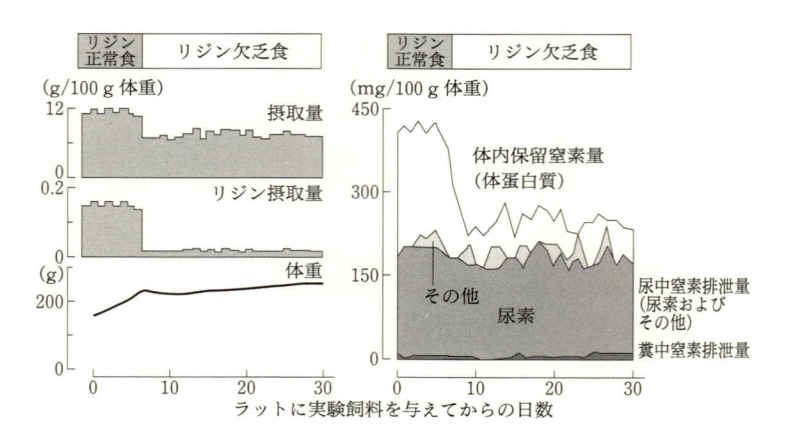

図3 リジン欠乏食およびリジン正常食摂取ラットの食欲、食餌性リジン量、成長および窒素バランス

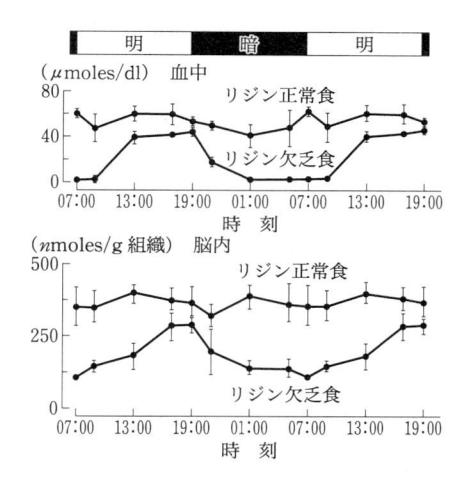

図4 リジン欠乏食およびリジン正常食摂取ラットの血中および脳内リジン濃度の日内変動

量(1.0%前後)が生体にとって理想的なリジン要求量を反映すると考えると，成長や食欲(ともに0.4%)は必ずしもリジンの正しい要求量を示す指標ではない。リジン欠乏食を与え始めてから摂取行動を歪計により観察すると，摂食をためらう現象は，初日は血中や脳内リジン濃度が最も低下した摂食時間帯である暗期開始後数時間に生じ，経日的に暗期開始時点に近づく傾向が認められた。これはリジン欠乏食摂取にラットが適応し，血中リジン濃度の生体恒常性の乱れを少なくする工夫と考えられる(鳥居，1996；鳥居・沖山，1997)。

### 3) リジン欠乏の認知とリジン嗜好性

リジン欠乏において抜本的な解決は代謝で得ることができないリジンの摂取にあるので，リジン欠乏ラットに個々のアミノ酸水溶液を同時に与え自由に選択させ，飲水行動をマイクロフローセンサーにて詳細に観察した。

ラットは夜行性なので明期では摂食および摂水行動はほとんど認められない(図6)。

実験第1日目は血中および脳内リジン濃度が最低値を示す暗期開始後5～6時間にリジン摂取が生じ，経日的には摂取量は増大したが，まだリジン欠乏から完全には回復せず，蛋白栄養状態が正常な場合に認められる代表的なうま味物質であるグルタミン酸ナトリウムに対する嗜好性はほとんど認められなかった(鳥居，1990)。ところが第14日目以降にはラットはまずリジン欠乏食か否かを認知し，定量的にリジン，並行してグルタミン酸ナトリウムを摂取しており，蛋白栄養状態が完全に回復したと考えられる。また，リジン正常食を与えると，リジンの摂取量は著しく低下したが，グルタミン酸ナトリウムに対する嗜好性は持続した。この現象は，ラットがリジン正常食を摂取した際に，咀嚼中そして消化吸収過程で飼料中リジンが正常に存在することを認知し，リジン水溶液の摂取を中断したと考えられる。リジン欠乏時のリジン摂取量は先に述べた体蛋白質蓄積量から得た要求量(図5)とよい一致をみた。従来ラットでの要求量と考えられている水準の2.5～3倍(30 mg/kg体重)であった(鳥居，1990)。

### 4) リジン欠乏による味覚，内臓感覚，そして脳でのリジン感受性の変化

ラットがこのような栄養生理学的にみて合理的行動ができる仕組み，特に神経系の関与について調べてみた。食餌の際，最初の重要な情報は咀嚼

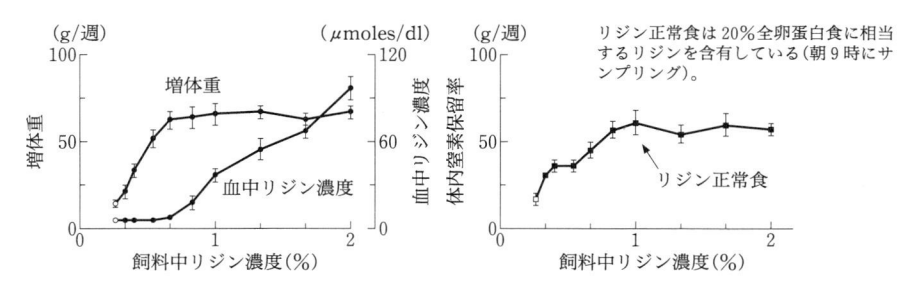

図5 リジン欠乏食に段階的にリジンを添加した際における成長(増体重)，血中リジン濃度および体内窒素保留率(体蛋白質蓄積)

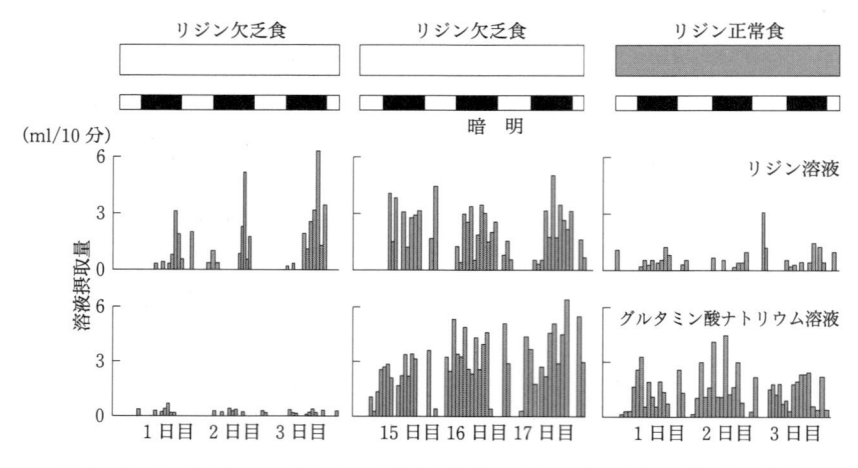

**図6** リジン欠乏食およびリジン正常食摂取時のアミノ酸に対する嗜好性の変化

中に生じる味覚である。リジンに対する味覚感受性について，マウスの舌先端部の茸状乳頭の味蕾を支配する顔面神経系の鼓索神経，舌根部の有郭乳頭や舌側部の葉状乳頭の味蕾を支配する舌咽神経より，電気生理学的手法にて記録した．両神経応答ともに味覚閾値および味覚応答の濃度依存性はリジン欠乏により変化しなかった．しかし，味神経の1次入力野である延髄孤束核では，リジン欠乏によりリジンの味に鋭敏になるニューロンが出現した．すなわち食行動のゲートキーパー(門番)としての味覚の機能に関し，舌の味細胞ではリジン欠乏の影響を受けず，脳で受容される欠乏栄養素の味に鋭敏になる仕組みがあることが明らかとなった．次に，リジン欠乏食摂取時にリジン摂取を学習したラットに，リジン欠乏食を与えるとともにリジンを腹腔内に連続注入し，血中や脳内リジン濃度が正常に保たれるリジンクランプと呼ばれる手法を用いてアミノ酸水溶液の選択摂取行動を観察したところ，リジン欠乏食のリジンを補うようにリジンを選択摂取した．すなわち，ラットは摂取した飼料がリジン欠乏食であることを消化過程で認知し，消化吸収後の血中および脳内のリジン濃度の低下を生じないように摂取から消化吸収する過程であらかじめリジンを補給し，欠乏によるストレスを回避する合理的な行動を示したのである．したがってリジン欠乏時のリジン水溶液摂取では，味覚や消化管内で生じる外因性情報(内臓感覚)が血中や脳内リジン濃度の変動などの内因性情報より優位であると考えられる．

このことを確かめるため，麻酔したラットの小腸内にアミノ酸水溶液を注入し，迷走神経肝枝の求心性線維の応答性を調べたところ，リジンに対する感受性(閾値)が約100倍高まっていたが，他のアミノ酸に対してはまったく変化しなかった．迷走神経は消化器系全体を支配しており，摂取した飼料がリジン欠乏食か否かを可塑性を発現した迷走神経を介して鋭敏に認知し，欠乏栄養素であるリジンを味覚を手がかりに摂取することにより，血中リジン濃度が変化することなしに生体欲求を満たしていると考えられる．

そこで，脳におけるリジン欠乏およびその際のリジン摂取の認知部位を同定すべく，世界最大級の実験用機能型磁気共鳴画像(fMRI，磁場強度4.7テスラ)装置を用いてリジン欠乏ラットへのリジン腹腔内投与後の脳の機能変動部位を調べた．

ラットにリジン欠乏食を4日間与え，リジン欠乏状態のもとでハロセン麻酔下でリジンを腹腔内投与した後の脳内各部位でのニューロンの活動性の経時的変化を，酸素消費および微小領域の血流の変化として観察した．リジン投与30～40分後に視床下部の外側野(摂食中枢)，腹内側核(満腹中枢)，そして弓状核を含む領域にニューロン活動の一過性の増大が認められた．リジン欠乏ラットへのリジン腹腔内投与後の脳内リジン濃度は

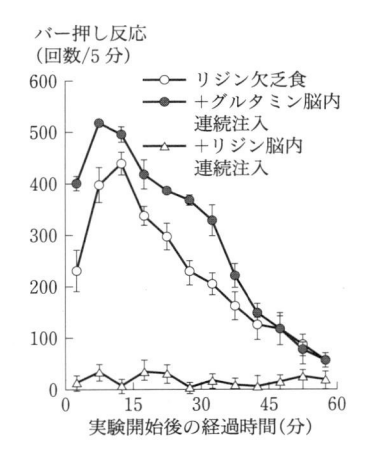

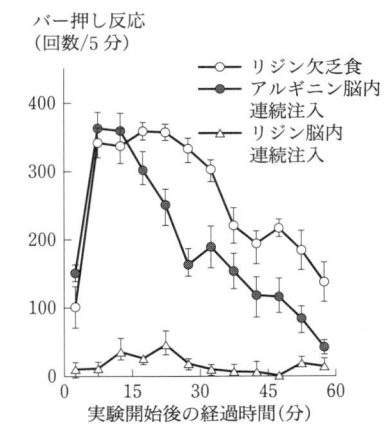

**図7** リジン欠乏ラットに直接アミノ酸を視床下部外側野へ微量連続投与した際のオペラント行動

30〜40分後に正常値となっており，fMRIで観察された現象はまず血中そして脳内でのリジン濃度が正常値に回復したとの認知と考えられる。

リジン欠乏では食欲が強く抑制されることから，摂食中枢がリジン欠乏の認知部位か否かをオペラント型行動実験により調べた。夜間(19：00〜09：00)にリジン欠乏食を与え，飲料水としては脱イオン水のみを与えた対照群と，プロリン，グリシン，リジンなどのアミノ酸水溶液を脱イオン水と同時に与えた実験群を比較した。翌日，バー押し30回につき報酬として約1mgのリジンを含む正常食ペレット(50 mg)を1個与える試行を1時間(09：00〜10：00)観察したところ，リジン水溶液を与えたラットのみ強くバー押し行動が抑制された。同様にアルギニン，プロリン，リジンなどのアミノ酸を直接視床下部外側野に連続微量注入した場合では，リジン投与(正常成長に必要な要求量の0.1％)のみ強くバー押し行動を抑制した(図7)。以上の結果より，リジン欠乏の認知部位はfMRI装置で認められた視床下部の領域と一致し，視床下部外側野(摂食中枢)が確実に含まれると考えられる。

そこでリジン欠乏ラットの外側野の単一ニューロン応答を，多連微小ガラス電極にて無麻酔下で調べた。電気泳動により直接摂食中枢ニューロンに微量投与されたグルコース，食塩，アミノ酸などの栄養素に対して，神経興奮物質であるグルタミン酸のほかには，リジンのみに特異的に応答するニューロンも全体の3％程度存在した(図8)。加えて，各種栄養素を含む水溶液を波長の異なる純音(2秒間)，次いで飲水バルブで条件づけし，摂取(2秒間)させたところ，リジンを意味する手がかり音やリジンの味などの口腔内刺激に特異的に応答するニューロンも出現した。リジンに応答

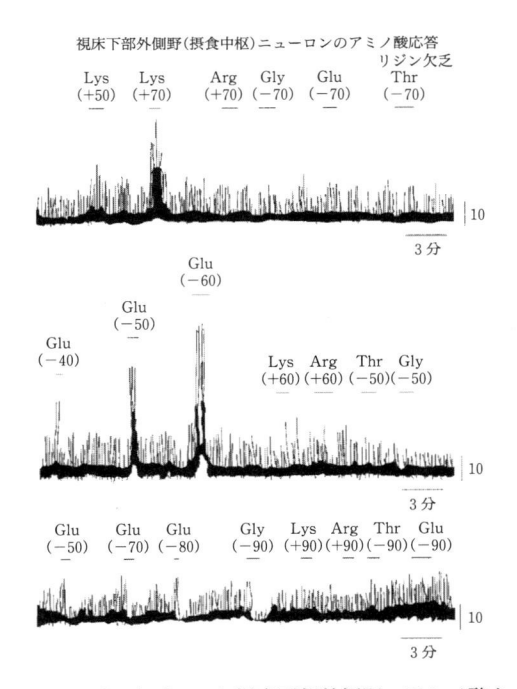

**図8** リジン欠乏ラット視床下部外側野へアミノ酸を電気泳動的に微量投与した際の単一ニューロンの反応

したニューロンはうま味にも同様に応答した(図9)(鳥居,1996)

以上より,リジン欠乏に適応して摂食中枢である視床下部外側野に,内因性情報であるリジンの血中や脳内レベルに応答するニューロン,および外因性情報であるリジン摂取に伴う味覚や聴覚に応答するニューロンが出現することや消化吸収過程での迷走神経のリジンに対する応答性の上昇などが,リジン欠乏ラットのリジン選択摂取に関与していることが明らかとなった。特に,うま味に応答する摂食中枢のニューロンはリジンの味にも応答し,リジン欠乏時のリジン嗜好性発現の中心的担い手と考えられる。リジン欠乏を認知しリジンを摂取するという学習の成立後にリジン正常食を長期間与えても,この学習は維持されることはいうまでもない(鳥居,1990,1996,2003)。

食欲や嗜好性の変化は生体恒常性の乱れの前兆と考えることが重要で,成長期の変化に富んだ食事内容が生体恒常性維持の能力を高め,どのような栄養状態でも一過性の乱れの段階で適応する仕組みを脳内に築き上げ,生活習慣病に陥ることを防止することにつながると思われる。ところで,ラットで得られた研究成果をヒトに外挿する際に注意しなければならないことがある。われわれは水分が80%以上もある食事を毎日2kg程度食べているが,成長期のラットは毎日体重の15%にあたる乾物(水分含量8%前後)の飼料を摂取しており,われわれの食事と比較するとラットは体重

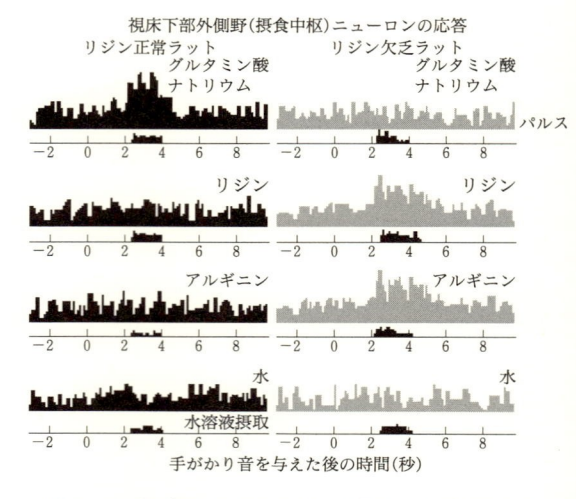

図9 リジン欠乏およびリジン正常ラットにおけるリジンおよびグルタミン酸ナトリウムに対し特異的な応答を示したニューロン

以上の飼料を食べていることになり大変な大食漢である。このような成長期のラットが食欲を抑制することはリジン欠乏がたいへん強いストレスであると考えるべきである。一方,脳の視床下部を中心とした食行動や生体恒常性の維持の仕組みはラットもヒトも同様であり,両者が大きく異なるのは高度の記憶,学習,そして言葉によるコミュニケーションなどの大脳皮質の発達程度の差による。このような理由からラットは,必須栄養素の消費と摂取のバランスの失調に極めて正直に応答するたいへん優れたモデル動物といえよう。

## (2) 現代社会における必須アミノ酸の利用

### 1) 飼料へのアミノ酸添加による食餌性蛋白質の利用率改善

家畜や家禽の飼料へのアミノ酸の利用は1950年代から行われている。1950年代後半,工業的に化学合成されたD,L-メチオニンがブロイラーの飼料用に利用され成長速度の改善に有効であることが明らかになった。1960年代にはリジン塩酸塩が仔ブタの飼料に,そして1980年代にはトリプトファンとスレオニンも利用が始まり現在に至っている。醗酵法による技術の進歩により,1982年から2000年までの約20年間に安価かつ高品質のL型のアミノ酸の大量生産が可能となり,生産量がリジン塩酸塩では50万tを超えるまでに増加している。この間世界の人口は約30億人から60億人強へと爆発的に増大しているが,われわれは極端な食料危機,特に動物性蛋白質の欠乏に陥ることもなく現在に至っている。家畜用飼料への必須アミノ酸添加により,飼料効率の飛躍的改善に伴う動物性蛋白質の生産拡大によると

ころが大きいといえる．すなわち，必須アミノ酸の利用によって，われわれが食料として利用しない植物性蛋白質や畜産製品の副産物であるニワトリの羽や骨などの必須アミノ酸バランスの悪い動物性蛋白質を飼料原料として有効に利用することが可能になり，畜産物を効率よく生産することができるようになったと考えることができる．

現在では，飼料用アミノ酸の利用対象はブタ，ニワトリ，ウシ，ヒツジ，ヤギ，そして海水や淡水産の魚も含め多様であり，最大成長に必要な食餌性蛋白質，および各必須アミノ酸の要求量もそれぞれ異なっている．したがって，各飼料の配合はそれぞれの動物の要求量を前提に使用する各原料中の蛋白質の量および質，特に個々の必須アミノ酸の過不足が可能なかぎり生じないよう，かつ最も安価になるよう工夫し，最終的に欠乏する必須アミノ酸を添加し，市場に出される．主要な飼料原料である穀物や油粕類は必須アミノ酸のバランスに関しては脱脂大豆を除くほとんどの飼料においてリジンが不足しているので穀類のみに頼っていたのでは動物のより良い成長を確保することは難しい．そこで飼料穀物に結晶リジン塩酸塩を添加することで飼料穀物中の必須アミノ酸バランスを改善し，栄養価を高めることで動物のより良い成長を得ることができる．小麦の場合には小麦蛋白質中に不足している第1制限アミノ酸のリジンと第2制限アミノ酸のスレオニンを添加することで，蛋白質の栄養価を約50％改善することが可能である．

トウモロコシは極めてリジン含量が低い飼料原料である．一方，脱脂大豆は丸大豆より油脂分を取り除いた副生成物で蛋白質の変性はなく，良質の食餌性蛋白質である．したがって脱脂大豆は小麦に比ベリジンを比較的豊富に含んでいるが，含硫アミノ酸であるメチオニン，シスチンが不足している．トウモロコシと脱脂大豆を混合することで必須アミノ酸のバランスを理想的な組成に近づけることが可能となる．しかし，脱脂大豆はトウモロコシに比べると価格が高く脱脂大豆のみでトウモロコシの栄養価を改善しようとした場合，非常に高価な飼料となるのでリジンをトウモロコシへ添加することでリジン補充を目的に脱脂大豆を混合する場合よりも価格を抑えて栄養価を改善する方法がとられている．一般に，飼料中の脱脂大豆は次のような計算式によってトウモロコシと置き換えることができる．

$$50\,\text{kg の脱脂大豆} = 48.5\,\text{kg のトウモロコシ} + 1.5\,\text{kg の結晶 L-リジン}$$

すなわち，1.5 kg の結晶リジンを 48.5 kg のトウモロコシに添加することによって 50 kg の脱脂大豆が節約できるのである．現在，世界のリジンの年間生産量（約55万 t）から計算すると概ね1800万 t の脱脂大豆が節約されていることになり，これはアメリカ合衆国における約3800万 t にのぼる脱脂大豆の年間生産量のおよそ半分に相当する．このような膨大な量の脱脂大豆の消費節約は，それに相当する大豆生産に必要な耕地の節約にも貢献していることになる．仮に生大豆100 kg から脱脂大豆 80 kg が生産されるとすると，脱脂大豆 50 t を生産するために必要な耕地面積はおよそ24 ha である．一方，脱脂大豆と置き換えることが可能な48.5 t のトウモロコシを生産するのに必要な耕地面積はおよそ5.6 ha であり，さらにトウモロコシの栄養価改善のために醱酵法による1.5 t のリジン生産に必要な耕地面積は0.6 ha となる．すなわち，トウモロコシに含まれないリジンをすべて脱脂大豆でまかなおうとした場合と比較すると，耕地面積はおよそ1/4となる．飼料用リジンの利用によって脱脂大豆は世界で年間約1800万 t，耕地面積は 864万 ha の節約となる．リジン生産とトウモロコシの栽培に使われている耕地面積は約220万 ha であり，差し引き約600万 ha もの耕地が，さらなる食料生産に有効利用できることになる．

### 2）飼料用アミノ酸のさらなる活用による環境問題への対応

現在，畜産動物飼料の配合は，配合する原料に含まれる蛋白質の必須アミノ酸組成に基づいてコンピューターによる自動計算で行われているが，このシステムでは最大成長を達成できるよう不足

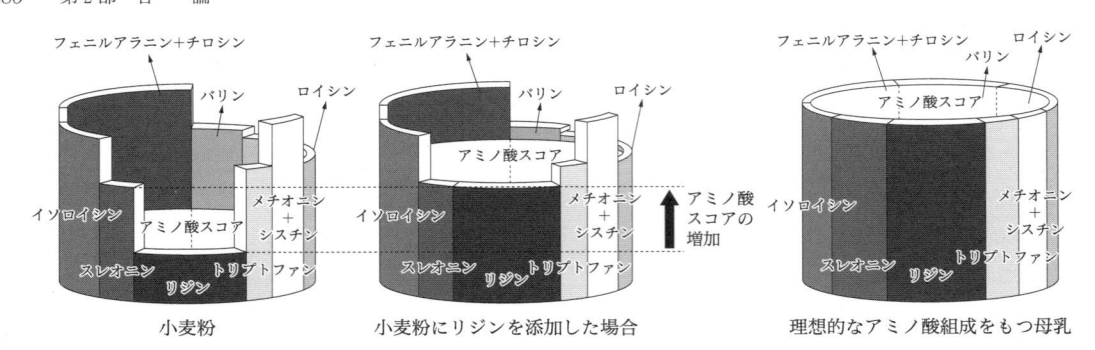

図 10 アミノ酸利用による飼料の改善（桶の理論を用いて）

するすべての必須アミノ酸を充足させることに主眼が置かれているので，結果的に他の必須アミノ酸が過剰に供給されることになる．動物の成長に必要な必須アミノ酸であるリジン，スレオニン，トリプトファンを充足させた結果として余剰の必須アミノ酸は食欲抑制に作用し，かつ，動物に利用されることなく窒素化合物として尿中に排泄されることになる．これらの排泄物中の窒素化合物は微生物の働きによって分解されインドールやアンモニアなどが生成されるために悪臭の原因となる．さらに，アンモニアが微生物によって酸化されると亜硝酸や硝酸を生じ，土壌の酸性化，地下水・河川・湖沼および海水の高富養化や水質汚濁の原因ともなりうる．また，排泄された窒素化合物は昨今大きな環境問題となっている地球温暖化にもつながる．このような畜産動物の排泄物による環境汚染の問題は畜産業を営む人々にとって非常に深刻な問題となっている．わが国では 2001 年 11 月に「家畜排泄物の管理適正化及び利用促進に関する法律」が施行され，排泄物は非常に厳しく管理されるようになった．欧米においても窒素排泄総量規制などが実施されており窒素排泄物の低減は今後も大きな課題の 1 つであるが，この問題解決においても飼料用結晶アミノ酸の利用が大きく貢献している．

　畜産動物の成育に必要なすべての必須アミノ酸を穀物による飼料原料から摂取させようとした場合，最も不足しているリジンが満たされるように飼料を供給すれば，当然のことながら，リジン以外の多くのアミノ酸は大幅に過剰となる．そこで，リジンの不足分は，工業的に生産した結晶リジンで補うことで，余剰の必須アミノ酸の摂取を低下させ，かつすべての必須アミノ酸が要求量を満たした状態となる(図10)．さらにリジン以外の不足しがちなスレオニン，メチオニン，トリプトファンも同様に結晶アミノ酸として飼料中に加えることで余剰なアミノ酸を減らし飼料中の必須アミノ酸バランスはより優れたものとすることができる．その結果，環境への窒素排泄は著しく低減することが可能となる．実際に国内の農場では飼料中の粗蛋白質含量を要求量である約 18% に抑え，その際不足するリジン，メチオニン，スレオニン，トリプトファンなどの必須アミノ酸を可能なかぎり添加することで，従来に比べかなり食餌性蛋白質含量の低い飼料によるブタの飼育が行われている．高蛋白含有飼料の場合と同等の発育成績を維持しつつ，尿中の窒素排泄量が 35%，糞中の窒素排泄量が 7% 減少し，結果として総窒素排泄量が 28% 減少している．現在，このような試みはブタに限らずニワトリ（ブロイラー）や乳牛などでも行われており，飼料用アミノ酸の利用によって窒素排泄量の 15〜50% の低減が可能となっている．このように工業的に生産された必須アミノ酸は嗜好性の高い畜肉の生産を維持・増大しつつ，限られた飼料用穀物をわれわれの食料として利用することで環境汚染も大幅に低減するのである．

## 3) 国連大学によるリジン強化プロジェクト：リジン欠乏地帯での蛋白質栄養改善の試み

1996年に実施された国連の食糧農業機関（FAO）の調査によると，世界で約8億人の人々が慢性的な栄養不足の状態にあり，このうちの約2億人はエネルギーや蛋白質不足に陥っている幼い子供たちである。食事性蛋白質が不足すると発育不良，知能・免疫力の低下，また無気力といった神経症状が引き起こされる。豆，肉，乳製品などの良質な蛋白質源の生産には限界があり，特に発展途上国においては，自国で容易に手に入る穀物資源を食料として有効に利用するとともに不足する必須アミノ酸の強化による栄養改善が求められている。リジン含量の低い小麦蛋白質の利用率は50％以下と低く（肉や乳製品はほぼ100％），国連（FAO/WHO）の推奨アミノ酸要求量と比較したアミノ酸スコアは39％であるが，リジンを添加することで小麦蛋白質の利用率を約2倍に改善することができる。

多くの人口を抱える発展途上国の中には食物の大半を穀類のみに頼っている地域がほとんどで，穀類の蛋白質組成をみると第1制限アミノ酸であるリジン含量の少ないものが多く，食事性蛋白質1gあたり26〜38mgであり，動物性蛋白質（70〜100mg）に比べ著しく低い。2001年にFAOが発表したフードバランスシートによると，先進諸国における成人男子のエネルギー摂取量は平均3285kcal/日，蛋白質摂取量は99.4g/日，このうち動物性蛋白質は56.1％である。一方，発展途上国では成人男子のエネルギー摂取量は平均約2675kcal，蛋白質摂取量は69.6gであり，このうち動物性蛋白質摂取の割合はわずか29.5％にすぎない。成人男子のリジン要求量は食事性蛋白質1gあたり58mgであり，穀物を主な食料源としているアフリカ諸国をはじめ，シリア，バングラデシュ，ナイジェリア，エジプト，モロッコ，コートジボアールなどではリジン摂取量が40mgにも満たない地域もあることが報告されている。

乳幼児のリジン要求量は成人に比べて高く，蛋白質1gあたり90mg，必要な熱量は90kcal/kg体重であり，もしもこの乳幼児が小麦（蛋白質含量11％，リジン含量25mg/g蛋白質だけで必要なエネルギーと蛋白質を満たそうとすれば，1日あたり327gもの小麦が必要となる。このような大量の小麦を1歳の幼児が1日に消費するのは不可能であるばかりでなく，仮に蛋白質栄養は満たされてもエネルギー摂取過剰に陥ることになる。成人男子が小麦だけで蛋白質必要量を満たすには，約500g〜650g/日の小麦粉を摂取しなければならない。先進国特有であった肥満症が発展途上国でも増加傾向にあるのは，どうにかして満足感を得ようとカロリーの高い高脂肪食を嗜好し，食事性蛋白質欠乏から逃れようと過食することも主たる要因と考えられる。

パキスタン，中国河南省，シリアの農村に暮らす人々は，総蛋白質摂取量の約60％を小麦粉由来のパンや麺類に頼っている。1994年から2003年にかけて国連大学によるプロジェクトの一環として，これらの各地域における小麦へのリジン強化プロジェクトが実施された。小麦粉中にリジンを添加し，3〜6ヶ月間の子供の発育，成人男女の血中アルブミン，プレアルブミン，トランスフェリン，補体C3，T細胞の測定，試験期間中の下痢などの発症頻度等を観察した結果，子供の発育（身長，体重）が促進され，成人男女では蛋白質不足や免疫状態が改善された（図11，図12，図13）。小麦粉への0.3％のリジン添加によりこれらの地域の成人は1日あたり400〜500gの摂取が必要だった小麦粉が300〜400gの摂取で必要な蛋白質を充足することが可能になり，同じ量の小麦粉で約1.25倍の人口を養うことが可能となる。今後，国連大学との共同研究によるアミノ酸強化を通じた食料問題への貢献が期待されている。

## 4) リジンによるストレスや不安に対する抵抗性の向上

現代社会に生きるわれわれにとって，ストレスをどのように回避するかについては大きな関心事の1つである。個人の健康を考えるとき，日常の食生活や身体活動（運動）そして休養と睡眠は主要

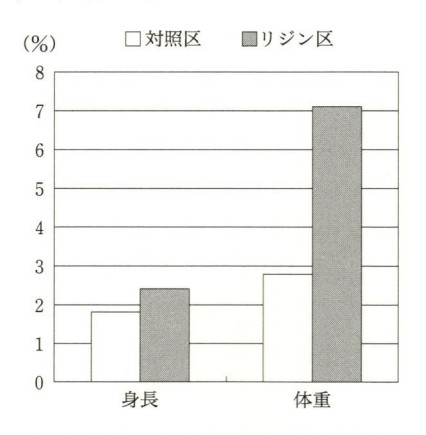

**図11** リジン強化による子供の生育改善例(3ヶ月間の子供の身長・体重の伸び率。中国)

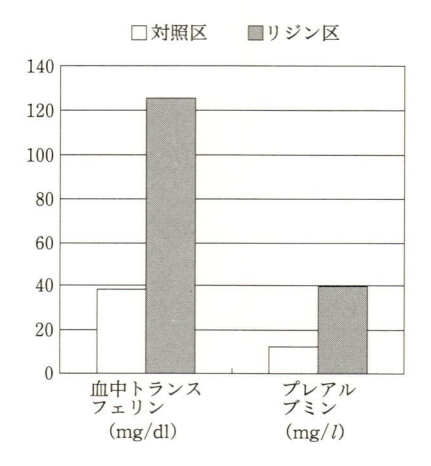

**図12** リジン強化による蛋白質栄養状態の改善。蛋白質栄養状態の指標として血中トランスフェリン、プレアルブミンを測定

な3本柱といわれている。長寿県として世界的にも知られている沖縄の高齢者を対象とした調査結果によると，良質の蛋白質(豚肉，豆腐など)，野菜，海藻類の摂取量が多いが，食塩の摂取量は極端に少なく1日平均4.7gである。そして散歩やゲートボール，畑仕事などでよく体を動かし生涯現役意識が強く，活動的な生活と友人・知人との活発な交流に加えて，1年を通して温暖な気候なども長寿の理由としてあげられている。誰もがこのような生活環境にいるわけではなく，とりわけ現代社会においては職場環境，人間関係など多くのストレス要因に取り囲まれているといっても過言ではない。現在，沖縄県の女性の寿命は全国1位であるが，男性は中位に低下した。その主たる原因は，戦後の食事の欧米化による肥満症の高頻度の発症と高い失業率などの生活面でのストレスと考えられている。強いストレスや緊張状態にさらされた状態が長期間続くことによって，不安症，下痢症などのストレスに伴う諸症状が発症する。われわれは，リジン欠乏動物がストレスや不安に対する耐性が低いことを行動科学的観察から確認し，さらに高ストレス条件下におけるアミノ酸代謝異常が生じやすいとの観点から，リジンの投与が抗ストレス性を向上させることを見出した。リジン欠乏動物では脳内セロトニンの分泌増大に伴い，下痢や神経症状がみられるが，リジンはセロトニン4型受容体に拮抗作用を示すことでセロトニン4型受容体を介する下痢などの消化器系疾患や不安などの神経症を抑制することが明らかと

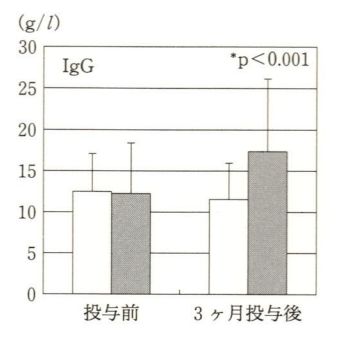

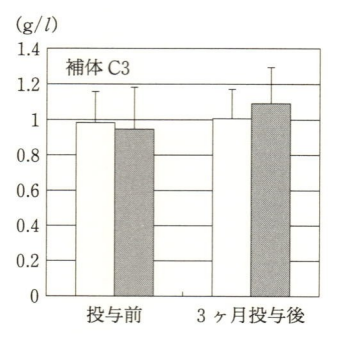

**図13** リジン強化による免疫学的指標の変化(IgG／補体C3)

なった(Smriga and Torii, 2003)。ヒトにおける介入試験においても同様の結果が得られている。ヒトにおいても，健常者を不安スコアの高いグループと低いグループに分け，それぞれに結晶リジン塩酸塩の投与による抗ストレス向上作用を調べた。唾液中コルチゾール濃度，血中ACTH，およびコルチゾール濃度，皮膚抵抗の高価を示す不安スコアの高いグループに対して，リジンの投与はストレスあるいは不安に対する耐性向上に関し有意な効果が示されている。われわれと国連大学との共同研究としてイラク戦争中という極めて強いストレス環境下で，シリアのクルド族の村で実施したリジン強化介入試験においても抗ストレス作用が立証された(表1)(Smriga and Torii, 2005)。

発展途上国のみならず衛生や栄養環境が整っている先進国でも下痢症は高頻度で生じる。われわれは感染症のほかにリジン欠乏が普遍的に存在しストレスや不安に対する抵抗性が低下することによる下痢症の可能性を示唆してきた(Smriga and Torii, 2003, 2005)。必須アミノ酸の欠乏は偏食や短期の食欲不振でも容易に発症する。残念ながら20種の血中アミノ酸は健康診断の対象ではないので欠乏に気がつかない状態にある。

表1　シリアにおける試験期間中の下痢発生率

| | 対照区 | | リジン区 | |
|---|---|---|---|---|
| 被験者数 | n＝50 | | n＝44 | |
| 下痢発生回数 | 20[a] | 0.4[b](0.7) | 6[a] | 0.14[b](0.4) |
| 下痢日数 | 61 | 1.2(2.7) | 19 | 0.4(1.3) |

[a]：有意差(p=0.014)，[b]：有意差(p=0.03)

## 謝　辞

本稿を執筆するにあたり，科学技術振興機構創造科学推進事業鳥居食情報調節プロジェクト(1990～1996)の研究成果の一部を引用しました。資料整理などで協力していただきました，味の素株式会社ライフサイエンス研究所生理機能研究グループのメンバー，特に直井幸子氏に感謝します。

## 参考文献

Mennella, J. A. and Beauchamp, G. K. (1997) The ontogeny of Human Flavor Perception. In: Handbook of Perception and Cognition: Tasting and Smelling, (eds.) G. K. Beauchamp and L. Bartoshuk, Academic Press, San Diego, pp. 199-221.

Smriga, M. and Torii, K. (2003) L-Lysine acts like a partical serotonin receptor 4 antagonist and inhibits serotonine mediated intestinal pathologies and anxiety in rats. Pro. Natl. Acad. Sci. USA 100: 15370-15375.

Smriga, M. and Torii, K. (2005) Dietary management of stress using amino acid supplements. In: Nutrients, Stress, and Medical Disorders, (eds.) S. Yehuda, and D. I. Mostofsky, Humana Press, Totowa, NJ., pp. 324-341.

鳥居邦夫 (1990) 嗜好形成とその変化．臨床栄養 76(6)：608-617.

鳥居邦夫 (1996) 食行動における脳の働き，食と健康II. 武藤泰敏編，健康の科学シリーズ，学会センター関西(大阪)，pp. 75-123.

鳥居邦夫 (2003) 食事アミノ酸と脳機能. 斉藤昌之・鳥居邦夫・青山頼孝編，日本栄養・食糧学会監修，食は脳で食べる，建帛社，pp. 23-58.

鳥居邦夫・沖山敦 (1997) 食物嗜好と栄養. 佐藤昌康・小川尚編，最新味覚の科学，朝倉書店，pp. 211-223.

鳥居邦夫・二宮くみ子・河野一世 (1993) おいしさの科学. 島田順子・下村道子編，調理とおいしさの化学，調理科学講座，朝倉書店，pp. 53-95.

# 1-3　24時間社会

## はじめに

「24時間社会」という言葉には，24時間休みなく活動を続けている社会，というイメージがある。そのイメージが形成されたのはいつ頃であろうか。現在のところ，「24時間社会」という語彙は，日本語の国語辞書には見当たらない。英英辞典(ロングマン現代英英辞典，2003)には，俗語副詞"twenty-four seven, 24-7"の語彙があり，1日24時間×1週7日，つまり，"all the time, every day（いつも）"の意味が付されている。

『現代用語の基礎知識』によると，1972年から1976年版にかけて「二十四時間都市」の記載があり，「都市の未来像の一つで，24時間活動している都市のこと。東京では，すでにその兆候が見えている。(中略)昭和45年のNHK国民生活時間調査によると，午前零時を過ぎても起きている人々は，この年間でざっと3倍増の約660万人，これも年々ふえていくことは目に見えている。24時間活動の都市も案外すぐに実現しそうである」という未来予測的記述がなされていた(自由国民社編集部，1972)。

同時代の1973年，ミヒャエル・エンデが小説『モモ』を発表した。人間の時間が灰色の男たちという「時間どろぼう」に盗まれてしまうくだりで，「大都会はいまでは眠りを知りません。真夜中すぎのこんなおそい時間にさえ，眠らないのです。おびただしい人のむれがやすみなくせかせかと動きまわっていて，(中略)車道には車がひしめき，(中略)建物の正面のかべにはネオンの広告がきらめいていて，点滅するそのけばけばしい光が，町の雑踏をますますどぎつくしています」(エンデ，2005)という表現で，地球規模の24時間社会顕在化を示唆している。

1970年代前半というのが社会環境の転換点になっているようである。ここでは，「24時間社会」を自然環境からの逸脱現象として考察し，歴史的背景，人間に対する影響とその対応策について述べる。

## (1)　自然環境からの逸脱

### 1)　時間的逸脱：〈24時間タタカエマス〉

「時間的逸脱」とは，個人がそうしようと思えば昼夜の別なく行動を可能にするサービスや物品が実用に供されている社会の状態を意味すると解釈できる。つまり，ある個人の活動が24時間継続するという意味ではなく，それらの活動の昼夜と自然の昼夜とが一致するとは限らなくなった結果，社会全体の活動が24時間休みなく継続する状態である。このような個人の時間的利便性を向上させるためにはそれを支える交代勤務体制が必要となり，それが新たな時間的利便性のニーズを生むことになるという具合に，どちらかが一方的に先行したとはいえない状況で，時間的逸脱が進行していったものと思われる。

1970年代は日本では高度経済成長といわれた時期にあたり，それまでの社会変動の結末として，自然環境からの「時間的逸脱」の進行がすでに予測されていた。21世紀に至るまでの間に，予測のすべてとはいわないまでも相当部分が現実のものになっていることを認めざるをえない。実際，『現代用語の基礎知識』2005年版プチ用語集(欄

第7章 社会的環境　391

表1　自然昼夜環境からの逸脱事例と関連技術開発など

| 年 | 時間的逸脱事例 | 空間的逸脱事例 | 関連技術開発など |
|---|---|---|---|
| 1953 | | | 住宅に蛍光灯普及し始める |
| 1958 | | | 全自動式タイムレコーダー |
| 1964 | | | 名神高速道路開通 |
| 1969 | 高速夜行バス | | クォーツ腕時計 |
| 1972 | 24時間都市予測；日本 | | |
| 1973 | 小説『モモ』 | | |
| 1975 | コンビニエンスストア24時間営業 | | 3波長型蛍光ランプ |
| 1978 | 24時間テレビ「愛は地球を救う」 | | |
| 1980 | | 24時間テレビニュース；CNN | 電球形蛍光ランプ |
| 1985 | | | 通信の自由化；電子メール公的許可 |
| 1986 | | 24時間取引；ロンドン－ナスダック | |
| 1987 | | 24時間テレビ放送；衛星第1 | 都市型CATV |
| 1989 | 家庭用24時間風呂<br>CM「24時間タタカエマスカ」 | | |
| 1991 | | | 高周波点灯専用蛍光ランプ |
| 1992 | | | インターネットプロバイダー |
| 1994 | | 商用インターネット | |
| 1995 | | パソコン・インターネット利用の普及 | Windows 95発売 |

「24時間社会」の自然環境からの時間的・空間的逸脱について，主に下記の資料を参照して，主要な事例や背景となる関連技術が主として国内でどの時期に発生したかを年表にまとめた．ただし，これらの事例が完全にどちらかの分類に当てはまるという性質のものではなく，双方の側面を含む場合がある．
・現代用語の基礎知識（自由国民社編集部，1972, 1981, 1986, 1992, 2001, 2005）
・身近なモノの履歴書を知る事典（日刊工業新聞社MOOK編集部，2002）
・照明ハンドブック第2版，第1編第1章（野口，2003）

外）には，「24時間××業・ファイル〔24H〕」として，以下の項目が2004年までにすでに実用化されたものとして記載されている（自由国民社編集部，2005）．24時間営業コンビニエンスストア，24時間営業ガソリンスタンド，24時間巡回型介護サービス，宅急便24時間時間指定サービス，24時間テレビ，24時間風呂，24時間パソコンサポートサービス，引っ越しサービス，オンライン旅行サービス，24時間ATM，住民票交付サービス，ネットバンキング．21世紀初頭の日本における「24時間社会」に対する認識は，個人の生活利便性向上のために，自然環境からの「時間的逸脱」が進行しているというとらえ方が一般的であるように思われる．

時間的逸脱が可能となるためには，電力の安定供給，人工照明普及，正確な計時を可能にする道具，モータリゼーションの発達，家電製品発達による自動化・効率化などの技術開発という背景要素整備が必要であると考えられ，表1に一部を示した．日本では，時間的逸脱は1980年代に一般的になったと考えられ，21世紀に入ると，パーソナルコンピューターやインターネットの普及によって24時間サービス提供の領域が拡大されている．それらの結果は，社会を取り巻く物理的環境にもフィードバックされ，ますます時間的逸脱が進行するのである．人工衛星の画像情報から得られる夜間可視画像の例を図1に示す．人工照明の光で日本列島の形がほとんど浮き彫りになっていて，光環境の時間的逸脱を視覚的に示唆している．

2）空間的逸脱：〈日本の夜は世界の夜ではない〉

米国においては，"The twenty-four-hour society"というタイトルの書籍が出版されている（Moore-Ede, 1993）．タイトルを直訳すると「24時間社会」となるが，日本語訳では，『大事故は夜明け前に起きる』（ムーア・イード，1994）として出版された．ここでは，「夜も昼もない社会」として，「現在見るような二十四時間社会が発展してきたのは，技術的にも経済的にもそれが必要とされたからだ．（中略）現在われわれを分かつも

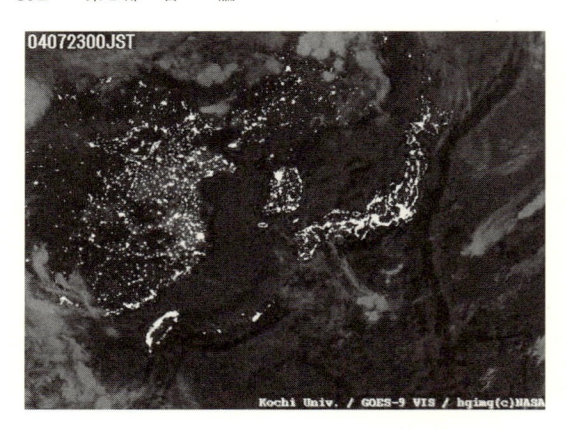

図1 衛星情報による極東地域の擬似可視画像(2004年7月23日0時)。深夜にもかかわらず、人工照明で陸の形状が明瞭に判別できる地域が目立つ。画像は、高知大学気象情報頁(http://weather.is.kochi-u.ac.jp/)による

のは(標準時による)時間帯だけである。が、問題はそこなのだ。今や一日の何時を問わず、喧騒があり、意思決定が行われ、取引があり、チャンスがころがりこむ。それは、この世界村のどこかがいつも昼間だからだ。そして、その昼の世界の人々は、地球の反対側で夜働かねばならない人々に対し、すぐにでも対応を示してほしいと言う」と記載されており、「時間的逸脱」に加えて、自然環境からの「空間的逸脱」が強調されているのである。

地球は自転しているので当然であるが、地球上が同時に自然の昼にはならない。社会環境の時間的逸脱が進行しているとはいえ、その活動の時間帯分布がまったくフラットになっているわけではない。官公庁や多くの企業では、昼間を中心にして標準勤務時間帯が設定されているのが通常である。ところが、通信手段の発達により、世界各国の「昼間」の情報がリアルタイムで経済活動に影響を及ぼすようになってきた。特に1980年代後半の通信の自由化ならびに1990年代のパーソナルコンピューターおよび商用インターネットの普及によって、社会活動の「空間的逸脱」は避けられない現実になっていると思われる。

空間的逸脱の時間的逸脱との大きな違いは、個人の意思や利便性が活動時間帯の選択に関与していないことである。結果として、空間的逸脱の場合、ある個人の活動の昼夜が自然の昼夜と乖離する要因はその個人の意思によるものではなく、地球上の異なる標準時間帯に生活する他者の意思に左右されるため、逸脱の影響がより大きくなると考えられる。その結果、Moore-Edeが指摘するような「大事故」の危険性が社会に蔓延することにつながるのであろう。

## (2) 背景要素の歴史

### 1) 時間意識の変遷

「24時間社会」が顕在化し始めたのは20世紀後半であるが、その成立の背景要素は、表1にあげたような技術開発だけにとどまるものではない。現代社会では、ほとんど誰もが年から秒に至るまで時間の物理的単位を知っていて、時刻を測る道具に不自由しないことから、いまさら「時間」とは何かという問題に向き合う必要はないように思える。しかし、「時間」に対する意識は、サーカディアンリズムに対する社会的同調因子と密接に結びついているので、その社会的・文化的背景要素を考慮する必要がある。ここでは、「時間」に対する人間の意識がどのように変遷してきたかを概説する。文化圏が異なれば、異なる変遷の経緯をたどるはずであり、欧米の近代化に至る過程で確立された、年月週日時分秒という時間の数量化と貨幣経済に支配された時間の価値観とが世界標準となってしまったことが、それとは異なる文化圏において、より大きなひずみを人間生活に生じさせる可能性もあると考えられる。

① 時間に対する意識の形成：古代から近代へ

真木悠介の時間論(真木、1981、2003)によれば、古代の原始共同体においては、時間は、持続しない何か、繰り返す逆転状態の反復、対極間の振動、として体感されていたとされている。対極するも

のとしては，夜と昼，冬と夏，乾燥と洪水，生と死などがある．しかも，それら2つの状態は不連続なものであって，状態の過渡期が1つの危機としてとらえられていた．南米アステカ文明，上代の日本，古代ギリシャなど，いずれも神話の形として，不連続な昼と夜との闘いというような振動現象が認められ，連続する数量としての「時間」という観念がなかったという．したがって，過去のできごとはともかく，遠い未来について数量化した価値を見出すことは無理な課題であった．

ユーラシア大陸では時間の数量化が早い時期に進行し，歴史を定量的な記録に残す文化圏が形成された．ヨーロッパにおいては，アリストテレスを代表とするヘレニズム文化の円環的な時間意識とアウグスティヌスを代表とするヘブライズム文化の線分的な時間意識とがキリスト教世界のもとに統合されて，連続的な無限の直線上を不可逆に進行する数量化された時間意識が形成されたとされる．その結果，パスカルの意識「この世の生の時間は一瞬にすぎないということ，死の状態は，それがいかなる性質のものであるにせよ，永遠であるということ，これは疑う余地がない……」が代表例となるような「時間のニヒリズム(死の恐怖や生の虚無の感覚)」が，17世紀以降の哲学や思想に影響を与えたと解釈されている(真木，1981，2003; 梅林，2000)．

正確な時間の数量化に欠かせない道具としての「時計(針が回転する機械時計)」は，13世紀にイタリアまたは南ドイツで塔時計として誕生したとされる．15世紀に置時計として富裕層の所有が可能となり，16世紀にゼンマイが発明されてドイツやフランスで個人用の懐中時計が作られ，17世紀に振り子の発明によって柱時計が家庭に普及し始めた．18世紀以降は時計に分針や秒針が付くのが普通となり，19世紀にはスイスで個人用時計が，米国で柱時計が大量生産されるに至った(内田，2001)．

18世紀後半に始まる産業革命を経て19世紀半ばにおける資本主義経済の成立というヨーロッパ近代化の過程では，時計の発達と普及に裏打ちされた社会的時間秩序の強化によって，自然から人間が自立し，共同体という社会から個人が自立する，という二重の疎外構造が，「時間のニヒリズム」を強化したと考えられている(真木，1981，2003; 梅林，2000)．本来であれば，ニヒリズムから人間を解放できるような時間意識を獲得する方向に人類が進むことが望まれたのであろうが，人工照明による自然環境からの乖離も加わって，20世紀以降もそれとは反対方向の変化がますます加速し，ついには，「時間のニヒリズム」に悩む余裕もないような24時間社会の顕在化につながったのではないだろうか．

Moore-Edeの著書にもある通り，現在24時間社会が最も顕在化しているのは米国である．世界の経済および技術の中枢を牛耳っているという現状に加え，その社会文化的背景も無視することはできないであろう．その独立の過程で，アリストテレスやアウグスティヌス由来の古いヨーロッパ哲学を脱ぎ捨ててしまった可能性がある．例えばアリストテレスは，生活のために必要な労働を除く「余暇」における学問や思索を市民に推奨し(奴隷は別であるが)，むしろその自由時間の方に高い価値を見出しているのである(梅林，2000)．しかし，米国独立期以来その資本主義の顔となったベンジャミン・フランクリンの時間価値は逆転しており，勤勉な労働が第一，余暇はその結果おまけについてくるもの，という位置づけで，フランクリンの創作とされる有名な格言 "Time is money" のオリジナルの意味は，「利子，利息の繁殖」であったという(栗山，2001)．日本語で訳された「時は金なり」は，時間は貴重であってお金にも優る，というイメージが強いが，これは『論語』などの影響を受けた日本的な解釈である．

過去・現在・未来という枠組みで時間を数量化する概念はユーラシア大陸で一般的であるが，その他の大陸では異なる価値観が文化的背景にあるとされ，「未来」という概念が希薄な社会や，貨幣価値と相似して数量化された時間を効率的に使う(節約する)という価値観がない社会もある(真木，1981，2003)．また，同じユーラシア大陸でもヨーロッパと東アジアとは文化的背景が異なるので，いわゆるヨーロッパ的近代化だけが価値観

② 日本の時間意識と近代化

　律令制確立以前の上代において，日本の時間意識もまた，夜と昼あるいは季節の反復振動の形態であったと推測されている(真木，1981，2003；斉藤，1995)。『古事記』や『日本書紀』前半までの記述では，昼と夜とを別々の単位で数えていて(例：夜には九夜，日には十日を……。二日一夜の間に……。など)，時間の連続性の概念がまだ形成されていなかったと推測されている。

　その後，飛鳥時代に漏刻が設置され(660年または671年)，中国から暦法を導入した後に，天文観測を含めて日本独自の時刻制度を発展させ，奈良・平安時代には，国の公式記録はもとより貴族の日記における天変地異や風水害などの記録に至るまで，太陰太陽暦である12辰刻の定時法表記がなされていたことが，天文学的に検証されている(斉藤，1995)。延喜式(927年)という宮中主体の行動規範集に詳細な時刻規範が記載され，暦法としては，奈良時代作の具注暦の一種として平安時代に編纂された宣明暦(862〜1684年)が800年という長期にわたって利用された。ただし，一般庶民の生活規範は，太陽方位や明るさ表現による数量化されない不定時法によったものと考えられている。

　このように，暦と12辰刻の時刻制度の導入によって，ユーラシア大陸に特徴的な時間意識の物理的連続性と数量化が確立されたものと思われる。しかしながら，仏教あるいは中国大陸の思想の影響を大きく受けた日本では，ヨーロッパとは異なる時間意識の変遷をたどり，結果としては，「時間のニヒリズム」には至らなかったと考えられている(真木，1981，2003)。

　辰刻による日本の定時法時刻制度は室町時代末期に戦乱により途絶えてしまい，江戸時代に復活した公式時報制度は，明け六ツ・暮れ六ツを昼夜の境とする不定時法の時刻制度となっていて，一連の改暦の最後(天保暦，1844年)は，12辰刻暦法まで不定時法となってしまった。一般庶民に対する時刻情報提供手段は主に寺院の鐘であり，寺院では夜明けあるいは日暮れからの経過時間を香時計により計測していたとされている。時刻の分解能は，季節によって変動する一刻(約2時間)ごとの鐘の音に依存し，その半分と見積もっても1時間程度であったと推測される(斉藤，1995)。民衆に対する時刻の周知手法という点でも，塔時計の針の動きを常に民衆に見せる方式のヨーロッパとは異なっていた(内田，2001)。

　明治維新後，近代化を推進する一環として，明治政府は天保暦を廃止して，西洋流の太陽暦を採用すると発表して直ちに実施した(明治5年，1872年)。すなわち，明治5年旧暦12月3日が新暦の明治6年1月1日と定められ，何時何分何秒という時刻制度が公式にスタートした。しかしながら，国民全体がすぐに「定時」厳守の生活習慣に移行したわけではなかった。まず，時刻を正確に測る道具が普及していなかったし，また，そういう道具を持とうという意識も低かった可能性がある。明治維新前後に外国から招かれた技術者にとっての共通の悩みというのが，工場や建設現場における日本人労働者の時間を守らない勤務ぶり，すなわち時計の時間とは無関係に物事が進行する仕事ぶりだったというのである(橋本，2001)。時計に追われるような現代日本社会からは想像もつかない姿である。

　機械仕掛けの時計は明治時代の40年間に国内生産も含めて普及し始めた(図2)(内田，2001)。1920年に「時の記念日」(漏刻設置に由来)が制定され，政府は国民の時刻意識を強化しようとした。当時の国内報時手段は，東京天文台の標準クロノメーター指針から東京電信局へ配信された情報をもとに，丸の内や地方連隊所在地で正午砲(空砲)が打たれることであった。1925年にラジオ放送が開始され，ラジオの時報音が一般国民に時計調節に必要な時刻情報をもたらす契機となった(斉藤，1995)。

　また，明治時代から学校や家庭教育において，時間厳守や家事の効率化についての啓蒙が強化され，時計の普及とともに昭和初期の頃に一応の成果があったとされる(西本，2001；伊藤，2001)。日本の近代化の過程では，まず鉄道，工場，学校，軍隊などで時間規律が1930年頃までに定着した

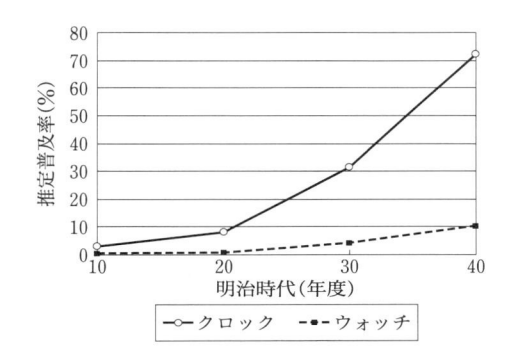

**図2** 時計保有率の推計。所帯単位で所有すると考えられる耐久消費財クロック（置時計・掛時計）と，個人が携帯する耐久消費財ウォッチ（懐中時計・腕時計）とに分けて国内保有率を推計。過去からの累積供給量（輸入と国産の合計から輸出を差し引いた量）に廃棄率0.1を減じたものを保有量と推算し，それぞれ所帯数・人口で除した割合を保有率としている（内田, 2001の表2・3の数値をグラフ化した）

とされるが，その他の社会生活においては時間規律の定着にまだ時間を要したと考えられている（橋本, 2001）。いずれにしろ，数十年という短期間で時間規律を定着させるには，様々な努力や葛藤，精神的負荷を伴っていたと推測される。

### 2) 光環境の変遷

#### ① 人工光源の歴史

人類が「火」を発生させる技術を得たのは，100万年以上も前であったと考えられている。人工光源の歴史の大部分は，「火」を経済的かつ安定した状態で利用し，さらには周囲をできるだけ明るくする技術開発に費やされた期間であるといっても過言ではない。火を光源として利用する技術は，植物本体や動物脂肪を燃焼させることに始まり，より燃焼状態を安定持続させるために，灯心を利用する方式に発展した。灯心とは，灯台などの灯火器を使用する際，植物油に浸して，毛細管作用によって油を吸収させ，その先端に点火するものである。また，蠟燭の芯も，燃焼材が熱で溶融して滲み込んでいくことから，灯心に含まれる（深津, 1983）。

炎を光源として用いる場合に，発光量を安定させるには灯心の工夫だけでは限界があった。燃料となる油は，日本では江戸時代になっても高価であったから，灯心を工夫してできるだけ単位時間あたりの油の燃焼量を減らそうとするので，風など気流の動きにさらされると，炎が不安定となり，すぐに消えてしまう。そこで，炎が露出する形態から，提灯や行灯など，灯火の周囲を和紙で覆う灯具形態が室町時代頃に考案され，江戸時代以降普及したとされる（平凡社, 2001）。光源を露出させずに拡散材や反射材を用いると，光源から放射される光エネルギーの利用効率が下がって暗くなってしまいそうである。確かに光の一部はそれらの材料に吸収されるであろうが，周囲に光が拡散されることによって，空間としての明るさの広がりが増すように感じられることが多い。また，点光源の露出を避けると，空間の輝度分布差異が小さくなり，柔らかさが増すように感じられる。これらの配光技術は，現代の電気照明器具にも継承されている（小山, 2005）。明治時代には，洋式石油ランプが行灯や蠟燭より便利で明るい照明器具として急速に普及し，電線が全国に張り巡らされる大正時代までは生活必需品であったとされる（内田, 2001）。

電気を利用して発光させる試みは19世紀はじめのアーク灯に始まり，エジソンの実用炭素電球（1879年）を経て，タングステンをフィラメントとする電球が1908年に開発され現在の白熱灯の基本となった（深津, 1983）。白熱灯の発光原理は炎と同様の黒体放射であるが，電球内部に酸素を残さないことから，燃料を燃焼させる炎による発光とは物理的に区別される。

さらに，黒体放射とは異なる発光原理をもつ光源が実用化され，蛍光灯（1938年開発）が国内では1953年頃から普及し始め（表1），1990年代にかけて，省電力や発光安定化を目指す開発が進められた。また，1996年に白色発光ダイオードが開発され，蛍光灯より発光効率を上げる可能性のある光源として，発光量を増大させる技術開発が現在も進められている（野口, 2003）。

#### ② 人工光源の光学特性比較

まず，人工光の明るさについて比較する。約1000年前の灯火の発光能力を評価するために，『源氏物語』の記述から明るさを推測してみると，

・源氏物語

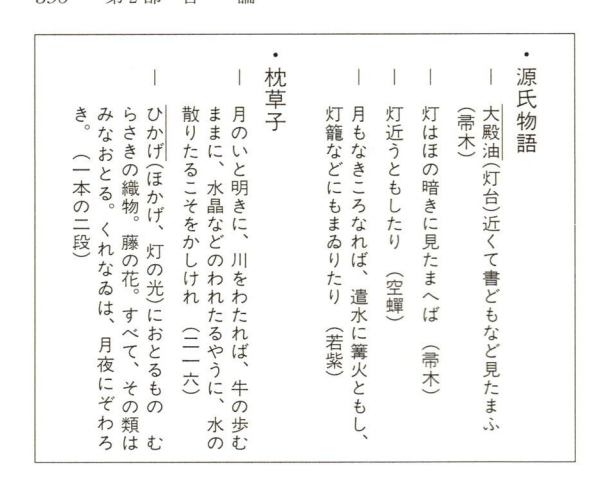

大殿油(灯台)近くて書どもなど見たまふ (帚木)

灯はほの暗きに見たまへば (空蟬)

灯近うともしたり (帚木)

月もなきころなれば、遣水に篝火ともし、灯籠などにもまゐりたり (若紫)

・枕草子

月のいと明きに、川をわたれば、牛の歩むままに、水晶などのわれたるやうに、水の散りたるこそをかしけれ (二二六)

ひかげ(ほかげ、灯の光)におとるものらさきの織物。藤の花。すべて、その類みなおとる。くれなゐは、月夜にぞわろき。(一本の二段)

**図3** 平安時代における夜間の光環境(月と灯火)を示す記述.『源氏物語』からの引用例(阿部ら校注・訳, 1998a, 1998b)では, 灯火の近傍でやっと文字が読めることや, 月の出が遅い時期なので篝火や灯籠などに点火したことなどから, 灯火が暗く月光を優先して利用していたことが記述されている.『枕草子』の引用例(松尾・永井校注・訳, 1997)では, 月光環境で少なくとも形態視に支障がなかったこと, 灯火や月光の分光分布と物体色との相性が記述されている

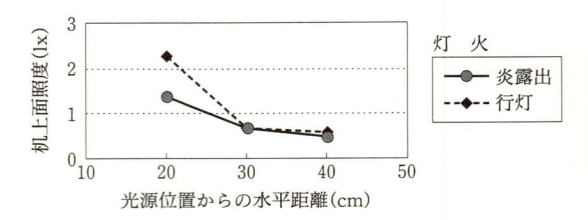

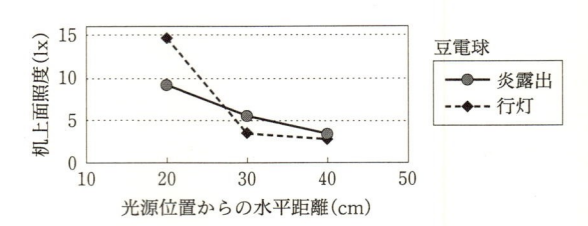

**図4** 明るさの比較：灯火と豆電球. 光源を机上高さ30 cm に配置した場合の机上面照度の計測例. 上が試作灯火(エゴマ油), 下が5Wの白熱豆電球. 灯火による明るさは豆電球の1/5程度である(小山, 2005 より)

炎の近傍でやっと墨書き文字が読める程度で, 満月の方が優っていたようである(図3). また, エゴマ油による灯火を試作して照度を計測したところ, 5W白熱電球を用いた場合の明るさの1/5程度であった(図4)(小山, 2005). 一般に, 電力を用いる人工照明では, 各光源の明るさは電力(ワット数)に応じて増大し, 同じワット数であれば, 光源の発光エネルギー効率によって明るさが変わる. 蛍光灯の方が白熱灯に比べて発光効率が高いので, 同じ電力では蛍光灯を用いる方が明るくなる. 以上の明るさ特性を考慮して, 21世紀初頭まで約1000年間について, 夜間の一般的な室内照明能力を推定した照度の変遷を図5に示す. この1000年間に明るさは1000倍近く増大しただけでなく, 最近の100年間で約100倍という劇的な変遷をしたと推測される.

電力が安定して供給されるにしたがって, 照明に関する要求も, 環境の安全を主とする単なる暗さの駆逐から, 視作業の効率や生活行動の能率の向上へと変化し, 高照度化していった. 一般事務所での推奨照度が, 20世紀初頭から数十年間で10年ごとに約2倍という増大を示した時期もあった(野口, 2003).

次に, 人工光源による照明の分光分布特性を比較する. 現在の電気照明で用いられる光源の分光分布例として, 50 lx の照度を得られる地点での分光放射照度の計測例を図6に示す. 最近の研究で, 夜間のメラトニン抑制などの非視覚的生理作用の大きさが光源の波長によって異なることが明らかになりつつあり, 特に, 464 nm 付近の青色

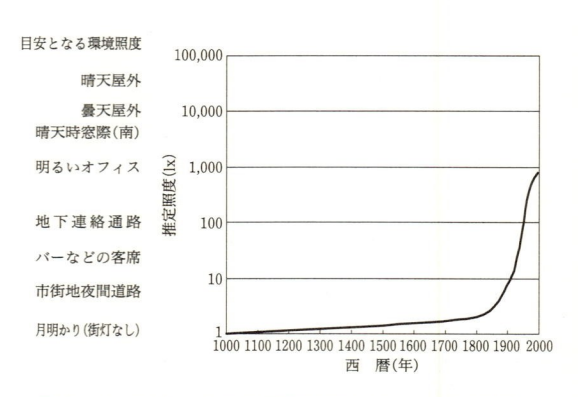

**図5** 人工光源による推定室内照明能力. 21世紀初頭までの1000年間について, 夜間室内照度(照明能力)の変遷を推定した. 照度軸目盛の左側には, 目安となる環境照度の計測地点を参考に示した

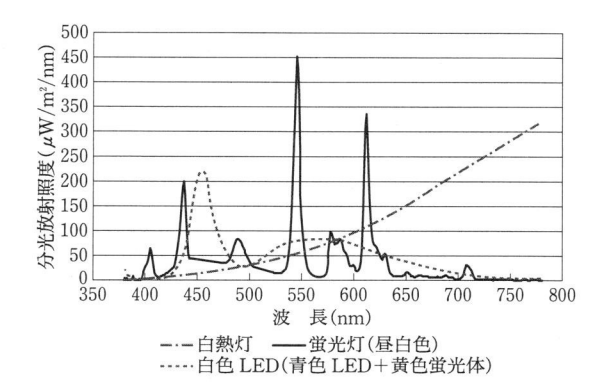

図6 人工光源の分光分布特性（分光放射照度）の例。照度 50 lx を得た地点における分光放射照度の計測例。分光放射照度の単位は，W/m² あるいは μW/cm² を用いることが多いが，照度軸の数値を見やすくするため，ここでは μW/m² を用いた。分光放射照度の短波長成分（440〜490 nm）積算値は，白熱灯と比較して，昼白色蛍光灯で約3倍，白色 LED では5倍を超える

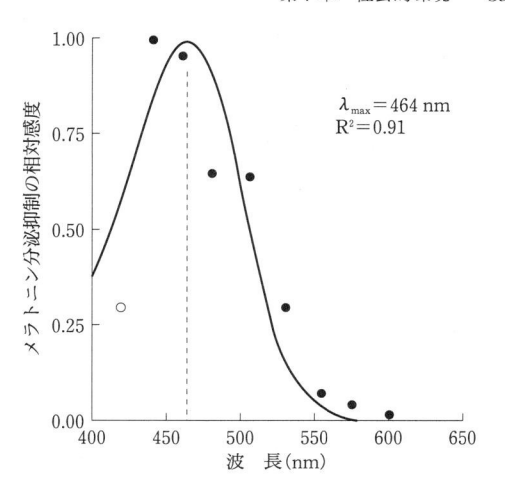

図7 夜間のメラトニン分泌抑制感度の波長特性。メラトニン分泌抑制感度が最も高くなる波長が 464 nm 付近の青色光である（Brainard et al., 2001 より）

波長帯域の影響が大きい（図7）と報告されている（Brainard et al., 2001）。

　灯火の場合は，実測してみると白熱電球と相似的で，その分光分布は短波長側のエネルギー割合がさらに少ないものである。両者の発光原理が黒体放射によるものであることを考えると，長波長側のエネルギーが多い「燃焼曲線」型の波形になるのは当然のことである。黒体放射によらない発光原理をもつ蛍光灯や発光ダイオード（LED）の分光分布曲線は，「燃焼曲線」型とは異なり，短波長側のエネルギー割合が増える傾向にある。特に，LED の場合，現時点で実用化が最も進んでいる発光方式が，青色 LED と種々の蛍光体との組み合わせであることから，発光エネルギーのピーク波長がメラトニン抑制作用のピークに近い領域に存在することに注意をはらうべきであろう（小山，2005）。

　電気照明が普及して半世紀あまりの間に，発光能力増大によって夜間の室内が明るくなっただけでなく，その分光分布の変遷によって可視光短波長成分が増大してきた。分光放射照度の短波長成分（440〜490 nm）積算値は，白熱灯と比較して昼白色蛍光灯で約3倍，青色 LED をベースとする白色 LED では5倍を超えるエネルギーレベルに達することが図6の例で試算される。したがって，これらの光源では，白熱灯利用時より低い照度レベルから覚醒度増大などの非視覚的生理作用が生じ始めると考えられる。

## (3) 社会の24時間化が人間生活に及ぼす影響

### 1) 日本における睡眠習慣の変遷

#### ① 1000年前の睡眠習慣

　灯火の時代に日本人の睡眠にかかわる生活習慣がどうであったかを推定する。『日本書紀』などの古代文書や室町時代の公卿の日記などの記述に加え，星食などの天文学的検算結果から，社会慣行上1日の始まりは「丑寅の境」と決まっていたと考えられている（斉藤，1995）。中世までの日本における12辰刻時刻制度は定時法であったことから，当時の1日の始まりは午前3時頃ということになる。この時間帯は夏至の頃では天文薄明（太陽伏角約18°，朝であれば暁方の東天にやっと見えていた6等星が見えなくなる時期）に相当し，実際に起床して活動を開始できる可能性があったと推察される。

> 八月十五夜、隈なき月影、隙多かる板屋残りなく漏り来て、見ならひたまはぬ住まひのさまもめづらしきに、暁近くなりにけるべし、隣の家々、あやしき賤の男の声々、目覚まして、…(中略)…など言ひかはすも聞こえはべる。…あはれなるおのがじしの営み出でてそめきさわぐもほどなきを…(中略)…踏みとどろかす唐臼の音も…(後略)。(夕顔)
> 
> 明け方も近うなりにけり。鶏の声などは聞こえで、御岳精進にやあらん、ただ翁びたる声に額づくぞ聞こゆる。(夕顔)

**図 8** 起床時間帯の記述例：『源氏物語』(阿部ら校注・訳，1998a)。「暁」は夜明け前のまだ暗い時間帯，天文薄明の頃に相当する。右の段には，天文薄明の頃に庶民が起き出して活動を開始している描写がある。左の段では，時間経過した後の様子が書かれている。「明け方」は空が白んでいる時期を示す

当時の一般庶民の睡眠習慣については，貴族のような日記が残っていることはなく，古典文学の記述から断片的に推測することになるが，『源氏物語』に庶民の生活を反映していると考えられる記述(図 8)があり，夜明け前(天文薄明頃)に起床して活動開始していたと推察される。一方，就寝時間帯に関しての記述は不明瞭であり，必ずしも日没後の早い時間帯とは限らない記述(夜更かしなど)もみられる。また，当時の生活水準を考慮すると，現代より生産力がはるかに劣ることから，労働量が多いことも考えられ，睡眠に対する量的満足度が高いかどうかについては，現段階では結論づけられない(小山，2005)。

② 現代社会における睡眠習慣の変化

国民生活時間調査(1970～2000 年)によると，日本人の平均的睡眠習慣がこの 30 年間で激変しているという調査結果が得られている。国民全体の平日のデータ(図 9，図 10)から，特に睡眠時間の短縮化と睡眠時間帯の夜型化が顕著であり，その変化の大きさは世界的にも群を抜くといわれる。国民生活時間調査は戦後 1960 年から 5 年ごとに実施されているが，1965 年までと 1970 年以降とは調査方法が異なるため，経時的変化の直接的な比較は難しいといわれている。戦前では 1941 年に生活時間調査(日本放送協会，1990)がなされている。これも現行の調査方法と異なることから比較に注意を要するとされるが，その集計結果によると，俸給生活者や小売業の一部を除くと，23 時頃で睡眠率が 95% を超えており，国民の平均的な就寝時刻に関しては，2000 年より 2 時間程度早かったことがうかがえる(図 10)。睡眠習慣の夜型化は，戦後の混乱期を過ぎた 1960 年頃から起床就寝時刻ともに進行していったのであるが，1941 年では 1960 年よりも早起きだった(鈴木，1990)とされる。さらに，図 10 より，1970 年以降，起床時刻はほとんど変化せず，就寝時刻だけが後退し，睡眠時間の短縮化につながったことが示唆される。

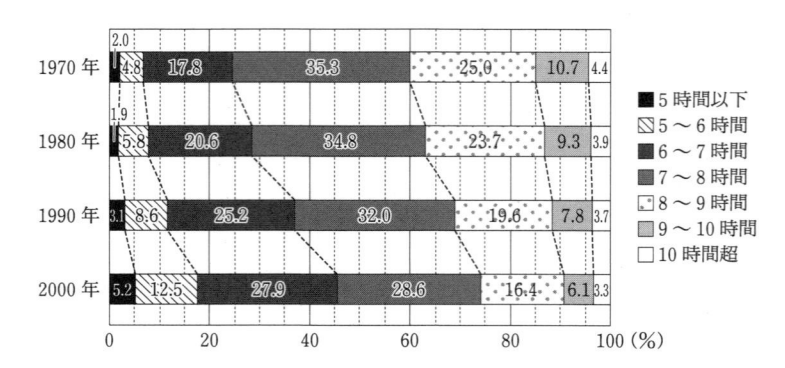

| 年 | 5時間以下 | 5～6時間 | 6～7時間 | 7～8時間 | 8～9時間 | 9～10時間 | 10時間超 |
|---|---|---|---|---|---|---|---|
| 1970年 | 2.0 | 4.8 | 17.8 | 35.3 | 25.0 | 10.7 | 4.4 |
| 1980年 | 1.9 | 5.8 | 20.6 | 34.8 | 23.7 | 9.3 | 3.9 |
| 1990年 | 3.1 | 8.6 | 25.2 | 32.0 | 19.6 | 7.8 | 3.7 |
| 2000年 | 5.2 | 12.5 | 27.9 | 28.6 | 16.4 | 6.1 | 3.3 |

**図 9** 睡眠時間量的分布の推移(国民全体，平日)。国民生活時間調査結果の睡眠時間量別分布数値(NHK 放送文化研究所，1991，2001)をグラフ化した。国民全体平日の睡眠時間については，昼間の眠気が顕著になるといわれる 6 時間未満の睡眠時間という人の割合は，1970 年では 6.8% であったものが，10 年ごとに 7.7，11.7，17.7% と推移し，30 年間で約 2.5 倍に増大し，睡眠時間の短縮化傾向を示唆している

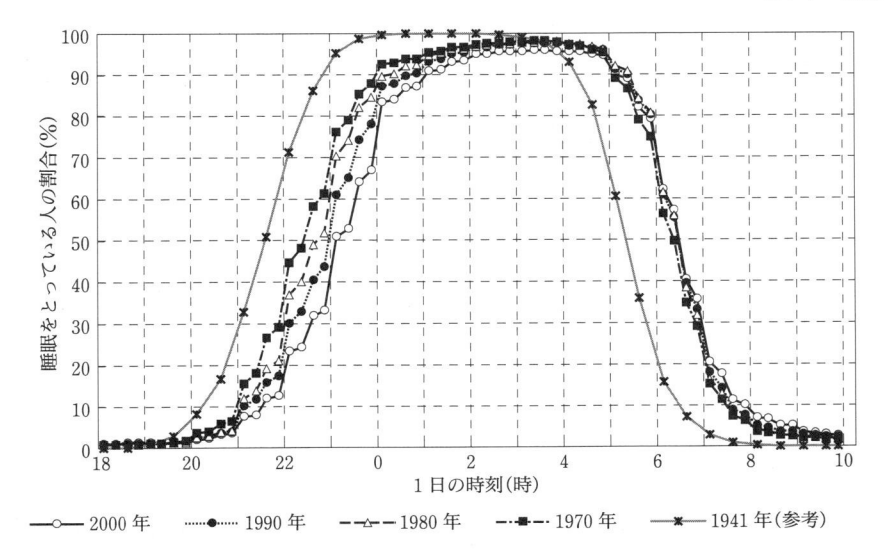

**図10** 時間帯別の睡眠率(国民全体,平日)。国民生活時間調査結果の睡眠時間帯別分布数値(NHK放送文化研究所,1991,2001)をグラフ化した。なお,1941年については,昭和16年の国民生活時間調査(日本放送協会,1990)のデータ(10分刻み)から平均睡眠率を算出し,30分ごとの値を参考値としてプロットした。1941年および1970年から10年ごとに,23時での就寝率が95.9,75.9,70.2,60.9,50.7%と減少し,90%以上の人が睡眠中となる時刻が22:50,0:00,0:15,0:45,1:00と後退しており,睡眠の夜型化傾向を示唆している。また,夜型化傾向の特徴として,まず1970年頃までに睡眠時間帯が全体的に後退し,その後起床時刻はほとんど変化せずに,2000年までの30年間に就寝時刻が後退して睡眠時間が短縮化していったことがグラフから示唆される

## 2) サーカディアンリズム崩壊の危険性

### ① 同調因子の変遷

まず,物理的同調因子の代表として,光環境の変遷を評価する。1000年前の夜間の光環境では,当時の夜間室内照度および燃焼型の分光分布特性から,夜間のメラトニン抑制やサーカディアンリズム位相後退の可能性がまったく考えられないと推察される。また,生物学的光感受性の比較は直接的にはできないが,明るさや暗さの表現から,当時の人々の暗所視能力は現代人より優れている可能性が示唆される(図3)。また夜間の外光はほとんど暗闇である。したがって,齧歯類並みとはいかないまでも,夜明けの漸増自然光でサーカディアンリズムの同調をとることが可能で,結果として,現代の平均的な起床習慣より数時間早いと推測される天文薄明の頃に起床できていたと考えられる(小山,2005)。

電気照明が実用化された後,白熱灯も電力も貴重品であった頃は,灯火に比べて明るさが数十倍になったとはいえ,その点灯時間は少なく,分光分布に短波長成分が少ないことからも,夜間のメラトニン抑制やサーカディアンリズム位相後退は顕著でなかったと考えられる。ただ,夜明け漸増光のような超低照度領域に対する感受性が徐々に低下していった可能性がないとはいえない。1960年代以降は,電力供給の心配がなくなり,白熱灯に加えて蛍光灯も普及し,灯火の時代に比べて夜間室内照度は100倍を超しており,蛍光灯の種類によっては短波長成分が大きく,夜間のメラトニン抑制やサーカディアンリズム位相後退が生じうるレベルに達していると考えられる。このような光環境の急激な変化は,近年の日本における睡眠時間の短縮化と夜型化の傾向を助長する大きな要因の1つであると推察される。

近年,エネルギー有効利用の観点から,高効率白色LEDの開発が盛んである。しかるに,現在主流の発光方式では青色波長成分が突出した分光分布を有する(図6)ことは避けられない。もし,何らかの対応策なしに,高輝度白色LEDが室内

照明に用いられるようになれば，不眠や睡眠覚醒リズム異常をはじめとする睡眠障害の増大が懸念される（兜，2004; 小山，2004）。LED 光源分光分布の調整技術は，健康リスク回避の観点から危急の課題であろう。

また，光環境の変遷は夜間に限ったことではない。昼間自然光の光学特性には変動がないとしても，社会の産業構造や人間の生活様式の変化により屋外で過ごす時間が減少し，結果として昼間の受光エネルギーが激減していることが容易に推察される（小山，1998）。図 5 に示すように，人工光源の発光能力が増大したといっても，昼間の太陽光による明るさと比較すると 1/100 程度である。したがって，1 日を通して考えると，昼夜光環境の明暗比率が，夜間を 1 とすると，1000 年前には 1 万程度は確保されていたであろうものが，現代の生活様式によっては 10 未満という場合もありうることが懸念される。そうなると，1 日の明暗変動に昼夜区別が不明瞭となり，同調因子としての用をなさなくなってしまう。

次に，社会的同調因子の変遷について考察する。社会的同調因子とは，社会生活の約束事であるが，約束が成立するためには時刻の基準とその共有化が必要である。文化圏によっては，家畜の行動という生物的指標が時刻の基準になっていた場合もあるが，ユーラシア大陸では有史の頃から時間の数量化がなされていた（真木，1981，2003）。

ここで問題となるのは，時刻分解能の変遷である。時間意識の項で述べたように，日本では，機械時計普及以前には音による時刻の周知が一般的であり，国民一般の時刻分解能はせいぜい 1 時間単位であったものが，大正から昭和初期にかけて機械時計とラジオが普及して分単位に変化し，1960 年代以降のテレビやクォーツ時計などの普及によって，現代社会の時刻分解能は秒単位に達していると考えられる。クォーツ時計を携帯用腕時計のサイズに小型化したのは日本が初めてで，その宣伝コピーは「あなたは 1 秒をみたことがありますか」というものであった（日刊工業新聞社 MOOK 編集部，2002）。時刻分解能の細分化は，約束事の共有化としては人間の生活に利便性をもたらすものであるが，社会的同調因子の拘束力という点では，「時計に追われる」精神的負荷の増大を示唆すると考えられる。

さらに問題点となるのが，24 時間社会における時間的逸脱と空間的逸脱のところで述べたように，社会的同調因子の 24 時間周期性が現代社会で保障されないことである。物理的同調因子が弱体化した上に社会的同調因子で 24 時間周期性が保障されないということは，サーカディアンリズム崩壊に直結する懸念要因ではないだろうか。

② サーカディアンリズムのひずみ

このような同調因子の変遷は，生物的進化の時間経過から考えると，最近 100 年間の変化速度が生物の適応能力を超えて異常なものであることを示唆している。すなわち，急激な同調因子間の乖離や昼夜区別の弱体化が，サーカディアンリズムにひずみをもたらすことが容易に推察される。すでに顕在化しつつある現象としては，高齢者にしばしば認められるようなサーカディアン振動の減弱化，睡眠覚醒リズム異常にみられるような 24 時間周期への同調不全があげられ，子供も含め，若年・中年層への拡大が懸念される。その結果，睡眠の質低下，内的脱同調による健康リスク増大が直接的悪影響となり，さらに，眠気や疲労による事故発生などの 2 次的弊害が生じる危険性もある。

## 3) 事故の発生

適正な睡眠（時間と質）や睡眠覚醒リズム規則性を確保できない場合，覚醒中の眠気や疲労による事故につながると指摘されている（Moore-Ede, 1993）。日常的な交通事故に始まって，原子力発電所トラブル・化学工場爆発・タンカー座礁・スペースシャトル事故などの大惨事の例はあとを絶たないといわれる。日常生活においても，高齢者の転倒骨折や子供の暴力事件など，背景に不適切な睡眠やサーカディアンリズムの不調が隠されている可能性が考えられる。

また，社会的活動において，納期に間に合わせなければならない，決められた時刻に合わせなければならないという負荷が事故につながることも

ある。典型的な例は，鉄道の定時運行遵守に伴う事故である。日本の鉄道といえば，「定時法主義による分単位の時間管理」が世界的にも強くイメージされるが，1872年の鉄道開業当時は列車事故が多いだけでなく，定時遵守意識も希薄であったといわれる。1900年代に入ると定時運行の必要性が求められるようになり，鉄道複線化や自動連結器の開発などの努力もあって，1930年代に分単位の定時運行が実現されるようになった とされる（竹村，2001）。その後も運行速度上昇やダイヤ過密化に伴う鉄道事故が相次ぎ，対策として自動列車停止装置（ATS）や自動列車制御装置（ATC）が開発されたが，さらなる定時遵守の必要性に対応するには絶対的安全の保障はない。2005年4月に発生したJR福知山線の脱線事故は，定時運行遵守の精神的負荷を背景にもつ悲劇として記憶に新しいところである。

## (4) リスク回避の対応策

最近100年間に地球規模で急速に進行した社会の24時間化の動きを止めることはおそらく不可能であると思われる。しかしながら，生物として代々受け継いできた遺伝子情報が100年程度で変化するとは考えられず，昼間活動して夜間に睡眠をとることを前提とするサーカディアンリズムの特性は，人類発生当時からほとんど変化していないであろう。このギャップを認識した上で，想定されるリスク回避の対応策を準備する必要がある（Moore-Ede, 1993）。現状では最善の方法が確立されているとはいいがたいのであるが，取り組みが可能な現実的対応策の模索を試みる。基本となる考え方は，同調因子を強化して自分のサーカディアンリズムを保護することである。

### 1) 生活習慣マネジメント

現代社会では，仕事が多忙であったり交代勤務に携わっていたりして，規則正しい生活リズムと適正な睡眠の確保を望んでも実現できない場合や，自分の生活リズムや睡眠の質について問題点が隠されていても認識できない場合もあると考えられる。そのような場合の対応として，下記のポイントを参考に生活習慣マネジメントを試みることが推奨される。

#### ① 生活習慣の記録

個人のサーカディアンリズムを評価できれば理想的であるが，深部体温やメラトニン分泌を誰でも容易に計測できるわけではないので，睡眠覚醒を中心とする生活リズムの記録が基本になる。加速度センサーによる活動-休息自動記録装置が研究目的で実用化されているが，日常生活での利用には至らず，就寝と起床の時刻を主体に生活状況の記録をメモ方式で蓄積して，睡眠日誌のように1ヶ月単位で視覚化することが，定量性を多少犠牲にしても，現実的手段として有効であると考えられる。

#### ② 記録の解析と問題点の考察

自分の生活の現状に問題意識をもって，①でグラフ化した生活リズム記録を解析し，問題点の有無や程度を考察する。睡眠の量的確保はどの程度必要か，睡眠に対する質的満足度はどうか，睡眠時間帯に規則性があるか，昼間（覚醒中）にどの程度眠気を感じるか，などを中心に記録を解析することが推奨される。万一，睡眠覚醒リズム異常などの病的状態が懸念される場合には，専門医に相談の必要がある。

#### ③ 生活習慣改善の目標を設定する

理想的な生活様式は望めないとしても，自分のライフスタイルの範囲でどういう点を解決したいか，改善の目標を設定する。その際に，自分にとって生活の満足度をどう位置づけるかを考慮して改善すべき項目の優先順位を決め，目標とする生活習慣のアウトラインを具体的に描くことが重要である。

#### ④ 時間生物学的な対応策を考える

設定した目標達成のために，自分の生活リズムの特徴を知って対応策を考えることが必要である。1日の生活時間帯によって，より有効な対応策が

異なるからである．例えば，睡眠量の確保が改善目標である場合に，夜間の主睡眠時間が物理的に不足するのであれば，午後前半に30分以内の仮眠をとることが有効であったり，夜間睡眠の質改善が目標である場合に，昼間の活動量を増やすことが有効であったりする．各論については，膨大な量となるので，専門書（早石・井上，2002など）を参照されたい．ここで，対応策が単なる生活行動の規制に終わってしまうと精神的負荷を増やすだけになるので，物理的な同調因子を強化する工夫が負荷の軽減に役立つと考えられる．

## 2）光環境の整備

物理的同調因子のうち制御が容易で有効性も期待できるのが光環境である．同調因子としての光環境については，(3)-2)で述べたように，1日の明暗変動に昼夜の区別が不明瞭であることが現代社会における問題点であった．したがって，同調因子の強化という立場からは，電気照明環境を適正に制御し，昼間の不足を補い夜間の過剰を減らして昼夜区別を強化する必要がある．

光量（特に青色波長帯域を含む白色光の量）が増えると覚醒方向の影響が増大することから，昼間活動して夜間休息するという生活様式においては，昼間はできるだけ明るくするとともに青色波長成分を増大させ，夜間就寝前と就寝中は極力暗くするとともに青色波長成分を減弱させるというのが原則的な考え方である．さらに，日中と夜間の切り替わりの時間帯について，睡眠と覚醒相互の移行をできるだけ円滑にするための工夫が必要である．ただし，1日の自然光の変化をそのまま人工照明で再現することは，技術的に可能であっても

**表2** 生活時間帯に応じた光環境の整備（良質睡眠の確保とサーカディアンリズム同調因子強化の観点から，光環境整備の考え方と環境要件の具体的な例を示す）

| 生活時間帯 | 光環境の役割 | 環境条件 | 条件を満足するための光環境要件 | |
|---|---|---|---|---|
| 夜間活動時 | 睡眠の質劣化を回避するため，必要以上に覚醒度を上げない | 極端なメラトニン抑制を避ける | 青色波長成分の少ない光源 | 白熱灯または電球色蛍光灯（約3000 K） |
| | | 一般の視作業には支障を生じない | 部屋全体の照度（机上水平面） | 100〜200 lx；手元作業には小型スタンド利用 |
| | | 心身の眠る準備を妨げない | 輝度を抑制し，光を拡散させる | 光源露出を避ける，間接照明利用可，複数光源で光を拡散 |
| 就寝直前 | 覚醒度上昇など余分な刺激を避ける | 覚醒度上昇やメラトニン抑制の心配をなくす | 青色波長成分の少ない光源 | ワット数の小さい白熱灯 |
| | | 視作業の必要なし | 部屋全体の照度（机上水平面） | 10〜30 lx |
| | | 睡眠行動を妨げない | 調光制御のための移動や煩雑な動作を避ける | 枕元にスイッチ配置（リモコン含む），消し忘れ防止の工夫が必要 |
| 就寝中 | 睡眠の安定性・安全の確保を助ける | 覚醒方向の刺激を出さない | 視野内に光源を配置しない | 足元に照明を配置，外光を遮光 |
| | | 暗闇に対する不安感を避ける | 顔面位置付近の水平面照度 | 薄明状態〜1 lx |
| | | 深夜の視認性を確保 | 床面の照度 | 推奨 1〜5 lx |
| 起床前後 | 円滑な覚醒への移行と24時間周期への同調強化 | 起床前から徐々に覚醒度を上昇させる | 起床前に照度を漸増させる | 30分前から顔面位置の照度を漸増させる；500 lx以上推奨 |
| | | 起床後に覚醒方向の刺激を強化して，リズム同調を助ける | 青色波長成分を増やす | 昼白色または昼光色蛍光灯（5000 K〜） |
| | | | 起床後は極力高照度にする | 1000 lx以上推奨，太陽光も積極利用 |
| 昼間覚醒中 | サーカディアンリズム安定化 | サーカディアンリズムの振幅増大を助ける | 午後前半までは極力高照度を維持，青色波長成分を増やす | 屋外〜窓際程度の明るさ推奨，外出が無理なときは昼光色蛍光灯（6500 K〜）で補光 |

日常的な手段としては現実的でない。1日の生活リズムにおいて，夜間活動時，就寝直前，就寝中，起床前後，昼間覚醒中，というような大まかな区分を設定し，それぞれに適した光環境要件(表2)を整備(小山，1999)することが，同調因子の強化に役立つと考えられる。

### 3)「時間」と向き合う

時刻の分解能がせいぜい1時間程度であった時代からわずか100年ほどの間に，日本の「時間管理」は分秒という単位で行われ，「時計に追われる」度合いは，他国の追随が及ばない速度で世界トップクラスに変貌してしまった。日本の思想背景には，アリストテレス的「自由時間」の価値観は存在せず，むしろ「寸暇を惜しんで勉学や勤労に励む」価値観が貨幣価値とは別の次元で支配的であったと考えられる。明治以降の近代化の過程で，資本主義競争経済の枠組みに取り込まれざるをえない状況に陥ってからは，その思想背景が裏目に出て，「時間」が人間生活を脅かす凶器に豹変してしまったという見方もできる。

「時間」の凶器性にどう対応するか，現代人にとって難問である。「自由時間」の価値に注目し，「時間解放社会」の実現を提案する説(梅林，2000)などもあるが，社会生活の時間的「ゆとり」獲得が進んでいるとは思えず，最善の解はまだ得られていないようである。社会的同調因子の拘束力がもたらす精神的負荷を軽減するという観点から考察すると，数分あるいは数秒という物理的にはわずかな時間であっても，1日の生活の中で「自分の時間」という実感をもてるような生活行動を意識づけることが「時間」と向き合う1つの対応策になりうるという仮説が立てられるが，今後の検証を待たねばならない。

## おわりに

約100年という生物学的には対応できそうにない短期間でサーカディアンリズム同調因子が激変してしまった産物として，1970年代頃から「24時間社会」が顕在化し，多くのリスクを社会が抱えることになった。さらにその背景には，人類が火を手にしたことに始まる人工光制御技術の発達と，時計を手にしたことに始まる「時間」数量化意識の貨幣価値相似化という人類文明発生以来の歴史的変遷があったことを考察してきた。しかしながら，人類は「時間」それ自体を制御する技術をもっているわけではなく，むしろ「時間」に追われ，24時間社会という「時間のあり地獄」に陥っているかのように思われる。筆者も「時間のあり地獄」を日々実感する1人であるが，本項で提示した対応策がその脅威の緩和に少しでも役立つことを願ってやまない。

### 参考文献

阿部秋生・秋山虔・今井源衛・鈴木日出男校注・訳 (1998a) 古典セレクション；源氏物語①：桐壺～夕顔. 小学館.

阿部秋生・秋山虔・今井源衛・鈴木日出男校注・訳 (1998b) 古典セレクション；源氏物語②：若紫～花宴. 小学館.

Brainard, G. C., Hanifin, J. P., Greeson, J. M., Byrne, B., Glickman, G., Gerner, E. and Rollag, M. D. (2001) Action spectrum for melatonin regulation in humans: evidence for a novel circadian photoreceptor. J. Neurosci. 21(16): 6405-6412.

エンデ，ミヒャエル (2005) モモ. 大島かおり訳, 岩波少年文庫127, 岩波書店(単行本は1976年刊).

深津正 (1983) 燈用植物, ものと人間の文化史50. 法政大学出版局.

橋本毅彦 (2001) 序文. 橋本毅彦・栗山茂久編著, 遅刻の誕生——近代日本における時間意識の形成, 三元社, pp. 3-10.

早石修監修・井上昌次郎編著 (2002) 快眠の科学. 朝倉書店.

平凡社編 (2001) 提灯・行灯, 日本史モノ事典. 平凡社, pp. 254-259.

伊藤美登里 (2001) 家庭領域への規律時間思想の浸透. 橋本毅彦・栗山茂久編著, 遅刻の誕生——近代日本における時間意識の形成, 三元社, pp. 189-209.

自由国民社編集部編 (1972, 1981, 1986, 1992, 2001, 2005) 現代用語の基礎知識. 自由国民社.

兜真徳（2004）人工光による生理影響（メラトニン）．照明関連国際規格委員会技術報告：LED 光源の生体安全性規格化 WG 報告，社団法人日本照明委員会, pp. 27-32.

小山恵美（1998）生体リズムと光環境．組織培養工学 24 (3)：124-127.

小山恵美（1999）寝室の環境づくり：光．鳥居鎮夫編，睡眠環境学，朝倉書店，pp. 127-146.

小山恵美（2004）メラトニン以外の生体リズム．照明関連国際規格委員会技術報告：LED 光源の生体安全性規格化 WG 報告，社団法人日本照明委員会, pp. 33-39.

小山恵美（2005）睡眠と繊維の意外な関係——光環境今昔物語．（独）日本学術振興会繊維・高分子機能加工第 120 委員会 第 105 回講演会資料, pp. 32-39.

栗山茂久（2001）「時は金なり」のなぞ．橋本毅彦・栗山茂久編著，遅刻の誕生——近代日本における時間意識の形成，三元社，pp. 321-343.

ロングマン現代英英辞典（2003）第 4 版，ペーパーカバー版．丸善, p. 1791.

真木悠介（1981）時間の比較社会学．岩波書店．

真木悠介（2003）時間の比較社会学．岩波現代文庫，岩波書店．

松尾聰・永井和子校注・訳（1997）枕草子, 新編日本古典文学全集 18. 小学館.

Moore-Ede, M. (1993) The twenty-four-hour society: understanding human limits in a world that never stops. A William Patrick Book, Addison-Wesley Publishing Company, Reading, Mass.

ムーア・イード, M.（1994）大事故は夜明け前に起きる．青木薫訳，講談社．

NHK 放送文化研究所編（1991）1990 年度国民生活時間調査全国編．日本放送出版協会．

NHK 放送文化研究所編（2001）データブック国民生活時間調査 2000〈全国〉. 日本放送出版協会．

日本放送協会編（1990）国民生活時間調査（昭和 16 年調査）一般調査報告 1〜4, 第 5〜8 巻．大空社．

日刊工業新聞社 MOOK 編集部編（2002）「モノづくり」誕生物語——身近なモノの履歴書を知る事典：アイスクリームからワンマンバスまで．日刊工業新聞社．

西本郁子（2001）子供に時間厳守を教える．橋本毅彦・栗山茂久編著，遅刻の誕生——近代日本における時間意識の形成，三元社，pp. 157-187.

野口透（2003）照明の役割．社団法人照明学会編，照明ハンドブック（第 2 版），オーム社，pp. 2-6.

斉藤国治（1995）日本・中国・朝鮮 古代の時刻制度——古天文学による検証．雄山閣．

鈴木泰（1990）日本放送協会編国民生活時間調査（昭和 16 年調査）解説，同書第 8 巻付録．大空社．

竹村民郎（2001）1920 年代における鉄道の時間革命．橋本毅彦・栗山茂久編著，遅刻の誕生——近代日本における時間意識の形成，三元社，pp. 47-75.

内田星美（2001）明治時代における時計の普及．橋本毅彦・栗山茂久編著，遅刻の誕生——近代日本における時間意識の形成，三元社，pp. 267-288.

梅林誠爾（2000）生命の時間 社会の時間，シリーズ「現代批判の哲学」．青木書店．

# 2. コミュニティー

## 2-1 家族環境と摂食行動

### はじめに：思春期の危機

　私たちの生きているこの現代，私たちを取り囲む環境が大きく変化してきているが，地域社会や労働形態などの人的環境の変化が特に激しく私たちの生活を揺さぶっている。家族関係もまたその激動から逃れることができず，その影響は家族の中でしか生きられない子供たちに最も強く出てくる。ここでは，環境生理学の一環としてそのような現代の人的環境について家族環境を中心に考察していく。まず，その影響が家族から外に出ていこうとするところで最も不運な形で現れてしまった，思春期の少年の起こした事件のことを振り返ってみる。

　近年，少年たちが社会を騒がせる衝撃的な事件が重なり，その低年齢化も問題となっている。その最大のきっかけとなったのは1997年に神戸で起こった連続児童殺傷事件であろう。この事件を起こしたのは酒鬼薔薇聖斗と名のった14歳の少年で，この年はほかにも同年齢の少年が起こす事件が相次ぎ，14歳という年齢が注目された。その3年後の2000年には17歳の少年によるバスジャック事件が起こり，この年には17歳の少年の事件が相次いだ。なぜこのように重大な事件を起こすことが多いのは14歳だったり17歳だったりするのだろうか。

　古来，男は15歳で元服，女も「十五でねえやは嫁に行き……」と歌にあるように(嫁に行くといっても労働力として期待されたのであろうが)，子供たちは15歳で大人の列に加えられるのが通例だった。この状況は多くの人たちが中学卒で就職していた数十年前まで続いてきた。14歳というのはその大人の中に入っていく直前のイニシエーションの時期として，自分がこれからどのように生きるのかを問われ，大人になれるかの不安をもつ年齢である。それが高学歴社会となり，その不安をもつのが高校卒業を控える，あるいは進学するにしても大学のどの学部もしくはどの分野の専門学校を選ぶかという将来の職業に直結する選択を迫られる，17歳に繰り上がったと考えられる。

　この14歳・17歳に典型的にみられるように，思春期は大人への準備期間として不安定な心理状態に揺れる時期である。また，思春期には性衝動が生じるが，性衝動にはそれまで一方的に親から庇護(反対に虐待の場合もあるが，その場合も親からの一方的な働きかけ)を受けてきた状態から，自分も一人前の人として他の人に働きかけたいという独立の衝動という意味も含まれる。しかし，思春期はそのような衝動や不安定さをコントロールする知恵をまだもっていない危険な時期である。このように思春期が危機であることは昔から変わっていない(例えば，ロミオへの許されぬ恋に揺れたジュリエットも14歳だった)にもかかわら

ず，思春期の少年たちが起こす事件がこのように大きな衝撃となる現代は何が変化したのだろうか。

実は少年が起こす凶悪犯罪の数自体は，犯罪白書（法務省）や警察白書（警察庁）にみられるように，1965年頃以後大きく減少して，現在も増加の傾向はない。しかし少年の起こす事件が社会に大きな衝撃を与えるようになったのは，なぜそのような事件を起こすに至ったのかを理解しにくい不可解さが人々の不安を煽るからと考えられる。これを日本政府は，世論の声にも押されて，刑事裁判を受けさせることのできる年齢の16歳から14歳への引き下げを含む厳罰化という少年法の改正で対応しようとしている。しかし，昔からあるような暴行や強姦といった粗暴犯はさておき，理由の不可解な事件の発生をそれで解決できるとは思えない。実際，少年法の改正から間もなく，4歳の子供を駐車場ビルから突き落として死亡させた12歳（中学1年生）の少年の事件（2003年），さらには同級生の首をカッターナイフで切って死亡させた11歳（小学6年生）の少女の事件（2004年）が起こり，さらなる低年齢の子供たちの不可解な事件が衝撃を強くした。

一方で，100万人に迫るといわれている引きこもりや，拒食症・過食症（正式の医学用語では神経性食思不振症・神経性大食症であるが，ここでは一般社会に広く通用している拒食症・過食症を使う）などの行動への依存（後に詳述）に陥って，社会の中での普通の生活にうまく適応できずに苦しむ人たちが非常に増えてきている。しかも，本来は思春期の問題であったこのような人たちの平均年齢は上がり続けている。これは，フリーターやNEET (not in education, employment, or training)の状態にある若い人たちの増加と共通する問題であり，豊かな社会ゆえに起こる病理現象であろうが，思春期に解決しておくべき問題が放置され，あるいは解決できずに引きずり続けているために起こるといえる（斎藤環，1998）。

このように，思春期の人たちに一番明確に現れてきている社会の状況の変化について，何がその根源にあるのかを考察していけば，人的環境としての現代社会の特徴がみえてくるのではないだろうか。

## （1） 地域社会の崩壊と家族

このような事件を含む社会現象としての家族関係の変化は，家族の中でしか生きることのできない小さい子供たちに一番大きく作用し，それが不安定さに揺れる思春期の世代で噴き出してきていると考えられる。その「家族」を大きく変化させた最大の要因は，産業構造の変化によって引き起こされた人口の都市集中と，それに関連した地域社会の崩壊であろう。

日本の伝統的な社会構造は「家」制度を中心とした農村型社会であり，そこには血縁だけでなく地縁に基づく共同体である「地域」が根づいていた。結婚も現在のような個人の恋愛関係に基づくものではなく，世話をする有力者の存在が大きく作用して，「家」同士および「地域」同士の人の交換という側面をもっていた。「家」の中に問題が生じた場合も，それを「地域」の人々がカバーして解決してきた（熊本県の古謡「おてもやん」の歌詞「村役，鳶役，肝入りどん，あん人達のおらすけんで，あとはどうなっときゃあなろたい」は，このことをよく示している）。

しかし，すべての分野で人々の活動がグローバル化してきて，特に経済分野では大企業が中心となる傾向が加速，それは人口の都市集中を促進し，農村型の大家族による「家」の姿を変えてきた。大都市では家族の形は核家族が中心とならざるをえず，しかも住む場所は生まれ育った町や村とは異なるなじみのない場所であり，「地域」社会は崩壊への道を進んできた。その「地域」を再建しようとしても，例えば新しい団地での夏祭りでヒ素入りカレー事件（1998年）が起こったことに象徴されるように，それは非常に困難である。

そのような「地域」の崩壊に伴う人々の意識の変化は，筆者にも極めて身近に感じられている。1990年代に住んでいた大学の宿舎（12戸からなる

アパート）では，最初の頃は全家族が出て毎月行われていた清掃がいつの頃からかなくなり（外注されるようになった），最後の頃には新しく入居する若い人たちが前から住んでいる人の家に挨拶に来なくなってどんな人が同じアパートに住んでいるのかわからなくなっていた。現在は中規模（人口約30万人）の地方都市の中心部で最も古くからの町内に建てられた新しいマンションに住んでいるが，その町内会に加わるかどうかは実質的に自由になっているような状態で，月1回の町内会の清掃に出てくるのは新しいマンションの住人のごく一部だけである。

　首都圏などの大都市になると，この「地域」社会は崩壊というより最初から存在していない場合も多いであろう。そこに暮らす人々は核家族か単身の人たちであり，地域社会にはついて回る付き合いの煩わしさはないが，みな孤立してしか生きることができない。家族の場合，頼れるものは家族しかないという思いが強くなることはやむをえず，その家族の孤立性とそれがもたらす家族内の密着性から生じてくる問題も大きい。それが，一方では孤立し援助を得られない家族の中での児童虐待のような問題となり，他方では親の子供の幸せを願う愛情や子供への期待の強さから独立できない子供が引きこもったり拒食・過食などの様々な依存に陥ったりするという問題が生じることになる。

　特に日本に特有な家族の姿は母子密着と父親の疎外であると指摘する人は多い。父親が家族から疎外されるのは会社への密着と表裏の関係にあるが，母親が夫に期待をもたなくなって，その期待を子供にかけるとこの母子密着が起こる。専業主婦として十分な社会性をもたない母親が，自分の存在を周囲に認めさせる手段として子供を良い学校，良い会社へと駆り立てていくこともあり，それは子供が大人になっても自立できないことにつながりかねない（(11)「親の仕事」参照）。

## (2) 家族の崩壊：個人の時代へ

　上述してきたような「地域」の崩壊の進行とそれに伴う家族の姿の変化はすでに広く認められていることであろうが，現在，そこから状況はさらに進んで，たとえ一緒に住んでいるとしても「家族」の崩壊が始まっている。

　それを促進しているのはインターネットなどのデジタルメディアと，特に携帯電話の普及であろう。これらのデジタル機器を使いこなせるための知識についていくのは老人にはなかなか困難で，例えば携帯やメールなしにはありえない若い世代の人たちの人間関係や行動の姿を祖父母はおろか両親の世代でさえ理解できないという大きな世代ギャップが生じる可能性が大きい。しかも，年上の世代のもっている知識はインターネットで即座に調べて得られることにかなわず，長く生きてきた中で培われた知恵も世の中の変化のスピードについていけず，尊敬の念で受け取られることが少なくなってきている。親としての威厳で大きくなった子供を家族にとどめておく余地は小さくなっているといわざるをえない。

　それよりもさらに大きいのは，それぞれの世代が拠って立つ社会構造の違いの大きさである。表1に示すように，すでに老年に達した人たちの多くは，上述の伝統的農村文化の色濃い地域社会の中で生きてきたであろう。それに対し，中高年，すなわち日本の経済発展を支えてきた世代は，家族といえば核家族の，都市型社会の中で生きてきた人が多い。しかし，いま，思春期や青年期にかかったくらいの年代以下の若い人たちはというと，1人1人が自分の携帯電話をもって，その番号やメールアドレスの交換が友達関係を示すことに象徴されるように多くの人と希薄につながり，家族関係の方はというと上述のように家族の密着性を

**表1**　各年代の人たちが生きてきた家族像と「家」の姿

老年層　―大家族―農村型地域共同体社会の中の家
中高年層―核家族―都市型産業社会の中で孤立した家
若年層　―個人化―匿名性の情報社会の中で空洞化した家

強くしようとするゆえに逆にそのつながりの矛盾が露呈してしまうことにもなりがちな，個人の時代の文化の中で生きている．その文化の中では家族に心配をかけないことがやさしさであると考えてしまう人も多く（それには家族に対しても自分の弱さはみせられないというプライドが複雑に絡み合うのだろうが），自分の抱えている問題（例えば負債やリストラやいじめられていること，さらには援助交際などの行動）を家族の誰にも伝えず一人で抱え込んで，さらに追い込まれていくことになってしまうことも多い（このゆえの自殺については，(7)「不安という時代の空気」参照）．

個人の時代ということは，単なる晩婚化だけではなく，結婚を意識に置かない未婚者や離婚した単身者の増加の背景でもあろう．それに加えて子供をもつ親への支援のための社会システムの整備の遅れ，さらには男性が育児休暇をとることに対する社会全体の意識が変化しにくいことや，政治・行政の力を握っている男性層の男女共同参画社会に対するヒステリックなまでの揺り戻しの動きなどもあって，少子化に歯止めがかからない（図1）．少子化は社会全体の経済システムとしても大きな問題であるが，1つの家族の中でも少数の子供をめぐる親・子双方に対する大きなプレッシャーとなっている．韓国での日本を上回る急速な少子化は，この現象が社会の近代化のスピードに関係しているのではないかと感じさせる．

一方で，現在，中高年層の人たちにとって，一人暮らしが困難になった親をどうするかが共通の問題になっている．それはバラバラになった家族では支えきれないため，老人の放置や虐待という問題にもつながってくる．これは日本よりも儒教文化の強い韓国でも問題となっていて，子供の教育に全財産をつぎ込んで何も残っていない親がその子供に捨てられ困り果てるということも起こっているという (Lee, 2004)．

寿命が長くなって必然的に増えてくる痴呆性老人をどう扱うかは特に大問題で，痴呆を認知症と呼ぶことが定着しつつあるようにこれを病気として医療が担当する（医療保険でみていく）のか，障害として福祉が担当する（介護保険でみていく）のかのせめぎ合いがある．グループホームなどによる後者の方がより低負担でより良い生活を構築できるが（小宮，1999），それは地方自治体の負担となって，ただでさえ破産に近づいている市町村にはまかないきれない状況になっている．

大都市圏と比べると筆者の住んでいる地方圏，特に少し郊外に出た農村部では3世代同居の家族がまだまだ多いが，そのような場合，それぞれの世代がまったく違った文化的背景の中で生きていて，お互いに生き方の違いを理解できないままに，複雑な共依存を繰り広げている風景をよく見る．その世代間の衝突が臨界点に達したとき，その矛盾を不安定な思春期の子供たち，特に兄弟姉妹の中で最も感受性の強い子供がある種の病理現象（例えば過食症）で表すことがよくある．

さらに家族の形を変えてきたものは，食事の形態の変化であろう．これについては項を改めて次に考察する．

## (3) 家族と食事

家族とは単に血縁というだけでなく，「同じ釜の飯を食う」ということが擬似家族としてとらえられることを考えても，少なくとも子供たちが大きくなるまでは，みんなが集まって一緒に食事をし，同じものを分けながら食べることが重要な意味をもっていると考えられる．そこにはそれぞれの家族に特有な食の作法のようなものがあって，その作法という文化は，人間には摂食の本能によるコントロールが壊れてしまっている（(4)「摂食調節についてのヒトの特殊性」参照）ことを補ってきたという意味合いがある（鷲田，1998）．

食文化にはさらに調理，味付けという大きな側面があり，これもまたそれぞれの家族に特有のものが伝承されてきた．しかしいま，作法も含めて，このような文化が破壊されようとしている．その破壊をもたらしてきたものは，1つには，どうし

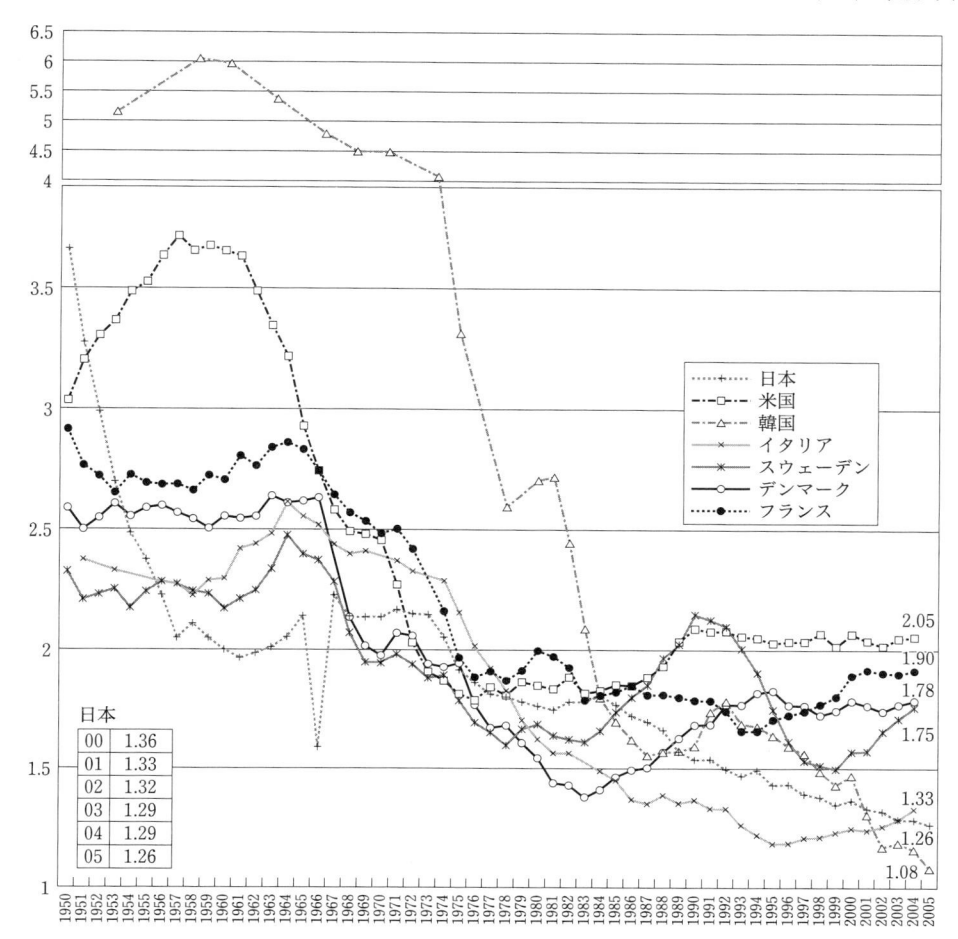

図1 日本および諸外国における合計特殊出生率の推移。合計特殊出生率は1人の女性が一生の間に生む子供の数の平均値を示す数値である。厚生労働省の「人口動態統計」，国立社会保障・人口問題研究所の「人口統計資料集2006」などをもとに本川裕によって作製されたグラフ(http://www2.ttcn.ne.jp/~honkawa/1550.html)

ても安易さや簡便さを求めてしまう人間の性質に基づくのかもしれない外食産業の隆盛であろう。ファストフードショップやファミリーレストランは様々な種類の食事を提供するようになり，最近では家庭料理の惣菜(おかず)を自由に選べる日本食のカフェテリアふうの食堂も増えてきている。それらに家族全員で食べに行くことも多くなり，休日には家族連れで混み合う状況になっている。そこでは家族みんなが自分の好むものを注文して食べることが多いようで，家族みんなで同じものを分けながら食べることはほとんどない。ついでにいうと，それらの店では値段の割安感が重要な戦略になるからどうしても量を多く用意するし，油脂を使う食べ物も多く，外食が生活習慣病の危険を促進する可能性もある。

もう1つの大きな要因は，生活時間帯がバラバラになって家族全員が揃っての食事が難しくなってきたこと，さらにはそれが進んで家族の中にあっても個食化といった状況が生じてきていることであろう。個食という言葉が作られたのは1983年頃といわれていてだいぶ昔のことであるが，仕事から夜遅く帰ってきても冷蔵庫の大型化と電子レンジの発達で自由に温かいものが食べられるようになり，ラップという包装材料の発達も含めて，そのような技術の発達も個食化を促進したのかもしれない。

その頃から次第に小学生・中学生の中に朝ご飯を親に用意してもらえなくて1人で食べたり，あるいは食べずに来る児童・生徒が増えていることが報告されるようになった。弁当もまたコンビニ（コンビニエンスストア）などで調達することが増え，家で食べたり弁当を用意したりするとしても，その食材はスーパーマーケットの惣菜売り場で出来合いのものを買うといったことで，家庭の味という文化は消滅寸前の感がある。その子供たちが間もなく親になるとすると，もはや家族揃って食事するということ自体が消えてしまう時代となるのかもしれず，家族の意味合いはさらに大きく変化するであろう。またコンビニや外食産業は夜遅くまで，あるいは24時間のサービスを競うようになっているなど，独身で暮らすことが便利になり，家族を作ろうとすること自体が少なくなってしまう傾向に拍車をかけている。

しかし，そのような伝統的文化の破壊はよくないから昔に戻るべきだといっているのではない。そのような社会や文化の動きは人為的に簡単に操作できるものではない。例えば父権の復活を叫ぶ人がいるが，それが可能とは思えない。私たちはその破壊されてきているものに変わる新しい何かを作っていかなければならないだろう。

## (4) 摂食調節についてのヒトの特殊性

文化としての食事の状況が変化してきていることを明らかにするためには，食事の生物学的な意味やその調節機構を考慮に入れておく必要があろう。

動物の脳の刺激，破壊などの神経生理学の研究から，食べるという行動は視床下部にある摂食中枢と満腹中枢のバランスによって調節されていることがわかっている。この摂食中枢，満腹中枢は各種の哺乳動物で同じ部位に見つかっていて，破壊・刺激などの実験はできないけれどもヒトでも同じように存在していると考えられる。

普通の動物は完全にこの調節にしたがって生きている。例えば，アフリカのサバンナでライオンは空腹のとき以外には狩りをしない。もしこの強くて頭もいいライオンが趣味のように狩りをするならサバンナの草食動物は絶滅してしまうだろうが，空腹のとき以外は狩りをしないのは資源保護を考えているためなどではなく，ただ視床下部の命令にしたがって行動しているだけである。

しかし，人間では大脳が非常に発達したために，精神的なものも含めてその影響が非常に大きくなってしまい，視床下部の調節系だけでは動けなくなっている。また，社会的な束縛も強く，例えば昼休みに食事をとっておかないと午後の仕事が始まれば食べられなくなるなど，空腹でなくても時間が来れば食べるというように，習慣で食べるようになったことも大きい。このように人間は，摂食中枢や満腹中枢に頼って，空腹を感じたら食べ，いっぱいになったら止めるという生物学的な調節に頼ることができなくなってしまっている。

その上に，上述のように味付けという文化をもつことになって食べ物がおいしくなり，さらに現代では甘味料の大量生産も可能になったため，食べることが快楽になった。それゆえ，食べるには困らない先進国では，現代人は放っておくとつい食べすぎてしまう。さらに，ストレスが強い現代社会では，そのストレスの解消策として食べることの快楽が無意識のうちに利用されがちである。

そして，食べすぎは肥満・高血圧・動脈硬化・糖尿病といった生活習慣病を引き起こして寿命が短くなったり，死なないまでも生活の質(quality of life)が低下する。私たち人間にはどのように，どの程度食べればよいという学習が必要で，摂食はもはや本能行動ではなく，完全に学習行動といえる。

一方で，生活習慣病の危険性が高くなるほどに太った人にはダイエットが必要であるが，特に女性では，決して太っていないのにやせようとしてダイエットに走る人がいる。ダイエットをしない方がよい，してはいけない人さえいる状態である。女性向け雑誌を見れば，ダイエットはいまや1つの大きな文化といわざるをえない。それが次に述

べる摂食障害の背景にもなっている。

## (5) 拒食症と過食症

上に述べたように，人間は食べることに関して本能が破壊された状態にあり，実際とめどなく食べ続けたり，一方で食べることを拒否して餓死に至る人たちがいる。そこまで極端でなくともそれに近い状態はカウンセリングを含め何らかの治療的処置が必要という意味では病気であり，拒食症・過食症（上述のように，正式の医学用語では神経性食思不振症・神経性大食症であるが，ここでは一般社会に広く通用している拒食症・過食症を使う）を含めて摂食障害と名づけられる。これから述べるように，摂食障害は摂食調節機構の障害ではなく，周りの人たちと温かい心のつながりを作ることが困難となってしまった対人関係の障害である（香山，2003）。

摂食障害についてまず理解してもらいたいことは，拒食症・過食症の人たちの食べない・食べるという行動は，普通の人が美しくなりたいためにダイエットする，あるいは生命維持や快楽のために食べる，というのと質的に違ったものだということである。上述のように，味付けを発明した人間，特に甘味料をふんだんに使える現代人にとって，食べることは快楽であり，普通の人は食べることに快感ないしは安心感くらいはもつであろう。しかし，拒食症の人はその快感・安心を拒否してしか生きられない，けれども，はっきりと意識できていないため言葉にして訴えることができない事情があり，その心の底にあるものを自分の命を危うくしかねないような拒食という行動でしか訴えられないのである。

過食症の人たちもその点では同じであるが，拒食の人たちとは逆に強い食衝動に突き動かされて食べるという行動をとるのは，その行動がそのときだけ不安を忘れさせてくれるためである（このことをある女性は「いま生きているのが怖いんです。次に息を吸うのさえも怖い。その怖さは食べ物を詰め込むことでしかやり過ごせないんです」と表現していた）。

拒食症のときは，摂食中枢は長く続く低血糖により麻痺して働かなくなっているので空腹感に悩まされることもなく，自分が理想とするほっそりとした体型に近づいていくから，周囲の心配をよそに栄養失調で動けなくなる直前まで，過剰なくらいに動き回ることも多い。ちなみに，なぜこんながりがりの体型を理想と思い描くのかは，やせた人を美人とする傾向の強いメディアが作り上げた幻想的文化の影響は大きいが，それだけでは説明できないように思われる。ふっくらした大人の女性になっていく成熟の拒否などともいうが，それでは説明できない人たちも多く，摂食障害に苦しむ人たちのグループの運営スタッフとしてその人たちとの付き合いが深い筆者にも謎であるが，何も自由にならない人生の中で，肉体が自分の意志の支配下にあるという感覚が重要なのかもしれない。

しかし，一転して過食症になると，それは食べたくて食べているのではなく，ただ不安によって生じる摂食衝動に突き動かされて食べるのであるが，食べるとどうしても体重は増えて理想の体型からはずれる，あるいはそれを恐れるために，食べることがより強い罪悪感を伴い，拒食の人よりもはるかに強い苦しみをもつことになる。それから逃れるためにも食べることしかなく，指をのどに入れて吐き戻すことを覚えると，食べ吐きのセットを，疲れて動けなくなるまで続けることにもなる。人々の心を癒す歌声を聞かせてくれたカレン・カーペンターは，成功によりさらに強くなった不安による激しい過食症に苦しんで中枢性催吐剤まで使うようになり，電解質バランスが狂って（血中のカリウムイオン濃度が下がる）ある日突然心臓が止まって死に至った。

## (6) 行動への依存というとらえ方

　快楽であるべきものが不安を一瞬忘れるためだけの行動に転化されてしまい，そのためによけいに苦しくなるという点で，異常な過食はアルコールや麻薬・覚醒剤などの薬物に溺れることと共通するところがある。アルコール依存の人がアルコールを飲むというのは，酔って気分がよくなるのを楽しむために飲むのではなく，いまのつらさやむしゃくしゃする気分をやり過ごすために飲むのである。そこで強い酒を一気にあおることになる。

　さらに，ギャンブルの興奮に我を忘れて抜け出せなくなるのも同じである。それはギャンブルの興奮やスリルを楽しんでいるのではなく，パチンコの玉をはじいている間だけ，あるいは馬が走っている間だけ，この世の煩わしいこともすべて忘れることができるからである。しかしそれは生活をさらに苦しくすることが多く，その苦しみから逃れるにもまたギャンブルしかないゆえに，そこから離れられなくなり，依存することになる。

　依存(dependence)を起こしやすい，すなわち嗜癖(addiction)となりやすい行動を表2にまとめてみた。そこに示すように，暴力や虐待，それが自分に向かうリストカット，わざと自分を罰してもらうための意味もある万引き，買い物，さらには恋愛も含めた人間関係や世話焼きなどにも依存することがある。

　表の左列にあるものは男性が陥りやすいもの，右列は女性が陥りやすいものである。しかしそれらは明確に分けられるものではなく，パチンコに溺れて子供を忘れてしまう女性が出てきており，拒食や過食の男性もまだ少数ではあるが間違いなく増えてきていて，男女のどちらが多いかというだけである。近年は真ん中の列にある携帯電話，メール，インターネット，出会い系サイトといったものが加わった。これらの行動は，アルコールも含めて，合併して出てくることもよくある。

　これらの行動がすべて依存だというのでは決してなく，普通に行われればまったく正常というものもたくさんある。仕事はその典型で，仕事に熱中するというのは重要なことである。しかし，例えば男が，意識しているにせよ無意識のままにせよ，家族のややこしいことはすべて妻に任せ，それから逃れるために仕事に没頭しているなら，それは依存で，そこから逃れるのは難しくなる。女性も責任ある仕事を任せられることが増えてきていることと呼応して，女性の仕事依存者も増えてきている。世話焼きも同じで，人の世話を焼いていないと不安だという状態になると依存となる。

　繰り返しになるが，依存は，本来快楽であったり利益を与えるはずのものが，そのときのつらさや不安を忘れるためだけの行動に転化され，そのためによけいに苦しくなるが離れられないというもので，これはまさにアルコールや麻薬・覚醒剤などの薬物に溺れることと同じである。

　依存の神経機構としては，麻薬・覚醒剤などの薬物は脳内でドーパミンを放出させたり再取り込みによる除去を抑えたりしてドーパミン量を増やし，そのドーパミンが快感を起こすことが基礎にあると考えられている。ギャンブルなどの行動も，覚醒剤よりは弱いがドーパミン量を増やすことが示されており，麻薬拮抗薬の投与によりギャンブルや買い物への強迫的衝動が抑えられたという報告もある(Holden, 2001)。

　筆者自身もパソコンのゲームから離れられなくなることがあった。自分の仕事に迷いを感じ，どのように生きるかの岐路に立っていた頃だった。ゲームが終わって「もう一度やりますか？」と質問が出ると，自分の意志とは関係なくYesを押してしまっていた。自分でこれはもう嗜癖行動だ

表2　依存を起こしうる行動

| 仕　事 | 勉強・運動 | 拒食・過食 |
|---|---|---|
| 飲み屋がよい | 世話焼き | 買い物 |
| ギャンブル | 人間関係・恋愛 | 万引き |
| ゲーム | セックス | リストカット |
| 暴力・虐待 | 携帯電話・メール | 抜毛（ばつもう） |
| 痴漢・のぞき | インターネット | おっかけ |

とわかっていても止められなかった。なぜこんなことになるのだろうか。

## （7） 不安という時代の空気

　拒食・過食などの行動に依存してしまう新しい型の依存の根元にあるものは「不安」であると筆者は考えている。農家の息子は農業を継ぎ，商家の息子は商売を継ぐ，女の子たちはお母さんと同じように嫁に行き子供を産んでお母さんになる，といった生き方に何の疑問も感じなかった時代には，過食症などはなかった。いまは，農業を継いでも米をはじめとする農産物の輸入が自由化されてやっていけるかどうかまったくわからない。商売も，たとえ町の中心地にある老舗であっても，郊外に大資本が大規模店を作れば，いつ立ち行かなくなるかわからない。

　女の子にとって状況はもっとつらい。女性も仕事をもち自立して生きるべきだという考え方が一般的になり，理想的な女性として仕事をもってはつらつと生きるキャリアウーマンに対する憧れをメディアはかき立てる。一方，やはり女はかわいくなくてはとか，女は子供をもって一人前だ，などという男性は相変わらず多い。特に政治や行政の中枢を握っている男性は自分たちにとっての古き良き時代を引きずっており，男女共同参画社会に対するヒステリックなまでの反動の波で社会を覆おうとしている。女の子たちはそのような相矛盾する二重の縛り（ダブルバインド）に苦しむ。素直に自分の母親のように結婚し，子供を産めるだろうか。

　そのように，いまは若い人たちにとって父親も母親も人生のモデルになりにくい大きな変革の時代である。そして，自由が拡大され欲望はふくらむ一方で，それを自分の能力が保証してくれるかどうかはまったくわからないという中で，どう生きるべきかどころか，どうなら何とか生きられるのかという不安を抱えて生きざるをえない。1990年代はじめ頃までのバブルの時代はただ目をつぶって突っ走っていたら何とかなったが，バブルがはじけて以来，この不安は非常に明確になってきた。景気は回復してきているといわれるいまも，この不安感は強く残っている。

　それが年間3万人を超える自殺者となって現れてきている。閉塞感は強くとも迷いがあって1人では死ねない若い人たちは，インターネットで仲間を募って死へと突っ走る。その仲間は擬似家族とはとてもいえない希薄なつながりのままである。このとき家族はまったく力になりえていない。一方で生き方の定まっているはずの中高年は，経済状況の苦しさなどを1人で抱えて家族に相談することもなく，自殺へと追い込まれていく。このように，自殺者の増加には上述の家族の崩壊が現れてきている。

　中高年の自殺が圧倒的に男性に多いのは，自分の抱えている問題を言葉にして外に出すことができないからである。男性の言葉は多くの場合オーダー言語であり（このオーダーには秩序と命令の両方の意味を含んでいる），一方，女性の言葉は圧倒的に情緒言語である。自殺をくい止めるのに有効なのは後者であるが，中高年の男性たちは「男は黙って○○ビール」とか，「不器用ですから……」といった心のありようを有名な俳優を起用したコマーシャルで刷り込まれていて，黙って死を選ぶほかないところに追い込まれているのではないか。

　一方で若い人たちのネット心中には男女差がない（1台の車の中で性的な関係のまったくない複数の男女が一緒に自殺することも多い）のは，若い人たちでは言葉の意味が変わってきていることが関係していると感じられる。すなわち，若者言葉では「ウザイ」とか「キモイ」など，そのときの一瞬の気分を表出するためだけのものが多くなってきており，他人との共通の気分を醸したり共通の物語を紡ぐなど，自分の存在を確認し肯定するという重要な言葉の機能を失ってきているのではないだろうか。

## (8) 子供時代の不安の蓄積

　この時代の空気に漂う不安を，大人たちは言葉にして発することによってある程度解消することができる。アルコールやカラオケもある。ある男性は，若い独身の頃，イライラした気分がたまると，わざと酔っぱらって街で弱そうな男に喧嘩をふっかけて殴った，と言っていた。繁華街でやるので警察につかまるが，警察も酔っぱらいの喧嘩にいちいちかかわっておれず，留置所に1晩泊められれば次の朝には釈放で，そのため彼はシャツやネクタイの替えを持っていっていたという確信犯であった。このように，大人はそれぞれ不安を抱えても生き延びるための自分に合う手段をもつことができる。

　しかし，子供たちはそんな不安を処理する手段としての言葉や行動力をもっていない。家族の中で若い親たちが不安を抱えると，その不安は必ず小さい子供たちに伝わる。子供たちがその不安を心に抱えながらも無事に生きていけるのは，母親，父親というしっかり守ってくれる信頼できる存在をもっているからである。子供と公園に遊びに行ったときを思い浮かべてみてほしい。2〜3歳の子供は好奇心が強く，面白そうなものを見つけるとたたたっと走り出し，ふと不安になって振り返ってお母さんやお父さんの存在を確かめる。そこにほほえんでくれる親を見つければ，子供はまた安心して走り出す。そのようにして人は独立した大人に育っていくものである。

　しかし，例えばお母さんが，崩壊した地域社会の中で夫の支援も得られず孤独で子育てに苦しんでいたり，同居している義父母にいじめられて怒りを抱えていたりして，子供にほほえんであげられなかったらどうだろうか。心に抱えたことを言語化して処理できない子供のときにしっかり守ってくれる存在をもてないと，人は抱えた不安をひたすら心の中に蓄積していかざるをえない。

　そのように育つと，どのような場合には人を信用してよいか学習できず，成長して言語能力は発達した後もその蓄えられた不安を言語で表して人に伝えることに心は自分でストップをかけてしまう。その結果，体や行動で表現せざるをえなくなったものが，心身症（少なくともそのある種のもの）や拒食・過食といった行動への依存である。

　小学生なら身体的な病気に逃げ込める。例えば，不登校の子供が登校時間になるとおなかが痛くなるのは，大腸の収縮が強く起こっていて本当に痛いのである。実際に下痢を起こすこともあり，決して詐病ではない。それを学校へ行きたくないための「仮病」と決めつけると，子供たちは一番大切な親にも理解されずに絶望を深めてしまう。中学生くらいになると，自律神経症状ではなく，過呼吸症候群などを起こしたりする。しかし，知的なレベルが高くなるほど身体的な病気に逃げられなくなって，行動で示すほかなくなるのでは，と筆者はとらえている。

## (9) 家族システム

　このようにいうと，直接子供に接する役目を負うことの多い母親たちは，自分が悪かったのだとひたすら自分を責めることがよくある。しかし，母親が自分で責任を背負い込んでも何もよくならない。子供は母親をそんな苦しい状態に追い込んでいる自分自身を責めていることが多いし，何よりも悪いのは決して母親だけではないからである。まだまだ男社会といえる状態が続いている以上，男である父親の方が原因になっていることも多く，母親をそのような状態に追い込んでいる周りの家族，その両親など，家族全体をシステムとして考えなければならない。つまり，拒食症，過食症などの行動への依存は子供の頃の家族システムの何らかの異常状態が最も大きな要因となって作られるものである。

　その原因となる状況は，両親の不和や離婚，特

に虐待などの暴力の介在，子供に対する過剰な厳しさ，兄弟姉妹の間の差別，過剰な期待など，家族によってすべて違っている。強すぎる愛情も問題で，子供の幸せを考えるあまり親の考える道で生きさせようとすることは，やはり子供を縛る。いずれの場合も，子供が守られるべきときに守られていない，甘えられるべきときに甘えられないことが根本原因としてある。

このような不安の蓄積には，最も強くは「三つ子の魂百まで」という最初の（無意識な）独立の衝動が生ずる2～3歳頃から，少しずつ弱まりながら思春期に至る，子供の時期の育ち方が一番大きく関係している。それも，この家の跡取りだからとか，あるいはかわいいから，成績がよいからといった理由や条件があるからではなく，ただそこにいるからというだけで守られ，かわいがられる必要がある（ただし，このことが3歳児神話として行き過ぎた形で語られ，その弊害が大きくなっていることも指摘しておかなければならない）。

子供時代に無条件に世話を受け甘えさせてもらえる時期をもてないと，人は自分をこれでよしと認められず，自分の存在や行動を自分できちんと認められない「自己評価が低い」状態になる。そうするとひたすら自分の願望を殺して「良い子」として振る舞うことで親や周囲から受け入れてもらうことでしか生きられず，本当の独立を促す性衝動の生じる思春期以後にはそれも困難になって，強烈な不安に襲われてしまう。

自己評価が低いと，自分の考えは信用できず，それゆえ他人の評価を過剰に気にするが親をはじめとする他人も信頼できなくなってしまっているので，いきおい具体的な数字の出てくるものに頼るほかはなくなってしまう。中学・高校などの進学校では試験の成績や順位がこの数字を与えてくれる場合がある。容姿を評価されがちな女性たちに体重や食べるもののカロリーがその数字を与えてくれると，ダイエットが容易に拒食へと転じていく。頼るべき数字が何もないと，ただ引きこもる以外になくなる場合もあるであろうし，何かに依存することで存在の希薄さを忘れてその瞬間瞬間を生きるほかなくなることもあるだろう。

## (10) アダルトチャイルドと世代連鎖

育ってきた状況から自己評価が低くなってしまい，種々の薬物や行動に依存してしまう人たちをアダルトチルドレン（adult children of dysfunctional family，機能不全家族に育って，成人した子供たち）と名づけることがある（斎藤学，1996）。この言葉は「この苦しさが自分に責任のない小さい頃の生い立ちに由来するのであり，自分の性質が劣っているためではない」と知って安心するために作られた。

しかし，そのように意識して使われるならいいが，「自分はアダルトチャイルドだ，こうなってしまった責任をとれ」と親を責めるために使われてよけいに解決を難しくすることもある。また，アダルトチャイルドの原因には機能不全家族があるという考え方は，「あなた方はちゃんと機能する家族を作りなさい」というメッセージであり，それは母親たちを「自分さえ我慢すれば」という絶望的な自己犠牲の努力に身をさいなむところへ追い込んでいきかねない。社会学者の上野千鶴子は，家族とは，それが背負わされた歴史的役割からすれば，最初から機能不全なものであり，機能をきちんと果たす家族は幻想にすぎない，と主張する（上野ら，1998）。

そのようにこの言葉は問題を含んでおり，特にアダルトチャイルドと略した場合は非常に誤解されやすい言葉だということもあって，2000年代に入るとあまり使われなくなった。しかし，この言葉はもう1つ重要なメッセージを含んでいる。それは，このようなアダルトチャイルドの苦しみは家族の中で世代を越えて受け継がれていくことが多いことである。例えば，虐待されて育った子供は，親になると自分も子供を虐待するようになりやすいことはよく知られるようになっている。そのような世代連鎖を誰かが知って，断ち切らな

ければならない。

　母親の方から断ち切るためには，母親が家族のために生きるのではなく，自分のために生きて，自分自身が幸せにならなければならない。つらい目に遭っている母親の代わりに子供が過食などの症状を出しているような場合には，特にそうである。しかし，そのような母親には自分の幸せのことなどは考えたこともない人が多く，それが解決を難しくしている。例えば過食という子供の症状は(「私の苦しさをわかってよ」ということに加えて)「うちの家はおかしいよ，もっとみんなが幸せになろうよ」という言葉にできない訴えであるが，その訴えは直接の言葉にできない複雑なメッセージゆえに，なかなか親あるいは周囲に届きにくい。

　一方，子供の方から断ち切るためには，その心の中に「自分はここにいていいのだ」という居場所の感覚を与えてくれるものが必要である。親が子供の苦しさは自分たち家族に起因するもので，自分自身の生き方も窮屈で苦しいものだったと理解して，自分も楽になるとともに子供にとって家族が安心を与えてくれる場所に変わってくれることが何よりも一番よいが，それが困難な場合には親を捨てるという作業が必要になる。その場合は特に，家族に代わってその人をあるがままに受け入れてくれる場所や人が必要だが，学校，あるいは医療やカウンセリングが必ずしもその場を与えてくれないこともあり，自助グループが大きな意味をもつことになる。

## (11) 親の仕事

　不安が高まっている時代の空気の中で子供が無事に大人になるには，地域社会の崩壊により家族のもつ意味が大きくなっており，親の果たすべき役割が昔よりも難しくなってきているといえる。親自身が様々な社会状況の中で追い込まれて余裕を失い，孤立して周囲の援助を受けられない場合，子供を育てる仕事はさらなるストレスを生み，児童虐待へとつながっていく可能性も高くなっている。

　そのような状況では親の仕事ということをよく考えてみる必要があるだろう。親の大きな仕事は表3に掲げる3つであると考えられる(精神科医斎藤学の1999年3月の毎日新聞連載「オトコの生きかた」に書かれた考えをもとにしている)。

　「子供を愛し，守る仕事」というのはわかりやすい。上に述べたように，2～3歳の性格が形成される一番重要な時期にこれがないと，子供は自己評価が低くなってしまって，すなわち自分を愛せなくなって，思春期以降にそれが様々な行動化で噴き出してくる。この仕事は子供を抱くという，母子関係にみられる密着した感覚世界のことであり，言葉は必要ない。

　しかし，何があってもすべて受け入れるという密着関係がその時期を過ぎて学童期にかかっても続くと，その子供には万能感が生じる。社会の中で生きていくためには，その万能感はあるところで適当に摘みとられ，社会に生きるための掟を教えられなければならない。これが2番目の仕事で，昔は親もそれをしていたが，地域社会の中や，特に子供同士の遊びの中で自然に補われていた。それがいまは親の仕事としての意味が大きくなってしまっている。この仕事のためには，子供を甘い包容から切り離してやらなければならない。その切るという仕事は，抱くという母親の仕事に対して，父親の仕事である。子供に嫌われたくなくて物わかりのよい父をやっているばかりでは，親の仕事を手抜きしていることになる。

　ただし，ここで必要なのは「父なるもの」であって，実際の父親とは限らない。多くの母子世帯では母親が「母なるもの」と並行してこの「父なるもの」の仕事もしている。しかし，父親がい

表3　親の仕事(括弧内は斎藤学の表現)

- 子供を愛し，守る仕事
  (子供を抱く仕事)
- 子供に社会の掟を教える仕事
  (子供に欲求不満を起こさせる仕事)
- 子供を独立させる仕事
  (子供と別れる仕事)

たとしても「父なるもの」がいない場合，子供はそれを外に探しに出ていく。すなわち，自分の振る舞いにストップをかけ，時には自分を罰してくれるものを求めて世の中をさまようことになる。いわゆる非行はこの「父探し」のためである場合も多いと考えられる。過食症の人がよく起こす万引きにはこの意味が強い。

この2番目の仕事は3番目の「子供と別れる仕事」へと続いていく。子供はやがて独立したひとりの人間に育っていくべき存在である。そのためにはまず親と自分の間に境界線が引けなければならない。それを教えるのが親の仕事であるが，親が子供を自分の所有物や付属物と考えていたり，子供を自分と一体化していたり，ましてや子供の存在だけを頼りに生きていたりしたら，それは極めて難しいことになる。地域社会の崩壊で頼れるものは家族しかないという感じが強くなって，どうしても子供に期待をかけてしまうことも多いこの時代，この仕事は本当に難しくなっていると感じられる。

子供は手放してやらなければならない。そして，子供は親と違う独立した別の存在ということを意識し，子供の持ち味で生きさせてやらなければならない。しかし，このことはなかなか理解されず，子供を愛することとはできるだけ子供の世話をすることと思われがちである。「子供の幸せを願わない親はいない」とよく言われるが，子供を憎む親，逆に親を憎む子供は間違いなくいる。しかし，大多数の人は自分の子供を愛し，その幸せを望むだろう。しかし，そのあまり，自分の考える幸せを押しつけ，枠にはめ，敷いたレールの上を走らせようとする人も多い。それに反逆する力のある子供はよいが，「良い子」はそこで苦しむことになる。

## おわりに

新聞，テレビなどの報道に出てくる少年たちを見ていると，家庭，家族の中に心を休ませることのできない若い人たちがたくさんいることを感じざるをえない。彼らは，不安を休めるところがどこにもないので，心を全部殺して生きるか，あるいはどこかで一気に爆発させるほかない，そんな状況に追い込まれていく可能性がある。

思春期という不安定な時期は「深い谷にかかる一本橋をわたっている」と表現されることがある（心理学者河合隼雄の言葉。1999年のNHK教育テレビの対談番組）。霧に包まれて何も知らずにわたりきってしまった人は，そこにそのような危険があったことに気づくこともなく大人になり，一生を過ごす。しかし，途中で下を見てしまった人は足がすくんで動けなくなる。1970〜80年代，日本でもみられるようになった頃に拒食症・過食症で思春期から踏み出せなくなった人たちは，霧に包まれていても谷底が見えてしまう，すさまじくよい目をした（鋭い感受性をもった）人たちばかりであった。しかも，自分が感じるものをごまかしたり見ないで済ませることができず，誠実に生きようとするゆえに苦しんだ。ただし，摂食障害もいまは普通の人たちにまで広がっている。それは，大学を出ても生き方の最終的な決定を先送りするためにとりあえず大学院に進学するエリート階層の人たちを「モラトリアム」と称したが，そのような先延ばしが普通の人たちにまで広がり「フリーター」という言葉が作られたのと同じような状況であろう。

この橋を無事わたりきるのに必要なものは，自分が踏み出す足がしっかりと固まった地面につく感覚であろう。その安心感は親や教師が歩く方向を示してやったり，あるいは手を引いてやったりしても得られない。いかに方向がわかったとしても，足元がふわふわしていたのでは怖くて歩けず，しゃがみ込むほかない。

安心感は，育ってきた中で親がしっかりと見守り，愛してくれたことでしか得られないものである。しかし，いくら愛していても，その愛が子供を縛るものなら，独立の衝動をもつ思春期には子供たちはその縛りから自由になろうとし，したがって違った方向に足を踏み出すことにもなる。

例えば過食という「症状」は，そのような不安を言葉にできないまま抱えていることを訴えるものである。親も，周りの大人も，その訴えを聞く耳をもたなければならない。聞いてくれる耳があり，それが自分を決して裏切らないものだとわかれば，人はその不安の源となるものを言葉にして語ることができるようになり，行動で訴える必要はなくなる*。

 * これらの依存行動には，訴える手段という意味以外に，苦しい現在を生き延びる手段としての意味もあり，それゆえ言葉で訴えられるようになってもすぐには止まらない。そのような行動はかまわない，過食やリストカットをやってでも生き延びていれば，必ず生きていてよかったと思えるときが来る，とその人たちに伝えたい（ただし，薬物依存は生き延びる前に体も脳も傷めてしまうので，絶対に止めなければならない）。

いま，親を含めて大人たちに必要なことは，子供たちが出している症状によって投げかけている訴えと，その根本にある不安を聞き取れる耳をもつこと，そして，それを受け止め，決して裏切らない姿勢である。

そのためには大人も自分の不安と向かい合わなければならない。子供を愛し，子供に幸せのレールを敷いてその上を進ませてやりたいと考える親は，実は子供をコントロールしたいのであり，そのコントロール欲求は自身の不安から出てくるものである。その自分の不安に気づき，それをごまかさずに向かい合う勇気が，いま，大人にこそ求められているのではないか。そこにこそ，この時代の新しい家族像を作っていく鍵があると考える。

## 参考文献

Holden, C. (2001) 'Behavioral' addictions: do they exist? Science 294: 980-982.
香山雪彦（2003）食を拒む・食に溺れる心——摂食障害は摂食調節機構の障害か？ 日本生理学雑誌65：56-65.
小宮英美（1999）痴呆性高齢者ケア——グループホームで立ち直る人々. 中公新書, 中央公論社.
Lee, S.（2004）韓国における人口変動と社会病理. アディクションと家族21：155-166.
斎藤学（1996）アダルト・チルドレンと家族. 学陽書房.
斎藤環（1998）社会的ひきこもり——終わらない思春期. PHP新書, PHP研究所.
上野千鶴子・庄司洋子・斎藤学・波田あい子（1998）明かされた実態と暴力を生む意識(座談会). アディクションと家族15：246-254.
鷲田清一（1998）悲鳴をあげる身体. PHP新書, PHP研究所.

## 2-2　環境としてのジェンダー

### はじめに

　環境が生理機能に与える影響を論ずるこの本で，筆者は，編者に，環境としての「ジェンダー」を与えられた。

　ジェンダー，英語でgender（語源はラテン語のgenus）という言葉は元来文法用語で，「性，性別，性称」を表すが，性にこの言葉をあてはめだしたのはフェミニズム運動である。現代人は，15万年の歴史の中で，1万年前に農耕を始め，定住し，社会を築いた。この社会は階級制で，男性優位であった。女性に対する抑圧，差別がこのとき始まった。女性解放を求める動きは，ようやく18世紀頃から盛んになる。隆盛と衰退を繰り返しながら，フェミニズム運動は現在まで引き継がれ，性差別が社会的・文化的に構築された性，すなわちジェンダーであるという考え方が育ってきた。特に，1970年代以降の運動はこの概念を，次に述べる生物学的性，セックスと対峙する性として確立した。ただし，強調する必要があるのは，社会や文化が作るのであるから，時代，地域，民族，宗教などに依存してジェンダーの内容が異なることである。また，現在は，世界各国でジェンダーを縮小する努力が行われていることを前提にして話を進めることにする。

　「性，sex」の語源であるラテン語のsexusは分けるという意味で，ヒトをはじめとする動物や植物が雌雄に分けられる現象をいう。基本的にはヒトには精巣をもつ個体と卵巣をもつ個体があって雌雄に分けることができ，この性は遺伝子的（生物学的）にできるのであるが，フェミニズム運動は，ヒトにはこのほかに社会的・文化的に作られる人為的な性があることを主張し，これをジェンダーという言葉で表そうとしたのである。いくつか異論はあるが，現在では，sexusにあたる「性」は，生物学的性（セックス）と社会的・文化的性（ジェンダー）の2つの性を含むことが一般に了解されている。ただし，上述したように，ジェンダーという言葉は1960年代以降に定義されたのであるが，本項では，それ以前の男女相同の性（ワンセックスモデル）に言及する上でもジェンダーという言葉を用いた。

　なお，編者が，この「ジェンダー」を環境の1つとして取り上げられたのはまさに卓見であると筆者は考えている。ジェンダーは，現代人が農耕によって「主食」を得ることにしたときに作り出してしまった社会的・文化的性別であり，男女にとっての環境要因であるが，資源，特に「主食」はやはり環境の重要な因子であるからである。

### （1）　ジェンダーのなかった初期人類の暮らし

　いつ，サルからヒトが分岐したかについては，いまだ結論は出てはいないが，一応，初期人類として最もよく知られているアウストラロピテクスに属する猿人が出現した約350万年前としよう。この猿人としては，アウストラロピテクス・アファレンシスやアウストラロピテクス・アフリカヌスが知られている。ただし，彼らは現世のヒト（現代人）にはならなかった。

　彼らが何を主食にしていたかについて，偏見をも交えた多くの仮説が1960年代以降に出現した（Zihlman, 1981；島, 2003；田中, 2004 参照）。これらの研究をたどっていくと，初期人類の男女の

現在も完全には否定されているとはいえない代表的なものは，「男性＝狩猟者」仮説である。これは，ヒトは「肉を食べる」という点でサルから分けられる，という理屈にその原点をもつ。狩猟によって，男性が，初期人類の「主食」である肉を提供したという話は，「女性が座って採集と出産に従事している間に，男性は狩猟によって進化した」という進化理論にまでつながる。ウシカモシカを家にもって帰ることは，人類の「主人の行動だった」，その結果，男性が活発に，果敢に人類の進化を前進させた，というのである。女性は隠れた女中として男性に仕えていたのだ。この仮説からは，狩猟の重要性を介して，初期人類において，男性が経済的・社会的生活の優位にたっていた，という説明が導き出された。現在の社会にみられる男性優位制は，ヒトがサルから分かれたときから続いているもので，当然のこと，という見方である。

　1970年代には，女性の文化人類学者 A. Zihlman らが女性の視点からの「女性＝採集者」仮説を展開した。アウストラロピテクス猿人にとって主要な食料を供給していたのは男性の狩猟ではなく，女性による野生植物の採集であるとした。この仮説は，女性を受動的ではなく，人類の進化への活動的な参加者に仕立てた。さらに，重要なことは，このより新しい仮説は，固定化された性別役割分業を特徴とする男性優位の初期人類社会，という見方を崩壊させた。

　女性研究者らの主張が，必ずしも，古い「男性＝狩猟者」仮説に取って代わっているわけではない。島（2003）がまとめた，初期人類の「主食」が何であったかに関する仮説をみると，①狩猟・肉食仮説，②種子食仮説，③堅果食仮説，④植物食仮説，⑤小動物・根菜類仮説，⑥スカベンジャー（残肉処理者）仮説，⑦ボーンハンティング（骨猟）仮説，などがある。この中で島は，アウストラロピテクス属は直立2足歩行をしたらしいこと，歯列の表面が平らで，臼歯のエナメル質が厚く，すりつぶしシステムのある頑丈なあごをもつなどの特徴をもっていたらしいこと，そのほかに，島自身の研究による太い親指をもっていたことを考えあわせ，頑丈なあごとしっかり握りしめる手をもつ直立歩行猿人の主食は何か，と考えた。その結果，「口と手連合仮説」を提出し，彼らは骨を主食としていたと結論した。アウストラロピテクス属の住んでいたサバンナには，肉食獣の食べ残した多量の骨が，現在でもあるという。今後の発展が望まれる興味深い新説である。

　初期人類の主食の研究から推測されるのは，彼らは決して狩猟民ではなく，むしろ採集民で，男女は対等に採集にあたっていた，ということである。現在の表現でいう，社会的・文化的性，ジェンダー，つまりはジェンダーによる性別役割はなかった，といえるのである。

## (2) 1万年前以前，現代人にジェンダーはなかった

　はじめに，現世のヒト（現代人）が，いつ，どこで，出現したかについて簡単に述べておく。かつて，この地球上に現れたホミニド（ヒト科）に属する人類は，化石などから，少なくとも22種類はいたといわれているが，現代人の1種を除いてすべて地球上から姿を消してしまった。ただ1つ生き残った現代人の祖先はどんな人類だったのか。1980年代中頃までは，現代人の祖先はネアンデルタール人であるとする説が主流であったが，1987年，進化生化学者ウィルソンと彼の学生らが，われわれの祖先は15万年前に南アフリカに住んでいた1人の女性であることを，世界中の現代人の細胞のミトコンドリアDNAを検証することから明らかにした（Cann et al., 1987）。詳細は他にゆずるが，この女性（ミトコンドリア・イヴと名づけられた）の子孫が世界中に移動して，現在66億人となっていることになぜか筆者はたいへん感動している。

　このように出現した現代人は，どんな生活をしていたのだろうか。男女が対等に暮らしていたの

だろうか。現代人がアフリカに出現してから大部分の期間，初期人類と同じく，食料採集民として過ごしたという見解が多い。佐原(2005)は，食料採集の方法として，採取(植物，卵，昆虫，蛹，貝)，狩猟(鳥，獣，海獣)，漁労に大別し，現在においてさえ，どの方法でも採用可能な地域では，採取が最優先に行われていることを認めている。したがって，男女が対等に食料の採取につとめた，というのがあたっているだろう。

「女性＝採集者」仮説を出した A. Zihlman は，アフリカのカラハリ沙漠で採集・狩猟民族として生きるクン族(サン族も同様)の生活の観察からも，採集という仕事では女性が大きな役割を果たしていたことを主張している。彼女らは，何マイルにもわたる採集の旅を子供やたきぎを背負いながら行い，何十種類もの果実や，鳥，カメ，魚，昆虫などの小動物を集める。その量たるや，男性の集めるものの 2～3 倍にもなる。熱帯のサバンナ環境で，彼らが現在もこのような植物性の食物に深く依存して生活しているということは，初期の人類が肉を主食としていたという男性研究者による仮説と真っ向から対立するものであり，同時に，もっと重要なことに，少なくとも，イヴの末裔であるが，いまだアフリカ滞在中の現代人の男女の対等性をうかがわせるものである。

そのほか，十数万年前に現代人が住んでいたと思われる南アフリカ東南海岸にあるクラシーズ・マウス洞窟群には，人骨の破片とともにムール貝の貝塚や石器が見つかってもいる。

ヨーロッパに移動した現代人の食物についても，最近の先端技術が明らかにした。遺骨のコラーゲン炭素の δ13C と δ15C の測定によって，由来する蛋白質の種類を調べたところ，デンマーク，スコットランド，セルビア，ルーマニアでは，紀元前約 3 万年に生きていた現代人は水棲の魚類，軟体動物，鳥類などを食料としていたことが推測されたという(Richards et al., 2001)。これが事実とすれば，現代人は農業を始める前には狩猟を活発に行っていた，という仮説を否定することになる。同じ頃ヨーロッパに生きていたネアンデルタール人の骨の分析からは，彼らがウシ，ウマなどの草食獣を食べていたことが推測されている。興味あるデータである。

現代人は，日本には約 3 万年前頃に到着していて，ナウマンゾウなどの動物を主食としていたという説があるが，その頃は寒く，むしろ，木の実などの植物食料を重視すべきで，そうなると女性の役割が予想以上に大きかったろうとの考えがある(佐原，2005)。西宮(2000)は，紀元前 1 万年の縄文時代の労働はすべて男女平等であった，あるいはむしろ女性優位であったとみている。主食はドングリなどの堅果で，入手に女性の果たした役割が大きかったことが想像された。狩猟や漁労，丸木舟の製作などにも女性が従事，力仕事であれ，何であれ，縄文の女性たちは積極的に参加していたという。

## (3) 1 万年前，現代人にジェンダーができた

十数万年の間，われわれの祖先の現代人は，ジェンダーを作るような暮らしをしていなかったことを述べた。つまり，食料を採集する食料採集民としての生活を男女平等にしていた。

食料採集民は十分な食料を恒常的に保持していないから，少しの人口しか維持できない。たかだか 50 人の集団で暮らした。彼らは，時間と労力の大半を食料獲得に費やすため，他の活動を行う余裕はない。文字も生まれず，文明も生まれない。彼らの間にはリーダーはいるけれども，貧富の差は生じないので，階級制も生まれていない。また，男女の差別も生まれていなかったのである。

しかし，約 1 万年前に変化が起きた。現代人は農耕を発明して，食料生産民になったのである(Zihlman, 1981; 佐原，2005; サイクス，2004; モリス，1994; 田中，2004 参照)。約 1 万 3000 年前には，地球の氷河期は終わっていた。農耕生活はその後の現代人と世界を，永遠に変えることになった。

農耕が最も早く開発されたのは，肥沃な三日月

地帯と呼ばれる，現在のイラク全体と，シリア，ヨルダン，トルコ，イランの一部を含む地域である。1万年強前，われわれの祖先の現代人は，世界の秘境を除くすべての地域に到達していた。その後の数千年の間に，インド，中国，西アフリカとエチオピア，ニューギニア，中米，アメリカで同じことが起きた。栽培された作物は，中国では米，アフリカではサトウモロコシ，ニューギニアではタロイモ，中米ではトウモロコシ，アメリカではカボチャ，というように地域によって様々だったが，いずれにおいても，補助的な食料獲得の手段として始まり，やがて主食の座を奪っていった。同時に，野生動物が家畜化され，畜産が始まった。定住が始まった。食料が貯蔵されるようになり，余剰食料を保有することができ，集団は拡大し始めた。村が町となり，町が都市となった。

ここで，人間関係にも大きな変化が起きたことに注目しなければならない。まず，耕した土地と家畜を所有するという概念が初めて現代人に出現した。所有物の概念は，富，権力へと発展する。男性間に順位制をもたらした。次いで，最も重要なことに，男女間の性の関係を変化させた。これまで，女性たちと対等な関係を十数万年間維持してきた男性たちが，女性を奴隷化するようになったのである。

男女間の性の関係を壊した大きな要因は，定住生活である。食料採集民のときは，季節ごとに野営地から野営地へ子供をつれて移動していた。子供には4～5年の授乳をしていたため，これが格好の避妊となっていた。定住生活になると，女性たちは1～2年の間隔で次々と妊娠するはめになり，その結果，男性に頼らざるをえなくなり，奴隷化されていったのである。一夫多妻制を実践する男たちも出現した。まさに，男女不平等な，男性優位社会が出現したのである。

男性による女性の奴隷化の激しさをサイクスが語っている。ヨルダン川岸のエリコ，シリアにあるアブ・フレイラ，トルコのアナトリア平原に位置するチャタルヒュクなど農耕が最初(8000年ほど前)に定着したところでは，女性たちの遺骨は，骨関節症，椎骨の損傷，大腿骨の湾曲など，奴隷としてこき使われていたらしい痕跡が出てきている。膝頭の様子からは，常に石の床にひざまずくような生活をしていたことがうかがえるという。男性の奴隷も史実にあることから，急速な階級社会の成立も明らかである。

## （4） ワンセックスモデル時代を経てツーセックスモデル時代へ

この原稿を書いている2005年夏，内閣府男女共同参画局から，次のようなメールがタイミングよく送られてきた(塩満，2005)。そのうち，「自然本来の素質」について，という題の対話部分を，ここに転載させていただく。

　　紀元前5世紀，ギリシャ・アテネでソクラテスは対話を続けた。当地から西北180 kmはなれたデルフォイのアポロン神殿の柱に刻まれた「汝自身を知れ」の格言に触発され，「無知の知」を自覚し，その吟味と普及を行った。弟子のプラトンがまとめた「国家」によると，ソクラテスは，グラウコン(プラトンの兄)との対話で，「女性と男性は，両性の体力的な弱さ強さの差を考慮する点を除いてはすべての仕事を同じように分担しなければならない」との合意に達した後，以下を続けている。

　　ソ：「ところで，女は男とくらべて，その自然本来の素質において大いに異なっているのが実情ではないかね？」
　　グ：「もちろん異なっています。」
　　ソ：「そうすると，男と女のそれぞれに与えるべき仕事も，それが自分の自然本来の素質に応じたものであるとすれば，当然別の仕事になるはずではないかね？」
　　グ：「たしかに。」
　　ここで，ソクラテスは先に合意されたこと

との矛盾を指摘している。この話の展開はどうなるか。ソクラテスの結論はある技術なり仕事なりにどちらか一方がとくに向いていると証明されないのであれば、国の守護者たちとその妻女たちとは同じ仕事にたずさわらなければならないと考え続ける。同じ素質を持つ者が同じ仕事をするためには同じ教育が与えられるべきであり、女性の哲学者、政治家などの道も閉ざすべきではない、である。

女性が奴隷化されていた時代、ソクラテスのような男性もいたのかと驚きがある。歴史学者ラカー(1998)によると、この時代には女性を奴隷として扱うための政治的配慮がなされていたのである。18世紀の終わり頃まで、西欧社会には、「男性生殖器官と女性生殖器官は、(位置は別として)構造的には同じものである」とするワンセックスモデル説(男女相同学説)が浸透していた。このモデルのおそらく最初の、そして容赦のない提唱者は、紀元前4世紀にギリシャに生きた哲学者アリストテレスで、これを2世紀に医学者ガレノスが引き継いだとされる。ガレノスによると、女性は男性の一種で、男性の場合は外部に出ている器官が、生命の熱が足りない、つまり不完全なために内側にとどまっているだけ、ということだった。このような、男性も女性も男性性を究極点とする軸上に一列に並んでいる、とするのがワンセックスモデルである。「女性は劣った男性」だとされたのである。そして、実際に、社会は完全に男性が支配し、女性が従属するよう組織されていたので、世の中の秩序が保たれるよう、ジェンダーによって(政治的に)男女を区分したというのである。

アリストテレスとガレノスの学説は2000年以上にわたって西欧社会を席捲した。中世の暗黒時代だけならともかく、14～15世紀の、あの素晴らしい宗教芸術を残した(といわれている)ルネッサンス期もそうだったのである。女性を下敷きにしたものだったのである。

そして、18世紀、とある日に、現在セックスとして知られているものが発明された、とラカー(1998)がいう。アリストテレスとガレノスの男女相同学説は単なる誤謬とされた。かつて同じ名称を共有していた器官(卵巣と睾丸)が言語的に区別され、かつて命名・分類されていなかったヴァギナのような器官が分節化される……というように。つまり、ジェンダーの基盤としてツーセックスが発明された。そして、ジェンダーが、そのままセックスにあてはめられた。

しかし、この18世紀でも、女が男の奴隷だったことに変わりはないらしい。ブラム(2000)は、進化生物学者M. ウィルソンとM. デイリーの著書(『妻を財産と間違えた男』)を引き合いに出して、こう描く。イギリスでは、「男はいうことをきかない妻に体罰を与えてもいいが殺害してはならない、よって法により使用できるのは親指の太さ以下の杖とする」という司法決定があり、「親指の法則」という表現があった、19世紀になってもイギリス人は牛を売るのと同じ競り売り台で妻を売買していた、少女たちは首に端綱をつけられて競りにつれていかれた、イギリス人男性は結婚生活から逃げ出そうとする妻を合法的に監禁できた、などなど。

## (5) ジェンダーの歴史を攻撃性の生態学から解析すると

ここではまず、攻撃行動について説明することにする。攻撃的な心を攻撃性といい、これをもとに闘争と呼ばれる攻撃行動が誘発される。精神医学者中尾弘之によれば、闘争は、同種動物間では社会順位の争い、なわばり争いであって、その目的は敵を降参させることであって相手を殺すことではない(前田、1989参照)。優位を占めることがその目的である。したがって、動物学者モリス(1969)によれば、われわれは攻撃性をもつがゆえにこの厳しい競争社会を生き抜くことができる。現代の社会にあふれている暴力、犯罪、殺人、暴動、テロ、戦争などの攻撃行動はむしろ異常なものである。有名な動物行動学者K. ローレンツによれば、ヒトのように強力な武器をもつ動物ほど

同種間攻撃を抑制する強い機構を生まれながらにもっている。

攻撃性とそれに基づく闘争は，限られた資源を競争によって獲得しようとする際に発生するが，ここに働く法則は，利益とコストのバランスである（岩本，1998）。利益が大きいのは資源に限りがある場合，コストが小さいのは深刻なエネルギー消費と負傷がありえない場合で，このようなときに闘争がスイッチされる。例えば，資源利用が競争的な環境下，例えば動物園などのように餌づけされている環境下では，あらかじめなわばりが形成される。激しい闘争は負傷の可能性を高め，エネルギーを消費するので，動物たちは常に出会わないように互いの生活圏を黙認するのである。次いで，順位制が形成される。個体の空間的な集中化は資源競争を激化させ，利益とコストのバランスが負になりやすいので，あらかじめ資源利用の優先権を設定した方がよいのである。

ただし，哺乳類なら必ずなわばり制，順位制を基本にした社会をもつわけではない。岩本（1998）によれば，野生動物の生活では闘争は多くはなく，これは2者の力に大きな違いがあったり，資源に対する要求度が個体によって異なることが多いためである。実際，生態学者伊沢紘生によると，餌づけされたニホンザルの群れは順位制に支配された競争社会であることで有名だが，野生群はまったくこのようなことはない（立花，1996 参照）。自然界では，同じ主食をサル同士が真剣に争い合うということは起こらない。食物はたくさんあるので，競争がないように棲み分けている。つまり，自然界の基本原理は競争原理ではないという。ニホンザル以外の動物でも，食物が豊富な自然界では優劣関係を作らず，環境によっては強力な優劣関係を発達させる。動物行動学者 T. ロウエルは，階級は高いストレスをはらんだ状況で最もはっきり現れるという。野生ではまったく階級がないのに，おりの中では階級制の秩序を築く種が多いという。また，開けた地帯に棲むヒヒの群れは雄支配の階級社会を築いているが，森に棲むヒヒの群れはそのようなことはない。これは，開けた地帯では食物が不足し，天敵が多く，隠れる場所がないが，森は隠れ場所も食物も豊かなため，といわれる（ファウストースターリング，1990 参照）。

以上のような動物の生態学を基盤に初期人類から始まる人類の攻撃行動を解析してみよう。すると，初期人類といまから1万年以前の現代人は，自然界の野生動物とまったく同じ行動をとっていたということがみえてくる。1万年前に，現代人は，モリスのいう人間動物園に，そして伊沢のいう餌づけ社会に，自ら入っていったのである。ただし，1万年間の現代人の社会生活がすべて食物を争う競争原理に基づいている，とはいいきれないと筆者は考える。1万年以前の食料採集民としての生活はたかだか50人の集団，それもおそらく家族で，全員が互いに見知り合った者同士のものであった。1万年前以降の食料生産民としての定住生活は，モリスのいう，つまりは「他人」に囲まれた生活である。「他人」は個人にとっては有力な環境刺激であり，ある意味でストレス刺激である。また，この本の他章で書かれることになっている，フェロモン刺激の可能性もある。

## （6） 1万年前に現代人の脳に起こったことは

本項では，このあと，環境刺激をヒトの脳がどのように受容し，攻撃性と攻撃行動という反応を引き起こすのか，そして，この過程における性差の有無について論じてみたい。生理学，動物生態学，サル学などは攻撃性の生態学的意義を明らかにしてきたが，なぜか男性優位制の形成に貢献した可能性については一切ふれていない。筆者は，女性に勝る男性の攻撃性が男性優位社会を作り，さらに，現在までそれを維持してきた，という仮説を提唱してきているので，ここで，それに言及しておきたい。

生理学的には，攻撃行動は，怒りや恐れを動機とする情動行動に分類されていることを，まず指摘しておきたい。情動とは愛，憎しみ，快，不快，

怒り，恐れ，喜び，悲しみ，驚きなどの主観的感情（心）であると，時実(1967)がいった。ある種の環境刺激はストレスとして働き，怒りや恐れを作り，攻撃行動を誘発して順位をつけるもとになる。劣位者は劣位にあることがまたストレスになっていて，死んだ劣位サルを解剖して死因を調べると，一様にひどい胃潰瘍をもっていた，という報告がある(Uno et al., 1989)。

環境刺激を受容して怒りや恐れを作り，反応としての攻撃行動や逃避行動を発現させるのは大脳辺縁系の扁桃体である。扁桃体には，視覚，聴覚，体性感覚，嗅覚，味覚などすべての感覚情報が収束する。扁桃体を破壊されたサルは，天敵のヘビを恐れず，普通なら長幼の序をわきまえて対するボスザルにも無礼を働き，このため攻撃され，傷を負い，食物も得られず，死に至る。ボスザルの扁桃体を破壊すると，直ちに劣位に落ち，そして死に至る。

一方，雌性動物よりも雄性動物がストレスに対し強く反応し，攻撃行動を起こしやすい，という証拠がかなりある。特に，ヒト男性は女性よりも生物学的に攻撃的だ，という莫大な証拠があげられている(Oetzel, 1966; Maccoby and Jacklin, 1974)。ただし，これらには，攻撃性は社会的に学習されるもの，つまり，ジェンダーであるという反対意見もある(Tieger, 1980; ファウストースターリング，1990)。闘った上敗北してしまった場合，これはまた「敗北ストレス」を生むが，雄性ハムスターは，この後，なわばり防衛のための攻撃がまったくできなくなってしまうのに対し，雌性ハムスターではこのようなことはないという(Haller et al., 1998)。したがって，劣位にあるというストレスに対し，雄性動物の方が感受性の高いことがわかる。

一方，魚類，両生類，齧歯類などで，攻撃性が脳内のセロトニン(5HT)活動と逆相関する，逆にドーパミン(DA)活動と相関する，という多くの報告がある。さらに，低不安ラットモデルでは，扁桃体の5HTが高値，DAが低値であるので，不安の調節に5HTとDAが拮抗する役割をもつという示唆がある(Nakamura et al., 2001)。そこで，われわれは，環境刺激に対する扁桃体の反応に性差がある可能性，しかもそれは，雄性では雌性よりも敏感な可能性があることを想定し，これらを確かめるための実験を，ラットを用いて行った(Mitsushima et al., 2006)。なお，部位として外側底部扁桃体を選んだ。

その結果，①扁桃体に基礎分泌されるDA量は，雄性ラットでは雌性ラットより著しく高いという性差があった。緊縛ストレスを負荷すると，雄性ラットではそれ以上に追加分泌は起こらなかったが，雌性ラットでは雄性ラットレベルまで分泌量が増加した。②基礎分泌される5HT分泌量は，雄性ラットでは雌性ラットより有意に高いという性差があった。緊縛ストレスの負荷に対しては，雌雄ラットいずれも有意な5HT分泌増加があったが，雌性ラットの方が著しかった。

雄性ラットにおける恒常的なDA高値は，これら雄性動物の攻撃性の高さを強く支持するものであった。雌性動物はストレスが与えられたときだけ攻撃性を増し，対処するということが示唆された。雌性ラットよりも小さい雄性ラットの5HTストレス反応は，雄性動物は雌性動物よりもストレスによる不安をすぐには解消できにくいことを示唆した。

これらを直ちにヒトに演繹することはできないとはいえ，ヒト男性の扁桃体も大量のDAに満たされているため，ストレス社会の中で常に攻撃性を高くもっていること，さらなるストレスに暴露されても5HTによる緩和がされにくいこと，などが想像される。女性は男性に比べ，ストレスを緩和しやすく，攻撃性は低く抑えられる。これが，男性優位制が成立した由縁ではないかとわれわれは考えている。

## (7) ジェンダーを維持する脳機構

1万年前に農耕社会に入った現代人の脳が，どのようなメカニズムで男性を女性の優位に立たせ

たかを推測した。次に考えなければならないのは，なぜ，この女性に対する男性優位が1万年も維持されてしまったかである。女性に対する攻撃がただ1回ではなく，なぜ持続してしまったか。それは，男性の扁桃体の働きで惹起された攻撃行動，つまり順位の争いによって，ジェンダーが作られ，これが男女の脳に組み込まれてしまったからであろうと筆者は考える。

扁桃体は，基本的生命活動や種族保存にかかわる古い脳にある（田中，1998，2004参照）。この脳部には，間脳，辺縁系，脳幹などが含まれ，出生前にすでにその構造と機能にはセックスが作られている。認知，学習・記憶，思考，意志決定などには新しい脳がかかわり，出生後にその構造と機能の発達の大部分が行われることを現代の脳科学が明らかにしている（津本，1986；岡野，1995）。その際，ジェンダーが組み込まれていくだろう。新しい脳としては，新皮質に加え，記憶機能をもつことが明らかにされつつある海馬を筆者は含めることにしている。

新しい脳にジェンダーが組み込まれる可能性は，新しい脳が出生後に与えられる環境刺激（感覚刺激）によってできあがっていくことを考えれば，容易に納得されるだろう。男性優位社会においては，出生直後から，性別役割に基づく養育，教育が強制され，さらに性別役割は社会・家庭生活にも引き継がれる。男性と女性では異なる環境刺激が与えられ，これによって男女で異なる新皮質の神経機構と機能ができていくであろう。ヒトの新しい脳にジェンダーという性が発現する。つまり，このようにして理科，数学，空間認知，言語などの能力における性差，思考方法，行動パターンなどにおける性差が惹起される可能性が高いのである。

例えば，縦縞のドラム缶で，横縞の光を見ないように育てられたネコは，成熟後に横縞の光を感覚する能力が失われていることは有名な事実である（津本，1986参照）。視覚野に横縞に対応する神経機構が形成されなかったと推測される。男の子には与えられるが女の子には与えられない，逆に女の子には与えられるが男の子には与えられない様々な環境刺激によって，男女の新しい脳に異なる神経機構ができていく可能性がある。ちまたで取りざたされる数学，言語，空間認知の能力差がもし本当だったとしても，このような機序で出現する可能性が高い。

内閣府男女平等参画局の塩満（2005）がさらに書いている。「今から約50年前，理系と文系の違いを「二つの文化」として講演したイギリスの物理学者スノー卿に対し，社会学者リースマン氏（「孤独の群集」の著者）は，当時の状況を以下のように記している。「アメリカでは女性が科学や数学に興味を持つことは，珍しい。そして女性がこの線を越すとその女らしさが失われると考えられがちである。したがってアメリカでは現在でも地方によっては，科学や工学だけが男子にふさわしい仕事であり，彼が小説家にでもなろうものなら，自分が文学的な人間ではないといった恰好をとりつくろうか，いっそのことその線を踏み越えて，自分が倒錯者であることを明示しなければならない」」。これは，ちょうど，フェミニズム運動が勃興しだした頃のことである。ジェンダーに基づく性別役割によって，男女に対し，いかに異なる教育がなされていたかがよくわかる。

しかし，現在でも，男女共同参画，あるいはジェンダーに基づく性差別をしない，という方向性は，政治的にさえ安定したものにはなっていないのが現状である。米国憲法には男女平等が明記されていないという。終戦後（1946年），米国によって作られた日本国憲法の第24条には米国よりも進んで男女平等が書かれてはいるが，現実に，男は仕事，女は家庭の性別役割分業で戦後社会が動いてきているし，この原稿を書いている2005年夏には政治家による改悪のもくろみがあった。そして，後でも述べるように日本女性の地位は先進国で最低である。男女平等の養育，教育，社会の環境が整うには，さらに何百年かの時間がかかるのではないかと筆者は考えている。

なお，男女にたとえ同一の環境刺激を与えても，その刺激に対する感受性が男女で異なれば，異なる神経機構ができあがる可能性があることも付記しておきたい。このことを，われわれは，ラット

で見つけた(Endo et al.,1994; Takase et al., 2005)。視覚・空間認知機能は海馬が関与するとされているが，ラットでは雄性優位である。ただし，これは世界共通の飼料である堅い固形餌で飼育している場合である。もし，離乳後，固形餌を砕いて粉状にした餌で飼育すると，空間認知機能を測る八方迷路課題の成績は雌雄に差がみられなくなる。この現象の解釈として，われわれは，堅い固形餌を食べることは，骨格や筋肉の発達が雄よりも劣る雌性ラットにはある種のストレスなのではないか，と考えた。つまり，セックスによって，同一の刺激でも与える効果が異なることがあることを示している。ヒトにおいても，このようなことの起こる可能性があることは否定できない。

## (8) 健康・疾患・寿命に影響するジェンダー

1960年代に始まったフェミニズム運動は，医学・医療の面にも影響を及ぼし，1990年代，米国で，「性特異的医学」あるいは「性差医学」の概念が確立された(貴邑・荒木，2003参照)。これまで，世界中のほとんどの臨床研究は男性のみを対象に行われてきた。男性で知りえた情報がそのまま女性にも適用できると(男性)研究者たちは考えていたのである。しかし，米国の一般女性の声が米国議会を動かし，医学研究の流れを根本的に変えるに十分な資金提供をもたらした。この流れは，男性と女性には正常な状態でも多くの差があること，同一疾患でも差があることを発見し，治療の性差の必要性を認識させてきた。同時に，性として，セックスのみでなくジェンダーを重要な因子とすべきことも認識された。性差医学は，数年前，日本でも幕開けし，現在は特に女性の医学・医療の必要性が認められつつある。

このように，まるでワンセックスモデル説がそのまま続いたかのように，医学・医療面では「女性は小型の男性」とみられてきていることに愕然とするが，まがりなりにも改善が試みられる風潮が日本でもできてきた。しかし，絶望的なのは社会面である。2005年5月，世界の政財界の指導者が集う「ダボス会議」で，主催者である民間研究機関「世界経済フォーラム」が，主要58ヶ国の男女格差(ジェンダーギャップ)の度合いを指数化してランキングで示した報告書を発表した。最も格差が少なく，男女平等社会に近いと判定されたのはスウェーデンで，以下，北欧諸国が上位を占めた。日本はなんと38位だった。指数は，①女性の就業率など経済への参加度，②産休制度の充実や，専門職に占める女性の比率など雇用機会の均等性，③議会や政府など政治決定機関に女性が占める比率，④教育機会の均等性，⑤女性の健康への配慮，の5点を重視し，完全な男女平等社会を7点として各国の得点をはじき出したとのことである。

筆者の研究領域は脳であるが，日本での性差医学の始まりにかかわりをもった頃から，疾患，死因，平均寿命の性差には，セックスに負けず劣らず，ジェンダーが重要な役割を果たしていると推測していた。日本が38位という報告を無念に思うのはまず措いて，ジェンダーギャップの少なさ(順位数)と平均寿命の男女差の少なさ(年数)の相関関係の有無を計算したところ，有意な相関のあることがわかった(図1)。寿命は常に女性優位で

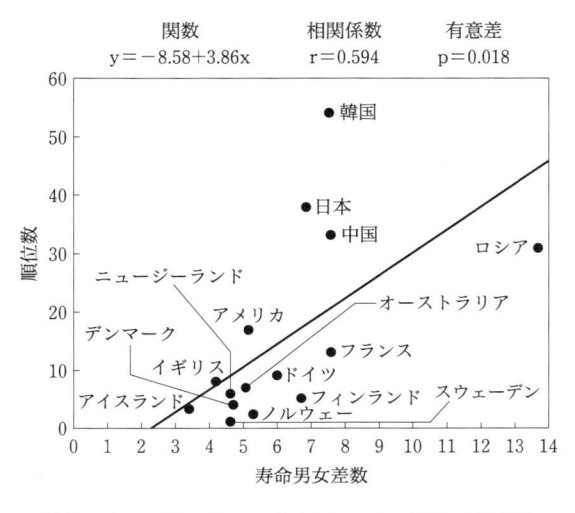

図1 ジェンダーギャップが大きいと，寿命の男女差が大きい

あることを考慮すると，男女平等が進むにつれ，女性の寿命が縮み，男性の寿命が延びることが推測される。

なぜ，男女平等が進むと女性の寿命が縮み，男性の寿命が延びるのか。まず，ジェンダー化された新しい脳が，その個体の思考方法，行動パターンを左右する結果，ライフスタイルまで規定する，と考えることは重要であろう。ジェンダーに基づく性別役割を作った昔，男性は女性を奴隷化することで得る役割を選んだようにみえるが，社会が現在のように著しく複雑化すると，ストレスに満ち満ちていて，社会で働く，という役割はむしろ損なものになってきていると考えられる。その証拠に，男性は，危険な仕事や戦争，交通事故，喫煙，不法な薬物使用や飲酒など，職業と男らしさの習慣がはらむ危害によって死亡する可能性が女性より抜群に高いのである。また，社会のみならず，家庭をも支えなければ，という男の性別役割に基づく圧力は，男性を過重な労働にかりたて，過労死や自殺にも追い込んでいる。生活習慣病としてくくられている疾患も，男らしく，という生活習慣が生んだものといえるだろう。壮年期における有病率を男女で比較した場合，高血圧症，糖尿病，肥満すべて男性優位である。そして，最後は，男性は壮絶にがんで，女性は枯れるように老衰で，死ぬ，と表現されている。

しかし，男女共同参画社会が実現すると，男性の職業への執着は縮小するであろう。実際，近年，若年無業者（ニートと呼ばれる）が増えていて，社会現象ともみられているが，現在のところ，この表現は男性に限ってあてはめられているようにみえ，男性の職業への考え方の変化を表しているようにも思える。一方，頑張って働いている女性の過労死やがん死が増えてきていることもメディアが注目している（白川，2005）。ただし，最終的に男女が一緒に死ぬようになるかどうかは，生物学的性，セックスの疾患への影響にかかっているであろう。

## おわりに

ジェンダーのない昔から，ジェンダーを作り，次いでジェンダーを解消しつつある現在までの，男女の生き方，暮らし方を述べてきた。古い脳の扁桃体は，主食獲得方法に依存して，ジェンダーを作らせたり，作らせなかったりした。ひとたびジェンダーができてしまうと，新しい脳の新皮質がこれを維持してきた。ただし，ジェンダーを解消するのも新しい脳の叡智である。

参考文献

ブラム, B. (2000) 脳に組み込まれたセックス．越智典子訳, 白揚社.

Cann, R. L., Stoneking, M. and Wilson A. C. (1987) Mitochondrial DNA and human evolution. Nature 325: 31-36.

Endo, Y., Mizuno, T., Fujita, K., Funabashi, T. and Kimura, F. (1994) Soft-diet feeding during development enhances later learning abilities in female rats. Physiol. Behav. 56: 629-633.

ファウスト-スターリング, A. (1990) ジェンダーの神話. 池上千寿子・根岸悦子訳, 工作舎.

Haller, J., Fuchs, E., Halasz, J. and Makara, G. B. (1998) Defeat is a major stressor in males while social instability is stressful mainly in females: Towards the development of a social stress model in female rats. Brain Res. Bull. 50: 33-39.

岩本俊孝 (1998) 哺乳類の攻撃行動におけるコストと利益. 脳の科学 20：945-950.

貴邑冨久子監修, 荒木葉子翻訳編集 (2003) 性差医学入門. じほう.

Maccoby, E. E. and Jacklin, C. N. (1974) The physiology of sex differences. Stanford University Press, Stanford.

前田久雄 (1989) 情動行動, 攻撃行動. 久保田競・小野武年編, 行動の生理学, 新生理学大系第11巻, 医学書院, pp. 209-221.

Mitsushima, D., Yamada, K., Takase, K., Funabashi, T. and Kimura, F. (2006) Sex differences in the basolateral amygdala: the extracellular levels of serotonin and dopamine and their responses to restraint stress in rats. Eur. J. Neurosci. 24: 3245-3254.

モリス, D. (1969) 裸のサル. 日高敏隆訳, 河出書房新社.

モリス, D.（1994）舞い上がったサル. 中村保男訳, 飛鳥新社.

Nakamura, K., Shirane, M. and Koshikawa, N. (2001) Site-specific activation of dopamine and serotonin transmission by aniracetam in the mesocorticolimbic pathway of rats. Brain Res. 897: 82-92.

西宮紘（2000）縄文のシンボリズムと女たち. 鶴見和子編, 女と男の時空 ①ヒメとヒメコの時代, 藤原書店, pp. 31-67.

Oetzel, R. M. (1966) Annotated bibliography. In: The development of Sex differences, (ed.) E. E. Maccoby, Stanford University Press, Stanford.

岡野栄之（1995）複数のモデル生物系を用いた神経系の発生と分化の研究の advantage. 細胞工学 14：126-135.

ラカー, T.（1998）セックスの発明. 高井宏子・細谷等訳, 工作舎.

Richards, M. P., Pettitt, P. B., Stiner, M. C. and Trinkaus, E. (2001) Stable isotope evidence for increasing dietary breadth in the European mid-upper Paleolithic. PNAS 98: 6528-6532.

佐原真（2005）衣食住の考古学. 岩波書店.

サイクス, B.（2004）アダムの呪い. 大野晶子訳, ソニー・マガジンズ.

塩満典子（2005）男女共同参画情報メール第95号.

島泰三（2003）親指はなぜ太いのか. 中公新書, 中央公論新社.

白川桃子（2005）女性の寿命は短くなる？ AERA 9：70-72.

立花隆（1996）サル学の現在（上）. 文藝春秋.

Takase, K., Funabashi, T., Mogi, K., Mitsushima, D. and Kimura, F. (2005) Feeding with powdered diet after weaning increases visuospatial ability in association with increases in the expression of N-methyl-D-aspartate receptors in the hippocampus of female rats. Neurosci. Res. 53: 169-175.

田中冨久子（1998）女の脳・男の脳. NHKブックス, 日本放送出版協会.

田中冨久子（2004）脳の進化学. 中公新書ラクレ, 中央公論新社.

Tieger, T. (1980) On the biological basis of sex differences in aggression. Child Dev. 51: 943-963.

時実利彦（1967）脳の生理学. 朝倉書店.

津本忠治（1986）脳と発達. 朝倉書店.

Uno, H., Tarara, R., Else, J. G., Suleman, M. A. and Sapolsky, R. M. (1989) Hippocampal damage associated with prolonged and fatal stress in primates. J. Neurosci. 9: 1705-1710.

Zihlman, A. L. (1981) Women as shapers of the human adaptation. In: Woman the gatherer, (ed.) F. Dahlberg, Yale University Press, New Haven and London, pp. 75-120.

# 2-3 超高齢社会

## はじめに：「超高齢社会」という環境を考える

　日本の総人口は，2005年10月1日現在，1億2778万人であり，初めて前年の推計人口より下回った。総務省によると，2006年9月15日現在の65歳以上人口（推計）は2640万人で，総人口の20.7％と5人に1人を占め，2割の水準に達した。男性は1120万人（男性人口の18.0％），女性は1520万人（女性人口の23.2％）となっている（総務省統計局，2007）。この増加傾向を続ける「高齢化率」は，低下傾向を続ける「合計特殊出生率」とセットになり，マスメディアでも人々の会話でも，不安と憂いを伴った言説を絶え間なく生み出している。

　しかしながら，本項では，この現状および近未来を嘆くだけではなく，戦後のわれわれの生き方を転換する転機であるととらえたいと考える。本項の目的は，まず高齢化の状況をデータで確認し，高齢社会という新たな環境に向き合うための視座について整理することにある。ここで述べる環境は，高齢者の暮らしやすさに直接かかわる環境と，目にみえにくい心理・社会的な環境に大別する。また，プレ高齢者である中高年を取り巻く環境がどのようになっているのか，広く考察したい。

### (1) 高齢化の状況

　日本だけではなく，世界のどの国でもこれまで経験したことのない高齢化を経験することが予想されている。高齢化は開発途上国でも同様に進行しており，2000年から2050年までの間に高齢化率は5％から15％に達すると推計され，ほぼ世界的な傾向である。高齢化率をもとにして表される社会の様態は，高齢化が7〜14％であれば「高齢化社会」，14〜21％であれば「高齢社会」，21％以上になると「超高齢社会」になるという，あまり根拠が定かでない言説があるが，日本の高齢化の特徴は，その速度が急で速いことにある。高齢化率が7％を超えてからその倍の14％に達するまでの所要年数，つまり，「高齢化社会」の始まりから終わりにかかる所要年数を比較すると，フランスが115年，スウェーデンが85年，イギリスが47年，ドイツが40年であるのに対して，日本は24年（1970年から1994年まで）しかかかっていない。

　図1は，年代別の人口割合と高齢化率を推計したものである。ここに示されるように，高齢化率が19.9％に突入している現在，すでに日本は「高齢社会」のさなかにあり，このままのペースで推移すれば，22.5％に達する2010年には「超高齢社会」に突入することが予測されている。そして，現在の推計結果上，高齢化が最も進行するのは，2050年の35.7％と考えられている。一方で，人口は2005年以降減り始めて，2050年には1億人程度になることも予測されている。

　このような高齢化の進行を予測して，国では1996年の「高齢社会対策基本法」に基づき，高齢社会対策を講じている。基本となる高齢社会対策要綱では，分野を超えて横断的に取り組む課題を，①多様なライフスタイルを可能にする高齢期の自立支援，②年齢だけで高齢者を別扱いにする制度・慣行などの見直し，③世代間の連帯強化，④地域社会への参画促進，の4つに設定している。そのほか，「就業・所得」，「健康・福祉」，「学習・社会参加」，「生活環境」および「調査研究等

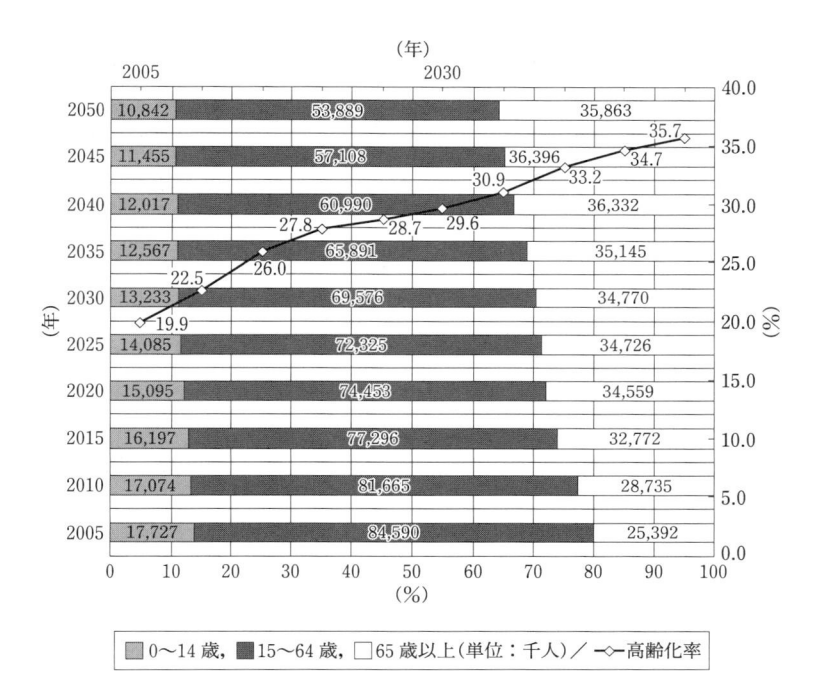

図1 高齢化の将来推計(国立社会保障・人口問題研究所「日本の将来推計人口(平成14年1月推計)中位推計」より作成)

### (2) マクロな生活環境：「ユニバーサルデザイン」という思想

　国の高齢社会対策のうち、「生活環境」領域での課題は、「安定したゆとりある住生活の確保、ユニバーサルデザインに配慮したまちづくりの総合的推進、交通安全の確保と犯罪、災害などからの保護、快適で活力に満ちた生活環境の形成を図ること」とされている。推進予算は、1996年度当初の449億円から徐々に減少し、2004年度は130億円となり、5つの分野でも最も割合が低い。

　しかしながら、シニアビジネスの市場規模は100兆円ともいわれており、多くの部分を民間企業の努力によって展開することが可能だと考えられる。シニアビジネスでは、経済的・時間的に比較的余裕がある50歳以上を対象とし、残りの人生を含めて永続的な顧客ととらえて潜在需要を引き出すことが狙いとなっている。

　かつては高齢者のみを対象化して特別に対処するという発想であったが、高齢者を含むあらゆる人々にとって優しい環境を作るという発想への移行が始まって久しい。もともと、バリアフリーは、高齢者や障害者にとって障壁となるような建築や公共空間から障壁を取り除こうという発想から始まった。しかし、例えば電車の優先席（シルバーシート）や、階段を車椅子のまま乗降できる大掛かりな装置に代表されるように、高齢者あるいは障害者であるという特性が際立ってしまうような装置が作られていった。このことは、皮肉なことに高齢者や障害者をさらに他の人々から差異化し、より疎外感を強める結果をもたらしてきた。つまり、大掛かりなバリアフリー装置のために、心のバリアはより高くなってしまったということである。これに対して、「ユニバーサル」であろうとする発想は、高齢者だけでなく、様々な立場の人々にとって快適な環境を作り出し、その特性が目立たない「ノーマライゼーション」を実現する

という発想から成り立っている。

このような視点から,「ユニバーサルデザイン」の道具が多数出てきている。例えば,トイレをみてみると,一般の個室とは別に広くとられた「車椅子用トイレ」ではなく,乳児のおむつ交換にも,着替えにも,オストメイトも使ってもらえる「誰でもトイレ」への移行があげられる。

色彩の世界では,「ユニバーサルカラー」が検討されている。これは「ユニバーサル」の概念に基づく色彩を意味している。ユニバーサルカラー協会の南涼子は,「高齢者の視覚老齢化や弱視者のための色彩デザインに加えて,介護を必要とする高齢者,介護者またはストレス過多の社会人を対象とするメンタルケアを含めた色彩こそが,ユニバーサルの一環として果すべき色彩の機能なのです」と述べている(南,2003)。

また,「ユニバーサルデザインフード」とは,加齢とともに「かむ力」や「飲み込む力」が弱まった高齢者だけでなく,歯の治療などで食事が一時的に不自由な立場の人にも食べやすい商品を目指した介護食品のことを指している。日本介護食品協議会ではロゴマークを作って消費者が選びやすい工夫をしている(図2)。

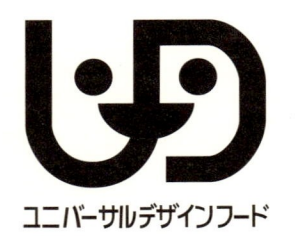

図2 ユニバーサルデザインフードのロゴマーク(日本介護食品協議会)

高齢者のみを取り上げて対応する発想から,誰にでも優しいデザインに展開して普及させるという発想への展開は,最後に述べるラディカルエイジングの発想とも通じるものがある。

## (3) ミクロな生活環境:誰と暮らし,分かち合うか

高齢者の暮らしのあり方も変化を遂げているところである。例えば,65歳以上の者がいる世帯の状況をみると(2003年),夫婦のみの世帯が285万世帯(28.1%),3世代世帯が273万世帯(24.1%),単身世帯が341万世帯(19.7%),親と未婚の子のみの世帯が278万世帯(15.8%)となっている。1995年には3世代世帯が全体の33.3%を占める一方,親と未婚の子のみの世帯は4.5%にとどまっていたことを考えると,暮らし方も多様になってきていることがわかる。

2000年時点での高齢者有配偶率は,男性が83.1%に対して,女性は45.5%と低い。男性の死別経験者は11.4%にとどまっている一方,女性の死別経験者は46.1%と高く,女性の方が長寿である現状を反映しているといえるだろう。

高齢者の暮らしについての国際比較調査(日本,アメリカ,韓国,ドイツ,スウェーデン。2000年)によると,「老後における子どもや孫とのつきあい方」については,子供との同居率が低いアメリカ,ドイツ,スウェーデンでは,「子どもや孫とは,ときどき会って食事や会話をするのがよい」の割合が高くなっている(60.5〜66.2%)。子供との同居率が高い日本,韓国では,「子どもや孫とは,いつも一緒に生活できるのがよい」(日本43.5%,韓国38.4%)および「子どもや孫とは,ときどき会って食事や会話をするのがよい」(日本41.8%,韓国46.2%)の割合がともに高い。一方で,「別居している子どもと会ったり,電話等で連絡をとったりしている頻度」については,アメリカ,ドイツ,スウェーデンでは,「ほとんど毎日」および「週に1回以上」の割合が高いが,日本,韓国は,「週に1回以上」および「月に1〜2回」の割合が高い。「近所の人たちとの交流」についてみても,日本は「ほとんどない」の割合が最も高く,その内容も「物をあげたりもらったりする」,「外でちょっと立ち話をする程度」の短時間のお付き合いが最も高かった(内閣府,2000)。

したがって,単独世帯の暮らし方についての問題は,主に男性より長寿の女性が抱える課題であり,子供や孫との日常的な接触を望みながらも,

実際にはあまり接触頻度が高くない現状があると考えられる。

しかしながら，家族を超えた新たなネットワーク作りも進んでおり，コーポラティブハウス(同一の敷地に共同で住むことを希望する人たちで組合を作り，住宅の設計から管理までを運営する集合住宅)など，新たなコミュニティーを自分たちで作り出す試みも各地で始まっている。

### (4) 高齢者自身の就業とシニアビジネス

現役世代への負担を軽減し，身体面のみならず，社会的・経済的にも長く自立してもらいたいとする考え方から，高齢者の概念を変更し，できるだけ長く現役として働いてもらうことが望まれるようになってきた。

2003年4月には，内閣府および関係各省庁による「530万人雇用創出促進チーム」が発足し，「530万人雇用創出プログラム」がまとめられた。このプログラムでは，サービス分野が潜在可能性を発揮し，高齢者を中心とする生活者の潜在的な欲求(ウォンツ)を実現し，付加価値の高いサービスを創出することで，サービス産業等において約500～600万人以上の規模での新たな雇用が創出されると予測している。

50歳以上を対象とするシニアビジネスでは，コンシェルジェサービス(個人の生活・身の周りに関する様々なニーズに即応して，これを提供・支援するサービス。掃除・洗濯などの家事代行サービス，食事のケータリングや給食・中食サービス，資産運用サービス，娯楽サービス等が含まれる)，ライフモビリティーサービス(高齢化の進展や生活ニーズの多様化，あるいは自治体の財政制約の高まり等に対応して，従来のバスやタクシーでは対応しきれない新たな形態の生活支援輸送関連サービス)，健康増進サービス，生涯教育，高齢者ケアサービスなどが掲げられている。

政府は，こうしたサービス分野を成長させるため，規制緩和や公的部門の民間への開放と競争促進，サービスの生産を担う人材の質的強化を進めるとしている。

当然のことながら，シニアビジネスの担い手自身も高齢者である可能性は高い。就業者，納税者としての高齢者という観点において，その行く末をみえにくくしているものが，「定年制」の存在である。日本では，従業員5人以上の事業所の74.4％が定年制を設けており，そのうち88.3％が定年を60歳に定めている。アメリカ合衆国では，「年齢差別禁止法」に基づき，定年制は禁止されている。雇用主は，高齢を理由に従業員の退職勧奨をする場合でも，あくまでその人の能力やモチベーションを理由としなければならない。一方，日本には60歳前後を中心とする定年制が大勢を占めている。公的年金の受給開始年齢が65歳であるため，多くの人々が空白の5年間をどのように乗り切るのかが課題となっている。

樋口・山本(2002)が実施した離職に関する分析によると，多くの人々が定年までは事業所にとどまっていることが明らかになり，定年制には定年年齢に到達するまで雇用を保障する機能がみられることが確認されている。また，高齢者の雇用確保には，賃金制度を改定して年功的な要素を減らすことや，高齢者の能力を生かすことのできる環境を整備することなど，高齢期の賃金・生産性ギャップを縮めていくことが重要であることが指摘されている。つまり，「定年制」は日本型経営に特徴的な「終身雇用制」と両輪となって，従業員の就業環境を維持してきたことを示唆している。

しかし，一律に定年を延長すれば，雇用主にとって必要ではない人材も残ってしまうことになり，一方，定年制度を逆に廃止すると，従業員が長期にわたって貢献するインセンティブが減ってしまう可能性がある。中間的な対処方法としては，定年でいったん解雇とし，能力のある者に対しては賃金を抑えた再雇用契約を結ぶことによって雇用を維持するという方法がある。

そこで，労働力不足が間近に迫ったいま，障害者雇用促進施策や育児支援施策とも重ねながら，より多様な心身状況に対応することによって就労

人口を増やしていく方向に制度を変化させていく必要がある。例えば，障害者雇用促進の領域でいえば心身の障害にあわせて就業環境を作るジョブコーチ制度の普及，育児支援施策の領域でいえば同じ労働量を数名で分かち合うワークシェアリング制度など，いずれも高齢者の就業促進にとっても役立つものである。施策の枠組みを超えた実践によって，日本人の働き方は急速に変革される可能性がある。

## (5) 老いをとらえる思想と未来への希望

ここまで，高齢社会を迎えるための日本社会の準備状況について紹介してきたが，本来は連続的に訪れるはずの老いが自立期と要介護期のように社会的に分極化され，後者を中心に老いの否定的な意味が強調され，そこへの対策が強調されてきているように思われる(木下，1997)。

老いへの否定的なイメージを覆す思想の1つが，高齢であってもそれを制約・抑制要因としない，年齢差別から解放された活動的な高齢者像を強調する戦略である。内閣府では，「年齢にとらわれず自らの責任と能力において自由で生き生きとした生活を送る高齢者や社会参加活動を積極的に行っている高齢者の団体等」を「エイジレス・ライフ実践者」と定義して，「既に高齢期を迎え，又はこれから迎えようとする世代の高齢期における生き方の参考に供する」ために，毎年，個人やグループの活動を紹介している。

壮年期までの社会的役割に区切りをつけて引退し，枯れていく高齢者が求められていた時代に代わって，老いてもますます元気な高齢者がより強く求められている時代に移行したことは明らかであろう。その背景には，高齢者概念の政策的意図を伴う変更がある。高齢者概念が成立する線引き年齢であった65歳が，高齢者と呼ぶには元気であり，収入もあるという実態から，「高齢者」の始まりを延期しようとする動きがみられるようになった。現在では，社会保障給付費の分析においても，前期高齢者(65歳から74歳まで)と後期高齢者(75歳以上)に分けられるようになり，いわゆる高齢者らしいケアや支援を要する存在は後期高齢者の方であるという結果も多くみられる。高齢者施策への支援開始年齢を引き上げていく理由としても，元気な高齢者モデル像の強調は有利に働くと考えられる。

一方で，まだ思索が十分でないのは，老いを連続的プロセスとして理解するための試みである。小倉(2006)は，現代における「隠居」生活の(特に楽隠居の)，古くて新しい生活文化としての意味の問い直しに着目し，老いに向かって若い世代のうちから人生を仕切り直すとらえ方をラディカルエイジングとして紹介し，自らのライフヒストリーも重ねたインタビュー調査を実施している。つまり，元気な高齢者を称えるだけでなく，若年層時代から自分の年齢の重ね方を考えて，どのように年を積み重ねていくことにあらゆる世代の人が関心をもてるようにできるかが問われることになる。

図3と図4は，NTTデータ技術開発本部システム科学研究所「情報化と生活意識に関する国際比較調査レポート」(1997年)より引用したものである。図3は，「あなたの世代は，あなたのご両親の世代と比べて幸せだと思いますか」という質問への回答であり，図4は，「あなたの子どもの世代は，あなたの世代に比べて幸せになると思いますか(お子様のいらっしゃらない方もあなたの感じる印象でお答えください)」という質問への回答である。回答者は，20歳から69歳の男女個人(男性150サンプル，女性150サンプル)であった。ソウルや上海では親の世代よりも子供の世代の方が幸せになると思っている。また，シリコンバレーやストックホルムでは，どの世代でも幸せ度にあまり変化がないと回答している。しかしながら，東京では，自分の世代は親よりも，そして将来の子供の世代よりも幸せだと感じる傾向がみてとれる。将来に希望をもてない，子供の将来に幸せを約束できないという意識をどのようにとら

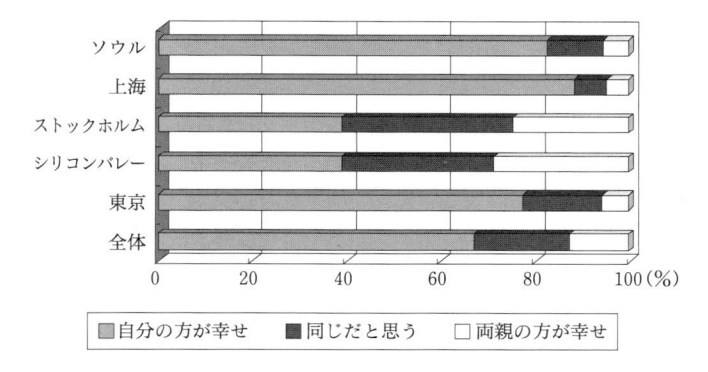

図3 「世代間の幸せ度」国際比較：親の世代と自分の世代(1997年)

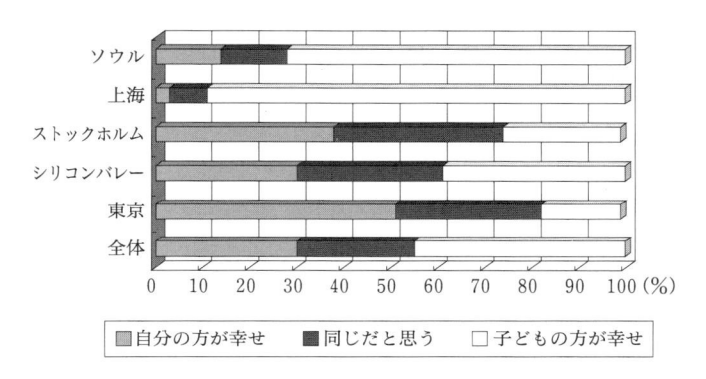

図4 「世代間の幸せ度」国際比較：自分の世代と子供の世代(1997年)

えればよいのか。

　おそらく若年層に対して，老いへの関心をどのようにもってもらうのかは，引きこもりやニート対策の観点，また自殺予防の観点からも重要である。少子高齢化社会への脅しや警鐘ではなく，大量生産大量消費社会から少量生産少量消費社会への移行であり，より多様に，より個人を尊重して生きられる社会の到来として前向きにとらえ，発信していくことが求められているのではないだろうか。

**資料　高齢者憲章**
1999年9月15日
高齢者年NGO連絡協議会(2000年，高齢社会NGO連携協議会に改名)

1. 尊厳
　個人の尊厳は他の世代の人々と同様に高齢者についても重んじられる。

2. 社会参加
　高齢者が生き生きと暮らすことは，すべての世代の人々が安心して暮らせる社会をつくるために不可欠である。そのためには，高齢者の能力を活用する事業や職種を社会全体で開発するなど，高齢者が意欲を持って社会参加できる機会を広げることが望まれる。

3. 社会貢献
　すべての世代にとって住みよい社会をつくるために，高齢者は若い世代と交流しつつ，その経験を生かして社会福祉，環境整備，コミュニティづくり，文化の伝承，国際交流などの社会貢献活動に積極的に参加する。

4. 健康づくり
　高齢者は，地域社会において充実感を持って生きることができるよう，自らの身体的機能の維持

に努める。そのために，保健センターや健康づくりネットワークなど，地域における支援の仕組みを整備することが望まれる。

5. まちづくり

身体的能力や生活能力がいかに異なっていようとも，安心して暮らせる社会にするために，バリアのない住宅やまちをつくることを公共事業の重要なテーマとすることが望まれる。また，すべての人々は，心のバリアを取り払い，地域社会において助け合って生きるよう努める。

6. 社会保障制度

年金，医療保険，介護保険などの社会保障の制度は，国民の生涯にかかわる制度として確立され，これによりすべての世代が安心して暮らせる社会にすることが必要である。これらの制度は相互扶助の精神に立ち，負担の公平と効率的な運用の確保に努め，社会全体の活力を失わせないように総合的に構築されなければならない。これらの制度によりサービスを受けるものは，可能で適切な範囲において，その費用の一部を負担するとともに，その自己決定権は最大限に尊重されなければならない。

7. 生涯学習

高齢者の多様な生き方を支援するため，生涯にわたり学習できる仕組みの整備が望まれる。また，高齢者の経験や知恵が子供や若者の教育に活用される仕組みも，つくられなければならない。

高齢者を含むすべての世代の男女は，共同参画して以上の提言の達成に努める。

### 参考文献

樋口美雄・山本勲（2002）わが国の高齢者雇用の現状と展望――雇用管理・雇用政策の評価．金融研究21（別冊2号）：31-77．

春日キスヨ（2001）介護問題の社会学．岩波書店．

木下康仁（1997）ケアの老いと祝福．勁草書房．

武藤香織（2003）「健康」と「生活の質」に揺らぎと再構築を．現代思想 30-6：219-224．

南涼子（2003）介護に役立つ色彩活用術．現代書林．

内閣府（2000）高齢者の生活と意識 第5回国際比較調査．

小倉康嗣（2001）ゲイの老後は悲惨か!? 再帰的近代としての高齢化社会とゲイのエイジング．伏見憲明編，クィア・ジャパン5 夢見る老後！ 勁草書房，pp. 95-108．

小倉康嗣（2006）高齢化社会と日本人の生き方――岐路に立つ現代中年のライフストーリー．慶應義塾大学出版会．

総務省統計局（2007）統計からみた我が国の高齢者．統計トピックス No. 18．

# 索　引

## ア　行

アイヌ　223
アウストラロピテクス・アファレンシス　419
アウストラロピテクス・アフリカヌス　419
青葉アルコール　355
アクアポリン 2　288
アクチグラフ　192
朝型　191
アジソン病　291
アスコルビン酸　228
アスファルト舗装表面　24
汗の塩分濃度　207, 208, 212
アダルトチルドレン　415
圧迫性じんま疹　316
圧反射ゲイン　373
アフター効果　76, 169
アボリジニー　140, 222
アラキドン酸カスケード　239
アリルハイドロカーボン(Ah)受容体　323
アルデヒド脱水素酵素　41
アルドステロン　208, 290
アレロパシー　350
アレンの法則　213, 225
アンカー睡眠　191
アンギオテンシンⅡ　288
硫黄酸化物　26
イオンチャネル型受容　316
移行期　165
位相後退　197
位相前進　195, 197
位相前進効果　195
位相反応(曲線)　75, 82, 162, 182, 188, 191, 197
位相変化　192, 196
1 型鋤鼻受容体(V1R)　335
1 回心拍出量　293, 362
一酸化窒素　222
遺伝的適応　139
遺伝の背景　372
衣服内気候　300
飲水(行動)　286, 288, 291, 363
インターバル速歩　370
インターフェロン　236
インターロイキン-1α, β(IL-1α, β)　236
右心室肥大　266, 267, 271
うつ病　105, 146, 147, 180
うま味　49
海風　25
ウロコルチン　94

運動強度　363
運動習慣　41
運動神経活動　256
運動ストレス　224
運動鍛錬者　214
運動誘発性アナフィラキシー　315
運動誘発喘息　316
雲量　8
AT1 受容体　288
餌づけ(社会)　424
エネルギー　21, 22, 23, 24, 25, 26
エピジェネティクス　145
遠位尿細管　289, 290
炎症性サイトカイン　236
エンドトキシンインヒビター　109
エンドトキシンショック　139
オキシトシン　97, 120, 126, 129
屋外新有効温度　25
屋上緑化　25
オートフィードバックループ　78
オピオイド　107
オープンフィールド(試験)　126, 327
オレキシン　96
温室効果ガス　26
温暖化　21
温度放射　25
温度補償性　74
温熱環境指標　25
温熱(性)脱水　291
温熱 4 要素　24, 25
温冷感　299

## カ　行

外因性発熱物質　236
階級社会　422
外向性　191
介護制度　367
概日リズム　74, 176
概日リズム障害　83
快適(性)　10, 22
外的脱同調　187
概年時計　175
概年リズム　181
海馬　116, 426
外部環境　62
回復力　146
化学物質過敏症(MCS)　309
学習・記憶　426
核心体温閾値　292

覚醒度　*197*
隔離実験　*188*
過食症　*411*
下垂体後葉　*287*
化石燃料　*26*
風の道　*25*
家族(システム)　*406, 407, 414*
家畜化　*422*
褐色脂肪組織(BAT)　*219, 221, 241*
活性酸素種　*227*
活動時間　*181*
カップリング　*188*
カテコールアミン　*219*
可能放射量　*8*
下半身陰圧(LBNP)　*292*
カフェイン　*197*
仮眠　*191*
カルポニン欠損マウス　*373*
加齢　*32, 210*
感覚情報　*425*
環境圧力　*274*
環境基準　*26*
環境ホルモン　*321*
環境要素　*21, 29*
還元型グルタチオン　*228*
汗腺(の感受性)　*206, 207*
乾燥化　*24*
カンナビノイド　*126*
灌流圧　*289*
寒冷血管反応　*219*
寒冷馴化　*222*
寒冷じんま疹　*315*
寒冷適応　*218*
寒冷暴露　*218, 266*
寒冷反応　*218*
気圧検出センサー　*278*
気温　*6, 24, 25, 176*
機械的人工調節　*29*
気候因子　*5*
気候改変　*22*
気候区分　*11*
気候要素　*5*
気象　*6*
気象変化　*276*
季節馴化　*204*
喫煙　*41*
輝度　*29*
機能的核磁気共鳴画像(fMRI)装置　*343*
機能不全家族　*415*
揮発性有機化合物(VOC)　*309*
基本味　*51*
逆行性再同調　*83, 192, 193*
嗅覚受容体(遺伝子ファミリー)　*333, 334*
急性疼痛　*274*
共存　*357*
強風域　*25*
極地　*183*

拒食症　*411*
漁労　*421*
霧　*8*
気流　*24, 25*
近位尿細管　*290*
筋血流調節　*373*
筋交感神経活動　*373*
筋電図　*256*
筋の動因パターン　*250*
緊縛ストレス　*425*
筋力トレーニング　*369*
空間記憶　*152*
空間スケール　*6*
空間的逸脱　*391, 392*
空間認知　*426*
空気調和設備　*26*
クマ　*226*
クライモグラフ　*9*
グルココルチコイド　*92, 125, 349, 353*
グルココルチコイド受容体　*97, 116, 148*
グルコース代謝　*178*
グレリン　*130*
頸下浸水時　*290*
経済的利潤　*22*
経路別熱授受量　*25*
血圧調節　*178*
血液粘度　*267*
血液脳関門　*237, 287*
血液量　*290, 292, 362*
血管収縮性交感神経活動　*292*
血漿　*288*
血漿(細胞外液)浸透圧　*292*
血漿アルドステロン濃度　*291*
血漿ケトン体濃度　*223*
血漿浸透圧　*288, 289, 291, 292, 293*
血漿総蛋白量　*209*
血漿バゾプレシン濃度　*288, 291*
血漿遊離脂肪酸濃度　*223*
血漿量　*209, 211, 291*
解熱剤　*235*
減圧症　*275*
減圧痛　*275*
健康習慣　*32, 38*
健康習慣指数　*32, 35, 40, 42*
健康度　*35*
健康年齢　*36*
高温部　*27*
光害　*27*
郊外風　*27*
光化学スモッグ　*26*
光化学反応　*26*
高架十字迷路　*116, 117, 123, 125, 126*
口渇(感)　*286, 288*
交感神経(系)　*278, 289*
好気的運動能　*362*
航空性中耳炎　*275*
航空性副鼻腔炎　*275*

索引 439

攻撃行動　　423
攻撃性　　423
口腔・咽頭(反射)　　288, 289, 292
口腔咽頭部刺激　　363
交差適応　　142, 204, 224
抗酸化機構　　228
膠質浸透圧　　284
甲状腺ホルモン　　176
高照度光(照射)　　84, 191, 198, 200
高浸透圧　　363
降水量　　7
構成アミノ酸　　378
降雪量　　7
高層ビル　　25
拘束ストレス　　106, 224
交代勤務　　83, 187, 188
高地環境　　261, 266
構築物　　22
高地住民　　261, 263, 264
高地生息動物　　264
高張性食塩水　　291
高張性脱水　　291
行動性体温調節　　21
行動性調節　　288
高度減圧症　　275
後部視床下部　　120
高齢化率　　430
高齢社会対策基本法　　430
高齢者憲章　　435
5HT　　425
骨カルシウム代謝　　247
個別運動処方システム　　369
コリン性じんま疹　　315
コンジェニックマウス　　339
コンスタントルーチン　　198

## サ 行

最初期遺伝子群　　92
サイズおよび筋線維タイプ　　251
最大酸素摂取量　　292, 362
最大皮膚血流量　　362
最低点出現時刻　　198
(逆行性)再同調　　198
(順行性)再同調　　198
細胞外液　　283, 291
細胞外液浸透圧　　286, 291
細胞外液量(調節)　　289, 290, 291, 292
細胞内液(量)　　283, 291
サーカディアンリズム　　399, 400, 401, 402
作用温度　　25
酸化ストレス　　227
酸性雨　　26
酸素解離曲線　　267, 269
酸素飽和度　　261
ジェンダー　　419
ジェンダーギャップ　　427
時間意識　　392, 394

時間遺伝子　　373
時間感覚　　81
時間記憶　　142
視環境　　28
耳管狭窄症　　275
時間的逸脱　　390, 391, 392
時間の数量化　　392, 393, 400
色調　　175
持久性トレーニング　　364, 369
糸球体濾過量(増加)　　289, 290
シグナリング効果　　337
シクロオキシゲナーゼ　　239
資源利用　　424
嗜好　　54
視交叉上核(SCN)　　73, 76, 119
嗜好調査　　55
時刻制度　　394
時刻分解能　　394, 400
自己評価　　415
視索上核(SON)　　287
視索前野　　241
時差症候群(時差ぼけ)　　187, 188
自殺　　179, 413
時差飛行　　83
思春期　　405
視床下部　　343
視床下部-下垂体(ACTH)-副腎皮質(HPA)系　　91, 116, 117, 127, 148, 352
視床下部外側野　　383
視床下部視交叉上核(SCN)　　169
視床下部室傍核　　120
視床下部背内側核　　119
視床室傍核　　120
姿勢制御　　248
湿球温度　　9
シックハウス症候群(SHS)(頻度)　　308, 311
シックビルディング症候群(SBS)　　308
実効温度　　10
湿度　　24, 25, 296
湿度感覚　　301
室傍核(PVN)　　92, 287
児童虐待　　416
シニアビジネス　　433
嗜癖　　412
脂肪代謝　　178
シミュレーション実験　　190
社会順位の争い　　423
社会的・文化的性　　419
社会的同調　　75
社会的同調因子　　188, 191, 195, 392, 400, 403
遮光ゴーグル　　196, 197
集合管　　288
従合性生体　　140
従合性適応　　141
収縮特性　　254
修正作用温度(OTn)　　25
臭素系ダイオキシン　　324, 325

重炭酸イオン　284
終板器官(OVLT)　287
修復阻害　40
重力加速度　245
主観的朝方　188, 191
主観的夜方　188, 191
熟大メイト　370
種族保存　426
寿命時間　6
腫瘍壊死因子　236
主要組織適合抗原複合体(MHC)　339
順位制　422
馴化　67
循環血液量　267
循環流　27
順行性(再同調)　192, 193
順応　67
小核頻度　41
松果体　77
上空風　27
条件恐怖(学習)　114, 116, 118, 119, 122, 123, 124
上昇気流　27
消退　205
照度　29, 182, 396, 402
情動行動　424
蒸発(作用)　22
蒸発散　24
蒸発性熱放散　203, 292
蒸発潜熱　22
蒸発冷却　22
静脈還流量　290, 293, 362
照明　27
食塩嗜好性　130
食塩欲　289
食事性蛋白質　378
食文化　408
食物依存性運動誘発性アナフィラキシー／喘息　316
食料採集民　421
食料生産民　421
「女性＝採集者」仮説　420, 421
暑熱化　25
暑熱環境下　291
暑熱馴化　204
鋤鼻器　333
鋤鼻受容体　335
自律神経系　353
飼料用アミノ酸　385
新奇環境　116, 117
新奇刺激　122
心筋梗塞　228
シンギュラリティー　76
神経・筋協調能　248
神経因性疼痛モデル　276
神経系の反応　254
神経性食思不振症　411
神経性大食症　411
人口　21

腎交感神経活動　290
人工空間　29
人工光源　395, 396
人口集中　24
人工照明　28, 184
人工的な空間　23
心循環器系　245
腎髄質血流量　290
新生児期　228
腎臓の圧受容器　289
身体的運動　82
人体の対流熱伝達率式　25
伸展受容器　292
浸透圧　129, 284
浸透圧受容器　287
浸透圧調節系　287, 288, 289, 291, 292
浸透圧調節中枢　289
振動体　188
心肺圧受容器　362
心拍出量　292
心拍数　178, 205, 210, 300
深部温(食道温)閾値　362
深部体温　204
心房伸展受容器脱負荷　292
心房性ナトリウム利尿ホルモン(ANP)　289, 290
心房の伸展　289
新有効温度(ET*)　25
水道周囲(中脳中心)灰白質　124
水分摂取(量)　211, 285, 286
睡眠覚醒リズム(障害)　176, 187, 189
睡眠効率　195
睡眠時　300
睡眠時間　41, 85
睡眠習慣　397, 398
睡眠障害国際分類　188
睡眠相後退症候群　83, 188
睡眠相前進症候群　83
睡眠日誌　401
睡眠ポリグラフ　189, 190
水面　24
スターリングの仮説　284
スタンフォード眠気尺度　197
ストレス　91, 101, 113, 349, 425
ストレス応答　357
ストレス関連疾患　98
ストレス性高体温　353
ストレス脆弱性　146, 147, 148, 153
ストレス反応　425
スプリッテイグ　183
スモッグ　26
刷り込み　50
生活習慣　33, 39
生活習慣病　35, 428
生活習慣マネジメント　401
生気候(学)　6, 9
生気候地域　10, 13, 15, 16
生気象学　6

索　引　441

性差(医学)　211, 424, 427
性周期　211
生殖機能　178
青色波長　396, 399, 402
生態系　21
生体恒常性　113, 384
生体防御反応　357
生体欲求　51
正中視索前核(MnPO)　287
性特異的医学　427
青斑核　121, 328
生物学上の赤道　178
生物学的性　419
生物時計　76, 187
生物発光レポーター　77
性別役割(分業)　420, 426
赤外線　28
赤血球容積　247
摂食障害　411
摂食中枢　52
摂食調節　410
絶対湿度　297
セットポイント　65, 233
セロトニン　122, 425
セロトニントランスポーター　109
潜函病　275
喘息　312
前庭・神経系　245
前頭前野　114
前腕血流量　292
総体液量　283
相対危険度　37
相対湿度　9, 296
相対的強調　168
創発的適応　141
蒼縫線核　241
即時適応　139
粗度　22

## タ 行

ダイオキシン　324
体温　203
体温降下　229
体温最低点出現時刻　196, 197
体温調節　292
体温調節機序　21
体温調節中枢　206
体温調節反応　203, 291, 292
体温リズム　176, 188
体感温度　25
大気汚染(物質)　22, 26, 27, 312
大規模緑地　22
大細胞ニューロン　287
第3脳室前壁腹側(AV3V)　287
代謝水　286
代謝特性　254
代謝量　25, 210, 212

対暑反応　203
体表面積　213
多細胞生物　61
出汁　49
脱共役蛋白質　219
脱水　291, 362
脱メチル化　128
短期暑熱馴化　204
短期適応　139
男女格差　427
男女共同参画　426
男女相同学説　423
「男性＝狩猟者」仮説　420
男性ホルモン　181
男性優位制　420
蛋白質サプリメント　367
暖房エネルギー　24
地域区分　10, 11, 12
地域計画　27
地域社会　406
地球環境問題　21
畜産　422
蓄熱量　23
窒素酸化物(NOx)　26
窒素排泄総量規制　386
緻密斑　289
着衣量　25
中隔野　117
中枢性発汗活動　206
中枢性疲労　109
中年者　210
長期応答　354
長期暑熱馴化　204, 211
長期適応　139
超高齢社会　367, 430
調節性生体　140
調節性適応　141
直射日光　28
直立2足歩行　420
痛覚　274
低酸素性肺血管収縮　264
定住生活　422
ディーゼル排気粒子(DEP)　313
定年制　433
低不安ラットモデル　425
適応　67, 138, 218
適応障害　98
適応能　137
テルペン類　350
天気(天候)　6
天空光　28
天空率　23
天文薄明　397, 399
灯火　395, 396, 397
冬至　28
動静脈吻合　218
同調因子　75, 399, 400, 401

442　索　引

等張性脱水　292
逃避行動　425
冬眠　225
冬眠と寿命　227
時計　393, 394, 400
時計遺伝子　77, 169
都市(環境)　21, 22, 25, 26, 29
都市気温　22, 26, 27
都市気候　22, 26
都市キャニオン　23, 25
都市計画　21
都市ドーム　27
ドーパミン　425
トランスポーター説　237, 238
トリブチルスズ　328

## ナ 行

内因性機構　293
内因性発熱物質　236
内向性　191
内臓感覚　381
内側視束前野　119
内側帯乳頭領域　120
内的脱同調　80, 171, 188
内皮細胞(説)　237, 239
内部環境　62, 137
ナキウサギ　270
ナチュラルキラー(NK)細胞　102
ナトリウム　290, 291
ナトリウム欠乏性(脱水)　291
ナトリウム再吸収　290
慣れ　142
なわばり争い　423
2型鋤鼻受容体(V2R)　335
二酸化硫黄　26
二酸化炭素　25, 26
24時間社会　85, 390
2振動体仮説　81
日光じんま疹　316
日射(量)　8, 23, 25, 28
日照　8, 28, 175
日照時間　25
日長　175
2プロセス仮説　81
2本鎖RNA　236
乳酸閾値　362
ニューロン新生　117
尿　286
尿の濃縮能　288
尿崩症　291
尿量　286
人間動物園　424
濡れ感覚　301
ネアンデルタール人　420
ネガティブフィードバック　62
熱産生量　213
熱性痙攣　235

熱絶縁性　219
熱帯地住人　211
熱帯夜　21, 24
熱中症　24, 293
熱排出　24
熱放射　24, 25
熱容量　23
年周リズム　166
燃焼ガス　26
年変化型　12
年齢健康度曲線　34
脳-免疫系連関　101
脳弓下器官(SFO)　287
農耕　421
脳梗塞　228
脳室周囲器官(説)　237
能動汗腺　213
脳内アンギオテンシンⅡ　287, 288
ノルアドレナリン　103, 121, 220
ノルアドレナリンβ受容体　221, 222
ノンパラメトリック(同調)　162, 165

## ハ 行

排ガス　22
廃棄物　22
肺血液量　265
肺高血圧　264, 272
ハイサーグラフ　9
肺循環抵抗　265
肺動脈圧　265, 267
廃用性機能低下　368
白色LED　397, 399
白熱灯　395, 397, 399
バゾプレシン　92, 120, 121, 126, 127, 129, 287, 288
バゾプレシンニューロン　287
8OHdG　42
発汗漸減　205, 298
発汗中枢　206, 212
発汗波　206
発汗発現　212
発汗量　205, 211, 212, 286, 292
醗酵食品　49
パッシブデザイン　25
発達　127
発熱　233
発熱の系統発生　234
八方迷路課題　427
パラメトリック同調　162
パルス光　197
反射　23
パンティング　292
ハンドリング(刺激)　128
反撥係数　284
比エンタルピー　297
日陰　25
日影　28
日影曲線　28

日影図　　28
皮下脂肪　　213, 219
光位相反応曲線　　196
光環境　　29, 147, 395, 399, 400, 402
光同調　　161
光の色　　29
非視覚的生理作用　　396, 397
微小重力環境　　245, 290
非蒸発性熱放散　　203
ヒスタミン　　120
ヒストンアセチル化　　153
ビスフェノール A　　326
脾臓交感神経　　103
ビタミン B$_{12}$　　84
必須アミノ酸　　47, 379
ヒートアイランド（強度）　　22, 23, 24, 27
ヒト白血球抗原（HLA）　　339
非24時間睡眠覚醒症候群　　83, 188
非光同調　　82
皮膚温　　203, 213
皮膚血管拡張　　213
皮膚血管拡張閾　　362
皮膚血管拡張反応　　292
皮膚血管コンダクタンス　　292
皮膚血流量　　208, 210, 213
皮膚相対湿度　　298
皮膚濡れ面積率　　298
非ふるえ熱産生　　219
ヒューマンサポート　　35
表現型適応　　138
日よけ　　25
ビル風　　25, 27
フィードフォワード　　63
フィトンチッド　　349
フィールド実験　　190
風系　　27
風速　　22, 25, 27
フェミニズム運動　　419
フェロモン　　333
不可避再吸収　　290
不可避尿　　286
不感蒸泄　　285
副腎皮質ホルモン　　176
フットショックストレス　　106
物理的同調因子　　399, 402
不透水層　　22, 24
不能汗腺　　213
浮遊粉塵　　26
浮遊粒子状物質（SPM）　　26, 312
冬毛　　219
プライマー効果　　338
フランク-スターリング機構　　293
フリーラン（周期）　　80, 183, 188, 189
古い脳　　426
ふるえ　　218
プロラクチン　　119
分界条床核　　119

分光分布　　396
分光放射照度　　396
平均放射温度　　25
壁面緑化　　25
ベルクマンの法則　　213, 225
扁桃体　　117, 343, 425
傍糸球体装置　　289
放射霧　　23
放射熱　　24
放射冷却　　23
縫線核　　122
放熱量　　21
飽和水蒸気圧　　296
ポジティブフィードバック　　63
母仔分離　　128
補償的適応　　141
母性行動　　128
ホメオスタシス　　62, 113, 137
ホルムアルデヒド　　311

## マ 行

マイクロスケール　　5, 6, 11
マクロスケール　　5, 6, 11
マスキング　　192, 200
末梢振動体　　77
末梢時計　　165
慢性炎症性疼痛モデル　　277
慢性ストレス　　121, 127
慢性痛症　　274
慢性疼痛　　274
味覚　　381, 382
水欠乏性脱水　　291
水チャネル　　288
水透過係数　　284
ミトコンドリア　　221
ミトコンドリア・イヴ　　420
ミトコンドリア DNA　　420
無酸素登頂　　261
迷走神経（説）　　237, 238
メソスケール　　5, 6, 11
メラトニン　　77, 84, 192
メラトニン抑制　　397, 402
メラトニンリズム　　183, 188, 194, 198, 200
メラノプシン　　170
網膜　　77
網膜視床下部路　　78, 169
模擬環境暴露　　276
模伝子　　31

## ヤ 行

夜間放射　　23
薬剤性光線過敏症　　316
山風　　25
有効浸透圧　　284
雄性動物　　425
雪　　7
ユニバーサルデザイン　　431, 432

養育環境　*146, 148, 151, 153*
養育力　*148, 149*
幼若期ストレス（低感受性期）　*127, 128*
陽電子放射断層法（PET）装置　*343*
用途地域　*29*
容量受容器　*292*
容量調節（系）　*289, 290, 291, 292*
夜型　*191*
48時間リズム　*81*

## ラ・ワ 行

ラピッドローテーション　*198, 200*
リアルタイムキャピラリーPCR法　*108*
リジン　*379*
リズム　*29*
立毛　*219*
利尿剤　*291*
リポ多糖（LPS）　*236*
リポポリサッカライド　*109*

硫化水素ガス　*229*
硫酸ミスト　*26*
緑地　*27*
隣棟間隔　*28*
冷却効果　*22*
隷属振動体　*165*
冷房　*24*
レオスタシス　*70*
劣位者　*425*
レニン-アンギオテンシン-アルドステロン系　*287, 289, 290*
レニン分泌　*289*
レプチン　*130*
ローカルスケール　*5, 6, 11*
ロサンゼルス型大気汚染　*26*
ロンドン型大気汚染　*26*
枠光周期　*162, 165*
ワンセックスモデル説　*423*

## アルファベット順

acclimation（馴化）　*138*
ACTH　*92, 114, 117, 119, 122, 123, 125, 127, 129, 353*
anticipatory activity　*142*
Aschoff rule　*162*
BAT　*219*
cAMP　*288*
cardiovascular drift　*293*
cGMP　*290*
COX-2　*239*
CRH　*92, 107, 118, 120, 121, 125, 127, 129*
CRHR1　*94*
CRHR2$\alpha$, $\beta$　*94*
cross-fostering　*149*
DA　*425*
DNAメチル化　*148*
E, M振動体（仮説）　*79, 82, 183*
endogenous pyrogen（EP）　*236*
environmental enrichment　*151*
EP3　*241*
EPI受容体　*107*
fMRI　*382*
Fos蛋白　*92*
frequency modulation　*169*
GALP　*130*
GR受容体　*148*
hibernation　*225*
Hoffman-reflex　*256*
HPI　*37*
IFN-$\alpha$　*106*
IL-1$\beta$　*106*
IL-6　*236*
LHパルス頻度　*342*
LPS　*123*
maternal separation　*148*

mPGES　*240*
MSLT　*197, 199*
Na$^+$-K$^+$ATPase　*283, 284, 290*
neonatal isolation　*148, 149*
NFkB　*236*
NGF1-A　*148*
NK活性　*38*
NST　*220*
orexin　*130*
PAMPs　*236*
PGE$_2$（受容体）　*239, 241*
PGE合成酵素　*240*
PM10　*312*
PRC　*162*
PrRP　*96*
Q$_{10}$の法則　*74*
REM睡眠　*189, 199*
REM睡眠潜時　*189*
resilience　*151, 153*
RNAウイルス　*236*
salt appetite　*290*
SCE（誘発）　*39, 40, 42*
singularity　*165*
SOREMPs　*189*
Tサイクル　*167*
Th1／Th2バランス　*109*
TLR4　*236*
TNF-$\alpha$　*236*
Toll like receptors（TLRs）　*236*
tubulo-glomerular feedback　*289*
UCP-1　*221*
$\beta$作用　*289*
$\psi$ジャンプ　*165*

# 編者・執筆者紹介

〈編　者〉

本 間 研 一（ほんま けんいち）
　1982 年　北海道大学医学部・助教授
　1992 年　北海道大学医学部・教授
　2000 年　北海道大学医学研究科・教授
　現　在　同　　　上
　主　著　生体リズムの研究［共著］．北海道大学図書刊行会，1989 年
　　　　　臨床時間生物学［編集］．朝倉書店，1990 年
　　　　　標準生理学〈第 4〜6 版〉［編集］．医学書院，1996 年
　　　　　小生理学［共著］．南山堂，1999 年
　　　　　Biological Rhythms [eds]. Hokkaido University Press, 2005

彼 末 一 之（かのすえ かずゆき）
　1988 年　大阪大学医学部・助教授
　1994 年　大阪大学医学部・教授
　2003 年　早稲田大学スポーツ科学部・教授
　現　在　早稲田大学スポーツ科学学術院・教授，大阪大学名誉教授
　主　著　生理学はじめの一歩．メディカ出版，1999 年
　　　　　脳と体温［共著］．共立出版，2000 年
　　　　　スタンダード生理学［編集］．文光堂，2002 年
　　　　　やさしい生理学［共著］．南江堂，2005 年

〈執筆者〉　執筆順

吉 野 正 敏（よしの まさとし）　国際連合大学上席学術顧問・筑波大学名誉教授
堀 越 哲 美（ほりこし てつみ）　名古屋工業大学工学研究科・教授
森 本 兼 曩（もりもと かねひさ）　大阪大学医学系研究科・教授
鳥 居 邦 夫（とりい くにお）　味の素㈱ライフサイエンス研究所・上席理事
二宮 くみ子（にのみや くみこ）　味の素㈱コーポレートコミュニケーション部・部長
彼 末 一 之（かのすえ かずゆき）　早稲田大学スポーツ科学学術院・教授
永 島　　計（ながしま けい）　早稲田大学人間科学学術院・助教授
依 田 珠 江（よだ たまえ）　獨協大学経済学部・講師
本 間 研 一（ほんま けんいち）　北海道大学医学研究科・教授
上 田 陽 一（うえた よういち）　産業医科大学医学部・教授
片 渕 俊 彦（かたふち としひこ）　九州大学医学研究院・助教授
尾 仲 達 史（おなか たつし）　自治医科大学医学部・教授
紫 藤　　治（しとう おさむ）　島根大学医学部・教授
森 信　　繁（もりのぶ しげる）　広島大学医歯薬学総合研究科・助教授
本 間 さ と（ほんま さと）　北海道大学医学研究科・助教授
高 橋 敏 治（たかはし としはる）　法政大学人文科学研究科・教授
菅 屋 潤 壹（すげのや じゅんいち）　愛知医科大学医学部・教授

橋本 眞明(はしもと まさあき)　旭川医科大学医学部・助教授
松村　潔(まつむら きよし)　大阪工業大学情報科学部・教授
大平 充宣(おおひら よしのぶ)　大阪大学医学系研究科・教授
関口 千春(せきぐち ちはる)　東京慈恵会医科大学医学部・客員教授
石井 正則(いしい まさのり)　東京厚生年金病院・耳鼻咽喉科部長
石原 昭彦(いしはら あきひこ)　京都大学人間・環境学研究科・教授
酒井 秋男(さかい あきお)　信州大学医学研究科・助教授
水村 和枝(みずむら かずえ)　名古屋大学環境医学研究所・教授
佐藤　純(さとう じゅん)　名古屋大学環境医学研究所・助教授
鷹股　亮(たかまた あきら)　奈良女子大学生活環境学部・助教授
都築 和代(つづき かずよ)　産業技術総合研究所・環境適応研究グループ長
牧野 荘平(まきの そうへい)　東京アレルギー疾患研究所所長・獨協医科大学名誉教授
笛木 直人(ふえき なおと)　上武呼吸器科内科病院・副院長
笛木　真(ふえき まこと)　上武呼吸器科内科病院・副院長
粟生 修司(あおう しゅうじ)　九州工業大学生命体工学研究科・教授
篠原 一之(しのはら かずゆき)　長崎大学医歯薬総合研究科・教授
西谷 正太(にしたに しょうた)　長崎大学医歯薬総合研究科・助手
中島 敏博(なかしま としひろ)　京都工芸繊維大学工芸科学研究科・教授
能勢　博(のせ ひろし)　信州大学医学研究科・教授
小山 恵美(こやま えみ)　京都工芸繊維大学工芸科学研究科・助教授
香山 雪彦(かやま ゆきひこ)　福島県立医科大学医学部・教授
貴邑冨久子(きむら ふくこ)　国際医療福祉大学小田原保健医療学部・教授
武藤 香織(むとう かおり)　信州大学医学部・講師

**環境生理学**

2007年2月28日　第1刷発行

編著者　　本　間　研　一
　　　　　彼　末　一　之

発行者　　佐　伯　　　浩

発行所　　北海道大学出版会
札幌市北区北9条西8丁目北海道大学構内（〒060-0809）
Tel.011(747)2308・Fax.011(736)8605・http://www.hup.gr.jp

㈱アイワード／石田製本　　　Ⓒ2007　本間研一・彼末一之

ISBN978-4-8329-8176-8